COMPLIANCE HANDBUCH

COMPLIANCE HANDBUCH

Herausgegeben von

R. B. Haynes, D. W. Taylor
und D. L. Sackett

übersetzt und bearbeitet von A. Schrey
unter Mitarbeit von E. A. Noack

R. OLDENBOURG VERLAG
MÜNCHEN WIEN 1982

Dr. A. Schrey
42 Rue du Dix Octobre
Bereldange, Luxemburg

CIP
Titel des amerikanischen Originals:
Compliance in Health Care
Copyright 1979 by the Johns Hopkins University Press

CIP-Kurztitelaufnahme der Deutschen Bibliothek

Compliance-Handbuch / Hrsg. d. amerikan. Ausg.:
R. Brian Haynes ... Dt. Ausg. übers. u. bearb.
von A. Schrey unter Mitarb. von E. A. Noack. –
München; Wien: Oldenbourg, 1982.
Einheitssacht.: Compliance in health care ‹dt.›
ISBN 3-486-50951-9

NE: Schrey, Alfred [Bearb.]; EST; Haynes, R. Brian
[Hrsg.]

Gesamtherstellung: R. Oldenbourg Graphische Betriebe GmbH, München

ISBN 3-486-50951-9

INHALTSVERZEICHNIS

VORWORT ZUR DEUTSCHEN AUSGABE

Der Herausgeber stieß, wie einige Jahre vorher D. L. Sackett, bei klinischen Prüfungen von Antihypertensiva auf Wiederanstiege von Blutdruckwerten, die durch die bekannten pharmakologischen Eigenschaften der untersuchten Substanz nicht zu erklären waren. Die Überprüfung ergab Probleme der Einnahmezuverlässigkeit. Eine Literaturrecherche führte zur Entdeckung von sehr wenigen Untersuchungen im deutschsprachigen Raum, meist von Experten außerhalb der Medizin. Sehr viel mehr war inzwischen in anderen Ländern hinsichtlich der Bearbeitung dieses Problems unternommen worden.

Eine erste Ist-Analyse im deutschsprachigen Raum erfolgte im Mai 1977 bei einem interdisziplinären Werkstattgespräch in Frankfurt am Main.

Mit der deutschen Ausgabe des „Standardwerkes über Compliance" soll dieses sehr umfangreiche Material einem größeren Leserkreis zugänglich gemacht werden. Der Herausgeber ist sich vieler Unzulänglichkeiten bei der Bearbeitung bewußt. Manches ist nur unter den speziellen amerikanischen Verhältnissen zu verstehen. Eine einfache Übertragung auf unser Land erscheint nicht statthaft. Wissenschaftler anderer Disziplinen mögen dem Herausgeber, der zur Medizin gehört, nachsehen, wenn nicht immer der „rechte Ton" getroffen wurde. Verbesserungsvorschläge sind sehr willkommen. Eine Wunschvorstellung ist, daß ärztliche Leser gesicherte Kenntnisse zugunsten ihrer Patienten anwenden.

Dem R. Oldenbourg Verlag danke ich für hervorragende Zusammenarbeit, vor allem den Lektoren S. Graupner, J. Kohler, R. Pawlowski und Frau H. Weiss für die sehr wertvolle und nützliche Hilfe bei der Endredaktion des Manuskripts, und Frau K. Bützow und Fräulein D. Künkels für die sehr sorgfältige Bearbeitung der Manuskripte.

Alfred Schrey

VORWORT DER AMERIKANISCHEN AUSGABE

Dieses Buch befaßt sich mit der Compliance. Darunter versteht man das Ausmaß der Übereinstimmung des Verhaltens eines Menschen in bezug auf die Einnahme von Arzneimitteln, die Befolgung einer Diät oder die Art, wie jemand seinen Lebensstil ändert, mit einem ärztlichen oder gesundheitlichen Rat. Es ist das zweite Buch, das wir zu diesem Thema herausgeben, und es faßt alle jene Fortschritte zusammen, die in den letzten drei Jahren seit Erscheinen des ersten Buches erzielt werden konnten.

Die Vorgeschichte zu diesem Buch

Sackett begann sich für Compliance zu interessieren, als ihm plötzlich klar wurde, daß seine Hochdruckpatienten oft und unvorhersehbar enttäuschend auf seine Therapie ansprachen und daß dies nicht eine Folge einer therapierefraktären Erkrankung oder ungenügend wirksamer Medikamente, sondern lediglich auf eine geringe Compliance der Patienten zurückzuführen war. Haynes war zu dieser Zeit in der Abteilung von Sackett Assistent und fing an, sich mit dem Begriff der Compliance intensiv zu beschäftigen, als ihm klar wurde, daß Sackett recht haben könnte. Taylor, der sich mit diesen Dingen über die experimentelle Psychologie hinaus beschäftigte, verließ die Laboratorien so frühzeitig, um in der Compliance-Forschung zu arbeiten, auf früheren Ergebnissen aufbauend.

Unsere Arbeit über Compliance begann ernsthaft im Jahre 1972, als wir mit einer Literaturrecherche anfingen, die zum Ziel hatte, die Grundlage für experimentelle Studien zu legen, um die Compliance bei ambulanten Hochdruckkranken zu verbessern. Wir waren damals überrascht, wie wenig über die Compliance geschrieben worden war, und begannen unsere allerersten Untersuchungen mit großem Ehrgeiz, um noch Unbekanntes zu erforschen. Als wir jedoch die Zeitschrift „Compliance News Letters" herausbrachten, wurde uns sehr schnell klar, daß sich eine große Anzahl anderer Wissenschaftler und interessierter Kliniker auch bereits mit diesem Thema beschäftigten. Aus diesem Grunde planten wir im Mai 1974 ein Symposium, das McMaster-Workshop/Symposium, über das Thema: Compliance und Therapieverhalten. Wir planten die Veranstaltung für 75 Teilnehmer, erhielten aber Anmeldungen, Anregungen (und Drohungen) von über 200 Personen. Dies erforderte schwierige Entscheidungen, um ein gesundes Gleichgewicht zwischen den verschiedenen wissenschaftlichen Disziplinen, den örtlichen Interessen und dem sogenannten „good will“ herzustellen. Die Konferenz setzte sich aus Plenarsitzungen zusammen, in denen zahlreiche Jünger des neuen Arbeitsgebietes ihre Version über die Compliance zur Sprache brachten, und aus Workshops, in denen die Teilnehmer ihre Erfahrungen über Erkenntnisse, Mißerfolge und Verfahrensweisen austauschten. Aufgrund der Anregung der Teilnehmer des Symposiums wurden schließlich die wichtigsten Beiträge zum ersten Buch zusammengefaßt (794).

Obgleich wir heute noch der Meinung sind, daß das erste Buch eine genaue Beschreibung jenes Wissens über die Compliance wiedergibt, das zu jener Zeit verfügbar war, veraltete es sehr schnell aufgrund der raschen Fortschritte, die auf diesem Forschungsgebiet in der Folgezeit gemacht wurden. Schon im Jahre 1977 hatte sich so viel Neues ergeben, daß man ein erneutes Treffen der Compliance-Forscher rechtfertigen konnte. Dieses Mal planten wir für 200 Personen. Wir versuchten, von vornherein dilettantische Beiträge auszusortieren, indem wir von den Teilnehmern eine Kurzfassung verlangten, in der die gegenwärtige und zukünftige wissenschaftliche Arbeit des Applikanten zum Thema „Compliance“ dargestellt werden mußte. Obgleich sich die 240 Abstracts, die wir daraufhin erhielten, sehr gut mit der vorgesehenen Teilnehmerzahl deckten, stellten wir fest, daß sie von viel höherem Niveau waren, als wir angenommen hatten. Wir vervierfachten daraufhin die Zahl der Abendsitzungen, die für die Präsentation von Originalarbeiten reserviert waren. Zusammen mit den morgendlichen Plenarsitzungen und den nachmittäglichen Workshops – letztere auf die Interessen der Teilnehmer zugeschnitten – ergab sich auf diese Weise ein zugleich sehr anstrengendes, aber auch angenehmes und anregendes Treffen. Darüber hinaus wurde uns nicht zuletzt durch die schnelle Zunahme der Compliance-Forschung, aus der sogar ein eigenes Schlagwort im Index Medicus resultierte, klar, daß das Thema Compliance in ein Stadium intensiver wissenschaftlicher Forschung getreten war.

Dieses Buch ist in erster Linie ein Ergebnis der Expertenvorträge in den Plenarsitzungen des kürzlich abgehaltenen Workshop/Symposiums. Nur zwei Kapitel haben die drei Jahre seit der ersten Veröffentlichung des Buches „überlebt“; beide beschäftigen sich mit den theoretischen Aspekten des Einflusses der Compliance auf die Planung und die Interpretation klinischer Untersuchungen (Kapitel 19 und 20). Alle anderen Kapitel wurden stark überarbeitet oder sogar gänzlich neu geschrieben. Unter den neu hinzugekommenen Kapiteln sind drei, die sich mit ungesunder Lebensweise befassen. Man kann sich natürlich fragen, warum wir – nachdem wir bereits so viel Schwierigkeiten hatten, die Probleme der Arzneimitteltherapie-Compliance anzugehen, es wagen, uns zusätzlich mit den gesundheitsschädlichen Verhaltensweisen auseinanderzusetzen. Wir selbst fühlen uns nicht ganz wohl bei dem Gedanken, auf diese Art Verhaltensweisen wie Rauchen, Trinken, übermäßiges Essen, mangelnde Bewegung und Drogenmißbrauch entgegenzutreten. Wir unterschätzten jedoch bisher den schnellen Erkenntnisfortschritt im Verständnis der Medikamenten-Compliance. Deshalb fanden wir es angebracht, jetzt auch die Bearbeitung dieser außerordentlich wichtigen anderen Probleme fortzusetzen.

Zahlreichen Personen haben wir für die Mithilfe bei der Erstellung dieses Buches zu danken. Wir möchten uns an dieser Stelle für die ausgezeichnete Arbeit der Mitautoren an diesem Buche bedanken und bewundern die Geduld für die Extrawünsche der Herausgeber. Darüber hinaus möchten wir hier die Unterstützung von John Snow, Jayanti Mukherjee, Joanne Carson und Irene O'Byrne bei der Herausgabe würdigen. Jane Right gebührt ein spezieller Dank für die gewissenhafte Bearbeitung vieler Manuskripte und Tabellen.

Hamilton, Canada R. B. Haynes, D. W. Taylor, D. L. Sackett

Einleitung

R. Brian Haynes

Die Compliance hat in den letzten Jahren aufgrund ärztlicher Besorgnisse und wissenschaftlichen Interesses große Bedeutung gewonnen. Als der Vorläufer dieses Buches (794) publiziert wurde, konnten wir guten Gewissens behaupten, daß wir den größten Teil der damals bekannten Weltliteratur über das Thema Compliance erfaßt hatten, 245 wissenschaftliche Artikel bis zum Jahre 1974. Wie aus der Abbildung 1.1 jedoch hervorgeht, hat es seit dieser Zeit eine Explosion wissenschaftlicher Arbeiten gegeben, so daß es auch für uns unmöglich geworden ist, in jeder Beziehung auf dem laufenden zu sein.

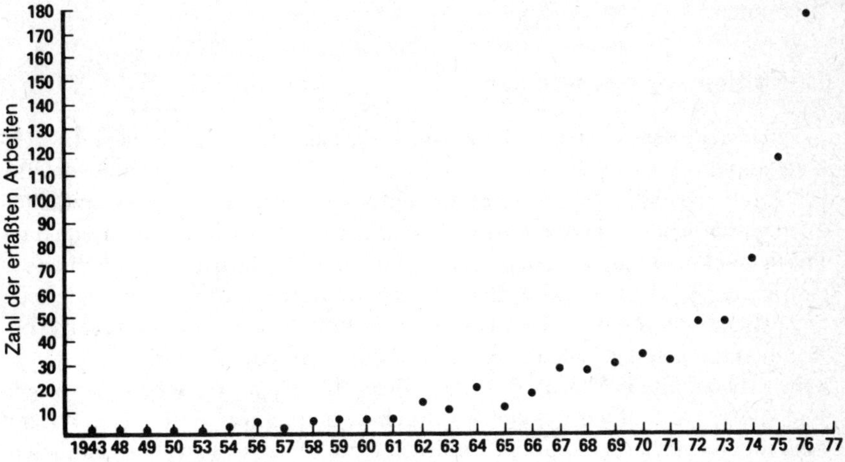

Abbildung 1.1 Publikationen zum Thema Compliance nach Jahrgängen geordnet.

Ein weiterer Beweis für die große Bedeutung, die das Thema besitzt, ergibt sich aus den folgenden Fakten (855): Der Begriff „Compliance" wurde in das Register des Index Medicus unter den Namen „Patienten-Compliance" und „patientenbedingtes Therapieversagen" (englisch: „patients drop out") aufgenommen; er wurde darüber hinaus in der Liste der medizinischen Vergehen und Übertretungen von Ivan Illich (854) verzeichnet; er findet jetzt eine ebenso große Bedeutung wie das Renin bei Hochdruck-Symposien und ist an die Stelle des von den Gurus des medizinischen Wirtschaftlichkeitsdenkens gern benutzten „Screening" getreten (841).

Bei diesem ungeheuren Interesse an der Compliance muß man sich fragen: Was ist Spreu, und was ist Weizen? Gerade mit diesen Fragen sollte sich dieses Buch beschäftigen. Um diesen Fragen näherzukommen, haben wir viele der bekanntesten Compliance-Forscher dazu aufgefordert, die Probleme auf diesem Gebiet so zu schildern, wie sie sie aus ihrer Sicht sehen. Darüber hinaus haben wir sie gebeten, ihre Ansichten und das bestehende Wissen so zu formulieren, daß auch der praktisch tätige Arzt daraus praktischen Nutzen ziehen kann und die Wissenschaftler zugleich Anregungen für neue Untersuchungen erhalten. Wir glauben, daß die Mitautoren dieses Buches diesen Wunsch erfüllt haben, aber letzten Endes muß dieses natürlich der Leser beurteilen. Das Hauptanliegen des einführenden Kapitels besteht darin, zu definieren, was man unter Compliance und was man nicht unter Compliance versteht, einen kurzen historischen Abriß zu geben – der auch amüsante Züge trägt –, ein oder zwei immer wieder in diesem Buch wiederkehrende Themen hervorzuheben und schließlich den Leser mit dem nötigen Rüstzeug zu versehen, um einen möglichst großen Nutzen aus dem Inhalt dieses Buches ziehen zu können.

Definition der Compliance

Unter dem Begriff „Compliance" versteht man den Grad, in dem das Verhalten einer Person in bezug auf die Einnahme eines Medikamentes, das Befolgen einer Diät oder die Veränderung des Lebensstils mit dem ärztlichen oder gesundheitlichen Rat korrespondiert. Auch der Begriff „konsequentes Befolgen" könnte gleichbedeutend an die Stelle des Begriffes „Compliance" treten. Der Begriff soll das Verhalten nicht bewerten. Obwohl der Therapeut, der Patient oder die jeweiligen Umstände in bestimmten Fällen sinnvoll Non-Compliance getadelt werden können, beinhaltet die Definition als solche kein Fehlverhalten. Allerdings finden viele Menschen, wie schon im vorigen Buch (794) erwähnt wurde, den Ausdruck „Compliance" deshalb als störend oder unpassend, weil damit der Eindruck eines sündigen bzw. hörigen Patienten erweckt wird. Alle Versuche, diese Bedenken zu zerstreuen (795), waren nur teilweise erfolgreich. Es gibt immer noch einige, die es Überwindung kostet, dieses Wort auszusprechen, oder die seelisch darunter leiden, wenn andere es tun. Wir sehen ihre Haltung grundsätzlich als lobenswert an. Die westliche Gesellschaft ist im Begriff, das Verhältnis zwischen dem medizinischen Berufsstand und dem Patienten neu zu gestalten. Dabei scheint der Begriffsinhalt der Compliance dieser Entwicklung entgegenzulaufen. Wie auch immer, der Begriff ist bereits so tief verwurzelt, daß wir nicht mehr in der Lage sind, ihm eine akzeptable Alternative entgegenzustellen. Andererseits führt der beunruhigende Begriffsinhalt der Bezeichnung dazu, daß die ethischen und sozialen Folgen, die aus der Compliance-Forschung entstammen, von der Allgemeinheit entsprechend beachtet werden, während dies bei einem weniger herausfordernden Ausdruck nicht der Fall wäre. Deshalb werden wir den Begriff, ob man ihn nun als unangenehm oder – wie wir – als nützlichen terminus technicus ansehen, unter den erwähnten Einschränkungen verwenden.

Compliance und ethische Gesichtspunkte

Die ethischen Probleme der Erforschung und der Beeinflussung der Compliance werden tiefschürfend im Kapitel 7 von Al Jonsen, einem Bio-Ethiker, behandelt. Trotzdem ist die Sache von so großer Bedeutung, daß wir unsere eigene Meinung hierzu an dieser Stelle kurz bringen möchten. So David Sackett in der Erstausgabe des Compliance-Buches: „... die Entscheidung, Strategien zur Änderung des Compliance-Verhaltens anzuwenden, muß mindestens drei Voraussetzungen erfüllen. Zum ersten muß die Diagnose korrekt sein. Andernfalls ... ist das Ergebnis der ganzen Übung nutzlos. Zweitens muß die Therapie mehr Nutzen als Schaden versprechen. Wenn die klinische Wirksamkeit der Therapie nicht eindeutig belegt ist, werden Patienten, die ihr Compliance-Verhalten ändern, lediglich erhöhten Behandlungsrisiken ausgesetzt, statt Nutzen aus der Behandlung zu ziehen. Aus dem gleichen Grunde darf weder die Krankheit noch die vorgeschlagene Therapie trivial sein. Schließlich und endlich muß sichergestellt sein, daß der Patient ein informierter und kooperativer Partner bei der Ausführung aller Abläufe ist, die zwecks Änderung des Compliance-Verhaltens vorgesehen werden“ (795).

Jedes Mitglied unserer Gesellschaft hat – bis auf wenige gesetzlich definierte Ausnahmesituationen – das Recht, die Befolgung eines gesundheitlichen Rates abzulehnen. Wir haben jedoch festgestellt, daß Menschen, die aktiv die Hilfe bei der Compliance verweigern, nur eine Minorität unter all jenen bilden, die Compliance-Probleme haben. Deshalb sehen wir Untersuchungen über das Compliance-Problem, abgesehen vom rein wissenschaftlichen Interesse, als ein Mittel, jene zu unterstützen, die Gesundheit wünschen und Errungenschaften der modernen Medizin nutzen möchten, aber zugleich – aus welchem Grund auch immer – die oft lästigen, makelbehafteten oder teuren gebräuchlichen Behandlungsmethoden nicht konsequent befolgen wollen oder können. Wir wissen jetzt, daß viele dieser Menschen complianceverbessernde Maßnahmen unterstützen und mitmachen würden, und wir glauben gleichzeitig, daß wir und andere Fachleute auf dem Gesundheitssektor ihnen in dieser Beziehung die gleiche Aufmerksamkeit zollen sollten, wie wir es automatisch für andere Teilaspekte des ärztlichen Handelns, nämlich die Diagnose, die Therapie und die persönliche Zuwendung, tun.

Compliance seit Evas Zeiten

Der erste beschriebene Fall menschlicher Non-Compliance in der jüdisch-christlichen Tradition ereignete sich im Garten Eden, als Eva die Frucht des Baumes der Erkenntnis aß. Obgleich diese Handlung möglicherweise aus der

Veränderung ihres „Heelth Belief Model“ durch die Schlange resultierte (und auf diese Weise gewissermaßen eine Form der Compliance mit einem gesundheitswidrigen Rat darstellte), taucht bei jedem von uns gelegentlich, bei manchen sogar sehr oft, die Schlange auf. Auf alle Fälle gebührt nicht Eva, sondern der Schlange die Schuld. So wurde wohl auch Non-Compliance mit Sünde verknüpft. Eine nachsichtigere Interpretation ist, unter Beibehaltung der gewählten Definition, jene, daß die Non-Compliance lediglich einer derjenigen Preise ist, die für unsere Freiheit bezahlt werden müssen. Als solches ist sie ein unabtrennbarer Teil des menschlichen Daseins.

Unter den Ärzten scheint Hippokrates scharfsinniger als seine modernen Ebenbilder zu sein, wenn er erklärt (673, 725): „Der Arzt soll sich immer der Tatsache bewußt sein, daß Patienten oft lügen, wenn sie behaupten, daß sie eine bestimmte Medizin eingenommen haben.“ Unglücklicherweise hat er vergessen, uns mitzuteilen, wie er dies (siehe Kapitel 3) entdeckt hat oder was er bei niedriger Compliance unternahm, nachdem er sie festgestellt hatte.

Trotz der Warnung von Hippokrates scheint die Compliance bis zu ihrer kürzlichen Wiederentdeckung durch Lungenfachärzte (137, 664, 665) wenig systematische Beachtung gefunden zu haben (denjenigen, die sich mit der Ethik von Compliance-Maßnahmen beschäftigen, sollte noch einmal versichert werden, daß Ärzte die Non-Compliance nicht sehr ernst nahmen, bevor Behandlungsformen mit gesicherter Wirksamkeit zur Verfügung standen). Die Erfahrungen mit Compliance, die in der Behandlung der Tuberkulose gesammelt wurden, wiederholten sich in der Psychiatrie, als die Phenothiadiazine in die Therapie eingeführt wurden (223, 338, 394, 528). Unglücklicherweise muß man aber feststellen, daß es wenig Anhaltspunkte für einen gegenseitigen Erkenntnisaustausch zwischen Pulmologen und Psychiatern gibt und daß deshalb ein großer Teil der psychiatrischen Anstrengungen lediglich zur Wiederentdeckung und Wiederfindung bekannter Tatsachen führte und nicht zu einem echten Fortschritt auf diesem Gebiet. Es ist dabei verblüffend festzustellen, daß sich beide Gruppen mit seelischen bzw. körperlichen Störungen beschäftigen, die die Allgemeinheit bedrohen. Dies mag eine Erklärung für die drakonischen Maßnahmen zur Isolierung der Patienten (118, 255, 265, 387) und für die medikamentöse Injektionsbehandlung ambulanter Patienten sein (255, 273), die von beiden Gruppen in die Therapie eingeführt worden sind. Es ist zu hoffen, daß die genannten Maßnahmen durch moderne und anerkannte Therapiemethoden und geeignete Compliance-Verfahren bald ersetzt werden.

Gleichzeitig würde die Anwendung der erwähnten Methode sicher auch Patienten mit anderen Erkrankungen bei der Überwindung ihrer Compliance-Probleme zugute kommen (692).

Die letzten drei Jahrzehnte haben zu einer Entwicklung wirksamer Therapien für die Behandlung vieler infektiöser, endokriner und hypertensiver Erkrankungen geführt. Daher kann eine entsprechende Compliance bei Kurzzeitbehandlungen leicht gefördert werden (siehe Kapitel 8). Andererseits hat die Entdeckung erheblicher Compliance-Probleme bei der Dauertherapie von Erkrankungen wie der Hochdruckkrankheit die im Gesundheitswesen Tätigen auf Schwierigkeiten aufmerksam gemacht. Auf diese Weise ist die Hypertonie zum Kristallisationspunkt unseres Verständnisses für die Compliance und ihre Beeinflussung geworden, mit Ergebnissen, von denen viele Patienten mit sehr verschiedenen chronischen Erkrankungen profitieren.

Leser, denen der Vorläufer dieses Buches (794) bekannt ist, mögen von dem Erkenntnisgewinn der letzten drei Jahre freudig überrascht sein. So sind die Determinanten und Ursachen für die Compliance heute besser definiert (und auch viel zahlreicher geworden), wie in den Kapiteln 4–6 dargestellt, und einige sehr leicht anwendbare Methoden stehen heute praktizierenden Ärzten zur Verfügung, um eine niedrige Compliance auf verschiedene Art erfolgreich zu bekämpfen. Obgleich einige Schlachten auf diese Weise gewonnen worden sind, ist der Kampf um die Compliance noch lange nicht vorüber. So mögen einige Leser (besonders jene, die nach leichten, universellen Lösungen der Probleme bezüglich Verständnis, Messung und Verbesserung der Compliance suchen) enttäuscht darüber sein, was sie auf den folgenden Seiten finden oder auch nicht finden werden. Vielleicht in der nächsten Ausgabe ...

Aber solch ein Versprechen ist voreilig: Nachdem gerade gewisse Erfolge mit der Compliance bei der Langzeittherapie erreicht wurden, haben wir begonnen, das erste Geschützfeuer abzuschießen oder zumindest mit dem Säbel zu rasseln, jedoch in einem anderen Krieg, und zwar gegen ungesunde Lebensweisen. Wir haben deshalb Kapitel eingefügt, die sich mit dem Gebrauch des Sicherheitsgurtes und der Rolle der Massenmedien (Kapitel 12), dem Zigarettenrauchen (Kapitel 13) und dem Alkoholismus (Kapitel 14) beschäftigen. Der Preis, der für die Krankheiten als Folge falscher Lebensweise in den westlichen Gesellschaften gezahlt werden muß, ist erschreckend. Wenn man allerdings Beiträge von Kelley, Best, Sellers und ihren Mitarbeitern näher analysiert, so stellt man fest, daß wir von praktischen und wirkungsvollen Strategien für eine grundsätzliche Änderung des Verhaltens weit entfernt sind. So zeigen diese Kapitel sowohl die Grenzen als auch den Fortschritt in der Handhabung dieser Probleme.

Aufbau dieses Buches

Die Autoren dieses Buches sind erfahrene Compliance-Forscher, die nachweislich besondere Kenntnisse und Erfahrungen mit einem oder mehreren Aspekten des Compliance-Problems haben. Die einzelnen Beiträge sind so angelegt, daß sie insgesamt alle Aspekte der Compliance beinhalten, ohne daß dabei größere Überschneidungen auftreten. Sie wurden so angeordnet, daß sie einen systematischen Überblick über den jetzigen Wissensstand geben. Daraus ergaben sich 7 Kapitel.

I. Ausmaß des Compliance-Problems. Meßmethoden.

Das Kapitel 2 über das Ausmaß des Compliance-Problems wird für Naturgeschichtsforscher von besonderem Interesse sein. Die Ergebnisse sind erschreckend, so daß man sich nach dem Tag sehnt, wo erfolgreiche Methoden zur Erzielung und Aufrechterhaltung von Compliance so selbstverständlich sind, daß jene Befunde als zur geschichtlichen Vergangenheit gehörend angesehen werden können.

Das Kapitel 3 über Messung der Compliance ist für jeden unentbehrlich, der etwas von Compliance verstehen und sie verändern will.

II. Ursachenforschung über Compliance und Non-Compliance

Das Phänomen der Compliance ist von Widersprüchen durchsetzt, und wenn wir uns unsere eigenen Vorstellungen über die Determinanten ins Gedächtnis zurückrufen oder an diejenigen denken, die von Neulingen auf diesem Gebiet eingebracht werden, so wird deutlich, daß die Compliance zu jenen Spezialgebieten der Gesundheitslehre gehört, in denen noch wenig verstanden und viel geschätzt wird. Kapitel 4 und 5 versuchen, Licht in dieses Dunkel zu bringen, und Kapitel 6 gibt eine Diskussion wieder, der zu entnehmen ist, daß sogar die Experten bezüglich einiger fundamentaler Determinanten der Compliance nicht übereinstimmen.

III. Maßnahmen zur Verbesserung der Compliance

Dieser Teil beginnt mit einer Erörterung der ethischen Aspekte, die mit der Veränderung und der Erforschung der Compliance zusammenhängen (Kapitel 7). Diese Ausführungen sollten von allen gelesen werden, die sich mit der praktischen Anwendung der in diesem Buch gegebenen Informationen befassen wollen. Daran schließt sich ein Überblick an, der sich mit kontrollierten Untersuchungen der Compliance-Veränderungen (Kapitel 8) beschäftigt. Er stellt zugleich einen einfachen Einstieg für jene dar, die sich erstmals mit diesem Problem beschäftigen. Gleichzeitig ist dieses Kapitel eine aktuelle Zusammenfassung für den Erfahrenen. Es folgen eingehende Diskussionen über einzelne Veränderungsmaßnahmen. Hierbei werden praktische Vorschläge gemacht, die dazu dienen sollen, die erfolgreichen Methoden herauszustellen und jene zu verlassen, die sich nicht bewährt haben (Kapitel 9–11).

IV. Änderung schädlicher Lebensweisen

Die Kapitel 12–14, die sich mit dem Gebrauch des Sicherheitsgurtes, dem Zigarettenrauchen und dem Alkoholmißbrauch beschäftigen, wurden in das Buch aufgenommen, um auch eine Einführung in die komplizierten Probleme zu geben, die mit schädlichen Lebensgewohnheiten zusammenhängen.

Sie sind zugleich eine Bestandsaufnahme und geben eine Beschreibung neuer Behandlungsmethoden, die bisher einigermaßen erfolgreich gewesen sind.

V. Personenkreis und Institutionen, die mit der Compliance zu tun haben

Zwei Berufsgruppen im Gesundheitswesen haben eine Führungsrolle in der Erforschung und Handhabung der Compliance-Probleme übernommen. Es sind die Krankenschwestern (Kapitel 15) und die Krankenhaus-Apotheker (16). Obgleich diese Kapitel in erster Linie für die entsprechenden Berufsgruppen interessant sind, sollten sie auch von solchen gelesen werden, die nach Möglichkeiten suchen, echte Fortschritte auf dem Wege zur Erfassung und Bearbeitung von Compliance-Problemen zu finden.

An die genannten Kapitel schließt sich ein vielseitiger Überblick (Kapitel 17) über Möglichkeiten an, Personen und die ihnen zur Verfügung stehenden Mittel mit dem Ziel einer Compliance-Verbesserung zu organisieren. Dieses Kapitel enthält eine „Do-it-yourself"-Anleitung für solche Krankenhausärzte, die Compliance verbessern möchten, ohne unbedingt die in den vorhergehenden Kapiteln dargelegten Theorien und Fakten zu beherrschen.

VI. Anwendung wissenschaftlicher Untersuchungen und zukünftige Forschung

Diese Ausführungen richten sich an all jene, die sich entweder unmittelbar mit der Compliance-Forschung beschäftigen oder deren Forschungsergebnisse durch Veränderungen im Compliance-Verhalten beeinflußt werden. Das letzte Kapitel vermittelt schließlich eine Zusammenfassung aller Untersuchungsmethoden sowie der Fehlerquellen, die sich aus etwa 200 Mannjahren Compliance-Forschung ergeben haben. Es sollte vor allem für diejenigen von Wert sein, die neues Wissen über Compliance erwerben oder dieses bewerten wollen.

VII. Bibliographischer Anhang

Es ist nicht länger möglich, einen erschöpfenden Überblick über die wissenschaftliche Literatur zur Compliance zu geben. Trotzdem konnten wir die meisten Artikel über Compliance, die vor Drucklegung dieses Buches 1978 erschienen, aufnehmen. Die Bibliographie hat zwei Charakteristika, die dazu beitragen, die Nützlichkeit des Verzeichnisses auch noch nach seiner Publikation zu erhalten: 1. Der methodische Wert jeder einzelnen Untersuchung wurde festgestellt und wird unter jeder Literaturstelle als Zusammenfassung angegeben. Diese Angaben könnten bei der Planung zukünftiger Untersuchungen auf dem gleichen Arbeitsgebiet von Nutzen sein. 2. Die Ergebnisse jedes Artikels wurden in einer Reihe von Tabellen am Ende des Bibliographieteils übersichtlich zusammengestellt. Diese Angaben sollen dazu beitragen, sich in spezielle Compliance-Aspekte einzuarbeiten, die sich vom Einfluß der Persönlichkeit des Patienten auf die Compliance (Tab. 8) bis auf die Reagenzien erstrecken, die für die Messung von Thiaziddiuretika im Urin (Tab. 11) notwendig sind. Diese Tabellen werden darüber hinaus die schnelle Wiederauffrischung in einem speziellen Wissensgebiet beschleunigen. So erlaubt die Bibliographie dem Benutzer, bei zukünftigen Literaturstudien sowohl selektiv als auch besonders effektvoll vorzugehen (eine weitere Anleitung für den Gebrauch des Literaturanhangs befindet sich auch in der Einleitung zum Anhang I).

Gebrauchsanweisung für dieses Buch

Wir nehmen an, daß es nur wenige Leser gibt, die dieses Buch vom Anfang bis zum Ende durcharbeiten werden. Es ist ein Nachschlagewerk, kein Roman. Die vorstehenden Erklärungen, das Inhaltsverzeichnis und das Sachverzeichnis sollen den Leser in die Lage versetzen, das Buch nach seinen eigenen Bedürfnissen zu benutzen. Trotzdem möchten wir allen jenen Praktikern eine Anregung geben, die dieses Buch eher gezwungen als aus freien Stücken lesen müssen: Der eilige Leser, der sich mit den praktischen Gesichtspunkten der Messung und Beeinflussung der Compliance befaßt, beginne mit demjenigen Kapitel des Teiles V (Personenkreis und Institutionen, die mit der Compliance zu tun haben), das ihn speziell interessiert. Zum Schluß lese er Kapitel 3 über Meßmethoden und Kapitel 7 über ethische Aspekte.

I

AUSMASS DES COMPLIANCE-PROBLEMS. MESSMETHODEN.

2

Ausmaß von Compliance und Non-Compliance

David L. Sackett und John C. Snow

Einleitung

Die Diskrepanz zwischen der ärztlichen Verordnung und dem tatsächlichen Verhalten der Patienten ist besorgniserregend. Es ist besonders paradox, daß gerade der Arzt daran oft zuletzt denkt. Zugegeben, die Ärzte glauben oft, daß die von ihnen versorgten Patienten sich nicht strikt an ihre Anordnungen halten, aber sie überschätzen – wie dem Kapitel 3 zu entnehmen ist – die Compliance ihrer eigenen Patienten (wenn auch nicht unbedingt die der Patienten anderer Kollegen) und können nachgewiesenermaßen nur sehr unzuverlässig vorhersagen, ob ihre Patienten ihre Anordnungen befolgen.

Viele Leser versetzte das Ausmaß der Non-Compliance beim ersten Lesen der bahnbrechenden Arbeiten von z.B. Bergmann/Werner (42) aus Nordamerika oder von Porter (405) aus Großbritannien in ungläubiges Staunen. Als dann weitere Berichte erschienen, wurde es offensichtlich, daß die Non-Compliance ein immer wiederkehrendes Charakteristikum der Selbstmedikation ist. Dieses Kapitel will die Kenntnisse über das Ausmaß der Non-Compliance dadurch dokumentieren, daß es repräsentative Studien über eine Vielzahl klinischer Situationen und Gegebenheiten katalogisiert und zusammenfaßt.

Der derzeitige Wissensstand

Nachweismethoden

Die Kriterien, nach denen wir die Literatur zum Compliance-Problem ausgesucht haben, sind in allen Einzelheiten im Anhang I beschrieben. Um das

Kapitel verstehen zu können, genügt es zu wissen, daß jede der 537 von uns aufgefundenen Originalarbeiten danach bewertet worden ist, wie exakt die jeweiligen Autoren sich mit sechs methodischen Punkten auseinandergesetzt haben, die für die Erforschung der Compliance von zentraler Bedeutung sind: 1. Untersuchungsplan, 2. Auswahl und Spezifikation der Probanden, 3. Beschreibung der Erkrankung, 4. Beschreibung des Therapieschemas, 5. Vollständigkeit der Compliance-Definition und 6. Eignung der Methode zur Compliance-Messung.

Da das zentrale Thema dieses Kapitels das Ausmaß des Compliance-Problems ist, scheint es, als seien Definition und Messung der Compliance die wichtigsten methodischen Kriterien. Es muß hier aber von vornherein klargestellt werden, daß keine noch so ausgetüftelte Meßmethode nützliche oder universell anwendbare Ergebnisse bringen kann, wenn sie an einem gedankenlos zusammengestellten Patientenkollektiv durchgeführt wird. Um die Bedeutung dieser Aussage herauszustellen, möge man sich einmal überlegen, welchen Einfluß die Dauer einer Therapie auf den Grad der Compliance besitzt. Die meisten Leser würden, wenn sie aufgefordert wären, einen Plan für die Erforschung dieses Problems zu entwerfen, alle jene Patienten auswählen, die gerade mit einer bestimmten Therapie begonnen haben, und dann in bestimmten Zeitintervallen die Compliance messen. Und tatsächlich wenden die meisten Untersuchungen, die über eine starke Verschlechterung der Compliance bei zunehmender Dauer der Therapie berichten (42, 95, 192, 246, 265, 345), diese Art von Versuchsplan an. In der Praxis ist es jedoch oft schwierig und auch kostspielig, alle Mitglieder einer solchen „Anfangskohorte" aufzuspüren (1408). Viele haben sich deshalb für ein viel einfacheres Verfahren entschieden, indem sie alle diejenigen Patienten untersuchen, die sich gerade in stationärer Behandlung in einer Klinik befinden. Sie bestimmen deren Compliance und setzen das Ergebnis zu der Zeit in Beziehung, die seit Beginn der Therapie verstrichen ist. Die Brauchbarkeit dieses zweiten Vorgehens kann am besten erfaßt werden, wenn man berücksichtigt, ob ihre Durchführung zu einem Ausschluß folgender Teilnehmer aus der ursprünglichen Gruppe führt: Der Patient, dem die Behandlung mißfällt, der beendet und den Arzt wechselt; der Patient, der mit der Behandlung nicht zufrieden ist, seine Non-Compliance eingesteht und auf eine andere Therapie umgestellt wird; der Patient, der mit der Therapie nicht einverstanden ist, nicht mehr kooperiert, Unruhe stiftet, den Klinikbetrieb stört und aufgefordert wird, sich an anderer Stelle behandeln zu lassen; der Patient, der mit der Behandlung unzufrieden ist, nicht mehr kooperiert, und der Krankheit erliegt. Um es ganz klar zu sagen, bei einer überblickartigen Untersuchung in einer solchen Klinik würde man diese Patienten mit Non-Compliance überhaupt nicht ausfindig machen und dadurch auf eine falsche, viel zu hohe Compliance schließen. Dadurch würde der Effekt der Behandlungsdauer verschleiert. Daß die richtige Auswahl des Patientengutes nicht nur von theoretischem Interesse ist, wird durch folgenden Befund unterstrichen: die meisten Berichte, die zu dem Ergebnis kamen, daß die Dauer der Therapie keinen wesentlichen Einfluß auf die Compliance besitzt (40, 127, 137, 405, 441), wurden an Patientengruppen durchgeführt, deren Teilnehmer zufällig zur Zeit der Untersuchung eine bestimmte medizinische Versorgungsstelle aufgesucht hatten.

Bei der Vorbereitung dieses Kapitels wurden aus diesem Grunde alle Artikel, die sich mit der Compliance beschäftigen, zuallererst daraufhin durchgesehen, ob sie der Auswahl und Spezifikation der zu untersuchenden Patienten genügend Aufmerksamkeit gewidmet hatten. Dieses Auswahlverfahren, das alle Artikel von vornherein verwarf, die in bezug auf das Sample weniger als 3 Bewertungspunkte erhielten (vgl. Anhang I: Eignung der Untersuchungen), führte zu einer Reduktion der in Frage kommenden Arbeiten von anfänglich 537 auf weniger als 40. Diese wurden dann in klinisch sinnvolle Kategorien (Tabelle 2.1) unterteilt und nach den anderen methodischen Standards sowie nach den Schlußfolgerungen weiter untersucht.*)

Tabelle 2.1 Zusammenstellung von Untersuchungen, die sich mit dem Ausmaß der Compliance befassen.

	Art der ärztlichen Empfehlung				
		Medikation			
Anlaß der ärztlichen Empfehlung	Einhaltung des Arzttermins	kurzzeitig	langdauernd	Diät	Sonstiges
	Tabelle	Tabelle	Tabelle	Tabelle	Tabelle
Präventive Maßnahmen	2.2	2.4	2.6	–	2.9
Besserung oder Heilung	2.3	2.5	2.7	2.8	–

Trotz dieses Ausleseverfahrens ist die Verläßlichkeit der hier mitgeteilten Compliance-Daten häufig unsicher. Auf alle Fälle sollte der Leser stets die nachfolgend aufgeführten Einschränkungen im Auge behalten, wenn er die einzelnen Studien selbst beurteilt.

1. Würde man diesen Überblick lediglich auf die Untersuchungen und Gruppen beschränken, die tatsächlich vom Behandlungsbeginn an beobachtet und statistisch ausgewertet wurden, so bliebe nur eine Handvoll von randomisierten pharmakologischen Untersuchungen übrig. Diese wenigen Beispiele würden darüber hinaus noch oft aus den verschiedensten Gründen wenig brauchbar sein (beim genaueren Hinsehen läßt sich nämlich feststellen, daß sie so angelegt sind, daß die sogenannten „Non-Responders“ von vorn-

*) Leser unseres ersten Buches (794) werden feststellen, daß wir die Anforderungen für eine Aufnahme in dieses Kapitel erhöht haben.

herein aus der Untersuchung ausgeschlossen werden). So ist es zu erklären, daß viele der hier aufgeführten Compliance-Ergebnisse auf Untersuchungen von „Überlebenden“ basieren, wodurch das Ausmaß der Compliance überschätzt sein kann.

2. Nur aufgrund schlechter Nachrichten lassen sich Zeitungen verkaufen. Vielleicht gilt das gleichermaßen auch für wissenschaftliche Publikationen. Nicht weiter auffallende oder aus anderen Gründen „angenehme“ Compliance-Ergebnisse dürften deshalb nicht so häufig publiziert und ebenso auch nicht zur Veröffentlichung angenommen werden. In dem Maße, wie dieser Faktor wirkt, werden die publizierten Daten das wahre Ausmaß der Compliance mehr oder weniger unterschätzen.

3. Alle, die wissenschaftliche Veröffentlichungen schreiben, beschäftigen sich in ihren Berichten meistens mit sehr stark von der Norm abweichenden Patientenkollektiven. Die Themata dieser Untersuchungsberichte stammen häufig aus Kliniken, die stark akademisch ausgerichtet sind oder forschungsorientiert arbeiten. Dadurch, daß auf diese Weise eine große Zahl untypischer Patienten mit ungewöhnlichen Erkrankungen zur Auswertung kommt (was auf der anderen Seite eine absolute Voraussetzung für den Fortschritt in bestimmten Wissensgebieten ist), kann es sein, daß diese Patienten für das durchschnittliche Compliance-Verhalten wenig oder gar nicht repräsentativ sind.

Zu dieser Tatsache kommt noch, daß die in Ausbildung befindlichen Krankenhaus-Ärzte, die diese Patienten versorgen, oft ihren Arbeitsplatz wechseln. Dieser Faktor ist – wie in Kapitel 4 dargelegt – mit einer herabgesetzten Compliance verbunden. Auf die Notwendigkeit, die publizierten Compliance-Werte mit großer Vorsicht zu interpretieren, sei nochmals hingewiesen.

4. Schließlich ist zu beachten, daß sich die hier zusammengefaßten Publikationen sehr verschiedener Definitionen und Meßmethoden der Compliance bedient haben. Wie im Kapitel 3 näher ausgeführt, ist es schwierig, endgültige Schlußfolgerungen aus Untersuchungen zu ziehen, die unterschiedliche Definitionen der Compliance und Meßmethoden unterschiedlicher Genauigkeit verwendet haben.

Nachdem wir auf diese Weise den Leser vorsichtig und zurückhaltend gestimmt haben, so daß er Einzelergebnisse ausreichend kritisch interpretiert (wobei wir hoffen, daß dies nicht zu Nihilismen und Gleichgültigkeit führt), sind wir nun gerüstet um fortzufahren.

Ergebnisse

Die Tabellen 2.2 bis 2.9 sind eine Aufstellung von Untersuchungen zum Compliance-Problem in einer Vielzahl von Situationen und Untersuchungsanordnungen. Dabei wurde ein einheitliches Schema für die einzelnen Eintragungen eingehalten: Sie beginnen mit der Nummer der Literaturstelle, gefolgt von einer kurzen Beschreibung der Methode, der Patientengruppe, der Meßmethode und der Definition für die Compliance, und endet mit der Angabe des beobachteten Ausmaßes der Compliance. Wann immer es möglich war, wurde die methodische Bewertung der einzelnen Untersuchungspunkte am Anfang jeder Eintragung hinzugefügt.

Einhaltung von Untersuchungsterminen

Die Tabellen 2.2 und 2.3 beschreiben den Grad der Einhaltung von Untersuchungsterminen, die in mehreren Kliniken mit unterschiedlicher Struktur beobachtet wurden. Man kann diesen Tabellen entnehmen, daß Termine, wenn sie von einer Person aus dem Gesundheitsdienst festgelegt worden sind (Tabelle 2.2 und der obere Teil der Tabelle 2.3) nur eine Compliance von ungefähr 50% haben. Ausnahmen sind dann zu verzeichnen, wenn es um Kinder geht. Wenn andererseits die Terminabsprache vom Patienten ausgeht (wie in den letzten beiden Eintragungen der Tabelle 2.3), steigt die Compliance auf ungefähr 75%. Ein ähnlicher Trend wurde in unserer früher veröffentlichten Übersichtsstudie festgestellt. Hieraus darf die Anregung abgeleitet werden, daß Leser, die diese Daten mit jenen, die sie in ihren eigenen Untersuchungen festgestellt haben, vergleichen möchten, sehr darauf achten sollten, ob die Verabredungen vom Patienten oder von den Klinikern ausgehen.

Compliance bei Kurzzeitbehandlung

Eine genaue Überprüfung der in den Tabellen 2.4 und 2.5 zusammengestellten Publikationen deutet darauf hin, daß sich hier ein in den Tabellen 2.2 und 2.3 vergleichbares Ergebnis wiederfindet. Allerdings ist die Zahl der Eintragungen gering. Die erhöhten methodischen Anforderungen, die für die Aufnahme in diese Tabellen gestellt wurden, führten zum Ausschluß einiger Artikel, die sich mit der Kurzzeitbehandlung mit Oral-Penicillin befaßten und eine schnelle Abnahme der Compliance schon in den ersten 10 Tagen der Therapie aufzeigten (32, 42).

Compliance bei Langzeitmedikation

Obgleich eine mäßige Variation (Tabelle 2.6 und 2.7) nachzuweisen ist, beobachtet man für das Ausmaß der Compliance bei verschiedenen Arten der Langzeitmedikation unter unterschiedlichen Bedingungen ein ungefähr einheitliches Ergebnis um 50%. Ausnahmen, und zwar bessere Ergebnisse, sind immer dann zu beobachten, wenn sie auf Eigenangaben von Klinikern oder auf Aussagen der Patienten beruhen. Die Nachteile dieser alternativen Versuche, die Compliance quantitativ zu messen, dürfen nicht vergessen werden. Sie werden ausführlich in Kapitel 3 diskutiert.

Tabelle 2.2 Einhaltung von Arztterminen für vorbeugende Maßnahmen

Nummer des Zitates	Maßnahmen	Patientengut	Meßverfahren	Definition	Ausmaß der Compliance
36	(2) Termineinhaltung für einen TAY-SACHS Suchtest	(3 + 1) 30 000 Pers., 16–45 Jahre alt (U.S.A.)	(3) Pers. Gespräch	(2) Erscheinen	10%
259	(2) Termineinhaltung für einen Abstrich nach PAP	(2 + 1) 23 000 Fürsorgeempfänger (U.S.A.)	(3) Auswertung von Karteikarten	(1) Erscheinen	52%
167	(1) Termineinhaltung für eine Brustkrebsvorsorgeuntersuchung	(2 + 1) (a) 4972 Frauen einer medizinischen Gemeinschaftspraxis und (b) 2853 Frauen aus Krankenhäusern	(2) Auswertung von Karteikarten	(1) Erscheinen	(a) 65% (b) 44%
221	(1) Termineinhaltung für einen Hör- und Sehtest	(2 + 1) 6731 Schulkinder in 128 Schulen (U.S.A.)	(1 + 1) Auswertung von Karteikarten	(1) Erscheinen	HNO-Klinik: 32% Augenklinik: 39%
173	(0) Termineinhaltung nach der Diagnose einer Hochdruckerkrankung	(2 + 1) 291 Pat. in einer Notfallklinik (U.S.A.)	(2) Auswertung von Karteikarten	(1) Erscheinen	58%
87	(1) Termineinhaltung nach einer Hypertonieuntersuchung	(2 + 1) 533 Personen einer Reihenuntersuchung (U.S.A.)	(2) Auswertung von Karteikarten	(1) Erscheinen	65%
520	(0) Termineinhaltung nach einer Hypertonieuntersuchung	(3) 6012 Personen, die auf Hochdruck untersucht wurden (U.S.A.)	(1 + 1) Telefon. Befragung	(2) Erscheinen zu einer Nachuntersuchung	51%
374	(2) Termineinhaltung einer jährlichen Nachuntersuchung	(2 + 1) 300 Patienten mit inaktiver Tuberkulose (Kanada)	(2 + 1) Auswertung von Karteikarten	(2) Erscheinen zu jeder v. 3 jährl. Überprüf.	Indianer: 16% Andere: 44%

Tabelle 2.3 Einhaltung von Behandlungsterminen

Nummer des Zitates	Maßnahmen	Patientengut	Meßmethode	Definition	Ausmaß der Compliance
180	(0) Termineinhaltung für eine empfohlene Behandlung	(3 + 1) 241 Familien von Kindern der 4. Grundschulklasse (USA)	(2) Persönl. Gespräch	(1) Zwecks Behandlung eingehaltener Termin	79%
472	(0) Termineinhaltung für eine zahnärztl. Behandlung	(1 + 1) 2662 Kinder im Vorschulalter (USA)	(1) Persönl. Gespräch	(0) Anzahl derjenigen, die zahnärztl. Dienst in Anspruch nehmen wollten	84%
446	(2) Termineinhaltung für eine zahnärztl. Behandlung	(2 + 1) 108 Kinder (Dänemark)	(3) Direkte Beobachtung	(2) Erscheinen zum Termin und ärztl. Versorgung	60%
152	(1) Termineinhaltung in einem Kindererziehungsheim	(3 + 1) 253 Kinder (USA)	(3) Fragebogen	(2) Erscheinen u. Wahrnehmung der Behandlung	55%
241	(1) Termineinhaltung an einer psychiatrischen Klinik	(2 + 1) 91 Jugendliche (USA)	(2) Karteikartenauswertung	(2) Erscheinen zum Termin	60%
260	(1) Termineinhaltung in einer im voraus zu bezahlenden Gruppenpraxis	(3 + 1) 10466 Patienten niedergelassener Ärzte	(2) Karteikartenauswertung	(2) Erscheinen zum Termin	77%
443	(2) Termineinhaltung bei der Behandlung eines Magengeschwürs	(3) 160 Patienten in einer Klinik-Ambulanz	(2) Karteikartenauswertung	(1) Erscheinen zum angesetzten Termin	71%

Tabelle 2.4 Vorbeugende Kurzzeittherapie

Nummer des Zitates	Maßnahmen	Patientengut	Meßmethode	Definition	Ausmaß der Compliance
76	(0 + 1) Durchführung einer empfohlenen Impfung	(3) Kinder von 784 Familien (Sozialhilfeempfänger)/USA	(1) Karteikartenauswertung	(2) Erhalt aller empfohlenen Impfungen	60%
247	(3 + 1) Durchführung einer empfohlenen Impfung	(3 + 1) 66 Kinder eines Regierungsbezirks (USA)	(3) Persönl. Gespräch und Karteikartenauswertung	(2) Erhalt aller empfohlenen Impfungen	64%

Tabelle 2.5 Kurzzeitmedikation im Rahmen einer Behandlung oder eines Heilverfahrens

Nummer des Zitates	Maßnahmen	Patientengut	Meßmethode	Definition	Ausmaß der Compliance
371	(1) Mehrere bei der Krankenhausentlassung verschriebene Arzneimittel	(3 + 1) 96 kürzlich aus dem Krankenhaus entlassene Patienten (USA)	(2 + 1) Zählung des Tablettenverbrauches	(1) Einnahme von mehr als 90% der verordneten Medikamente	77%
138	(1) Verschiedene Arzneimittelverordnungen	(3 + 1) 82 kürzlich aus Krankenhausbehandlung entlassene Patienten (USA)	(1) Persönl. Gespräch	(1) Befolgung der Arzneimitteleinnahme wie verordnet	78%

Tabelle 2.6 Langzeitbehandlung aus prophylaktischen Gründen

Nummer des Zitates	Maßnahmen	Patientengut	Meßmethode	Definition	Ausmaß der Compliance
200	(1) Vorbeugende Penicillinbehandlung bei rheumatischem Fieber	(3) 103 Kinder unter Langzeitprophylaxe (USA)	(4) Urinuntersuchung	(2) Medikamentnachweis im Urin	33%
230	(1) Antihypertonika	(2+1) 2322 Männer, die auf Hypertonie untersucht wurden (Schweden)	(2) Karteikartenauswertung	(2) Fortsetzung der Behandlung und Einhaltung der Therapie	1 Jahr : 94% 2 Jahre: 65% 3 Jahre: 34%
301	(0) Antihypertonika	(2+1) 185, die auf Hypertonie untersucht wurden (USA)	(1) Fragebogen	(1) Fortsetzung der Therapie u. Einhaltung der Therapie	69%
449 und 228	(1+1) Antihypertonika	(2+1) 230 hypertensive Stahlarbeiter (Kanada)	(2+1) Zählung des Tablettenverbrauches	(2) Einnahme von ≧80% der verordneten Medikamente	6 Monate: 53% 12 Monate: 53%

Tabelle 2.7 Langzeitmedikation im Rahmen einer Behandlung oder eines Heilverfahrens

Nummer des Zitates	Maßnahmen	Patientengut	Meßmethode	Definition	Ausmaß der Compliance
455	(0+1) Verschiedene Medikamente	(2+1) 178 ältere ambulante Patienten (USA)	(1) Persönliche Befragung	(1) Korrekte Einnahme der Medikamente	41%
256 und 258	(1+1) Verschiedene Medikamente	(3+1) 357 Patienten mit Diabetes oder manifester Herzinsuffizienz	(1) Persönliche Befragung	(2) Korrekte Einnahme der Medikamente	42%
236	(1) Verschiedene Medikamente	(3+1) 217 Patienten in Altenheimen (Finnland)	(1) Persönliche Befragung	(2) Korrekte Einnahme der Medikamente	69%
6	(1) Anti-TBC-Chemotherapie	(3+1) 1000 tuberkulöse Patienten (Kanada)	(3+2) Persönliche Befragung und Urinuntersuchung	(1) Regelmäßige Einnahme der verordneten Medikamente	55%
141	(1) Anti-TBC-Chemotherapie	(3+1) 1828 tuberkulöse Patienten (Kanada)	(3) Karteikartenauswertung	(2) Regelmäßige Medikamenteneinnahme	63%
240	(0) Chemotherapie gegen Lepra	(3+1) 8655 Patienten mit Lepra (Tansania)	(2) Karteikartenauswertung	(2) Regelmäßige Medikamenteneinnahme	68%
315	(2+1) Tranquilizer in einer randomisierten Studie	(3) 254 ambulante neurotische Patienten (USA)	(2+1) Zählung der verbrauchten Tabletten	(2) ≦25% Abweichung von der verordneten Tablettendosis	54%
246	(1) Tranquilizer	(3+1) 374 ambulante schizophrene Patienten (USA)	(1) Persönliche Befragung	(1) Korrekte Einnahme der Medikamente	42%

Ein interessanter Befund ergibt sich aus der Betrachtung der durchschnittlichen Werte. Obgleich nämlich die durchschnittliche Häufigkeit der Compliance in den Studien mit Langzeitmedikation bei den verschiedenen klinischen Gegebenheiten ungefähr gleich zu sein scheint, ist es doch wichtig, die Verteilung der individuellen Patienten-Compliance näher zu betrachten. Nur wenige Studien liefern hierzu nähere Information. So haben z. B. Gordis und Mitarbeiter (200) sehr wertvolle Ergebnisse mitgeteilt, aus denen die Häufigkeitsverteilung der Compliance für Kinder, die wegen rheumatischen Fiebers eine Langzeitprophylaxe mit oralem Penicillin erhielten, abgeleitet werden kann. Wie in Kapitel 19 diskutiert, besitzt diese Compliance-Verteilung annäherungsweise eine U-Form, wobei ein Drittel der Patienten tatsächlich keine Medikamente einnimmt und ein weiteres Drittel sich konsequent an die Verordnung hält, während der Rest dazwischen liegt. Eine ähnliche Verteilung hat sich in unseren Untersuchungen ergeben, bei denen wir die Einnahme von blutdrucksenkenden Mitteln bei Stahlarbeitern untersuchten (228, 449). Sollten diese Verteilungsmuster für das Compliance-Verhalten von anderen Patientengruppen typisch sein, dann werden die sich ergebenden praktischen Konsequenzen ganz anders aussehen, als es der Fall wäre, wenn Compliance normal (glockenförmig) verteilt wäre, wie dies in Kapitel 21 dargelegt ist. Ist diese U-Form das allgemeingültige Muster für die Compliance? Führen die individuellen Determinanten der Compliance zu dieser Verteilung? Wir werden es erst wissen, wenn wir nachforschen, und bisher hat das wohl niemand getan.

Compliance bei Diät und anderen Verordnungen

Die Eintragungen in den Tabellen 2.8 und 2.9 können lediglich als Bruchstücke angesehen werden. Dies liegt daran, daß bei unserer Literaturrecherche zum Thema Compliance Medikationen zu Lasten anderer Therapieempfehlungen bevorzugt wurden. Obwohl die Compliance bei Diätempfehlungen (Tabelle 2.8) eine Schlüsselrolle in der präventiven Kardiologie spielt, haben erst jetzt Studien begonnen, bei denen das Ausmaß der Diät-Compliance gemessen wird und die auf die Gesamtbevölkerung angewendet werden können. Im Zusammenhang mit der Diät-Compliance ergibt sich der überraschende Befund, daß man zu sehr unterschiedlichen Ergebnissen in bezug auf das Ausmaß der Compliance kommt, wenn man auf der einen Seite Untersuchungen betrachtet, bei denen „harte" Compliance-Maße verwendet wurden (133), andererseits solche, die Einschätzungen durch das Krankenhaus-Personal (58) verwendeten.

In Tabelle 2.9 werden einige der wenigen methodisch einwandfrei ausgeführte Compliance-Studien bei anderen vorbeugenden gesundheitlichen Maßnahmen zusammengefaßt. Programme zur Raucherentwöhnung werden in Kapitel 13 und solche für die Alkoholentwöhnung in Kapitel 14 beschrieben. Die geringe Compliance bei diesen „Lebensstil-Ratschlägen" behindert

Tabelle 2.8 Diäten

Nummer des Zitats	Maßnahmen	Patientengut	Meßmethode	Definition	Ausmaß der Compliance
182	(1) Diät zur Gewichtsabnahme	(2+1) Mitglieder von 21 Gruppen der TOPS (USA)	(4) Körpergewicht	(2) Gewichtsabnahme von (a) $\geqslant$20 Pfund oder (b) $\geqslant$40 Pfund	a: 29% b: 8%
133	(1) Spezielle Hämolysediät	(3+1) 136 Patienten mit chronischer Niereninsuffizienz (Israel)	(4+2) Interview plus Gewichtskontrolle und Blutchemie	(2) Gewichtszunahme <1 kg und K+ <6 mEq und BUN <70 mg% vor der Dialyse	28%
58	(1) Spezielle Hämolysediät	(3+1) 661 Patienten mit chronischer Niereninsuffizienz (USA)	(1) Beurteilung durch Personal	(2) Einteilung in ausgezeichnete oder zufriedenstellende Einhaltung der Diät durch Personal	70%

Tabelle 2.9 Andere präventive Maßnahmen

Nummer des Zitats	Maßnahmen	Patientengut	Meßmethode	Definition	Ausmaß der Compliance
431	(2) Gebrauch des Sicherheitsgurtes	(2+1) 162 835 Autofahrer in verschiedenen Städten (USA)	(4) direkte Beobachtungen	(2) Fahrer trugen Sicherheitsgurte	15% insges. (5% im Winter)
433	(1) Gebrauch des Sicherheitsgurtes	(2+1) 13 593 Autofahrer in verschiedenen Städten (USA)	(3+1) direkte Beobachtungen	(2) Fahrer trugen Sicherheitsgurte	23%–59%
487	(1) Tragen von Sicherheitshandschuhen	(3) 115 Zuckerrohrschneider (Puerto Rico)	(2+1) Interview	(2) Das Tragen von Handschuhen	50%
267	(2) Aufhören mit Rauchen*)	(2+1) 58 starke Zigarettenraucher (Schweden)	(3+1) Messung von Carboxyhämoglobin	(2) COHb <1% nach 8 Monaten	29%
346	(0) Richtiger Gebrauch von Sicherheitsverschlüssen bei Arzneimitteln	(3) 636 Patienten mit verschiedenen Verordnungen	(1) Interviews	(1) Korrekter Gebrauch der Sicherheitsverschlußpackungen	78%

*) Der Erfolg von Antirauchprogrammen wird ausführlich in Kapitel 13 diskutiert.

deren Wirksamkeit sehr. Der Mangel an sorgfältig durchgeführten Untersuchungen auf diesem Gebiet ist schmerzlich.

Soweit Übereinstimmung in den hier beschriebenen Compliance-Raten besteht, kann man sie in drei Sätzen zusammenfassen:

1. Patienten halten etwa 75% der von ihnen selbst vereinbarten Sprechstundentermine ein, jedoch nur etwa 50% derjenigen, die für sie verabredet wurden.

2. Bei Kurzzeitbehandlung nimmt die Compliance schnell ab.

3. Etwa die Hälfte der Patienten bei Dauertherapie führen die Anordnungen exakt aus.

Diese kurze Zusammenfassung unterstreicht den ernsten Charakter des Compliance-Problems. Ihre Kürze ist aber auch ein Beweis für unsere immer noch große Unkenntnis dieses Problems.

Schwerpunkte zukünftiger Forschung

Aus diesem Überblick über das Ausmaß der Compliance ergeben sich zwangsläufig vier spezifische Anregungen, die eine spezielle Erwähnung erfordern:

1. Notwendigkeit von Untersuchungen, die sich mit Patienten-Kollektiven beschäftigen, die vom Behandlungsbeginn an beobachtet wurden

Es gibt in der Literatur sehr viele Untersuchungen, die dadurch ernstlich in Frage gestellt werden, daß sie nicht alle jene Patienten erfaßt haben, die von Anfang an an einem bestimmten Therapieplan teilgenommen haben. Nur wenn jeder der Patienten, der bei Therapiebeginn schon dabei war, erfaßt wird, kann die Bestimmung der Gruppen-Compliance zu einem späteren Zeitpunkt eine Aussage liefern. Der systematische Verlust derjenigen Patienten, die am wenigsten den Anweisungen des Therapeuten folgten, indem sie entweder ganz aus dem Behandlungsschema ausschieden oder selten ihre Verabredungen einhielten, macht die Schlußfolgerungen einer großen Anzahl von Untersuchern zum Compliance-Problem wertlos, und dieser Schönheitsfehler kann auch nicht durch noch so ausgeklügelte statistische oder pharmakologische Maßnahmen repariert werden. Es geht hier nicht um eine Verfeinerung der Meßmethoden, sondern um Vollständigkeit. Wir wollen auch keine Wissenschaftler dazu veranlassen, herumzusitzen und auf neu zu diagnostizierende oder neu zu behandelnde Patienten zu warten, um erst nach Jahren das Ausmaß der Langzeit-Compliance bestimmen zu können. Wenn eine komplette Auflistung derjenigen Patienten vorhanden ist, die bei einer Institution zu einem festgelegten früheren Zeitpunkt auf eine Therapie festgelegt worden sind, so können die Patienten jederzeit ermittelt und Untersuchungen ohne Verzögerung ausgeführt werden. Es kann nur immer wieder betont werden, daß die Schlüsselrolle bei allen solchen Untersuchungen jenen Patienten eines Behandlungskollektivs zufällt, die entweder nicht mehr länger zur Behandlungsstelle kommen oder überhaupt keine Behandlung mehr erhalten. Gerade ihre Auswertung liefert nämlich die entscheidend wichtigen Informationen.

2. Die Notwendigkeit zur vollständigen Dokumentation der Compliance-Verteilung

In dem Ausmaß, wie unser Wissen über die Compliance wächst, sind einfache Beurteilungsparameter, wie z. B. die durchschnittliche Zahl der eingenommenen Tabletten oder der Prozentsatz jener Patienten, die die Verordnungen strikt einhielten, nicht mehr länger informativ genug. Da einige Determinanten nur dann einen entscheidenden Einfluß auf die Compliance haben dürften, wenn sie relativ hoch oder wenn sie im anderen Falle relativ niedrig ist, sollten Untersuchungen zur Compliance stets Tabellen oder Grafiken enthalten, die die Verteilung der Compliance bei allen Patienten darstellen. Die Veröffentlichung solcher Compliance-Muster würde z. B. Vergleiche zwischen den einzelnen Behandlungszentren und Verordnungsarten zulassen, ohne die Autoren daran zu hindern, die sich aus den Studien ergebenden Mittelwerte für andere Analysen mit größerer Relevanz für ihre Experimente zu verwenden.

Die Erfahrung zeigt aber, daß es einige Zeitschriften aus Gründen der Tradition oder wegen Platzmangels nicht zulassen, zusätzliche Daten zur Compliance-Verteilung in die Artikel aufzunehmen. Wenn dies der Fall ist, sollten die Dokumentationsmöglichkeiten*) in Anspruch genommen werden, auf die in einer Fußnote in der Veröffentlichung hingewiesen wird. Die Autoren könnten so anderen interessierten Wissenschaftlern Kopien des Materials zusenden.

3. Die Notwendigkeit, das Behandlungsergebnis mit der Compliance zu verknüpfen

Man sollte sich darüber im klaren sein, daß das Ausmaß der Compliance, das für die Erreichung des gewünschten Behandlungsziels erforderlich ist, wahrscheinlich von Therapieart zu Therapieart wechselt. So geht z. B. aus den Untersuchungen von Leon Gordis in Kapitel 3 hervor, daß Kinder, die lediglich 30% ihres zur Prophylaxe verschriebenen Penicillins einnehmen, trotz-

*) Eine solche Dienstleistung erbringt in den USA: The National Auxiliary Publications Service, c/o Microfiche Publications, 305 E. 46th St., New York, N.Y. 10017. In Deutschland gibt es bisher nichts Vergleichbares.

dem einen beachtenswerten Schutz vor einem Rückfall bei rheumatischem Fieber besitzen. Auf der anderen Seite haben wir beobachtet, daß Hypertoniker mindestens 80% ihrer Medikamente einnehmen müssen, bevor ihre Blutdruckwerte tatsächlich auf die Therapie ansprechen. Wie sieht es nun mit Therapiemethoden bei anderen Erkrankungen aus?

Wenn Praktikern Untersuchungsergebnisse über Compliance-Probleme vorgetragen werden, sollte stets die Beziehung zwischen dem Ausmaß der Compliance und dem Erreichen des Behandlungsziels beschrieben werden. Dies könnte z.B. in Form eines Diagramms geschehen. Das Behandlungsziel könnte vielleicht am besten als das anteilige Verhältnis der eingetretenen Erfolge ausgedrückt werden (z.B. als Prozentsatz derjenigen Sputum-Proben, die nicht mehr Tuberkel-Bakterien enthalten oder als Prozentsatz derjenigen Patienten, bei denen die gewünschte Blutdrucksenkung eintrat).

4. Notwendigkeit einer genauen Beschreibung des Versuchsablaufs

Veröffentlichungen, die sich mit der Untersuchung des Compliance-Problems beschäftigen, sollten schließlich auch im Detail alle durchgeführten Maßnahmen beschreiben, die benutzt wurden, um die Untersuchungsergebnisse zu erhalten, und sie sollten auch die einzelnen Erkrankungen und Therapiepläne während der Untersuchung genau definieren, ebenso wie die Definitionen und Meßmethoden, die bei der Bestimmung der Compliance bzw. Non-Compliance angewendet wurden. Diese Beschreibung sollte so klar sein, daß eine zweite Untersuchergruppe in die Lage versetzt wird, die Untersuchung genau zu wiederholen. Es hat sich nämlich gezeigt, daß eine präzise Wiederholung durch andere Untersucher mit anderen Patientenkollektiven von entscheidender Wichtigkeit ist, um neue Erkenntnisse über die Compliance mit therapeutischen Maßnahmen zu gewinnen.

3
Konzeptionelle und methodologische Probleme bei Messung der Patienten-Compliance

Leon Gordis

Einleitung

Es ist für die medizinische und biologische Wissenschaft sicher eine Binsenweisheit, daß die Qualität einer Untersuchung und die Gültigkeit der daraus resultierenden Folgerungen niemals besser sein können als der Untersuchungsplan selbst und die angewandten Methoden.

Dies trifft im besonderen Maße für Untersuchungen der Patienten-Compliance zu, in welchen oft globale Aussagen gemacht werden, die in keinem Verhältnis zu der Qualität der angewandten Untersuchungsmethoden stehen und trotzdem oft als Grundlage für eine programmatische Änderung dienen. Es erscheint aus diesem Grunde besonders wichtig, daß bei jeder Diskussion über Compliance die Methodik der Compliance-Messung erfaßt und die begrifflichen Aussagen für die Klassifizierung des Compliance-Verhaltens der Patienten besonders beachtet werden.

In diesem Kapitel werden keine Details über spezifische Techniken der Compliance-Messung geschildert, sondern einige Grundgedanken über Berichte und Interpretation von Ergebnissen, die mit solchen Techniken durchgeführt wurden, dargestellt. Wenn Interesse an praktischen Anwendungsbeispielen für die in der Klinik angewandten Untersuchungstechniken besteht, so sei hier auf Kapitel 18 und auf die Tabelle 2 im bibliographischen Anhang verwiesen (Anhang I dieses Buches). Dort findet man Quellenangaben, aus denen objektive Methoden für die Compliance-Messung entnommen werden können.

Gründe für die Messung der Compliance

Warum erwähnen wir die Messung der Compliance als erstes? Es gibt eine Reihe von Gründen dafür. Grundsätzlich wird die Compliance sowohl aus wissenschaftlichen als auch aus klinischen Gründen ermittelt. In wissenschaftlichen Studien kann der Schwerpunkt auf dem Ausmaß der sogenannten Non-Compliance liegen, auf dem Einfluß der Non-Compliance auf das Ergebnis und oder auf den Auswirkungen der Non-Compliance.

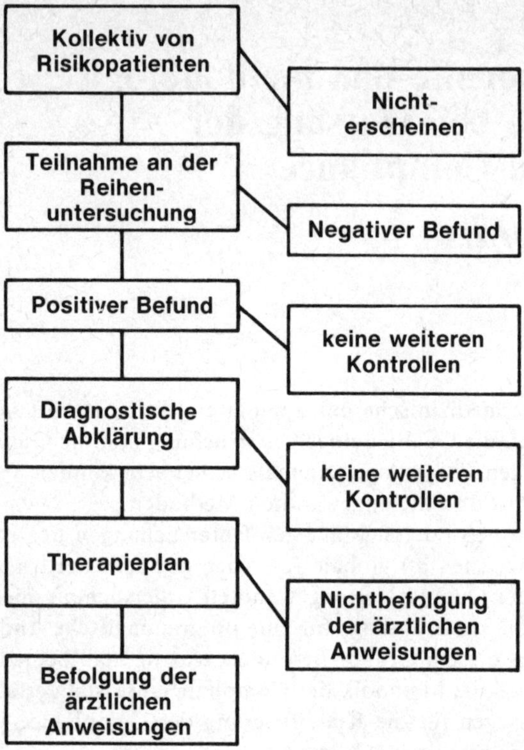

Abbildung 3.1 Flußdiagramm. Darstellung der Probleme zur Entdeckung der Non-Compliance bei Reihenuntersuchungen.

Bei klinischen Untersuchungen besteht besonderes Interesse sowohl an der Überwachung der Compliance, ferner am Eingreifen, was mögliche Therapieänderung zur Folge hat, als auch an Verhaltensänderungen zwecks Verbesserung der Compliance. Gleichgültig, ob die Untersuchung aus klinischen oder wissenschaftlichen Gründen durchgeführt wird, ist eine zuverlässige Messung der Compliance unentbehrlich.

Probleme bei der Definition der Non-Compliance

Arten der Non-Compliance

Non-Compliance kommt in verschiedenen Formen vor: verspätete Inanspruchnahme ärztlicher Hilfe, Nichtteilnahme an Gesundheitsprogrammen, Nichteinhalten von Sprechstundenterminen oder Nichtbefolgen ärztlicher Anordnungen. Dieses Kapitel wird sich auf die zuletzt genannte Form der

Non-Compliance konzentrieren, speziell im Zusammenhang mit der Einnahme von Medikamenten. Zunächst jedoch ist der Hinweis wichtig, daß die Definition der Non-Compliance auf sehr vielen Gebieten, die in diesem Kapitel nicht weiter erörtert werden, besonders schwierig sein kann. Denken wir zum Beispiel an Non-Compliance bei Reihenuntersuchungen (Abb. 3.1), vorgenommen bei einem Kollektiv von Risikopatienten. Manche Personen werden zur Reihenuntersuchung erscheinen, andere nicht. Von den Teilnehmern werden einige bis zur endgültigen diagnostischen Abklärung teilnehmen, andere dagegen nicht.

Nach abgeschlossener Diagnostik kommen einige zur Behandlung, andere dagegen nicht, und von denen, die weitermachen, befolgen wiederum nur einige die Therapie oder die präventiven Empfehlungen.

Welche Zähler und Nenner soll man für die Berechnung der Non-Compliance-Rate bei einem solchen Kollektiv verwenden? Insbesondere was ist mit dem Begriff „Non-Compliance" gemeint? Sprechen wir dabei ganz allgemein nur von jenen Patienten, die nicht erscheinen, oder nur von der letzten Gruppe der Abb. 3.1, die die ärztlichen Anweisungen nicht befolgt? Bei jeder Untersuchung zur Non-Compliance in einem Screening-Programm muß die Definition der Non-Compliance klar und eindeutig sein. Diese Forderung trifft auch für alle Untersuchungen zu, die sich in irgendeiner Form mit dem Problem von Non-Compliance beschäftigen.

Beziehungen zwischen Non-Compliance und Therapiefehlern

Die Unterscheidung zwischen Non-Compliance und fehlerhafter Therapie ist wichtig. Bei Therapiefehlern ist der Patient durchaus zur Mitarbeit bereit, jedoch ist er aus intellektuellen oder anderen Gründen nicht fähig, die komplexen Anweisungen zu befolgen.

Andererseits beinhaltet der Begriff der Non-Compliance die Absicht, Anordnungen nicht zu befolgen. Daraus ergibt sich, daß die zugrundeliegenden Mechanismen und die Einwirkungen, die im Einzelfall erfolgreich sein können, sich voneinander sehr unterscheiden können.

Schon vor vielen Jahren bemerkte Samuel Butler in diesem Zusammenhang: „Auch derjenige, der gegen seinen Willen Folge leistet, besitzt trotzdem noch seine eigene Meinung." Vielleicht ist die persönliche Meinung des Patienten von untergeordneter Bedeutung, solange er die ärztlichen Instruktionen befolgt. Andererseits ist es eine für klinische Bedingungen praktisch wichtige Frage, inwieweit primär nicht kooperierende in kooperierende Patienten verwandelt werden können, so daß Non-Compliance sich nicht mehr jedesmal wiederholt, wenn auf eine neue Medikation umgestellt wird.

Anders ausgedrückt: Kann man Patienten wirklich eindeutig als „Non-Compliers" charakterisieren? Wenn sie anderenfalls die Anordnungen befolgen, kann man sie dann als „Compliers" bezeichnen und kann angenommen werden, daß sie bei weiteren Verordnungen ebenso kooperieren? Dies ist ein praktisch wichtiger Punkt, welcher geeignete Meßmethoden fordert.

Methoden zur Compliance-Messung

Wir wollen uns nun einigen spezifischen Methoden der Compliance-Messung zuwenden, besonders solchen, die die Compliance bezüglich der Einnahmezuverlässigkeit messen. Diese ist am ausführlichsten untersucht worden und eignet sich besonders für eine sorgfältige Quantifizierung.

Wie die Tabelle 3.1 zeigt, ist dies sowohl direkt als auch indirekt möglich.

Tabelle 3.1 Verfahren zur Messung der Einnahmezuverlässigkeit

A. Direkte
  1. Blutspiegel
  2. Im Urin:
     a) Pharmaka
     b) Metaboliten
     c) Markersubstanzen („Tracer")

B. Indirekte
  1. Therapeutisches oder präventives Ergebnis
  2. Ärztliche Voreinschätzung
  3. Patientenbefragung
  4. Abholen des Medikaments mit Rezept in der Apotheke
  5. Zählung der nichtverbrauchten Tabletten

Direkte Methoden

Um genau zu sein, ist es wichtig, direkte Methoden zu verwenden, wenn man die Patienten-Compliance erfassen will. Andererseits sind die zur Verfügung stehenden Methoden (vgl. Tabelle 11 im Anhang I) nicht unproblematisch. Die Probleme sind zweifacher Art: zum einen spielen die technischen Gesichtspunkte des Untersuchungsverfahrens selbst eine Rolle, wie z. B. die Empfindlichkeit und die Spezifität der Nachweismethode. Zum anderen entstehen begriffliche Fragen, wie ein Patient als „compliant" oder „nicht compliant" definiert oder klassifiziert werden soll.

Nachweismethoden

Die Abbildung 3.2 zeigt eine Penicillin-Nachweismethode im Urin, um während peroraler Prophylaxe bei rheumatischem Fieber die Einnahmezuverlässigkeit zu kontrollieren (862).

Ein Streifen Filterpapier wird in den Urin von Patienten, denen Penicillin verordnet wurde, getaucht. Das Ende des Streifens wird abgeschnitten und auf eine Agarplatte gelegt, die mit Sarcina lutea beimpft ist, ein Bakterium, das hochempfindlich auf Penicillin reagiert. Wenn Penicillin im Urin vorhan-

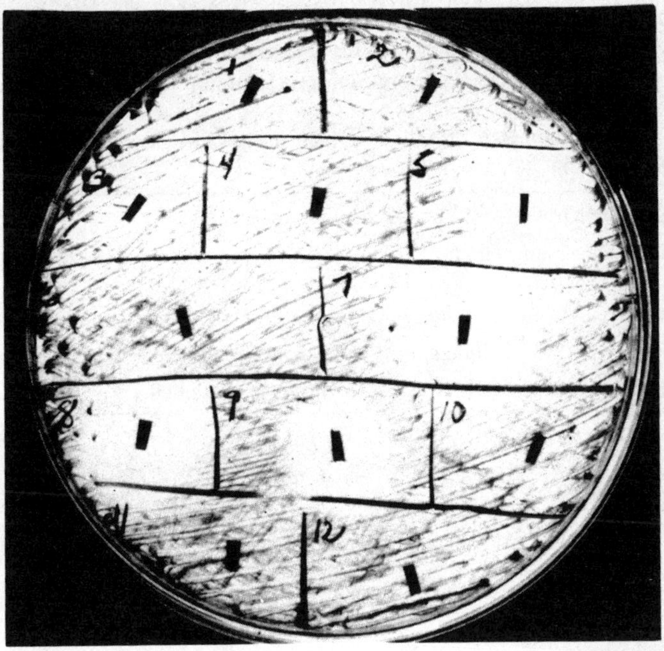

Abbildung 3.2 Nachweis von Penicillin im Urin aufgrund der Wachstumshemmung von Sarcina lutea*)

den ist, diffundiert es in das umgebende Nährmedium und hemmt das Bakterienwachstum. Wenn man einen solchen Test benutzt, ist es besonders wichtig, die pharmakokinetischen Eigenschaften (Absorption, Elimination) des zu untersuchenden Pharmakons zu kennen. So fand man z. B. bei Kindern, denen ein Penicillinpräparat oral in der Klinik verabreicht worden war, noch ungefähr 4 bis 5 Stunden nach der Einnahme in nahezu 100% der Fälle positive Urinbefunde. Bei ambulanten Patienten muß deshalb genau darauf geachtet werden, daß der Test zu einem Zeitpunkt durchgeführt wird, zu welchem die Patienten das eingenommene Penicillin auch wirklich noch ausscheiden. Die Eignung der Untersuchungsmethode als Compliance-Test wird sehr problematisch, weil ein späterer Untersuchungszeitpunkt auch denjenigen Patienten, der die Anweisung exakt befolgt hat, zum „Noncomplier" macht.

Oft ist es aber nicht möglich, das Arzneimittel selbst oder irgendein Abbauprodukt direkt zu erfassen. Dann ist es erforderlich, dem Arzneimittel eine gut nachweisbare Markersubstanz zuzusetzen. Porter hat schon vor zehn Jah-

*) Penicillinnachweis im Urin aufgrund der Wachstumshemmung von Sarcina lutea. Penicillin findet sich im Urin der Filterstreifen 5, 7, 8 und 9, erkenntlich an den Hemmhöfen, die die Streifen umgeben.

ren die Anforderungen an eine für die Untersuchung der Patienten-Compliance gut geeignete Markersubstanz zusammengestellt (Tabelle 3.2). Diese Übersicht ist auch heute noch eine ausgezeichnete Orientierungshilfe.

Tabelle 3.2 Anforderungen an mit dem Urin ausgeschiedene Markersubstanzen zur Überprüfung der Einnahmezuverlässigkeit

A.	Untoxisch; pharmakologisch und chemisch inert
B.	Keine Beeinflussung durch physikalische oder chemische Eigenschaften des Urins (pH, Temperatur etc.)
C.	Schnelle Ausscheidung in ungebundener Form; keine Kumulation im Organismus
D.	Einfache, empfindliche und spezifische Nachweismethode verfügbar
E.	Der Patient darf die Markersubstanz nicht selbst feststellen

Quelle: verändert nach Porter 1969 (405).

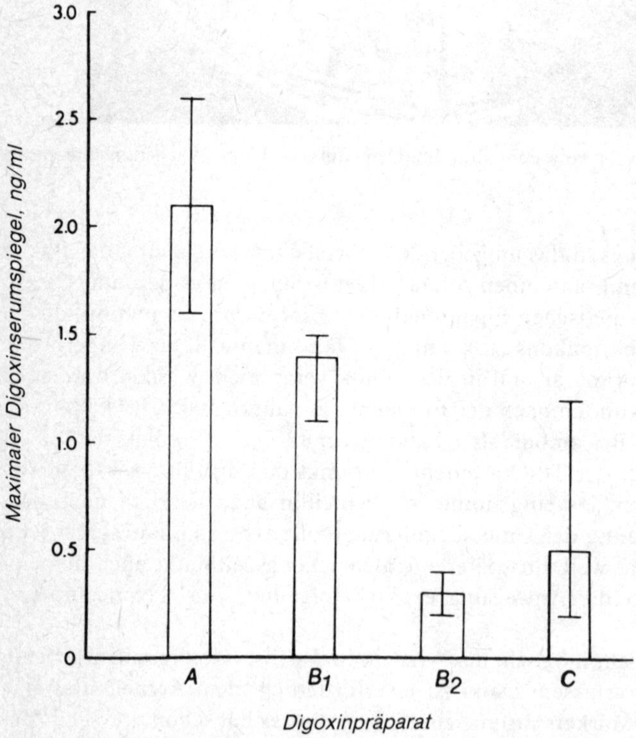

Abbildung 3.3 Mittlere maximale Serumdigoxinspiegel nach oraler Gabe von 0,5 mg Digoxin vier verschiedener Arzneimittelspezialitäten bei 4 Probanden. Für jede Versuchsperson sind die Variationen dargestellt.
Quelle: Lindenbaum u.a., 1971 (860).

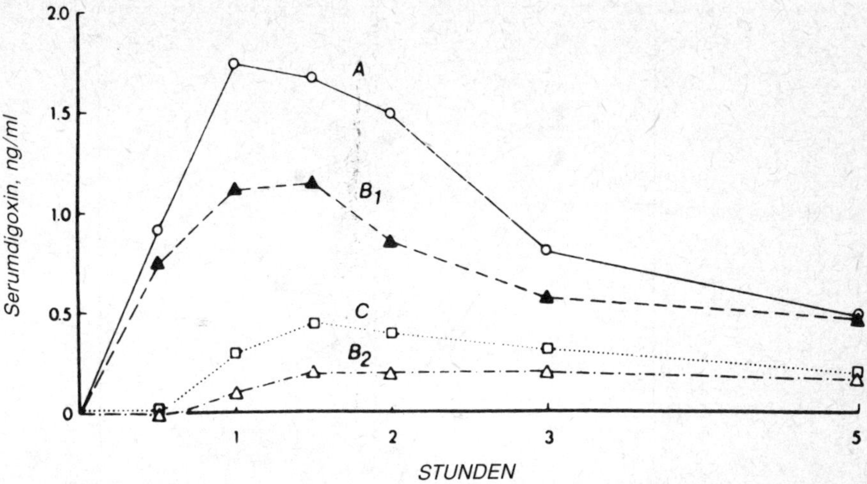

Abbildung 3.4 Mittlere Serumdigoxinspiegel über einen Zeitraum von 5 Stunden nach oraler Gabe von vier verschiedenen Digoxinpräparaten bei vier freiwilligen Probanden. Jede Kurve repräsentiert den Mittelwert aus vier Einzelmessungen.
Quelle: Lindenbaum u.a., 1971 (860).

Bei der Messung der Patienten-Compliance müssen individuelle Unterschiede pharmakokinetischer Parameter, wie Absorption, Verteilung, Metabolisierung und Ausscheidung von Pharmaka berücksichtigt werden. Zwei grundlegende Faktoren kommen noch hinzu: die biologische Verfügbarkeit eines Pharmakons und genetische Unterschiede der Metabolisierung und Ausscheidung von Arzneistoffen. Unter der biologischen Verfügbarkeit versteht man denjenigen Anteil eines Pharmakons, der aus einer Arzneimittelspezialität im Vergleich zu einer standardisierten galenischen Zubereitung absorbiert wird (858). So hat die Art der galenischen Zubereitung eines Pharmakons, z.B. ob die Verabreichung als Kapsel oder Tablette erfolgt, einen großen Einfluß auf das Ausmaß der Absorption. Auch die Geschwindigkeit der Arzneimittelfreisetzung wird bei oraler Gabe je nach Zubereitung sehr unterschiedlich sein.

So findet aus Tabletten, die mit speziellen Überzügen versehen sind, eine sehr langsame Freisetzung statt, während die Resorption eines Pharmakons am schnellsten aus wäßrigen Lösungen oder Sirupen vor sich geht. Darüber hinaus ist des öfteren nachgewiesen worden, daß verschiedene Arzneimittelspezialitäten mit dem gleichen Inhaltsstoff eine sehr unterschiedliche biologische Verfügbarkeit besitzen können. So wiesen z.B. Lindenbaum u.a. (860) für Digoxin starke Abweichungen der biologischen Verfügbarkeit von vier Zubereitungen verschiedener Firmen nach (Abb. 3.3 und 3.4).

Alle diese Besonderheiten eines Pharmakons müssen deshalb bei der Ermittlung der Patienten-Compliance in Betracht gezogen werden. Denn es ist

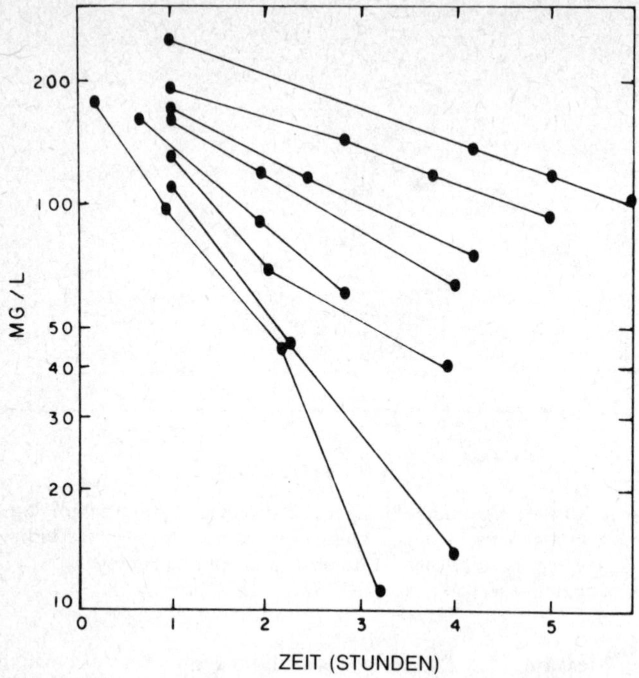

Abbildung 3.5 Abnahme von Äthyl-biscoumacetat (Dicumarol) im Plasma von acht gesunden Probanden nach einmaliger intravenöser Gabe von 20 mg/kg.
Quelle: Brody u. a. 1952 (857).

möglich, daß Patientenkollektive in ihrem Anteil an positiven Testergebnissen differieren, wobei es unklar bleiben kann, ob dies wirklich Unterschiede in der Compliance sind oder ob diese auf eine unterschiedliche biologische Verfügbarkeit der verordneten und eingenommenen Präparate zurückzuführen sind.

Eine zweite Möglichkeit für ein unterschiedliches pharmakokinetisches Verhalten eines Pharmakons kommt dadurch zustande, daß die gleiche Arzneimitteldosis von Mensch zu Mensch sehr unterschiedlich biologisch vom Organismus behandelt wird. So zeigten Brodie und Mitarbeiter (857) z. B., daß Dicumarol*) nach intravenöser Applikation einer Einzeldosis von 20 mg/kg (Abb. 3.5) bei acht gesunden Probanden sehr unterschiedlich metabolisiert wurde.

Von besonderer Bedeutung ist die Erkenntnis, daß genetische Determinanten für die Geschwindigkeit des Abbaus eines Pharmakons im Organismus sehr bedeutsam sind. So verglich Vessell (863) z. B. die Abnahme der Antipyrinspiegel an je 3 eineiigen und zweieiigen Zwillingspaaren. Wie aus der Ab-

*) z. B. Marcumar®

bildung 3.6 zu entnehmen ist, ergibt sich für die eineiigen Zwillinge ein ziemlich deckungsgleicher Verlauf der Kurven, während für die Abbaugeschwindigkeit des Pharmakons bei den zweieiigen Zwillingen ein signifikanter Unterschied feststellbar ist.

Ein weiterer interessanter Aspekt der Compliance-Untersuchungen betrifft den Umstand, ob das zu untersuchende Pharmakon lediglich kurzzeitig oder wiederholt über einen langen Zeitraum verabreicht wird. Durch die wiederholte Einnahme kommt es bei bestimmten Pharmaka nämlich infolge der Induktion von mikrosomalen Leberenzymen zur Beschleunigung des Metabolismus. Bei wiederholter Anwendung dieser Pharmaka kommt es zu einer beachtlichen Abnahme der Plasmakonzentrationen. Andererseits entstehen aus Arzneimitteln wie dem Dilantin Metaboliten, die die Biotransformation der Muttersubstanz hemmen. Dadurch kann es bei chronischer Anwendung zu einer Erhöhung der Blutspiegel der Muttersubstanz kommen.

Damit dürfte klar sein, daß bei jeder Compliance-Studie eine Reihe von Faktoren berücksichtigt werden müssen, die mit pharmakokinetischen Unterschieden bei den einzelnen Patienten und mit Einflußgrößen, die von der

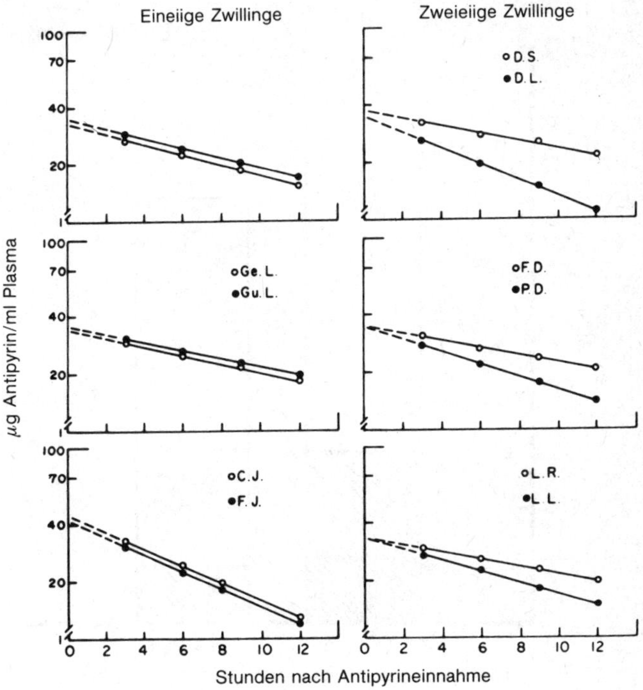

Abbildung 3.6 Abnahme des Antipyringehaltes im Plasma von eineiigen (links) und zweieiigen (rechts) Zwillingspaaren nach einmaliger oraler Einnahme von 18 mg/kg K.G.
Quelle: Vessell 1974 (863).

Arzneimittelzubereitung selbst ausgehen, zusammenhängen. Die Nichtbeachtung dieser Faktoren kann zu schwerwiegenden Fehleinschätzungen und falschen Rückschlüssen beim Vergleich der Compliance verschiedener Patientenkollektive führen.

Indirekte Meßmethoden für die Compliance

Behandlungsergebnisse als indirekter Meßparameter

Ein häufig verwendetes indirektes Maß für die Compliance ist der Erfolg einer Behandlung oder einer präventiven Maßnahme. Auf den ersten Blick müßte der Therapieerfolg eine brauchbare Meßmethode für Compliance sein, wenn man sich genügend sicher fühlt, daß die verordnete Therapie auch wirklich wirksam ist. So wird in einigen Berichten tatsächlich ein Zusammenhang zwischen Noncompliance und der Unwirksamkeit einer prophylaktischen oder therapeutischen Maßnahme nachgewiesen. So wurde z. B. bei Patienten, die wegen rheumatischen Fiebers Penicillin prophylaktisch peroral erhielten, der Antistreptolysin-0-Titer in zweimonatigem Abstand bestimmt

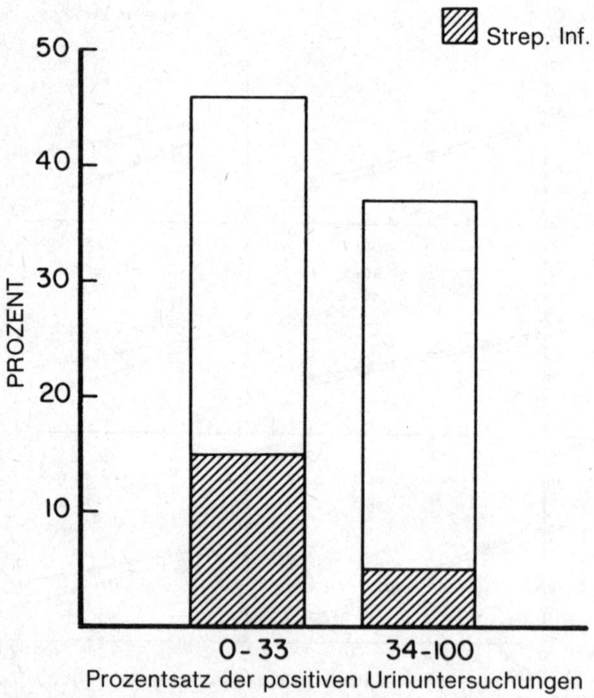

Abbildung 3.7 Vergleich der Anzahl und des Anteils jener Patienten, die während einer prophylaktischen Therapie mit Penicillin an einer Streptokokkeninfektion erkrankten, mit dem Ausmaß der Compliance.
Quelle: Markowitz 1970 (861).

und mit dem Ausmaß der Compliance korreliert (Abbildung 3.7). Obgleich die Patientenkollektive sehr klein waren, sprechen die Ergebnisse dafür, daß bei denjenigen Patienten, die Penicillin in weniger als einem Drittel der Gesamtzeit einnahmen, ein höheres Risiko einer Streptokokkeninfektion bestand als bei den übrigen Patienten (861).

Ein weiterer Hinweis für einen Zusammenhang zwischen dem Ausmaß der Noncompliance und einem unbefriedigenden Behandlungsergebnis hat sich aus Untersuchungen mit Epileptikern ergeben, die nicht auf Diphenylhydantoin ansprachen. Kutt und Mitarbeiter fanden, daß bei 12 von 16 Patienten Noncompliance das entscheidende Problem war. Wenn die Medikation unter strengen stationären Bedingungen vorgenommen und kontrolliert wurde, wurden angemessene Blutspiegel und ein gutes therapeutisches Ergebnis erreicht (297).

Es gibt jedoch eine ganze Reihe von begrifflichen Schwierigkeiten, wenn man den Therapieerfolg als Maß für die Compliance heranzieht. Dieses Verfahren basiert auf dem einfachen Modell, nach welchem die auf guter ärztlicher Versorgung beruhende Besserung des Patienten über Compliance zustande kommt (Abbildung 3.8a). Einige Faktoren einer wirksamen ärztlichen Versorgung sind aber von Compliance unabhängig. So führt z. B. die ärztliche Beruhigung eines Patienten während einer antihypertensiven Behandlung zu einer Entspannung, die ihrerseits günstig wirken kann. So kommt das Behandlungsergebnis bei einem solchen Patienten sowohl durch compliance-abhängige Faktoren zustande als auch durch andere ärztliche Bemühungen, die hiermit nichts zu tun haben (Abbildung 3.8b). Ein anderes Problem ergibt sich, wenn ein Patient verschiedene Arzneimittel gleichzeitig erhält. Die für ein bestimmtes Pharmakon ermittelte Compliance kann verschieden sein von derjenigen der Begleitmedikamente, die – obwohl nicht näher untersucht – eine günstige therapeutische Wirkung haben. Falls der Patient das untersuchte Präparat unzuverlässig einnimmt, könnte trotz der bei einem Präparat schlechten Compliance das Behandlungsergebnis gut sein, wenn die anderen Präparate zuverlässig eingenommen werden.

Eine weitere Schwierigkeit, das Ausmaß des Behandlungsergebnisses als Index für die Compliance zu verwenden, ist darin zu sehen, daß der endgültige Erfolg häufig auch von zahlreichen externen Einflußmöglichkeiten abhängt, die sich zum Ergebnis der ärztlichen Bemühungen hinzuaddieren (Abbildung 3.8c). Solche Faktoren betreffen beispielsweise sozioökonomische, kulturelle und durch berufliche Einflüsse geprägte Aspekte, um nur einige wenige zu nennen. Es zeigt sich also immer mehr, daß der Zusammenhang zwischen der Compliance und dem Behandlungsergebnis sehr komplexer Natur sein kann. Hinzu kommt noch, daß die genannten externen Faktoren nicht nur das Therapieergebnis, sondern auch das Compliance-Verhalten als solches verändern können. Es ergibt sich also ein komplexes Gebäude von Wechselwirkungen, unter denen die Compliance nur einer von vielen Faktoren ist, die zu einer Verbesserung des Gesundheitszustandes des Patienten

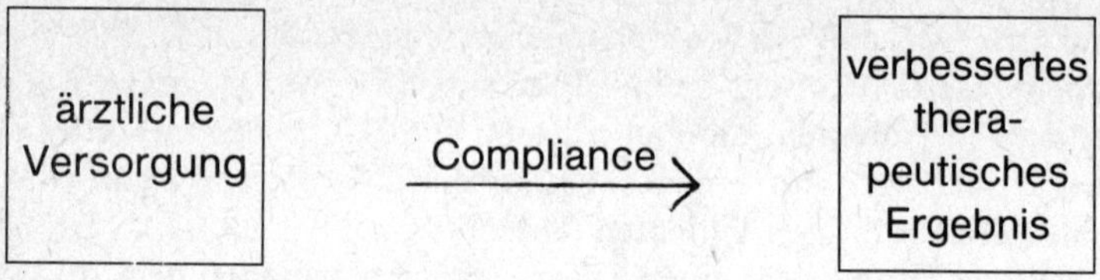

Abbildung 3.8a Idealmodell, bei dem ein verbessertes Therapieergebnis beim Patienten ausschließlich durch ein gutes Compliance-Verhalten bei der verordneten Therapie zustande kommt.

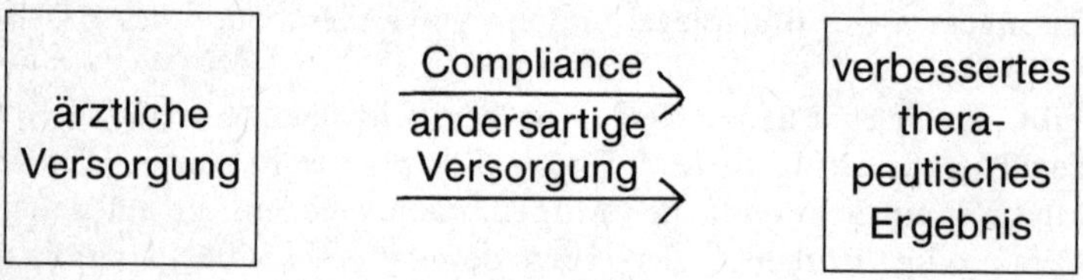

Abbildung 3.8b Modell, bei dem ein verbessertes Therapieergebnis sowohl auf die Compliance bei der Therapie als auch auf andere Faktoren der medizinischen Versorgung zurückgeht.

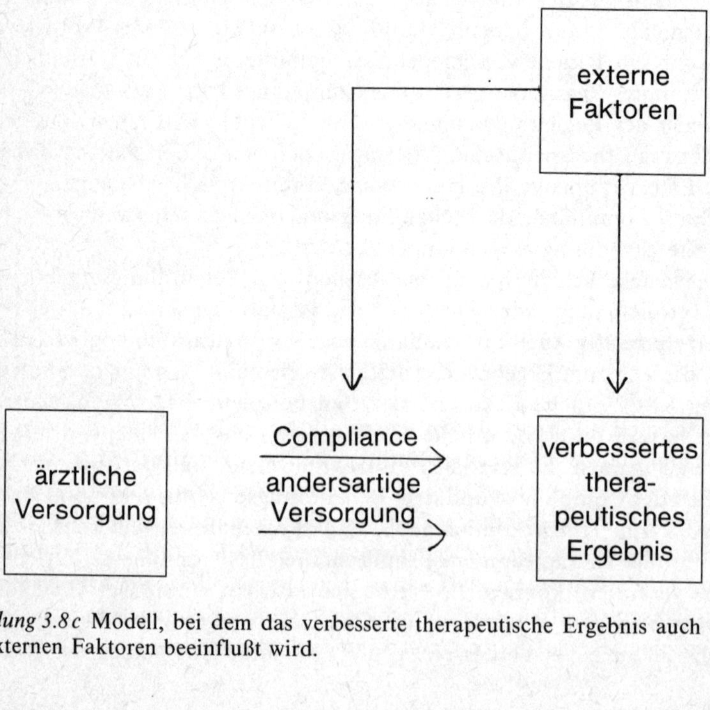

Abbildung 3.8c Modell, bei dem das verbesserte therapeutische Ergebnis auch direkt von externen Faktoren beeinflußt wird.

beitragen. Daraus ergibt sich, daß Unterschiede im Behandlungsergebnis als Maß für die Patienten-Compliance im allgemeinen nur von begrenztem Wert sind.

Selbst wenn eine direkte Beziehung zwischen dem Ausmaß der Compliance und dem Behandlungsergebnis besteht, muß die Art der Abhängigkeit geklärt werden. Obwohl die Beziehung zwischen Compliance und Behandlungserfolg einer Dosis-Wirkungs-Beziehung entsprechen könnte, kann die Form der diese Beziehung beschreibenden Kurven verschieden sein. Man muß also untersuchen, ob die Compliance/Behandlungsergebnis-Kurve linear oder exponentiell verläuft und ob sie für verschiedene Krankheiten, Pharmaka oder Präventivmaßnahmen identisch ist. Die Beziehung zwischen Compliance und Behandlungsergebnis ist in hohem Grade von der Dosierung abhängig. So hängt z.B. die Wirkung von Non-Compliance davon ab, inwieweit die verordnete Dosierung jener Minimaldosis nahekommt, die für einen optimalen therapeutischen Effekt erforderlich ist, und gleichzeitig auch von dem Sicherheitsabstand zwischen der minimal wirksamen und der toxischen Dosis besteht. Wenn die verordnete Dosierung beispielsweise die minimal wirksame Dosis überschreitet, braucht eine geringe Compliance trotzdem nicht die Wirksamkeit der Therapie herabzusetzen. Ganz im Gegenteil könnte sie sogar die Patienten vor Intoxikation infolge Überdosierung schützen.

Tabelle 3.3 Compliance bei Thiazidpräparaten und Blutdruckkontrollen während 207 klinischer Visiten.

		Thiazidnachweis im Urin			
		Positiv		Negativ	
		Zahl	%	Zahl	%
Blutdruck	normalisiert	59	44	12	16
	noch erhöht	75	56	61	84
	Summe:	134	100	73	100

Quelle: Lowenthal u.a. 1976 (319).
Die Zahlenangaben beziehen sich auf die einzelnen Visiten.
Normalisiert = < 145/95 mmHg bei der Visite; $p < 0{,}001$.

Ein Beispiel für die in diesem Komplex steckenden Probleme findet sich in einer Compliance-Studie über antihypertensive Therapie (319). Die Ergebnisse sind in der Tabelle 3.3 zusammengefaßt. Zwei Patientenkollektive, eines mit normalisiertem Blutdruck und ein anderes ohne ausreichende Senkung der Blutdruckwerte, werden miteinander verglichen, wobei der Nachweis von Thiazid im Patientenurin als Testparameter verwendet wird. Die Daten ergeben statistisch signifikante Unterschiede in den Beziehungen zwischen positivem und negativem Thiazidnachweis und normalisiertem bzw. nicht normalisiertem Blutdruck. Allerdings ist die Beziehung insofern als begrenzt anzusehen, als 56% der Probanden mit positivem Thiazidnachweis erhöhte Blutdruckwerte aufweisen, während bei 16% der Probanden mit negativem Thiazidtest der Blutdruck normal war. Bei näherer Betrachtung ergibt sich eine mit 44% niedrige Empfindlichkeit, jedoch eine mit 84% hohe Spezifität. Hier, wie in vielen anderen Fällen, zeigt sich, daß je nach Zielsetzung der Compliance-Untersuchung das Behandlungsergebnis, definiert als Blutdruck-Normalisierung, die tatsächliche Compliance bei Thiaziden nicht widerspiegelt. Zusätzliche Daten sind daher erforderlich, um zu kontrollieren, welche Beziehungen zwischen Compliance und Behandlungsergebnis bestehen und ob die gleichen Beziehungen für unterschiedliche Krankheiten, Präparate und Therapieformen zutreffen.

Obgleich also das Behandlungsergebnis ein schlechter Parameter für das Ausmaß der Compliance ist, ist er doch bei nicht wissenschaftlichen klinischen Fragestellungen von praktischem Nutzen: Wenn es zu aufwendig ist, die Compliance aller Patienten durch eine Methode zu messen, die genauer ist als die Beurteilung durch das „Therapieergebnis" und es gleichzeitig möglich ist, die Compliance für einige Patienten zu messen, so sollte sich die Beurteilung der Compliance zweckdienlich auf diejenigen Patienten konzentrieren, die das Therapieziel offensichtlich nicht erreicht haben. Einzelheiten einer solchen Methode werden im Kapitel 18 von Dave Sackett näher erläutert.

Die Befragung als ein indirektes Maß für die Compliance

Wenn man sich die Schwierigkeiten vor Augen führt, die mit der Beschaffung von Blut- oder Urinproben verbunden sind, insbesondere dann, wenn sie ohne Vorankündigung und dennoch in regelmäßigen Zeitintervallen erhalten werden müssen, ist man leicht versucht, dieses Vorgehen durch eine indirekte und praktischere Maßmethode für die Compliance zu ersetzen, beispielsweise dadurch, daß man den Patienten selbst fragt, ob er die Anweisungen ordnungsgemäß befolgt hat. Obgleich schon Hippokrates darauf aufmerksam gemacht hat, daß „der Arzt sich stets der Tatsache bewußt sein sollte, daß Patienten häufig die Unwahrheit sagen, wenn sie danach befragt werden, ob sie eine bestimmte Medizin eingenommen haben", muß man mit Überraschung feststellen, daß die Glaubwürdigkeit der Patientenauskunft zu dieser Frage erst kürzlich wissenschaftlich untersucht worden ist.

Wie verläßlich sind Interviewergebnisse als Maß für Compliance? Hierzu gibt es Ergebnisse, die Interviewantworten mit Pillenzählen und Urinkontrollen vergleichen. So beurteilen beispielsweise Feinstein und Mitarbeiter (160) die Compliance von Kindern unter Penicillin-Prophylaxe aufgrund von Interviews und durch Pillenzählen. Die Ergebnisse sind in Tabelle 3.4 zusammengestellt.

Es fand sich eine gute Übereinstimmung zwischen beiden Meßmethoden bei Patienten mit geringer Einnahmezuverlässigkeit, jedoch eine ausgeprägte Diskrepanz bei jenen mit guter Compliance.

Tabelle 3.4 Vergleich der Compliance bei Kindern unter Penicillin-Prophylaxe aufgrund persönlicher Befragung oder durch Pillenzählen.

	Befragung	Tablettenzählen
	(N=113)	(N=109)
gut	73%	55%
fraglich	19%	35%
schlecht	8%	10%
	100%	100%

Quelle: Modifiziert nach Feinstein u.a. 1959 (160).

In einer anderen Untersuchung verglichen Park und Lipman (392) bei ambulanten psychiatrischen Patienten, die eine Imipramin-Therapie erhielten, das Ausmaß der Compliance aufgrund persönlicher Befragung oder durch Pillenzählen (Tab. 3.5).

Tabelle 3.5 Vergleich der Compliance bei psychiatrischen Patienten unter Imipramin-Therapie, aufgrund persönlicher Befragung oder Pillenzählung.

		Befragung der Patienten			
		Befolgung der therapeutischen Verordnung			
		gut	mittel	schlecht	Summe
Tablettenzählung	gut	55	2	0	57
	mittel	39	6	1	46
	schlecht	6	1	7	14
	Summe:	100	9	8	117

Quelle: Modifiziert nach Park und Lipman 1964 (392).

Nach der Patientenbefragung konnten 100 Patienten, nach Tablettenzählung jedoch nur 57 Probanden als „gute Befolger" eingestuft werden. Andererseits gaben von 14 Patienten, die sich aufgrund von Pillenzählen als Non-Compliers erwiesen hatten, nur 7 dies beim Interview zu.

Diese Daten ergeben auch, daß Tablettenzählung und Interview nur bei 68 der insgesamt 117 Patienten übereinstimmen.

Rickels und Briscoe (426) verglichen 675 Tablettenzählungen und mündliche Befragung bei ambulanten neurotischen Patienten. Wie bei der zuvor zitierten Studie ergab die persönliche Befragung in der Regel eine geringere Abweichung von der ärztlichen Verordnung als die Tablettenkontrolle. Der Unterschied zwischen Patientenaussagen und Tablettenzählung war am größten, wenn die Abweichung von der verordneten Dosis am geringsten ausfiel und am geringsten, wenn die Abweichung groß war.

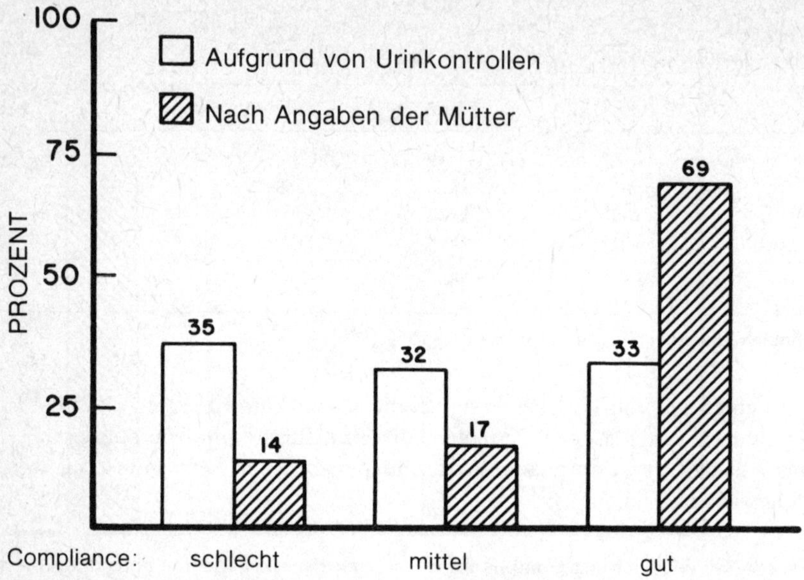

Abbildung 3.9a Klinische Beurteilung der Compliance aufgrund der Angaben der Mutter im Vergleich mit den Ergebnissen von Urinuntersuchungen (N=45).

Francis und Mitarbeiter (174) bestimmten die Compliance in der Ambulanz einer Kinderklinik, und zwar das Ausmaß der Befolgung ärztlicher Ratschläge durch die Mütter mittels Interview. Zusätzlich konnten sie bei 129 von insgesamt 330 Patienten unter peroraler Medikation die übriggebliebenen Tabletten zählen. Obgleich die Interpretation der Ergebnisse durch die genannten Auswahlkriterien begrenzt wird, ergab sich nur bei 11 Fällen eine Nichtübereinstimmung zwischen Befragung und Tablettenkontrolle. In jedem dieser Fälle sprach die Tablettenkontrolle für Non-Compliance, wenn die Befragung das Gegenteil ergeben hatte.

Gordis u.a. (199) verglichen bei Kindern unter peroraler prophylaktischer Medikation wegen rheumatischen Fiebers die Ergebnisse der Befragung und der Urinkontrollen. In der Abbildung 3.9a ist das Ausmaß der Compliance gegenübergestellt, wie es sich aus der Mitarbeit der Mütter bzw. aus den Urintests zum Zeitpunkt der ambulanten Klinikkontrolle ergibt. Entsprechend wird in Abbildung 3.9b das Ergebnis der Urinkontrollen mit dem positiven Verhalten der Kinder selbst verglichen.

In beiden Fällen wurde Compliance bei jenen Patienten, die die ärztlichen Anordnungen befolgt hatten, über- und die Non-Compliance unterbewertet.

Die Ungenauigkeit der Compliance-Beurteilung durch Interviews geht auch aus einer Untersuchung von Sheiner und Mitarbeitern (578) hervor. Die Autoren fanden, daß ambulante Patienten durchschnittlich nur 72% der von ihnen angeblich eingenommenen Digitalis-Tabletten einnehmen. Darüber hinaus berichtete Chaves, daß die Urinkontrollen bei 27% jener Patienten

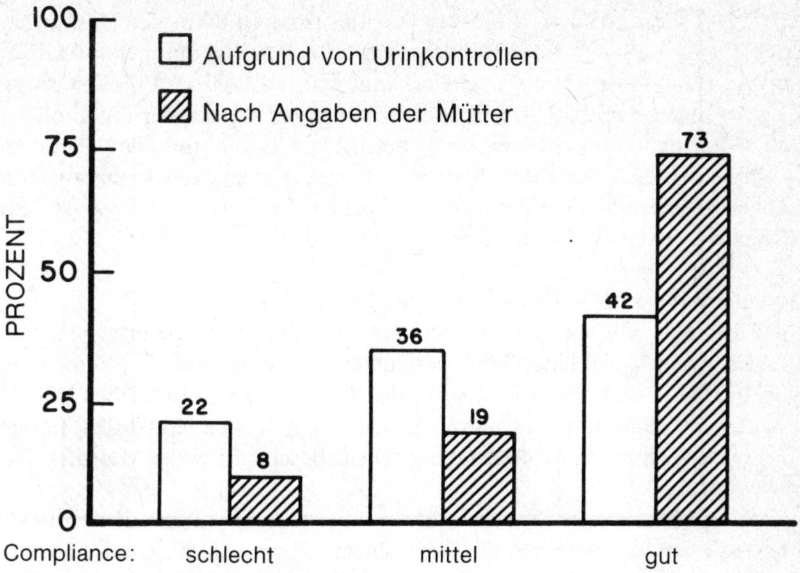

Abbildung 3.9b Klinische Beurteilung der Compliance aufgrund der Angaben der Kinder im Vergleich mit den Ergebnissen von Urinuntersuchungen (N = 103).

negativ ausfielen, die behaupteten, ihr PAS-Präparat eingenommen zu haben (541). Schließlich verglichen Preston und Miller (410) bei ambulanten Tuberkulose-Patienten das Ausmaß der Compliance aufgrund von Patientenbefragung und Urinkontrollen (vgl. Tabelle 3.6).

Tabelle 3.6 Complianceverhalten bei ambulanten Tuberkulose-Patienten

	Ausmaß der Compliance Zahl*)	%
Nach Patientenangaben	24	96
Nach ärztlicher Beurteilung	20	80
Aufgrund von Urinkontrollen	18	72

Quelle: Preston und Miller 1964 (410).
*) n = 25.

Danach behaupteten 24 der 25 Patienten, ihr Arzneimittel regelmäßig eingenommen zu haben. Die Urinuntersuchungen zeigten aber, daß dies in nur 18 Fällen tatsächlich der Fall war.

Alle diese Untersuchungen ergeben, daß wenig oder gar nichts dafür spricht, daß zuverlässige Patienten sich selbst als „Non-Compliers“ ausgaben oder daß diejenigen, die Non-Complianüe zugaben, die Unwahrheit sagten. Obwohl noch viele Zweifel bezüglich Zuverlässigkeit von Interviews bestehen, bleibt diese Methode doch zur Entdeckung von Non-Compliance gut geeignet. Der Grad, in dem diese Art von Information dann der Realität entspricht, wird von den Konsequenzen gegenüber Non-Compliers abhängen, die beim Interview nicht als solche erkannt wurden, weil sie Einnahmezuverlässigkeit angegeben hatten. Ein anderer wichtiger Aspekt, der im Kapitel 18 noch näher behandelt werden wird, betrifft die Erkenntnis, daß Patienten, die ihre unzureichende Mitarbeit ehrlich eingestehen, viel mehr auf complianceverbessernde Bemühungen ansprechen als Non-Compliers, die Einnahmezuverlässigkeit vortäuschen.

Tablettenzählung als indirektes Maß für Compliance

Die Tablettenzählung oder exakter der Vergleich zwischen in der Packung übriggebliebenen Tabletten und derjenigen, die aufgrund der Verordnung (tägliche Dosis und Therapiedauer) tatsächlich hätten übrigbleiben müssen, ist häufig zur quantitativen Compliance-Messung verwendet worden. In mehreren Untersuchungen ist die Brauchbarkeit dieser indirekten Messung überprüft worden.

Roth und Mitarbeiter (442) berichteten über eine zwei Jahre dauernde Verlaufsstudie an 105 Patienten mit peptischem Ulcus. Um die Compliance für die Einnahme eines flüssigen Antazidums kontrollieren zu können, wurde diesem Natriumbromid als Tracersubstanz hinzugesetzt. Von den 105 Patienten brachten 10 regelmäßig mehr leere Arzneimittelflaschen zurück als den Bromid-Blutspiegeln entsprochen hätte. Deshalb wurde die Kontrolle der Arzneipackungen für diese Patienten von den Untersuchern als ausgesprochen irreführend angesehen. Für die übrigen Patienten war die Kontrolle des Pillenzählens im allgemeinen zutreffend, obwohl die Compliance durch sie eher überschätzt wurde.

Bergman und Werner (42) veröffentlichten Verteilungsdaten sowohl für Urin- als auch für Tablettenkontrollen bei Kindern, die wegen einer durch Streptokokkeninfektion bedingten Halsentzündung 10 Tage lang mit Penicillin behandelt wurden. Die Ergebnisse, die in Tabelle 3.7 zusammengefaßt wurden, sind nur von begrenzter Aussagekraft und erlauben nicht die spezifische Beurteilung einzelner Probanden in Zusammenhang mit den beiden Testmethoden.

Tabelle 3.7 Vergleich der Compliance aufgrund von Urin- oder Tablettenkontrollen bei Kindern bei 10tägiger Penicillin-Therapie

	Prozentuale Befolgung der Medikation ermittelt durch	
Tag nach Einnahmebeginn	Urinkontrolle	Tablettenzählung
3	46	44
6	31	29
9	8	18

Quelle: Modifiziert nach Bergman und Werner 1963 (42).

Nach den Ergebnissen der Urinkontrollen nahmen am 9. Therapietag nur noch 8% des Kollektivs Penicillin ein, während aufgrund der Tablettenzählung noch bei 18% der Patienten Compliance angenommen werden konnte. Vergleich der Wertigkeit des Tablettenzählens als indirekte Testmethode ergibt eine problematische Überschätzung der Compliance. Die Probleme dürften ein noch größeres Ausmaß annehmen, wenn die verordneten Medikamente gleichzeitig auch noch von anderen Familienmitgliedern eingenommen werden. So kann beispielsweise Penicillin von anderen Familienmitgliedern für die Behandlung kleinerer Infektionen oder Antazida für die Therapie einer Vielzahl gastrointestinaler Beschwerden mitbenutzt werden, wohingegen andere Pharmaka, wie beispielsweise die herzwirksamen Glykoside, zu diesen Fehlermöglichkeiten weniger Anlaß geben. Die zur Zeit nur begrenzt zur Verfügung stehenden Ergebnisse weisen darauf hin, daß die Validität des Tablettenzählens als indirekte Meßmethode der Compliance ernsthaft in Frage gestellt werden muß.

Die Beurteilung der Compliance durch den Arzt

Eine andere indirekte Messung der Compliance ist die Beurteilung durch den behandelnden Arzt. Wie verläßlich ist eine solche Methode? Wie gut kann der Arzt die Compliance seiner Patienten erfassen, die Einnahmezuverlässigkeit feststellen und eine unzureichende Mitarbeit vorhersagen?

Caron und Roth (90) untersuchten die Fähigkeit behandelnder Ärzte, unzuverlässige Patienten herauszufinden. 27 Klinikärzte wurden aufgefordert, die Compliance von Patienten bei Antazida-Einnahme zu beurteilen.

Die Untersuchung ergab, daß diese Ärzte die Einnahmezuverlässigkeit ihrer Patienten nicht besser beurteilen konnten, als wenn sie geraten hätten. Die durchschnittliche Patienten-Compliance belief sich auf 46% und die durchschnittliche Fehleinschätzung ärztlicherseits auf 32%. 22 der insgesamt 27 Ärzte überschätzten das Ausmaß der Compliance ihrer Patienten. Auch wenn man die Beurteilung auf solche Patienten beschränkte, bei denen die Ärzte sich ziemlich sicher fühlten, waren sie nicht in der Lage, die einnahmeunzuverlässigen herauszufinden. In einer ähnlichen Studie untersuchten Mushlin und Appel (370) die Fähigkeit von Klinikärzten und Ärzten in der Facharztausbildung am Baltimore City Hospital, inwieweit diese die Zuverlässigkeit ihrer Patienten bezüglich Einhaltung von Sprechstundenterminen und regelmäßiger Einnahme herzwirksamer Glykoside und Diuretika voraussagen konnten. In der Tabelle 3.8 finden sich einige von Mushlins Ergebnissen über die Fähigkeit der Ärzte, die Einhaltung von Sprechstundenterminen vorherzusagen. Obgleich die Klinikärzte bei 145 von 187 Patienten zu einem richtigen Ergebnis kamen, ist es vielleicht bezeichnend, daß die noch in der Facharztausbildung stehenden Mediziner nur bei 14 von 40 Patienten, die nicht zur Kontrolle erschienen, mit ihrer Prognose richtig lagen.

Darüber hinaus ergibt diese Studie eine noch schlechtere Fähigkeit, Einnahmezuverlässigkeit vorauszusagen. Die Beurteilung der Patienten-Com-

Tabelle 3.8 Vorhersage von in der Ausbildung befindlichen Ärzten bezüglich Einhaltung von Sprechstundenterminen durch ihre Patienten

		Zum Termin erschienen		
		nein	ja	Summe
Vorausgesagtes Wiedererscheinen	ja	14	16	30
	nein	26	131	157
	Summe	40	147	187

Quelle: Mushlin und Appel 1977 (370).

pliance durch den behandelnden Arzt ist somit von sehr begrenztem Wert. Dies gilt ebenso für wissenschaftliche Compliance-Untersuchungen als auch für Gegebenheiten der täglichen Praxis.

Klassifizierung von Compliers und Non-Compliers

Aus dem bisher Gesagten geht klar hervor, daß die zur Zeit gebräuchlichen Methoden zur Messung der Patienten-Compliance noch viele Wünsche offen lassen. Dennoch erlauben die direkten Methoden schon eine ziemlich gute Aussage über die Compliance. Eine geeignete Untersuchungsmethode vorausgesetzt – wie soll ein Patient im Einzelfall als „Complier" oder „Non-Complier" eingeordnet werden? Diese Frage berührt einige grundlegende Erfassungsprobleme der Compliance-Forschung. Eine ganze Reihe von ihnen sind bisher nicht ausreichend untersucht worden. Einige Faktoren dürften die Compliance-Untersuchung selbst beeinflussen. Wenn Untersuchungsergebnisse dazu benutzt werden sollen, um die Patienten als „Complier" bzw. „Non-Complier" zu bezeichnen, müssen diese Variablen mit ins Kalkül gezogen werden.

Obwohl Compliance natürlich auch als eine veränderliche Variable betrachtet werden kann, ohne daß die vorher beschriebene alternative Einteilung vorgenommen wird, ist es bei den meisten praktischen Anwendungsbereichen und wissenschaftlichen Studien doch von besonderer Wichtigkeit, die Patienten in solche einzuteilen, die die Verordnungen befolgen, und solche, die sie ignorieren. Eine Möglichkeit zur Klassifizierung eines Patienten besteht darin, eine ganze Reihe von Tests auszuführen und dann den Prozentsatz der positiv ausgefallenen Untersuchungen zu berechnen. Das Patientenkollektiv kann daraufhin in „Compliers" und „Non-Compliers" aufgeteilt werden. Idealerweise kann dies auf der Grundlage eines biologischen Parameters wie beispielsweise des Ausmaßes der Compliance, das erforderlich ist, um einen therapeutischen Erfolg zu erzielen, vorgenommen werden. Oft stehen die für eine derartige Einteilung erforderlichen Daten nicht zur Verfügung. Wenn solche Information nicht vorliegt, kann die Aufteilung des Pa-

Patient 1	-	-	-	-	-	+	+	+	+	+
Patient 2	+	+	+	+	+	-	-	-	-	-
Patient 3	+	-	+	-	+	-	+	-	+	-
Patient 4	+	+	-	-	-	+	+	-	+	-

Abbildung 3.10 Hypothetisches Ergebnis einer sequentiellen Untersuchung bei 4 Patienten mit 50%iger Compliance.

tientenkollektivs auf statistischer Basis vorgenommen werden, beispielsweise dadurch, daß man das durchschnittliche Ausmaß der Compliance eines Patientenkollektivs als Trennlinie zwischen Compliers und Non-Compliers verwendet. Gebräuchlicher ist, ein Compliance-Ausmaß willkürlich festzulegen, so daß ein bestimmter Prozentsatz positiver Testergebnisse als angemessene Compliance definiert ist.

Allerdings besteht ein sehr wichtiges Problem bei der Anwendung nichtbiologischer Methoden zur Erfassung der Compliance. Fragen wir uns beispielsweise einmal, was mit einer 50%igen Compliance gemeint ist. Es ist wichtig, sich darüber im klaren zu sein, daß es bei einer 50%igen Compliance viele Variationsmöglichkeiten gibt. In Abbildung 3.10 sind die Ergebnisse von 10 zu verschiedenen Zeitpunkten durchgeführten Urinuntersuchungen bei 4 Patienten, die ein bestimmtes Arzneimittel verordnet bekamen, dargestellt. Man beachte die starke Abweichung des Ergebnismusters bei den 4 Patienten, obgleich jeder von ihnen eine Compliance von 50% aufweist. Beim ersten Patienten fielen die ersten fünf Untersuchungen negativ und die weiteren fünf positiv aus. Dies läßt darauf schließen, daß irgendein Umweltfaktor den Patienten beeinflußte und sein Verhalten änderte. Beim zweiten Patienten waren die ersten fünf Tests positiv und die zweiten fünf negativ, was darauf hindeutet, daß irgendein Anlaß dazu führte, daß der Patient sein Medikament nicht mehr ordnungsgemäß einnahm. Beim dritten Patienten wechseln sich positive und negative Untersuchungsergebnisse während der gesamten Beobachtungsperiode ab, und beim vierten Patienten ergab sich eine mehr oder weniger zufällige Verteilung positiver und negativer Resultate.

Die biologischen Auswirkungen der dargestellten verschiedenen Arten des Compliance-Verhaltens können sehr unterschiedlich sein. Wenn es sich bei dem verordneten Arzneimittel um ein Antibiotikum für die Prophylaxe des rheumatischen Fiebers handelt, könnte der dritte Patient beispielsweise erfolgreich geschützt sein, obgleich er sein Medikament nur jeden 2. Tag einnahm. Im Gegensatz dazu weisen die Patienten 1 und 2 lange Perioden mit negativen Untersuchungsperioden auf, in denen sie sicherlich keinen medikamentösen Schutz mehr besitzen. Auf diese Weise können bei jedem dieser vier Patienten, die alle eine Compliance von 50% aufweisen, die praktischen Folgen sehr unterschiedlich sein. Ist es dann noch vertretbar, alle diese Patienten einheitlich unter die Rubrik der Patienten mit 50%iger Compliance unterzuordnen? Begrifflich dürfte dies weder erlaubt noch nützlich sein, und zwar nicht nur wegen der Gefahren für die Gesundheit, die von der Einnahmeunzuverlässigkeit ausgehen, sondern auch, weil die Einflüsse, die bei den Patienten zu einer 50%igen Compliance führten, nicht identisch sein müssen. Da das Verhaltensmuster bei den einzelnen Patienten sehr unterschiedlich zu sein scheint, kann man auch voraussetzen, daß auch die zu den einzelnen Verhaltensformen führenden Faktoren von Patient zu Patient beträchtlich variieren können.

Die Vorhersage der Compliance

Die Durchführung von Langzeit-Compliance-Studien kann sowohl aus technischen als auch logistischen Gründen besonders schwierig sein, wenn direkte Meßmethoden verwendet werden. Oft erfordern solche Studien wiederholte oder ständige Informationen über Patienten-Kooperation. Es wäre des-

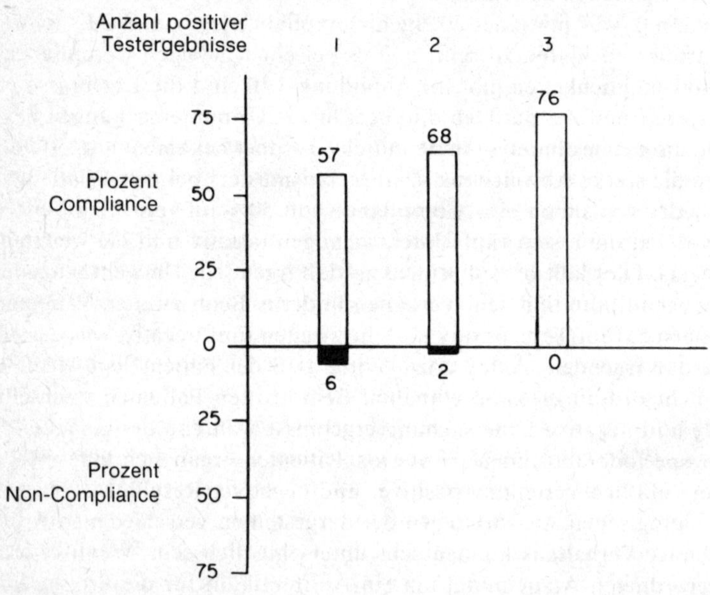

Abbildung 3.11 Wahrscheinlichkeit für eine positive oder negative Compliance nach einer Reihe von positiven Urinuntersuchungen

Anmerkung: Compliance: ≧ 75% positive Testergebnisse
Non-Compliance: ≦ 25% positive Testergebnisse
(Dazwischenliegende Ergebnisse [26–74% positive Testergebnisse] wurden nicht dargestellt).

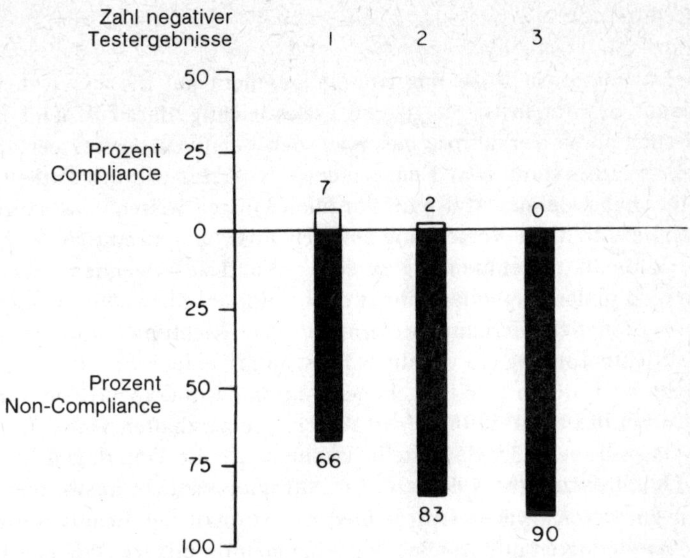

Abbildung 3.12 Wahrscheinlichkeit für ein positives oder negatives Compliance-Verhalten aufgrund einer Serie negativer Urinkontrollen.
Anmerkung: Compliance: ≧75% positive Testergebnisse
Non-Compliance: ≦25% positive Testergebnisse
(Dazwischenliegende Ergebnisse, also 26–74% positive Tests, wurden nicht dargestellt).

halb wünschenswert, wenn man den Grad der Langzeit-Kooperation des Patienten auch schon dann charakterisieren könnte, wenn man nur über eine kurze Zeitspanne Urin- und Blutuntersuchungen durchführt. Wenn dies möglich wäre, könnte man bereits auf der Grundlage einer Kurzzeit-Studie den zukünftigen Verlauf der Compliance des Patienten voraussagen. Dies würde besonders auf klinische Untersuchungen tiefgreifende praktische Auswirkungen haben.

Eine solche Möglichkeit wurde in einer Untersuchung an Kindern, die eine orale Penicillin-Prophylaxe erhielten, untersucht. Dabei ergab sich, daß eine zu Beginn 3 mal wöchentlich ausgeführte Urin-Untersuchung mit dem über den Gesamtzeitraum von 5 Monaten gefundenen Ausmaß der Compliance gut korrelierte. Wie die Abbildung 3.11 zeigt, ergab die initiale Folge von 1, 2 oder 3 positiven Urin-Untersuchungen einen sehr sicheren Anhalt für eine positive Compliance, ein negatives Urin-Testergebnis das Gegenteil (vgl. Abbildung 3.12).

Diese Ergebnisse lassen vermuten, daß Patienten-Compliance durch eine kurzfristige Serie von Urin- und Blutkontrollen, die evtl. periodisch nach gewisser Zeit wiederholt werden, bestimmt werden kann. So könnte man die Schwierigkeiten der direkten Messung der Compliance auf ein Minimum reduzieren.

Arzt-Compliance

Obgleich in diesem Buch das Hauptaugenmerk auf die Frage der Non-Compliance des Patienten gelegt wird, ist es wichtig, daran zu denken, daß das Arzt-Patienten-Verhältnis, das über den relativen Therapieerfolg entscheidet, genauso stark vom Engagement des Arztes wie des Patienten abhängt. Der behandelnde Arzt muß vor allen Dingen wissen, was als richtige und geeignete ärztliche Versorgung anzusehen ist, und er muß außerdem die zur Zeit gültige Expertenmeinung akzeptieren und sie anwenden. Aus diesem Grunde wird in den folgenden Jahren die Compliance bzw. Non-Compliance des Arztes bezüglich anerkannter therapeutischer Richtlinien und die Gründe für eine Nichtbefolgung ein wichtiges Forschungsgebiet sein. Vor einiger Zeit untersuchten wir durch eine Fragebogen-Aktion das therapeutische Vorgehen der Ärzte bei der Behandlung einer akuten, schmerzhaften Halsentzündung (859). Wie in Tabelle 3.9 dargestellt, konnten wir die Unterlagen für insgesamt 91 Kinderärzte und 199 Ärzte für Allgemeinmedizin auswerten. Es ergab sich ein beträchtlicher Unterschied im Ausmaß der Beantwortung mit 79% bei Kinderärzten und nur 36% bei Allgemeinpraktikern. Wie aus Tabelle 3.10 zu entnehmen ist, ergaben sich zwischen den Kinderärzten und Allgemeinmedizinern auch bemerkenswerte Unterschiede bei der Diagnostik. 76% der Allgemeinmediziner verwendeten keine Bakterienkulturen bei der Diagnose der Halsentzündungen der Kinder oder, falls sie Kulturen durchführten, benutzten sie die Ergebnisse nicht für die Auswahl der Therapie. Nur 21% der Kinderärzte verhielten sich so. Die Analyse der durchgeführten spezifischen Therapie (vgl. Tabelle 3.11) ergab signifikante Unterschiede zwischen den Kinderärzten und Allgemeinärzten bezüglich Prozentsatz, der ein geeignetes Antibiotikum in angemessener Dosierung und ausreichend langer Dauer verschrieb. Eine gemeinsame Bewertung dieser drei Charakteristika ergab, daß 88% der Kinderärzte angeben konnten, was zur Zeit als die am besten geeignete Therapieform angesehen wird, im Vergleich zu nur 41% der Allgemeinärzte. Diese vorläufige Studie ergibt die Notwendigkeit, eine Vielzahl von Faktoren zu analysieren, die mit der Unfähigkeit der Ärzte zusam-

Tabelle 3.9 Zahl der Antworten von Kinderärzten und Allgemeinpraktikern

	Kinderärzte	Allgemeinärzte
Fallzahl insgesamt	91	199
Ausschließliche Erwachsenenpraxis	–	25
Für die Auswertung geeignet	91	174
Ungeeignet oder keine Antwort	19	111
Zahl der ausgewerteten Antworten	72	63
Ausmaß der Mitarbeit	79%	36%

Quelle: Gordis u.a. 1976 (859).

Tabelle 3.10 Ärztliches Vorgehen bei Diagnose und Therapie entzündlicher Halserkrankung bei Kindern.

Vorgehen	Kinderärzte (n = 72)	Allgemeinärzte (n = 63)
Unterhalb des allgemeinen anerkannten Standards	21%	76%
1. Behandlung in jedem Fall (keine Kulturen)	–	17
2. Behandlung aufgrund klin. Gesichtspunkte (keine Kulturen)	9	22
3. Kulturen, Behandlung unter Berücksichtigung klinischer Gesichtspunkte, aber nicht der Kulturergebnisse	6	9
Akzeptable Behandlung	79%	24%
4. Behandlung ausschließlich nach Kenntnis des Kulturergebnisses	7	1
5. Kultur, Behandlung aufgrund klin. Erfahrungen, Therapieabbruch, wenn Kulturergebnis negativ	25	4
6. Anderes Vorgehen, Punkte 4 oder 5 einschließend	25	10

Quelle: Gordis u. a. 1976 (859).

Tabelle 3.11 Antibiotikatherapie bei Streptokokken-Pharyngitis

Art der Behandlung	Kinderärzte (n = 72)		Allgemeinärzte (n = 63)		P
Antibiotikum					
Penicillin	56		35		
Erythromycin	1	97% (Penicillin, Erythromycin, Penicillin + Erythromycin)	–	67% (Penicillin, Erythromycin, Penicillin + Erythromycin)	< 0,001
Penicillin + Erythromycin	13		7		
Andere Pharmaka	2		21		
Dosierung					
Angemessen			40	65%	
Unzureichend	64	89%	23		
	8				< 0,01
Therapiedauer					
< 10 Tage	4		13		
10 Tage	66	92%	30	48%	< 0,001*)
keine Antwort	2		20		
Bewertung insgesamt (Antibiotikum + Dosierung + * Dauer)					
Angemessen	63	88%	26	41%	< 0,001
Unzureichend	9		37		

Quelle: Gordis u. a. 1976 (859).
*) Wenn die Zahlen für „keine Antwort" unberücksichtigt bleiben, ergibt sich ein $p < 0{,}02$.

menhängt, die allgemein anerkannten diagnostischen und therapeutischen Empfehlungen in die Praxis umzusetzen. Wissenschaftliche Arbeiten auf diesem Gebiet stellen deshalb eine logische und praktisch wichtige Erweiterung der heutigen Compliance-Forschung dar.

Schlußbetrachtung

Es existieren kritische Einwände gegen Forschungsergebnisse bezüglich Compliance-Messungen. Sie erfordern daher gemeinsame Anstrengungen klinischer Pharmakologen, von Biostatistikern, Klinikern und anderen Spezialisten. Im allgemeinen besteht bisher zuwenig Interesse für methodische Fragen. Vielleicht wurde zuviel Gewicht auf vorzeitige Intervention gelegt, und zwar bei Fehlen genügender Basiskenntnisse.

Für praktische Belange sollten Teststreifen und andere einfache Nachweismethoden entwickelt werden, so daß Compliance-Forschung und -Überwachung eines Tages auch für die private Praxis leichter zugänglich sind und empfohlen werden können. Wenn man den vollen Nutzen der Compliance schließlich im Lichte einer Verbesserung der Gesundheit der Patienten sieht, sollte sie sich in der Zukunft verstärkt mit den Einflüssen sowohl von Non-Compliers unter Ärzten und medizinischem Personal als auch von Non-compliant-Patienten befassen.

II

URSACHENFORSCHUNG ÜBER COMPLIANCE UND NON-COMPLIANCE

4

Determinanten der Compliance: Die Krankheit und die Mechanismen der Behandlung*)

R. Brian Haynes

Methodische Vorbemerkung

Dieses ist das erste von drei Kapiteln über Ursachen von Non-Compliance gegenüber therapeutischen und präventiven Maßnahmen. Der Schwerpunkt der Betrachtung wird dabei auf der Compliance aus der Sicht des Therapeuten liegen, in der Art, wie der Arzt die Krankheit diagnostiziert, wie er die Patienten versorgt und ihnen therapeutische Anweisungen gibt. Obwohl dies wichtige Perspektiven sind, bleibt doch der wichtigste Faktor an dem ganzen Geschehen – nämlich der Patient – dabei unberücksichtigt. Das nächste Kapitel wird sich mit dem Patienten und seiner Zusammenarbeit mit dem Arzt auseinandersetzen. Das dritte Kapitel in diesem Abschnitt wird sich schließlich mit dem „Health Belief Model" befassen, welches eine mehrdimensionale Beschreibung dieses Problems vermittelt. Hauptziel dieser Kapitel ist mehr die Darstellung der Probleme als ihre Lösung. Natürlich werden dabei zwangsläufig auch Lösungsvorschläge erwähnt werden. Trotzdem soll die eigentliche Bewertung und Durchführung der denkbaren Lösungen den späteren Kapiteln dieses Buches vorbehalten bleiben.

Bei der Einordnung der zur Diskussion stehenden Arbeiten mußte erst die Behauptung eines Autors, ein bestimmter Faktor sei kausal mit Compliance verknüpft, statistisch belegt werden, ehe sie akzeptiert wurde. Hierzu ein Bei-

---

*) Der Inhalt dieses Abschnittes basiert auf den entsprechenden Publikationen, die im bibliographischen Teil des Buches zusammengestellt sind (Anhang I, Tabellen 2–4).

spiel: Wer behauptet, daß Husten mit der Compliance korreliert, muß nach unserem im Grunde willkürlichen, aber doch zur Abgrenzung nützlichen Kriterium auch nachweisen, daß hustende Patienten den ärztlichen Anweisungen statistisch signifikant ($p < 0{,}05$) besser Folge leisteten als Patienten, die keinen Husten hatten, oder aber, daß kooperierende Patienten signifikant öfter husteten als nicht kooperierende. Dabei mußte der Autor den statistischen Test nicht selbst durchgeführt haben – immer vorausgesetzt, daß er ausreichende Angaben macht, die eine nachträgliche Statistik ermöglichen. Alle Ergebnisse mit mindestens 50 Patienten in jedem zu vergleichenden Kollektiv, bei denen keine statistisch signifikante Korrelation gezeigt werden konnte, wurden unter „nicht mit der Compliance korrelierend" eingestuft. Wenn die Patientengruppen kleiner als 50 waren, wurden die Untersuchungen nicht berücksichtigt. Leser, die an der Begründung dieser Kriterien und an ihren Folgerungen interessiert sind, sollten den nachfolgenden Abschnitt lesen. Wem diese statistischen Fragen nicht weiter wichtig sind, der kann die folgenden Zeilen übergehen.

Drei grundlegende Probleme müssen bei der Anwendung der statistischen Kriterien beachtet werden:

1) Die meisten Untersucher analysierten mehrere Faktoren gleichzeitig, führten aber die Statistik für jeden Faktor einzeln durch. Dadurch kann der Einfluß irreführender Faktoren nicht ausgeschlossen werden und zu falschen Schlußfolgerungen Anlaß geben.

2) Aufgrund der Definition der „statistischen Signifikanz" wird die Wahrscheinlichkeit, daß Ergebnisse durch eine Reihe voneinander unabhängiger Untersuchungsverfahren als „signifikant" erkannt werden, stark von der Anzahl der durchgeführten Signifikanztests beeinflußt, einmal ganz abgesehen von tatsächlich differierenden Daten.

Wenn demnach 10 Faktoren untersucht und 10 statistische Vergleiche durchgeführt werden, ist die Wahrscheinlichkeit dafür, daß einer dieser Vergleiche zufällig als „statistisch signifikant" ausfallen wird, nicht 0,05, sondern 0,40. Obgleich es verschiedene Tests gibt, um solche multiplen Vergleiche regelrecht auszuführen, werden sie nur von wenigen Autoren beherrscht oder exakt angewendet; allerdings wurde hier auch kein Versuch gemacht, dies hier für die Autoren nachzuholen.

3) Ein weiteres Problem – vielleicht weniger bedeutsam als 1) und 2) – ist das Risiko, einen wirklich vorhandenen Unterschied in den Ergebnissen zu übersehen. In der statistischen Nomenklatur wird ein solcher Fall als „Typ 2-" oder „β-Fehler" bezeichnet. Er ist im einzelnen von der Höhe der Differenz zwischen den Vergleichsgruppen der Anzahl vorhandener Störfaktoren im System und von der Anzahl der Probanden abhängig. Bei der Bearbeitung des diskutierten Materials wurde dieses Problem wie folgt gehandhabt: Alle Ergebnisse „ohne Korrelation" wurden mit Ausnahme desjenigen Probenmaterials einbezogen, das weniger als 50 Probanden pro Vergleichsgruppe umfaßte. Diese Zahl basiert auf der statistischen Erkenntnis, daß eine Untersuchung so viele Teilnehmer enthalten sollte, daß für einen mit der Compliance in Zusammenhang stehenden Faktor eine absolute Differenz von 25% mit einer Wahrscheinlichkeit von 80% ($1-\beta=0{,}80$) entdeckt wird. Um auf das früher gebrachte Beispiel zurückzukommen, würde dies bedeuten, daß eine Untersuchung, die 50 hustende und 50 nicht hustende Probanden einschließt, uns in die Lage versetzen würde, einen klinisch bedeutsamen Unterschied bei 80% der Fälle nachzuweisen, wenn Husten mit einer um 25% höheren Compliance verbunden wäre. Diese Richtlinien dürften ausreichend sein, um einen 25%igen Unterschied in der Compliance nicht zu verfehlen. Um eine noch klei-

nere, vielleicht trotzdem noch wichtige Differenz von beispielsweise 15% nachweisen zu können, müßte eine Studie viel mehr Teilnehmer, nämlich fast dreimal so viele, enthalten, um den Wahrscheinlichkeitsgrad der Entdeckung von 80% zu erreichen. Wenn hingegen die Kollektivgröße bei 50 Probanden in jeder Gruppe belassen wird, dann würde die Wahrscheinlichkeit, eine Differenz von nur 15% ausfindig zu machen, auf weniger als 60% heruntergehen. Von Lesern, die diese statistischen Erläuterungen kalt lassen, mag dieses Vorgehen einfach als Qualitätskontrolle angesehen werden, die das Ziel hat, die Untersuchung von falschen positiven Ergebnissen zu befreien. Auf der anderen Seite könnten Kritiker einwenden, daß ein β-Niveau von 0,05 hätte angewendet werden müssen, um das Risiko für α- und β-Fehler zu egalisieren. Ich würde dem allerdings entgegnen, daß es wesentlich schwieriger ist, negative Untersuchungsergebnisse zu publizieren, und daß β-Fehler ohnehin der weniger schwerwiegende Typ beider Fehlerarten sind. Auf jeden Fall wird hier beiden Lagern Genüge getan, da in diesem Kapitel und im bibliographischen Teil ausreichend viele Daten mitgeteilt werden, die es erlauben, strenge oder weniger strenge oder überhaupt keine Kriterien anzuwenden: Alle jene Artikel, die aus den Tabellen dieses Kapitels herausgelassen wurden, weil sie keine Korrelation mit der Patienten-Compliance ergaben, wurden in einem Abschnitt festgehalten, der dem bibliographischen Teil im Anhang I nachgestellt ist.

Der heutige Stand der wissenschaftlichen Erkenntnis

Krankheitsmerkmale

In Tabelle 4.1 sind Ergebnisse von Untersuchungen zusammengestellt, die eine Beziehung zwischen einem oder mehreren Krankheitsmerkmalen und der Patienten-Compliance aufweisen und die gleichzeitig die obenerwähnten Voraussetzungen statistischer Signifikanz und Kollektivgröße besitzen. Als Anhalt für die relativ geringe praktische Bedeutung von Krankheitsmerkmalen fällt sogleich auf, daß weniger als die Hälfte aller Arbeiten signifikante Korrelationen zeigen und daß unter diesen nur wenige Faktoren überall vorkamen. Krankheitsbezogene Faktoren sind also relativ unwichtige Determinanten für die Compliance.

Einige wenige Ausnahmen von dieser Verallgemeinerung sollten aber doch erwähnt werden. Bei den acht Studien, in denen sich eine Korrelation zwischen der Diagnose und der Patienten-Compliance fand, befaßten sich fünf mit psychiatrischen Patienten (7, 15, 92, 424 und 528). Diese Publikationen deuten darauf hin, daß Patienten mit Schizophrenie, paranoiden Wesenszügen und Störungen in der Persönlichkeitsstruktur ärztliche Anweisungen weniger gut befolgen als andere psychiatrische Patienten. So sind psychiatrische Patienten, vielleicht infolge dieser Untergruppen, im allgemeinen weniger folgsame Patienten als solche, die eine nichtpsychiatrische Krankheitsdiagnose aufweisen.

Untersuchungen zum Schweregrad einer Erkrankung ergaben in den allermeisten Fällen keine Beziehung zur Compliance. In 6 von 13 Studien wurde eine Verknüpfung nachgewiesen, aber auch diese sind widersprüchlich. So wurde in einer Untersuchung beispielsweise nachgewiesen (342), daß starke

Raucher eher in der Lage sind, das Rauchen einzustellen, wohingegen zwei andere Untersucher (269, 280) genau zum umgekehrten Ergebnis kommen.

Im Gegensatz zur gängigen Lehrmeinung wurde in keiner einzigen Studie nachgewiesen, daß ein zunehmender Schweregrad der Krankheitssymptome den Grad der Compliance fördert. So wurde in vier Arbeiten ganz im Gegenteil nachgewiesen, daß die Compliance der Patienten um so geringer ist, je zahlreicher die geklagten Symptome sind. Untersucht wurden: Rheumatoide Arthritis (277), Angstneurose (315), Alkoholismus (19) und allgemeine Klagen (260). In drei anderen Studien, die sich mit Mittelohr- und Halsentzündung bei Kindern (95), der Inanspruchnahme ärztlicher Leistungen bei Sozialhilfeempfängern (321) und Alkoholismus (233) beschäftigen, fand sich keinerlei Beziehung zwischen der Schwere der Symptome und dem Ausmaß der Compliance. Auf der anderen Seite scheint das durch eine Erkrankung hervorgerufene Ausmaß der körperlichen Behinderung die Compliance auf positive Weise zu beeinflussen (138, 235, 240). Ob dies eine Rückwirkung der Schwere der Krankheit oder einfach eine Folge der erhöhten Überwachung ist, die zwangsläufig immer bei Behinderung einsetzt, wurde nicht direkt untersucht. Die vorstehenden Ergebnisse über die Schwere der Erkrankung und die später in diesem Kapitel behandelten Resultate zum Einfluß der Intensität der Patientenüberwachung sprechen sehr für die letztgenannte Erklärung.

Die frühere Erfahrung mit einer Erkrankung einschließlich Dauer und Krankenhausaufenthalt wegen dieser Erkrankung scheinen die Compliance nicht zu beeinflussen. Dagegen sind sowohl die prognostische Einschätzung der Krankheit (315) durch den Arzt als auch eine positive Familienanamnese (235) mit einem höheren Grad an Compliance verknüpft.

Klinische Besserung führt bei depressiven, ambulant behandelten Patienten zu einer niedrigeren Compliance (192). Bei Kindern, die wegen einer Mittelohrentzündung für kurze Zeit Antibiotika erhalten, hat die klinische Besserung keinen Einfluß auf die Compliance (340, 341). Diese Beobachtung ist schwer zu erklären, da von Patienten das Gefühl, sich „besser" oder „gut" zu fühlen, am häufigsten als Ursache für Non-Compliance angegeben wird (12, 82, 124, 220, 224, 236, 274, 302, 420, 424, 425, 499, 513). Man sollte aber darauf hinweisen, daß die von Patienten für Non-Compliance genannten Gründe nicht automatisch für eine Unterscheidung herangezogen werden dürfen, weil sie nicht näher kontrolliert wurden und subjektive Beobachtungen darstellen. Deshalb wurden sie auch nicht in die Tabelle 4.1 aufgenommen. So kann beispielsweise das Gefühl der Besserung oder des Wohlbefindens genauso unter kooperierenden wie bei nicht kooperierenden Patienten verbreitet sein. In diesen Studien wurde jedoch über die Symptomatik der kooperierenden Patienten nicht berichtet. Darüber hinaus scheinen die angebotenen Erklärungen selbst bei nicht kooperierenden Patienten oft widersprüchlich. So wurden auch Gründe wie „sich schlecht fühlen" (425, 499), „keine Besserung" (124, 192) und „sich krank fühlen" (220, 240, 424) als Erklärung für geringe Compliance verwendet.

Tabelle 4.1 Merkmale der Erkrankung als potentielle Faktoren für eine Beeinflussung der Compliance

	Zusammenhang mit der Compliance		
Merkmal	positiv	negativ	kein Zusammenhang
Diagnose	Zusammenhang gefunden: 7, 15, 27, 92, 260, 424, 444, 528		15, 95, 135, 192, 221, 223, 256, 272, 302, 312, 377
Schwere	240*), 342	57, 65, 269, 280	95, 128, 221, 264, 272, 327, 437*)
Symptomatik	–	19, 260*), 277, 315	95, 233*), 321
Grad der Leistungseinschränkung	138, 235, 240*)	19	256
Dauer	–	–	7*), 17*), 121, 192*), 256, 269, 272, 342, 376, 441
Rezidive	33	–	95, 127, 235, 327, 486, 487
Zeit seit der letzten Erkrankung	–	–	235
Frühere stationäre Behandlung	200, 377	315	223, 235, 330, 408, 536
Dauer des stationären Aufenthaltes	–	414	330, 377, 428
Positive Familienanamnese	235	–	200
Klinische Besserung	–	192*)	340, 341
Begleitkrankheiten	–	–	258, 414

*) Das Compliance-Verhalten der Patienten wurde lediglich im Hinblick auf die Wahrnehmung der Sprechstundentermine untersucht.
Anmerkung: Die in der Tabelle angegebenen Zahlen beziehen sich auf die im bibliographischen Teil des Anhangs I aufgelisteten Literaturstellen.

Schließlich hat sich gezeigt, daß eine Begleitkrankheit die Compliance nicht beeinflußt (258, 414), obgleich Krankheiten von Familienmitgliedern auch schon als Ursache für die Nichteinhaltung eines Sprechstundentermins von Patienten genannt worden sind (7, 17, 565).

Zusammengefaßt läßt sich aussagen, daß Krankheitscharakteristika keine wichtigen Determinanten für die Compliance darstellen, wenn man von folgenden Ausnahmen absieht:

1. Psychiatrische Patienten, besonders solche mit Schizophrenie, Paranoia oder Persönlichkeitsstörungen weisen eine Tendenz zu geringerer Compliance auf.

2. Eine Zunahme der Krankheitssymptomatik könnte mit einer Compliance-Abnahme einhergehen, und

3. stärkere Behinderung könnte mit erhöhter Compliance einhergehen. Da keiner dieser Faktoren eine größere Chance für Entdeckung nichtkooperierender Patienten oder Verbesserung der Compliance bietet, dürften zukünftige Forschungsaktivitäten auf diesem Gebiet von untergeordneter Bedeutung sein.

Aspekte der Patientenüberweisung

Patienten können bei Reihenuntersuchungen ihren Hausärzten oder von einem Kliniker oder einer Klinik einer anderen Stelle überwiesen werden. Obgleich in mehreren Untersuchungen das Patientenverhalten in bezug auf die Wahrnehmung eines Überweisungstermins untersucht wurde, analysierten nur sehr wenige den Vorgang der Überweisung selbst (vgl. Tabelle 4.2). Die wichtigste und am besten dokumentierte Erkenntnis ist die, daß die Wahrscheinlichkeit des Einhaltens von Terminen um so niedriger wird, je mehr Zeit zwischen der Überweisung und dem Sprechstundentermin vergeht (169, 194, 243). Finnerty und Mitarbeiter (169) konnten zeigen, daß dieser Zeiteffekt kritische Dimensionen annehmen kann. Die Autoren wiesen nach, daß Hypertoniker mit 50% Zuverlässigkeit einen Termin nach ein bis zwei Wochen Wartezeit einhalten, jedoch zu 95% zuverlässig sind, wenn die Wartezeit auf ein oder zwei Tage verkürzt wird.

In einer anderen Untersuchung zur Überweisung fand Hertroijs (240), daß Kranke, deren Lepra bei Reihenuntersuchungen diagnostiziert worden war, sich seltener behandeln ließen als solche, die von sich aus den Arzt aufsuchten oder von anderen Versorgungseinrichtungen überwiesen wurden. Diese Studie könnte wichtige Impulse für die Durchführung von Reihenuntersuchungen geben und sollte auch für andere Krankheitsbilder wiederholt werden. Wilber und Barrow (520) konnten bei Hypertonie-Screening-Programmen feststellen, daß schriftliche Überweisungen erfolgreicher waren als Telefonate oder persönliche Vereinbarungen während der Reihenuntersuchung

Tabelle 4.2 Aspekte der Überweisungspraktiken und der Abläufe in den Kliniken

	Zusammenhang mit der Compliance		
	positiv	negativ	kein Zusammenhang
Die Überweisung: Zeit zwischen der Dignose und dem Überweisungstermin	–	169*), 194*), 243*)	–
Art der Überweisung	Zusammenhang nachgewiesen: 240*)		–
Methode der Überw.	Zusammenhang nachgewiesen: 520*)		–
Spezifität d. Überw.	243*)	–	–
Die Klinik Wartezeit	–	7*), 186	–
Art der Terminierung	Zusammenhang nachgewiesen: 434		–
Tageszeit für den Arzttermin	–	243*)	184*), 243*), 341, 375*), 453*)
Zeit seit dem letzten Termin	–	–	184*), 375*), 453*)
Wochentag f. d. Arztterm.	Zusammenhang nachgewiesen: 453*)		184*), 260*)
Entfernung d. Klinik	224*)	–	240*), 243*), 260*), 327*)
Verabredung während der Dienstzeit	–	–	260*)
Wetter	17*)	–	220*)
Zuteilung zu einem bestimmten Arzt	7*)	–	–
Praxisüberlastung des Arztes	–	–	260*)
Mobile ärztliche Einrichtung	–	450*)	–
Spezielle Klinik	Zusammenhang nachgewiesen: 481*)		–
Art der Visite	Zusammenhang nachgewiesen: 224*)		275*)

*) Die Compliance der Patienten wurde lediglich in bezug auf die Wahrnehmung des vereinbarten Sprechstundentermines beurteilt.
Anmerkung: Die in der Tabelle aufgeführten Zahlen beziehen sich auf die im bibliographischen Teil des Anhanges I zusammengestellten Literaturstellen.

durch die Mitarbeiter. Schließlich fanden Hoenig und Ragg (243) heraus, daß Patienten, die zu einer ambulanten psychiatrischen Behandlung überwiesen wurden, zuverlässiger erschienen, wenn sie einem bestimmten Arzt und nicht nur der Klinik überwiesen wurden.

Weiteren wissenschaftlichen Untersuchungen über den Einfluß der Überweisungspraktiken auf die Compliance kommt ein hoher Stellenwert zu, da die diskutierten Ergebnisse darauf hindeuten, daß schon verhältnismäßig einfache logistische Änderungen die Einhaltung von Überweisungsterminen beträchtlich verbessern könnten.

Einflüsse der Abläufe in der Klinik

Neben der Überweisungspraxis sind bisher auch die Einflüsse der Art und Weise zu wenig beachtet worden, wie die Arzttermine festgelegt werden und wie der Klinikbetrieb organisiert ist, obwohl diese Variablen von vornherein als wichtig angesehen und leicht geändert werden können.

In zwei Studien wurde die Wirkung der Wartezeit untersucht. Alpert (7) stellte fest, daß 29% der nicht kooperativen Patienten darüber klagten, daß sie bei früheren Sprechstundenterminen über vier Stunden hatten warten müssen, während Patienten mit guter Compliance sich hierüber nur in 16% der Fälle beschwerten. Auch Geersten et al. (186) fanden, daß unzuverlässige Patienten häufiger über lange Wartezeiten im Wartezimmer klagten als andere. Ein objektiv besser faßbarer Effekt der Terminplanung und der Wartezeit ist der sehr wichtigen Studie von Rockart und Hofmann (434) zu entnehmen. Wenn in einer Krankenhausambulanz alle Patienten zum gleichen Termin bestellt worden waren und in der Reihenfolge des Eintreffens ärztlich versorgt wurden, betrug die mittlere Wartezeit 85 Minuten, wobei 27% der Einbestellten nicht erschienen. Darüber hinaus stellten die Autoren fest, daß die Patienten in der Regel erst spät und die behandelnden Ärzte noch viel später zum Termin erschienen! Dabei zeigte sich, daß die Patienten, die wohlweislich zu spät eintrafen, relativ kürzere Wartezeiten hatten. Wurden alle Patienten zum gleichen Zeitpunkt, aber zu verschiedenen Ärzten bestellt, so verringerte sich die durchschnittliche Wartezeit auf 57 Minuten, wobei 22% den Termin nicht einhielten. Gleichzeitig erschienen die Patienten in der Regel pünktlich, und auch die Ärzte verspäteten sich nicht mehr so sehr. Schließlich beobachteten die Autoren, daß die mittlere Wartezeit auf 33 Minuten gesenkt werden konnte, wenn die Patienten individuelle Vorstellungstermine erhielten, wenn auch keinen speziellen Arzt. In diesem Falle erschienen nur 13% nicht zum vereinbarten Termin, und sowohl die Ärzte als auch die Patienten erschienen pünktlich. (Keine Klinik bot sowohl persönliche Termine als auch Zuordnung zu einem speziellen Arzt an.) In weiteren Untersuchungen werden Einflüsse noch differenzierter analysiert. In 5 Studien konnte festgestellt werden, daß die Tageszeit keinen Einfluß auf den Termin hat (184, 243, 341, 375, 453), obgleich man fand, daß die Compliance von Frauen bei Nachmittagsterminen geringer war (243). Überraschenderweise wurde in den meisten Studien kein Zusammenhang zwischen dem Zeitpunkt des letzten Arzttermins und der Wahrscheinlichkeit, mit der der nächstfolgende von den Patienten eingehalten wurde, gefunden (184, 375, 453), obgleich auch hier wieder eine Studie beobachtete, daß häufigere Arzttermine mit einer geringeren Terminwahrnehmung einhergehen (260). Der Wochentag (184, 260, 453) und die Entfernung zur Klinik (224, 240, 243, 260, 327) spielen keinerlei Rolle. Die übrigen in Tabelle 4.2 zusammengestellten Faktoren sind entweder noch zu wenig untersucht oder unwichtig.

Die Empfehlungen für zukünftige Forschung betreffend Überweisungen (s. o.) dürften in verstärktem Umfang für Kliniken zutreffen: Es handelt sich um einen wichtigen Aspekt der Compliance, der viel mehr Aufmerksamkeit verdient. Da eine enge Beziehung zwischen der Wahrnehmung des Arzttermins und der Compliance mit der beschriebenen Behandlung besteht (61, 198, 366, 428), handelt es sich hier nicht nur um die Frage, wie man Arzt und Patient zusammenbekommt: Schlechte Erfahrungen in der Klinik können zweifellos dazu beitragen, daß Patienten die Behandlung völlig aufgeben. Dieses Problem sollte vordringlich untersucht werden.

Besonderheiten der Behandlung und Compliance

Obwohl die vorbesprochenen Aspekte der Überweisung und der Abläufe in der Klinik wichtige Faktoren sind, um Patienten zur ärztlichen Versorgung zu bringen und sie dabei zu halten, wird eine Verbesserung von Effektivität und Bequemlichkeit dieser Abläufe nicht zwangsläufig die Compliance gegenüber der eigentlichen Therapie verbessern (449). Einzelne Teilaspekte der verschiedenen Behandlungen haben eine unmittelbarere Auswirkung auf die Compliance (vgl. Tabelle 4.3).

Alternative Behandlungsformen

Für eine Anzahl von Krankheiten gibt es alternative Behandlungsmethoden. Obgleich einige Untersucher ein unterschiedliches Ausmaß an Compliance für diese Alternativen gefunden haben, wird dies von anderen bezweifelt. So beobachtet beispielsweise Ireland (265), daß die intramuskuläre Applikation von Streptomycin eher akzeptiert wird als diejenige von PAS und letzteres wiederum eher als INH. Auf der anderen Seite fand McInnis (345) keinen Unterschied in der Compliance bei INH bzw. PAS. Ley u. a. (310) fanden bei psychiatrischen Patienten vergleichbare Fehlerquoten bei Einnahmen von Tranquilizern und Antidrepressiva. Rickels u. a. (427) berichteten dagegen, daß Neurotiker häufiger die Behandlung unterbrechen, wenn sie Fluphenazin erhielten, als wenn sie Chlordiazepoxid verschrieben bekamen. Willcox u. a. (523) fanden unter Chlorpromazin bei depressiven Patien-

Tabelle 4.3 Einflüsse, die von der Durchführung der Behandlung ausgehen

	Zusammenhang mit der Compliance		
	positiv	negativ	kein Zusammenhang
Art der Behandlung – bei nur einer Krankheit	Zusammenhang nachgewiesen: 23, 265, 266, 272, 405, 427, 523		95, 124, 158, 192, 223, 246, 310, 315, 345, 355, 414
– bei verschiedenen Krankh.	Zusammenhang nachgewiesen: 103, 236, 258		395
– parenterale Therapie	106, 159, 160, 255, 273, 387	–	–
Therapiedauer	–	42, 95, 192*), 202, 245, 246, 265, 348, 433, 436, 489, 524*)	133, 137, 342
Zahl d. verordneten Arzneimittel/ Behandlung	455	65, 102, 127, 174, 236, 258, 302, 331, 376, 395, 513	–
Häufigkeit d. Einnahme	–	65, 185	312, 345, 395
Dosierung	377	–	–
Nebenwirkungen	–	377, 425	302, 523
Kosten	105	7*), 65, 236	312
Krankenkasse	7*)	–	–
Arzneibehälter mit Sicherheitsverschluß	–	300	–
Abgabe in der Apotheke	–	340, 341	–

*) Berücksichtigt wurde nur die Compliance im Zusammenhang mit der Wahrnehmung eines Arzttermins.
Bemerkung: Die in der Tabelle angegebenen Zahlen beziehen sich auf die im bibliographischen Teil des Anhanges I zusammengestellten Literaturstellen.

ten eine niedrigere Compliance als unter Imipramin. In einer kontrollierten klinischen Studie wurde bei depressiven Patienten festgestellt, daß sie die Behandlung unter Imipramin eher einstellten, als wenn sie ein Placebo-Präparat erhielten (405). Demgegenüber konnte bei vier anderen Arzneimittelprüfungen keinerlei Unterschied im Ausmaß der Compliance zwischen Placebo und wirksamen Pharmaka wie Penicillin (158), Chlorpromazin (246), Meprobamat (315) und Chlorpromazin, Meprobamat oder Phenobarbital (355) festgestellt werden.

Bei parenteraler Anwendung als Alternativen bestehen kleine Meinungsunterschiede. Wenn das Erscheinen des Patienten zum Termin oder die externe Durchführung gesichert ist, können Compliance-Probleme durch Injektion oder Infusion des Medikamentes unter direkter Überwachung ausgeschaltet werden. Aus logistischen Gründen ist dieses Vorgehen in der Regel nur praktikabel, wenn das Medikament in einer lang-wirksamen Form zur Verfügung steht. Vorausgesetzt, daß diese Umstände gegeben sind, hat dieses Vorgehen – wie die Ergebnisse der nachfolgend zitierten Studien zeigen – ohne Ausnahme Erfolg gehabt. Die Injektionsbehandlung mit Penicillin bei akuter Streptokokken-Pharyngitis (106) oder zur Prophylaxe des rheumatischen Fiebers (159, 160) wurde von den Patienten nicht nur ohne Schwierigkeiten akzeptiert, sondern war therapeutisch erfolgreicher als die Einnahme von Tabletten bei günstig verlaufenden Ergebnissen in der Klinik. Phenothiazin-Präparate mit langanhaltender Wirkung haben bei der Schizophrenie zu einer drastischen Herabsetzung der Krankenhauswiedereinweisungen geführt (273). Die wöchentlich zweimalige intramuskuläre Injektion von Streptomycin bei Tuberkulose hat ähnlich günstige Erfolge gebracht (255, 387). Intrauterin applizierte Spiralen haben zu einer wesentlich sichereren Empfängnisverhütung geführt als orale Kontrazeptiva (23, 436, 463, 469, 489). Die alarmierend niedrige Compliance von Diabetikern bei der Selbstinjektion von Insulin (511) deutet darauf hin, daß der wichtige Faktor bei dieser Applikationsart nicht allein die parenterale Anwendung ist. Es ist nicht bekannt, ob eine verlängerte Wirkungsdauer die Compliance für die Selbstmedikation sowohl für die enterale als auch parenterale Anwendung fördert. Wie aber bereits von D. Fitzgerald auf dem ersten McMaster Workshop (661) ausgeführt wurde, würde eine Verlängerung der Wirkungsdauer zumindest die Überwachung der Arzneimitteleinnahme wesentlich vereinfachen.

Arzneimittelgruppen

Allgemein kann gesagt werden, daß verschiedene oral zu verabreichende Arzneimittelformen bei der gleichen Erkrankung keine bedeutenden Unterschiede in der Compliance der Patienten hervorrufen. Dies scheint aber nicht zuzutreffen, wenn verschiedene Medikamente bei unterschiedlichen Krankheiten angewendet werden. Closson und Kikugawa (103) fanden bei Antacida nur eine Compliance von 17%. Dagegen sahen sie eine wesentlich höhere Compliance bei Tranquilizern (40%), Tuberkulostika, Sedativa, Mydriatika und Östrogenen (42%), Analgetika (50%). Antihypertensiva (61%), Diuretika (72%), Insulin und Antidiabetika (78%) sowie herzwirksamen Pharmaka (89%). Hemminki und Keikkila (236) fanden, daß die Compliance bei spezifisch wirkenden Pharmaka wie Cardiaka und Antidiabetika 85% betrug, bei symptomatisch wirkenden Pharmaka wie Antihistaminika, Spasmolytika und reinen Psychopharmaka dagegen lediglich 42%. Auch Hulka u. a. (258) stellten einen höheren Compliance-Grad bei herzwirksamen Pharmaka und Antidiabetika im Vergleich zu anderen Medikamenten fest. Lediglich Parkin u. a. (395) konnten 10 Tage bis einen Monat nach der Entlassung aus dem Krankenhaus keine Unterschiede zwischen verschiedenen Arzneimittelgruppen beobachten. Leider machten sie über die untersuchten Arzneimittel im einzelnen keine Angaben.

Die Gründe für die bemerkenswerten Unterschiede, die sich für die Compliance bei Vergleich verschiedener Arzneimittelklassen ergeben, sind durchaus noch ungeklärt. Wir wissen, daß die Diagnose als solche, mit Ausnahme vielleicht von psychiatrischen Erkrankungen, keinen Einfluß auf die Compliance hat. Wir wissen aber auch, daß bei oraler Einnahme verschiedener Medikamente bei der gleichen Erkrankung vergleichbare Compliance-Werte vorliegen. Wie kann man dann aber die großen Abweichungen im Ausmaß der Einnahmezuverlässigkeit bei unterschiedlichen Bedingungen erklären? Man könnte beispielsweise daran denken, daß wichtige Unterschiede in der Intensität zu suchen sind, mit der die Patienten bei verschiedenen Erkrankungen überwacht werden (vgl. hierzu Kapitel 8). Zum anderen könnte das „Sich-bewußt-werden“ des Patienten beträchtlich durch seinen Krankheitszustand verändert werden (vgl. hierzu Kapitel 6). Und schließlich kann man davon ausgehen, daß sich die Arzneimittel für die Behandlung verschiedener Krankheiten viel weniger ähnlich sind als die alternativen Arzneimittel für die gleiche Krankheit. Diese Überlegung führte auch dazu, daß wir diese Informationen unter der Überschrift „Arzneimittelgruppen“ aufgenommen haben, weil es für die Beobachtung auf diesem Gebiet bisher keine befriedigende Erklärung gibt. Intensivere und gründlichere Studien zu diesem wichtigen Thema und nicht zuletzt auch eine genauere Interpretation der Ergebnisse würden nützlich sein.

Behandlungsdauer

Es steht außer Frage, daß die Behandlungsdauer einen tiefgehenden Einfluß auf die Compliance besitzt, denn Therapietreue nimmt mit der Zeit ab (42, 95, 192, 202, 245, 246, 265, 348, 433, 436, 489, 524). Nur in drei Untersuchungen wurde ein solcher Zusammenhang nicht festgestellt. Eine war methodisch ungünstig angelegt (137), eine befaßte sich mit Dialyse-Patienten, die in hohem Grade vom ärztlichen Personal abhängig waren (133), und in der dritten Studie ergab sich ein fast signifikanter Trend in Richtung auf das zu erwartende Ergebnis. Diese Untersuchung basierte auf der von den Patienten selbst angegebenen Compliance (342).

Komplexität der Therapie

In ähnlicher Weise nimmt die Zahl der verordneten Arzneimittel oder sonstigen therapeutischen Maßnahmen entscheidenden Einfluß auf die Höhe der Compliance. Die Compliance wird um so niedriger, je mehr Medikamente verschrieben werden (65, 102, 127, 174, 236, 258, 302, 331, 376, 395, 513). Eine Ausnahme ist der Bericht von Schwartz u. a. (455), aus dem hervorgeht, daß Patienten, denen zwei oder drei Medikamente verordnet worden waren, mehr Fehler machten als jene, die vier bis neun Medikamente erhielten.

Der Einfluß der Zahl der Arzneimittel pro Tag auf die Patienten-Compliance ist nicht annähernd so eindeutig. Gatley (185) und Brand u. a. (65) fanden eine ziemlich rapide Abnahme, wenn die Häufigkeit der Einnahme von einmal auf viermal täglich gesteigert wurde. Im Gegensatz dazu konnten McInnis (345), Lima u. a. (312) und Parkin u. a. (395) keinerlei Korrelation zwischen der Höhe der Compliance und der Tablettenzahl pro Tag feststellen. Obgleich in der Information der Arzneimittelindustrie häufig behauptet wird, daß Compliance durch Reduzierung der Einnahmehäufigkeit verbessert wird, sollte man dieser Annahme also keine weitere Beachtung schenken, solange die Frage nicht eindeutig geklärt ist.

Einflüsse der Dosierung

Der Dosishöhe eines Arzneimittels, die sich aus der Einnahmehäufigkeit ermitteln läßt, wurde bisher wenig Aufmerksamkeit geschenkt. In einer Studie wurde darüber berichtet, daß stationär behandelte schizophrene Patienten während eines Selbsteinnahmeprogramms bei höherer Dosierung des Pharmakons besser die therapeutischen Anweisungen befolgten (377). Allerdings ist hierbei einzuwenden, daß die Dosierungsbreite sehr eng gewählt wurde. Glick (192) beschrieb eine eher verwirrende Beobachtung, nach der depressive Patienten, die eine mittlere Dosis Phenylzin oder Tranylcypromin erhielten, durchschnittlich weniger häufig die Einnahme der Arzneimittel einstellten als diejenigen, die entweder eine niedrige oder hohe Dosis einnahmen.

Nebenwirkungen und Compliance

Eine der häufigsten kritischen Bemerkungen, die man von Klinikärzten hört und die von den Arzneimittelfirmen in die Werbung aufgenommen werden, besagt, daß Arzneimittelnebenwirkungen zu einer negativen Beeinflussung der Compliance führen. Rickels u. a. (425) und Nelson u. a. (377) berichten über Ergebnisse bei psychiatrischen Patienten, die für eine solche Annahme sprechen. Das Gros der zur Zeit verfügbaren Studien widerspricht aber dieser landläufigen Meinung. In zwei kontrollierten Studien fand sich in der Häufigkeit der Nebenwirkungen kein Unterschied zwischen einnahmezuverlässigen und -unzuverlässigen Patienten (302, 523). In allen Untersuchungen, in denen die Patienten nach den Gründen für Non-Compliance gefragt wurden (23, 82, 124, 192, 236, 240, 274, 291, 302, 425, 489, 499, 513) stand die Angabe von Nebenwirkungen ganz am Ende der Liste und wurde lediglich von 5 bis 10% der Probanden erwähnt. Nebenwirkungen treten bei vielen Arzneimitteln sehr unterschiedlich häufig auf. Außerdem beziehen sich Klagen der Patienten gar nicht auf die eingenommenen Medikamente. So klagten in einer der von der Veterans Administration (USA) mit Antihypertensiva durchgeführten Studie (646) in der Verumgruppe lediglich 7% der Patienten über Symptome, die evtl. durch die Präparate hervorgerufen worden waren. In der placebobehandelten Gruppe waren Häufigkeit und sogar die Verteilung der Beschwerden ähnlich, mit der einzigen Ausnahme, daß über orthostatische Beschwerden seltener berichtet wurde. Selbst wenn Nebenwirkungen auftreten, kann man nicht davon ausgehen, daß der Patient sein Arzneimittel weniger zuverlässig einnimmt. Willcox u.a. (523) fanden erhebliche Unterschiede in der Häufigkeit des Auftretens von Nebenwirkungen bei Imipramin bzw. Chlorpromazin. Gleichzeitig ergab sich keinerlei Zusammenhang zwischen Ausmaß der Nebenwirkungen und Compliance.

Arzneimittelkosten

Der Einfluß der Arzneimittelkosten auf die Zuverlässigkeit der Arzneimitteleinnahme ist bisher nicht sorgfältig untersucht worden. Die publizierten Untersuchungsberichte unterscheiden grundsätzlich nicht zwischen den Kosten für die Behandlung oder der klinischen Visite und den tatsächlichen Kosten für den Patienten. Es wurde auch keine Berechnung über Einkommensverluste, Transportkosten, Babysitter-Gebühren und andere Kosten, wie beispielsweise spezielle Diätetika, vorgenommen. Der Einfluß von Kosten ist andererseits nicht unbedingt eine selbstverständliche Sache. Cody und Robinson (105) waren überrascht, als sie die Feststellung machten, daß die Verschreibung von preiswerten Arzneimitteln an psychiatrische Patienten zu einer signifikanten Zunahme der Krankenhauseinweisungen führte, verglichen mit der Einweisung von Patienten, die normal teure Medikamente erhielten. Lima u.a. (312) fanden dagegen keine Beeinflussung der Compliance bei einer 10tägigen Antibiotika-Therapie, als sie zwei Patientenkollektive miteinander verglichen, von denen das eine für die Arzneimittel selbst bezahlte, während das andere sie kostenlos erhielt. Andererseits besteht kein Zweifel darüber, daß Arzneimittelkosten für viele Patienten ein Hindernis für Einnahmezuverlässigkeit ist. Dies wurde in drei Studien überzeugend nachgewiesen (7, 65, 236). Mit diesen Ergebnissen übereinstimmend fand Alpert (7), daß jene

Patienten, die ihre Sprechstundentermine nicht einhielten, zweimal so häufig keine Krankenversicherung besaßen wie diejenigen, die Verabredungen einhielten.

Arzneimittelabgabe

Zwei Untersuchungen der Probleme, die mit der Abgabe der Arzneimittel an den Patienten verbunden sind, haben zu interessanten Ergebnissen geführt. In der ersten – einer kontrollierten Studie – wurden Packungen mit Sicherheitsverschlüssen mit normalen Packungen verglichen. Dabei ergab sich für die mit Sicherheitsverschlüssen versehenen Packungen ein signifikant niedrigerer Arzneimittelverbrauch (300). Anscheinend werden durch die Sicherheitsverschlüsse nicht nur Kinder, sondern auch Erwachsene behindert. Darüber hinaus berichteten viele einnahmezuverlässige Patienten, daß sie die Sicherheitsverschlüsse entfernten und die Arzneipackungen zwischen den Einnahmen lieber offen stehen ließen. In Untersuchungen von Mattar u.a. (340, 341) wurde außerdem festgestellt, daß Apotheker auf Antibiotika-Rezepte, die für eine 10tägige Behandlung bei Kindern mit Otitis media ausgestellt worden waren, in 15% der Fälle weniger als die verordnete Medikamentenmenge abgaben.

Zusammenfassung; Prioritäten für zukünftige Forschung

In Tabelle 4.4 sind alle wichtigen Faktoren zusammengestellt, die aufgrund dieses Überblickartikels eine Beziehung zur Compliance haben. Einige – wie krankheitsbezogene Faktoren – dürfen nur als Indikatoren für eine steigende Wahrscheinlichkeit von Non-Compliance angesehen werden. Andere Faktoren – wie die parenterale Verabreichung der Arznei, die Behandlungsdauer und die Zahl der Medikamente oder sonstiger therapeutischer Maßnahmen – haben zum gegenwärtigen Zeitpunkt eine geringe Chance, die Compliance zu verbessern. Andererseits eröffnen die parenterale Behandlung und die sich daraus zwangsläufig ableitende Therapie mit langwirkenden Medikamenten eine neue, vielversprechende Möglichkeit, das Compliance-Problem bei den wenigen Krankheiten, für die eine solche Therapieform heute schon existiert, auszuschalten. Das gleiche gilt sinngemäß für alle Erkrankungen, für die in Zukunft noch derartige sichere Medikamente entwickelt werden können. Demgegenüber bieten Faktoren wie die Zeitspanne zwischen Überweisung und Vorstellungstermin und die Wartezeit beim Termin schon jetzt Möglichkeiten, die Termineinhaltung zu verbessern.

Um den wirklichen Einfluß des Kostenfaktors auf Compliance zu ergründen, sind weitere wissenschaftliche Untersuchungen dringend erforderlich, unter besonderer Beachtung nicht nur der Kosten, die der Patient aus seiner

Tabelle 4.4 Wichtige Faktoren, die die Compliance beeinflussen

	Einfluß auf die Compliance
Krankheit	
1. Geisteskrankheiten, insbesondere Schizophrenie, Paranoia und Persönlichkeitsstörungen	negativ
2. Symptome	negativ
3. Behinderung durch die Krankheit	positiv
Überweisungsvorgang	
1. Zeitspanne zwischen Überweisung und Arzttermin	negativ
Klinikbetrieb	
1. Wartezeit	negativ
2. Individuelle Arzttermine	positiv
Arzneimittelbehandlung	
1. Parenterale Applikation von Arzneimitteln	positiv
2. Dauer der Behandlung	negativ
3. Anzahl der verordneten Medikamente/Behandlungsmaßnahmen	negativ
4. Arzneimittelkosten	negativ
5. Sicherheitspackungen	negativ
6. Irrtümer und Fehler des Apothekers	negativ

eigenen Tasche für Arzneimittel und ärztliche Bemühungen bezahlt, sondern auch auf Arbeitsausfall, Entgelt für Babysitter, Transportkosten und ähnliches. Die bisher einzige Untersuchung über die Sicherheitsverschlüsse sollte wiederholt werden. Falls dieses Ergebnis bestätigt wird, sollten Änderungen für die routinemäßige Abgabe solcher kindersicherer Packungen vorgenommen werden. Eine genaue Nachprüfung erfordert auch die vom Apotheker abgegebene Menge der Arzneimittel im Hinblick auf den Heileffekt.

Die Hauptmotivation der Autoren, die einzelnen mit Compliance verknüpften Faktoren darzustellen, ist die Hoffnung, daß wirkungsvolle Maßnahmen zur Verbesserung der Compliance gefunden werden. Dieses Kapitel hat dafür verschiedene erfolgreichversprechende Wege aufgezeigt. Man muß sich jedoch auch darüber im klaren sein, daß auf diesem Forschungsgebiet sehr weniges als gesichert angesehen werden kann. Dies geht aus der Studie von Cody und Robinson (105) hervor, in der die Kostenverminderung eine negative Wirkung hatte. Vorschläge für die Verbesserung der Compliance müssen sich deshalb stets auf sorgfältig durchgeführte und methodisch einwandfreie kontrollierte klinische Studien stützen, wobei derartigen Bemühungen eine besondere Priorität für die zukünftige Forschung zukommen muß.

5
Arzt-Patienten-Interaktionen und Compliance

Barbara S. Hulka

Die Wechselbeziehung zwischen Patient und Arzt beeinflußt die Compliance zweifellos erheblich. Unglücklicherweise ist es jedoch sehr schwierig, die Mechanismen dieser Wechselbeziehung zu ergründen und ihre Teilfaktoren quantitativ zu messen. Eine Folge davon ist, daß jede zusammenfassende Darstellung dieses Themas beschränkt ist durch das Fehlen einer klaren Vorstellung darüber, was man einerseits unter dem Patienten-Arzt-Verhältnis und andererseits unter Compliance wirklich versteht. Ich möchte hier den zuletzt genannten Begriff zuerst aufgreifen, da die Compliance, aufgrund des Aufbaus dieses Aufsatzes, leichter definiert werden kann. Unter Compliance versteht man im allgemeinen das Ausmaß, in dem die Patienten den Anordnungen, Vorschriften und Verschreibungen ihrer Ärzte Folge leisten. Probleme bestehen im allgemeinen mit der „Non-Compliance". Der Ausdruck enthält eine negative Einstellung gegenüber Patienten, bei denen Fehlverhalten angenommen wird. Bestimmte Autoren jedoch (256, 825), die ich für besonders kompetent halte, sind der Ansicht, daß der Arzt und seine Kommunikationsmethode gegenüber den Patienten die Fähigkeit und Bereitschaft der Patienten zur Zusammenarbeit verändern können.

Ein anderer Faktor, der die Compliance-Fähigkeit des Patienten beeinflußt, ist der Therapieplan selbst. Therapieregeln beinhalten oft eine Reihe von Komponenten, einerseits Änderungen des Lebensstils (z.B. Eß- und Trinkgewohnheiten und der körperlichen Aktivität) andererseits die Einnahme von Medikamenten. Die meisten Autoren (127) sind sich darüber einig, daß Änderung des Lebensstils schwieriger zu verwirklichen ist als Einnahme eines Medikamentes. Eine Änderung der Lebensgewohnheiten ist naturgemäß auch viel schwieriger zu quantifizieren. Aus diesem Grunde wird sich die Untersuchung der Compliance in diesem Kapitel auf das Einnahmeverhalten der Patienten und die Art und Zahl der zu erwartenden Fehlermöglichkeiten konzentrieren. Indem wir dadurch das Spektrum des Compliance-Verhaltens, das in diesem Kapitel behandelt werden soll, weitgehend eingeengt haben, bleibt uns noch die schwierige Aufgabe, die Patienten-Arzt-Interaktion zu definieren.

Zwei Aspekte der Wechselbeziehung werden besonders ausführlich behandelt werden. Der erste wird oft Arzt-Patienten-Beziehung genannt (130, 670, 741, 866). Obgleich dieser Terminus häufig verwendet wird und seine Bedeutung für medizinische Fragen für groß gehalten wird, weiß man erstaunlich wenig Konkretes darüber. Was ist diese Bezeichnung, welches sind ihre Komponenten? Wie können sie definiert und gemessen werden? Zweifellos gibt es kaum einen medizinischen Begriff, der so häufig durch die medizinische Literatur geistert, über den so wenig bekannt ist. Die Forschungsergebnisse, über die hier referiert werden soll, stellen sozusagen einige Bissen aus der vielschichtigen Torte dieses Begriffes dar und dienen dazu, die Arzt-Patienten-Beziehung zu definieren, zu messen und zu quantifizieren. Es sind erste Bemühungen, aber sie stellen einen Versuch dar, den aufgeworfenen Fragen mit wissenschaftlichen Methoden auf den Leib zu rücken.

Der zweite Aspekt der Patienten-Arzt-Wechselbeziehung, der hier näher beleuchtet werden soll, befaßt sich mit einem Bündel von Aktivitäten, die mit dem Rezept und den Vorgängen der Arzneimittelverordnung in Zusammenhang stehen. Obgleich der Vorgang der Arzneimittelverschreibung auf den ersten Blick nicht als eine Komponente der Wechselbeziehung zu erkennen ist, kann man doch davon ausgehen, daß die vom Arzt verschriebene und vom Patienten eingenommene Medikation in enger Beziehung zum Einnahmeverhalten des Patienten steht. Aus diesem Grunde ist die Arzneimitteltherapie ein Teil der Patienten-Arzt-Beziehung. Auf dieser Grundlage ist die Analyse der nachfolgenden Untersuchungsergebnisse zu verstehen.

Methoden

Durchführungsort

Die Studie wurde in Fort Wayne, Indiana, durchgeführt, einer Stadt mit nahezu 200000 Einwohnern, wobei die angrenzenden Wohnviertel eingeschlossen waren. Die Erstversorgung wurde von praktischen Ärzten in ihren Privatpraxen vorgenommen. Hinzu kamen noch die Notfallstationen von drei Krankenhäusern. Die Praxen wurden entweder von einem, oder aber gemeinsam von zwei oder drei Ärzten geführt. Darüber hinaus existierten auch zwei Gemeinschaftspraxen mit multidisziplinär spezialisierten Ärzten.

Teilnehmer

Ärzte

Die an der Studie beteiligten Ärzte wurden ad random ausgewählt. Die Basis für das Auswahlverfahren bildeten alle Internisten und Allgemeinärzte, die im Fort Wayne–Allen County Medical Society-Register verzeichnet waren. Die Versuchseinheit bildete der einzelne Allgemeinarzt oder eine Gruppe von Ärzten, je nachdem, wie die Praxis aufgebaut war. Eine Tafel mit Zufallszahlen wurde verwendet, um die Reihenfolge der Ärzte und Praxen festzulegen, die an der Studie teilnehmen sollten. 68% der Ärzte, mit denen Kontakt aufgenommen worden war, nahmen an der Studie teil.

Patienten

In die Studie wurden nur Patienten mit dekompensierter Herzinsuffizienz oder Diabetes mellitus aufgenommen, weil diese Erkrankungen in den Praxen häufig vorkommen und normalerweise die dauernde Einnahme von einem oder mehreren Medikamenten für ihre Behandlung erfordern. Alle Diabetiker, bei denen die Diabeteserkrankung im Erwachsenenalter aufgetreten war und 10 Jahre oder weniger bestand, wurden aufgenommen. Entsprechend wurden alle Patienten mit dekompensierter Herzinsuffizienz im Alter zwischen 50 und 75 Jahren in die Studie aufgenommen. Dabei war die Ursache fast immer entweder eine Arteriosklerose oder eine Hypertonie.

Die Patienten wurden beim Besuch in der Praxis der teilnehmenden Ärzte registriert. Dieser Registrierungsvorgang dauerte in jeder Praxis insgesamt 4 Monate. Ein Mitglied des ärztlichen Personals informierte den jeweiligen Patienten über die Studie. Dabei wurde eine Patientenbeteiligung von 84% erreicht.

Die Messung der Arzt-Patienten-Beziehung

Kommunikation zwischen Arzt und Patient

Für die Diabetiker einerseits und für die Herzkranken andererseits wurden verschiedene Bewertungsmaßstäbe für den Erfolg der Ärzte bei der Übermittlung von Verhaltensregeln und Informationen verwendet. Bei jeder Erkrankung hatte der behandelnde Arzt eine Reihe von Fragen zu beantworten, die sich für den Krankheitsverlauf und die Behandlung als spezifisch herausgestellt hatten. Der Arzt gab dabei an, ob jeder einzelne Patient über das jeweilige Gebiet instruiert und informiert worden war. Der Patient mußte ebenfalls in regelmäßigen Zeitabständen in Fragebögen angeben, ob er die Information des Arztes verstanden hatte oder nicht.

Für die Messung des Informationsumfanges, den der Patient im Vergleich zu der von seinem Arzt mitgeteilten Information bewußt verarbeitet hatte, wurde eine Bewertungsskala aufgestellt. Die sogenannte „Kommunikationsziffer" konnte Werte zwischen 0 und 1 annehmen, wobei die Kommunikation um so besser war, je höher diese Zahl war (257, 866).

Kenntnisse des Arztes über die Sorgen seiner Patienten

Um den Informationsgrad des Arztes über Sorgen seiner Patienten quantitativ zu messen, wurden für jede Krankheit spezielle Kriterien aufgestellt, die beim Patienten Ängste auslösen können. Hierzu gehörten beispielsweise Sorgen über den Krankheitsprozeß und seine Symptomatik, Schwierigkeiten mit der Einhaltung einer Diät oder eines Therapieplanes und der Verlust der Fähigkeit, die gewohnten Tätigkeiten auszuführen und sich selbst zu versorgen.

Jeder Fragebogen enthielt 18 bis 20 Items in Form einer graphischen Bewertungsskala mit 20 Antwortkästchen, die eine differenzierte Bewertung von ganz negativ bis ganz positiv ermöglichte. Jeder Themenschwerpunkt hatte mehrere Fragestellungen.

Arzt und Patient füllten jeweils die gleiche Art von Fragebogen aus, die Anweisungen waren aber verschieden. Der Patient wurde aufgefordert, bei jeder Einzelfrage auch seine Einstellung dazu auszudrücken. Der Arzt sollte dagegen seine Eindrücke von der individuellen Einstellung seiner Patienten angeben. Mit anderen Worten: der Arzt sollte die Antworten jedes Patienten vorhersagen.

Die Bewertung in diesem Fragebogen basierte auf der mittleren absoluten Differenz aller Einzelfragen für jedes Arzt-Patienten-Paar. Da die Verteilung der Patientenantworten zu jedem Sachverhalt die Höhe der Arzt-Patienten-Differenz beeinflussen konnte, wurde die endgültige Bewertung so angepaßt, daß dabei der Einfluß der vom Patienten jeweils gewählten Antwortkästchen eliminiert wurde. Die Zahlenskala bezüglich des ärztlichen Wissens um Patientensorgen war für jedes Doktor-Patienten-Paar das Verhältnis der jeweiligen Abnahme des Maximums der Unterschiede zwischen Arzt und Patient zu der Fähigkeit des Arztes, die Sorgen seines Patienten vorauszusagen. Je besser der Arzt sich der Sorgen seiner Patienten bewußt war, desto größer war dieses Verhältnis (865, 866, 871).

Die Zufriedenheit des Patienten

Die Zufriedenheit des Patienten wurde bezüglich dreier bestimmter Aspekte der ärztlichen Versorgung quantifiziert: fachliches Können, persönliche Qualitäten des Arztes, Kosten und Art der Versorgung. So setzte sich die Gesamtbewertung aus drei Teilkomponenten zusammen.

Die von Thurstone beschriebene „Equal Appearing" Intervalltechnik wurde für die Erstellung der Bewertungsskala verwendet. Dies wurde dann auf ein „Likert-Format" von fünf Antwortalternativen abgeändert. Zusammen mit der Formatänderung wurde auch die Bewertungsmethode abgeändert, um sowohl die Skalenwerte der Einzelfragen, vom Thurstone-Verfahren abgeleitet, als auch die spezifische Bewertung, die sich durch die vom Patienten ausgewählte Alternative ergab, einzufügen. Die Überprüfung des Vertrauensbereiches mit Hilfe der „Split half"-Methode ergab für die Dreikomponentenskala Korrelationskoeffizienten zwischen 0,68 und 0,86. Die Patienten-Skalen wurden so ausgewertet, daß negative Zahlen einer ablehnenden Einstellung und positive Zahlen einem positiven Verhalten entsprachen (867, 868, 869, 872).

Datensammlung

Innerhalb von zwei Wochen, nachdem der Patient die Praxis seines Arztes aufgesucht hatte, wurde der Patient zu Hause von einer Krankenschwester besucht und befragt. Bei dieser Gelegenheit wurde der Patient gebeten, die einzunehmenden Arzneimittel vorzuzeigen, den Zweck jedes einzelnen Mittels zu beschreiben, die Anordnungen des Arztes zu wiederholen und anzugeben, ob er die Arzneimittel nach Vorschrift einnehme oder nicht. Zusätzlich füllte der Patient den Fragebogen über Einstellung und Besorgnis aus und beantwortete die Fragen zur Kommunikation. Etwa 6 Monate später wurde bei einem zweiten Hausbesuch der Fragebogen zur Bewertung der Zufriedenheit über den Arzt vorgelegt.

Da die Namen der Arzneimittel nicht regelmäßig auf den Arzneiflaschen verzeichnet waren, wurden von jedem Behältnis Name und Anschrift der Apotheke und die Verschreibungsnummer notiert. Eine anschließende Überprüfung der Verordnung in der Apotheke ergab Namen des Medikamentes und Dosierungsvorschriften für jeden Patienten. Von den 76 Apotheken, die von den Patienten der Studie in Anspruch genommen wurden, verweigerte lediglich eine die gewünschten Auskünfte.

Aus der Arztkartei entnahm der Interviewer die erforderlichen Informationen über die Arzneimittel, die in dem Jahr vor dem Hausbesuch verordnet und weiter eingenommen worden waren. Diese Daten wurden dann dem Arzt zur Beurteilung und Korrektur vorgelegt. Arzneimittel, für die keine Dosierung und kein Dosierungsschema gefunden wurde, wurden dem Arzt mitgeteilt, damit er die Aufzeichnungen bezüglich der laufenden Therapie vervollständigen konnte. Auf diese Weise konnten alle Ungenauigkeiten oder Auslassungen in der Kartei beseitigt werden, so daß sich ein möglichst vollständiges Bild der ärztlicherseits verschriebenen Arzneimittel ergab, von denen der Arzt glaubte, daß seine Patienten sie einnähmen.

Neben dieser Überprüfung der Medikation füllte der Arzt den Kommunikationsfragebogen für jeden einzelnen der an der Studie beteiligten Patienten aus, und den Fragebogen, mit dem gemessen wurde, in welchem Umfang sich der Arzt der Sorgen seiner Patienten bewußt war.

Berechnung der Häufigkeit von Einnahmefehlern

Da die Daten jeweils von einzelnen Arzt-Patienten-Paaren erhalten wurden, konnten auch Vergleiche angestellt werden zwischen eingenommenen und verschriebenen Arzneimitteln sowie auch zwischen den Dosierungsempfehlungen der Ärzte und dem, was die Patienten davon verstanden hatten. Zusätzlich wurde die mündliche Aussage des Patienten festgehalten, ob er jedes Präparat vorschriftsmäßig einnehme. Aufgrund dieses Datenmaterials ergaben sich für jedes Arzt-Patienten-Paar vier verschiedene Arten von Einnahmefehlern:

1. Auslassungsrate = Anteil der verordneten Medikamente zu den nicht eingenommenen.

2. Übermäßige Arzneimitteleinnahme = Anteil der Arzneimittel, die der Patient einnimmt, ohne daß der Arzt darüber informiert ist.

3. Fehlergrad bezüglich Therapieplan = Anteil der verschriebenen und vom Patienten eingenommenen Arzneimittel, für die er das korrekte Einnahmeschema nicht kannte.

4. Nichteinhaltung des Therapieplanes = Anteil der verordneten Medikamente, die vom Patienten fehlerhaft eingenommen wurden, obwohl er die richtige Einnahmevorschrift kannte.

Unter „Therapieplan" versteht man die Einnahmehäufigkeit innerhalb von 24 Stunden und die Anzahl der Arzneimitteleinheiten (also Tabletten, löffelweise Einnahme usw.), die zu einem bestimmten Zeitpunkt eingenommen werden sollen.

Für jeden der vier Einnahmefehler wurde aufgrund einer Bewertungsskala für jedes Arzt-Patienten-Paar ein Zahlenwert festgelegt, der von 0 bis 1 reichte. Je niedriger der Wert, desto kleiner der Fehler und umgekehrt. Die mathematischen Merkmale dieser Fehlerquoten wurden bereits erörtert (258).

Ergebnisse

Untersuchtenkollektiv

46 Ärzte mit insgesamt 357 Patienten wurden untersucht. Von diesen Ärzten waren 33 praktische Ärzte und 13 Internisten. In beiden Arztkategorien gab es etwa den gleichen Prozentsatz von Einzel- und Gruppenpraxen.

Unter den Patienten waren 234 Diabetiker und 123 Patienten mit Herzinsuffizienz. Diese Erkrankungen schlossen einander nicht aus, verschiedene Herzkranke hatten gleichzeitig auch Diabetes und einige Diabetiker gleichzeitig auch Herzkrankheiten, jedoch keine dekompensierte Herzinsuffizienz. Das mittlere Alter der Diabetiker war 53, im Vergleich zu 63 bei den Herzpatienten. In beiden Kollektiven waren etwa 55% Frauen. 58% der Diabetiker waren Absolventen einer „Highschool" im Vergleich zu 42% der Herzkranken. Mehr als zwei Drittel der Patienten gehörten dem Mittelstand oder der Arbeiterklasse an.

Umfang der fehlerhaften Arzneimitteleinnahme

Im Durchschnitt versäumten 18% sowohl der Diabetiker als auch der herzkranken Patienten, die verordneten Medikamente einzunehmen. Andererseits nahmen 19% mehr Medikamente ein als ihre Ärzte annahmen. 17% irrten sich im Einnahmeschema. Insgesamt kamen bei 58% aller Arzt-Patienten-Paare irgendwelche Einnahmefehler vor. Die Nichteinhaltung der zeitlichen Einnahmezeit wurde nicht weiter analysiert, da der mittlere Fehler mit ungefähr 3% gering war und nur eine kleine Variabilität besaß.

Patientenprofil und Einnahmefehler

Mögliche Beziehungen zwischen bestimmten Eigenschaften der Patienten, ihren Erkrankungen und der fehlerhaften Arzneimitteleinnahme sind zumindest aus zwei Gründen wichtig. Falls solche Beziehungen bestehen, müssen diese Variablen für die nachfolgende Analyse der Arzt-Patienten-Interaktion und der Compliance berücksichtigt werden. Wenn darüber hinaus bestimmte Eigenschaften der Patienten und ihrer Krankheiten mit Arzneimitteleinnahmefehlern verknüpft sind, müßte ein ausführliches Patientenprofil erstellt werden, das die behandelnden Ärzte in die Lage versetzt, Patienten mit hohem Risiko für Einnahmefehler von vornherein zu erkennen.

Die demographischen Eigenschaften der Patienten kann ich sehr kurz abhandeln, da ihre Verknüpfung mit Einnahmefehlern minimal war. Die untersuchten Charakteristika schlossen Alter, Geschlecht, Familienstand, Ausbildung, derzeitige Tätigkeit, Zahl der zum Haushalt gehörenden Personen und die soziale Zugehörigkeit ein (Zweifaktoren-Index von Hollingshead, der sich auf die Art der Beschäftigung und die Ausbildung stützt). Aufgrund der durchgeführten Varianzanalyse, mit der die Mittelwerte von zwei oder mehr Populationen miteinander verglichen wurden, ergaben sich keine statistisch signifikanten ($p \leqq 0{,}05$) Beziehungen zwischen den genannten Variablen und der Häufigkeit von Einnahmefehlern.

Verschiedene Maßstäbe standen für die Beurteilung der Schwere der Erkrankungen zur Verfügung. So konnte erwartet werden, daß die Krankheitsdauer und die Zahl der Begleitkrankheiten die Einnahmegewohnheiten der betroffenen Patienten beeinflussen könnten. Es war jedoch keiner dieser Faktoren mit Einnahmefehlern verknüpft.

Für die Patienten mit Herzinsuffizienz standen zwei Meßparameter des Schweregrades der Erkrankung zusätzlich zur Verfügung: Die Klassifizierung der Funktionseinschränkung nach den Richtlinien der New York Heart Association und die Zahl früherer stationärer Behandlungen wegen Herzinsuffizienz. Für keine dieser Variablen fand sich jedoch eine Beziehung zu den Einnahmefehlern.

Ein ziemlich einheitliches Reaktionsmuster ergab sich für Diabetiker, wenn man die Insulinbedürftigen mit jenen verglich, die orale Antidiabetika einnahmen oder nur Diät einhielten. Es zeigt sich dabei, daß insulinbedürftige Patienten eine höhere Einnahmefehlerhäufigkeit aufwiesen als die übrigen. Die Verknüpfung basierte allerdings nur auf einer kleinen Zahl von insulinbedürftigen Diabetikern (23) und war nur für Nichtverstehen des Einnahmeschemas statistisch signifikant.

Patienten-Arzt-Beziehung und Einnahmefehler

Zwei Arten von Wechselwirkungen wurden untersucht: Diejenigen, die mit der Art der Medikation zusammenhängen und die, die als Bestandteil der Arzt-Patienten-Beziehung erkannt wurden.

Art der Medikation

1. Anzahl der Arzneimittel, die zu jedem Arzt-Patienten-Paar gehörte: Es ergab sich, daß die Patienten zwischen 0 und 14 verschiedene Arzneimittel einnahmen. Das Verschreibungsmuster zeigte eine ähnliche Variationsbreite. Man kann als sehr wahrscheinlich annehmen, daß die Fehlerquote mit der Zahl der von den einzelnen Patienten einzunehmenden Medikamente zunimmt. In den Abbildungen 5.1 bis 5.3 wurde diese Hypothese getestet. Dabei zeigt jede Abbildung eine verschiedene mittlere Fehlerquote, bezogen auf die Zahl der Arzneimittel.

In den Abbildungen 5.1 und 5.2 ist das Ausmaß der zuwenig oder zuviel eingenommenen Medikamente dargestellt. Beide Fehler nehmen mit zunehmender Zahl der Medikamente zu. Der auf einem einseitigen Test für einen positiven Trend basierende Rang-Korrelationskoeffizient nach Spearman war in beiden Fällen auf dem 0,05-Niveau signifikant.

In Abbildung 5.3 ist die Häufigkeit falsch verstandener Therapiepläne dargestellt, die auf eine unzureichende Kommunikation zwischen Arzt und Patient in bezug auf die Arzneimitteldosis und/oder Häufigkeit der Einnahme hinweist. Obgleich das Maximum bei 4 Arzneimitteln den Wert 0,23 erreicht, ist die Beziehung zwischen der Fehlerhäufigkeit und der Zahl der eingenommenen Arzneimittel statistisch nicht signifikant.

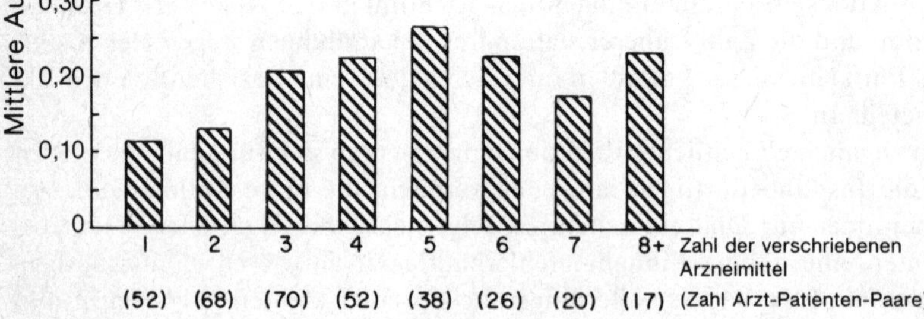

Abbildung 5.1 Mittlere Einnahmefehler bei steigender Anzahl verordneter Medikamente.

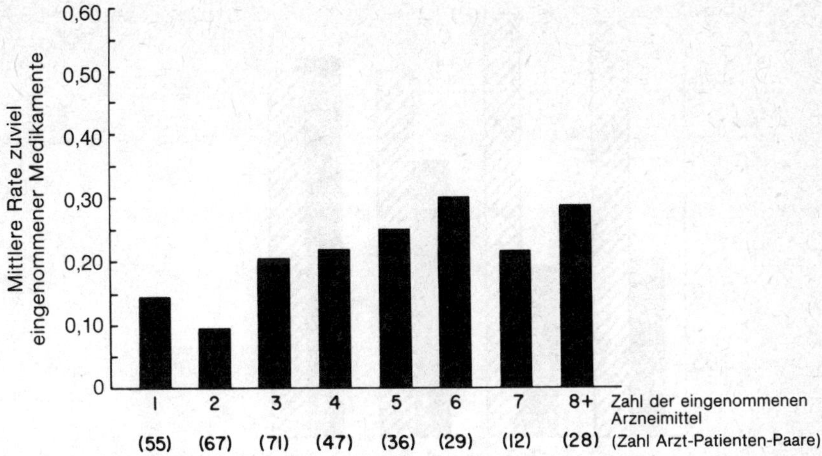

Abbildung 5.2 Verhältnis der im Mittel zuviel eingenommenen Arzneimittel zur Zahl der eingenommenen Medikamente.

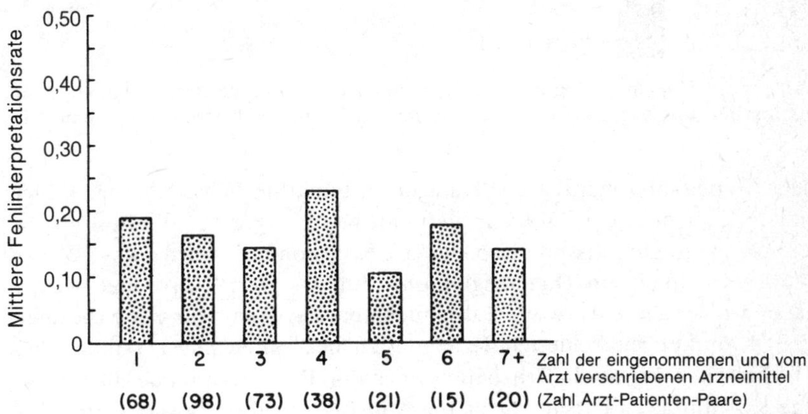

Abbildung 5.3 Verhältnis der mittleren Fehlinterpretation der Therapievorschrift in Relation zur Zahl der verschriebenen und eingenommenen Arzneimittel.

Zusammenfassend ergibt sich also, daß die Fehler bezüglich zuwenig oder zuviel eingenommener Arzneimittel mit steigender Zahl der Arzneimittel zunehmen, während sich eine derartige Beziehung für das Falschverstehen des Therapieschemas nicht nachweisen ließ.

2. Kenntnis der Arzneimittelwirkung. Ein anderer Aspekt der Arzneimittelverordnung betraf die Frage, ob der Patient die Wirkungen des Arzneimittels kannte oder nicht. Man könnte erwarten, daß Patienten um so weniger Fehler unterlaufen, je größer die Kenntnisse über die Wirkungen sind.

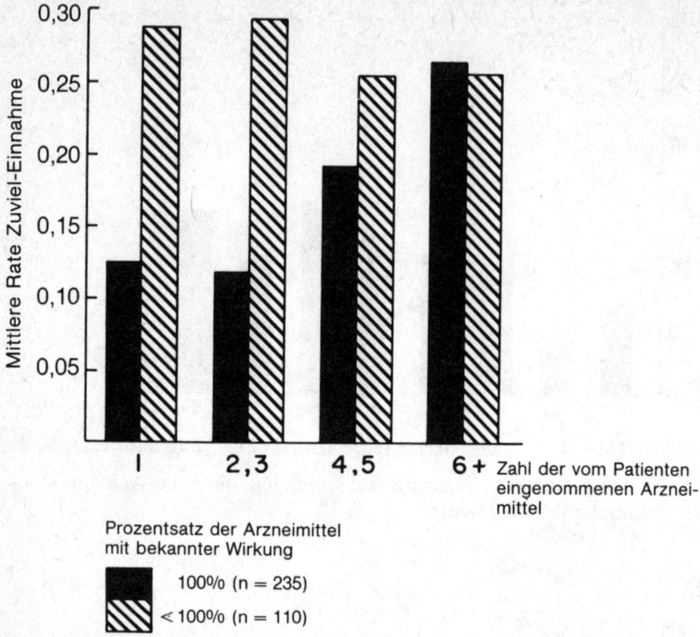

Abbildung 5.4 Übereinnahme-Rate bezogen auf den Prozentsatz der Präparate, deren Funktion bekannt war, zu der Zahl der Arzneimittel, die die Patienten einnahmen.

Die Arzneimittel wurden der Kategorie „Funktion bekannt" zugeordnet, wenn der Patient in der Lage war, vernünftige Aussagen zur Wirkung zu machen. Wenn ein Diuretikum beispielsweise eingenommen wurde, um „Wasser loszuwerden" oder ein Digitalisglykosid „für das Herz" verordnet worden war, so wurden diese Antworten als annehmbar gewertet. Nur wenn die angegebenen Wirkungen keinerlei Beziehung zu bekannten pharmakologischen und klinischen Eigenschaften hatten oder der Patient von sich aus angab, keine Kenntnisse zu haben, wurde die Antwort als falsch gewertet. Im allgemeinen wußten die Patienten relativ gut über die Wirkungen Bescheid. 69% der Patienten kannten sogar die Funktion aller Arzneimittel, die sie einnahmen.

In den Abbildungen 5.4 und 5.5 sind die Beziehungen zwischen dem Grad der Einnahmefehler und den Kenntnissen über die Medikamentenwirkung graphisch in Abhängigkeit von der Zahl einzunehmender Mittel dargestellt. In beiden Abbildungen ist eine Unterteilung über den Wissensumfang zur Arzneimittelwirkung enthalten, nämlich, ob die Wirkung für alle Medikamente oder aber für weniger als 100% bekannt war.

Die Abbildung 5.4 zeigt, daß die Häufigkeit für zuviel eingenommene Arzneimittel bei jenen Patienten hoch ist – unabhängig von der Zahl der eingenommenen Arzneimittel –, die nicht die Wirkung aller Medikamente kann-

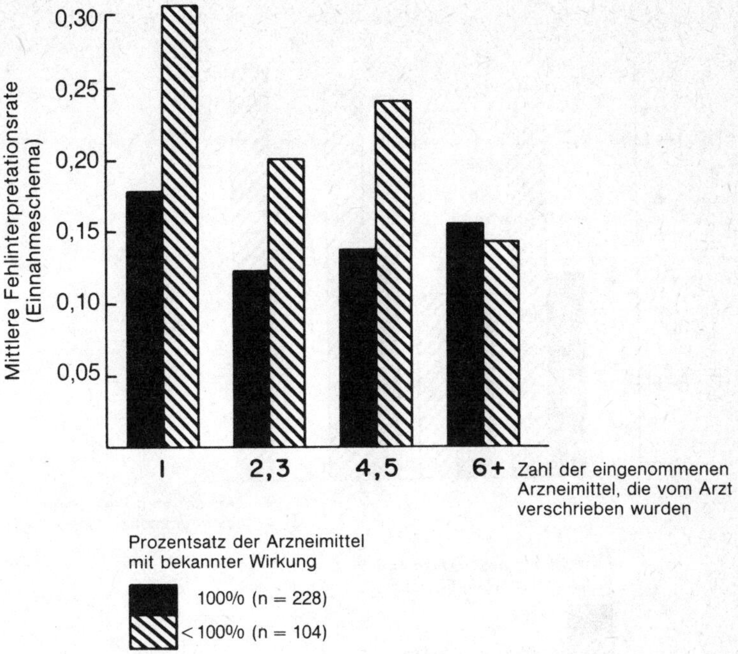

Abbildung 5.5 Zuverlässigkeit der Arzneimitteleinnahme in Abhängigkeit von der Anzahl der Medikamente, die vom Arzt verordnet und vom Patienten eingenommen wurden.

ten. Für diese Feststellung gibt es nur eine Ausnahme, nämlich bei Patienten, die sechs oder mehr Arzneimittel einnahmen. Die beschriebene Beziehung ist nur für zwei oder drei Medikamente statistisch signifikant ($p < 0{,}005$).

Ein ähnliches Ergebnis bezüglich Ausmaß des Nichtverstehens des Einnahmeschemas ist in Abbildung 5.5 dargestellt. Diese Fehlinterpretation ist für jene Patienten höher, die nicht die Wirkung aller Medikamente kannten, im Vergleich zu denjenigen, die hundertprozentig Bescheid wußten. Diese Verknüpfung besteht für jede Anzahl gleichzeitig einzunehmender Medikamente, ausgenommen waren sechs und mehr Medikamente pro Tag. Statistische Signifikanz auf dem 0,05-Niveau wurde für die Einnahme von 2 und 3 bzw. von 4 und 5 verschiedenen Medikamenten erreicht.

Das Ausmaß zu geringer Einnahme war nicht korreliert mit dem Prozentsatz der Medikamente, deren Wirkung bekannt war.

3. Schwierigkeitsgrad des Therapieplans. Es wurde von der Hypothese ausgegangen, daß die Kompliziertheit der Einnahmevorschriften mit der Wahrscheinlichkeit gesteigerter Einnahmefehler einhergeht. Zur Beurteilung wurde der Prozentsatz der nur einmal am Tage einzunehmenden Medikamente als Maß für die Kompliziertheit des Arzneimitteleinnahmeschemas ausgewählt,

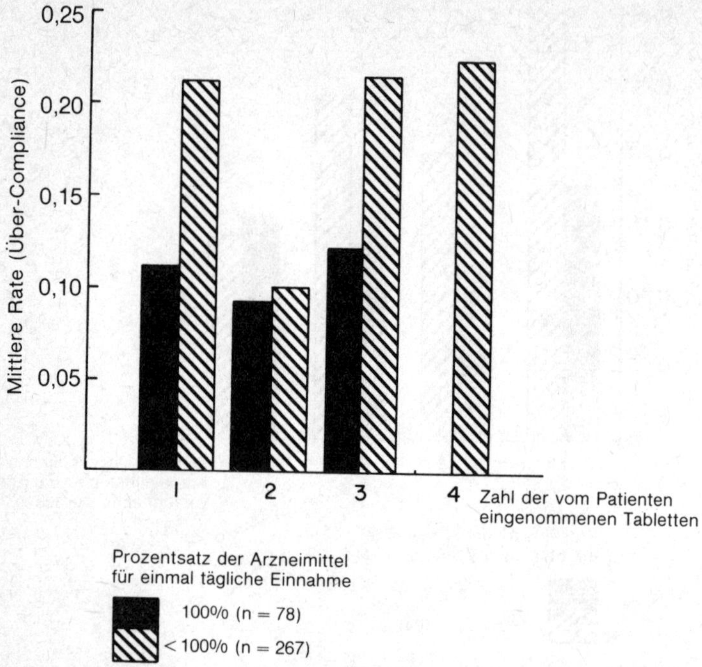

Abbildung 5.6 Umfang der Zuvieleinnahme in Prozent der Arzneimittel, die einmal pro Tag einzunehmen sind, und Zahl der vom Patienten täglich eingenommenen Arzneimittel.

da angenommen werden kann, daß es einfacher ist, sich die Einnahmevorschrift für eine einmalige statt mehrfache Einnahme zu merken.

In den Abbildungen 5.6 und 5.7 ist dies graphisch dargestellt. Die mittlere überhöhte Einnahme bei Patienten, die ein bis vier Arzneimittel einnehmen sollten, ist in Abbildung 5.6 dargestellt. Der Prozentsatz der Arzneimittel, die einmal pro Tag eingenommen werden sollten, wurde in 100% bzw. weniger als 100% aufgeteilt. Das bedeutet, daß Patienten, die alle Arzneimittel nur einmal am Tag einnehmen sollten, mit jenen verglichen wurden, die einige oder alle Arzneimittel mehr als einmal pro Tag einnehmen mußten. Es stellte sich heraus, daß Einnahmefehler im allgemeinen geringer sind, wenn alle Arzneimittel lediglich einmal am Tag einzunehmen sind, obwohl diese Korrelation statistisch nicht signifikant ist.

Mißverstehen von Einnahmeschemata sind in Abbildung 5.7 dargestellt. Für jede verschiedene Anzahl von Medikamenten pro Tag liegt die Fehlerquote niedriger, wenn die Arzneimittel nur einmal täglich einzunehmen sind. Diese Beziehung ist signifikant ($p < 0,05$), wenn die Zahl der einzunehmenden Arzneimittel eins, zwei oder drei ist.

In beiden Abbildungen 5.6 und 5.7 ist die Zahl der Arzneimittel auf maxi-

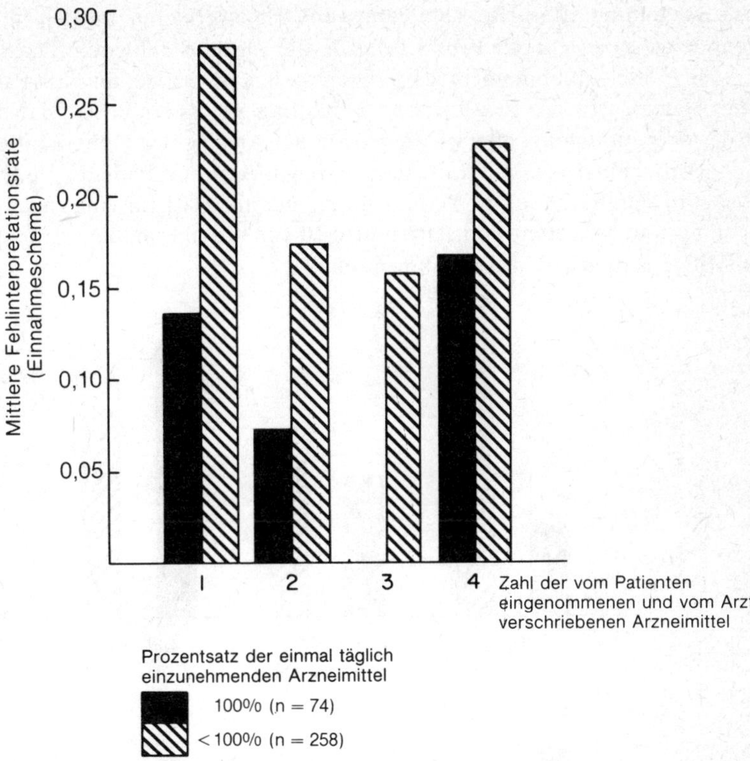

Abbildung 5.7 Ausmaß der Fehlinterpretation des Einnahmeschemas in Abhängigkeit vom Prozentsatz der Arzneimittel, die nur einmal täglich einzunehmen waren, und Zahl der Arzneimittel, die verordnet und eingenommen wurden.

mal vier begrenzt, weil praktisch kein Patient, der täglich mehr als 4 Medikamente einnahm, diese lediglich auch nur einmal täglich einzunehmen hatte.

Arzt-Patienten-Beziehung

Der viel zitierte Begriff der „Arzt-Patienten-Beziehung" beinhaltet viele Aspekte, von denen drei in dieser Studie definiert und gemessen wurden. Diese wurden mit den Begriffen „Kommunikation zwischen Arzt und Patient", „Kenntnis des Arztes von den Sorgen des Patienten" und „Zufriedenheit des Patienten" beschrieben.

1. Kommunikation. Das Verteilungsmuster der Kommunikationsbewertung wurde für die diabetischen und herzkranken Patienten getrennt betrachtet. Dann wurden die Beziehungen zwischen diesen Wertungen und der Einnahmefehlerbewertung weiter analysiert. Für die Diabetiker wurde keinerlei Zusammenhang gefunden, während sich für die Patienten mit Herzinsuffizienz ein klares Muster ergab.

Die Bewertungsziffern für das Kommunikationsverhalten wurden in drei getrennte Gruppen aufgeteilt und für jede die mittlere Fehlerhäufigkeit bei der Arzneimitteleinnahme berechnet. Die graphische Darstellung für Patienten mit Herzinsuffizienz findet sich in Abbildung 5.8. Es ergibt sich dabei für jede der drei Einnahmefehlermöglichkeiten ein Anstieg der Fehlerhäufigkeit mit der Abnahme der Kommunikation zwischen Arzt und Patient. Die Differenzen sind signifikant mit p-Werten von kleiner als 0,001 für eine zu geringe Einnahme und p-Werten von 0,05 und 0,10 für die übermäßige Einnahme bzw. Mißverständnisse im Einnahmemodus.

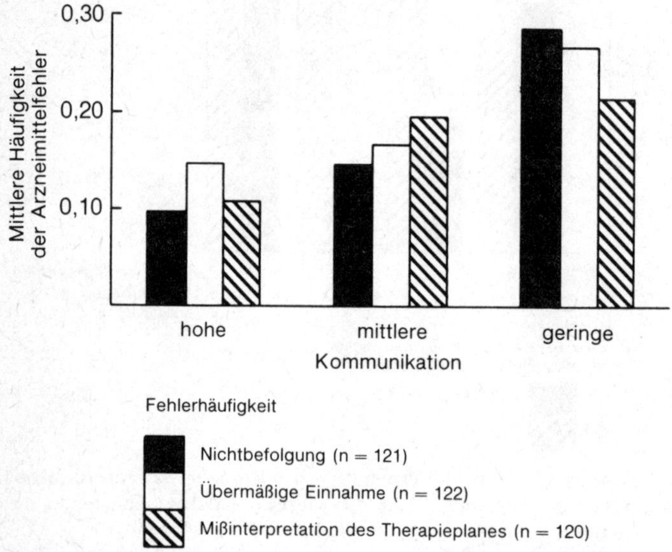

Abbildung 5.8 Mittlere Einnahmefehlerhäufigkeit in Beziehung zum Kommunikationsgrad zwischen Arzt und Patient: Patienten mit Herzinsuffizienz.

Für die Diabetiker wurde keine Beziehung zwischen dem Ausmaß der Kommunikation und den Einnahmefehlern gefunden, obgleich sich eine enge Korrelation zwischen spezifischen Kommunikationseinzelheiten und der entsprechenden Verhaltensweise ergab: Wenn der Patient die richtige Bezeichnung seines blutzuckersenkenden Medikamentes kannte, hatte er auch fast immer das richtige Medikament zur Hand. Wenn der Präparatename unbekannt oder falsch angegeben wurde, war es wesentlich unsicherer, ob er auch das richtige Präparat besaß. Gleiche Beobachtungen trafen für andere Aspekte des therapeutischen Verhaltens, wie beispielsweise Urinuntersuchung auf Glukose oder das Mitführen eines Diabetes-Passes, zu. Wenn die Patienten darüber unterrichtet waren, was man von ihnen erwartete, entsprach ihr Verhalten in 85% der Fälle der Erwartung. Das Hauptproblem bestand in der Kommunikation, denn mehr als ein Drittel der Patienten war sich nicht darüber im klaren, was man bei bestimmten Instruktionen von ihnen erwartete.

2. Zufriedenheit der Patienten. Bei den Patienten mit Herzinsuffizienz schien eine zunehmende Zufriedenheit mit den fachlichen und persönlichen Qualitäten des Arztes auf lineare Art und Weise mit einer herabgesetzten Fehlerhäufigkeit einherzugehen. Diese Beziehung erreichte jedoch keine statistische Signifikanz. Deshalb wird aus Sparsamkeitsgründen auf die Angabe von Daten verzichtet. Daß ein solcher Zusammenhang aber tatsächlich existieren dürfte, geht auch aus den Befunden anderer Autoren hervor (870).

3. Kenntnisse des Arztes über die Sorgen seiner Patienten. Die entsprechenden Bewertungszahlen zeigten bei allen Patienten keine Beziehung zu den Einnahmefehlern. Dies gilt auch für die Gruppierung nach Krankheiten.

Schlußfolgerungen und sich daraus ergebende Konsequenzen

Therapie

Das Anliegen dieses Kapitels war es, bestimmte beeinflußbare Aspekte der Patienten-Arzt-Beziehung, die mit Einnahmefehlern korreliert sind, herauszufinden. Einige typische Faktoren des Einnahmemodus weisen eine signifikante Verknüpfung mit der Art und dem Ausmaß der beobachteten Fehler aus. So geht mit der Anzahl gleichzeitig einzunehmender Medikamente sicher eine fehlerhafte, zu geringe oder übermäßige Einnahme einher. Patienten vergessen um so häufiger die Einnahme, je mehr Medikamente ihnen vom Arzt verschrieben werden: Je mehr Arzneimittel der Patient einnimmt, desto größer ist die Anzahl jener, über deren Einnahme der Arzt nicht informiert ist.

Diese einfachen Informationen sollten zu wichtigen Anwendungen in der ärztlichen Praxis und auch des Patientenverhaltens führen. Die Zahl verschriebener und eingenommener Arzneimittel sollte so weit eingeschränkt werden, wie es zum Erreichen des Therapieziels möglich ist. Diese Forderung könnte gleichzeitig eine Empfehlung für die Verordnung von Kombinationspräparaten sein, in denen mehr als eine pharmakologisch aktive Substanz enthalten ist, obgleich es hierfür nur wenige experimentelle Beweise gibt (vgl. Kapitel 8 und 9).

Der Befund, daß eine Zunahme der Einnahmehäufigkeit zu einer erhöhten Anzahl von Fehlinterpretationen der Einnahmeschemata führt, ist kaum überraschend. Derartige Fehler können dadurch herabgesetzt werden, daß man den Einnahmemodus vereinfacht. Wenn man das einfachste Schema wählt, welches dem täglichen Tagesablauf und den Aktivitäten des Patienten angepaßt ist, müßte die Fehlerquote zu senken sein.

Wenn bei einem Patienten nur geringe Wirkungen der Medikation festzustellen sind, sollte der Arzt zuerst überlegen, was und wie eingenommen wird, anstatt eine höhere Dosis oder ein anderes Medikament zu verschreiben (331, 612).

Die Kenntnis der Arzneimittelwirkung war im Gegensatz zu fehlenden oder falschen Kenntnissen mit einer herabgesetzten Fehlerquote für die übermäßige Einnahme und für die fehlerhafte Einhaltung des Therapieplanes verbunden. Beide Fehlerarten würden durch Kenntnisse über die Wirkung aller Medikamente reduziert. Die Überprüfung der Arzneimittel-Packungen zwecks Erkennung kritischer Punkte, um die Patienten über den Umgang mit ihnen besser informieren zu können, ist erfolgt. Möglichkeiten, um die Information des Patienten über die Wirkung der Mittel zu verbessern, beginnen bei der ersten Verschreibung durch den Arzt. Darüber hinaus kann die Aufklärung des Patienten auch durch den Apotheker verbessert werden, wenn der Patient sein Mittel in der Apotheke abholt. Diese Verstärkungen können bei den weiteren Sprechstundenterminen durch Arzt und andere Personen fortgesetzt werden (341). Diese können dadurch effektiver gestaltet werden, daß der Patient die Medikamente mitbringt, so daß Arzt und Patient direkt darüber sprechen können, welches Medikament zu welchem Zweck eingenommen werden soll.

Kommunikation

Bei den Patienten mit Herzinsuffizienz war das Ausmaß der erhaltenen Anweisungen und Informationen umgekehrt proportional mit der Höhe der Einnahmefehler korreliert. Je besser die Kommunikation, desto niedriger die Fehlerquote. Der Arzt trägt also eine besondere Verantwortung dafür, seinem Patienten die Krankheit und ihre Auswirkungen sowie den Sinn der therapeutischen Behandlung genau zu erklären. Wie kann dies am besten durchgeführt werden? So wie im Kapitel 10 von Lawrence Green vorgeschlagen, könnte eine spezielle Hilfskraft, die in Kommunikationsfragen eine besondere Ausbildung hat, die Vermittlung der notwendigen Informationen verbessern. Andere empfehlen eine schriftliche Mitteilung in detaillierter Form nach Art einer Packungsbeilage. Die kürzlich von Griffith (864) vorgeschlagene schriftliche Information wäre individuell für 500 der am häufigsten verschriebenen Arzneimittel zu erstellen. Eine solche Packungsbeilage enthält Informationen über Anweisungen, Anleitungen, Vorsichtsmaßnahmen, mögliche Nebenwirkungen, Einfluß auf Tätigkeiten des täglichen Lebens, über Aufbewahrung, Überdosierung und Therapie.

Andere Aspekte der Arzt-Patienten-Beziehung

Aus einigen Beiträgen in der Literatur ist zu entnehmen, daß wir die wichtigsten Aspekte der Arzt-Patienten-Beziehung nicht ausreichend definiert haben. Dies gilt insbesondere für die Beeinflussung der Compliance durch den Arzt (130, 670, 741, 820, 825). Es hat sich gezeigt, daß die Compliance des Patienten in der Privatpraxis besser ist als in der Klinik. In der Privatpraxis arbeiten die Patienten außerdem besser mit, wenn ihr gewohnter Arzt und nicht ein anderer Arzt der Gruppe oder gar ein dem Patienten bisher unbekannter Arzt die Verschreibung vornimmt (95).

Die Patienten nehmen ihre Medikamente mit größerer Wahrscheinlichkeit, wenn der verordnende Arzt selbst an die Wirksamkeit und Wichtigkeit der Arzneimitteleinnahme glaubt (774), aber die Art und Weise, wie der einzelne Arzt seine Überzeugung dem Patienten gegenüber am besten mitteilen sollte, ist viel schwieriger zu analysieren. Weiterhin hat sich herausgestellt, daß weniger Fehler auftreten, wenn die Erwartungen, die ein Patient vom Gespräch mit dem Arzt hatte, erfüllt werden und wenn die Patienten mit der Behandlung zufrieden sind (870).

Alles in allem warten also Forschungsmöglichkeiten für eine bessere begriffliche Bestimmung und Definition der verschiedensten Varianten der Arzt-Patienten-Beziehung und die Planung präziserer Meß- und Analysemethoden noch auf ihre Verwirklichung.

6
Wahrnehmungen des Patienten und Compliance: Neuere Untersuchungen zum „Health Belief Model“

Marshall H. Becker, Lois A. Maiman, John P. Kirscht, Don P. Haefner, Robert H. Drachman, D. Wayne Taylor

Einleitung

In den frühen 50er Jahren entwickelte eine Gruppe von Sozialpsychologen*), die im öffentlichen Gesundheitswesen der Vereinigten Staaten arbeiteten, ein theoretisches Konzept, um die Wahrscheinlichkeit zu ergründen, mit der ein Individuum an einer vorbeugenden gesundheitlichen Maßnahme wie z. B. einer Impfung oder einer Reihenuntersuchung zur Feststellung symptomloser Erkrankungen teilnimmt (881). Seit der ersten Erprobung dieses Konzepts bei einer Reihenuntersuchung zum Nachweis der Tuberkulose (878) ist dieses Thema zu einer oft untersuchten Fragestellung geworden. Erst kürzlich ist ihm durch Verhaltensforscher und Spezialisten der Gesundheitserziehung, die sich wissenschaftlich intensiv mit der Frage befaßt haben (32, 792, 882), große Beachtung zuteil geworden.

Das hier angesprochene Modell wird im allgemeinen als „Health Belief Model“ (HBM) bezeichnet. Es basiert, wie Abbildung 6.1 verdeutlicht, auf den entscheidungstheoretischen Begriffen der „Wertigkeit“ oder Attraktivität eines Zieles und der subjektiv empfundenen Wahrscheinlichkeit, d. h. der persönlichen Einschätzung, wie wahrscheinlich das anvisierte Ziel erreicht werden kann. Die Theorie besagt, daß die Frage, ob ein Individuum eine empfohlene gesundheitliche Aktion unternehmen wird oder nicht, von folgenden persönlichen Einschätzungen des Patienten, seinen „Health Beliefs“, abhängig ist: (1) hinsichtlich des Ausmaßes eigener Anfälligkeit gegenüber einer bestimmten Krankheit oder einem krankheitsähnlichen Zustand; (2) hinsichtlich des Schweregrads der Auswirkungen (organische und/oder soziale), die sich ergeben können, wenn man sich die Krankheit oder den entsprechenden Zustand zuzieht; (3) hinsichtlich des möglichen Nutzens oder der Wirksamkeit, den die gesundheitliche Maßnahme aufweist, um die Erkrankung zu ver-

---

*) Dr. Godfrey M. Hochbaum, S. Stephan Kegeles, Howard Leventhal und Irwin M. Rosenstock

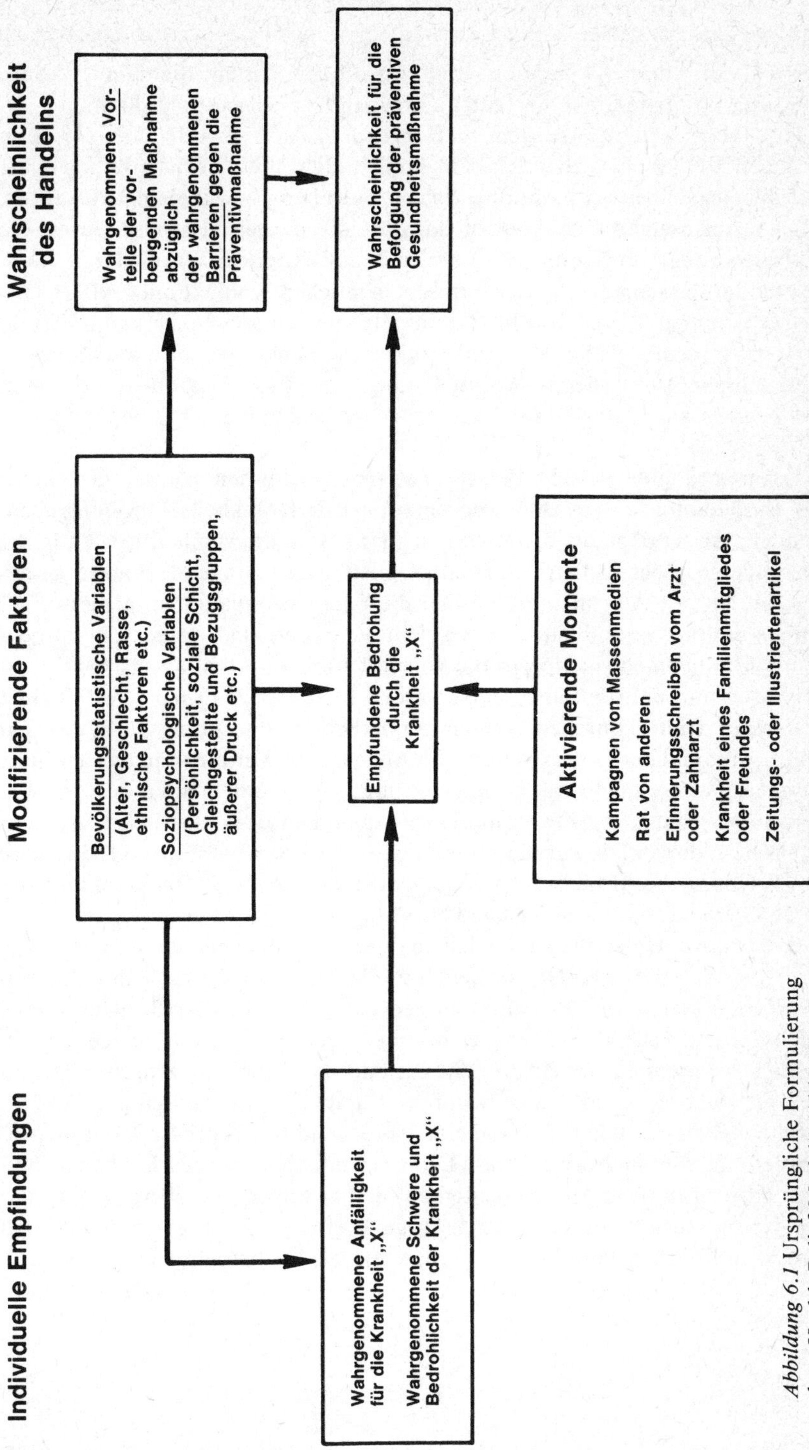

Abbildung 6.1 Ursprüngliche Formulierung des „Health Belief Model" (Abk. HBM)

hindern oder ihr Ausmaß zu lindern; (4) hinsichtlich physischer, psychologischer, finanzieller und anderer Hindernisse oder Kosten, die damit verbunden sind, das angeratene Verhalten aufzunehmen oder fortzuführen.

Das HBM fordert außerdem, daß irgendein Auslöser oder Stimulus zum richtigen Verhalten vorhanden sein muß, indem etwa dem einzelnen seine Gefühle gegenüber der gesundheitlichen Bedrohung bewußtgemacht werden. Solche Auslösemomente können sowohl intern (beispielsweise durch die Wahrnehmung von Symptomen) als auch auf externem Wege (durch Kampagnen in Massenmedien oder durch persönlichen Kontakt mit anderen) zustande kommen (874). Obwohl man im allgemeinen annehmen kann, daß diverse soziodemographische und strukturelle Faktoren die individuellen Health Beliefs und deren Wahrnehmung beeinflussen können, geht man nicht davon aus, daß sie in direkter kausaler Beziehung zur Compliance stehen.

Das ursprüngliche HBM, dessen Schwerpunkt auf den Wunsch des einzelnen Individuums ausgerichtet war, eine spezielle Krankheitsbedrohung abzuwenden, ist seitdem revidiert worden (875). Wie es Abbildung 6.2 für die Compliance in der Pädiatrie darstellt, schließt es jetzt folgende Punkte zusätzlich mit ein: (1) Allgemein gesundheitsbezogene Motivationen, gemessen an Sorgen um die Gesundheit, an der Lebensweise und am Vertrauen in vorbeugende Maßnahmen, Faktoren, die von Situation zu Situation als relativ unspezifisch und konstant angesehen werden können; (2) Erneute Anfälligkeit gegenüber früher durchgemachten Krankheiten unter Einschluß des Zustands während der Untersuchung; (3) Allgemeines Vertrauen in das ärztliche Können und die medizinische Behandlung; (4) Charakteristika der Arzt-Patienten-Beziehung, die die Compliance verstärken oder abschwächen könnten. Der an diesen Dingen stärker interessierte Leser sei auf die vollständigere Beschreibung des Modells im Vorgänger dieses Buches (794) und an anderen Stellen verwiesen (215, 603, 604, 879, 880).

Prospektive Untersuchungen haben indes im allgemeinen weniger enge Korrelationen zwischen Health Beliefs zu Beginn einer Therapie und der späteren Compliance des Patienten aufgedeckt, als es für die Beziehung zwischen Health Beliefs und der gleichzeitig vorhandenen Compliance zutrifft. Daraus konnte man den Schluß ziehen, daß die Beziehung zwischen Health Beliefs und der Compliance zumindest teilweise wechselseitiger Art ist. Health Beliefs verhalten sich dabei entsprechend der aktuellen Compliance-Einstellung wie auch umgekehrt. Die zwei nachfolgend beschriebenen Studien erforschen diese Möglichkeiten auf den Gebieten des Übergewichts und der Hypertonie. Weitere aussagekräftige Berichte aus jüngerer Zeit finden sich in zahlreichen Publikationen (36, 873) und Dissertationen (876, 877).

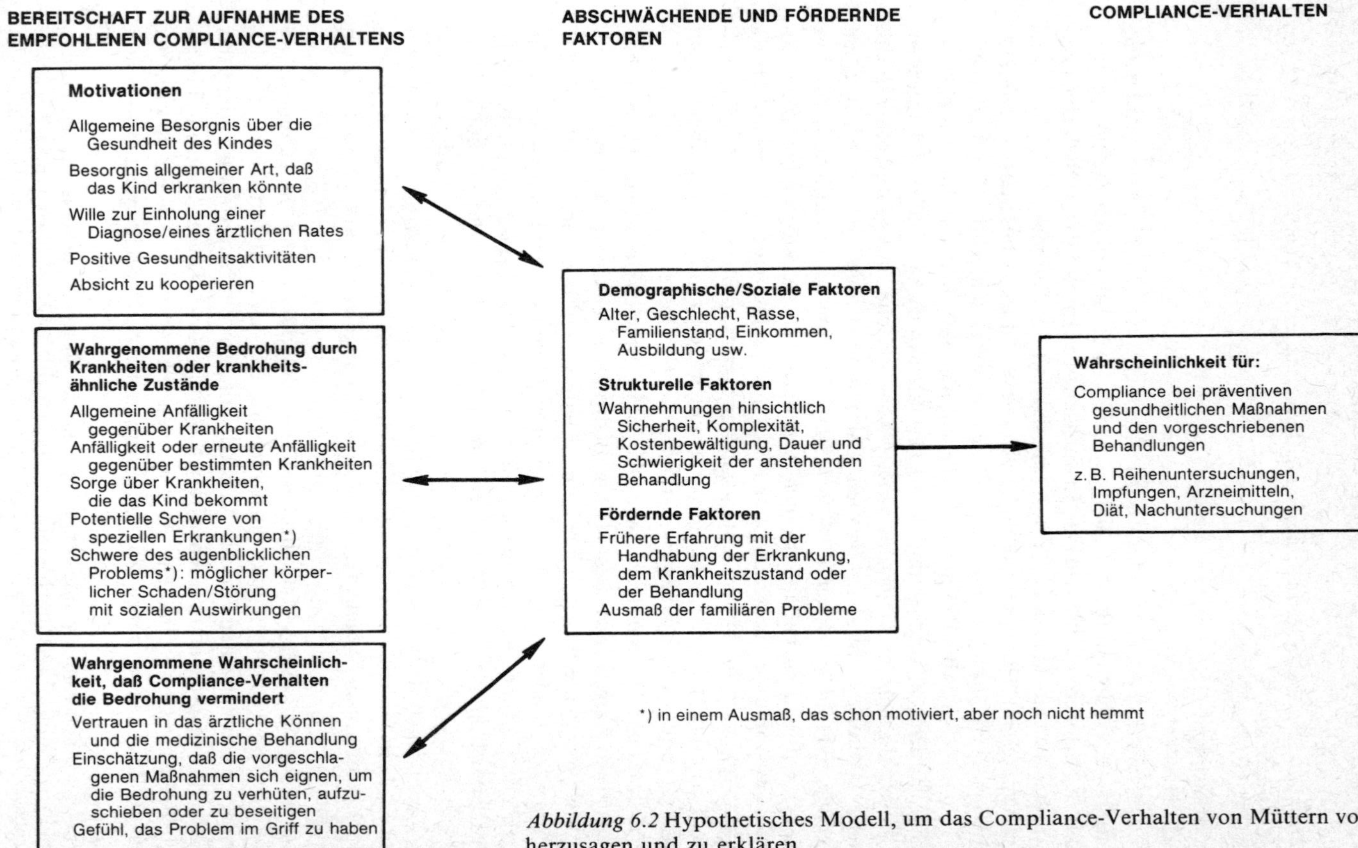

Abbildung 6.2 Hypothetisches Modell, um das Compliance-Verhalten von Müttern vorherzusagen und zu erklären

Erprobung des Health Belief Model bei Fettsucht*)

Marshall H. Becker, Lois A. Maiman, John P. Kirscht, Don P. Haefner, Robert H. Drachman

Einführung

Die Fettsucht von Kindern wird allgemein als ein schwerwiegendes Gesundheitsproblem aufgefaßt (898), besonders weil man einen Zusammenhang mit der schweren Fettsucht des Erwachsenen vermutet (902). Bedauerlicherweise lassen sich aus der Literatur, die sich mit der Patienten-Compliance bei verschiedenen Therapieformen der Übergewichtigkeit beschäftigt, nur „bemerkenswert ähnliche und dabei bemerkenswert schlechte" Ergebnisse entnehmen (486). Alle Versuche, die Psyche des fettsüchtigen Jugendlichen zu charakterisieren, sind enttäuschend verlaufen (885, 887, 888), und Interventionen, die sich auf physiologische, psychologische und gruppentherapeutische Methoden gründen, ergaben Compliance-Raten, die im allgemeinen zwischen 0 und 28% lagen (889, 904, 905). Der einzige einheitliche Befund ist dabei, daß sowohl Patient als auch Arzt bezüglich der Möglichkeit einer Gewichtabnahme pessimistisch sind (897). Dieser fehlende Glaube an Erfolg dürfte teilweise auf Untersuchungsansätze zurückzuführen sein, die dazu neigen, grundlegende Einstellungen und subjektive Empfindungen über Fragen von Gesundheit und Übergewicht außer acht zu lassen.

Das dauerhafte Befolgen einer Diät ist im Bereich des Gesundheitsverhaltens etwas Ungewöhnliches: (1) Die Bedrohung der Gesundheit ist keine unmittelbare, sondern ziemlich zukunftsorientiert und hängt mit anderen Bedingungen zusammen; (2) geeignete präventive Maßnahmen könnten aus Gründen durchgeführt werden, die nichts mit der Gesundheit zu tun haben (beispielsweise körperliches Aussehen, soziales Ansehen); und (3) auch dann, wenn Übergewicht als ein Gesundheitsproblem erkannt wird, wird es von vielen Menschen nicht als eine „Krankheit" im eigentlichen Sinne des Wortes angesehen. Deshalb bewirken diese Faktoren eine neuartige Situation, für die Inhalte des oben dargelegten HBM erweitert angewendet und getestet werden können.

Für Kinder, ältere Menschen und viele Behinderte sind die gängigen Gesundheitsvorstellungen und -ansichten anderer „Verantwortlicher" die primären Determinanten für das Ausmaß, mit dem der betreffende Patient das Behandlungsprogramm auch wirklich befolgt (604). Diese Kontrolle kindlichen Gesundheitsverhaltens ist dokumentiert worden, z. B. für Impfungen (500), Zahnbehandlung (886, 893), Einnahme von Medikamenten (34) und

*) Diese Untersuchung wurde vom amerikanischen National Heart and Lung Institute und vom National Institute of Child Health and Human Development unterstützt. Ein früherer Bericht erschien im Journal of Health and Social Behavior 18, 348–366 (1977).

die Inanspruchnahme einer Vielzahl von Dienstleistungen im Gesundheitswesen (883).

Neben der direkten Kontrolle haben die Untersucher solcher Fragen den Einfluß der mütterlichen Einstellung zu Gesundheitsfragen auf Haltung und Verhalten ihrer Kinder betont. So zeigte beispielsweise Zborowski (906) Beziehungen zwischen mütterlicher Überprotektion und der Einstellung der Kinder zu gesundheitsbedrohenden Situationen auf. Mechanic (900) beobachtete, daß die Aufmerksamkeit von Kindern gegenüber Krankheitssymptomen mit dem Interesse der Mutter an Krankheitsfragen korreliert. Für die hier vorgestellte Untersuchung am wichtigsten dürfte aber der Befund von Litman (896) sein, daß der Einfluß der Mutter die entscheidende Determinante für die Essensgewohnheiten und die Einstellung zur Nahrungsaufnahme ist. Er schreibt (Seite 505), daß „die beständigste Beobachtung, die in unserer Dreigenerationenstudie zu machen war, die ziemlich beherrschende Rolle der Frau und Mutter hinsichtlich der Gesundheit und Gesundheitsvorsorge für die Familie betraf“. Aus diesen Gründen legt diese Studie ihr Schwergewicht auf die Motivation und die Empfindungen der Mutter gegenüber der Gesundheitsvorsorge als Vorhersagefaktor für die Gewichtsabnahme des Kindes.

Methoden

Die Untersuchung wurde in der umfangreichen Ambulanz einer Kinderklinik eines großen Lehrkrankenhauses durchgeführt. Zwischen Juli 1973 und Juli 1975 wurden die Mütter, bei deren Kindern durch den Klinikarzt zum ersten Mal Übergewicht festgestellt worden war, an den klinischen Diät-Fachmann überwiesen, bei dem sie Instruktionen und einen Gewichtsreduktionsplan erhielten. Danach wurden sie zur Teilnahme an einem Projekt über Meinungen und Sorgen des einzelnen zu Gesundheitsfragen eingeladen. Dabei wurden in die Studie nur solche Personen aufgenommen, die angaben, die Verantwortung zu tragen, sowohl für die tagtägliche Betreuung des Kindes als auch für das Aufsuchen eines Arztes, wenn das erforderlich sein sollte. Diese 182 Mütter wurden etwa eine Stunde lang nach ihren Vorstellungen, Sorgen und Motiven bezüglich Gesundheitsfragen im allgemeinen und Übergewicht im besonderen befragt. Dabei wurden die Interview-Items spezifisch auf die Inhalte des HBM ausgerichtet.

Die Personen wurden dann zufällig entweder einer von zwei Gruppen zugeteilt, bei denen motivierende Maßnahmen in unterschiedlicher Intensität durchgeführt wurden, oder einer Kontrollgruppe ohne Intervention. Die beiden Versuchsbehandlungen waren eine Botschaft mit „starker Furchterwekkung“ (1) bezüglich Übergewicht und eine Broschüre über Fettsucht und ihre Gefahren oder (2) eine „weniger Furcht einflößende“ Information und ein ähnliches Büchlein, aber mit „weniger bedrohlichem“ Inhalt.

Obgleich die Literatur über die Angstmotivation etwas ambivalent ist (899), deuten die bisherigen Erfahrungen darauf hin, daß es günstig sein kann, die Angst als Hilfsmittel zusätzlich zu den Gesundheitsempfehlungen zu verwenden (895). Dies gilt besonders für den Beginn einer Behandlung (884). Es scheint dabei nicht so zu sein, daß die Auslösung von Furcht bei Probanden zwangsläufig zu einer Einstellungs- oder Verhaltensänderung in der erwünschten Richtung führt; eher scheinen die Probanden zu versuchen, die Furcht wieder abzubauen, wobei das Gefühl der Bedrohung mit anderen individuellen Verhaltensweisen, wie beispielsweise dem Ausmaß der am Anfang vorhandenen Sorge und der persönlichen Fähigkeit, mit der Bedrohung fertig zu werden, in Wechselwirkung tritt (890).

Mit dem Ausmaß, in dem eine Drohbotschaft zur Wahrnehmung einer persönlichen Gefahr führt und Methoden aufzeigt, mit dieser Gefahr fertig zu werden, liefert sie nützliche Informationen, besonders für Personen, die sich weniger Sorgen machen (895). Man kann also Drohbotschaften bewußt dazu benutzen, bestimmte Informationen Patienten zukommen zu lassen (901). Es gibt mehrere Berichte über wirkungsvolle Anwendung einer Drohung (293, 894, 903) und auch frühere Versuche, Drohungen dazu zu benutzen, die Health Beliefs zu verändern (215, 413, 891).

Die Ergebnisse über Gewichtsänderungen wurden zwei Monate lang alle zwei Wochen (d.h. viermal) vom Diät-Fachmann eingeholt. Bei der ersten Messung waren die Kinder natürlich mehr oder weniger stark übergewichtig. Deshalb wurde jedem Kind eine unterschiedlich hohe Gewichtsabnahme vorgeschrieben. Um eine Standardisierung innerhalb der Patientengruppe zu erhalten, wurde das Verhältnis zwischen der Gewichtsänderung an zwei Meßterminen und dem Ausgangsgewicht zur wichtigsten Bezugsgröße der Studie gemacht.

Um ein anderes, allgemeineres Maß für das Compliance-Verhalten der Mutter zu erhalten, wurde das Verhältnis der Einhaltung der Kliniktermine über einen langen Zeitraum (die Termine beim Diät-Spezialisten ausgenommen) für jedes Kind (soweit möglich, $n = 145$) berechnet, indem die Zahl der eingehaltenen Termine während einer Standardperiode von zwölf Monaten geteilt wurde.

Eine Reihe von HBM-Variablen wurde mit einem Fragebogen erhoben. Um verläßlichere Meßergebnisse zu erhalten, wurden alle Einzelfragen, die sich auf einen Begriffsinhalt bezogen, jeweils in einem Index zusammengefaßt. Drei Einzelschritte wurden angewendet, um die Eignung eines Index zu beurteilen:

(1) die einbezogenen Einzelfragen mußten für den Oberbegriff eine gewisse Bedeutung besitzen; (2) die Beziehungen zwischen den Einzelfragen wurden analysiert, und Fragestellungen, die nicht ein Mindestmaß an gemeinsamer Zugehörigkeit aufwiesen, wurden eliminiert; (3) der innere logische Zusammenhang des Index wurde durch die Berechnung eines entsprechenden Koeffizienten festgelegt (892). Die verbleibenden Indizes hatten Koeffizienten zwischen 0,47 und 0,96. Die Indizes mit einem geringen Grad inhaltlicher Über-

einstimmung wurden fortgelassen. Im großen und ganzen ergab sich die größte Einheitlichkeit bei Indizes, die allgemeine Besorgnis über den Gesundheitszustand des Kindes, die Wahrnehmung einer Krankheitsbedrohung oder die Erkenntnis negativer gesundheitlicher Konsequenzen der Fettsucht wiedergaben. Fragestellungen über spezifische Vorteile einer Diät oder über Faktoren, die die Durchführung einer Diät behindern, wiesen hingegen eine geringere Kohärenz auf.

Persönliche Merkmale wie Alter oder Ausbildung wurden mit Einzelfragen erhoben. Allerdings wurde zusätzlich ein Index eingeführt, der die Fragen nach persönlichem Gesundheitszustand, Ausbildungsstand, Einkommen und Zahl der Kinder in der häuslichen Gemeinschaft zusammenfaßt. Diese Kombination hatte zum Ziel, persönliche Probleme deutlich zu machen. Da dieser Index jedoch eine geringe Zuverlässigkeit ergab, wurden Fragestellungen nach den persönlichen Merkmalen bei der Auswertung der Studie wieder einzeln bewertet.

Ergebnisse

62% der 184 an der Studie beteiligten Personen nahmen an allen Abschnitten der Studie teil. Eine detaillierte statistische Auswertung spricht dafür, daß Abnutzungserscheinungen der Studiengruppe vermutlich wenig Einfluß auf die Ergebnisse hatten.

Allgemeine Gesundheitsmotivation

Die Befragung begann mit einer Erhebung, inwieweit die Mutter über die Gesundheit des Kindes besorgt war, auch im Vergleich zu der Besorgnis, die sie für ihre anderen Kinder zeigte. Wie aus der Tabelle 6.1 zu entnehmen ist, waren diese Einzelheiten sehr gute Indizien für die Vorhersage einer Gewichtsabnahme. Das gleiche gilt für die Besorgnis der Mutter, daß ihr Kind möglicherweise krank werden könnte. Werden diese beiden Ergebnisse kombiniert, so ergibt der daraus resultierende Index ebenfalls hohe Korrelationen, die aber statistisch etwas weniger deutlich sind als die Ergebnisse der Einzelfragen zum allgemeinen Gesundheitszustand des Kindes.

Um eine weitere Dimension der mütterlichen Gesundheitsbesorgnis zu überprüfen, wurden die Mütter gefragt, inwieweit sie der folgenden Aussage zustimmen oder sie ablehnen: „Wenn man lange genug abwartet, werden die Kinder fast jede Erkrankung von allein überstehen.“ Sie sollten darüber hinaus auch angeben, ob sie, wenn ihr Kind etwas krank zu sein scheint, „mit ihm gleich zu einem Arzt gehen oder ein oder zwei Tage abwarten“. Keine der beiden Fragen ermöglichte eine Vorhersage, vielleicht deshalb, weil die Art der Fragestellung die Mutter an leichte und/oder akute Erkrankungen ihres Kindes erinnerte, Erfahrungen, die sich ziemlich stark von dem augenblicklichen Zustand der Übergewichtigkeit und der dadurch erforderlich gewordenen Diät unterschieden.

Tabelle 6.1 Korrelationen (Gammakoeffizienten) zwischen Motivation für Gesundheitsfragen und Variablen der Compliance

Variablen für die Motivation	Gewichtsänderung bei der Nachuntersuchung (NU)				Grad des Einhaltens des Sprechstundentermins in der Klinik
	1. NU	2. NU	3. NU	4. NU	
Besorgnis über die Gesundheit des Kindes	0,541*)	0,330*)	0,326*)	0,252*)	0,140⁺)
verglichen mit der Besorgnis um andere Kinder	0,354*)	0,229*)	0,113	0,068	−0,017
Möglichkeit, daß das Kind erkrankt	0,502*)	0,319*)	0,332	0,200⁺)	0,110
Besorgnis-Index	0,514*)	0,307*)	0,315	0,209⁺)	0,133⁺
Die Kinder werden ohne die Hilfe eines Arztes wieder gesund	−0,041	0,027	0,015	0,028	0,088
Aufsuchen des Arztes oder Abwarten	−0,110	0,097	−0,019	0,162	−0,043
Index für besondere gesundheitliche Aktivitäten	0,332*)	0,408*)	0,281*)	0,241⁺)	−0,005
Index für die Sorge um die eigene Gesundheit	0,184⁺)	0,128	0,077	0,111	0,100
Wahrscheinlichkeit, daß das Kind seine Diät einhält	0,527*)	0,428*)	0,418*)	0,341*)	0,089

*) $p \leqq 0{,}01$; ⁺) $p \leqq 0{,}05$

Ein dritter Aspekt bezüglich der Motivation der Mutter liegt versteckter. Er gründet sich auf die Antwort der Mutter, ob sie ihrem Kind regelmäßig Vitamine verabreicht, spezielle Nahrung kauft, „um die Gesundheit der Familie zu verbessern oder zu schützen", darauf achtet, daß das Kind ausreichend Bewegung und Ruhe hat und vieles mehr. Das Befolgen dieser speziellen gesundheitlichen Maßnahmen steht, wie sich erweist, in einem engen Zusammenhang mit der Compliance der Mutter, jedoch nicht mit der Einhaltung der Termine in der Klinik.

Wenn auch die Besorgnis über die Gesundheit des Kindes die Einhaltung der Diät positiv zu beeinflussen scheint, so waren doch die Sorgen der Mutter um ihre eigene Gesundheit (allgemein und bezüglich der Möglichkeit, krank zu werden) für eine Voraussage einer Gewichtsabnahme des Kindes wenig geeignet. In diesem Zusammenhang zeigt sich deutlich, daß die Sorgen um das Kind im Vordergrund stehen und relevanter sind.

Um ein indirektes Maß für den festen Willen zu erhalten, wurde schließlich jede Mutter gebeten, die Wahrscheinlichkeit zu schätzen, daß sie imstande sei, das Kind auf der verordneten Diät zu halten. (Davis (128) stellte fest, daß 44% der Patienten, die seinen Anordnungen nicht folgten, zugaben, daß sie von vornherein nicht bereit gewesen waren zu kooperieren; siehe auch Alpert (7).) Von den auf die allgemeine Gesundheitsmotivation bezogenen Einzelfragen erbrachte diese Variable die besten Korrelationen mit der beobachteten Gewichtsänderung.

Mit Ausnahme der allgemeinen Besorgnis über die Gesundheit des Kindes waren die Meßwerte für Motivation nicht signifikant mit dem Einhalten der Arzttermine verknüpft. Dieses Ergebnis könnte zustande gekommen sein, weil die allgemeinmedizinischen Fragen keine Vorhersage der Gewichtsabnahme oder des Einhaltens der Arzttermine erlaubte und auch deshalb, weil die übrigen Variablen diätspezifisch waren und daher kaum eine Aussage über andere Aktivitäten zulassen.

Einschätzung der Krankheitsanfälligkeit

So wie die Sorge über die Gesundheit des Kindes ein Maß zur Vorhersage von Compliance war, galt dies entsprechend auch für die Einschätzung der Mutter, wie leicht ihr Kind krank wird. Wie die Korrelationen in der Tabelle 6.2 zeigen, war dieser Parameter häufiger mit den gemessenen Gewichtsabnahmen bei den Nachuntersuchungen korreliert und war zugleich besser für die Vorhersage geeignet, ob die Arzttermine eingehalten werden.

Die Mütter wurden auch gebeten, die Wahrscheinlichkeit anzugeben, daß ihr Kind an irgendwelchen von acht verschiedenen Krankheiten erkranken könnte. Die Ergebnisse, die für vier Fragen erhalten wurden, die mit möglichen Herz- und Kreislauferkrankungen in Zusammenhang stehen, zeigen enge Beziehungen zur Gewichtsreduktion, und alle, außer dem rheumatischen Fieber, waren auch mit der Einhaltung der Arzttermine korreliert. (Die restlichen vier Erkrankungen waren Anämie, Pneumonie, Asthma und

Tabelle 6.2 Korrelationen (Gammakoeffizienten) zwischen der Einschätzung der Krankheitsanfälligkeit und den Variablen der Compliance

Variablen für die Anfälligkeit	Gewichtsänderung bei der Nachuntersuchung (NU)				Grad des Einhaltens des Sprechstundentermins in der Klinik
	1. NU	2. NU	3. NU	4. NU	
Wie leicht erkrankt das Kind	0,491*)	0,433*)	0,422*)	0,348*)	0,185⁺)
Aussicht, daß das Kind erkrankt:					
Index für 8 Krankheiten	0,298*)	0,280*)	0,274*)	0,229*)	0,088
Streptokokken-Pharyngitis	0,440*)	0,261*)	0,329*)	0,324*)	0,218⁺)
Rheumatisches Fieber	0,433*)	0,292*)	0,300*)	0,291*)	0,105
Herzbeschwerden	0,251*)	0,190*)	0,210⁺)	0,235⁺)	0,149⁺)
Arterienverkalkung	0,353*)	0,218*)	0,263*)	0,273*)	0,213⁺)
Index für die allgemeine Anfälligkeit	0,504*)	0,334*)	0,360*)	0,308*)	0,254*)
Wahrscheinlichkeit dafür, daß das Kind:					
übergewichtig sein wird	0,086	−0,052	−0,38	−0,011	0,075
raucht	0,033	0,033	0,049	−0,006	−0,083
besonders auf seine Gesundheit achtet	0,001	0,129	−0,024	0,043	0,088

*) $p \leq 0{,}01$; ⁺) $p \leq 0{,}05$

Mumps; auch diese Korrelationen waren eindeutig, mit Werten zwischen 0,410 und 0,177.) Die Kombination aller acht Erkrankungen korrelierte mit der Gewichtsabnahme, jedoch mit etwas geringerer Signifikanz als bei den meisten einzelnen Fragen. Ein „Index für eine allgemeine Krankheitsanfälligkeit", der sowohl die allgemeine als auch spezifische Anfälligkeit zusammenfaßt, ergab jedoch sowohl für das Körpergewicht bei der ersten Nachuntersuchung als auch für die Einhaltung der Sprechstundentermine die besten Korrelationen.

Die Vermutungen der Mutter über das voraussichtliche Gesundheitsverhalten ihres Kindes (sowohl was allgemeine Fragen oder spezifische, die das Körpergewicht und das Rauchen betreffen) waren nicht erkennbar mit den anderen abhängigen Variablen verknüpft. Dieses Ergebnis mag die unterschiedliche Einschätzung der augenblicklichen Verhaltensweise und Wünsche des Kindes durch die Mutter widerspiegeln und auch die Erkenntnis, daß, obgleich die Mutter eine intensive Kontrolle der Diät des Kindes und anderer gesundheitsbezogener Aktivitäten ausübt, dies nicht mehr der Fall sein wird, wenn das Kind erwachsen ist.

Einschätzung der Gefährlichkeit

Aus den Korrelationen der Tabelle 6.3 geht deutlich hervor, daß Mütter mit höherer Compliance stärkere Vorstellungen von der möglichen Gefährlichkeit der Erkrankung für ihre Kinder hatten.

Für die Einschätzung der Gefährlichkeit wurde ein Bewertungsmaß entsprechend dem für Anfälligkeit entwickelt. Bei der Befragung wird nun versucht, zuerst festzustellen, in welchem Grad die Mutter über Erkrankungen des Kindes besorgt war.

Obwohl die erhaltenen Korrelationen signifikant sind, fielen sie doch gegenüber der vergleichbaren Bewertung der allgemeinen Anfälligkeit niedriger aus. Das Fehlen einer Beziehung zur Einhaltung der Sprechstundentermine könnte damit erklärt werden, daß einige Mütter, die die Nachuntersuchungen einhielten, solche medizinische Behandlung als geeignet ansahen, den Schweregrad üblicher Krankheiten ihrer Kinder zu vermindern.

Unter Benutzung der früheren Aufstellung über die acht Krankheiten wurde die Mutter gefragt: „Wenn Ihr Kind die eine oder andere (der acht) Krankheit bekommen würde, wie besorgt wären Sie dann?" Die Mütter mit der höchsten Compliance waren offensichtlich diejenigen, die stark von der Sorge beunruhigt wurden, welchen Schaden eine Krankheit ihrem Kinde zufügen könnte. In diesen Fällen waren die Korrelationen (unter Einschluß des Krankheits-Index) eindeutiger als die für Krankheitsanfälligkeit. Darüber hinaus waren diese Parameter signifikant mit der Einhaltung der Nachuntersuchungstermine korreliert. Die generelle Bewertung der allgemeinen Krankheitsschwere war ein gut geeigneter Parameter zur Vorhersage der Gewichtsabnahme.

Obwohl erfolgreich als Indikator für das Ausmaß der Compliance in ande-

Tabelle 6.3 Korrelationen (Gammakoeffizienten) zwischen der Einschätzung der Schwere der Erkrankung und den Variablen der Compliance

Variable der Schwere der Erkrankung	Gewichtsänderung bei der Nachuntersuchung (NU)				Grad des Einhaltens des Sprechstundentermins in der Klinik
	1. NU	2. NU	3. NU	4. NU	
Sorge über die Erkrankung des Kindes	0,487*)	0,355*)	0,339*)	0,303*)	0,053
Sorge, falls das Kind erkrankt an:					
Index von 8 Krankheiten	0,452*)	0,247⁺)	0,304*)	0,234⁺)	0,120⁺)
Streptokokken-Pharyngitis	0,506*)	0,303*)	0,337*)	0,249⁺)	0,224⁺)
Rheumatisches Fieber	0,595*)	0,431*)	0,349*)	0,343*)	0,187⁺)
Herzbeschwerden	0,640*)	0,401*)	0,351*)	0,370*)	0,217⁺)
Arterienverkalkung	0,614*)	0,452*)	0,408*)	0,375*)	0,204⁺)
Index für die allgemeine Schwere der Krankheit	0,525*)	0,351*)	0,326*)	0,278*)	0,097
Die Krankheiten des Kindes interferieren	0,049	0,030	0,051	−0,043	0,001
Übergewicht beeinträchtigt die Aktivitäten des Kindes	0,489*)	0,292*)	0,377*)	0,330*)	0,106
Sorge über das Übergewicht des Kindes	0,419*)	0,300	0,265*)	0,212⁺)	0,071
Übergewicht verursacht schwere Erkrankungen	0,448*)	0,279*)	0,281*)	0,311*)	0,162⁺)
Index für den Schweregrad des Übergewichtes	0,556*)	0,348*)	0,358*)	0,298*)	0,066

*) $p \leqq 0{,}01$; ⁺) $p \leqq 0{,}05$

ren Studien benutzt, ergab sich zwischen den abhängigen Variablen und der Aussage der Mutter, inwieweit die üblichen Krankheiten ihres Kindes sie von der normalen Arbeit abhalten würden, keinerlei Beziehung. Eine weitergehende Analyse zeigte auch, daß diese Variable keine Verbindung zu den anderen direkten Items des Schweregrades aufwies. Wiederum könnte die Erklärung darin zu suchen sein, daß Übergewichtigkeit nicht als eine Krankheit angesehen wird. Darüber hinaus wird die Fettsucht eines Kindes wahrscheinlich nicht direkt die normalen Aktivitäten der Mutter beeinträchtigen, zumindest nicht in gleichem Ausmaß wie eine akute Erkrankung. Man könnte daraus den Schluß ziehen, daß es richtiger sei, die Mutter zu fragen, inwieweit das Gewichtsproblem die normalen Aktivitäten des Kindes stört (beispielsweise Umgang mit Gleichaltrigen, Ernährung, Teilnahme am Sport etc.). Die für diese Punkte engen Korrelationen in Tabelle 6.3 unterstreichen diese alternative Auslegung des Konzepts der „Beeinträchtigung im Sozialverhalten".

Die übrigen Variablen des Schweregrades beziehen Bedrohungen ein, die spezifisch für die Fettsucht sind. Die Sorge darüber, daß das Kind übergewichtig ist, und der Grad der Zustimmung zu der Behauptung, daß „Übergewichtigkeit zu schweren Krankheiten führen kann", waren beide mit Compliance stark korreliert (letztere zeigte auch eine Übereinstimmung zum Einhalten der Untersuchungstermine). Der Index für die Schwere des Übergewichts (der sich aus der „Beeinträchtigung der Aktivität des Kindes" und den Sorgen der Mutter über die Fettsucht des Kindes im allgemeinen und die möglichen spezifischen Folgen zusammensetzt) zeigte zum Zeitpunkt des ersten und zweiten Nachuntersuchungstermins die stärksten Korrelationen. Trotzdem stand die „Störung der kindlichen Aktivität" für sich allein bei der dritten und vierten Nachuntersuchung stärker im Vordergrund.

Wenn man die für das Übergewicht spezifischen und die für die allgemeine Krankheitsschwere maßgeblichen Indizes vergleicht, bemerkt man, daß die zuerst genannten eine bessere Voraussage über die Gewichtsabnahme und die letzteren eine genauere Vorhersage über das Einhalten der Untersuchungstermine erlauben.

Einschätzung des Nutzens einer Behandlung

Die ersten drei Variablen in Tabelle 6.4 sind zur Illustration der Dimensionen des HBM gedacht, bezogen auf das Vertrauen des Patienten in (auf) medizinische Information und Behandlung. Keiner dieser Punkte ist signifikant mit der Gewichtsabnahme verknüpft. Dieser Befund zeigt eine Mischung der derzeitig zunehmend differenzierteren Einschätzung des eigenen Wissens von seiten der Mütter über Gesundheitspflege ihrer Kinder (Ernährungskenntnisse eingeschlossen) und ihrer Ansicht über Fettsucht als etwas, was kaum eine Beziehung zu Krankheiten und Heilmitteln hat. Diese Argumentation wird durch die Beobachtung bestätigt, daß sich eine eindeutig negative Korrelation zwischen der Nützlichkeit der von der Diätassistentin vermittelten

Information und der Einhaltung der Arzttermine feststellen ließ, d.h., daß gerade jene Mütter, die die Arzttermine strikt einhielten, Diätinformationen als nicht so wichtig erachteten. Trotzdem hielten jene Mütter, die nicht der Meinung waren, daß ihre Kinder Krankheiten bekommen könnten, bei denen die Ärzte hilflos sind, die vereinbarten Kliniktermine besser ein. Wahrscheinlich spiegelt diese Variable eher die abstrakte mütterliche Vorstellung über das Ausmaß, mit dem eine Klinik einem kranken Kind helfen kann, wider.

Die übrigen Punkte in Tabelle 6.4 sind verschiedene Aspekte der Empfindungen der Mütter, inwieweit die Fettsucht und deren Konsequenzen unter Kontrolle gebracht werden können. Die Mütter wurden zuerst gefragt, was man tun kann, um Herzbeschwerden zu vermeiden. Diejenigen unter ihnen, die diätbezogene Maßnahmen vorschlugen (beispielsweise Gewichtsreduktion, Vermeidung übermäßiger Cholesterinzufuhr), stellten sich bei den ersten beiden Nachuntersuchungsterminen als die signifikant zuverlässigeren Complier heraus, obgleich die Motivation ab der dritten Untersuchung an Bedeutung zu verlieren schien. Schließlich stellte sich heraus, daß jene Mütter eine stärkere Gewichtsreduktion ihrer Kinder erreichten, die nicht mit der Behauptung einverstanden waren, daß „es nicht viele Möglichkeiten gibt, das Körpergewicht eines Menschen zu beeinflussen“, und die das Übergewicht ihres Kindes auf Umstände zurückführten, die sie selbst beeinflussen können. Keine der Variablen zur Frage „Abbau des Übergewichtes“ ließ eine Vorhersage über die Einhaltung der Untersuchungstermine zu.

Einschätzung der Hinderungsgründe

In der Tabelle 6.5 sind die Ergebnisse zusammengefaßt, die mögliche Hinderungsgründe für eine gute Compliance betreffen. Um die mütterliche Einstellung zur Verträglichkeit der Diät zu überprüfen, wurde die Beurteilung der folgenden Aussage während des Informationsgespräches bewertet: „Manchmal frage ich mich, ob eine Diät nicht zu gesundheitlichen Problemen führen kann.“ Obwohl diese Frage zunächst keine Vorhersage für eine Gewichtsabnahme zuließ, erreichen die Korrelationen zum Zeitpunkt der 3. Nachuntersuchung ein signifikantes Niveau. Danach läßt sich annehmen, daß die Mütter, die sich über die Verträglichkeit der Diät schon zu Beginn relativ sicher waren, die Diät mit größerer Wahrscheinlichkeit über längere Zeit beibehielten. Dieser Parameter könnte damit zugleich ein indirekter Meßwert für das Vertrauen eines Patienten in verordnete Maßnahmen sein, da er auch mit der Bereitschaft zur Termineinhaltung korrelierte.

Die Mütter wurden dann gefragt: „Wie schwierig, glauben Sie, wird es für Sie sein, bei der Beseitigung dieses Gewichtsproblems zu helfen?“ Ihre Antworten hatten keine Beziehung zu den abhängigen Variablen. Dieses Unvermögen, eine Vorhersage zu machen, könnte auf der allgemein bei den Müttern beobachteten Schwierigkeit beruhen, aus einer abwartenden Haltung heraus zukunftsorientierte Aussagen über einen Therapieplan zu machen, mit dem sie bis dahin noch keinerlei Erfahrung hatten; oder vielleicht auch dar-

Tabelle 6.4 Korrelationen (Gammakoeffizienten) zwischen der Einschätzung des Nutzens und Variablen der Compliance

Nutzen-Variablen	Gewichtsänderung bei der Nachuntersuchung (NU)				Grad des Einhaltens des Sprechstundentermins in der Klinik
	1. NU	2. NU	3. NU	4. NU	
Das Kind bekommt Krankheiten, bei denen der Arzt nicht helfen kann	−0,034	0,063	0,111	0,175	0,215*)
Alte Hausmittel sind manchmal besser wirksam	0,023	0,054	0,008	0,000	0,049
Wie hilfreich war die Information durch den Diätassistenten	−0,079	0,015	−0,062	0,045	−0,253*)
Möglichkeiten zur Verhinderung von Herzerkrankungen	0,353⁺)	0,268*)	0,145	−0,061	0,052
Fähigkeit zum Abbau des Übergewichts	0,420⁺)	0,344*)	0,320*)	0,337*)	0,088
Übergewicht wird als anlagebedingt angesehen	0,263*)	0,303*)	0,454*)	0,367*)	0,026

*) $p \leqq 0{,}05$; ⁺) $p \leqq 0{,}01$

auf, daß die im Zusammenhang mit der Diät wahrgenommene Einfachheit oder Schwierigkeit wenig Einfluß auf die endgültige Compliance hatten. Diese letzte Spekulation wird teilweise durch Ergebnisse aus einem anderen Bereich dieser Studie bestätigt. Bei der ersten Nachuntersuchung wurden die Mütter nach ihrer Einschätzung gefragt, wieweit ihre Kinder die Diät als unangenehm empfanden und wie schwierig es sei, die Diät konsequent einzuhalten, sie zu planen, sie zuzubereiten, ob es notwendig war, getrennte Mahlzeiten herzurichten, ob die Diät kostspielig sei oder dazu führe, daß die Familie auf andere bevorzugte Nahrungsmittel verzichten müsse, und ob es Probleme mit dem Auswärtsessen gäbe. Keines dieser potentiellen Probleme korreliert signifikant mit der Gewichtsabnahme der Kinder.

Ob das Kind jemals vorher eine Diät erhalten hatte oder nicht, war bis zum 4. Nachuntersuchungstermin nicht signifikant mit der Gewichtsabnahme korreliert. Vielleicht führte die Erinnerung an früher gemachte Erfahrungen schließlich zu einer besonders starken Motivation, auch angesichts der gegenwärtigen Probleme und Rückschläge mit der Diät fortzufahren. An Plausibilität gewinnt diese Möglichkeit durch Untersuchungen, die zeigten, daß der Abbruch der Behandlung zwischen zwei Nachuntersuchungsterminen bei jenen Müttern seltener war, die schon früher Erfahrungen mit einer Diät gemacht hatten. Unter den Müttern mit Erfahrungen erreichten diejenigen ab der 3. Nachuntersuchung eine bessere Gewichtsabnahme ihrer Kinder, die die jetzige Diät als leichter durchführbar empfanden.

Weil auch die häusliche Umgebung die Compliance beeinträchtigen kann, wurden auch die Wahrnehmungen der Mütter bewertet, wie häufig es Probleme in der Familie gäbe und wie relativ leicht oder schwierig es für sie sei, den Tagesablauf zu bewältigen. Beide Variablen zeigten eine kurvenförmige Beziehung zur Gewichtsabnahme, die bei der ersten Nachuntersuchung signifikant war, bei der zweiten ein Maximum erreichte und zum Zeitpunkt der letzten nicht mehr signifikant war. Wenn es zu Hause weniger Schwierigkeiten gab, resultierte daraus eine verbesserte Compliance während des ersten Monats der Diätbehandlung, die aber im Laufe der weiteren Behandlung an Intensität abnahm.

Der letzte Einzelpunkt in Tabelle 6.5 gründet sich auf die Antworten in Zusammenhang mit der Frage: „Manchmal können die Mütter ihr Kind nicht zum nächsten Untersuchungstermin in die Klinik bringen. Was sind Ihrer Meinung nach Gründe, die bei Ihnen zu einem Versäumnis des Termins führen können?“ Da viele Mütter darauf mit „es gibt keine Gründe“ oder „ich versäume niemals Untersuchungstermine“ antworteten, wurde eine spezielle Analyse durchgeführt, bei der die Mütter nach den beiden Kategorien: ‚kein Grund angegeben‘ oder ‚irgendein Grund wurde angegeben‘ aufgeteilt wurden. Die Korrelationen zwischen der Gruppe „ohne Entschuldigung“ und der jeweiligen Gewichtsabnahme ergaben signifikante Werte nach dem ersten Untersuchungstermin und waren – wie zu erwarten war – in hohem Maße mit der Einhaltung der Termine verknüpft.

Tabelle 6.5 Korrelationen (Gammakoeffizienten) zwischen als Hemmnisse eingeschätzten Faktoren und Variablen der Compliance

Variable der Hemmnisse	Gewichtsänderung bei der Nachuntersuchung (NU)				Grad des Einhaltens des Sprechstundentermins in der Klinik
	1. NU	2. NU	3. NU	4. NU	
Verträglichkeit der Diät	−0,032	0,130	0,199*)	0,212*)	0,223⁺)
Wie schwierig ist es, Übergewicht zu beeinflussen	−0,131	−0,092	0,055	0,160	0,001
Kind erhielt schon früher einmal eine Diät	0,005	0,025	−0,070	0,217*)	−0,033
Einfachheit der Diät im Vergleich zu anderen	0,147	0,131	0,297*)	0,325*)	0,162
Probleme in der Familie	0,182*)	0,201*)	0,087	0,033	0,030
Es ist leicht oder schwierig, den Tag durchzustehen	0,197*)	0,307*)	0,300*)	0,066	−0,118
Kein Grund angegeben, den Arzttermin zu versäumen	0,014	0,243*)	0,233*)	0,227*)	0,268*)

*) $p \leqq 0{,}05$; ⁺) $p \leqq 0{,}01$

Soziodemographische Variablen

Die große Anzahl nichtsignifikanter Korrelationen, die in Tabelle 6.6 dargestellt wurden, spiegelt die Situation wider, die man normalerweise antrifft, wenn man versucht, aus soziodemographischen Variablen eine Vorhersage über die Patienten-Compliance abzuleiten. Nur die Merkmale „Alter des Kindes" und „Familienstand der Mutter" waren signifikant mit dem Ausmaß der Gewichtsabnahme verknüpft, wobei keiner der soziodemographischen Begriffe eine Vorhersage bzgl. Einhalten von Terminen zuließ. Die Mütter älterer Kinder befolgten die Anweisungen besser, und da sich keine signifikanten Korrelationen mit dem eigenen Alter der Mütter ergaben, scheint dieses Ergebnis einzig und allein auf das Alter des Kindes zurückzuführen zu sein. Die Art des Befundes ist insofern überraschend, als man eigentlich davon ausgehen kann, daß ein älteres Kind eher etwas der Behandlung Abträgliches unternehmen würde (beispielsweise durch kleine Zwischenmahlzeiten und Auswärtsessen) und darüber hinaus auch eher in der Lage sei, sich der konsequenten Durchführung der Diät erfolgreich zu widersetzen. Daß in Wirklichkeit das Gegenteil zutraf, ist vielleicht dadurch zu begründen, daß das ältere Kind deshalb der Diätanweisung besser Folge leistete, weil es durch seine Altersgenossen stärker den gesellschaftlichen Zwang zur Gewichtsabnahme empfand.

Zwei Arten von Analyseverfahren wurden angewendet, um sicher zu sein, daß das Alter des Kindes nicht zu einer Schein-Korrelation zwischen HBM und Compliance führe. Erstens wurden Pearson-Korrelationen zwischen Kindesalter und mütterlicher Bewertung für jede der insgesamt 14 Health-Belief-Indizes berechnet. Dabei zeigte sich lediglich eine signifikante Assoziation (0,16 für den Index, der die Anfälligkeit für spezifische Erkrankungen betraf). Zweitens wurde mittels linearer Regression die Gewichtsabnahme zum Zeitpunkt der ersten und vierten Nachuntersuchung mit dem Alter des Kindes in Beziehung gesetzt. Daran anschließend wurde eine multiple Regression mit den Gewichtsveränderungen und den Variablen für die Health Beliefs ausgeführt; dabei wurden die alterbereinigten Residuen aus der vorausgegangenen Regressionsanalyse verwendet. Die erhaltenen Beta-Koeffizienten waren fast identisch mit den Werten, die bei der einfachen Regressionsanalyse der Gewichtsänderung in bezug auf die Health Beliefs errechnet wurden, wobei die multiplen Korrelationen nur gering abnahmen (von 0,648 auf 0,618 für die erste und von 0,463 auf 0,454 für die vierte Nachuntersuchung).

Der Einfluß des Familienstandes (zur Berechnung des Gamma-Koeffizienten, geordnet nach: verheiratet, verwitwet, geschieden, getrennt lebend und niemals verheiratet) mag sowohl auf die Hilfe, die von der Anwesenheit eines Ehemannes ausgeht, der Einfluß nehmen kann, als auch auf die Beziehung dieser Variablen zum Faktor „Familienprobleme" – wie bereits oben diskutiert – zurückzuführen sein (Gamma = 0,271).

Tabelle 6.6 Korrelationen (Gammakoeffizienten) zwischen bevölkerungsstatistischen Faktoren und Variablen der Compliance

Bevölkerungsstatistische Faktoren	Gewichtsänderung bei der Nachuntersuchung (NU)				Grad des Einhaltens des Sprechstundentermins in der Klinik
	1. NU	2. NU	3. NU	4. NU	
Alter des Kindes	0,111	0,206*)	0,211*)	0,221*)	0,100
Alter der Mutter	0,119	0,120	0,146	0,114	0,060
Geschlecht des Kindes	0,049	0,053	0,003	0,221	0,213
Rassenzugehörigkeit des Kindes	0,267	0,390	0,520	0,503	−0,093
Zahl der Geschwister	0,055	−0,028	−0,011	0,032	0,137
Familienstand der Mutter	0,108	0,270*)	0,443⁺)	0,329*)	0,088
Ausbildung der Mutter	0,120	0,003	−0,064	−0,118	−0,038
Zahl der Personen in der häuslichen Gemeinschaft	0,049	−0,020	0,015	0,018	0,030
Familieneinkommen	0,147	0,002	0,047	0,037	0,013

*) $p \leqq 0,05$; ⁺) $p \leqq 0,01$

Die Intervention

Wie schon oben erwähnt, wurden die Mütter im Anschluß an die Befragung nach dem Zufall folgenden Gruppen zugeordnet: (1) „starke Furcht auslösende“ Botschaft und eine Broschüre über die Fettsucht; (2) gleiches Verfahren, aber mit geringerer „Bedrohung“; (3) keinerlei Intervention (Kontrollgruppe). Mit Hilfe der Varianzanalyse wurde festgestellt, daß keine signifikanten Unterschiede zwischen den einzelnen Gruppen für das Ausmaß des anfänglichen Übergewichtes vorhanden waren (d.h., daß die randomisierte Zuteilung erfolgreich war).

In der Abbildung 6.3 ist die prozentuale Zu- oder Abnahme des Körpergewichts durch die Behandlung bei jeder Nachuntersuchung kumulativ zusammengestellt worden. Es zeigt sich, daß die experimentellen Bedingungen zu jedem der Termine signifikant mit den Gewichtsveränderungen in Beziehung standen. Obwohl die Kinder der Kontrollgruppe insgesamt zunächst sogar an Gewicht zunahmen, hatten die Kinder in beiden Versuchsgruppen bei der ersten Nachuntersuchung beträchtlich an Körpergewicht verloren. Dabei zeigte

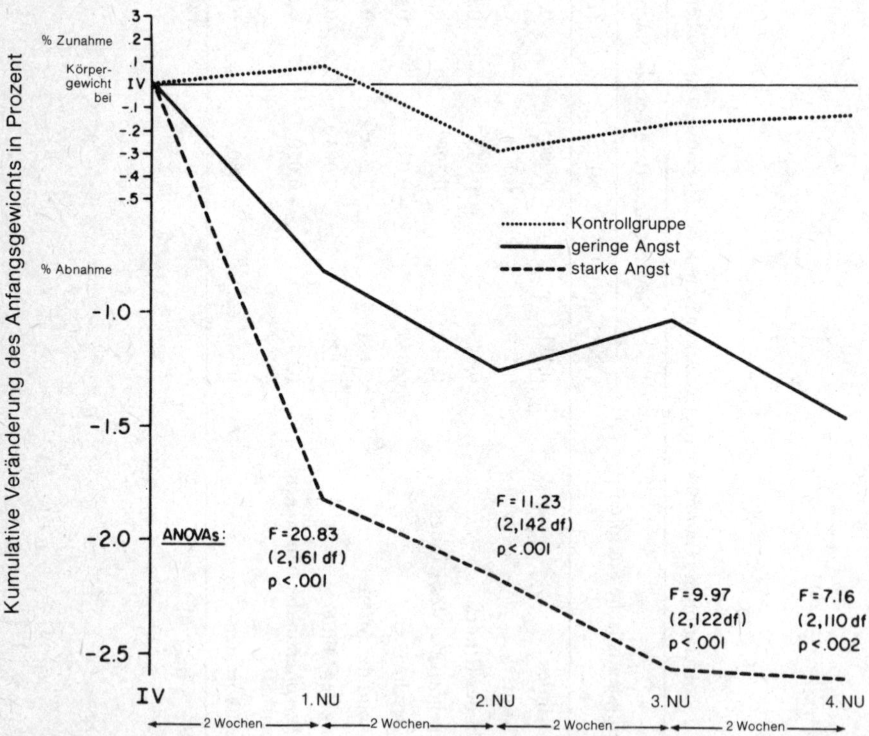

Abbildung 6.3 Kumulative prozentuale Veränderung des Körpergewichtes für die einzelnen Behandlungskollektive, vom ersten Sprechstundentermin ausgehend. NU = Nachuntersuchung

die „starke Furcht auslösende" Intervention über alle Nachuntersuchungstermine hinweg die stabilsten Langzeiteffekte, obgleich es so aussieht, als ob dieser Einfluß allmählich nachließ. Bei der Gruppe mit der geringsten „Bedrohung" ging die Wirkung zwischen der zweiten und dritten Nachuntersuchung etwas zurück. Danach jedoch zeigte sie einen weiteren deutlichen Gewichtsabfall. Schließlich ergab sich für die Kontrollgruppe mit Ausnahme des zweiten Termins stets eine Gewichtszunahme bei den Nachuntersuchungen. Wenn man dies in Korrelationen ausdrückt, ergeben sich zwischen den Kommunikationsgruppen (eingestuft nach Gruppen mit hoher und niederer Intensität der Kommunikation und Kontrollgruppe) und der Gewichtsänderung (von Verlust bis Zunahme) für die vier Nachuntersuchungstermine jeweils die folgenden Gammawerte, die alle signifikant sind: 0,594, 0,438, 0,447 und 0,444. Natürlich zeigte sich kein Zusammenhang zwischen den Kommunikationsgruppen und früherem Einhalten von Arztterminen.

Diskussion

Aufgrund der Ergebnisse dieser Studie ist das HBM offensichtlich dazu geeignet, die konsequente Befolgung eines für das Kind verordneten Diätplanes durch die Mutter zu erklären und vorherzusagen. Das gleiche gilt für die Wahrscheinlichkeit, daß sie allgemeine Nachuntersuchungstermine für das Kind einhalten wird. Sowohl bei allgemeinen Fragen als auch bei Dingen, die speziell mit Übergewicht und Abmagerungsdiät in Beziehung stehen, fanden sich in jeder der großen Abteilungen des Modellkonzepts variable Größen, die mit der Körpergewichtsänderung des Kindes statistisch signifikant verknüpft waren. Diese Einzelergebnisse sind in Abbildung 6.4 zusammengefaßt. Mütterliche Wahrnehmungen, die in Zusammenhang mit Gesundheitsmotivationen, mit der Bedrohung der Gesundheit (d.h. mit der Krankheitsanfälligkeit und -schwere sowohl allgemein als auch gewichtsbezogen) und den Vor- und Nachteilen einer Abmagerungsdiät in Beziehung stehen, ergeben positive Korrelationen zum Gewichtsverlust. Demgegenüber war die Einhaltung der vereinbarten Untersuchungstermine nur gering, vorwiegend mit der mehr allgemeinen Motivation und den „Bedrohungs"-Messungen verknüpft. Mit Ausnahme des „Kindesalters" und des „Familienstandes der Mutter" hatten die persönlichen Merkmale der Probanden keine Beziehung zu den abhängigen Variablen.

Obwohl die Korrelationen in der Regel zum Zeitpunkt des vierten Untersuchungstermins abnahmen, blieben sie gewöhnlich signifikant. Diese langsame und kontinuierliche Abnahme ist ein Indiz dafür, daß Health Beliefs zu Anfang sehr wichtig sind. Im Laufe der Zeit aber und nach konkurrierender Erfahrung mit der Diät und Gewichtsänderungen können andere Variablen ebenso wichtig werden. Die sich ändernden Korrelationen erklären sich nicht durch eine mit der Zeit hervorgerufene Änderung in der Charakteristik der Versuchsgruppen. Die erste und zweite Hälfte der Gruppen (d.h. früher oder

MOTIVATIONSVARIABLEN

Besorgnis über:

Gesundheit des Kindes*)
Möglichkeit, daß das Kind erkrankt
Index

Index der Lebensweise hinsichtlich Gesundheit
Möglichkeit, die Diät beim Kind durchzuhalten

BEDROHUNGSVARIABLEN

Krankheitsanfälligkeit

Wie schnell wird das Kind krank*)
Index für 8 Krankheiten (Herzkrankheiten)*)
Allgemeiner Anfälligkeitsindex

Schwere der Erkrankung

Sorge über Krankheiten, die das Kind bekommt
Index für 8 Krankheiten (Herzkrankheiten)*)
Allgemeiner Schwereindex

Besorgnis über das Übergewicht des Kindes
Übergewicht kann schwere Erkrankungen nach sich ziehen
Behinderung anderer Aktivitäten durch Übergewicht
Index für die Gefährdung durch Übergewicht
Sorgen des Kindes über das eigene Übergewicht

DEMOGRAPHISCHE VARIABLEN

Alter des Kindes
Familienstand der Mutter

VORTEILE DER BEHANDLUNG

Arzt kann bei Erkrankungen wirksam helfen (Einhaltung von Klinikterminen)
Durch Diät können Herzerkrankungen verhindert werden
Herabsetzung des Körpergewichts
Übergewicht als anlagenbedingt angesehen

HINDERNISSE GEGEN DIE BEHANDLUNG

Verträglichkeit der Dät*)
Frühere Erfahrungen/relative Einfachheit der Diät
Familienprobleme/Bewältigung des Alltags
Keine Begründung für das Versäumen von Klinikterminen

---

*) Variable ließ auch eine Vorhersage über den Grad des Einhaltens von Klinikterminen zu

Abbildung 6.4 Vereinfachte Aufstellung von Variablen, die die Vorhersage einer Gewichtsabnahme ermöglichten

später Eintritt in die Studie) wurden nach soziodemographischen Merkmal (z. B. Alter des Kindes, Ausbildung und Familienstand der Mutter) verglichen. Es ergaben sich keine signifikanten Differenzen. Bei Fällen von Therapieabbruch verglich eine weitere Analysereihe die Raten von Beliefs zweier Kollektive bei der ersten Nachuntersuchung: Mütter, die während der gesamten Zeit an der Studie teilnahmen, und Mütter, die zu irgendeinem Zeitpunkt nach der ersten Nachuntersuchung die Teilnahme an der Studie abbrachen. Dabei stellte sich heraus, daß (1) die Korrelationen zwischen Belief und Belief sowie Belief und Verhalten für beide Kollektive praktisch identisch waren und (2) die multiplen Regressionen, bei denen die mütterlichen Beliefs zur Vorhersage der Gewichtsabnahme des Kindes bei der ersten Nachuntersuchung benutzt wurden, ein ziemlich ähnliches Ergebnis erbrachten (multiple Korrelationen von 0,68 für die Mütter, die dabeiblieben, gegenüber 0,56 für 60diejenigen, die aufhörten). Darüber hinaus ergaben sich für die Mütter, die die Teilnahme vorzeitig abbrachen, keine signifikanten Unterschiede hinsichtlich der bevölkerungsstatistischen Merkmale für jeden einzelnen Nachuntersuchungstermin.

Es wurden verschiedene Kontrollen vorgenommen, um die Möglichkeit zu überprüfen, ob eine objektiv starke Übergewichtigkeit sowohl zu hohen Werten bei den Variablen des HBM als auch zu einer stärkeren Gewichtsabnahme führen würde. (Eine solche mögliche Fehlerquelle würde die experimentellen Ergebnisse aber nicht beeinflussen, da sich die einzelnen Behandlungskollektive im anfänglichen Ausmaß des Übergewichts nicht signifikant unterschieden.) Wir ermittelten das Verhältnis des gemessenen zum idealen Körpergewicht zu Beginn der Behandlung und benutzten es als Bewertungsmaßstab für die Schwere des Übergewichts. Dann berechneten wir die Gamma-Koeffizienten für die Beziehung zwischen diesem Parameter und dem Gewichtsverlust zum Zeitpunkt jeder Nachuntersuchung. Keiner davon war statistisch signifikant (0,023; 0,031; 0,040 und −0,005 für die vier Nachuntersuchungstermine). Dies zeigt, daß selbst am Anfang vorhandenes extremes Übergewicht nicht mit einer stärkeren Gewichtsabnahme einhergeht. Weitere Korrelationen zwischen dem Ist- und Idealgewicht und jedem der verschiedenen Beliefs-Indizes waren ebenfalls nicht signifikant (die Gamma-Koeffizienten bewegten sich von −0,08 für den „Index der allgemeinen Krankheitsanfälligkeit" bis zu 0,11 für den „Index der allgemeinen Erkrankungsschwere"). Danach scheint das Ausmaß des initialen Übergewichtes die Wahrnahme einer Krankheitsbedrohung nach den Gesichtspunkten des HBM nicht zu erhöhen.

Um die Brauchbarkeit des gesamten Health Belief Model (HBM) (d.h. die Kombination von Belief quer durch alle Möglichkeiten von Beliefs) für die Vorhersage der Compliance zu überprüfen, wurden multiple Regressionsanalysen durchgeführt, in denen die Daten für die Gewichtsänderung in Abhängigkeit von Belief-Indizes und -Einzelbewertungen gesetzt wurden. Letztere wurden als kritische HBM-Elemente ausgewählt und in der Reihenfolge so in die Regressionsanalyse einbezogen, daß zunächst allgemeine Meßwerte und zuletzt stärker gewichtsspezifische Messungen berücksichtigt wurden. In Tabelle 6.7 sind die Analysenergebnisse für die grundlegenden Inhalte des HBM zusammengestellt.

Es ergeben sich ausgeprägte multiple Korrelationskoeffizienten (R-Werte) für jeden Nachuntersuchungstermin und für das Einhalten der Sprechstundentermine, Werte, die also weit über den paarweisen Korrelationen liegen, die sich bei Verwendung einzelner Fragestellungen und Indizes der Studie ergeben. Zusammengenommen machen die neun Faktoren etwa 49% der auf die Gewichtsänderung bezogenen Varianz bei der ersten Nachuntersuchung und 17% der Varianz bei der Einhaltung von Arztterminen aus.

Auch eine etwas andere Kombination von Untersuchungsdaten wurde ausgewertet, wobei nur Indizes verwendet wurden. (Auf diese Weise konnten sowohl die Zahl der Elemente in der Regressionsberechnung reduziert wie auch zusätzliche Dimensionen berücksichtigt werden.) Alle allgemeinen Gesundheitsindizes (die sich auf die Beliefs der Mütter über die Gesundheit ihres Kindes beziehen) wurden zu einer generellen Maßzahl der „gesundheitlichen Bedrohung" zusammengefaßt. Darüber hinaus wurde ein Index gebildet, der die Einstellungen bezüglich der Diät repräsentiert, und ein weiterer Index für die Frage des Übergewichtes als gesundheitliches Problem. Die in Tabelle 6.8 zusammengefaßten Ergebnisse zeigen multiple Korrelationskoeffizienten, die

Tabelle 6.7 Multiple Regression 1, Gewichtsänderung und Einhalten von Untersuchungsterminen in Abhängigkeit von den wichtigsten HBM-Belief-Indizes und -Inhalten

Belief-Indizes und -Inhalte (der Reihe nach)	(c)*)	Gewichtsänderungen bei Nachuntersuchungen (NU) (β-Werte) 1. NU	2. NU	3. NU	4. NU	Grad des Einhaltens der Untersuchungstermine (β-Werte)
Allgemeine Sorgen über die Gesundheit des Kindes	(0,77)	0,10	0,15⁺)	0,07	0,02	0,17
Spezielle gesundheitliche Maßnahmen	(0,86)	−0,08	−0,26⁺)	−0,13	−0,09	0,08
Allgemeine Anfälligkeit	(0,91)	0,25⁺)	0,13	0,11	0,14	0,23⁺)
Allgemeine Schwere einer Erkrankung	(0,96)	0,08	0,03	0,03	−0,04	−0,11
Keine Begründung, warum Verabredung nicht eingehalten wurde	Einzelbewertung	0,04	0,16⁺)	0,22⁺)	0,12⁺)	0,20⁺)
Chance, das Kind dauerhaft auf der Diät zu halten	Einzelbewertung	0,31⁺)	0,25⁺)	0,23⁺)	0,24⁺)	0,10
Schwere des Übergewichtes	(0,85)	0,11	0,03	0,13	0,11	−0,06
Abbaumöglichkeit des Übergewichtes	Einzelbewertung	0,09	0,03	0,16⁺)	0,11⁺)	−0,05
Verträglichkeit der Diät	Einzelbewertung	−0,12	−0,02	0,03	0,05	0,20⁺)
	Multiples R =	0,702	0,596	0,566	0,465	0,414
	R^2 =	0,493	0,355	0,320	0,216	0,171

*) Interner Koeffizient der Übereinstimmung für den Index; ⁺) $p \leqq 0{,}05$

Tabelle 6.8 Multiple Regression 2, Gewichtsänderung und Einhalten von Untersuchungsterminen in Abhängigkeit von kombinierten Indizes der mütterlichen Beliefs

Belief-Indizes (der Reihe nach)	(c)*	Gewichtsänderungen bei Nachuntersuchungen (NU) (β-Werte)				Grad des Einhaltens der Untersuchungstermine (β-Werte)
		1. NU	2. NU	3. NU	4. NU	
Allgemeine Bedrohung der Gesundheit	(0,92)	0,43^{+})	0,32^{+})	0,24	0,02	0,48^{+})
Vorteile der medizinischen Behandlung	(0,87)	−0,10	−0,12	−0,21^{+})	−0,15	−0,14
Besorgnis über eigene Gesundheit	(0,55)	−0,12	−0,05	−0,14	−0,10	−0,07
Spezielle gesundheitliche Maßnahmen	(0,86)	−0,12	−0,29^{+})	−0,16^{+})	−0,15	0,13
Schwere des Übergewichtes	(0,85)	0,17	0,12	0,22	0,35^{+})	−0,22
Wirksamkeit der Diät insgesamt	(0,48)	0,14^{+})	0,21^{+})	0,18^{+})	0,25^{+})	−0,00
	Multiples R =	0,641	0,606	0,591	0,514	0,342
	R^2 =	0,411	0,367	0,349	0,264	0,117

*) Interner Koeffizient der Übereinstimmung für den Index; $^{+}$) $p \leqq 0{,}05$

den bei der ersten Kombination gewonnenen sehr ähnlich sind (die einzelnen R-Werte sind dabei etwas höher für die zweite bis vierte Nachuntersuchung, jedoch etwas niedriger für die erste Nachuntersuchung und für die Einhaltung der verabredeten Arzttermine). So ergeben nur noch sechs Indexzahlen einen signifikanten Anteil an der Varianz der abhängigen Variablen. Diese Ergebnisse deuten auch darauf hin, daß (1) die Bewertung der mütterlichen Beliefs in bezug auf die Empfänglichkeit, die ihr Kind gegenüber Erkrankungen besitzt, für den Gewichtsverlust während der ersten Behandlungsphase sehr wichtig ist, während gewichtsbezogene Bewertungen erst zu einem späteren Zeitpunkt Bedeutung erlangen. (2) Obwohl es überraschend ist, daß Auffassungen über die Wirksamkeit einer medizinischen Behandlung allgemein negativ mit dem Gewichtsverlust korreliert sind, verstärkt dieser Befund doch die Auffassung, daß Übergewichtigkeit als ein Problem angesehen werden muß, das außerhalb des medizinischen Bereiches gelöst werden muß. (3) Die persönlichen Sorgen einer Mutter können die Handhabung der täglichen Gesundheitsprobleme ihres Kindes beeinflussen. (4) Mit großer Regelmäßigkeit ist der Einfluß der an der Diät wahrgenommenen Vorteile festzustellen. (5) Nur die allgemeinen Bewertungsmaßstäbe für die Bedrohung der Gesundheit haben sich als ein signifikanter Indikator für die Vorhersage erwiesen, wie zuverlässig Arzttermine eingehalten werden.

Aus der Analyse der Ergebnisse ist somit zu entnehmen, daß signifikante Vorhersagen über den zu erwartenden Gewichtsverlust schon dann gemacht werden können, wenn man etwas über die allgemeine Besorgnis der Mütter bezüglich Gesundheit und ihre Wahrnehmungen von Bedrohungen im Hinblick auf ihr Kind weiß. Spezifische Sorgen und Empfindungen über Körpergewicht und Diät verstärken indessen die Genauigkeit der Vorhersage und scheinen mit der Zeit zunehmend an Bedeutung zu gewinnen.

Die experimentellen Bedingungen waren mit den Körpergewichtsänderungen spezifisch verknüpft. Der Einfluß dieser Verknüpfung auf die Analysen der mütterlichen Beliefs bedarf noch weiterer Klärung.

Unter Verwendung der Versuchsgruppenzuordnung als Dummy-Variable wurden die multiplen Regressionsanalysen durchgeführt, wobei die Gruppenvariable als erste eingegeben wurde. Ein Beispiel für das hierbei erhaltene Ergebnis ist in Tabelle 6.9 dargestellt. Wie zu erwarten, war die behandelte Gruppe ein signifikanter Indikator für die Vorhersage von Gewichtsänderungen bei jedem Nachuntersuchungstermin. Die Variablen für die mütterlichen Beliefs erlaubten jedoch eine ebenso exakte Vorhersage über die zu erwartenden Gewichtsänderungen bei ungefähr gleicher Treffsicherheit wie zuvor. In einem anderen Analysenverfahren wurde eine Varianzanalyse der experimentellen Gruppen und der Gewichtsabnahme für die Gesamtzahl derjenigen Probanden ausgeführt, die ein hohes bzw. niedriges Niveau relevanter Health Beliefs zeigten. Die Ergebnisse bestätigen die signifikant voneinander unabhängigen Einflüsse der mütterlichen Beliefs auf der einen Seite und der angstauslösenden Intervention durch den Therapeuten auf der anderen Seite.

Tabelle 6.9 Multiple Regression 3, Gewichtsänderung in Abhängigkeit von den Belief-Indizes und der Zuordnung zu den Versuchsgruppen

Belief-Indizes (der Reihe nach)	(c)*)	Gewichtsänderungen bei den Nachuntersuchungen (NU) (β-Werte) 1. NU	2. NU	3. NU	4. NU
Experimentelle Gruppe	(– –)	0,25⁺)	0,20⁺)	0,18⁺)	0,17
Allgemeine Sorge um die Gesundheit des Kindes	(0,77)	0,21⁺)	0,20⁺)	0,17	0,05
Allgemeine Krankheitsanfälligkeit	(0,91)	0,30⁺)	0,20⁺)	0,27⁺)	0,29⁺)
Vorteile der medizinischen Behandlung	(0,87)	–0,06	–0,05	–0,14	–0,06
Sorge um die eigene Gesundheit	(0,55)	–0,15⁺)	–0,11	–0,16⁺)	–0,12
Beurteilung der Diät	(0,51)	–0,05	0,04	0,05	0,06
Positive Auswirkungen der Diät	(0,47)	0,19⁺)	0,15	0,08	0,09
	Multiples R =	0,666	0,545	0,567	0,486
	R^2 =	0,444	0,297	0,321	0,236

*) Interner Koeffizient der Übereinstimmung für den Index; ⁺) $p \leqq 0{,}05$

Tabelle 6.10 Mittlere Gewichtsänderung bei jedem Nachuntersuchungstermin (NU) in Abhängigkeit sowohl von dem Behandlungskollektiv als auch vom Ausmaß der Gesundheitsbedrohung

		Behandlungskollektiv			
Gesundheitliche Bedrohung		Starke Angst	geringe Angst	Kontrolle	Termin
stark		1,93	1,27	0,61	1. NU
niedrig		1,64	0,49	−0,44	
	Differenz:	0,29	0,78	1,05	
stark		2,14	1,23	1,32	2. NU
niedrig		2,13	1,28	−0,34	
	Differenz:	0,01	−0,05	1,66	
stark		2,79	0,82	1,25	3. NU
niedrig		2,14	1,16	−0,42	
	Differenz:	0,65	−0,34	1,67	
stark		2,45	1,12	1,13	4. NU
niedrig		2,84	1,71	−0,44	
	Differenz:	−0,39	−0,59	1,57	

Schließlich ergaben sich Hinweise für einen Einfluß der Kombination von Intervention und den Health Beliefs. Die Tabelle 6.10 erlaubt die Beurteilung der mittleren Gewichtsabnahme bei jeder Nachuntersuchung, kategorisiert nach experimenteller Gruppe und nach hoher bzw. niedriger Abteilung des kombinierten Index für die gesundheitliche Bedrohung. Die „hohen" bewirkten im allgemeinen mehr als die „niedrigen", und die Behandlung mit starker „Angstbedrohung" erreichte mehr als die mit geringer und diese wiederum mehr als in der Kontrollgruppe. Allerdings waren die Unterschiede gegenüber der Kontrollgruppe stets viel größer als die zwischen den beiden Therapiegruppen mit verschieden starker Angstintervention. Entsprechend verursachte die experimentelle Behandlung die stärksten Veränderungen bei den Müttern mit der geringsten Angst vor einer gesundheitlichen Bedrohung.

Zusammenfassend bestätigen die Ergebnisse erneut das Modell eines individuell gesundheitsbezogenen Verhaltens, das auf der Wertigkeit des angestrebten Zieles und der subjektiv eingeschätzten Wahrscheinlichkeit, dieses Ziel zu erreichen, aufbaut. Zusätzlich gehen noch Einflüsse der Gesundheitsmotivation, der Krankheitsbedrohung und der durch die Behandlung erhofften Vorteile in dieses Modell ein. Unabhängig davon, ob diese Faktoren einzeln oder kombiniert betrachtet werden, zeigte es sich, daß diese Größen einen erheblichen Anteil an den Unterschieden hatten, die sich in dieser Studie für die Messung der Diät-Compliance und für die Einhaltung der Arzttermine ergaben. Obwohl das HBM keine spezielle Strategie für eine Änderung der Beliefs vorsieht, hatte die angstauslösende Intervention, die in der Untersuchung getestet wurde, einen erheblichen Einfluß auf die Compliance. Es ist deshalb empfehlenswert, das HBM als Grundlage für weitere Untersuchungen bei anderen Verhaltensarten der Patienten, in unterschiedlichen Situationen, mit soziologisch unterschiedlichen Bevölkerungsgruppen und unter Verwendung von Untersuchungsplänen anzuwenden, so daß es möglich würde, den relativen Wert anderer Interventionsmaßnahmen zu testen. Dabei bestünde das Ziel darin, die Dimensionen des Health-Belief-Model und das folgende Gesundheitsverhalten zu modifizieren.

Überprüfung des Health-Belief-Model bei der Hypertonie

D. Wayne Taylor

Es gibt bereits eine große Anzahl von publizierten Daten (vgl. Tabelle 5 in der angeführten Bibliographie im Anhang I), die zeigen, daß positive Korrelationen zwischen der Patienten-Compliance auf der einen Seite und den Gesundheitserwartungen bestehen, wie sie von Marshall Becker am Beginn dieses Kapitels beschrieben worden sind. Drei wichtige Schlußfolgerungen sind aus diesen Ergebnissen gezogen worden:

(1) Die Ergebnisse können so interpretiert werden, daß das Ausmaß der Compliance eines Patienten weitgehend von seinen Health Beliefs beeinflußt oder sogar geprägt wird.

(2) Aus den Ergebnissen ist der Schluß gezogen worden, daß die Ärzte in der Lage sein könnten, Non-Compliance dadurch zu identifizieren, daß sie sich nach den Empfindungen des Patienten hinsichtlich seiner Krankheit und deren Behandlung erkundigen.

(3) Es könnte sein, daß die Compliance durch solche Maßnahmen verbessert werden könnte, die Health Beliefs und Empfindungen des Patienten zur Gesundheit modifizieren.

Obgleich der Großteil der bisherigen Untersuchungen das Health-Belief-Model (HBM) seitens der Patienten bestätigt hat, gibt es auch einige Studien, die dem widersprechen (vgl. Tabelle 5 im Anhang I und das Kapitel 15, das sich mit Kinderbetreuung und Compliance beschäftigt). Darüber hinaus waren die Untersuchungen, die bisher zum HBM durchgeführt worden sind, im Prüfdesign alle nicht ausreichend. Bei solchen Studien können Korrelationen zwischen Health Beliefs und der Compliance entdeckt werden. Sie vermögen es jedoch nicht nachzuweisen, ob diese Beziehungen kausaler Natur sind. Aus diesem Grunde ist unklar, ob (1) Gesundheitsglauben angemessener Art Patienten dazu veranlaßt, sich compliant zu verhalten, oder ob (2) umgekehrt ein Compliance-Verhalten die Patienten dazu veranlaßt, bestimmte Erwartungen in bezug auf die Gesundheit einzunehmen (beispielsweise um kognitive Dissonanzen abzubauen), oder ob (3) unbekannte Faktoren vielleicht sowohl eine hohe Compliance als auch angemessene Health Beliefs hervorrufen. Ein überzeugender Nachweis, daß Health Beliefs für die Compliance verantwortlich sind, würde eine randomisierte kontrollierte Studie erfordern, in der Health Beliefs modifiziert würden (z. B. durch einen erzieherischen Prozeß) und mit entsprechenden Änderungen der Compliance einhergingen. Solange wir noch auf eine solche exakte Untersuchung warten müssen, müssen wir uns mit dem bisherigen weniger überzeugenden Befund über Korrelationen zufrieden geben.

Wir können und müssen jedoch zwischen zwei Arten von Korrelationsdaten unterscheiden: Die meisten der HBM-Untersuchungen haben erstens die Gesundheitsvorstellungen der Patienten zum gleichen Zeitpunkt wie das Compliance-Verhalten oder sogar erst danach bestimmt. Korrelationen, die sich aus solcher Art von Studien ergeben, können zwar darüber Auskunft geben, ob das Compliance-Verhalten mit den verbal ausgedrückten Empfindungen und vorgegebenen Einstellungen in Übereinstimmung gebracht werden kann, sie ermöglichen aber keine Schlußfolgerungen über Ursache oder Wirkung. Eine zweite und wesentlich überzeugendere Art von Korrelationsstudien beinhaltet die Messung von Gesundheitserwartungen zu einem Zeitpunkt, der etwas früher liegt als jener, an dem die Compliance erfaßt wird. Ergebnisse solcher Untersuchungen haben den Vorteil, zeigen zu können, ob die Health Beliefs des Patienten der Compliance vorausgehen und damit einen stärkeren Hinweis auf die Kausalität liefern. Es ist klar, daß die aus solchen prospektiven Studien abgeleiteten Vorteile verlorengehen, wenn die Untersuchung erst irgendwann nach Beginn der Behandlung einsetzt oder wenn die Patienten schon frühere Erfahrungen mit der Behandlung bei einer vorausgegangenen Erkrankung gemacht haben. Sollte dies der Fall sein, könnte man argumentieren, daß die Health Beliefs und die Compliance bereits von anderen unbekannten Faktoren bzw. durch einen Rationalisierungsprozeß beeinflußt worden sind und daß die Analyse dann lediglich eine stabile Situation widerspiegelt, in der sowohl die Health Beliefs als auch das Compliance-Verhalten miteinander in Einklang stehen. Ein überzeugender Korrelationstest des HBM im Hinblick auf die Patienten würde deshalb voraussetzen, daß den Probanden die Therapie zum ersten Mal beschrieben wird und daß gleichzeitig die Health Beliefs vor dem Beginn der Behandlung gemessen und dann mit der sich ergebenden Compliance verglichen wurden. Wir haben einen derartigen Test im Zusammenhang mit einer Aktion zur Entdekkung und Behandlung der Hypertonie durchgeführt, bei der verschiedene Strategien auf ihre Eignung zur Verbesserung der Compliance untersucht wurden.

Methoden

Über den experimentellen Teil dieser Untersuchung wurde bereits an anderer Stelle berichtet (228, 449). Einzelheiten der Studie werden, soweit sie sich auf das HBM beziehen, weiter unten beschrieben. Im Anschluß an ein Blutdruck-Screening in einer Gießerei in Hamilton, Ontario (Kanada), wurde eine Zufallsstichprobe von zwei Dritteln der Stahlarbeiter als Patienten in den Versuch einbezogen. Nachdem die Männer aus der Studie ausgeschlossen worden waren, die irgendwelche verordneten Medikamente einnahmen oder die schon früher wegen Bluthochdruck behandelt worden waren, blieben 245 Arbeiter übrig, die bei der letzten medizinischen Untersuchung in der Fabrik und bei den zwei nachfolgenden Untersuchungen durch geübtes ärztliches Personal stets einen erhöhten Blutdruck von $\geqq 95$ mm Hg hatten. Obgleich 230 der Männer mit der Teilnahme einverstanden waren und wir uns überzeugt hatten, daß sie alle einen Überweisungstermin bei einem Arzt erhalten hatten, wurde nur bei 153 von ihnen mit einer Behandlung begonnen, wobei die Ärzte bei 25 weiteren Männern die Behandlung vor dem Ende der 12-Monats-Studie unterbrachen. Dieser Bericht umfaßt deshalb nur jene 128 Männer, die die antihypertensive Therapie bei einem Arzt begannen und über 12 Monate fortsetzten.

In einer standardisierten Befragung der Patienten wurde ihre Einschätzung, ob sie eine Hypertonie entwickeln könnten, zur Schwere einer Hypertonie, zu den Vorteilen einer Behandlung, zur Einstellung gegenüber Arzneimitteleinnahme und zu sich möglicherweise ergebender Abhängigkeit durch die Krankheit erfaßt. Gleichzeitig wurde auch nach Krankheitsgeschichte, Symptomatologie, der Familie und den Verhältnissen gefragt. Dieses Interview wurde zum ersten Mal während des Hypertonie-Screenings durchgefuhrt, bevor die Diagnose einer Hypertonie gestellt worden war, und wurde 6 Monate später wiederholt, nachdem der Patient zu einem Arzt zur Behandlung überwiesen worden war. Die verschiedenen Fragen zur Bewertung eines jeden Health Belief wurden verschlüsselt und zu fünf Abteilungen von Health Beliefs zusammengefaßt:

Krankheitsanfälligkeit, Schwere der Erkrankung, Vorteile einer Behandlung, Einstellung gegenüber Arzneimitteln und Einschätzung der möglichen Abhängigkeit aufgrund der Krankheit. Um sicherzugehen, daß die für eine bestimmte Meßgröße ausgesuchten Fragen tatsächlich homogen waren in bezug auf den zu messenden Belief, wurden Korrelationen zwischen jedem Einzelpunkt und der gesamten Bewertung berechnet, die durch Aufsummierung aller Einzelfragen gewonnen wurde. Nur Begriffe mit statistisch signifikanten Korrelationen ($p < 0{,}05$) sowohl beim Screening als auch bei der Befragung nach sechs Monaten wurden bei der späteren Bewertung der Health Beliefs berücksichtigt.

Die Einnahmezuverlässigkeit wurde 6 bzw. 12 Monate nach Beginn der Behandlung gemessen, indem bei einem Hausbesuch die Tabletten unauffällig nachgezählt wurden, während der Patient das Zimmer für eine Urinprobe verlassen hatte, und auch dadurch, daß der Patient freundlich danach gefragt wurde, wie häufig er nach seiner Meinung im Durchschnitt vergessen hatte, die Arzneimittel einzunehmen. Die Zahl der gezählten Tabletten wurde dann mit derjenigen verglichen, die vom Arzt verschrieben bzw. vom Apotheker abgegeben worden war. Die Ergebnisse der Tablettenzählung und auch der subjektiven Bewertung der Compliance wurden in Prozent der verordneten und vom Patienten eingenommenen Medikamente ausgedrückt.

Zusätzlich zur Untersuchung der kausalen Hypothese, die vom HBM impliziert wird, d. h., ob die vor der Behandlung entstandenen Health Beliefs die spätere Patienten-Compliance beeinflußten, gestattete der Untersuchungsplan zusätzlich auch die Beurteilung von vier anderen Fragen.

(1) Die Untersuchung der Beziehung zwischen Health Beliefs und Compliance, beide 6 Monate nach Beginn der Therapie gemessen, erlaubte es zu überprüfen, ob Übereinstimmung zwischen Health Beliefs und Compliance, wie sie sich in querschnittartigen Studien ergeben hatte, hier nachgewiesen werden könne.

(2) Eine Überprüfung der Korrelation zwischen den nach 6 Monaten gemessenen Health Beliefs und der nach 12 Monaten vorhandenen Compliance gestattete es festzustellen, ob Health Beliefs, die nach Beginn der Therapie gemessen wurden, eine Aussage über die künftige Compliance zulassen würden.

(3) Durch multiple Regressionsanalyse, in der die Compliance als abhängige Variable in bezug auf eine Kombination aller Meßgrößen des Health Belief Model diente, wurde das Ausmaß ermittelt, mit dem eine vollständige Berücksichtigung der Health Beliefs die Korrelationen übertrifft, die für die Einzelkomponenten des Modells beobachtet wurden.

(4) Da einige Autoren angedeutet haben, daß Ärzte non-compliante Patienten besser durch Befragung nach ihren Health Beliefs identifizieren könnten, überprüften wir schließlich partielle Korrelationen zwischen der Patienten-Compliance und Health Beliefs, indem wir die Äußerungen der Patienten über ihre Compliance kontrollierten. Diese partiellen Korrelationen ließen erkennen, ob eine Untersuchung der Health Beliefs weitergehende Informationen erbringen kann als das einfachere und direktere Verfahren der Patientenbefragung nach ihrer Einschätzung des eigenen Compliance-Grades.

In den obengenannten Analysen wurden sowohl parametrische als auch nichtparametrische Korrelationen berechnet. Da die Ergebnisse sich außerordentlich glichen, werden nur Pearson-Produktmoment-Korrelationen angegeben.

Ergebnisse

Als Test für den hypothetischen kausalen Zusammenhang zwischen den Health Beliefs und Compliance wurden die vor der Behandlung bestehenden Health Beliefs sowohl mit der Tablettenzählung nach 6 und 12 Monaten als auch mit dem von den Patienten selbst berichteten Ausmaß an Compliance

Tabelle 6.11 Korrelationen zwischen den vor der Behandlung bestehenden Health Beliefs und Compliance

Beliefs vor Therapiebeginn	Compliance nach sechs Monaten		Compliance nach zwölf Monaten	
	Zählung der überzähligen Tabl.	Eigene Angaben	Zählung der überzähligen Tabletten	Eigene Angaben
Anfälligkeit für Krankheiten	0,01	−0,03	−0,02	−0,02
Schwere der Krankheit	−0,01	−0,01	0,10	0,05
Vorteile der Therapie	0,07	0,08	0,08	0,12
Sicherheit der Medikamente	0,15*)	0,12	0,05	0,03
Soziale Abhängigkeit	0,23⁺)	0,18*)	0,21⁺)	0,21⁺)

⁺) $p \leqq 0{,}01$; *) $p \leqq 0{,}05$

korreliert. Von den fünf untersuchten Meßgrößen zeigte nur die mit den Einstellungen gegenüber möglicher Abhängigkeit aufgrund der Krankheit signifikante Korrelationen mit der Compliance nach 6- bzw. 12monatiger Therapiedauer (Tabelle 6.11). Diejenigen Patienten, die das Gefühl hatten, daß die Krankheit nicht zu einer Abhängigkeit von anderen führe, kooperierten häufiger korrekt als diejenigen, die meinten, daß Krankheit ein Abhängigkeitsverhältnis bewirke. Eine positive Einstellung zur Sicherheit der eingenommenen Arzneimittel erreichte ebenfalls statistische Signifikanz; dies galt jedoch nur für eine der vier prospektiven Messungen der Compliance.

Während die Health Beliefs der Patienten vor der Behandlung keinerlei Vorhersage über spätere Compliance gestattet, erreichten drei der vier Meßgrößen aus dem HBM 6 Monate nach Behandlungsbeginn signifikante Korrelationen mit der Compliance nach 6 bzw. 12 Monaten, wie dies in der Tab. 6.12 dargestellt wird. Wenn auch die vor Behandlungsbeginn vorhandenen Einstellungen zu Arzneimittelsicherheit und Schwere einer hypertonischen Erkrankung nach 6 bzw. 12 Monaten nicht signifikant mit der Compliance korreliert war, ergab die Messung dieser Einstellungen 6 Monate nach Beginn der Therapie eine signifikante Verknüpfung sowohl mit der Compliance zum gleichen Zeitpunkt (6 Monate) als auch später (nach 12 Monaten). Die Wahrnehmung einer möglichen Abhängigkeit durch die Erkrankung zeigte auch nach 6 Monaten eine signifikante Korrelation mit der Compliance, während Wahrnehmungen bezüglich der gesundheitlichen Vorteile einer antihypertensiven Therapie nach 6 Monaten weiterhin keine Beziehung zur Compliance aufwies. Die Einschätzung der persönlichen Empfindlichkeit bezüglich Entwicklung einer Hypertonie ist offensichtlich nur vor der Diagnose der Hypertonie möglich und wurde deshalb 6 Monate später nicht weiter bewertet.

Tabelle 6.12 Korrelationen zwischen den Health Beliefs nach sechsmonatiger Therapie und der Compliance

	Compliance nach sechs Monaten		Compliance nach zwölf Monaten	
Health Beliefs nach 6monatiger Therapie	Zählung der überzähligen Tabletten	Eigene Angaben	Zählung der überzähligen Tabletten	Eigene Angaben
Schwere der Erkrankung	0,17*)	0,19*)	0,27⁺)	0,20*)
Vorteile der Behandlung	0,02	–0,02	0,08	0,12
Sicherheit der Medikamente	0,16*)	0,16*)	0,32⁺)	0,23⁺)
Soziale Abhängigkeit	0,20*)	0,19*)	0,23⁺)	0,21⁺)
Multiples R =	0,26	0,25	0,39	0,30
R^2 =	0,07	0,06	0,15	0,09

*) $p<0{,}05$; ⁺) $p<0{,}01$

Um die Aussagekraft der Meßgrößen des Health Belief Model gemeinsam beurteilen zu können, wurde eine multiple Regressionsanalyse zwischen den Health Beliefs nach 6 Monaten und der Compliance nach 6- bzw. 12monatiger Behandlung durchgeführt. Die multiplen Korrelationskoeffizienten, R und der Varianzanteil der Compliance, der durch die Kombination der Beliefs erklärt wird, R^2, sind am Schluß der Tabelle 6.12 dargestellt. Das beste Ergebnis war ein R von 0,39 zwischen den Health Beliefs nach 6 Monaten und der aufgrund der nach 12 Monaten durchgeführten Tablettenzählung gemessenen Compliance. Dies zeigt, daß die Health Beliefs nach 6 Monaten nur 15% der Varianz der anschließend objektiv gemessenen Compliance erklären.

Um schließlich herauszufinden, ob die Abschätzung des Health Beliefs signifikant zur Identifizierung des Compliance-Problems beiträgt, über das hinaus, was man von den Patienten erfahren kann, indem man sie einfach danach befragt, wie hoch sie ihre eigene Compliance einschätzen, wurden partielle Korrelationen zwischen jedem der Health Beliefs und der Tablettenzählung für die Compliance jeweils nach 6 Monaten als Maß berechnet, um auf diese Weise die verbalen Äußerungen der Patienten über ihre Compliance zu kontrollieren. Hierbei wurde eine Korrelation von 0,72 zwischen der Äußerung und der Messung der Compliance durch Tablettenzählung gefunden. Daraus kann man ableiten, daß die subjektiven Äußerungen des Patienten 52% der Varianz der durch Tablettenzählung objektiv gemessenen Compliance erklären können. Wie aus Tabelle 6.13 zu entnehmen ist, bewegten sich alle partiellen Korrelationen zwischen den Health Beliefs nach 6 Monaten und der Compliance nahe dem Nullwert. Dies läßt darauf schließen, daß

Tabelle 6.13 Partielle Korrelationen zwischen der durch Tablettenzählung gemessenen Compliance und den Health Beliefs der Patienten zur Kontrolle der Patientenangaben über ihre Compliance

	Compliance nach 6monatiger Therapie (durch Tablettenzählung gemessen)	
Beliefs nach 6monatiger Therapie	einfaches R	partielles R
Ernsthaftigkeit der Erkrankung	0,17*)	0,06
Nutzen der Behandlung	0,02	0,05
Sicherheit der Medikamente	0,16*)	0,07
Soziale Abhängigkeit	0,20*)	0,09

*) $p<0{,}05$

die Befragung der Patienten nach ihren Health Beliefs eine zusätzliche Varianz in der durch Tablettenzählung gemessenen Compliance nicht erklären konnte.

Diskussion und Schlußfolgerungen

Health Beliefs der Patienten hinsichtlich der Hypertonie und ihrer Behandlung, die vor der Einleitung einer Arzneimitteltherapie gemessen wurden, waren ungeeignet, die Compliance 6 und 12 Monate nach Beginn der Therapie vorherzusagen. Im Gegensatz dazu stimmen Health Beliefs, die 6 Monate nach Einleiten der Behandlung von den Patienten geäußert wurden, weitgehend mit der zur gleichen Zeit gemessenen Compliance überein und erlaubten auch eine Vorhersage für die Compliance nach 12 Monaten. Diese Ergebnisse unterstützten die Hypothese, daß sich Health Beliefs, anstatt das Compliance-Verhalten vorherzubestimmen, erst zusammen mit dem Compliance-Verhalten entwickeln als Ergebnis der mit der Behandlung gewonnenen Erfahrung der Patienten während der ersten Wochen oder Monate der Therapie. Sollte dies wirklich der Fall sein, so dürften Anstrengungen, die Compliance durch die Veränderung der Health Beliefs zu verbessern, vergeblich sein.

Die Meßgrößen, die Beliefs hinsichtlich der sich durch die Krankheit möglicherweise ergebenden Abhängigkeit bewerten, zeigten als einziges signifikante Korrelationen zwischen dem Zustand vor Behandlung und der später gemessenen Compliance. Dies ist eine mögliche Ausnahme der obigen Schlußfolgerung. Man könnte jedoch zu Recht einwenden, daß diese Beobachtung lediglich eine Bestätigung für den „Kontrollort" des Gesundheitsmodells ist, um die Compliance zu erklären, da Beliefs hinsichtlich eines Abhängigkeitsgefühls durch eine Erkrankung niemals formal zu einem Element der „Hindernisse" gegen Compliance beim Health Belief Model gemacht wurden, so wie es hier benutzt worden ist.

Unsere Ergebnisse sind auch ein Hinweis dafür, daß eine allgemeine Befragung des Patienten nach seinen Health Beliefs zu Beginn der Behandlung nicht hilfreich bei der Identifikation der Patienten ist, die in der Zukunft Probleme mit Compliance haben werden. Wenn man so lange wartet, bis die Patienten einige Erfahrungen mit dem Therapieplan haben, bevor man ihre Einstellungen zur Gesundheit mißt, so weisen die Belief-Skalen nach unseren Ergebnissen signifikante Korrelationen mit der Compliance auf, die zusammen 15% der Varianz der Compliance erklären. Allerdings war die einfache Methode günstiger, den Patienten das Ausmaß seiner Compliance angeben zu lassen, da es 52% der Varianz der Compliance erklärt. Außerdem ergaben die partiellen Korrelationen zwischen den Health Beliefs und der durch Tablettenzählung gemessenen Compliance generell Werte nahe Null, wenn man die subjektiven Aussagen der Patienten über ihre Compliance korrelierte. Das deutet darauf hin, daß die Untersuchung der Health Beliefs, nachdem man den Patienten nach seiner Meinung zur Compliance befragt hatte, keine weiteren nützlichen Informationen für die Erkennung der Compliance-Probleme bringt.

Dieser Ergebnisbericht sollte nicht dahin mißgedeutet werden, daß bestimmte Haltungen und Einstellungen der Patienten zur Gesundheit niemals die Ursache einer niedrigen Compliance sind oder daß sie in der medizinischen Praxis außer acht gelassen werden können, da der Schwerpunkt dieses Kapitels viel enger gefaßt ist. Was diese Ergebnisse aussagen, ist, daß bei den täglichen Bemühungen, Patienten mit Non-Compliance herauszufinden oder Compliance für die nächsten Monate einer Therapie vorauszusagen, die routinemäßige Befragung der Patienten nach ihren Health Beliefs wahrscheinlich nicht viel hilft.

Es muß hier aber betont werden, daß die besonderen Bedingungen, unter denen diese Ergebnisse erhalten wurden, einige Fragen über die Möglichkeit einer Generalisierbarkeit aufwerfen. Es kann sein, daß diese Ergebnisse typisch für die Behandlung der Hypertonie und anderer asymptomatischer krankheitsähnlicher Zustände sind, bei denen das Behandlungsziel die Verhinderung der Erkrankung ist, für die der Patient in erhöhtem Maß gefährdet ist, und nicht die Heilung einer akuten Krankheit. Wenn dies so ist, könnte das Health Belief Model trotzdem bei den zuletztgenannten Krankheiten von praktischem Nutzen sein. Man muß sich auch fragen, ob diese Ergebnisse spezifisch für den betroffenen Patiententyp sind und ob Health Beliefs eine besondere und wichtige Determinante für die Compliance bei anderen Personen sind, z. B. für Mütter, die sich um ihre Kinder, oder Piloten, die sich um ihr Sehvermögen sorgen, als für hypertensive Stahlarbeiter, die eine Langzeittherapie zur eventuellen Vorbeugung gegen Gehirnschlag, Nierenschäden und vorzeitigen Tod beginnen. Es ist auch möglich, daß Patienten, die schon früher schwere Erkrankungen hatten oder jetzt noch andere Krankheiten haben (man rufe sich ins Gedächtnis, daß alle jene Probanden ausgeschlossen wurden, die bei Beginn der Untersuchung irgendwelche Arzneimittel einnahmen), einen umfassenderen Satz an Health Beliefs und Einstellungen gegenüber Krankheit und deren Bedrohung entwickelt haben, welche ihre Reaktionen auf eine neue Diagnose und neue Verordnung stark beeinflussen.

Die Studie war von Wert bei der Identifizierung einer bestimmten Situation, bei welcher das Health Belief Model nicht geeignet war, Compliance zu erklären. Gleichgültig, ob dieser Mißerfolg auf die oben diskutierten oder andere Gründe zurückzuführen ist, sollte in zukünftigen Studien versucht werden, jene Patientenkollektive und klinischen Situationen herauszufinden, bei denen das genannte Modell von praktischem Nutzen im Umgang mit den Problemen der Non-Compliance sein kann, im Gegensatz zu jenen Situationen, bei denen es wenig Hilfe bietet.

III

MASSNAHMEN ZUR VERBESSERUNG DER COMPLIANCE

7
Ethische Fragen zur Compliance

Albert R. Jonsen

Es ist eine Freude, über ethische Fragen bei der Compliance zu sprechen: Nicht deshalb, weil diese Fragen besonders schön sind – in Wirklichkeit sind sie oft ganz besonders ärgerlich –, sondern weil Compliance, ganz im Gegensatz zu den Fragen, die wir medizinischen Ethiker sonst vorzutragen haben, ein sehr vertrautes, alltägliches ethisches Problem ist. Das Abschalten lebenserhaltender Maschinen beim Menschen, Untersuchungen an Föten, Entscheidungen über sogenannte „Langdon-Down-Babies" mit duodenaler Atresie, dieses alles sind dramatische Vorgänge – der Stoff, aus dem Fernsehserien wie Doktor Welby und Abendnachrichten gemacht werden. Compliance dagegen wird wahrscheinlich niemals Schlagzeilen machen (obwohl sie das in mancher Hinsicht eigentlich sollte).

In Wirklichkeit ist die Compliance weniger ein Ergebnis der Ethik als vielmehr der Redekunst. Letztere ist eine Sache, mit der nur sehr wenige Ärzte vertraut sind. Sie ist definiert als „Kunst des erbaulichen Predigens". Wenn ich mich mit der Literatur zur Compliance beschäftige, bin ich betroffen, wie sehr – abgesehen von Statistiken und kontrollierten Studien – die Compliance den Problemen ähnelt, denen ein Pfarrer gegenübersteht, wenn er die Gemeindemitglieder zu einem gottgefälligen Leben veranlassen soll. Jahrhundertelang erklärte ein Pfarrer wieder und wieder die tägliche Lebensweise, die, wenn sie gottesfürchtig befolgt würde, seine Schäflein zu Glück in diesem Leben und zu ewiger Seligkeit führen werde. Während er vielleicht eine gelegentliche Predigt fürchterlichen Todsünden wie der Tyrannei oder dem Verrat widmete, wird er sich normalerweise den mehr gewöhnlichen Sünden wie Zorn, Völlerei und Lust zugewendet haben, denn nur in der Routine des Alltags und nicht in den seltenen dramatischen Momenten kann man Tugend gewinnen. Und traurig genug, mußte der gottesfürchtige Pfarrer mit ansehen, wie seine Ermahnungen unbeachtet blieben, als seine Schäfchen vom geraden Weg abwichen und in die Taverne um die Ecke oder ins Bett des Nachbarn liefen. Er predigte Compliance mit einer seligmachenden Lebensweise und wurde oft enttäuscht.

Die Compliance-Literatur vermittelt uns eine Botschaft, die unser Pfarrer wiedererkennen würde. Er würde Barbara Korsch, auch ohne ihre Ergebnisse gelesen zu haben, zustimmen, daß „das Fehlen menschlicher Wärme, Freundlichkeit, das Unvermögen, die Sorgen und Erwartungen der Patienten zu berücksichtigen, ... das Fehlen klarer Ausdrucksweisen ... und der Gebrauch des medizinischen Jargons ... signifikant zur Unzufriedenheit des Patienten beitragen" (907). Er würde in den Beschreibungen von Non-Compliance seine eigene Gemeinde wiedererkennen: sorglos, vergeßlich, allzu betriebsam, ohne Verständnis und ohne Glauben. In Demut würde er gestehen, daß er sich selbst in der Gestalt des Arztes wiedererkannte, schwach beim Erklären, unfähig mitzufühlen und zu motivieren, arrogant in Ton und Wortwahl. Er würde nach Lektüre des Buches von Sackett und Haynes (794) schlußfolgern, daß Compliance ziemlich die gleichen Probleme verursacht wie der Glaube: selbst die edelsten Absichten verfangen sich schnell in den Mängeln der menschlichen Natur. Und – anders als unser Pfarrer – können die Ärzte nicht die göttliche Gnade herbeiflehen, um diese Mängel zu beheben.

Der Vergleich zwischen der Compliance und der Frömmigkeit mag lustig klingen, aber er wurde dazu benutzt, um das Wesen von Compliance-Untersuchungen klarzumachen. Compliance-Forscher möchten gerne ihre Probleme klar herausarbeiten und streben nach harten Daten. Es ist trotzdem unwahrscheinlich, daß sie mit den Fragen und Antworten zum Compliance-Problem jemals zufrieden sein werden. Alle, die genaue Kriterien zur Erkennung von Non-Compliance bei Patienten wünschen, werden von der Schlußfolgerung von Hulka u.a. enttäuscht sein, daß nämlich „weder Charakteristika der Patienten noch die Schwere der Erkrankung geeignet sind, das Ausmaß der Einnahmefehler zu bestimmen" (256). Eher ist es die irrationale und unvorhersehbare Realität, die – den Theologen als Versagen der menschlichen Natur geläufig – Einfluß nimmt. Diejenigen, die nach genauer Abgrenzung des Problems suchen, werden von der Zusammenfassung von Gillum und Barsky entmutigt sein: „Faktoren, die mit der Non-Compliance besonders häufig verknüpft sind, sind (1) psychische Faktoren, (2) Umgebungseinflüsse und soziale Faktoren, (3) Charakteristika des Therapieplans und (4) Eigentümlichkeiten der Patienten-Arzt-Beziehung" (670). Oder in der Sprache der Theologen „das auf seine Erlösung wartende Universum erklärt die Non-Compliance". Warum vernachlässigen die Menschen bewußt, das zu tun, was in ihrem eigenen Interesse wäre? Jede mögliche Antwort wird uns immer von den vertrauten Tatsachen der klinischen Welt hinwegführen in die geheimnisvolle Welt des Theologen und zu seinem bevorzugten Problem, der Freiheit des menschlichen Willens.

Der Hintergrund meines offensichtlich nicht ernstgemeinten Vergleichs zwischen Compliance und Glauben ist: Wenn der Epidemiologe statt seiner vertrauten Aufgabe, das Auftreten und die Prävalenz des Dengue-Fiebers oder der Schistosomiasis aufzuzeichnen, sich neuerdings bemüht zu erklären, warum und wie Hypertoniker des „Typs A" es unterlassen, ihr Hydrochlorothiazid zuverlässig einzunehmen, dann bewegen sie sich von der Wissenschaft und Statistik hinweg zur Ethik und beinahe zur Theologie. Die Geheimnisse der zuletzt genannten Disziplinen können auch nicht durch noch so gute Beobachtungen und noch so feine statistische Methoden entschleiert werden.

Mein Gleichnis hat noch einen zweiten, weniger didaktischen Zweck. Es kann der Gliederung für den Rest meines Aufsatzes dienen. Der Glaube besitzt zwei Seiten: die Grundwahrheiten, auf denen er beruht, und die Grundprobleme, die in Zusammenhang mit Versuchungen und Sünden stehen. Die ethische Seite des Compliance-Problems kann in ähnlicher Weise betrachtet werden. Es gibt einige grundlegende Wahrheiten, die die ethischen Aspekte der Compliance kennzeichnen und einige grundlegende Probleme.

Grundlegende Erkenntnisse über ethische Aspekte der Compliance

Ethik kann in zweifacher Weise verstanden werden. Erstens kann Ethik sich auf die Qualität des Verhaltens beziehen, das man von einer Person im Zusammenhang mit dem normalen Ablauf ihrer Aktivitäten erwartet. Was sind also in diesem Normalverhalten die anerkannten Standards, von denen abzuweichen tadelnswert ist? Der zweite Inhalt des Ethikbegriffs bezieht sich auf das Problem des richtigen Handelns in einer Krisensituation, dann nämlich, wenn der normale Ablauf der täglichen Aktivitäten gestört ist, die allgemein anerkannten Standards nicht mehr anwendbar erscheinen und das Problem, um das es geht, nur ungenau bestimmbar ist. Beiläufig sei hier erwähnt, daß bei heutigen Fragen der medizinischen Ethik der zweitgenannten Version so viel Aufmerksamkeit geschenkt wird, daß die grundlegenden Inhalte der Arzt-Patienten-Beziehung sehr vernachlässigt werden.

Die wesentlichen Grundlagen ethischer Fragen zur Compliance wurden in der von Finck gewählten Definition des einvernehmlich festgelegten Therapieplanes gut charakterisiert: „Ein gemeinsam ausgehandelter Vertrag, zu dem sowohl der Arzt als auch der Patient ihre auf Information begründete Zustimmung gegeben haben, und der unter den Bedingungen der heutigen Gesundheitsprobleme und Hilfsmittel, einer Bereitschaft zu fehlerfreiem Compliance-Verhalten und gemeinsamer Verantwortung realistisch ist" (658). Dies ist das Ideal einer Arzt-Patienten-Beziehung, in der eine gute Compliance erwartet wird. Es stellt ein ethisches Ideal an Freiheit, gegenseitigem Verständnis und gemeinsamer Verantwortung dar. Außerdem beinhaltet es ein Ideal von praktischem Wert, da innerhalb einer solchen Compliance-Beziehung gegenseitige Zufriedenheit herrschen sollte.

Zusätzlich zu dieser Beziehung gegenseitiger Verantwortlichkeit müssen auch die von Sackett vorgeschlagenen Bedingungen für die Ethik der Compliance vorhanden sein: Die Diagnose muß korrekt sein und die Therapie muß mehr Nutzen als Schaden bringen. Sackett betont auch, daß nicht nur eine gegenseitige Verantwortlichkeit auf Patienten- und Arztseite in bezug auf die Verordnung der Medikamente und ihrer Einnahme bestehen muß, sondern daß der Patient auch „ein informierter und williger Partner bei der Ausführung jeder Maßnahme zur Veränderung der Compliance sein muß" (795). Diese eben genannten Definitionen und Bedingungen repräsentieren die grundlegenden ethischen Wahrheiten des Compliance-Verhaltens. Sie stellen zugleich die zu erwartenden Verhaltensregeln im normalen Ablauf der Patientenversorgung dar. Wenn man sie in diesem Sinne „ethisch" nennt, so ist damit natürlich nicht gemeint, daß diese Bedingungen leicht zu erreichen sind oder allgemein praktiziert werden. Es ist vielmehr gemeint, daß sie die unwidersprochenen Standards darstellen, nach denen sich sowohl Arzt als auch Patient orientieren sollten. Wenn sie sich von diesen Standards ohne vernünftigen Grund entfernen, kann man mit Recht von Verschulden sprechen.

Im Lichte dieser grundlegenden Wahrheiten tauchen wenigstens vier Probleme auf, die „Versuchungen" der Compliance. Die angesprochenen Probleme beziehen sich auf die Krisensituationen, in denen die Anwendung der grundlegenden Wahrheiten schwierig ist. Wir wollen sie in Form von vier Fragen zusammenstellen:

(1) Was sollte getan werden, wenn ein Patient ständig non-compliant ist?

(2) Wo liegen die ethischen Grenzen für Maßnahmen zur Verbesserung der Compliance?

(3) Kann Compliance auf eine Art untersucht werden, die sowohl wissenschaftlich fundiert als auch ethisch angemessen ist?

(4) In welchem Ausmaß ist der Arzt für die Non-Compliance verantwortlich?

Die folgenden Abschnitte werden sich kurz mit diesen vier Problemen beschäftigen. Jede dieser Fragen erfordert eigentlich mehr Diskussion als Platz zur Verfügung steht. Hier jedoch müssen die Definition des Problems, einige Betrachtungen, die zu einer Lösung beitragen sollten, und eine Stellungnahme zum endgültigen Fehlschlagen der Lösungsversuche genügen.

Die Behandlung von Patienten mit Non-Compliance

Patienten sind manchmal hartnäckig non-compliant. Manche machen einen beherzten Anlauf, versagen aber dann doch sehr schnell. Andere machen ziemlich halbherzig mit und wieder andere weigern sich bereits halsstarrig, offen oder versteckt, auch nur mit der Behandlung zu beginnen. Man muß davon ausgehen, daß manche Patienten nicht anderswohin gehen können, ohne sich selbst schweren Schaden zuzufügen. Natürlich kann man fragen, ob der behandelnde Arzt die moralische Pflicht hat, die Behandlung bei solchen Patienten fortzuführen. (Die rechtliche Seite der Verantwortung ist relativ klar.)

Es gibt einige Punkte, die bei der Beantwortung dieser Frage berücksichtigt werden müssen. Zuallererst wäre es voreilig, Non-Compliance solcher Art mit einer Ablehnung gleichzusetzen, die den behandelnden Arzt von weiterer Verantwortung entbinden würde. Non-Compliance kann vielmehr Bedürfnisse des Patienten widerspiegeln, die tiefer sind, als die, die jene ärztliche Therapie befriedigen kann. Die ethische Seite der medizinischen Versorgung – daran sollte man sich erinnern – ruht auf zwei nicht immer miteinander zu vereinbarenden Geboten. Die Pflicht des Arztes zu helfen, leitet sich von der Bitte des Patienten nach Hilfe, auf der anderen Seite aber auch vom Bedürfnis des Patienten nach Hilfe ab, auch wenn dieser sie nicht ausdrücklich erbittet. Das erste Gebot führt zum Abschluß einer Art von „Kontrakt", in der Rechtsprechung als „treuhänderisch" bezeichnet, wobei der Patient die Dienste in Anspruch nimmt, indem er sich der Hilfe des Arztes anvertraut. Das zweite Gebot entspringt aus etwas, das tiefer im Patienten steckt als der freie Wille zum Abschluß des Vertrages. Es rührt von einem Zustand der verzweifelten Not her, der auch unausgesprochen sein kann. Ärzte sind oft hin- und hergerissen zwischen diesen beiden Geboten, da sie die Not trotz Ablehnung erkennen. Bei einfacher Non-Compliance sollte wohl der zweite Imperativ die Oberhand haben. Eine Ablehnung wurde nicht explizit geäußert, und tatsächlich ist es so, daß der wiederholte Arztbesuch des Patienten jegliche Annahme einer ablehnenden Haltung Lügen straft. Deshalb scheint es so zu sein, daß der Arzt, unabhängig davon, wie frustriert er ist, die ethische Verantwortung für den Patienten behält.

Wie aber kann diese Verantwortlichkeit erfüllt werden? Zuerst ist eine Gewissenserforschung notwendig: Versteht und würdigt der Arzt die Motive seines Patienten, seine Lebenseinstellung und sein Verständnis wirklich richtig? Beurteilt der Arzt auch seine eigenen Fähigkeiten und Vorgehensweisen korrekt? Wenn nach einer solchen Gewissensprüfung, deren Grundlagen in vielen Büchern und Artikeln über die Compliance-Frage nachgelesen werden können, keine Antwort gefunden wird, dann muß die nächste ethische Frage gestellt werden: Ist es an der Zeit, von einer „heilenden" (curing) in eine „vorsorgende" (caring) Behandlung überzugehen? Ärzte empfinden es im allgemeinen als schwierig, einen solchen Wechsel vorzunehmen. Sie sind gewöhnt, Medikamente anzuwenden, und haben sie stets zur Hand. Oft sind sie aber unerfahren in der subtilen Anwendung psychischen Beistandes, für den es kein griffiges Instrumentarium gibt. Es ist eine Tatsache, daß der ethisch empfindende Arzt oft ein gewisses Schuldgefühl empfinden wird, daß nichts für den Patienten getan wird, obwohl der Patient mit ständiger Non-Compliance besser auf eine gewissenhafte fürsorgende Pflege als auf Diuretika reagieren würde. Es sollte allerdings festgehalten werden, daß eine solche Behandlung selbst ethische Grenzen hat.

Sowohl die Zeit des Arztes als auch seine medizinischen Möglichkeiten sind begrenzt. Andere haben mehr sachliche Nöte. Es ist unter solchen Umständen für einen Arzt sicher nicht unethisch, wenn er zu der Ansicht kommt, seine diagnostischen und therapeutischen Fähigkeiten seien besser anderswo anzuwenden.

Natürlich gibt es mehr oder weniger ethische Wege, die Beziehung zu beenden. Ein ernsthafter Versuch, den Patienten aus seiner Abhängigkeit zu lösen, ein aufrichtiger Vorschlag, der Patient könnte mit einem anderen Arzt zufriedener sein, oder sogar das Angebot, ihm beim Finden dieses Kollegen zu helfen, sind besser als die abrupte Beendigung der Behandlung.

Eine Unterlassungssünde liegt im einseitigen Abbruch der Verantwortung für den Patienten durch den Arzt, in den der Patient seine letzte Hoffnung setzt, solange noch Hoffnung auf eine Besserung der Patienten-Arzt-Beziehung besteht. Viele Ärzte glauben, daß sie ihre Zeit in einer solchen Beziehung vergeuden, aber sie sollten daran denken, daß sie einen Beruf ergriffen haben, der nach seinem Selbstverständnis mehr bieten muß als lediglich Medizin.

Ethische Grenzen für Maßnahmen zur Verbesserung der Compliance

Das zweite ethische Problem der Compliance steht im Zusammenhang mit der Art und Weise, in der Compliance verbessert wird. Es existieren zwei grundlegende, auf die Patienten bezogene Strategien zur Verbesserung der Compliance, nämlich Erziehung und Verhaltensänderung. Diese Strategien enthalten selbst ethische Randbedingungen: Der Erziehungsprozeß sollte vertrauensvoll durchgeführt, Verhaltensänderung nicht erzwungen werden.

In manchen Fällen jedoch mag man den Eindruck haben, daß das Ziel, Gesundheit wiederherzustellen, so wichtig ist, daß es eine gewisse Verzerrung der Wahrheit und die Anwendung von Zwang, z. B. in Form der Furchteinflößung, rechtfertigt. So wird beispielsweise ein Arzt, der den Wunsch hat, daß ein hypertensiver Patient die Behandlung mit Guanethidin fortsetzt, die Möglichkeit der Impotenz verschweigen; ein anderer Arzt wird die Gefahr eines Herzanfalls übertreiben oder mehr versprechen als die Medikamente halten können. Auf der anderen Seite ist es kein Geheimnis, daß Fehlinformationen oder die Furcht vor Strafe Menschen veranlassen können, etwas zu tun, was sie unter normalen Bedingungen nicht tun würden.

Die Möglichkeiten zur Beantwortung dieses Problems sind vielseitig. Als erstes muß prinzipiell gewährleistet sein, daß der Informationsgegenstand, in welcher Art er auch immer übermittelt wird, verständlich ist. Ziel jeden Trainings des Patienten, auch wenn es noch so mechanisch abläuft, muß die Freiheit sein.

Alle Maßnahmen zur Verbesserung der Compliance müssen dem Patienten Einblick in seine eigene Situation und sein eigenes Ich gewährleisten und ihm die Möglichkeit lassen, anders zu handeln, wenn er es für richtig hält. Innerhalb dieses gesteckten Ziels sind jedoch bestimmte Überlegungen notwendig. Zuerst sollte die Gesundheit nicht als das einmalige und einzige Ziel betrachtet werden. Gesundheit sollte sowohl für den Patienten als auch für den Arzt nur ein Bestandteil innerhalb des übergreifenden Ziels sein, einen humanen, freien und würdigen Lebensstil zu gewährleisten. Zweitens kann Information auf Wegen vermittelt werden, die dem Zielbudget an Zeit, der Situation und dem „Recht auf Wissen" entsprechen, und trotzdem im Gesamtbild als wahr angesehen werden. Menschen sind manchmal nicht bereit, die Wahrheit zu hören, und können sie dann, wenn sie ihnen aufgedrängt wird, ablehnen oder verdrängen oder sie können sie nicht verstehen. Eine solche Wahrheit, die nicht in das Verständnis und die Entscheidungsvorgänge des Patienten einbezogen wird, ist wertlos. Alle Methoden, die Wahrheit darzulegen, müssen danach trachten, die vollständige Enthüllung des Gesamtbildes zu gewährleisten, und dem Patienten letztlich die Möglichkeit zu geben, für sich selbst eine Entscheidung zu treffen. Der Arzt aber, der glaubt, daß die Wahrheit in dieser Weise mitgeteilt werden sollte, muß seine persönlichen Motive und die Gründe hierfür gewissenhaft untersuchen. – Weiterhin sind die Emotionen der Angst und der Scham an sich keine schlechten Dinge, denn Einstellungen sind nur dann schlecht, wenn sie die freie Entscheidung beeinflussen. Und in der Tat sind sie, wie unser Pfarrer zugeben würde, Emotionen, die heilsam sein können. Der Gebrauch dieser Emotionen, die eine lange Tradition in der Überredungskunst haben, muß zu einer freien Entscheidung beitragen und darf sie nicht erzwingen. Als Sünde oder Fehler von Verfahren zur Verbesserung der Compliance muß man aber die Anwendung physischen oder psychischen Druckes ansehen, wenn dieser die eigenen Überlegungen des Patienten zu seiner Lage behindert. Die Sünde gegen Ethik bei der Information ist die Lüge, die Verheimlichung jener Fakten, die dazu beitragen, den Patienten von einer Entscheidung abzuhalten – die immer noch seine eigene Entscheidung bleiben muß, auch wenn sie von anderen als „gegen seine Interessen" angesehen wird.

Ethische Randbedingungen der Compliance-Forschung

Das Problem der Täuschung des Patienten führt uns direkt zu einer Schwierigkeit, die sich einstellt, wenn Compliance-Forschung in den Grenzen ethischer Zwänge durchgeführt werden soll.

Es ist leicht einzusehen, daß wichtige Informationen über die Wirksamkeit von Behandlungen fehlen werden, wenn die Compliance nicht mituntersucht wird. Dies wird zu ungeeigneten Verordnungen und zu Verschwendung von medizinischen Mitteln und auch von Zeit und Geld beim Patienten führen.

Daraus resultieren schließlich schlechte medizinische Versorgung und chronische Krankheiten, die sonst hätten geheilt werden können. Auf der anderen Seite müssen aber bei der wissenschaftlichen Untersuchung der Compliance Verfahren angewendet werden, die aus ethischer Sicht problematisch sind. Untersuchungen über Compliance müssen sich offensichtlich der Täuschung bedienen, um die gesuchte Information zu erhalten. Wenn man die „informierte Zustimmung“ des Patienten zur Compliance-Studie erhalten will, wird verständlicherweise die Studie nutzlos, denn wenn der Patient weiß, daß seine Compliance untersucht wird, wird er auch die Anweisungen korrekt befolgen. Der Untersucher muß sich also fragen, ob es ethisch ist, bestimmte Informationen zurückzuhalten, deren Weitergabe die Untersuchung entwerten würde.

Verschiedene Überlegungen könnten hier zu einer Antwort führen. Zuerst kann festgestellt werden, daß die Zurückhaltung von Informationen, die zu einer Verschlechterung eines erwartbaren therapeutischen Nutzens führen könnte, ganz klar als unethisch anzusehen ist. Zweitens sind die Risiken und Vorurteile Compliance-verbessernder Maßnahmen getrennt von den Risiken und Vorteilen der therapeutischen Behandlung an sich zu untersuchen und die Information hierüber dem Patienten in einer Art mitzuteilen, daß sich der Patient ein separates Urteil dazu bilden kann. Schließlich brauchen Informationen über Maßnahmen, die harmlos sind oder nur ein minimales Risiko beinhalten, nicht spezifisch weitergereicht zu werden. (Beispielsweise kann nach einer Randomisierung zwischen zwei Arzneimitteln, die als gleich stark wirksam angesehen werden, aber in zwei Formen verabreicht werden sollen, durchaus gefragt werden.) Jedoch sollte die allgemeine Information gegeben werden, daß eine klinische Studie mit Randomisierung durchgeführt wird. Grundsätzlich sollte jede Verheimlichung von Information als eine „verwerfliche Täuschung“ betrachtet werden, wenn dadurch grundlegende Fakten unterschlagen werden, von denen man annehmen könnte, daß sie die Entscheidung des Patienten, ob er behandelt werden will oder nicht oder ob er in einer bestimmten Weise behandelt werden will, wesentlich beeinflussen würden.

Ethische Aspekte der ärztlichen Verantwortung

Das letzte ethische Problem ist vielleicht das schwerwiegendste, weil es die Qualifikation des Therapeuten berührt. Wenn die Rechtschaffenheit eines Priesters in Frage gestellt wird, bedeutet dies noch nicht die Widerlegung der Wahrheit seiner Botschaft. Aber die medizinische Versorgung ist in dieser Beziehung nicht mit der Theologie zu vergleichen. Derjenige, der den Patienten mangelhaft behandelt, verursacht meßbaren Schaden, für den er auch haftet. Die Requisiten der Rechtschaffenheit sind beim Arzt also Wissen, also das Verfügen über richtige Informationen; Können, also die Fähigkeit, Informationen in bestimmten Situationen kompetent einzusetzen; und (was oft übersehen wird) auch der Wille, den Patienten zu erziehen, zu motivieren und ihn sorgfältig zu überwachen. Drei ernste Verfehlungen kommen somit in Frage: Die erste ist die Sorglosigkeit, das tadelnswerte Versäumnis, sich über Arzneimittel und therapeutisches Vorgehen, aber auch den Patienten und sein soziales Umfeld genügend zu informieren. Der auf diese Weise verantwortungslose Arzt wird nicht zu vernünftigen Anstrengungen in der Lage sein, Patienten zu erziehen oder zu motivieren. Die zweite Verfehlung ist die Unfähigkeit, z.B. das Verschreiben ungeeigneter Medikamente, die entweder unwirksam oder sogar schädlich sind oder auch „nur" den Patienten abhalten, geeignetere Medikamente zu nehmen. Es wäre schrecklich, wenn sich Ärzte rühmen würden, eine hohe Compliance gegenüber ineffektiven oder sogar schädlichen Behandlungsmethoden zu erzielen. Drittens kann auch das autoritäre Verhalten, das gerade Ärzte oft an den Tag legen, ein schwerer Fehler sein. Die beste Compliance wird durch ein partnerschaftliches, gegenseitiges Verständnis erreicht. Ein autoritärer Arzt, der seinem Patienten Anordnungen gibt, ohne ihn entsprechend vorzubereiten oder ihn bei der Einhaltung der Therapie zu unterstützen, kann die Compliance untergraben. Ein entschlossenes Verhalten und bei einigen Patienten auch eine wohlwollende väterliche Führung können natürlich recht wirksam sein, aber auch in diesen Fällen sollte Partnerschaft angestrebt werden.

An dieser Stelle möchte ich auch meinen Kommentar den vielen Kommentaren zur Brauchbarkeit des Begriffes „Compliance" hinzufügen. Das Wort ist deshalb oft kritisiert worden, weil es zu autoritär oder herablassend klingt, obgleich ein Überblick über seine Bedeutungen im Oxford-English-Dictionary eine ganze Reihe treffender Bezeichnungen liefert. Wenn an seiner Stelle bessere Wortschöpfungen gefunden werden sollen, dann würde ich das Wort „Complacence" (= Selbstzufriedenheit) vorschlagen, dessen ethymologischer Ursprung bedeutet, daß man gemeinsam zufrieden ist: beide, Arzt und Patient, sind mit ihrer Partnerschaft zufrieden. Jedoch fürchte ich, daß sein heutiger Beiklang einer behaglichen Selbstgefälligkeit nur noch mehr zu Mißverständnissen beitragen würde. Ich stoße mich aber an dem Wort Compliance deshalb, weil es eine Art moralischen Faux pas enthält, indem es die Verantwortung auf das Opfer, also den Patienten schiebt. Das Problem als „Compliance" anzusprechen heißt doch eigentlich, es als ein Problem im Patientenverhalten hinzustellen und folglich seine Ursachen beim Patienten zu suchen. Dabei aber trägt man doch die fundamentalen Fehler des behandelnden Arztes, nämlich die Verantwortungslosigkeit, die Unvernunft und das autoritäre Verhalten auf den Schultern des Patienten aus. Alle, die die Compliance studieren und darüber schreiben, wissen, daß das Verhalten des Arztes ein kritischer Faktor ist, aber indem sie ihr Problem nach dem Verhalten des Patienten benennen, vermitteln sie eigentlich ein schiefes Bild.

Vielleicht der beste Ausspruch, mit dem wir diese Predigt über die moralischen Aspekte der Compliance abschließen können, ist: „Arzt, heile Dich selbst!"

8
Maßnahmen zur Verbesserung der Compliance bei Überweisung, Arztterminen und dem Therapieplan

R. Brian Haynes

Einleitung

In den vorausgegangenen Kapiteln wurde das Ausmaß der Non-Compliance dokumentiert, die Methoden und Probleme ihrer Messungen beschrieben und ihr Wesen näher untersucht. Diese Untersuchungen haben zwar viele brauchbare Wege aufgezeigt, wie Non-Compliance vermieden oder Compliance verbessert werden kann, dennoch bleibt, das ist klar, unser Verständnis für die Probleme begrenzt. Bemerkenswert ist auch, daß die Kenntnis des Phänomens nicht notwendigerweise schon die Lösung mit sich bringt, wie attraktiv bestimmte Lösungswege auch immer scheinen mögen. Andererseits ist aber auch festzustellen, daß Verbesserungen der Compliance zum Glück nicht immer einer systematischen Analyse zu harren brauchen; denn viele medizinische und anderweitige Gesundheitsmaßnahmen bauen auf empirischen Methoden zur Beeinflussung noch weitgehend unaufgeklärter Prozesse.

Darüber hinaus sind wir warnend darauf hingewiesen worden, daß wir aus ethischer Sicht unser Handeln immer wieder daraufhin überprüfen müssen, ob wir mit unserem Vorgehen nicht Gefahr laufen, zugunsten einer erhöhten Compliance schädliche Einflüsse einzuhandeln. Gleichgültig, ob derartige Maßnahmen auf theoretischen oder empirischen Grundlagen aufbauen. Negative Effekte können von Maßnahmen zur Verbesserung der Compliance in zweifacher Weise ausgehen: 1. könnte erhöhte Einnahmezuverlässigkeit zu einer Erhöhung der dosisabhängigen Nebenwirkungen führen, 2. könnten die Behandlungsmethoden, sofern sie mit den üblichen Methoden des Patienten, sich mit gesundheitlichen Problemen auseinanderzusetzen, interferieren, zu psychologischen oder sozialen Schäden führen. Aus unseren eigenen Untersuchungen hat sich beispielsweise ergeben, daß allein die Klassifikation als Hypertoniker zu viel häufigerem Dienstausfall eines so Eingestuften führt (908), wenn auch dieser Effekt bei jenen Patienten am geringsten ist, die ihre Therapie strikt befolgen. Es darf jedoch nicht übersehen werden, daß Berufstätigkeit oder andere Aspekte des gesellschaftlichen und Gefühlslebens bei den Patienten, die ihre Therapie normalerweise nicht ausreichend befolgen, verbessert werden können, wenn man die Compliance erhöht. Gerade dieser

Aspekt sollte in zukünftigen Compliance-Untersuchungen besonders berücksichtigt werden. Zumindest müssen wir danach streben, die Compliance nur hinsichtlich solcher Behandlungsmethoden und Aktionen zu verbessern, von denen wir auch begründet annehmen können, daß sie wirksam sind. Beachten müssen wir schließlich stets, daß unsere Maßnahmen keine schädigenden Auswirkungen haben, auch wenn sie wohlgemeint waren.

Unter Berücksichtigung der eben besprochenen Gesichtspunkte wird sich dieses und die folgenden Kapitel auf die Maßnahmen konzentrieren, die geeignet sind, eine mangelhafte Compliance zu verbessern. Dabei wird das Problem von verschiedenen Seiten aus angegangen. Während Kapitel 8 zusammenfaßt, was bisher zur Verbesserung der Compliance im Zusammenhang mit Überweisungen, Arztterminen und Therapieplänen bei Patienten mit medizinisch definierten Krankheiten erreicht worden ist, beschäftigen sich die folgenden Kapitel mit bestimmten Maßnahmen im einzelnen, wobei der Blick mehr in die Zukunft als in die Vergangenheit gerichtet ist. Zentrale Themen sind sodann die schwierigsten aller Probleme, nämlich Nikotinabhängigkeit und Alkoholmißbrauch. Schließlich beschäftigen wir uns mit der Funktion des Personenkreises, der die Hauptrolle bei der Beeinflussung des Compliance-Verhaltens der Patienten spielt und mit der Organisation der Gesundheitsdienste, die dessen Tätigkeit erleichtern. Einen betont praxisbezogenen Blick werfen wir auch darauf, wie man bewährte Maßnahmen zur Verbesserung der Compliance in der Hast des klinischen Alltags durchführen kann. Stets haben die Autoren versucht, ihre Beiträge so praxisbezogen wie möglich zu gestalten, also zu zeigen, wie es möglich ist, wirkungsvolle Maßnahmen zur Verbesserung der Compliance in unsere eigene ärztliche Tätigkeit einzubauen, aber auch vor Methoden zu warnen, die bisher, trotz offensichtlicher Erfolge unter besonderen Forschungsbedingungen, noch nicht für eine allgemeine Anwendung ausgereift sind.

Methoden bei der Abfassung dieses Übersichtsartikels

Ausgenommen dort, wo es besonders angegeben ist, wurden nur Untersuchungen mit klar definierten Kontrollgruppen oder Kontrollperioden berücksichtigt. Außerdem mußten in jedem Fall ausreichend viele Daten zur Verfügung stehen, um eine statistische Analyse durchführen zu können. Das bedeutet praktisch, daß die Untersucher sowohl die Zahl der an der Studie beteiligten Probanden als auch das Ausmaß der Compliance in den Vergleichsgruppen angeben mußten.

Ergebnisberichte, die diese „Aufnahmekriterien" erfüllten, wurden auf folgende Weise analysiert: Der methodische Wert wurde auf Grund der in der Bibliographie (Anhang I) im einzelnen beschriebenen Standards ermittelt. Dabei wurde besonders darauf geachtet, ob bei der wissenschaftlichen Auswertung auch der Zufall zugrundegelegt wurde. Zwecks Vergleich mit den in anderen Studien untersuchten Maßnahmen zur Compliance wurde die Auswirkung einer bestimmten Intervention einfach dadurch bestimmt, daß man den Anteil der in der Kontrollgruppe gut mitarbeitenden Probanden von dem entsprechenden Anteil in der Interventionsgruppe subtrahierte. Diese Methode hat bedeutende Vorteile. Erstens kann sie auf die meisten Untersuchungen direkt oder zumindest über die Interpretation der zur Verfügung stehenden Daten angewendet werden. Zweitens liefert sie eine einfache und unmittelbare Meßgröße für den absoluten Effekt. Wenn beispielsweise eine Maßnahme den Anteil der gut mitarbeitenden Patienten von 40% auf 75% erhöht, bedeutet dies, daß bei jeweils 100 Patienten, bei denen diese Maßnahme angewendet wird, 35 Patienten zusätzlich die Möglichkeit erhalten, von der ihnen verschriebenen Therapie zu profitieren. Schließlich erlaubt sie auch die Berechnung anderer Indizes, wie z. B. den Prozentsatz tatsächlich erreichter potentieller Verbesserung. Auf der anderen Seite hat diese Methode aber auch einige Nachteile. Erstens werden in verschiedenen Studien unterschiedliche Standards zur Definition des Compliant-Patienten verwendet, und das kann zu Problemen bei Vergleichen führen. Bei unseren eigenen Untersuchungen mit hypertensiven Patienten (228, 449) definierten wir z. B. die Einnahme von wenigstens 80% der verordneten Medikamente als „adäquate Compliance". Diese Definition ist auch biologisch sinnvoll, weil sich nachweisen ließ, daß nur bei diesen oder höheren Prozentsätzen der Compliance eine Korrelation mit der Reduktion des Blutdrucks nachzuweisen war. Auf der anderen Seite haben Untersuchungen von Gordis bei Kindern, die eine medikamentöse Prophylaxe gegen rheumatisches Fieber erhielten (673), gezeigt, daß bereits bei Einnahme von nur etwa einem Drittel der üblicherweise verordneten Medikamente eine Schutzwirkung nachweisbar war. So kann ein niedriger absoluter Wert für die Compliance bei der einen Therapie teilweise protektiv und im anderen Falle vollkommen wertlos sein. In dem Ausmaß in dem die Definition einer „guten" Compliance entweder keinen therapeutischen Nutzen widerspiegelt oder von einem Fall zum anderen sehr stark schwankt, wird auch der Wert des Vergleiches verschiedener Studien leiden. Dieses Problem kann dadurch eingeschränkt werden, daß man Ergebnisse innerhalb einer Studie bevorzugt und weniger zwischen mehreren Studien untersucht und noch einmal nachdrücklich darauf hinweist, daß in jede Untersuchung Kontrollgruppen oder Kontrollperioden eingeschlossen werden müssen.

Eine zweite Schwierigkeit, die bei der Anwendung der hier dargestellten Vergleichsmethode besteht, ist die, daß manche Untersucher das Ausmaß der tatsächlichen Compliance angeben, anstatt den Anteil der Patienten, den sie als gut mitarbeitend ansehen. Dies bedeutet, daß der Hauptindikator für das Ausmaß der Compliance die Zahl der verordneten Behandlungseinheiten ist (beispielsweise der Tabletten) und nicht die Zahl der Patienten mit guter Compliance. Das macht Vergleiche zwischen verschiedenen Studien schwierig, obwohl natürlich die Betrachtung der Maßnahmen innerhalb einer Studie immer noch aufschlußreich bleibt. Ergebnis obiger Erörterungen ist also einfach, daß Vergleiche zwischen verschiedenen Studien nur unter großer Vorsicht vorgenommen werden dürfen. Die wichtigen Faktoren bei der Bewertung einer die Compliance verbessernden Maßnahme basieren auf der Kenntnis, ob die Maßnahme überhaupt funktionierte und in welchem Ausmaß ihre Nützlichkeit in verschiedenen Situationen aufgezeigt werden konnte.

Schließlich noch ein letzter Punkt, bevor wir mit den Ergebnissen dieser Analyse fortfahren: Alle Maßnahmen, die zwar Änderungen im Compliance-Verhalten hervorriefen, die jedoch nach den traditionellen statistischen Methoden nicht signifikant waren, wurden hier so dargestellt, als wären sie ohne Wirkung gewesen. So kann es geschehen, daß manche wertvolle Maßnahme unbeachtet bleibt, weil sie bei zu kleinen Patientenkollektiven getestet wurde. Die Gefahr bei diesem „Fehler 2. Art" oder Beta-Fehler wurde als weniger wichtig angesehen als die beim „Fehler 1. Art" oder Alpha-Fehler, bei dem ungerechtfertigterweise einer wertlosen Maßnahme Aufmerksamkeit geschenkt wird, nur weil eine zufällige Schwankung in der Compliance zwischen der Versuchs- und der Kontrollgruppe vorhanden ist.

Ergebnisse der Literaturstudie

Verbesserung der Ergebnisse bei ärztlichen Überweisungen

Die Überweisung eines Patienten kann entweder innerhalb derselben medizinischen Einrichtung (zwischen verschiedenen Klinikärzten) oder von außerhalb derselben, wie z. B. auf Grund einer Reihenuntersuchung aus vorgenommen werden. Wie Sackett und Snow im Kapitel 2 ausführten, kann die Compliance auf die aufgrund von Überweisungen veranlaßten Arzttermine bedauerlich niedrig sein. Der hierdurch bedingte Verlust von Patienten schon in diesem frühen Stadium ist erschütternd, die eigentliche Schlacht gegen die Erkrankung wird bereits ohne einen einzigen Kampf aufgegeben.

Studien, die sich mit Maßnahmen zur Verbesserung der Einhaltung von Überweisungsterminen auseinandergesetzt haben, sind in Tabelle 8.1 dargestellt. Dabei waren Maßnahmen, wie Patientenerziehung (193), Beratung vor Einnahmebeginn (241, 242), spezielles Personal, das die Patienten an Überweisungstermine erinnerte und dabei half, Probleme der Terminplanung und von Transportschwierigkeiten zu meistern (172) und einfache Erinnerungsbriefe an Patienten (520) eindeutig erfolgreich. Man kann also feststellen, daß den Überweisenden eine Auswahl von Möglichkeiten zur Verfügung steht, so daß sie die Methode benutzen können, welche unter den speziellen Bedingungen am einfachsten und am ökonomischsten ist.

In Kapitel 4 beschriebene Determinanten der Compliance machten deutlich, daß die Zeitspanne zwischen der Überweisung und dem Überweisungs-

Tabelle 8.1 Interventionen zur Verbesserung der Überweisungspraktik und des Einhaltens von Untersuchungsterminen

Literaturstelle	Klinik	Maßnahme	Beurteilung der Methode*)	Compliance (%)		Einfluß auf das Ergebnis**)
				Kontrolle	ΔC^{+}	
	Überweisung wegen:					
193	Glaukom	Patientenbelehrung	14 (r)	76	+13	
241	Jugendpsychiatrie	Beratung vor stationärer Aufnahme	12	60	+30	
242	Psychiatrie	dto.	18 (r)		+20	+
172	Hypertonie	Spezieller Überweisungsgehilfe	13 (r)	63	+21	n.s.
520	Hypertonie	Brief an den Patienten	9	45	+14	
	Untersuchungstermine für:					
109	Kardiologie	Schriftliche postalische Erinnerung	9	66	+8	
352	Pädiatrie	dto.	7	69	+14	
461	Pädiatrie	Telefon. Erinnerung	9 (r)	56	+22	
		Postalische Erinnerung	9 (r)	56	+17	

*) = Beurteilung der Methode: vgl. bibliographischen Teil im Anhang des Buches; (r) = randomisierter Versuch.
+ ΔC = Änderung der Compliance: der Prozentanteil jener Patienten, die die ärztl. Anweisungen in der Kontrollgruppe korrekt befolgen, wird von dem entsprechenden Prozentanteil in der Interventionsgruppe subtrahiert.
**) Einfluß auf das Behandlungsergebnis: + bedeutet Verbesserung ($p < 0{,}05$) bei der Interventionsgruppe; n.s. bedeutet keine signifikante Änderung.

termin kritisch ist. Während der Einfluß einer Verkürzung der Überweisungszeit nicht weiter untersucht worden ist, wurde in einer Studie (169) eine erhebliche Verbesserung in der Einhaltung von Überweisungsterminen festgestellt, wenn diese Verabredungen lediglich ein oder zwei Tage im voraus getroffen wurden und nicht ein oder zwei Wochen vorher. Falls kurzfristige Terminvereinbarungen nicht möglich sind, wird wahrscheinlich ein Telefonat, ein Brief oder eine Erinnerungskarte ausreichen, die man an den Patienten ein oder zwei Tage vor dem vereinbarten Termin schickt.

Einen Augenblick sollte man sich auch darüber Gedanken machen, wie außerordentlich wichtig es ist, das Endergebnis der compliancebezogenen Maßnahmen zu bestimmen, und zwar unabhängig davon, wo sie auf dem Wege zwischen der Entdeckung der Krankheit und ihrer Heilung eingesetzt wurden. Es nutzt weder dem Patienten noch den ärztlichen Einrichtungen, bei jemandem ein Leiden zu entdecken, den Patienten noch näher zu untersuchen und einer geeigneten Behandlung zuzuführen, wenn die angebotene Behandlung schließlich vom Patienten nicht akzeptiert wird. Es ist schade, daß in viel zu wenigen Compliance-Studien untersucht wird, was mit den von eben diesen Studien beeinflußten Patienten geschieht. In den vorher diskutierten fünf Studien zum Beispiel wurde lediglich bei zwei der Behandlungserfolg deutlich. Für uns alle ist es offensichtlich, daß das Zuführen von Patienten in das Gesundheitsversorgungssystem noch nicht zur Verbesserung der Gesundheit führen muß. Dies zeigt sich deutlich in der Untersuchung von Fletcher und Mitarbeitern (520), die keine Unterschiede des Prozentsatzes von Patienten fanden, die fünf Monate nach der Überweisung normale Blutdruckwerte hatten, obwohl ein beträchtlicher Anstieg jener Patienten erreicht wurde, die erfolgreich einer Therapie zugeführt worden waren. Auf der anderen Seite führte die Information von Patienten, die psychiatrisch behandelt wurden, über das, was sie zu erwarten hätten und wie sie aus der Therapie den größten Nutzen ziehen könnten, nicht nur zu einer Verbesserung in der Teilnahme, sondern auch in der Mitarbeit bei der Gruppentherapie (242). Gerade diese Art von Information ist erforderlich, bevor die praktische Durchführung solcher Maßnahmen in Angriff genommen wird.

Verbesserungen zur Einhaltung von Untersuchungsterminen

Wie bei Überweisungen führten auch bei bereits in Behandlung Stehenden verschiedene Arten von Erinnerungen (vgl. Tabelle 8.1) mit Erfolg zur Steigerung der Teilnahmerate. Im allgemeinen sind einfache Postkarten die einfachste und billigste Methode. Noch günstiger ist es vielleicht, wenn man den Patienten telefonisch erreichen kann, wie es Shepard und Moseley (461) nachweisen konnten. Die Teilnahmerate in dieser Untersuchung war aber nur 75%, obwohl sogar drei Erinnerungsversuche unternommen wurden. In dieser Untersuchung werden gleichzeitig Angaben über eine grobe Schätzung der entstehenden Telefon- und Postkartenkosten gemacht. Um das Versäumnis eines einzelnen Untersuchungstermines zu verhindern, beliefen sich die Kosten bei Gebrauch von Postkarten auf 1,20 Dollar, auf 1,85 Dollar, wenn telefoniert wurde. Auf der anderen Seite beliefen sich die direkten Kosten für die Klinik bei einer nicht eingehaltenen ärztlichen Verabredung (einschließlich der Planung der Verabredung, der erforderlichen Vermerke in den Unterlagen, des Aktenstudiums und der Kontaktherstellung mit dem Patienten) auf etwa 1,12 Dollar. Es zeigt sich also, daß die Erinnerung an die Einhaltung eines Arzttermines nicht unbedingt rentabel sein muß, zumal diese Kosten nicht die vom Arzt versäumte Zeit oder die durch einen nicht zustandekommenden Termin verlorengegangenen Einkünfte miteinschließen; Dinge, die vielfach sicherlich wichtig sein können.

Selbstverständlich ist die Frage, welche Erinnerungsmaßnahme am geeignetsten ist von der Wichtigkeit des Besuches und der Wahrscheinlichkeit eines Terminversäumnisses abhängig. Allgemein ist zu sagen: Wenn die Teilnahmehäufigkeit in der Klinik unter 85% liegt (ein Wert, der von einigen Untersuchern als Optimum für routinemäßige Nachuntersuchungen angesehen wird) und wenn die Nachuntersuchung wichtig ist, stellt eine Erinnerung mittels Postkarte, die so rechtzeitig abgeschickt wird, daß sie den Patienten ein oder zwei Tage vor dem verabredeten Termin erreicht, sowohl in bezug auf die Kosten als auch was Bequemlichkeit angeht, die beste Methode dar.

Wenn die Einhaltung der Untersuchungstermine in einer Klinik gering ist, hat man, wie in Kapitel 4 dargestellt, an eine Reorganisation des Klinikbetriebes zu denken, wobei besonders eine Herabsetzung der Wartezeit und die Zuweisung zu einem bestimmten Arzt Erfolg bringen werden. Es muß hier allerdings eingeräumt werden, daß diese Maßnahmen noch weiterer experimenteller Bestätigung bedürfen. Wie gut Kurzzeiteffekte infolge schriftlicher Erinnerung des Patienten an den vereinbarten Termin auch sein mögen, man kann trotzdem nicht erwarten, eine hohe Compliance zu erreichen, wenn die klinische Untersuchung Unbequemlichkeiten mit sich bringt, vor allem, wenn sie für den Patienten zeitaufwendig ist. Schließlich können aber auch andere, weiter unten genannte Maßnahmen für die Verbesserung des Compliance-Verhaltens zu einer besseren Teilnahme des Patienten beitragen.

Verbesserung der Teilnahme bei Kurzzeitbehandlungen

In der Tabelle 8.2 sind die Ergebnisse von vier kontrollierten Studien zusammengefaßt, die Wege zur Verbesserung der Compliance bei einer 10tägigen wegen verschiedenartiger Infektionserkrankungen durchgeführter Antibiotikabehandlung aufzeigen. Alle Untersuchungen berichten über signifikante Verbesserungen der Compliance. Die angewendeten Maßnahmen schließen ein: eine mündliche oder schriftliche Belehrung (106, 460), eine Belehrung mit Mitgabe eines schriftlichen Therapieplanes (136, 314), verschiedene Arten von Tablettenpackungen, die so ausgestattet sind, daß sie als Er-

Tabelle 8.2 Maßnahmen zur Verbesserung der Compliance bei Kurzzeitbehandlungen

Literaturstelle	Erkrankung	Maßnahme	Beurteilung der Methode)	Compliance (%) Kontrolle	Compliance (%) ΔC^+
106	Streptokokken-Pharyngitis	Belehrung durch den Arzt,	14 (r)	58	+22
		Intramuskuläre Injektion	14 (r)	58	+29
460	Akute Infektionen	Schriftliche Anweisungen	14	63	+22
314	Akute Infektionen	Therapieplan und Anweisung	13 (r)	28	+9,5
		„Unit-doses" und Anweisung §	13 (r)	28	+33,9
		„Strep-Pak" §	13 (r)	28	+60,5
136	Otitis media	Belehrung durch den Apotheker und Einnahmeplan	10	8,5	+41,5
166	Akute pädiatrische Erkrankungen	Besondere Zuwendung durch			
		– den Arzt	9	65	+25
		– die Schwester	9	65	+25
165	Akute pädiatrische Erkrankung	Spezielle geschulte Hilfskraft für Gesundheitsfragen der Familie	11 (r)	18	+51
16	Freiwillige Probanden	Spezielle Arzneimittelbehältnisse:			
		selbst abschaltendes Alarmsignal	10	84	+5
		Abschaltung d. Alarms durch Patient	10	84	+13

*) = Einstufung der Methode: vgl. bibliographischen Teil; (r) = randomisierter Versuch.
+ ΔC = Änderung in der Compliance (Differenz des Anteils der korrekt mitarbeitenden Patienten in der Interventions- und Kontrollgruppe).
§ = Erklärung siehe Text.

innerungshilfen dienen (314) und intramuskuläre Injektionsbehandlung (106). Darüber hinaus wurden noch drei weitere Untersuchungen, von denen ebenfalls erfolgreiche Ergebnisse berichtet werden, in die Tabelle mit aufgenommen. Fink und Mitarbeiter (165, 166) berichteten über eine Krankenschwester, die als eine Art „Familiengesundheitsspezialist" die Compliance bei kurzzeitigen Behandlungen in der Kinderheilkunde erheblich verbesserte und dabei ebenso erfolgreich war wie ein Arzt in der gleichen Rolle (166). In der zuletzt aufgeführten Untersuchung wurde gefunden, daß Tablettenbehälter, die zur vorgeschriebenen Zeit einen Alarmton abgaben, bei freiwilligen Probanden die exakte Einnahme von Placebos verbesserten (16).

Bei drei der zitierten Berichte konnten interne Vergleiche der verschiedenen Maßnahmen vollzogen werden. So fanden Colcher und Bass (106) 9 Tage nach Beginn der Therapie bei 58% der Patienten des Kontrollkollektivs Penicillin in den Urinproben, bei 80% in der Gruppe, die zusätzliche Instruktionen über die Wichtigkeit einer vollständigen Einnahme über einen Zeitraum von 10 Tagen erhalten hatte und bei 87% der Patienten, denen eine intramuskuläre Injektion von Penicillin verabfolgt worden war. Beide zuletzt genannten Gruppen zeigten also eine bessere Compliance als die Kontrollgruppe. Bei ihnen traten signifikant weniger Behandlungsfehler und Rückfälle auf. Die beiden Versuchsmethoden unterschieden sich nicht signifikant voneinander, sowohl was die Compliance als auch was den Behandlungserfolg angeht. Linkewich u.a. (314) beobachteten einen zusätzlichen Anstieg der Compliance, wenn zusätzlich zu den normalen Abgabepraktiken folgende Maßnahmen durchgeführt wurden: eine schriftliche Tablettenanweisung inklusive Instruktionen, unit-dose-Tablettenstreifen und schließlich ein kommerzieller Beipackzettel zu den Tabletten (Wyeth QID-Strep-Pak®). In allen Interventionsgruppen ergab sich eine höhere Compliance als bei den übrigen (ein Grund für die Aufnahme ihrer Ergebnisse in die Tabelle), und die letzte Gruppe hatte statistisch eine höhere Compliance als die übrigen. Azrin und Powell (16) wiesen nach, daß ein Alarmsignal, das der Patient abschalten mußte, mit einer signifikant besseren Compliance einherging als eines, das sich nach wenigen Sekunden von alleine abschaltete.

Wie bei der Termineinhaltung gibt es mehrere einfache Methoden zur Verbesserung der Compliance bei der Kurzzeitbehandlung. Wenn man an „einfach" und „wirtschaftlich" denkt, spricht wenig für intramuskuläre Injektionen, spezielle Tablettenbehältnisse (mit oder ohne Alarmglocke) oder speziell ausgebildete Schwestern, wenn der gleiche Erfolg durch direkte Instruktionen durch Arzt oder Apotheker erreicht werden kann, ergänzt durch kurze schriftliche Angaben oder einen Zeitplan. Colcher und Bass (106) verdanken wir die Verifikation einer Verbesserung des Behandlungserfolges aufgrund solch kleiner Mühen. Meine besondere Empfehlung für alle Institutionen ist, daß sich Therapeut und Apotheker zusammentun, um zu entscheiden, wer diese Aufgabe übernehmen soll. Es wäre nicht schlecht, wenn beide den Patienten instruieren würden. Um das gute Einvernehmen der beiden

Gruppen nicht zu verschlechtern, wäre aber wohl die Übernahme dieser Aufgabe durch den Therapeuten am günstigsten.

Verbesserung der Teilnahme bei Langzeitbehandlung

Die Verbesserungsvorschläge, die man aus den eben zitierten Untersuchungen entnehmen konnte, werfen wenig Licht auf die dunklen Stellen, die für die chronischen Compliance-Probleme noch vorhanden sind. Schriftliche Instruktionen und einfache Erinnerungszettel sorgen bestenfalls für einen vorübergehenden Erfolg. Schlimmstenfalls bedeuten sie sogar eine beträchtliche Verschwendung von Energie, Zeit und gutem Willen des gesamten medizinischen Personals, das normalerweise der Ansicht ist, daß der so „erzogene" Patient selbst für die Durchführung seiner Behandlung verantwortlich ist. Wie wir bald sehen werden, ist dies aber nicht der Fall. Die Compliance bei Langzeitbehandlung kann unter bestimmten Bedingungen verbessert werden; die erforderlichen Anstrengungen sind jedoch groß und oft sogar als unnötig zu bezeichnen. Sie müssen so lange angewendet werden, wie Compliance benötigt wird.

„Erziehung des Patienten" und Erklärungen zur Erkrankung

In Tabelle 8.3 sind die Ergebnisse von sechs energischen Versuchen zusammengestellt, Patienten über ihre Erkrankung und ihre Behandlung zu informieren und sie zu erziehen. Die Methoden schlossen programmierte Instruktionen (148, 449), Vorträge und Demonstrationen (61, 86, 493) und persönliche Belehrungen und Beratung (229) ein. Obwohl alle diese Maßnahmen die Kenntnisse der Patienten über ihre Erkrankungen beträchtlich besserten, führte keine von ihnen zu einer Verbesserung der Compliance oder des therapeutischen Erfolges.

Beratung über Arzneimitteltherapie

Die Tabelle 8.3 stellt das Ergebnis von Bemühungen von Apochekern (101, 107, 419) und Krankenschwestern (331) dar, Patienten mit klaren und eindeutigen Informationen über ihre Medikation zu versorgen, so daß alle darüber Bescheid wußten, was man von ihnen erwartete und wie sie das therapeutische Ziel erreichen könnten. Im Sinne von Blackwell (Kapitel 9) konnte man demnach der Einsicht des Patienten sicher sein. Trotzdem wurde nur aus einer Untersuchung über eine Verbesserung der Compliance berichtet. Bei dieser Untersuchung (107) rief einer der Autoren etwa zwei Wochen nach der Entlassung aus dem Krankenhaus die Patienten zu Hause an und bat sie, die übriggebliebenen Tabletten zu zählen. Eine „vollkommene" Compliance, die sowohl die korrekte Zahl und die richtige zeitliche Einnahme der Tabletten einschloß, wurde für 92% derjenigen Patienten festgestellt, die kurz vor ihrer Krankenhausentlassung von einem Krankenhausapotheker beraten worden waren. Ein Wert von 88% ergab sich für diejenigen Patienten, die nicht nur beraten worden waren, sondern zusätzlich zwei Tage lang schon im Kranken-

Tabelle 8.3 Maßnahmen zur Verbesserung der Compliance bei Langzeitbehandlung

Art der Intervention	Zitat-Nr.	Krankheit	Beschreibung der Maßnahme	Beobachtungsdauer	Bewertung der Methode	Compliance (%) Kontrolle	Compliance (%) ΔC^{+}	Δ Ergebnis^{++}
Krankheitsbelehrung	148	Diabetes	Programmierte Interaktion	3 Mon.	9			nein
	61	Diabetes	Vorträge u. Demonstrationen	6 Mon.	13			nein
	86	Hypertonie	Vorträge	8 Woch.	9		keine	nein
	449	Hypertonie	Programmiertes Lernen	6 Mon.	18 (r)		keine	nein
	493	Diabetes; Hypertonie	Vorträge	4 Besuche	13 (r)		keine	
	229	Tbc	Anweisung u. Beratung	2 Woch.	18		keine	
Arzneimittelbelehrung	107	Allgemeinmedizin	Beratung durch Apotheker	14 Tage	8	24	+68	
	101	Allgemein	Apothekenberatung	2–47 Tage	10		keine	
	331	Chronisch	Arzneimittelberatung d. Schwestern	1 Woch.	6		keine	
	419	Hypertonie	Apothekenberatung	3 Mon.	12		keine	nein
Spezialtablettenbehältnis	419	Hypertonie	„Vielfächerbehälter“	3 Mon.	12		keine	nein
	147	Hypertonie	„Compliance-Pak“	1 Besuch	12 (r)		keine	
	300	Allgemein	Verpackung mit Kindersicherung	3–23 Tage	9		negativ	
Kostenlose Arzneitherapie	57	Schwangerschaft	Kostenlose Eisentherapie durch die Klinik	2 Mon.	15 (r)		keine	
	105	Schizophrenie	geringfügige Kosten infolge Verschreibung	9 Mon.	11 (r)			Rückfälle + 19%
Intensive Betreuung	118	Tbc	Isolierstation	> 6 Mon.	7	90	+7	verbessert
	117	Tbc	Gemeindekrankenhäuser + häusliche Genesung	unterschiedlich	10	74	+21	

	512	Tbc	Hausbesuch bei Therapieabbruch	> 1 Jahr	10	34	+ 15	verbessert
	521	Hypertonie	Hausbesuch durch Krankenschwester	2 Jahre	12	50	36	verbessert
	348	Hypertonie	Kontrolle durch Apotheker	5 Mon.	8	17	+ 62	
	201	Aktion „Gesundes Baby“	Fortgesetzte, umfassende Behandlung	1 Jahr	9 (r)		keine	keine Angabe
Verhaltensänderung	228	Hypertonie	Blutdruckselbstkontrolle zu Hause, Anpassung der Behandlung an Tagesrhythmik, positive Bestärkung	6 Mon.	18 (r)	43	+ 22	verbessert
Kontrolle des Serumarzneimittelspiegels	324	Epilepsie	DPH-Spiegel und Rückäußerung	3 Mon.	12 (r)	30	+ 38	
	462	Epilepsie	Ethosuximid-Spiegel und Rückäußerung	6 Mon.	14	76	+ 14	verbessert
	189	Epilepsie	DPH-Spiegel und Rückäußerung	30 Woch.	12			verbessert
	145	Asthma	Theophyllinspiegel		11	9	+ 31	
	213	Herz	Digoxinspiegel und Rückäußerung	16 Woch.	12	52	+ 30	
Injektionsbehandlung	273	Schizophrenie	Fluphenazin	2 Jahre	7			verbessert
	160	Rheumat. Fieber	Benzathinpenicillin	3 Jahre	13 (r)	49	+ 51	verbessert
	159	Rheumat. Fieber	Benzathinpenicillin	4 Jahre	12 (r)	31	+ 58	verbessert

+: Bewertung der Methode: vgl. bibliographischen Teil; (r): randomisierter Versuch.
+ △C: Änderung der Compliance als Folge der Intervention.
++ △: Ergebnis: „verbessert“ bedeutet statistisch signifikante Verbesserung im Vergleich zum Kontrollkollektiv.

haus ihre Tabletten selbst eingenommen hatten. Dagegen fand sich bei der Kontrollgruppe nur eine Compliance von 24%.

Die Autoren lieferten wenig Informationen über die Art der Erkrankungen und über Art und Dauer der medikamentösen Behandlung, obwohl offensichtlich die meisten Patienten chronische Beschwerden hatten. Zweifel über den Wert der Ergebnisse müssen wegen der Wahl eines Standards für eine „vollkommenere" Compliance aufkommen, und weil Informationen über Compliance per Telefon eingeholt wurden. Wenn man aber die Werte so nimmt, wie sie zur Verfügung stehen, sieht es aus, als sei die Compliance während der kurzen Dauer der Studie durch die Beratung beim Apotheker verbessert worden. Dagegen fand sich bei keiner der anderen drei Untersuchungen, weder bei kurzer (101, 331) noch bei langer Dauer (419) eine günstige Beeinflussung der Compliance. Die letzte Studie ist ein gutes Beispiel dafür, welche Auswirkungen ein künstlich für eine „gute" Compliance gewählter Standard auf die Ergebnisse haben kann. Rehder und Mitarb. (419) teilten hypertensive Patienten einer von vier Gruppen zu: einer Kontrollgruppe, die lediglich ihre Medikamente in kindersicheren Packungen erhielt, einer Gruppe, die von Apothekern über Hypertonie und Medikamente beraten wurde, einer Gruppe, der spezielle Tablettenbehälter mit vier verschiedenen Tablettenfächern für jeden Einnahmetag zur Verfügung standen, und schließlich einer letzten, die sowohl vom Apotheker beraten wurde als auchzugleich Spezialbehältnisse bekam. Aufgrund der Tablettenzählung bei den zurückgebrachten Packungen – wobei nur etwa die Hälfte der Patienten ihre Packungen wieder mitbrachten – hatten 48% der Patienten in der Kontrollgruppe wenigstens 95% der verordneten Medikamente eingenommen, wohingegen die drei anderen Kollektive eine Compliance von vergleichsweise 60%, 90% und 92% aufwiesen. Die Ergebnisse in allen drei Interventionsgruppen waren also statistisch signifikant besser. Die beiden zuletzt genannten Gruppen wiesen eine signifikant bessere Compliance auf als die, bei der die Patienten lediglich beraten wurden. Wenn jedoch der Anteil jener Patienten, die wenigstens 95% der verordneten Tabletten eingenommen hatte, als Maß für die Compliance gewählt wurde und nicht etwa der Anteil der Patienten, die wenigstens 95% der verordneten Medikamente einnahmen, dann ergab sich für die Kontrollgruppe eine Compliance von 87% und für die restlichen Gruppen eine Compliance von 90, 95 und 98%. Obgleich der Trend der Ergebnisse der vorhergehenden Analyse parallel geht, waren die Differenzen nicht mehr länger statistisch signifikant und auch klinisch wenig aussagekräftig, da die Blutdruckwerte nicht mit den Unterschieden in der Compliance korreliert waren.

Diese Studie ergibt also, daß die Benutzung willkürlich ausgesuchter Einzelfaktoren zwecks Abgrenzung in gut und schlecht mitarbeitende Patienten zu übertriebenen enthusiastischen Schlüssen hinsichtlich des Nutzens von Compliance-Verbesserungsmaßnahmen führen kann. Wir sollten diesen Autoren deshalb dafür dankbar sein, daß sie sowohl zu Feststellungen über die individuelle Compliance als auch über den Anteil jener Patienten, die nach anderen Gesichtspunkten als compliant eingestuft wurden, Material geliefert haben. Es wäre gut, wenn andere Autoren diesem Beispiel folgten.

Spezielle Tablettenbehälter

In drei Studien, die unsere an die Aufnahme in diesen Übersichtsartikel geknüpften Voraussetzungen erfüllten, wurde der Einfluß verschiedenartiger Arzneimittelbehälter auf Compliance untersucht. Wir haben die Studie von Rehder und Mitarb. (419) bereits diskutiert: Ein aus mehreren Einzelfächern zusammengesetzter Tablettenbehälter führte zu einer statistisch signifikanten Zunahme der Hochdruck-Patienten, die den 95%-Standard für eine „gute Compliance" erreichten. Gleichzeitig nahm auch die Menge der eingenommenen Tabletten etwas zu. Eine systematische Änderung des Blutdrucks wurde nicht beobachtet. Während einer sechsmonatigen Weiterbehandlungsperiode, in der die Patienten dazu angehalten wurden, die Arzneimittelbehälter selbst nachzufüllen, hielten sich nur 54% von ihnen daran. Der Grad der Compliance wurde allerdings während dieses Zeitraums nicht erfaßt. Eshelman und Fitzloff (147) testeten die Wirksamkeit einer kommerziell zur Verbesserung der Compliance vertriebenen Spezialpackung (Compliance-Pak®) mit einer Einnahme von Chlorthalidon durch Hochdruckkranke einmal täglich. Dabei wurde der Grad der Compliance auf zwei verschiedene Arten bestimmt: Durch Dünnschicht-Chromatographie der Urinproben und durch Nachzählen der übriggebliebenen Tabletten in den zurückgebrachten Pakkungen. Obwohl Patienten telefonisch an die Zurückgabe der nicht gebrauchten Tabletten erinnert wurden, kamen 33% dieser Aufforderung nicht nach. Bei den übrigen Patienten ergaben die beiden Meßmethoden der Compliance unterschiedliche Ergebnisse. Aus dem Urintest ergab sich, daß 93% der Patienten den „Pak" ordnungsgemäß anwendeten. Dieser Wert war statistisch signifikant größer als die Compliance von 69% der Kontrollgruppe, die normale Packungen verwendete. Die Tablettenzählung ergab allerdings, daß 63% der Patienten in der Interventionsgruppe zwischen 80% und 109% der ihnen verordneten Medikamente einnahmen. Während dies in der Kontrollgruppe nur bei 61% der Fall war. Welches Ergebnis spiegelt also die wahren Verhältnisse wider? Wenn ausgeschlossen werden kann, daß die Patienten in der Interventionsgruppe zu anderen als den im „Pak" enthaltenen Tabletten Zugang hatten und die Zeit ihrer Tabletteneinnahme und die der Urinproben sich von den Patienten in der Kontrollgruppe unterschied, dann sieht es wohl so aus, daß Tablettenzählen der Wahrheit am nächsten kommt und daß Spezialbehälter ohne jeden Wert waren. Falls die chromatographische Methode zur Bestimmung von Chlorthalidon, die in dieser Untersuchung verwendet wurde, jener ähnelt, die wir entwickeln wollten, um die Compliance von Hypertonikern zu testen, dann ist die Interpretation der damit erhaltenen Ergebnisse deshalb fragwürdig, weil Chlorthalidon eine sehr lange Eliminationshalbwertzeit hat und seine Metabolisierung individuell stark variiert. Es ist ferner interessant, daß Patienten, die gefragt werden, ob die Spezialpackung Pak® eine Gedächtnishilfe für sie darstellte, etwa zu gleichen Teilen eine positive und negative Antwort gaben, wobei die Antworten noch nicht einmal mit den Ergebnissen des Urintests und der Tablettenzählung korrelierten. Ein Patient gab sogar zu, die Tabletten alle aus dem Spezialbehälter in ein normales Tablettenglas umgefüllt zu haben.

Die letzten Untersuchungen über Tablettengefäße (300) waren nicht so sehr darauf angelegt, die Compliance zu verbessern, sondern vielmehr darauf, einen möglichen negativen Effekt kindersicherer Packungen abschätzen zu können. Wie schon vorher bei der Diskussion der Determinanten der Compliance (Kapitel 4) ausgeführt, war der Effekt tatsächlich negativ, denn es fand sich eine statistisch signifikant niedrigere Compliance bei denjenigen Patienten, die kindersichere Packungen erhielten. Darüber hinaus wurde der eigentliche Zweck der Sicherheitsverschlüsse bei vielen dadurch beseitigt, daß sie die Arzneipackungen ständig unverschlossen ließen. Vorausgesetzt, daß die Ergebnisse dieser Untersuchungen wiederholbar sind, sind die daraus sich ableitenden Konsequenzen eindeutig. Das geringste, was man zur Besserung tun sollte, ist, daß die Fähigkeit der Patienten, den Sicherheitsverschluß zu öffnen, durch den Apotheker bei der Abgabe des Arzneimittels überprüft und der Patient speziell instruiert wird, wenn Schwierigkeiten auftreten. Eine weitere Schlußfolgerung ist ebenso wichtig. Alle Untersuchungen, in denen spezielle Arzneimittelbehältnisse mit dem Ziel einer Compliance-Verbesserung geprüft werden, müssen eine Kontrollgruppe einschließen, in der herkömmliche Arzneigläser verwendet werden.

Blackwell bespricht in Kapitel 9 ebenfalls die Arzneimittelbehälter. Ich selbst bin von den Vorzügen der Sicherheitsbehälter bei der Langzeittherapie nicht überzeugt, wenn sie vielleicht auch bei Kurzzeitbehandlung genauso nützlich sind wie andere Methoden.

Kostenlose Medikation

Wie in Kapitel 4 ausgeführt, beeinflussen Behandlungskosten die Compliance möglicherweise negativ. Allerdings bedarf diese Feststellung exakter Überprüfung, denn tatsächlich ist es so, daß zwei Studien, in denen die Arzneimittelkosten gesenkt wurden, diese Hypothese in keiner Weise bestätigen. Bonnar und Mitarb. (57) fanden keinen Unterschied in der Häufigkeit positiver Eisenproben im Stuhl, wenn sie hochschwangere Frauen, die die Arzneimittel kostenlos erhielten, mit jenen verglichen, die ihre regulär verordneten Medikamente selbst aus eigener Tasche bezahlen mußten. Noch irritierender ist das Ergebnis von Cody und Robinson (105), die nachwiesen, daß die stationäre Wiedereinweisung bei jenen ambulanten schizophrenen Patienten um 19% anstieg, die ihre Arzneimittel zu einem Minimalpreis erhielten, im Vergleich mit randomisiert zusammengestellter Kontrollgruppe, welche die Medikamente normal bezahlen mußten. Die Kosteneinsparung für die erste Gruppe war beträchtlich, denn der monatliche Gesamtpreis der Verordnungen war von 40 Dollars vor der Studie auf 1 Dollar während der Studie gesenkt worden. Die Compliance wurde in dieser Studie nicht direkt gemessen; man kann jedoch davon ausgehen, daß ein Rückfall bei Schizophrenie eine gut dokumentierte Folge von Non-Compliance darstellt (245, 246), und eine solche Messung des Behandlungserfolges ist in jedem Falle bedeutender als Compliance selbst.

Die Ergebnisse der letzten Studie scheinen außergewöhnlich, denn man sollte eigentlich nicht erwarten, daß die Compliance bei beträchtlicher Senkung der Arzneimittelkosten abnimmt. Der Einfluß einer Senkung der Arzneimittelkosten sollte deshalb unter anderen Bedingungen getestet werden, bevor man diese Maßnahme zur Compliance-Verbesserung aufgibt. Allerdings dürfte bei den meisten Untersuchungen eine kostenlose oder stark preisreduzierte Medikation besonders bei der Erstbehandlung nicht möglich sein, so daß die Möglichkeiten zum Einsatz dieser Methode auch dann beschränkt sein werden, wenn weitere Untersuchungen eine vorteilhafte Beeinflussung der Compliance zeigen sollten.

Intensive Überwachung

Die enttäuschenden Ergebnisse, die mit erzieherischen Methoden, speziellen Arzneigläsern und einer Herabsetzung der Arzneimittelkosten erhalten wurden, stehen in krassem Gegensatz zu Erfolgen mit in diesem und den nachfolgenden Kapiteln diskutierten Maßnahmen. Tabelle 8.3 enthält die Ergebnisse von sechs Studien, in denen eine intensive Patientenbetreuung die Hauptrolle spielte. Es muß allerdings eingeschränkt werden, daß die Klassifikation dieses Vorgehens zugegebenermaßen willkürlich ist, da es in der Praxis schwierig ist, den unspezifischen Einfluß einer Überwachung von anderen Komponenten dieser Studien zu trennen. Eine intensivere Betreuung erfordert u.a. häufigere ambulante Termine, Hausbesuche, zusätzliche Polikliniken, Aufnahme eines weiteren Mitarbeiters in das ärztliche Team mit der Aufgabe, das therapeutische Ziel anzusteuern, schließlich auch die Hospitalisation von Non-Compliant-Patienten, die ambulant die therapeutischen Anordnungen nicht korrekt befolgen. Leider ist in allen hier zitierten Studien so manche zusätzliche Bemühung um den Patienten während der intensivierten Betreuung festzustellen; in der Mehrzahl der Fälle konnten diese Bemühungen als „Patientenbelehrung" oder „Beratung" bezeichnet werden. Alle jenen, die deshalb der Meinung sind, daß diese Faktoren bei der intensiven Betreuung eine Schlüsselrolle spielen, muß hier in Erinnerung gebracht werden, daß die von uns bereits diskutierten Studien, die eine Patientenerziehung zum Schwerpunkt hatten (wobei Vorträge, Demonstrationen oder Lehrprogramme einzeln getestet wurden) keinen Langzeitnutzen zeigten. Ich bin deshalb mit einer Ausnahme der Auffassung, daß die hier diskutierten Untersuchungen über intensive Betreuung wertvolle Wirkungen gezeigt haben, ungeachtet zusätzlicher Hilfestellungen.

In der Studie von Curry (118) an tuberkulosekranken Soldaten wurde bei

Patienten, die sich bei einem früheren oder beim jetzigen Krankenhausaufenthalt entfernt hatten, eine Isolierung angeordnet. Die Verletzung dieser Verfügung, die die Mitarbeit bei der verordneten Therapie (Krankenhausbehandlung eingeschlossen) bis zur ordnungsgemäßen Entlassung forderte, wurde entweder mit Gefängnis bis zu sechs Monaten oder Strafen mit zweijähriger Bewährung geahndet. Daraufhin erniedrigte sich die Quote der die Behandlung boykottierenden Patienten spontan von 10,4% auf 3,2%, wobei die Patienten wesentlich besser mitarbeiteten, wenn Gefängnis die Alternative war. Legale Sanktionen dieser Art sind drastische Maßnahmen, die von der Gesellschaft nur verantwortungsbewußten Ärzten übertragen werden können.

Am besten bleiben derartige Maßnahmen Gerichten oder der Gesetzgebung überlassen, wobei ausdrücklich festzusetzen ist, daß ihre Anwendung auf jene Krankheiten beschränkt bleiben, die ein unmittelbares und starkes Risiko für andere Menschen und für den betroffenen Patienten darstellen. Deshalb werden Maßnahmen, die das Compliance-Verhalten verbessern, aber die Entscheidungs- und Bewegungsfreiheit des Patienten einschränken, nicht befürwortet. Andererseits kann die für einen bestimmten Zeitraum vorgenommene stationäre Behandlung auf freiwilliger Basis mit kontrollierter Verabreichung der Medikamente sehr hilfreich sein, um Probleme der therapeutischen Wirksamkeit von jenen der Compliance zu unterscheiden. Solche Maßnahmen sind besonders nützlich bei vielen Krankheiten wie der Hypertonie, für die direkte Meßmethoden für Compliance im allgemeinen nicht vorhanden sind. Wenn sich Compliance als das Problem herausstellt, dann erlaubt die erfolgreiche stationäre Behandlung im Krankenhaus zumindest weniger stark überwachte Behandlungsmaßnahmen, wenn von einer soliden Ausgangssituation gestartet wird.

Ein gutes Beispiel für ein ambulantes Versorgungsprogramm mit erweiterter Überwachung bietet eine zweite Studie von Curry (117), bei welcher eine große auf Tuberkulosebehandlung spezialisierte Klinik zwecks Versorgung von Gemeinden mit hoher Tuberkuloseprävalenz dezentralisiert wurde. Diese „Filialen" der Klinik wurden mit „patientenorientiertem" medizinischem Personal aus dem jeweiligen Distrikt ausgestattet, wozu unter anderen eine Gemeindeschwester gehörte, die bei Terminversäumnis Patienten anrief oder sie zu Hause aufsuchte. Nach Einführung dieser Nebenkliniken reduzierte sich der Anteil nichteingehaltener Termine von 26% auf 5%, nach Hausbesuchen durch die Schwester sogar auf 4%.

In einer anderen Studie mit ambulanten Tuberkulösen berichtete Watts (512), daß eine einfache Buchführung über jene Patienten, die ihre Untersuchungstermine nicht einhielten, und die zusätzliche Verwendung von zwei Hilfskräften, die Hausbesuche durchführten, zu einer beträchtlichen Verbesserung der Einhaltung von Nachuntersuchungsterminen am Mulago-Hospital in Uganda beitrug. Sowohl diese Untersuchung als auch die erste von Curry beurteilten zusätzlich auch das jeweilige Behandlungsergebnis und zeigten statistisch signifikante Verbesserungen durch die Einführung ihrer Programme.

In vielfältiger Weise abgestufte Maßnahmen wurden in zwei Untersuchungen angewendet, um die Compliance bei Hypertonie zu verbessern. Wilber und Barrow (521) veranlaßten bei 88 hypertensiven Patienten Hausbesuche durch Gemeindeschwestern, die gleichzeitig die Patienten über Natur und Behandlung des hohen Blutdrucks unterrichteten, Blutdruck maßen und die Wichtigkeit einer regelmäßigen Tabletteneinnahme betonten. Das Ausmaß der Compliance und die Blutdruckwerte dieser Gruppe wurden daraufhin mit denjenigen einer Patientengruppe ohne Hausbesuche verglichen. Der Anteil der Patienten, die vor der Intervention einen gut eingestellten Blutdruck hatten, war bei beiden Kollektiven gleichgroß. Es wurde festgestellt, daß bei dem Kontrollkollektiv nach Ablauf von zwei Jahren nur noch 50% der Probanden unter Medikation waren, wobei lediglich bei 34% eine gute Blutdruckeinstellung erreicht worden war. In der durch Schwestern betreuten Gruppe hingegen nahmen noch 86% der Patienten Tabletten ein, 80% mit guter Blutdruckkontrolle. McKenney, der die Rolle der Apotheker bei Compliance in Kapitel 16 behandelt, hat ebenfalls Compliance bei ambulanten Hypertonikern untersucht. Er und seine Mitarbeiter fanden dabei heraus (348), daß die regelmäßige Blutdruckaufzeichnung, zusammen mit der Unterweisung und Arzneimittelbelehrung durch Apotheker, die mit den behandelnden Ärzten in einem benachbarten Gesundheitszentrum eng zusammenarbeiteten, zu bedeutenden Verbesserungen führte, sowohl was die Compliance als auch die erfolgreiche Senkung des Hypertonus während der Interventionsperiode angeht. Beide Untersuchungen lieferten außerdem zusätzliche Informationen, die die Arbeitshypothese unterstützen, daß die intensivere Überwachung bei der von ihnen beobachteten Verbesserung der Compliance der wirksame Faktor ist. Eine über die eigentliche Interventionsperiode hinausgehende Kontrolle (zwei Jahre bei der ersten und sechs Monate bei der zweiten Studie) ergab, daß die Compliance schnell in Richtung auf die Ausgangswerte zurückfiel mit gleichzeitigem Wiederanstieg der Blutdruckwerte bei den Interventionsgruppen.

Die letzte in diesem Zusammenhang erwähnenswerte Untersuchung (201) berichtet über einen Versuch, der zur Erhöhung der Kontinuität und des Verständnisses bei der Betreuung von Kindern jugendlicher Primipara aus sozial schwachen Schichten führte. Die für die Aktion „gesundes Baby" durchgeführten Maßnahmen schlossen ein Unterweisungsprogramm und Hausbesuche durch eine Gemeindeschwester ein, wenn die Mütter die Untersuchungstermine nicht einhielten. Keine Compliance-Verbesserung wurde bei Impfterminen (mit Ausnahme der Impfung gegen Kinderlähmung) und bei Säuglingsfürsorgeterminen festgestellt. Darüber hinaus fand sich während des einjährigen Beobachtungszeitraums kein Unterschied in der Morbidität und Mortalität. Auch in dieser Studie angewandte Maßnahmen passen also in das Konzept einer intensiven Überwachung. Die dabei erhaltenen negativen Resultate sollten uns warnen, daß eine intensive Überwachung nicht bei allen Situationen erfolgreich ist.

Eines der wichtigsten Ergebnisse dieser Studien über die Rolle intensiver Überwachung ist, daß die Überwachung an Wirksamkeit und Effizienz zunimmt, je spezifischer die Art der Betreuung ist. Wenn die Aufmerksamkeit des Patienten spezifisch, beispielsweise durch laufende Kontrolle des eng mit der Compliance verknüpften zu erreichenden therapeutischen Zieles (Blutdrucksenkung) oder, noch besser, durch direkte Kontrolle der Behandlungsmaßnahmen entweder über den Arzneimittelnachweis in Körperflüssigkeiten oder durch parenterale Applikation der Pharmaka zu erwirken ist, kann der Einfluß auf die Compliance geradezu dramatisch sein.

Änderung der Verhaltensweise

Viele der wirksamsten Maßnahmen zur Verbesserung der Compliance bedienen sich informell Prinzipien der Verhaltensänderung. So gehört beispielsweise die verbale Ermutigung durch den Therapeuten zu den wirkungsvollen „Verstärkern", die bei ambulanten Patienten angewendet werden können. In unserer eigenen Studie (228), die noch kurz zu skizzieren sein wird, wurde bei sich noncompliant verhaltenden Hypertonikern ein allgemein akzeptables Programm der Verhaltensänderung angewendet. Es umfaßte sowohl die Blutdruck-Selbstmessung, Kontrolle des Tablettenverbrauches durch die Patienten zu Hause, die Anpassung der Medikamenteneinnahme an Alltagsereignisse, welche die Hypertonie steigern, finanzielle Anreize als auch andere Mittel zur Steigerung der Compliance und Blutdrucknormalisierung. Als Ergebnis fand sich bei den Teilnehmern der Versuchsgruppe eine im Mittel um 21% verbesserte Compliance im Vergleich zu einem Abfall von 1% bei den Patienten der Kontrollgruppe. Derartige Maßnahmen eignen sich vielleicht weniger gut für klinische Routinesituationen, sie zeigen indes, daß sie für eine erfolgreiche Verbesserung der Patientenmitarbeit in Betracht kommen.

Arzneimittelkontrolle im Serum

In Tabelle 8.3 sind die Ergebnisse von fünf Studien aufgeführt, in denen die Arzneimittel-Serumspiegel überprüft wurden. Bei Behandlung von Epileptikern mit Diphenylhydantoin (189, 324) oder Ethosiximid (462), des Asthmas mit Theophyllin (145) und von Herzerkrankungen mit Digoxin (213), waren die Ergebnisse in gleicher Weise ermutigend. Bei zwei Studien wurde auch das Behandlungsergebnis untersucht (189, 462), wobei sich beide Male Verbesserungen ergaben.

Labormäßige Voraussetzungen für die quantitative Bestimmung von Diphenylhydantoin und Digoxin sind heutzutage in den meisten Kliniken vorhanden und sollten routinemäßig zur Kontrolle der Patienten-Compliance eingesetzt werden.*) Die Bestimmung von Theophyllin kann dagegen nicht überall vorgenommen werden. Es gibt eigentlich keinen vernünftigen Grund, der gegen die Bestimmung irgendeines anderen Pharmakons im Serum spricht, welches konstante Spiegel ergibt. Vergleichbare Ergebnisse können dagegen nicht für solche Pharmaka erwartet werden, die eine hohe Streuung bei Absorption und Metabolismus zeigen, oder die rasch aus dem Blutstrom eliminiert werden. Es kann auch sein, daß qualitative Tests im Vergleich zu der hier angewendeten quantitativen Bestimmung nicht die gleichen Vorteile haben. Aus den Studien mit Theophyllin ist zu entnehmen, daß die gleichen Ergebnisse aus dem Gehalt des Pharmakons im Speichel erhalten wurden. Es gibt deshalb keinen erkennbaren Grund, warum nicht in der gleichen Weise auch Bestimmungen in anderen Körperflüssigkeiten wie beispielsweise im Urin oder Schweiß durchgeführt werden sollten. Das ideale Vorgehen aus der Sicht des Allgemeinarztes wäre die Verwendung von einfachen Teststreifen, die in den Speichel oder Urin getaucht werden, die sofort semi-quantitative Information für die Behandlungsführung und Compliance-Entscheidungen liefern. Wir sind natürlich noch weit entfernt von solchen Analysemethoden für die gängigen Arzneimittel und bis dieses Ziel erreicht ist, wird die routinemäßige Überprüfung und Bewältigung von Compliance-Problemen im normalen Klinikbetrieb wahrscheinlich umständlich und schwierig bleiben. In der Tabelle 11 der in diesem Buch angefügten Bibliographie sind verschiedene Methoden, die zur Bestimmung von Arzneimittelspiegeln im Blut und zur Überprüfung der Compliance in wissenschaftlichen Untersuchungen geprüft oder empfohlen wurden, zusammengestellt.

Parenterale ärztliche Behandlung

Falls für ein Arzneimittel eine geeignete parenterale Applikationsform mit langanhaltender Wirkung zur Verfügung steht, wird überwachte Anwendung möglich und Compliance-Probleme werden umgangen. Drei verschiedene Studien zeigen die beträchtlichen Vorteile für die Compliance und für das Therapieergebnis, das daraus resultiert. In einer retrospektiven Zweijahres-Studie an Schizophrenen, bei denen die Therapie von oraler Gabe von Phenothiazinen auf die intramuskuläre Applikation von Fluphenazin umgestellt wurde, fanden Johnson und Freeman (273) einen Rückgang von 26% bei stationären Einweisungen und von 52% der Tage stationären Aufenthaltes. In zwei Untersuchungen über die prophylaktische Behandlung von Kindern gegen rheumatisches Fieber mit Benzathinpenicillin-Injektionen (159, 160), einmal pro Monat, traten statistisch signifikant seltener Rückfälle auf als bei Kontrollpatienten unter oraler Therapie.

Obwohl für die meisten Arzneistoffe galenische Zubereitungen für die parenterale Applikation zur Verfügung stehen, ist die Wirkungsdauer so kurz, daß eine kontrollierte Verabreichung routinemäßig nicht möglich ist. Das Fehlen geeigneter Zubereitungen geht sicherlich in erster Linie auf pharma-

---

*) Dabei sollte besonders auf den Zeitpunkt der Blutentnahme geachtet werden, da sich in Abhängigkeit von der seit der letzten Tabletteneinnahme verstrichenen Zeitspanne erhebliche Unterschiede in der Höhe der Blutspiegel ergeben.

kologische Bedenken wegen drohender unerwünschter Nebenwirkungen und auf eine entsprechend gelagerte Politik der Arzneimittelhersteller zurück und beruht kaum auf technischen Problemen (661). Die in den oben zitierten Untersuchungen eindeutigen Vorteile machen eine Überprüfung der Ergebnisse durch klinische Pharmakologen dringend erforderlich, und in Anbetracht der Vorteile wäre eine Begutachtung, in welchem Ausmaß Sorgen über eine Intoxikation übertrieben sind, angebracht, Zum jetzigen Zeitpunkt scheint es so zu sein, daß langwirksame Arzneimittelzubereitungen von den Arzneimittelherstellern wegen dieser meist nicht nachgewiesenen Befürchtungen generell als unwirtschaftlich abgelehnt werden (661).

Gleichzeitig sind, wenn man sich an die oben zitierten Bemerkungen zum Effekt einer intensiven Beobachtung in die Erinnerung zurückruft, die vorteilhaften Ergebnisse mit den injizierten Arzneimitteln eher auf ihre kontrollierte Anwendung als auf die parenterale Anwendungsweise als solche zurückzuführen. Bei der Selbstinjektion von Insulin wurde eine auffallend niedrige Compliance gefunden (511), während die überwachte orale Einnahme von Arzneimitteln, wie sie im Krankenhaus und bei Tagespatienten (223) praktiziert wird, zu einer bedeutend höheren Compliance führt. So können die parenteralen Arzneiformen mit langanhaltender Wirkung die kontrollierte Anwendung logistisch als erstrebenswert erscheinen lassen, da sie dazu beitragen, die Beschränkungen des Patienten durch eine ständige stationäre Behandlung oder die Notwendigkeit täglicher ambulanter klinischer Behandlung zu beseitigen. Dementsprechend gibt es kein Argument, warum entsprechend günstige Resultate nicht mit langwirksamen oralen Arzneimittelzubereitungen erreicht werden sollten. Obgleich zu dieser Frage bisher keine einwandfrei angelegten kontrollierten Studien bekannt sind, ist Berichten über die strikte Befolgung kontrazeptiver Methoden zu entnehmen, daß die Ergebnisse bei Anwendung von Intrauterinpessaren wesentlich besser waren als bei der Einnahme von Kontrazeptiva und bei anderen Formen der Geburtenkontrolle (23, 436, 463, 469, 489). Dabei kann das Intrauterinpessar als eine Art von parenteraler Behandlung angesehen werden. Seine Anwendung illustriert den letzten Stand in der langwirksamen reversiblen Therapie und ist ein Hinweis dafür, daß die Notwendigkeit einer eingehenden Überwachung immer dann minimiert werden kann, wenn die Dauer der Behandlung länger ist als die übliche Zeitspanne zwischen klinischen Untersuchungsterminen.

Applikation bei Hypertonie: Ein Modell für die Compliance-Probleme bei der Therapie chronischer Erkrankungen

Die Hypertonie ist immer wieder als ein besonders geeignetes Krankheitsmodell hingestellt worden, an dem die Probleme der chronischen Arzneimitteltherapie besonders gut studiert und auch gelöst werden können. Sie ist eine sehr häufige Erkrankung mit schweren Folgeschäden und Mortalität, und es stehen wirksame Behandlungsmöglichkeiten zur Verfügung, die allerdings das ganze Leben lang beibehalten werden müssen und, wie wir alle wissen, viel zu oft vom Patienten nicht beachtet werden. In Wirklichkeit sind die Stimmen, die der Hypertonie eine Sonderstellung als dem Modell für eine chronische Therapie einräumen, vielleicht etwas zu anmaßend, weil es eine ganze Reihe anderer Krankheiten gibt, die genauso geeignet sind (und waren). Zu ihnen sind die Psychosen und die Tuberkulose zu rechnen und nicht zu vergessen, das Rauchen und der Alkoholismus. Immerhin ist die Hypertonie als Modellkrankheit gut geeignet, und es scheint sinnvoll, am Ende dieses Überblicks über getestete Maßnahmen manche der besprochenen Punkte zu beleuchten, indem die verfügbaren Compliance-Studien zu dieser Krankheit erörtert werden. Dies gibt mir gleichzeitig die Möglichkeit, unsere eigenen Bemühungen um complianceverbessernde Maßnahmen zu beschreiben, so daß ich jederzeit vom Zitieren fremder Untersuchungen auf die Beschreibung der eigenen Ergebnisse umschalten kann. Meine Aufgabe wird dadurch wesentlich einfacher, wenn auch zwangsläufig das Ergebnis weniger objektiv ausfallen wird.

Die Tabelle 8.3 faßt die Ergebnisse einer Reihe von erfolglosen Bemühungen zusammen, die Compliance von Hypertonikern zu verbessern. Da wir bereits alle diese Studien diskutiert haben, will ich sie hier kurz zusammenfassen. Alle Methoden, denen ein Informationsaustausch über die Krankheit und ihre Behandlung als Hauptanliegen zugrunde lag (86, 419, 449) waren übereinstimmend erfolglos. Die Unterrichtung von Patienten über häusliche Blutdruck-Selbstmessung mit klinischer Kontrolle (88) und die Vereinfachung der Behandlung durch Therapie am Arbeitsplatz (449) waren erfolglos. Eine spezielle Hilfskraft (172) für die Überweisung konnte die Einhaltung von Untersuchungsterminen wesentlich verbessern, aber nach fünf Monaten war trotzdem kein erhöhter Anteil jener Patienten mehr nachzuweisen, die ihre Arznei einnahmen oder Blutdrucknormalisierung erreicht hatten. Auch durch die Verwendung spezieller Arzneimittelbehälter konnten die Compliance oder die Blutdruckbefunde nicht verbessert werden (147, 419). Diese Untersuchungen schließen alle Maßnahmen (außer Kostensenkung von Arzneimitteln) ein, die in einer früheren Übersicht über chronische Erkrankungen von uns als unbrauchbar dargestellt wurden.

In unserer eigenen Untersuchung (449) fand bei 5400 männlichen Arbeitern eines örtlichen Stahlwerkes eine Reihenuntersuchung zur Feststellung unbehandelter Hypertonie statt. Dabei erfüllten 245 Männer die von uns aufgestellten Voraussetzungen: Ständige Blutdruckerhöhung an drei verschiedenen Untersuchungsterminen, keine Therapie wenigstens während der letzten 6 Monate, Ausschluß einer operativ behandelbaren sekundären Hypertonie und keine täglichen Arzneimitteleinnahmen. 230 Männer (94%) waren mit einer Teilnahme an der Studie einverstanden. Für die ersten sechs Monate wurden die Probanden unter Zugrundelegung des Zufalls so aufgeteilt, daß sie entweder an ihrem Wohnort (nach ihren eigenen Terminwünschen und von ihrem Hausarzt) behandelt wurden oder aber in der Fabrik (nach Terminfestlegung durch die Firma, bei voller Lohnfortzahlung und bei Behandlung durch den Werksarzt). Letztere Maßnahme nannte man „erhöhte Bequemlichkeit". Jeweils die Hälfte der Männer jeder Gruppe, die nach dem Zufall ausgewählt wurden, erhielten eine zusätzliche Belehrung in Form einer speziell vorbereiteten Dia- und Tonbandschau und von Broschüren mit programmierten Lernsätzen, die die Probanden mit nach Hause nehmen konnten. Ein Assistent half den Männern beim Lernprogramm, bis sie dieses meisterten, d.h. bei einem Test wenigstens 80% der erforderlichen Punkte erreichten. Darüber hinaus wurde von Zeit zu Zeit überprüft, ob die Probanden die Informationen behalten hatten. Das Lernmaterial handelte von der Natur und den Gefahren der Hypertonie und von den Möglichkeiten und Vorzügen einer entsprechenden Behandlung. Es erforderte erheblichen Zeitaufwand, den Patienten beizubringen, wie sie die Arzneimitteleinnahme in ihr tägliches Leben einbauen sollten, um sich leichter daran zu erinnern.

Die Ergebnisse der ersten Intervention und Behandlung am Arbeitsplatz waren folgende: Während die Werksärzte die Therapie bei 76% der Patienten begannen, erfolgte sie durch Hausärzte nur bei 49%. Dieses Ergebnis ist kaum erstaunlich, weil sich eben gerade die Werksärzte aus Sorge um unbehandelte Hypertoniefälle um das Programm bemüht hatten. Am Ende der sechs Monate fand sich jedoch zwischen den beiden Kollektiven kein statistisch signifikanter Unterschied in der Behandlungs-Compliance oder den Blutdruckwerten. Dieses Ergebnis war gänzlich unerwartet, nicht zuletzt wegen des größeren Anteils derjenigen Patienten, die am Arbeitsplatz behandelt wurden. Wir haben keine vernünftige Erklärung für den Mißerfolg. Zum Teil könnte das dadurch erklärt werden, daß die Gruppe, die sich in der Fabrik behandeln ließ und es somit bequemer hatte, deswegen an der Therapie nicht festhielt, da die Verordnungen hinsichtlich Tablettenzahl und Einnahmehäufigkeit bei Werks- und Hausärzten gleich war.

Wenden wir uns nun dem Einfluß der Belehrung zu. Am Ende der sechs Monate verfügte die Interventionsgruppe über ein bedeutend größeres Wissen über Hypertonie und Behandlung, indem 85% das Fragenmaterial „gemeistert" hatten, im Vergleich zu 18% der Probanden in der Vergleichsgruppe ($p < 0{,}01$). Trotzdem unterschieden sich die Compliance-Raten und Blutdruckwerte in den beiden Gruppen nicht signifikant. Wir hatten dieses Ergebnis erwartet und waren daher nicht überrascht. Dennoch hatten wir angenommen, das Beibringen bestimmter Methoden zur Verbesserung des Gedächtnisses hinsichtlich der Tabletteneinnahme könnte doch zu einem faßbaren Erfolg führen. Daß dem nicht so war, bestätigt erneut die Feststellung, daß die Weitergabe von methodischem Wissen an Patienten die Compliance nicht zu ändern vermag, auch dann nicht, wenn es gelingt, relevante Informationen weiterzureichen. Dies gilt wenigstens dann, wenn die Einnahmerichtlinien relativ leicht zu befolgen sind.

Gehen wir auf erfolgreiche Versuche über. In Tabelle 8.3 sind die Ergebnisse von vier beachtenswerten Interventionen wiedergegeben. Wir haben bereits alle bis auf eine diskutiert. In den Studien von McKenney u.a. (348) und

Wilber und Barrow (521) fanden unterschiedliche Maßnahmen statt. So u.a. eine intensive Überwachung und Beobachtung eines biologischen Endpunktes, der enge Beziehung zur Compliance hatte.

In einer einzig dastehenden Untersuchung, die in diesem Überblick bisher nicht zitiert worden ist, veranstalteten Inui u.a. (264) Instruktionskurse über die Hypertonie, ihre Therapie und ihre Beziehung zur Compliance für eine Gruppe von Medizinalassistenten, Studenten und ärztliches Personal eines Allgemeinkrankenhauses. Die Ärzte wurden angewiesen, bei der Therapie der Hypertonie, das in Kapitel 6 von Becker und Mitarbeitern beschriebene „Health Belief Model" zu verwenden. Es wurde ihnen gesagt, daß, basierend auf früheren Erkenntnissen in der Klinik, die Wahrscheinlichkeit für eine Non-Compliance 90% beträgt, wenn die Patienten einen diastolischen Blutdruck über 100 mmHg hatten und daß diese auf 96% stieg, wenn der Patient schon vorher stationär behandelt worden war. Den Ärzten einer Kontrollgruppe wurde dagegen nur gesagt, daß einige ihrer Patienten überwacht werden müßten. Die Compliance wurde dann bei zwei Hausbesuchen mit 60 Tagen Abstand durch Pillenzählen gemessen. Die Ärzte in der Versuchsgruppe fanden, daß 61% ihrer Patienten mehr als 75% der verordneten Tabletten eingenommen hatten im Vergleich zu lediglich 32% der Patienten der Kontrollgruppe. Die Blutdruckwerte waren in 69% der Interventionsgruppe normalisiert (diastolischer Druck unter 100 mmHg) im Vergleich zu 36% im Kontrollkollektiv. Darüber hinaus bestanden die Differenzen der Blutdruckwerte auch noch sechs Monate nach den Informationsvorträgen. Dabei muß darauf hingewiesen werden, daß die Compliance bezüglich Diät und Einhalten der Untersuchungstermine nicht beeinflußt wurde. Wenn die Ergebnisse dieser Studie reproduzierbar sind, dürften die Konsequenzen für die Ausbildung von Medizinstudenten und Medizinalassistenten klar auf der Hand liegen.

Die letzte zu besprechende Studie in diesem Kapitel betrifft den zweiten Teil unserer eigenen Untersuchung (228). Wie schon oben ausgeführt, wurden männliche Hochdruck-Patienten, die entweder am Arbeitsplatz oder in ihrer Heimatgemeinde behandelt wurden und ein Lehrprogramm erhielten oder nicht, sechs Monate nach Therapiebeginn überprüft. Dabei stellte sich heraus, daß diese Gruppen sich bezüglich Compliance oder Blutdruckwerten nicht unterschieden. Die Ergebnisse nach 6 Monaten wurden dann dazu benutzt, um alle jene Patienten zu erfassen, die die zwei Kriterien erfüllen: Compliance-Rate unter 80% und diastolischer Blutdruck über 90 mmHg. Die 39 Männer, die diesen Anforderungen entsprachen, wurden nach dem Zufall zwei Gruppen zugeordnet, einer mit Fortsetzung der bisherigen Therapie, einer anderen mit Verhaltensänderung. Bei letzterer wurde die Therapie weiterhin von den bisherigen Ärzten fortgeführt. Zusätzlich wurde den Patienten beigebracht, den eigenen Blutdruck selbst zu messen und zu notieren und die Tabletten zu zählen, wobei die Einnahmeschemata zeitlich an die individuelle tägliche Routine bzw. die Gewohnheiten angepaßt wurden. Der Blutdruck wurde ungefähr alle zwei Wochen überprüft. Eine Verbesserung der Blutdruckwerte und des Compliance-Verhaltens wurde gelobt und mit einem Scheck über 4 Dollar für den Kauf eines eigenen Blutdruckmeßgerätes samt Stethoskop belohnt (Bargeld wurde also nicht ausgehändigt). Das ganze Programm wurde von einem High-School-Absolventen abgewickelt, der keine besonderen Kenntnisse in medizinischen Fragen und keine Erfahrung in Psychologie besaß. Das Ausmaß der Compliance stieg um 21% in der Interventionsgruppe an und fiel um 1% in der Kontrollgruppe. Dieses Ergebnis wurde auf der Basis einer Tablettenzählung anläßlich eines Hausbesuches sechs Monate nach Beginn der Behandlung ermittelt. Auch der diastolische Blutdruck fiel in der Interventionsgruppe signifikant, obwohl das Ausmaß der Senkung gering war (5,6 mmHg) und sich nicht signifikant von dem Abfall in der Kontrollgruppe (1,3 mmHg) unterschied. Dieser Aspekt des Programms war in gewisser Weise frustrierend, weil wir glaubten, daß es dem Mitarbeiter unzumutbar erscheinen mußte, die Ärzte aufzusuchen, um ihnen nahezulegen, die Arzneimittelbehandlung zu intensivieren, wenn das Ziel eines diastolischen Blutdrucks von 90 mmHg nicht erreicht worden war. Abgesehen davon muß erst untersucht werden, ob das Einbringen von Änderungen in der Dosis und der Art des Arzneimittels in ein solches Compliance-Programm den therapeutischen Erfolg überhaupt vergrößert. Es muß daran erinnert werden, daß bestimmte Komponenten des hier durchgeführten Programms erfolglos waren, wenn sie in anderen Untersuchungen isoliert getestet wurden. So konnten Carnahan und Nugent (88) keinen Vorteil der Blutdruck-Selbstmessung durch die Patienten feststellen, und A. Johnson und Mitarb. von der McMaster-Universität haben mit dieser Methode wie auch bei der monatlichen Blutdruckmessung durch ärztliches Hilfspersonal zu Hause keine Erfolge nachweisen können (unveröffentlichte Ergebnisse).

Noch niemand hat bisher versucht, die Arzneispiegel im Serum und Urin bei Hypertonikern zu bestimmen, obgleich Labormethoden für die Bestimmung von Propranolol (68), Thiaziden (319), Alpha-Methyldopa (319, 556, 630) und Chlorthalidon (147) beschrieben und für die Messung der Compliance in deskriptiven Studien verwendet worden sind. Zur Zeit stehen aber keine akzeptablen langwirkenden Antihypertonika zur Verfügung, so daß die Methode einer überwachten Anwendung bei der Hypertonie zur Zeit noch nicht praktikabel ist.

Schlußfolgerungen

Die Ergebnisse der hier besprochenen Untersuchungen können auf ein kleines Bündel ausgewählter Methoden verdichtet werden, die geeignet sind, die Compliance zu verbessern (Tabelle 8.4).

Wenn das Problem in der Überweisung eines Patienten auf Grund einer Reihenuntersuchung oder von einem Arzt zu einem anderen besteht, bieten sich mehrere Methoden zur erfolgreichen Verbesserung der Überweisungsprozedur an. Dazu gehören: Briefe an den Patienten, eine medizinische Hilfs-

Tabelle 8.4 Erfolgreiche Maßnahmen zur Verbesserung der Compliance

Art des Compliance-Problems	Empfohlene Maßnahmen
Ärztliche Überweisungen	Schriftliche Erinnerung Assistenz durch medizinische Hilfskraft Instruktion des Patienten (kurze Überweisungszeit)
Ärztliche Verabredung	Schriftliche Erinnerung Telefonische Erinnerung (gute klinische Terminplanung)
Kurzzeittherapie	Genaue schriftliche und mündliche Anweisung Parenterale Applikation Spezielle Konfektionierung Tabletteneinnahmekalender Hausbesuche durch Schwester
Langzeittherapie	Kontrolle der Serumarzneimittelspiegel Parenterale Applikation Intensive Überwachung Änderung des Patientenverhaltens Ärztliche Belehrung

person, die den Patienten an seine Termine erinnert, die ihm hilft, ihn über Gründe für die Überweisung an einen anderen Arzt informiert und darüber, wie er am meisten Nutzen aus der Therapie gewinnt. Obwohl nicht nach anerkannten Regeln getestet, scheint eine Verkürzung der Überweisungsdauer auf ein oder zwei Tage oder das Versenden schriftlicher Erinnerungen, die ein oder zwei Tage vor dem Nachuntersuchungstermin beim Patienten eintreffen, den größten Erfolg zu erzielen.

Um die Einhaltung der verabredeten Sprechstundentermine zu verbessern, haben schriftliche und telefonische Benachrichtigungen zumindest kurzzeitige Erfolge gebracht, wobei die zuerst genannte Maßnahme weniger kostspielig ist. Bei längerer Behandlung kann die mangelhafte Befolgung der Termine durch lange Wartezeiten z. B. in der Krankenhausambulanz verstärkt werden. Obgleich auch hierfür keine genauen Untersuchungen vorliegen, kann offensichtlich eine gute Organisation des Ambulanzbetriebes die Einhaltung der Untersuchungstermine verbessern.

Für Kurzzeittherapie kann ein hohes Ausmaß von Compliance dadurch erreicht werden, daß der Patient zusammen mit dem Medikament eine ausführliche und exakt mündliche oder schriftliche Instruktion erhält. Alternativen (komplizierter oder weniger häufig praktizierbar, aber mindestens ebenso erfolgreich) sind parenterale Behandlung, spezielle Arzneimittelpackungen und Therapiekalender, die die Aufgabe haben, den Patienten zu informieren und zu erinnern. Ähnliche Erfolge ergaben sich mit Schwestern, die die Therapie durch Hausbesuche überwachten und die Patienten informierten.

Bei einer Langzeitbehandlung ist es schwieriger, eine gute Compliance zu erreichen. Trotzdem können Verbesserungen durch eine Reihe von Methoden erzielt werden. Abhängig von der jeweiligen klinischen Situation und Therapieform, sind Kontrolle der Serumblutspiegel und Anwendung von parenteral verabreichten Pharmaka mit Langzeitwirkung am wirksamsten und effektivsten. Eine eher unspezifische und kostspielige Art, die Compliance zu verbessern, beruht auf der erhöhten Überwachung des Patienten, beispielsweise dadurch, daß man die Zahl der Arzttermine erhöht, Hausbesuche vornimmt oder, wenn alles nicht fruchten sollte, den Patienten kurzzeitig stationär einweist. Formale Programme zur Verhaltensänderung sind nicht allgemein verfügbar, aber deren Prinzipien können und sollten in die klinische Routineversorgung einfließen. So kann die Compliance beispielsweise dadurch beträchtlich verbessert werden, daß dem Patienten genaue Ziele angegeben werden, die er erreichen soll, und daß er für jede Besserung ermuntert und gelobt wird. Darüber hinaus kann auch die nach den täglichen Lebensgewohnheiten des Patienten maßgeschneiderte Therapie dazu beitragen, die Mitarbeit zu verbessern. Schließlich kann auch die Instruktion des Therapeuten über die Natur des Compliance-Problems und seine Handhabung mit einfachen Maßnahmen zur Entdeckung und Verbesserung der Compliance dazu führen, daß er mit diesen Problemen im normalen Klinikbetrieb umzugehen weiß, so daß sich die Einstellung eines besonderen Compliance-Experten in den ohnehin schon mit Ärzten überbesetzten Behandlungsteams erübrigt.

Prioritäten für die zukünftige Compliance-Forschung

Die Verbesserung der Compliance bei der Therapie chronischer Erkrankungen ist immer noch eine schwierige Angelegenheit. Benötigt werden dabei vor allem unmittelbare, direkte Meßmethoden der Compliance. Da eine solche Information nicht nur für die Verbesserung, sondern auch für die Erfassung der Compliance benutzt werden kann, ist die Entwicklung, Verbreitung und Anwendung solcher Methoden dringend voranzutreiben. Der Erfolg, der sich bei der parenteralen Anwendung von Arzneimitteln gezeigt hat, sollte ein Ansporn für Pharmakologen und Arzneimittelhersteller sein, mehr solcher Anwendungsformen zu entwickeln und zu testen. Statt dieser scheint auch die verstärkte Überwachung mit dem Schwerpunkt, das gesetzte Behandlungsziel zu erreichen, eine empfehlenswerte, wenn auch teure Alternative zur Verbesserung der Compliance zu sein. Dabei müssen die Taktiken dieser Maßnahmen, die zu einer Maximierung des Erfolges führen, genauer untersucht werden. Schließlich sollte die Effektivität der Instruktion des medizinischen Personals erkannt und das Handhaben von Compliance-Problemen unter verschiedenen Situationen und Bedingungen überprüft werden. Falls derartige Compliance-Seminare sich als erfolgreich erweisen sollten, müßten sie in Zukunft ein integrierter Bestandteil im Lehrplan für die Ausbildung des medizinischen und ärztlichen Personals sein.

9
Arzneimittelverordnungen und die Compliance bei der Behandlung

Barry Blackwell

Einleitung

Die erste von Haynes und Sackett (693) kommentierte Bibliographie über Patienten-Compliance befaßte sich mit 200 Variablen, die in 246 Publikationen bearbeitet worden waren. In der Tabelle 9.1 wird ein grober Überblick über diese Daten und die Faktoren gegeben, die die Compliance beeinflussen (614). Ein Faktor, der am häufigsten die Compliance der Patienten beeinträchtigte, war die Komplexität der Verordnung.

Seit der ersten Beobachtung sind in diesem Teil des Compliance-Problems eine Anzahl gedanklicher Weiterentwicklungen geschaffen worden. Diese beinhalten:

Tabelle 9.1 Faktoren, die die Befolgung einer Behandlung beeinflussen

Faktoren, die die Befolgung verstärken		Faktoren, die die Befolgung hemmen	
Faktor	Zahl der Studien, die dafür sprechen	Faktor	Zahl der Studien, die dafür sprechen
Patient sieht seine Erkrankung als gravierend	7	Kompliziertheit des Therapieplanes	12
Stabilität der Familie	7	Vom Patienten wird eine Verhaltensänderung verlangt	4
Compliance in anderen Bereichen	5	Wartezeit in der Klinik	4
Patient ist zufrieden	1	Blockbuchung versus individueller Buchung (Terminvereinbarung)	2
Eingehende Betreuung durch den Arzt			4
Schmerzhafte Behandlung	2		
Hausarztpraxis im Vergleich zur Klinik	2	Psychologische Probleme	2
Erwartungen des Patienten werden erfüllt	2	Niedrige Toleranzschwelle gegenüber Frustration	2
Arzt akzeptiert den Patienten	2	Nervöse Begleitsymptome	2
Mutter ist mit Arzt einer Meinung	2	Berufstätige Mütter	2
Ausmaß der körperlichen Behinderung	2		

Quelle: Nach Blackwell 1976 (614).

1) eine klarere Trennung des Begriffes „Komplexität" in zwei Hauptkomponenten: den Einfluß der Einnahmehäufigkeit und den Einfluß der Zahl der täglich einzunehmenden Tabletten (692);

2) den Versuch, den Einfluß jeder dieser Komponenten sowohl auf Verständnis (also das Verstehen der Arzneimittelverordnung) als auch auf verschiedene Aspekte der Compliance (das Befolgen des Einnahmeplanes) quantitativ zu erfassen;

3) Bemühungen, Erwägungen zum Stoffwechsel und pharmakologische Überlegungen mit einer Vereinfachung der Behandlung mit Arzneimitteln zu vereinbaren.

In diesem Beitrag werden die obengenannten Faktoren hinsichtlich des heutigen Wissensstandes, der praktischen Anwendungsmöglichkeiten und der Prioritäten der zukünftigen Forschung diskutiert werden.

Jetziger Erkenntnisstand

Die verschiedenen Untersuchungen, die sich mit dem Einfluß der gleichzeitigen Verordnung mehrerer Arzneimittel befassen, werden in Tabelle 9.2 dargestellt. Diejenigen, die die Einnahmehäufigkeit berücksichtigen, sind in Tabelle 9.3 zusammengefaßt. Die Qualität der Untersuchungen in den hier genannten Publikationen ist unterschiedlich und reicht von informellen Berichten (909) bis zu sehr ausgefeilten jüngeren Untersuchungen (258, 395). Im einzelnen kann man sagen, daß nur wenige Studien existieren, die die Einflüsse einer Mehrfachmedikation von jenen einer häufigen Einnahme getrennt haben. Diese beiden Faktoren sind aber keine unabhängigen Variablen, da die Anhebung der Tablettenzahl auch zu einer häufigeren Tabletteneinnahme führen kann. Allgemeine Schlußfolgerungen, die sich aus diesen kombinierten Daten ergeben, sind in Tabelle 9.4 zusammengefaßt. Im Sinn der nachfolgenden Diskussion verstehen wir unter „Dosis" eine einzelne Tablette, Kapsel oder eine entsprechende Einnahmeform einer gegebenen Medikation. Dieser Begriff unterscheidet sich vom Begriff der Einnahmehäufigkeit, der sich auf die Anzahl der Einnahmen pro Tag bezieht.

Einnahmehäufigkeit

Obgleich in der letzten Zeit immer wieder die Einmal-täglich-Einnahme von Arzneimitteln empfohlen wird, gibt es keine klare Übereinstimmung in der Frage, ob die häufige Einnahme mit einer niedrigen Compliance verbunden ist. Die oft zitierte Studie von Clinite und Kabat (102) umfaßte nur 30 Patienten, wurde statistisch nicht ausgewertet und zeigte darüber hinaus, daß die Compliance nicht regelmäßig reduziert war, solange nicht 8 oder mehr Einzeldosen pro Tag verordnet worden waren. In der in einer Allgemeinpra-

Tabelle 9.2 Einfluß einer Mehrfachverordnung auf die Compliance

Literaturstelle	Patienten	Arzneimittel	Einfluß der Mehrfachverordnung auf	
			Compliance	Verständnis
Weintraub u. a. (513)	Ambulante Pat. mit kardiovaskulären Erkrankungen	Digitoxin und Diuretika	Herabgesetzt, wenn ≧2 Arzneimittel	Keine Beziehung
Schwartz u. a. (455)	Ambulante geriatrische Patienten	Verschiedene	Nicht bestimmt*) bei 2–3 erniedrigt bei 4–9 unverändert	
Neely u. Patrick (376)	Ambulante geriatrische Patienten	Verschiedene	Herabgesetzt, wenn ≧3 Arzneimittel	Nicht untersucht
Malahy (331)	Medizinisch betreute ambulante Patienten	Verschiedene	Herabgesetzt	Keine Beziehung; Ausbildungsniveau. Arzneibeschriftung und Anleitungen hatten keinen Einfluß
Latiolais u. Berry (302)	Spezial-Polikliniken	Verschiedene	Herabgesetzt	Herabgesetzt
Clinite u. Kabat (102)	Ambulante Patienten der Veterans Administration Organisation	Verschiedene	Herabgesetzt, wenn ≧4 Arzneimittel	Alle Patienten wurden vorher beraten
Francis u. a. (174)	Kinder	Verschiedene	Herabgesetzt, wenn ≧3 Arzneimittel	Nicht untersucht
Ayd (909)	Psychiatrische und allgemeinmed. Patienten	Verschiedene	Herabgesetzt, wenn ≧3 Arzneimittel	Nicht untersucht
Curtis (120)	Hausbesuche bei Behandlung chronischer Krankheiten	Verschiedene	Herabgesetzt, wenn ≧3 Arzneimittel	
Parkin u. a. (395)	Allgemeinmedizinische ambulante Patienten	Verschiedene	Herabgesetzt, wenn ≧3 Arzneimittel	Herabgesetzt
Hulka u. a. (258)	Ambulante Diabetiker und Hypertoniker	Verschiedene	Herabgesetzt	Nicht beeinflußt

*) vgl. Text

Tabelle 9.3 Einfluß einer Mehrfacheinnahme pro Tag auf die Compliance

Literaturstelle	Patienten	Arzneimittel	Einfluß der Mehrfachverordnung auf	
			Compliance	Verständnis
Clinite u. Kabat (102)	Ambulante Patienten der Veterans Administration Organisation	Verschiedene	Herabgesetzt, wenn ≧8 Einnahmen täglich	Nicht untersucht
Parkin u. a. (395)	Allgemeinmedizinische ambulante Patienten	Verschiedene	Keine Beziehung	Nicht untersucht
Gatley (185)	Ambulante Patienten einer Allgemeinpraxis	Verschiedene	Herabgesetzt, wenn ≧4 Einnahmen/Tag	Nicht untersucht
Hulka u. a. (258)	Ambulante Hypertoniker und Diabetiker	Verschiedene	Unverändert	Erhöhte Fehlerquote
Ayd (909)	Allgemeinmedizinische und psychiatrische ambulante Patienten	Verschiedene	Herabgesetzt, wenn ≧2 Einnahmen/Tag	Nicht untersucht
Porter (405)	Ambulante Patienten einer Allgemeinpraxis	Verschiedene	Unverändert (nicht-signifikanter Trend)	Nicht untersucht

Tabelle 9.4 Zusammenfassung von Untersuchungen, die sich mit dem Einfluß einer Mehrfachverordnung und der Einnahmehäufigkeit auf die Compliance befassen*)

	Negativ	Fraglich	Positiv
Mehrfachverordnung	10	1	0
Mehrfache Einnahme pro Tag	2	2	2

*) Die Zahlenangaben der Tabelle stellen eine einfache Addition der wissenschaftlichen Berichte dar, die zu einer verwertbaren Schlußfolgerung kommen. (So wurde beispielsweise in 10 Untersuchungen festgestellt, daß die gleichzeitige Verordnung mehrerer Arzneimittel einen negativen Einfluß auf die Compliance hatte.)

xis von Porter (405) durchgeführten Studie wurde gezeigt, daß die Einnahmehäufigkeit der zweitwichtigste von neun verschiedenen Faktoren war, die bei der Langzeitbehandlung zu einer Erniedrigung der Compliance führten, wobei aber der gefundene 21%-Anteil statistisch nicht signifikant war. Die von Ayd (909) publizierten Abbildungen sind eindrucksvoller, enthalten aber zusammengefaßte Aussagen unpublizierter Daten. Er kam zu dem Ergebnis, daß 30% derjenigen Patienten, die ihre Arzneimittel zweimal täglich einnehmen mußten, es versäumten, mehr als ein Viertel ihrer Tabletten einzunehmen, verglichen mit 70% Noncompliance bei Patienten mit einer Viermal-täglich-Dosierung. In Tabelle 9.5 sind die bisher einzigen publizierten Daten dargestellt, die in eindeutiger Weise die Hypothese stützen, daß die Compliance durch eine häufige tägliche Einnahmefrequenz reduziert wird. Diese Studie wurde von einem Hausarzt in England (185) durchgeführt. Sie wurde vom Autor nicht statistisch ausgewertet, aber die Abbildungen legen die Vermutung nahe, daß die Compliance so lange nicht beträchtlich reduziert wird, wie die Dosierungshäufigkeit nicht viermal täglich überschreitet.

Anzahl der verordneten Arzneimittel

Aus der Tabelle 9.4 ergibt sich der übereinstimmende Hinweis, daß die gleichzeitige Verordnung mehrerer Arzneimittel zu einer Reduktion der Compliance führt.

Tabelle 9.5 Der Einfluß einer Mehrfacheinnahme pro Tag auf die Compliance.

	Zahl der täglichen Einnahmen				
	1×	2×	3×	4×	2 Pharmaka 4× täglich
Prozent Compliance	67	50	44	22	25
Zahl der Patienten	3	6	32	37	8

Quelle: Nach Gatley 1968 (185).

Aus 10 von 11 Studien geht hervor, daß dieser Faktor einen ungünstigen Einfluß auf das Compliance-Verhalten hat. Die Qualität auch dieser Untersuchungen, die in Tabelle 9.2 zusammengestellt sind, ist wiederum unterschiedlich. Mit Sicherheit aber sind sie fundierter als jene, die für die Einnahmehäufigkeit existieren. Ein sich immer wiederholender Befund in 6 dieser Studien ist der, daß die Compliance sich verschlechtert, wenn die Zahl der verschiedenen täglich einzunehmenden Arzneimittel drei oder mehr erreicht. Eine einzelne Ausnahme ist hierbei der Befund von Schwartz u.a. (455), daß eine große Zahl verschiedener Medikamente (4 oder mehr) bei ambulanten geriatrischen Patienten zur die schon an sich niedrige Compliance nicht mehr wesentlich absenkte. Ihre Erklärung zu diesem Ergebnis war die, daß Patienten, denen viele Arzneimittel verordnet worden waren, besondere Aufmerksamkeit bezüglich des Einnahmeplanes gewidmet werde, so daß die Tabletteneinnahme praktisch ein Bestandteil ihres täglichen Lebensablaufes und damit die Fehlermöglichkeit eingeschränkt wurde.

Verständnis oder Compliance?

In der Studie von Schwartz u.a. (455) findet sich ein wichtiger Artefakt, der die Bedeutung von neueren Versuchen unterstreicht, zwischen dem Einfluß der Komplexität auf das Verstehen der Patienten und anderen Aspekten der Compliance zu unterscheiden. Die genannten Autoren sammelten Informationen über verschiedene Fehlerarten, die das Vergessen der Einnahme, die Selbstmedikation, die unkorrekte Dosierung, den falschen Zeitpunkt der Einnahme und fehlerhafte Kenntnisse einschlossen. Bei der Berechnung, welchen Einfluß die Zahl der einzunehmenden Medikamente hat, wurden diese Faktoren in einem kombinierten Fehlerwert zusammengefaßt, so daß die schlechteste Compliance bei jenen Patienten nachgewiesen wurde, denen überhaupt keine Arzneimittel verschrieben worden waren! Ungenaue Kenntnisse über die Arzneimittel, die zweithäufigste Fehlerquelle, machten 20% aller Fehler aus und waren bei 41% der Patienten anzutreffen, denen Irrtümer unterlaufen waren! Aus Tabelle 9.2 ist zu entnehmen, daß in den Untersuchungen über den Einfluß mehrerer gleichzeitig einzunehmender Arzneimittel auf die Compliance der Patienteneinsicht sehr unterschiedliche Aufmerksamkeit geschenkt wurde. Die Mehrzahl der Autoren machte keinerlei Unterscheidung zwischen der Einsicht, d.h. dem Verstehen des Therapieplanes, und der eigentlichen Compliance, d.h. dem Befolgen der therapeutischen Anordnungen.

Die Untersuchung von Latiolais und Berry (302) zeigt, daß das Ausmaß von Verständnis und Compliance miteinander in Beziehung stehen. Sie fanden nämlich, daß die Patienten, die ihre Arzneimittel korrekt einnahmen, die Namen ihrer Arzneimittel kannten und von den behandelnden Ärzten signifikant öfter beraten worden waren als jene, die Fehler machten. Aus zwei anderen Studien geht degegen hervor, daß die Compliance bei der Verordnung mehrerer Medikamente auch dann vermindert ist, wenn mit der Verordnung schriftliche und mündliche Instruktionen gegeben worden waren (102, 331).

Zwei erst kürzlich erschienene Studien machen auf die Schwierigkeiten aufmerksam, die darin bestehen, die Einnahme mehrerer Arzneimittel mit der Patienten-Compliance zu korrelieren. Hulka und Mitarbeiter (258) benutzten eine neue Methode, Arzt und Patient jeweils in Zweierpaaren zusammenzufassen und dann die Konkordanz zwischen der Intention des Arztes und dem Verhalten des Patienten zu untersuchen. Dabei wurden fünf verschiedene Komponenten, die zu einem Fehlen der Konkordanz beitrugen, definiert und getrennt auf ein Kollektiv von 357 Patienten, die von 46 Ärzten behandelt wurden, angewendet.

Es stellte sich heraus, daß eine deutliche und statistisch signifikante Korrelation zwischen der vom Arzt verordneten Zahl der Arzneimittel und der Fehlerhäufigkeit der Einnahme zu verzeichnen war. Bei dem Versuch, dieses Ergebnis weiter zu konkretisieren, unterschieden die Autoren zwischen dem falschen Verständnis oder der Mißinterpretation des Therapieplanes und mangelnder Compliance beim Therapieplan. Es ergab sich, daß keiner dieser beiden Faktoren allein für sich statistisch signifikant mit der Zahl der einzunehmenden Arzneimittel korrelierte. Dieses Ergebnis steht offensichtlich in einem krassen Widerspruch zu dem Befund, daß eine komplette Nichtbeachtung mit der Zahl der einzunehmenden Arzneimittel verknüpft war, und wurde so erklärt, daß sich das Verständnis für die Therapie einerseits und das Compliance-Verhalten andererseits nur dann voneinander unterscheiden, wenn Diskrepanzen zwischen der Dosis und der Häufigkeit der Einnahme vorhanden sind, jedoch nicht im Zusammenhang mit dem Gesamteinnahmeverhalten.

Diese Trennung zwischen dem Begreifen der Therapie und dem Compliance-Verhalten ist am besten von Parkin u.a. (395) erreicht worden. Dabei wurden 130 Patienten mit akuten Erkrankungen nach der Krankenhausentlassung weiter beobachtet. Davon verstanden 46 Patienten (35%) die ihnen verschriebene Arzneimitteltherapie nicht. Von den übrigbleibenden 84 Patienten folgten 20 (15% der Gesamtzahl) nicht den Instruktionen. Es ist daraus also zu ersehen, daß in dieser Untersuchung das Nichtverstehen der Therapie ein stärkerer Faktor war als die Compliance selbst.

In Tabelle 9.6 ist dargestellt, wie diese Faktoren sowohl mit der Zahl der einzunehmenden Arzneimittel als auch der Häufigkeit der Einnahme interferieren. Es zeigt sich, daß die tägliche Einnahmehäufigkeit relativ wenig Einfluß auf das Verständnis für die Therapie hat, da die prozentuale Fehlerquote nur dann anstieg, wenn dem Patienten vier oder mehr tägliche Dosen verschrieben worden waren. Die Häufigkeit der Einnahme hatte überhaupt keinen Einfluß auf Fehler, die auf Compliance zurückzuführen waren. Im Gegensatz hierzu hatte die Zahl der täglich einzunehmenden Arzneimittel einen signifikanten Effekt auf Fehler, die sowohl auf eine mangelhafte Einsicht in die Therapie als auch auf ein unzureichendes Compliance-Verhalten zurück-

Tabelle 9.6 Einflüsse einer Mehrfachverordnung und Mehrfacheinnahme von Arzneimitteln auf das Begreifen des Zweckes der Therapie seitens des Patienten und die Compliance

		Prozentsatz der Fehler	
		Begreifen	Compliance
Anzahl der täglichen Arzneimittel	1	7	7
	2	8	16
	3	19	44
	4	43	30
	p-Wert	0,001	0,25
Einnahmehäufigkeit pro Tag	1	8	keine Beziehung
	2	7	dto.
	3	9	dto.
	4	26	dto.
	p-Wert	0,025	n.s.

Quelle: Modifiziert nach Parkin u.a. 1976 (395).

zuführen waren. Die Fehlerquote stieg eindeutig an, wenn drei oder noch mehr Arzneimittel zusammen verschrieben worden waren. Das Ergebnis, daß nämlich diese beiden verschiedenen Faktoren im Zusammenhang mit dem Therapieplan unterschiedliche Einflüsse auf die Einsicht in die Therapie und auf das Compliance-Verhalten haben könnten, hat wichtige praktische Konsequenzen, die zu einem späteren Zeitpunkt diskutiert werden sollen.

Metabolische und pharmakologische Betrachtungen

Auf den Stoffwechsel und auf pharmakologische Gesichtspunkte bezogene Aspekte haben einen unterschiedlich starken Einfluß auf die beiden Faktoren: Häufigkeit der Einnahme und gleichzeitige Verordnung mehrerer Arzneimittel.

Häufigkeit der Einnahme

Einer der historisch gesehen besonders ernstgenommenen Gesichtspunkte bei der Arzneimittelanwendung betrifft die Vorstellung, daß die Medikation häufig vorzunehmen ist, und zwar jeden Tag und in genau definierten Abständen. Die Gründe für dieses Vorgehen sind unklar. Es gibt nämlich keinen Anhalt dafür, daß die alten, in der Historie gebrauchten Medikamente kürzere Halbwertszeiten hatten als die modernen synthetischen Ersatzprodukte. Eine Erklärung für die häufige Einnahme mag darin begründet liegen, daß galenische Präparationen oft pharmakologisch inaktiv waren und ihr kurativer Effekt darauf zurückzuführen war, daß die Einnahme der Tablette den Patienten an die Anordnungen des Arztes erinnerte. Auch „Wundermittel" besitzen Dosis-Wirkungs-Kurven und Kurven der Wirkungsdauer. Zum Beispiel besitzen die in der Schmerzforschung benutzten Placebo-Präparate eine maximale analgetische Wirkung 1–3 Std. nach der Einnahme.

Moderne pharmakologische Untersuchungen haben gezeigt, daß die Dosis-Richtlinien aufgrund von Informationen über den Arzneimittelabbau geschätzt werden können. Eine der Grundvoraussetzungen dieser Berechnungen ist die, daß die Arzneimittel so oft gegeben werden sollten, wie es nötig ist, um sicherzugehen, daß ein konstanter Plasmaspiegel erreicht wird, daß aber auf der anderen Seite keine Akkumulation im Organismus stattfindet. Die Erreichung dieses Zieles hängt von der Geschwindigkeit der Resorption, vom Stoffwechsel, von der Speicherung im Gewebe und von der Elimination des Pharmakons ab. Unter Berücksichtigung dieser Faktoren kann das Dosierungsintervall durch Multiplikation mit einer mathematischen Konstanten (1,443) und der bekannten Eliminations-Halbwertszeit des Pharmakons berechnet werden. Auf die Praxis angewendet, bedeutet dies, daß jedes Pharmakon, das eine Halbwertszeit von mehr als 17 Stunden besitzt, nur einmal innerhalb von 24 Stunden gegeben zu werden braucht.

Es ist bekannt, daß viele Pharmaka, wie beispielsweise Tranquilizer, Antidepressiva, Anti-Parkinson-Mittel, Methadon und antiepileptische Pharmaka, die einst stets in geteilten Einzelgaben verabreicht wurden, Eliminationshalbwertszeiten dieser Größenordnung besitzen und heutzutage nur noch einmal täglich verabreicht werden. Ayd (910) hat sehr sorgfältig die vielen kontrollierten Studien mit zentral wirksamen Pharmaka überprüft und dabei gezeigt, daß sie auch bei einmal täglicher Einnahmeweise eine große therapeutische Sicherheit und Wirksamkeit besitzen.

Es ist jedoch immer häufiger festzustellen, daß sogar Pharmaka, die ziemlich schnell metabolisiert werden, weniger häufig eingenommen zu werden brauchen und daß es ein Fehler sein kann, die therapeutische Wirkung eines Pharmakons mit den Plasmaspiegeln gleichzusetzen. So zeigten z. B. alle sechs Probanden, denen eine Einzeldosis von mit ^{14}C-markierten Tranquilizern verabreicht worden war, ein sehr ähnliches Metabolisierungsverhalten und eine Halbwertszeit von 19 Stunden. Auf der anderen Seite aber differierten die physiologischen Wirkungen bei ihnen sehr stark. Insbesondere das Ausmaß und die Dauer der Sedierung und Änderungen im Blutdruck schwankten beträchtlich in Relation zu den gefundenen Blutspiegelwerten (wobei die Sedierung viel enger mit den Blutspiegelwerten korreliert war als die Blutdrucksenkung) (920).

Dieses Fehlen einer exakten Beziehung zwischen dem Ausmaß des Arzneimittelmetabolismus und der therapeutischen Wirkung ist nicht überraschend, wenn man es in Bezug zu den vielen Faktoren betrachtet, die die Wirkung von Pharmaka beeinflussen können, wie beispielsweise die Bindung an Rezeptoren, die Speicherung in bestimmten Körpergeweben und der Einfluß solcher externer Umweltfaktoren, die zu Symptomen führen können.

Zwei erst kürzlich durchgeführte Studien über die Therapie der Hypertonie sind ein praktisches Beispiel für die Möglichkeit, Pharmaka weniger häufig pro Tag einzunehmen, auch wenn sie eine kurze Plasmahalbwertszeit besitzen. So hat zum Beispiel α-Methyldopa eine Plasmahalbwertszeit von nur 1½ Stunden, wohingegen der blutdrucksenkende Effekt zwischen 4 und 24 Stunden nach Einnahme nachweisbar ist. Und tatsächlich hat die sorgfältige Kontrolle gezeigt, daß, wenn man die einmal tägliche Einnahme von α-Methyldopa mit einer dreimal täglichen Einnahme vergleicht, beide Verfahren zu einer gleichstark ausgeprägten Blutdrucksenkung führen, wobei sogar die Möglichkeit besteht, daß bei der einmal täglichen Einnahme mit weniger Nebenwirkungen zu rechnen ist (921). Ähnliche Ergebnisse stammen aus einer Untersuchung über die antihypertensive Wirkung des Betarezeptorenblockers Oxprenolol, der vergleichsweise zwei- oder drei- bis viermal täglich eingenommen werden mußte (916). Dieses Pharmakon hat eine Serumhalbwertszeit von nur 4 Stunden, wird aber offensichtlich in Körpergeweben gespeichert und diffundiert von dort aus nur langsam in das Blut zurück. Die Schlußfolgerungen, die sich aus diesen Beobachtungen ergeben, sind offensichtlich: Wir können die Häufigkeit der Einnahme für viele Medikamente senken, ohne ihre therapeutische Wirkung in Frage zu stellen. Wie schon vorher diskutiert, ist aber leider ein Einfluß einer derartigen Dosisreduktion auf die Compliance nicht sicher nachweisbar.

Gleichzeitige Einnahme mehrerer Arzneimittel

Die Beobachtung, daß die Einnahme mehrerer Arzneimittel mit einem schlechten Compliance-Verhalten einhergeht, muß man im Zusammenhang mit der Tatsache sehen, daß Ärzte sehr häufig mehr als ein Arzneimittel zur gleichen Zeit verordnen. Unsere erst kürzlich fertiggestellte Untersuchung über den Gebrauch psychotroper Arzneimittel in fünf verschiedenen Krankenhäusern der gleichen Stadt zeigte, daß die Hälfte der Patienten mindestens zwei Arzneimittel gleichzeitig erhielten (919). Tatsächlich ist es so, daß viele psychiatrische Patienten heutzutage sechs und mehr Arzneimittel täglich einnehmen (909). Aus Untersuchungen von Hulka u.a. (258) geht sogar hervor, daß diabetische Patienten bis zu 12 verschiedene Arzneimittel gleichzeitig einnehmen mußten (im Mittel 2,9) und daß jene mit Herzerkrankungen sogar bis zu 14 Arzneimittel einnahmen (im Mittel 4,7).

Pharmakologische und sich aus metabolischen Grundlagen ergebende Argumente gegen eine Polypragmasie sind zahlreich. Es gibt eine Reihe von anschaulichen Beispielen, auf welchem Wege ein Pharmakon die Aktivität eines anderen verändern kann, indem es z.B. eine induktive oder blockierende Wirkung besitzt, ein Enzymsystem sättigt oder indem es die Resorption und Elimination des anderen Arzneimittels modifiziert.

Alle Forderungen an die Ärzte nach einer rationalen Arzneimittelverschreibung haben erstaunlich wenig Widerhall gefunden, und die Beweggründe, die einer polypragmatischen Verschreibungsweise zugrunde liegen, sind bisher noch ganz unklar. Das übliche Vorgehen, eher ein weiteres Arzneimittel hinzuzufügen, als eines durch ein anderes zu ersetzen oder die Dosis zu verändern, mag tief in der Besorgnis verankert sein, dem Patienten gegenüber einen Fehler zugeben zu müssen oder die Kritik eines anderen Arztes zu vermeiden, wenn man eine verordnete Therapie absetzt.

Natürlich gibt es offensichtlich Fälle, bei denen für eine wirksame Behandlung mehr als ein Arzneimittel erforderlich ist. In solchen Fällen erscheint es sogar logisch, ein Kombinationspräparat zu verwenden, um die Compliance zu verbessern. Leider enthalten viele der zur Zeit zur Verfügung stehenden Kombinationspräparate unlogische oder sogar wirkungslose Inhaltsstoffe. Da Angst und Schmerz fast unvermeidbare Begleiter einer Krankheit sind, bestehen viele Kombinationspräparate aus einer Mischung des wirksamen Agens mit Analgetika oder Sedativa. Das Ausmaß der Verwendung solcher Kombinationspräparate ist überraschend groß. In den USA werden pro Jahr über 300 Mio. Verschreibungen dieser Art vorgenommen, was etwa 20% aller Verordnungen ausmacht.

Im Jahre 1971 erließ die amerikanische Food and Drug Organisation ein Gesetz, das den pharmazeutischen Herstellern zur Auflage machte, die Wirksamkeit aller fixen Arzneimittelkombinationen zu überprüfen, die vor dem Jahre 1962 auf den Markt gebracht worden waren, und nachzuweisen, welchen Anteil jeder einzelne Bestandteil an der Gesamtwirkung besitzt. Diese Auflagen haben die Forschungsaktivitäten sehr stark stimuliert, obwohl wenige Ergebnisse im wissenschaftlichen und kommerziellen Sinne positiv waren. Die einzigen Präparate, die den Erfordernissen entsprachen, waren die Diuretika-Reserpin-Kombinationen, die bei der Behandlung der Hypertonie verwendet werden (914). Gleichzeitig muß festgestellt werden, daß die Verzögerung bei der endgültigen Durchsetzung der gesetzlichen Bestimmungen dazu geführt hat, daß erst etwa ⅓ der zweihundert am häufigsten gebrauchten Arzneimittel noch 5 Jahre nach der Gesetzesvorlage Kombinationspräparate darstellen, deren Wirksamkeit bisher nicht nachgewiesen worden ist.

Sowohl das große kommerzielle Interesse als auch die immensen wissenschaftlichen Schwierigkeiten, die darin bestehen, die Wirksamkeit nachzuweisen, haben dazu geführt, daß Argumente, wie eine gewisse Bequemlichkeit für den Patienten und das Compliance-Verhalten, dazu gebraucht werden, um an den Kombinationspräparaten auch weiterhin festhalten zu können. Leider ist es so, daß keine der neueren Studien, die die Wirksamkeit sowohl von Kombinationspräparaten als auch von einer einmal täglichen Verabreichung von Arzneimitteln festgestellt haben, den Begriff der Compliance als ein unabhängiges Maß für den therapeutischen Erfolg benutzten. Die Gründe für dieses Fehlen sind teilweise methodischer Art. Sie werden später noch diskutiert.

Praktische Folgerungen aus dem jetzigen Wissensstand

Das Fehlen einer klaren Übereinstimmung in der Compliance-Literatur zusammen mit der zunehmenden Komplexität der Aussagen trägt zu einer gewissen Skepsis, ja sogar zu einer Art Zynismus in bezug auf die Bedeutung des Compliance-Problems bei. So konstatiert z. B. Charney: „Wenn wir ganz objektiv beide Seiten der Verknüpfung zwischen Compliance und Verschreibungsweise betrachten, so scheint eine Art von natürlicher Gesetzmäßigkeit am Werke zu sein, die die Interessen sowohl des Arztes als des Patienten ins Gleichgewicht bringt. Man erwartet vom Arzt eine Verschreibung von nur ungefährer Genauigkeit und vom Patienten, daß er mit nur mäßiger Zuverlässigkeit die Anordnungen befolgt. Vielleicht war nur so die Menschheit in der Lage, Aderlässe, Schröpfen, Blutegel, Senfpflaster, Terpentinumschläge und Vergleichbares zu überstehen" (622).

Die wissenschaftlichen Daten bezüglich der Wirkungen häufiger Dosen und der gleichzeitigen Verordnung mehrerer Arzneimittel lassen bisher noch keine zwingenden Schlußfolgerungen zu. Trotzdem sollte die Umsetzung logisch erscheinender Resultate in die Praxis nicht auf das Vorhandensein einer statistischen 5%-Wahrscheinlichkeit warten. Wenn man diesen Gesichtspunkt im Auge behält, so dürfte es nützlich sein, sowohl die möglichen Vorteile als auch Nachteile von Versuchen zur Vereinfachung von Behandlungsrichtlinien zu betrachten.

Mögliche Vorteile, die sich aus einer Vereinfachung des Therapieplanes ergeben

Verbesserte Compliance

Durch eine Verminderung der täglichen Arzneimittel bis auf das für die Therapie erforderliche Minimum und Senkung der Häufigkeit der Arzneimitteleinnahme wird meistens die Compliance verbessert. Der erste dieser Faktoren ist der wirkungsvollste, aber er läuft festgefügten Gewohnheiten zuwider. Durch die geplante Herausnahme vieler Kombinationspräparate aus dem Arzneimittelmarkt mag dieses Problem noch verstärkt werden. Eine Analyse des Verbandes der Arzneimittelhersteller in den USA ergibt, daß nur 22% der Ärzte auf Monopräparate übergehen würden, wenn ihnen keine Kombinationspräparate mehr zur Verfügung ständen (918). Besseres Verstehen der Grundhaltung einer polypragmatischen Verschreibungsweise und erhöhte Anstrengungen werden benötigt, um das ärztliche Verhalten zu ändern. Logische Entscheidungsprozesse sollten gelehrt werden. Dazu gehören auch die Stufentherapie der Hypertonie (913) und eine rationale Verschreibungsweise für die psychotropen Medikamente (912).

Eine Vereinfachung des Einnahmeschemas ist wahrscheinlich die wirksamste Methode zur Verbesserung der Compliance, wenn gleichzeitig erzieherische Versuche unternommen werden, das Verständnis der Patienten zu erhöhen.

Erleichterungen für den Patienten

Eine geringere Einnahmehäufigkeit kann viel leichter in den täglichen Lebensablauf des Patienten eingefügt werden und vermeidet gleichzeitig unangenehme Situationen einer Medikamenteneinnahme in der Öffentlichkeit.

Arzneimittelkosten für den Patienten

Die Kosten für die Arzneimitteltherapie werden dadurch reduziert, daß man größere Milligramm-Dosen in einer einzelnen Tablette verabreicht. So hat z. B. Diascio (915) berechnet, daß die Kosten für die Einnahme von 400 mg Thioridazin (Melleril) täglich 54,4 Cent betragen, wenn die Tabletten in einer 25-mg-Dosierung 4 × täglich gegeben werden. Dagegen kostet die zweimalige Einnahme einer 200-mg-Tablette pro Tag nur 14,6 Cent. Das bedeutet pro Jahr eine Ersparnis von ungefähr 140 $. Eine ähnliche Angabe stammt von Moser und Wood (759) für die Therapie der Hypertonie. So werden Arzneimittel wie Propranolol oder Spironolacton oft bis zu 6 × täglich eingenommen, wobei Kosten von etwa 1,50 $ entstehen, im Vergleich zu einem Preis von 15 Cent bei nur einmaliger Einnahme eines Diuretikums.

Effektivität des Krankenhaus-Personals

Ayd (909) hat darauf hingewiesen, daß einfache Therapieschemata zu einer erheblichen Einsparung von Arbeitszeit führen können sowie einer möglichen Abnahme von Fehlern bei der Arzneimittelausgabe.

Reduktion der Arzneimittelinteraktionen

Die Zahl möglicher pharmakokinetischer und pharmakodynamischer Interaktionen wird eindeutig dadurch reduziert, daß die Zahl der einzunehmenden Medikamente herabgesetzt wird.

Potentielle Nachteile durch Vereinfachung des Therapieschemas

Verlust der Wirksamkeit

Die wenigen Untersuchungen, die die Wirksamkeit verschiedener Einnahmehäufigkeiten miteinander vergleichen, kommen alle zu dem Schluß, daß die weniger häufige Einnahme von Arzneimitteln genauso wirksam wie eine häufige ist (914, 916, 917, 921). Die Tatsache, daß die Verschreibung mehrerer Arzneimittel für einen Patienten oft mit der Verordnung niedriger Einnahmedosen verbunden ist, deutet indirekt darauf hin, daß konsequent verwendete und individuell dosierte Medikation gleich wirksam sein kann (919).

Zunahme von Nebenwirkungen

Für die Möglichkeit, daß größere und weniger häufige Dosen eines Arzneimittels zu einer Erhöhung von Nebenwirkungen führen könnten, ergeben sich in der Literatur kaum Anhaltspunkte. So enthalten die oben zitierten Untersuchungen bei den verschiedenen Therapieschemata, die getestet worden sind, keinen Hinweis auf Unterschiede im Ausmaß der Nebenwirkungen. Ganz im Gegenteil ergeben sich für Medikamente, die vom Patienten abends eingenommen werden sollen, eher Anhaltspunkte dafür, daß so der Schlaf nicht durch extrapyramidale oder anticholinerge Effekte wie trockenen

Mund oder Sehstörungen gestört wird (909). Darüber hinaus haben abends verabreichte Arzneimittel mit einer sedierenden Wirkung zusätzlich den Vorteil, daß sie Kosten vermeiden helfen, da zusätzliche Schlafmittel überflüssig werden.

In bestimmten Fällen ist trotzdem Vorsicht geboten, nämlich immer dann, wenn große Dosen von Arzneimitteln gebraucht werden. So können beispielsweise große abendliche Dosen eines Antihypertensivums oder eines Neuroleptikums dazu führen, daß ältere Patienten, bei denen eine posturale Hypotension auftritt, nachts auf dem Weg vom Bett in das Badezimmer stürzen. Darüber hinaus kann die kardiotoxische Wirkung tricyclischer Antidepressiva mit der Höhe des Blutspiegels korrelieren. In der Literatur ist über einen plötzlichen Todesfall bei einem 6 Jahre alten Kind berichtet worden, dem abends wegen Schulangst 300 mg Imipramin in einer Einzeldosis gegeben worden war (911). Große tägliche Dosen von Arzneimitteln sollten mit Vorsicht und unter Berücksichtigung des individuellen Wirkprofils verabreicht werden und die Anwendung grundsätzlich mit einer sorgfältigen ärztlichen Überwachung verknüpft sein.

Schwerpunkte zukünftiger Forschung

Die in neuerer Zeit durchgeführten Untersuchungen über die Arzneimittelanwendung haben zu einer Reihe von Aussagen geführt und Probleme aufgeworfen, die bei zukünftiger Forschung mehr Beachtung finden sollten.

Definition der Faktoren, die das Compliance-Verhalten beeinflussen

Eine Unterscheidung zwischen falschen Kenntnissen und einer unzureichenden Compliance ist wertvoll. Trotzdem ist es erforderlich, eine klarere Definition dieser Begriffe zu erstellen und die Terminologie zu vereinheitlichen. Zwei neue Untersuchungen, die sich mit dieser Materie näher beschäftigen (258, 395), benutzen eine Vielzahl von beschreibenden Begriffen, wie z. B. Unterbrechung der Einnahme, Nichteinhaltung des Therapieplanes, mangelndes Verständnis, unzureichende Compliance, die sich gegenseitig überlappen und den Leser möglicherweise verwirren.

Eine Unterscheidung zwischen diesen beiden Begriffen, nämlich dem Verstehen und der Compliance, wird sich wahrscheinlich als besonders nützlich erweisen, um die Effektivität von Maßnahmen zu erfassen, die dazu dienen, bestimmte Verhaltensweisen gegenüber diesen Einnahmefehlern in speziellen Patientenkollektiven zu verändern. (So ist z. B. das Verstehen einer Arzneimitteltherapie bei älteren Patienten ein besonders ernst zu nehmendes Problem). Als ein Ergebnis dieser Überlegung zeichnen sich auch die Grenzen erzieherischer Maßnahmen klarer ab, so daß es unter Berücksichtigung mangelnder Einsicht in die Arzneimitteltherapie vielversprechender ist, das Augenmerk vermehrt auf die komplexen Probleme mangelhafter Compliance zu richten.

Definition der Compliance, bezogen auf verschiedene Arzneimittelgruppen

Drei erst kürzlich veröffentlichte Studien geben einen Hinweis darauf, daß die Art der verordneten Arzneimittel einen Einfluß auf die Compliance haben könnte (103, 258, 395). Die Arbeit von Hulka u. a. (258) ist besonders aussagefähig, weil sie zeigt, daß Probleme bei der Arzneimittelanwendung häufiger bei weniger schweren Erkrankungsformen anzutreffen sind. So machen Patienten, die gastrointestinale Arzneimittel oder Tranquilizer einnehmen, mehr Fehler in der Arzneimitteleinnahme als jene mit schweren Herzkrankheiten und Diabetes mellitus. Deshalb wird es bei zukünftigen Studien sehr hilfreich sein, wenn die zu behandelnden Patientenkollektive sorgfältig beschrieben werden, so daß es möglich sein wird, spezifische Rückschlüsse auf bestimmte Therapieschemata ziehen zu können. Dies mag besonders wichtig bei Bemühungen sein, zu klären, ob es bei bestimmten Krankheiten erfolgreicher ist, das Gewicht mehr auf die Erziehung oder die Motivation des Patienten zu legen. Dies gilt auch für die Beurteilung, inwieweit Änderungen des Therapieplanes dazu in der Lage sind, die eine oder andere dieser variablen Größen wirksam zu beeinflussen.

Es besteht die Gefahr, daß Modellkrankheiten, wie z. B. der Hypertonie, zu große Aufmerksamkeit gezollt wird (wo z. B. die Belehrung wenig Einfluß auf den Therapieerfolg hat) mit dem Risiko einer zu starken Verallgemeinerung und unangebrachter skeptischer Schlußfolgerungen bezüglich der Möglichkeiten, die Compliance zu beeinflussen.

Der Einfluß des Therapieplanes auf das Compliance-Verhalten

Trotz aller Aufmerksamkeit, die dem Aufbau des Therapieplanes gewidmet worden ist, müssen die Detailfragen in bezug auf die Beeinflussung der Compliance noch untersucht werden. Ein Teil der noch offenen Fragen ist auf ein grundlegendes Paradoxon in der Forschungsstrategie zurückzuführen. Bei vergleichenden Untersuchungen über Wirksamkeit verschiedener Therapieschemata (einmal täglich gegen mehrfach täglich) müssen die beiden Einnahmeschemata bezüglich unspezifischer Effekte identisch gemacht werden. Dies kann z. B. dadurch geschehen, daß man zu dem einmal täglichen Einnahmeschema ein Placebo hinzugibt, wodurch ein Unterschied in der Einnahmehäufigkeit bei den beiden Einnahmeschemata vermieden wird. Auf der anderen Seite macht eine solche Maßnahme es unmöglich, gleichzeitig sowohl den Einfluß der Einnahmehäufigkeit auf das Compliance-Verhalten als auch die Wirksamkeit der Therapie zu untersuchen. Es besteht wenig Zweifel darüber, daß eher die Wirksamkeit verschiedener Einnahmeschemata als deren Einfluß auf die Compliance geprüft wird. Dies ist darauf zurückzuführen, daß die staatlichen Gesundheitsbehörden sehr darauf achten, daß die Arzneimittelhersteller ihre Anstrengungen in diese Richtung lenken.

Eine Lösung dieses Dilemmas könnte in zusätzlichen Arzneimittelstudien unter praxisgerechten Bedingungen bestehen, und zwar indem mindestens drei verschiedene Behandlungsbedingungen, unter welchen das Präparat gegeben wird, miteinander verglichen werden: Einmal täglich ohne Placebo, einmal täglich mit Placebo und mehrmals täglich. Dabei könnte – obwohl das „einmal täglich"-Einnahmeschema die Compliance verbessert – die Wirksamkeit herabgesetzt sein, weil der Placeboeffekt der mehrfach täglichen Anwendung fehlt. Die relative Bedeutung von Compliance und Placeboeffekt kann außerdem bei verschiedenen Arten von Medikamenten und Patientenkollektiven sehr unterschiedlich ausgeprägt sein.

10
Erzieherische Maßnahmen zur Verbesserung der Compliance bei der Arzneimittel-Therapie und bei Präventiv-Maßnahmen Neue Erkenntnisse*)

Lawrence W. Green

Einleitung

Dieser Überblick beabsichtigt, neue Entwicklungen in der Forschungsliteratur zu dem Zweck aufzuspüren und zu überprüfen, um Wege ausfindig zu machen, wie die Gesundheitserziehung mit dem Ziel höchstmöglicher Beitragsleistung für den Gesundheitsdienst verändert wird oder verändert werden sollte.

Der Aufsatz wendet sich an ein multidisziplinäres Auditorium von praktischen Ärzten und wissenschaftlichen Spezialisten. Er beginnt deshalb mit einer erneuten Definition der Zielsetzungen und der wesentlichen Faktoren im Bereich der Gesundheitserziehung. Dabei wird es sich von vornherein herausstellen, daß die allgemein gebräuchliche Unterscheidung zwischen „verhaltensbezogenen“ und „erzieherischen“ Maßnahmen (695) künstlich und unnötig ist und für die praktische Durchführung nicht länger aufrechterhalten werden kann.

Sodann erfolgt die Darstellung einiger Prinzipien und Methoden zur Gesundheitserziehung, damit deren Anwendbarkeit im Gesundheitsdienst kritisch überprüft werden kann. Es werden darüber hinaus Empfehlungen für eine Verbesserung und Erweiterung des Wissens und für praktische Maßnahmen zur Gesundheitserziehung angeboten. Bisher ist das ganze Fachgebiet noch fest in der Verhaltensforschung und der Lerntheorie verankert und im Bereich der Gesundheitsversorgung praktisch noch ohne Bedeutung. In der Praxis geschieht die Anwendung gesundheitserzieherischer Maßnahmen in den meisten Fällen lediglich zufällig, unsystematisch und oberflächlich und wird überhaupt sehr vernachlässigt. Im dritten Teil dieses Überblicks werden die Anwendungsmöglichkeiten für spezifische gesundheitliche Verhaltenswei-

* Die Bearbeitung dieses Kapitels wurde teilweise durch folgende Forschungsbeihilfen unterstützt: IR25HL17016 und T32H107180 des National Institutes of Health und SA-7974-75 des Office of the Deputy Assistant Secretary for Planning and Evaluation/ Health, United States Department of Health, Education and Welfare, to the Division of Health Education, Department of Health Services Administration, School of Hygiene and Public Health, The Johns Hopkins University, and the Health Services Research and Development Center, The Johns Hopkins Medical Institutions, Baltimore.

sen und Patientengruppen auf speziellen Wegen zusammengefaßt. Die erst kürzlich erreichten Fortschritte in der ambulanten Behandlung chronischer Erkrankungen haben durch eine schnelle Erweiterung der experimentellen Forschung zu einer beträchtlichen Vertiefung wissenschaftlicher Grundinformationen über die Gesundheitserziehung geführt.

Frühere Maßnahmen und Perspektiven

Ein sehr geeigneter Ausgangspunkt für diese Übersicht ist die ausgezeichnete Serie von Übersichtsarbeiten aus dem Vorläufer dieses Buches (794). Sie stammt von Brian Haynes, Victor Neufeld, Stanley Rosenberg, Ivan Barofsky und Donald Fink. Haynes (695) faßte die methodischen Fortschritte von 16 Untersuchungen, in denen das untersucht wurde, was er als erzieherische Maßnahmen bezeichnete, so zusammen: „Es sind jene Bemühungen, die Compliance dadurch zu verbessern, daß den Patienten Informationen über eine Krankheit und deren Behandlung mit oder ohne ‚Motivation' gegeben werden; wobei es darauf ankommt, das Wissen und die Einstellung des ‚Patienten' zu beeinflussen" (Seite 70). Diesen stellt er 20 Verhaltensstudien gegenüber, die „den Schwerpunkt mehr unmittelbar auf das mit der Compliance in Zusammenhang stehende Verhalten richten" und „Bestrebungen einschließen (1) Hindernisse gegen eine gute Compliance zu verkleinern ..., (2) Verbesserung von Compliance zu stimulieren und (3) Compliance zu belohnen oder zu verstärken." Aufgrund dieser Definitionen fand Haynes, „daß Maßnahmen zur Veränderung der Verhaltensweisen und kombinierte Maßnahmen [rein] erzieherischen Methoden überlegen sein sollten, wenn es darum geht, sowohl die Compliance als auch den therapeutischen Erfolg zu verbessern" (Seite 74).

Neufeld (765) untersuchte die 16 „erzieherischen" Untersuchungen ausführlicher. Er fand nur eine Studie, die auf einer Bewertungsskala zwischen 0 und 10, die auf 5 Kriterien für Lernprinzipien basierte, eine Bewertungsziffer von 6 und besser hatte, wobei jede Untersuchung mit den Punkten 0, 1 oder 2 bewertet wurde, je nachdem inwieweit sie die erzieherischen Methoden dieser 5 Prinzipien anwendete. Er stellte auch fest, daß die verwendeten Forschungsmethoden unzureichend waren und kam zu der Schlußfolgerung, daß es erforderlich sei, „den Lernvorgang als solchen weitgehender und präziser zu definieren" (Seite 89), zugleich mit „besserer Zusammenarbeit hinsichtlich Planung und Ausführung der Forschung über Patientenerziehung" (Seite 91). Er sprach die Hoffnung aus, dies werde die Unzulänglichkeiten der erforschten Maßnahmen und Ergebnisse mindern und zur Verbesserung der Qualität der Untersuchungsergebnisse und der Erziehungsprogramme führen. In meinem Überblick über andere Untersuchungen, die denselben Zeitraum umfassen, bin ich zu einer ähnlichen Schlußfolgerung gekommen (961).

Wenn auch durch die von Haynes besprochenen Studien ein dunkler Schatten auf den Wert der „erzieherischen Maßnahmen" fällt, konnte Rosenberg diesen Eindruck (789) doch mehr als kompensieren, indem er die 6 spektakulärsten Erfolge auf dem Gebiet der Patientenerziehung analysierte, von denen übrigens nur ein Beitrag zu den 16 Arbeiten gehörte, die Haynes besprochen hatte. Diese 6 Untersuchungen, die auch an anderer Stelle von Roccella (786) noch ausführlicher besprochen wurden, verfügten über eine gute methodische Anlage und hatten eine große Erfolgsquote, sowohl was die Compliance betrifft, als auch was die Kosten/Nutzen-Relation angeht. Ich möchte mich hier ganz aus der Debatte heraushalten, die durch die divergierenden Ansichten von Haynes und Rosenberg entstanden ist. Ich habe mich aber in meiner früheren Übersichtsarbeit auf die Seite des zuletztgenannten Autors geschlagen, indem ich zu dem Schluß komme, daß die Gesundheitserziehung in der Tat einen beachtlichen Einfluß auf die Kosten/Wirksamkeits- und Kosten/Nutzen-Beziehung hat (681, 952, 955, 959). In Übereinstimmung mit Neufeldt und Rosenberg bin ich jedoch sehr beunruhigt über die einseitige Konzeption, die manchmal unter dem Namen der Gesundheitserziehung angewendet wird (954, 958), über die Qualität der Umsetzung in die Praxis (960) und über die Neigung, Erziehungsmethoden von einem Problem oder einer spezifischen Situation auf eine ganz andere kritiklos zu übertragen, ohne daß dies unbedingt für die spezielle Problemstellung erforderlich zu sein scheint (680, 963). Schließlich möchte ich auf den primitiven Zustand der Meßmethoden und der unzureichenden Forschungsliteratur aufmerksam machen (679, 956, 959, 961, 964, 966). Dies sind m. E. mehr Probleme bezüglich Verständnis, Anwendung und Untersuchung von Erziehungsproblemen als das Fehlen der Prinzipien selbst. Ein letztes Wort noch über „Verstehen": Viele Interpretations-Unterschiede in den oben besprochenen Untersuchungen dürften semantische Gründe haben. Die Vorstellung, daß „Erziehung" lediglich ein Informationsaustausch (mit oder ohne „Motivation") (695) darstellt, ist einfach unvollständig. Wie in Tabelle 10.1 dargestellt, zeigt eine Analyse der Lernprinzipien, die bei der „Therapie der Verhaltensweisen" (597) angewendet werden, daß sie sehr denjenigen ähneln, die für die Patienten-„Erziehung" eingesetzt werden. Tatsache ist, daß beide, Informationsaustausch und Therapie von Verhaltensweisen, erzieherische Techniken anwenden. Aus diesem Grunde verwischen sich die Konturen zwischen beiden Praktiken.

Nachdem ich meine persönlichen Ansichten dargestellt und meine Einschätzung des Standes dieses Wissensstoffes referiert habe, überprüfe ich in diesem Beitrag nun einige dieser Feststellungen im Vergleich mit kürzlich veröffentlichter Literatur.

Definitionen und Parameter

Wenn die Erziehung nicht einheitlich durch die Art der Informations-Weitergabe charakterisiert ist, was ist dann ihr besonderes Merkmal einer Beeinflussung des Gesundheitsverhaltens? Um mit den 5 von Neufeld (765) entwik-

Tabelle 10.1 Parallellaufende Grundprinzipien der Verhaltensänderung und Patientenerziehung

Therapeutische Maßnahmen zur Verhaltenstherapie*)	Lernprinzipien bei der Patientenerziehung**)
1. „Eindeutige Identifizierung des Zielverhaltens ... das sich deutlich entwickelt und leicht zu beurteilen ist" (S. 106).	1. „Verstehen bestimmter Ziele: Das Lernen erfolgt schneller und effizienter, wenn der Lernende eindeutig versteht, was er lernen soll" (S. 85).
2. „Einschaltung des gesamten, an der Therapie beteiligten medizinischen Personals ... das mit dem Patienten während der Interventionsperiode zu tun hat" (S. 107).	2. „Feedback: Der Lernvorgang wird durch ein schnelles und vollständiges Feedback in dem Ausmaße erleichtert, in dem das erforderliche Lernziel erfüllt wird" (S. 84).
3. „Ermöglichung einer gesellschaftlichen Kontrolle in Form des Patientenkontraktes ... vollständig personenbezogen ... über den der Patient erhöhte Selbstkontrolle praktizieren kann ..., wobei die Bedingungen der Vereinbarung auszuhandeln sind" (S. 107).	3. „Individualisierung: d. h., daß der Lernvorgang ein individueller Prozeß ist, der aufgrund personenbezogener Eigentümlichkeiten vollzogen werden muß" (S. 84). „Relevanz: der Lernvorgang gestaltet sich wirkungsvoller und erfolgreicher, wenn der Lernende merkt, daß der Lernstoff Beziehung zu seinen eigenen Interessen hat" (S. 84). „Motivation: der Lernvorgang ist erfolgreicher, wenn der Lernende motiviert wird ..., wobei signifikante Unterschiede zwischen internen und externen Motivierungsfaktoren nachweisbar sind" (S. 85).

Quellenangabe: *) Nach Barofsky 1976 (597);
**) nach Neufeld 1976 (765).

*) Interessierten Lesern wird empfohlen, die vorher erwähnten Studien auf ihre besondere Relevanz bezüglich Patienten-Compliance zu untersuchen. [Der Herausgeber.]

**) Entsprechendes ist in der neuen Fassung des Arzneimittelgesetzes in mündlicher Form für Patienten und in schriftlicher Form für Probanden bei Arzneimittel-Prüfungen vorgeschrieben. [Der Herausgeber.]

kelten Lernprinzipien übereinzustimmen, muß eine Definition der Gesundheitserziehung eine Klausel enthalten, wonach der jeweiligen Einwilligung derjenigen Patienten oder Bürger, deren Gesundheitsverhalten in Frage gestellt ist, eine Information vorangegangen sein muß.***) Gerade dieser Pro-

***) Anmerkung des Herausgebers der deutschen Ausgabe.

zeß der Begünstigung gesundheitlichen Verhaltens durch Teilnahme und Einwilligung nach erfolgter Information, legt, wie ich meine, die Grenzen für eine Gesundheitserziehung mit Bezug auf die sich überlappenden Technologien der Kommunikation, Motivation und Verhaltensänderung und in Verbindung mit individuellen medizinischen Maßnahmen oder mit politischen und gesetzlichen Regelungen im Bereich der Öffentlichkeit fest. So wird hier also die Gesundheitserziehung als jedes Zusammenwirken von Lernmöglichkeiten definiert, das in der Lage ist, die freiwillige Anpassung des Verhaltens in Richtung Gesundheit zu fördern.

Die für den praktisch tätigen Arzt wichtigen Arbeitsbegriffe in und außerhalb des Krankenhauses sind Zusammenwirken und Planung. Wie nun können Lernmöglichkeiten geschaffen, geplant und kombiniert werden, um die Erhaltung der Gesundheit möglichst wirkungsvoll zu fördern, ohne ein bestimmtes Verhalten beim Patienten zu erzwingen? Aus taktischen Gründen sollten sich die erforderlichen Bemühungen weniger mit methodischen und planerischen Aspekten befassen. Es kommt vielmehr darauf an, sowohl jene Aspekte des gesundheitlichen Verhaltens, bei denen eine Gesundheitserziehung besonders wirkungsvoll sein kann, als auch jene Erkrankungen oder Risikofaktoren herauszufinden, die von Verhaltensänderungen im Hinblick auf die Kosten/Nutzen-Relation für den einzelnen und für die Gesellschaft am meisten beeinflußt werden können. Ich muß hier die gesellschaftlichen Aspekte den Epidemiologen und Wirtschaftsfachleuten überlassen und will mich auf die Beantwortung der Fragen konzentrieren, die sich aus den Gesundheitsproblemen des einzelnen ergeben.

Das Kriterium des „Zusammenwirkens" setzt voraus, daß die in Gang zu setzenden Maßnahmen mehr als nur ein Behandlungsprinzip einschließen, um sicherzugehen, daß die verschiedenen Determinanten eines gegebenen Gesundheitsverhaltens angesprochen werden. Dieses Vorgehen geht also von einer multifaktoriellen Actiologie aus (955). Für jedes gesundheitliche Verhalten gibt es wenigstens drei Arten von Einflußfaktoren, die durch erzieherische Maßnahmen geändert werden können und sollten. Diese betreffen einen motivierenden oder prädisponierenden, einen realisierenden und schließlich einen verstärkenden Faktor. Nur selten findet man in der Praxis eine Situation vor, in welcher nur einer dieser Faktoren hilfreicher Unterstützung bedarf. So kann man es als unrealistisch ansehen, daß gesundheitliche Erziehungsprogramme eine dauerhafte Verhaltensänderung erreichen können, wenn nur eine einzige Methode Anwendung findet. Aus diesem Grunde halte ich es für notwendig, die gesundheitliche Erziehung als eine Kombination mehrerer Methoden zu definieren.

Kar betont in einer kürzlich erschienenen Studie (979, 980) die Wichtigkeit des kombinierten Einflusses von prädisponierenden, realisierenden und unterstützenden Faktoren. In einer großen Sammelstudie, in der die Determinanten des kontrazeptiven Verhaltens von 2864 Frauen aus Venezuela beobachtet wurde, wurden Daten von über 700 variablen Größen zusammengetragen. Die drei Kategorien von Variablen, die die größte Übereinstimmung mit der Anwendung von Kontrazeptiva erklärten, waren Unterstützung durch die Gesellschaft (durch Ehepartner, Freunde und Verwandte), das Zugänglichmachen von Informationen über Beratungsstellen (Realisierungsfaktor) und spezifische Verhaltensweisen und Zielsetzungen in der Familienplanung (prädisponierender Faktor). Die Bedeutung des Zusammenwirkens und gegenseitiger Beeinflussung dieser drei Faktoren geht eindeutig aus der Tabelle 10.2 hervor.

Tabelle 10.2 Der Gebrauch von Kontrazeptiva in Venezuela

Prädisponierende Faktoren (Persönliche Einstellung)	Verstärkende Faktoren (Soziale Unterstützung)	Realisierungsfaktoren	
		Erreichbar	Unerreichbar
Die Familienplanung begünstigend	hoch	90,9%	73,1%
	niedrig	77,6%	47,9%
Ungünstig für die Familienplanung	hoch	84,3%	67,8%
	niedrig	48,1%	28,2%

Quelle: Nach Ergebnissen von Kar 1977 (979). $F = 46{,}22$; $n = 1124$, $p < 0{,}001$.

Das zweite Charakteristikum, das die Gesundheitserziehung näher definiert, ist die „Planung“. Dieses Kriterium erfordert, daß die verwendeten Methoden aufgrund klar umrissener objektiver Befunde entwickelt, ausgewählt oder kombiniert worden sind. Die objektiven Befunde müssen von der Diagnose des in Frage stehenden Verhaltens abgeleitet sein.

Es muß ebenfalls vorausgesetzt werden, daß diese Änderung auf „freiwilliger“ Basis herbeigeführt wird, und zwar unter der Bedingung, daß die Einwilligung nach vorausgegangener Information erfolgt, wobei die gesundheitlichen Ziele des Patienten mitberücksichtigt werden. In diesem Zusammenhang bezieht sich der Begriff „Anpassung des Verhaltens“ schließlich auf das Compliance-Verhalten bei therapeutischen und präventiven Maßnahmen. Der Begriff „Anpassung“ wird gegenüber dem Ausdruck „Änderung“ bevorzugt, weil einige Arten des Gesundheitsverhaltens, insbesondere bei Kindern, eher vollkommen neu entwickelt werden, als daß sie ein anderes ersetzen.

Zweifellos ist die Verwirrung über das, was Gesundheitserziehung ist oder nicht ist, zum Teil darauf zurückzuführen, daß die Grenzen von Programmen, Aktivitäten und Methoden, die als erzieherisch bezeichnet werden, sehr unklar gezogen sind. Die meisten erzieherischen Maßnahmen sind in andere Programme eingebettet und viele können nicht als besondere Erziehungsmaßnahmen identifiziert werden.

Die für Programme und Studien Verantwortlichen stellen auch in der Tat manchmal, unter Verkennung der Tatsachen, jede Beziehung zur Gesundheitserziehung in Abrede, um ihre Bemühungen als neuer, moderner, technologischer und verhaltensbezogener, patientengerechter oder sogar wissenschaftlicher auszugeben. Eine alternative Bezeichnung liegt auch dann vor, wenn die verwendeten Methoden ihre philosophischen, technischen und theoretischen wie auch wissenschaftlichen Vorstellungen aus der Erziehung, Erziehungspsychologie, Erziehungstechnologie oder der Gesundheitserziehung selbst ableiten.

Die verschiedenartigen Bezeichnungen, die für Gesundheitsprogramme und Aktivitäten verwendet werden, geben Aufschluß über den Zweck und die Vielseitigkeit erzieherischer Programme im Gesundheitswesen.

Motivationsprogramme

Der Begriff „Motivationsprogramme" ist besonders im Zusammenhang mit der Familienplanung benutzt worden, um auf Aktivitäten aufmerksam zu machen, die im allgemeinen in Gesundheitserziehungsprogrammen eingeschlossen sind (940, 942). Dies gilt auch für „belohnende Verfahren", welche direkte wirtschaftliche Motive für Familienbegrenzung ansprechen (1008). Aus formalpsychologischen Gründen wird der Begriff „Motivation" unkorrekt angewendet, wenn er sich auf programmatische Aktivitäten bezieht, weil die Motivation ein Vorgang ist, der sich auf die innere Dynamik des Verhaltens und nicht auf externe Stimuli bezieht. Eine viel bessere Kennzeichnung für diese Methoden wäre der Ausdruck „motivierender Anreiz".

Verhaltensänderung

Der Begriff „Verhaltensänderung" hat sich seit seiner ursprünglichen Verwendung in der Verhaltenspsychologie (982, 1001) derart erweitert, daß er heute erzieherische und politische Maßnahmen mit einschließt, für die die wesentlichen Merkmale Verhaltensänderungen sind (597, 695, 1025). Puristische Verhaltenspsychologen würden eine Erziehungsmethode zwecks Verhaltensänderung mittels Änderung des Wissens oder der Einstellung nicht den Verhaltensänderungen zuordnen. Aber auch Techniken zur Verhaltensänderung eignen sich solange als Erziehungsmethoden, wie sich die betroffenen Personen freiwillig konditionierenden Verfahren unterziehen, um dadurch Änderungen zu erreichen, wie sie sie für ihr eigenes Verhalten wünschen. Außer der Einwilligung nach erfolgter Information erweisen sie sich darüber hinaus als Erziehungsmaßnahmen in dem Maße, wie für sie Übungen, Selbstbelehrung, gezielte Strukturierung der Umgebung des Patienten, Erwartungen vor und nach Verhaltensereignissen und Belohnungen erforderlich sind (941, 1000, 1004).

Gesundheitsberatung

Gesundheitsberatung und ihre Varianten (genetische Beratung, Diätberatung, Patientenberatung) stellt eine andere Sparte der Gesundheitserziehung dar, insofern nämlich, als das gesundheitliche Verhalten auf freiwilliger Basis verändert werden soll. Die meisten Beratungsmethoden der Erziehung haben ihre theoretischen und philosophischen Wurzeln in der Ich-bezogenen Psychologie, die sich von der Verhaltensforschung extrem unterscheidet. Wenn die Beratung in Methode und Inhalt mehr psychotherapeutisch als informativ ist, da der emotionelle Zustand des Patienten es ihm unmöglich macht, Informationen normal und wirkungsvoll zu verarbeiten, liegt sie außerhalb des definierten Zieles der Gesundheitserziehung.

Kommunikation

Es besteht eine interdisziplinäre Besorgnis der Sozialpsychologen, der Marketing- und Meinungsforscher, der Medienspezialisten und Gesundheitserzieher und anderer Personen darüber, daß die Informationen verwendet und deren Einflüsse auf das Verhalten der Menschen in jedem Bereich menschlicher Bemühungen untersucht werden (1015). Ihre Anwendung auf das Gesundheitsverhalten verträgt sich normalerweise mit den Zielen der Gesundheitserziehungsprogramme (957, 1007, 1014), ausgenommen, wenn sie dazu benutzt werden, um für Produkte oder Dinge zu werben, die sich mit den gesundheitlichen Bedürfnissen des Verbrauchers nicht in Einklang bringen lassen (954, 1020).

Andere Arten und Methoden der gesundheitlichen Erziehung, die die Definition erfüllen, sind Aktivitäten der Gemeinde, Training innerhalb der Versorgungseinrichtungen, Beratung, Gruppenarbeit, computerunterstützte Instruktion, andere Lehrgeräte, programmierte Instruktionen, audiovisuelle Methoden, Therapie unter Zuhilfenahme von Büchern, Patientenunterricht, Gesundheitsausstellungen, Schaustellungen, Büchereien, Konferenzen und routinemäßiger Informationsaustausch zwischen Angehörigen des Gesundheitsdienstes und den Verbrauchern.

Beurteilung von Gesundheitserziehungsprogrammen

Obgleich fest auf dem Boden der Lerntheorie verankert, braucht das Prinzip der Kombination von zwei oder mehr Erziehungsmaßnahmen, um das Gesundheitsverhalten zu verbessern, eine viel größere empirische Bestätigung als bisher.

Verhaltensforscher lieferten und liefern durch genaue Untersuchung der Prozesse des Lernens und der Verhaltensänderungen zahlreiche wichtige Beiträge zum wissenschaftlichen Fundament der Gesundheitserziehung. In der „angewandten Forschung“ der meisten Verhaltensforscher wird jedoch versucht, einzelne Variablen, die eine Aussage über das Verhalten zulassen, zu isolieren und nicht viele Variablen, die sich bei Gesundheits- und bei medizinischen Programmen ergeben, zu analysieren (931). Da Laborstudien in der

Psychologie und Untersuchungen der Soziologie zu einer immer länger werdenden Liste von „Determinanten" und „Korrelationsfaktoren" des gesundheitlichen Verhaltens beitragen, sind der praktizierende Arzt und der Planer noch mehr verunsichert, wenn sie sich entscheiden sollen, bei welchen Faktoren sie zu intervenieren haben. Die Empfehlung, daß zwei oder mehr erzieherische Techniken kombiniert werden sollten, bezweckt, einen Wechsel der Forschungstätigkeit weg von hochspezialisierten Laboruntersuchungen einzelner Methoden in der Gesundheitserziehung hin zu Feldstudien und klinischen Untersuchungen der Gesundheitserziehungsstrategien zu bewirken, die mehrere Methoden kombinieren und auf viele Faktoren gerichtet sind.

Randomisierte, faktorenbezogene Experimente stellen die bestmögliche Art dar, die Vorteile dieser Empfehlung zu untersuchen. Wo eine solche Randomisierung nicht möglich ist, sollte eine quasi experimentelle Bewertung von Demonstrationen durchgeführt werden, bei denen die meisten Probanden ein umfassendes erzieherisches Programm vermittelt bekommen, während bei Vergleichsgruppen alle, außer ausgewählten experimentellen, Methoden angewendet werden (678). Wo eine prospektive experimentelle Kontrolle nicht möglich ist, wird eine Korrelationsanalyse empfohlen (86, 962).

Es gibt verschiedene Dimensionen und Kriterien, nach denen die Ziele und Ergebnisse einer Gesundheitserziehung gemessen werden können. In praxi empfiehlt es sich, die einzelnen Verfahren und Meßgrößen nach dem zeitlichen Auftreten der Ergebnisse zu beurteilen, insbesondere unmittelbar, verzögert oder ganz zum Schluß auftretende Ergebnisse.

Unmittelbare Ergebnisse

Die unmittelbaren Ergebnisse von Gesundheitserziehungsprogrammen sollten Änderungen (Verbesserungen) in den grundlegenden prädisponierenden, realisierenden und verstärkenden Faktoren auslösen, von denen man weiß oder von denen man erwartet, daß sie kausal mit dem zur Diskussion stehenden Gesundheitsverhalten in Beziehung stehen (925, 955). Die allgemeinen Komponenten der gesundheitserzieherischen Maßnahmen, die für jede dieser Faktoren als besonders wirksam gefunden wurden, stellen sich wie folgt dar:

Prädisponierende Faktoren

Kommunikationsmethoden, die sich an den Patienten selbst oder an die Öffentlichkeit wenden, sind besonders wirksam, um Änderungen in den prädisponierenden Faktoren, wie z.B. Wissen, Einstellung, Erwartungen und Wertvorstellungen hervorzurufen (603, 1007, 1014, 1015).

Realisierungsfaktoren

Staatliche, kommunale oder andere öffentliche Einrichtungen sowie von anderen Organen und Institutionen gelenkte und verwaltete Initiativen erzielen in der Regel den größten Erfolg, Änderungen in den Realisierungsfaktoren, die gesundheitliche Maßnahmen fördern oder auch hemmen, zu erreichen. Diese Faktoren schließen die Verfügbarkeit und die Erreichbarkeit von Gesundheitsdiensten, Überweisungsmechanismen, Fragen der Bezahlung durch die Krankenkasse und der Besuchszeit in der Klinik ein (925, 939, 1007).

Verstärkende Faktoren

Übungs- und Beratungsprogramme, die sich an den Personenkreis wenden, der mit der Gesundheitsversorgung zu tun hat, und an andere, die mit potentiellen Patienten in Kontakt stehen (Eltern, Arbeitgeber, Lehrer) sind, wenn Änderungen der verstärkenden Faktoren erreicht werden sollen, besonders wirksam. Diese Faktoren sind: Verhalten und Handlungen des Klinikpersonals ambulanten Patienten gegenüber, genauso wie Lob und Strafe durch Eltern und Lehrer gegenüber Kindern bei Gesundheitsaktionen, aber auch die Art, wie sich Arbeitgeber im Zusammenhang mit Gesundheitsvorsorge, Arbeits- oder Betriebsschutz oder Unfallverhütung, den Arbeitnehmern gegenüber verhalten (264, 604, 926, 937, 938, 987, 1028, 1031).

Mittelfristig erreichbare Ziele

Mittelfristig zu erreichende Ziele bei Gesundheitserziehungsprogrammen sind Verhaltensänderungen, die man dann erwarten kann, wenn die unmittelbaren Ziele erreicht wurden (826). Wenn ein Programm beispielsweise erfolgreich das öffentliche Interesse an gesundheitlichen Fragen in Gang setzt (prädisponierender Faktor) oder den Einsatz gesundheitlicher Maßnahmen verbessert (Realisierungsfaktor) und von Eltern oder Arbeitgebern mehr unterstützt wird (verstärkender Faktor), bewirkt es eher Verhaltensänderungen, als wenn nur ein oder zwei dieser unmittelbaren Ziele erreicht wurden.

Die unterschiedliche Forcierung von Programmen führt bei Erreichung der nachfolgend beschriebenen fünf Aspekte einer Verhaltensänderung zu unterschiedlichem Erfolg.

Häufigkeit der Maßnahmen

Wenn eine gesundheitliche Aktion in periodischen Abständen wiederholt werden muß und das Ziel des Programms darin besteht, eine bestimmte Regelmäßigkeit des Verhaltens zu erreichen, dann sind sicherlich Gesundheitserziehungsprogramme, die Informationen in geeignetem Abstand bringen, wirksamer als einmalige oder sporadische Aktivitäten. So konnte gezeigt werden, daß die Häufigkeit der Teilnahme an Vorsorgeuntersuchungen bei Kindern, zahnärztlichen Kontrollen, alljährlichen Papanicolaou-Abstrichen und Schwangerschaftsuntersuchungen anstieg, wenn die in Betracht kommenden Bevölkerungskreise, Eltern oder Patienten mittels Telefon, Brief oder Postkarte an den fälligen Arzttermin erinnert wurden (34, 168, 172, 173, 184, 453,

461). Auf ähnliche Weise kann auch die systematische Anwendung von Informationen zu Hause oder am Arbeitsplatz den Grad des Compliance-Verhaltens verbessern (843, 852).

Dauer der Maßnahmen

Wenn das erforderliche Gesundheitsverhalten lange Zeit aufrechterhalten werden soll, wie z. B. bei der Therapie der Hypertonie und des Diabetes, dann haben sich besonders Gesundheitserziehungsmethoden, die soziale Unterstützung in der Klinik oder in der häuslichen Umgebung vermitteln, als sehr wirksam erwiesen. Zahlreiche Studien über Compliance mit der ärztlichen Behandlung bestätigen die besondere Wichtigkeit der Arzt-Patienten-Beziehung und des Bewußtseins des Patienten, von den Mitgliedern seiner Familie, insbesondere vom Ehegatten unterstützt zu werden (86, 604, 848, 946, 948, 1027). Auch das Durchhalten einer Diät oder von Maßnahmen zur Raucherentwöhnung hängen von vergleichbaren sozialen Einflüssen und von der Wirksamkeit normativer Maßnahmen zur Gesundheitserziehung ab (353, 954, 957, 963, 1003).

Schnelligkeit der Maßnahmen

Das in vielen Gesundheitserziehungsprogrammen angestrebte Ziel ist in erster Linie, bei bestimmten Symptomen die Zeitspanne bis zur Einleitung ärztlicher Maßnahmen zu verkürzen oder Verspätungen bei Präventivmaßnahmen, wie z. B. Impfungen, Schwangerschaftsvorsorge oder Schwangerschaftsverhütung zu verringern. Die Erfolgsaussichten der letztgenannten Ziele scheinen besonders von der Unterstützung durch die Familie und von den persönlichen Beziehungen zu den mit der medizinischen Fürsorge Betrauten abzuhängen. Diese Ziele können deshalb besonders gut erreicht werden, wenn die Gesundheitserziehung unter Ansprechen verstärkender Faktoren zu Hause und im Krankenhaus durchgeführt wird, wie dies auch bei der zuvor geschilderten Verhaltensart der Fall war (927, 965). Es gibt jedoch orts- und symptomspezifische Abweichungen von dieser Regel (680, 928). Eine verringerte Verzögerung bei der Anwendung präventiver Gesundheitsmaßnahmen scheint andererseits mit einem weniger intensiven Gesundheitserziehungsprogramm in einem Zusammenhang zu stehen. Gezielte Kampagnen in Massenmedien haben beispielsweise gezeigt, daß sich in den Folgemonaten mehr Patienten einer klinischen Behandlung unterziehen; und die Charakterisierung der betroffenen Patienten weist darauf hin, daß die Medien diejenigen Patienten, die ohnehin schon motiviert waren, dazu animieren, die Behandlung aufzunehmen, während sie sich sonst erst zu einem späteren Zeitpunkt einer ärztlichen Behandlung unterzogen hätten (928, 1026). Auf diese Weise sind also die Massenmedien für die Gesundheitserziehung von Nutzen, wenn das Ziel verfolgt wird, eine Verzögerung bei der Befolgung präventiver Gesundheitsmaßnahmen zu verringern, sie sind aber weniger wirksam, wenn das Ziel darin besteht, die Verzögerung bei Krankheiten und krankhaftem Verhalten zu reduzieren.

Qualität

Ziel eines Gesundheitserziehungsprogrammes ist zwar, der Gesundheit dienende Aktionen bewußt zu verbessern, d.h., der von dem Programm Angesprochene soll zwischen verschiedenen Arzneimittelprodukten, Therapieformen oder Reaktionen auf Krankheitssymptome auswählen; dennoch ist es tatsächlich so, daß eine frühere Erfahrung mit einem Produkt oder mit einer Therapieform einen beträchtlichen Einfluß auf die Art der Entscheidung hat. Auf verstärkende Faktoren im Gesundheitswesen ausgerichtete Gesundheitserziehung beeinflußt höchstwahrscheinlich den zweckdienlichen Gebrauch von Einrichtungen der Gesundheitsdienste (820, 928). Beginnend mit dem Fehler, schon bei der ersten Konsultation die Erwartungen des Patienten nicht zu erkennen und zu erfüllen (186, 1036), bis zu den Fehlern, bei in die Lebensweise eingreifenden therapeutischen Anordnungen (604, 852), die häuslichen Verhältnisse und die Situation am Arbeitsplatz nicht zu berücksichtigen, kann man verschiedene Punkte im Gesundheitsdienst erkennen, wo Gesundheitserziehung die Wahrscheinlichkeit für ein besseres Gesundheitsverhalten in späteren Situationen erhöhen kann. Von Gemeinden oder anderen Stellen oder Einrichtungen organisierte Aktivitäten stellen eine wichtige Komponente der gesundheitlichen Erziehung dar, vorausgesetzt, die von derartigen Aktivitäten Angesprochenen stellen an die Qualität des von ihnen Gewählten solche Ansprüche, daß die Heilmittel oder Gesundheitsdienste in solcher Qualität überhaupt erhältlich oder zugänglich sind (939).

Reichweite

Wenn die Ziele der Gesundheitserziehung bezüglich Patientenverhalten sehr komplex sind, weil der einzelne sich eine ganze Reihe verschiedener gesundheitlicher Praktiken aneignet, sind intensivere Erziehungsmethoden notwendig. Dabei könnten individuelle Beratung, Hausbesuche und die Verstärkung abgestufter Maßnahmen im Repertoire des Verhaltens erforderlich sein. Rehabilitationsberatung, Diättherapie und Erziehung von Eltern behinderter Kinder können besonders wirksam sein, wenn sie diese verschiedenen Elemente einschließen. Gesundheitliche Maßnahmen, die für eine Hausfrau aus der Mittelschicht Routine sind, mögen für Frauen aus niedrigerer sozialer Schicht sehr kompliziert aussehen, so daß für letztere im allgemeinen intensivere und sich über längere Zeiträume erstreckende Erziehungsmaßnahmen erforderlich sein werden (1027).

Langfristige Ziele

Das langfristige Ziel der Gesundheitserziehungsprogramme besteht – wie bei anderen Maßnahmen zur Verbesserung der Compliance – darin, die Mortalität und Morbidität zu reduzieren. Diese werden normalerweise als Ergebnis von Gebietsprogrammen gemessen, also eher als Gruppen als nach individuellen Maßstäben beurteilt, wobei Lebensstatistiken über Häufigkeit, Verbreitung und Verteilung zur Beurteilung herangezogen werden. Falls epidemiologische Maßgrößen nicht zur Verfügung stehen oder wenn das Programm in einem kleineren Rahmen durchgeführt wird, können auch ärztliche Eintragungen, Ergebnisse häuslicher oder klinischer Befragungen oder die Bewertung von Symptomen oder Risikofaktoren, wie Körpergewicht, Blutdruck und Ergebnisse von Blut- und Urinuntersuchungen dazu dienen, den durch Verhaltensänderungen ermöglichten Fortschritt bezüglich der Langfristziele beurteilen zu können.

Die Beurteilung der Gesundheitserziehung unter dem Gesichtspunkt dieser langfristigen Ziele ist wegen folgender Schwierigkeiten bisher sehr selten erfolgt:

1. Die meisten Gesundheitserziehungsprogramme waren zeitlich oder bezüglich der Mittel zu begrenzt, um Rückschlüsse auf die Ergebnisse einer längerfristigen Aktion zuzulassen (969).

2. Öffentliche Gesundheitserziehungsprogramme gestatten wegen der unausweichlichen Zuhilfenahme von Massenmedien und breiter Öffentlichkeitsarbeit oft nicht die Verwendung von Kontrollgruppen, die an diesem Programm nicht teilgenommen haben (961).

3. In einigen der intensivsten Gesundheitserziehungskampagnen wurden in gutem Glauben gesundheitliche Praktiken benutzt, bei denen die Epidemiologen später herausgefunden haben, daß sie ungesund waren. Dies gilt z. B. für das Ernährungs- und Erziehungsprogramm der 40er und 50er Jahre, bei denen die Menschen aufgefordert wurden, mehr Eier, rotes Fleisch (im Gegensatz zu weißem Fleisch) und Schellfisch zu essen (957).

4. Gesundheitserziehungsprogramme sind gewöhnlich in ein größeres Programmschema eingebettet, so daß es oft unmöglich ist, die spezifischen Effekte, die anderen Programmkomponenten zuzuordnen sind, hiervon zu trennen (679).

Um diese Probleme zu meistern, sind Untersucher manchmal versucht, methodologisch ausgefallene Methoden anzuwenden, die dann dazu führen, daß die Ergebnisse nicht zu verallgemeinern sind. Es ist beispielsweise ein Fehler, den Faktor „Gesundheitserziehung" aus einem großen Gesundheitsprogramm auszuklammern und diese Komponente in der Öffentlichkeit oder in einem psychologischen Laboratorium für sich isoliert zu überprüfen. Das ständige Fehlschlagen mittels solcher „Programme", gewünschte Veränderungen zu erreichen, weist auf die Notwendigkeit hin, Gesundheitserziehung mit für die gewünschten Verhaltensänderungen geeigneten administrativen und institutionellen Gegebenheiten zu verknüpfen, und auf die Wichtigkeit, Aktivitäten der Gesundheitserziehung mit anderen Programmelementen zu verbinden.

Ein weiterer Gesichtspunkt, der sich aus den obengenannten Schwierigkeiten ergibt, betrifft die Beurteilung des Erfolges der Gesundheitserziehung. Sie sollte sich nicht ausschließlich auf Kriterien stützen, für die quantitative Meßmethoden noch in vielen Jahren nicht verfügbar sein werden und die überwiegend von anderen Begleitumständen beeinflußt werden, die durch Gesundheitserziehung nicht zu kontrollieren sind. Um noch weiter zu gehen: ich glaube nicht, daß man die Gesundheitserziehung dafür verantwortlich machen sollte, daß es ihr nicht gelingt, Änderungen in der Lebenserwartung zu erreichen, auch wenn das Patientenverhalten in Übereinstimmung mit medizinisch empfohlenen Maßnahmen erfolgreich geändert wird. Tatsächlich stellen Ergebnisse der Gesundheitserziehung einige medizinisch empfohlene Maßnahmen ernstlich in Frage (986). Zusammenfassend kann man also sagen, daß die Gesundheitserziehung nur dann für ein Versagen verantwortlich gemacht werden kann, wenn die von Gesundheitsspezialisten empfohlenen Verhaltensänderungen nicht erreicht werden. Sie kann nicht für Unzulänglichkeiten in den Empfehlungen verantwortlich gemacht werden.

Zeitlicher Rahmen für Zielsetzungen

Die oben vorgenommene Klassifizierung der Ziele bei der Gesundheitserziehung in unmittelbare (Verbesserung der prädisponierenden, realisierenden und verstärkenden Faktoren), mittelfristige (Änderung des Verhaltens) und langfristige (Abnahme der Morbidität und Mortalität) Behandlungserfolge steht in Zusammenhang mit der Frage nach der kausalen Priorität. Das erste muß nämlich vor dem zweiten erreicht werden, weil das erste das zweite verursacht und das zweite das dritte. Es gibt noch eine andere zeitliche Beziehung zur Einordnung der Ziele der Gesundheitserziehung und zur Beurteilung der Erfolge von Programmen. Sie betrifft die Frage, wie schnell das Ziel erreicht werden soll. Einige gesundheitliche Ziele, sogar die Herabsetzung der Morbidität, können schnell erreicht werden, wohingegen andere, wie z.B. Änderungen von prädisponierenden Faktoren, Monate, Jahre oder sogar noch länger erfordern, um realisiert werden zu können (679).

Programme zur Gesundheitserziehung unterscheiden sich in ihrem Vermögen, eine verschieden starke Änderung des Verhaltens zu erzielen. Diese Variationen können aber nicht analysiert werden, ohne daß zwei andere Aspekte der Zielsetzung berücksichtigt werden:

Der Umfang (von wie vielen Personen wird erwartet, daß sie ihr Verhalten ändern) und die Zielgruppen (von welchen Gruppen oder Personen in der Bevölkerung erwartet man eine Änderung). Deshalb enthalten die Zielvorstellungen der Gesundheitserziehung, wenn sie formal zu Programmpunkten erklärt werden, vier Elemente: Bei wem soll verändert werden? Wie groß soll diese Veränderung sein? Welche Änderung soll herbeigeführt werden? Wann soll dieser Wandel erreicht sein?

Das Ziel eines gesundheitlichen Erziehungsprogramms kann demnach beispielsweise wie folgt formuliert werden:

Bis 1980 wird der nationale prozentuale Anteil ehemaliger männlicher Raucher in der Altersgruppe zwischen 21 und 24 Jahren von 20% auf 40% ansteigen. Die Zeit, in der die Änderung zu erwarten ist, ist vornehmlich eine Funktion des Minimalaufwandes, mit dem das Programm gestartet wird (die Ausgangsbasis), und hängt zusätzlich von dem Ausmaß der erwarteten Änderung ab.

Der erste Faktor kann isoliert als Funktion der Zeit analysiert werden. Der zweite ist von komplexerer Natur und muß im Zusammenhang mit der betroffenen Bevölkerung, den Kosten und anderen Erwägungen betrachtet werden.

Das relative Ausmaß der Veränderungen, das durch öffentliche Gesundheitserziehungsprogramme erreicht werden kann, läßt sich einfach beschreiben. In der ersten Phase der Einführung einer neuen Idee oder eines neuen Programmes wird die Geschwindigkeit des Wandels (die Erreichung des Zieles) langsam sein. Mit dem Fortgang des Programmes wird die Geschwindigkeit der Verhaltensänderung in der Bevölkerung zunehmen, bis es die meisten der potentiellen Personen erfaßt hat. Dann wird die Geschwindigkeit wieder abnehmen, weil mit dem Programm nun versucht wird, die sozial isolierten, ärmeren und uninteressierteren Bevölkerungsschichten zu erreichen. Dieses Muster der Geschwindigkeitsänderungen bei der Durchführung eines Programmes ist bei einer Vielzahl der verschiedensten Programmziele konstant beobachtet worden, bei denen die Änderungs-„Einheit“ derjenige Prozentsatz der Bevölkerung war, die eine neue Verhaltensweise oder die „Innovation“ übernahm (936, 947, 957, 997, 1014).

Das Ausmaß der Bereitschaft, eine gesundheitliche Maßnahme in einer Gemeinschaft (Stadt, Industrie, Klinik) einzuführen, bestimmt zum Zeitpunkt der Programmeinführung das zu erwartende Ausmaß der Erreichung des gesteckten Zieles. Wenn mit dem Gesundheitserziehungsprogramm begonnen wird, bevor irgend jemand in der Gemeinschaft die Gelegenheit hatte, die empfohlenen Maßnahmen anzunehmen (Ausgangsbasis Null), wird es sehr langsam in Gang kommen. Die meisten Programme beginnen jedoch in Bevölkerungsschichten, wo wenigstens einige des betroffenen Personenkreises die empfohlenen Maßnahmen schon in die Tat umgesetzt haben und viele andere darauf eingestellt sind, sie zu übernehmen, die aber noch bestimmte Informationen, gesellschaftliche Unterstützung oder eine Anleitung zur Ausführung benötigen. In solchen Fällen erscheint es in der Geschwindigkeit der Übernahme oder Änderung oft wie ein vorübergehender Sprung. Manchmal wird dieses Phänomen als eine Art „Abrahmen“ bezeichnet, wobei der Rahm jenen Personenkreis bezeichnet, der nur darauf wartet, das Programm zu übernehmen.

Aktionen, die dazu angelegt sind, Verhaltensweisen und Einstellungen bei schwer zu beeinflussenden Bevölkerungsgruppen zu verändern (also Situationen, in denen die grundsätzliche Bereitschaft zur Übernahme in der Bevölkerung groß ist, wo aber einige Widerspenstige übriggeblieben sind), weisen in der Regel eine langsame Änderungsgeschwindigkeit auf. In diesen Fällen müssen die Bemühungen intensiver sein. Gleichzeitig werden auch die Kosten für dieses Erziehungsprogramm für jeden neu hinzukommenden Probanden höher sein, aber die Vorteile pro „Neuling" werden ebenfalls groß sein, da es sich um Gruppen mit hohem Risiko handelt.

Aufgrund dieser Überlegungen sollten für die Erfassung des relativen Einflusses einer bestimmten gesundheitlichen Erziehungsstrategie Meßparameter verwendet werden, die den Änderungen ein größeres Gewicht beimessen, wenn die Übernahmebereitschaft höher ist als wenn die gleichen Änderungen von einem niedrigeren Ausgangsniveau ausgehen. Ein Index für den relativen Einfluß, der Daten verschiedener Gesundheitserziehungsprogramme zukommt, um entsprechend den empfohlenen Kriterien vergleichen zu können, ist der sogenannte „Wirksamkeitsindex" (abgekürzt: WI).

$$WI = \frac{P_2 - P_1}{100 - P_1}$$

Hierbei bedeutet P_1 denjenigen Anteil der Bevölkerung, der bereits beim „Start" die empfohlene gesundheitliche Maßnahme angenommen hat; P_2 ist der entsprechende Anteil zu einem späteren Zeitpunkt (nachdem zumindest ein Teil des Programms bereits stattgefunden hat). Der Nenner dieser Gleichung repräsentiert die mögliche und der Zähler die tatsächlich erfolgte Änderung (955). Diese Art der Bewertung wird vor allen Dingen Programmen zugute kommen, die sich an die arme Bevölkerung richten.

Die unterschiedlichen Grade für Erfolg und Ausmaß der Änderung bei Gesundheitserziehungsprogrammen können aufgrund folgender weiterer Variationsmöglichkeiten eingeteilt werden: nach der Art der angestrebten Verhaltensänderungen und nach den Symptomen oder Diagnosen, mit der diese einhergehen sowie den Begleitumständen des Verhaltens oder des Gesundheitsproblems, nach den charakteristischen Merkmalen der Bevölkerungsgruppe, die sich dem Programm bzw. dem Vermittler der Erziehungsaktion unterzieht, und schließlich nach dem Aufwand, der den einzelnen Erziehungskomponenten im Programm zukommt.

Entscheidung, welche Verhaltensweisen zu beeinflussen sind

Drei Faktoren interferieren, wenn man die Gesundheitserziehung benutzt, um spezifische Gesundheitsprobleme zu handhaben. Erstens schließen Verhütung oder Verminderung vieler Gesundheitsprobleme (z. B. koronare Herzkrankheit) mehr als ein gesundheitliches Verhalten ein. Zweitens beziehen sich viele gesundheitliche Maßnahmen (wie zum Beispiel Diät) auf unterschiedliche Gesundheitsprobleme, Krankheiten, Diagnosen und Symptome. Schließlich werden viele gesundheitsbezogene Handlungen durch Glauben, Wertvorstellungen, Ängste und Wünsche motiviert, die keinerlei Beziehung zu jenen spezifischen Gesundheitsproblemen haben, die durch das Verhalten beeinflußt werden.

Unter Berücksichtigung dieser Gesichtspunkte ist es bisweilen produktiver gewesen, gesundheitsbezogene Maßnahmen zu bewerten und die Entwicklung von Informationen präventiven Inhalts nach den Erfordernissen spezifischer Bevölkerungsgruppen und ihrer speziellen Einstellung zum Gesundheitsdienst auszurichten und nicht die Gesundheitsprobleme selbst anzugehen. Die Analyse wird sich in einem solchen Fall auf Verhaltensprobleme konzentrieren.

Es ist manchmal schwierig, zwecks Darstellung und Bewertung schulischer Gesundheitserziehung, bei Gesundheitsausstellungen, bei Programmen der Massenmedien, Gesundheitsdienste bestimmter Zentren, bei der allgemeinen Patientenerziehung und bei öffentlich organisierten Programmen Unterstützung zu erhalten, weil diese nicht ausschließlich den Interessen und Belangen der entsprechenden Institute, Abteilungen oder Gesundheitsbehörden entsprechen.

In solchen Situationen sollten die Gesundheitsbehörden Neuerungen in der Gesundheitserziehung, die den konventionellen Kategorien der Medizin nicht entsprechen, zulassen. Dies kann vielleicht dadurch erreicht werden, daß man einige der herkömmlichen krankheitsspezifischen Bemühungen in gesundheitlichen Erziehungsprogrammen vereinigt, die dazu dienen, Praktiken, Ansichten und Einstellungen, die bei verschiedenen Gesundheitsproblemen anzutreffen sind, zu ändern.

Von den erfaßbaren Merkmalen solcher Maßnahmen, die Geschwindigkeit und Ausmaß der Übernahme eines neuen gesundheitlichen Verhaltens oder Planes beeinflussen könnten, sind folgende zu nennen: der relative Vorteil gegenüber vorhergehenden Maßnahmen; ihre Vereinbarkeit mit bestehenden Wertvorstellungen, früheren Erfahrungen und den Nöten des Empfängers; ihre Komplexizität; ihre potentielle Testbarkeit dadurch, daß sie sich in weniger komplexe Anteile aufteilen läßt; und ihre Erkennbarkeit durch andere Personen, die die Verhaltensweise unterstützen oder mißbilligen könnten.

Untersuchungen des Rauchverhaltens in den Jahren zwischen 1964 und 1970 auf nationaler Ebene zeigen, daß die zunehmende Raucherentwöhnung für diese Variablen verantwortlich gemacht werden kann, wie drei Untersuchungen über Verhaltensweisen und Maßnahmen zu entnehmen ist (1010). Schwartz und Dubitzsky (1018) verglichen die Bereitschaft von Rauchern, zehn verschiedene Methoden zur Raucherentwöhnung auszuprobieren. Sie fanden, daß Raucher es ablehnten, Methoden zu benutzen, die von Ärzten, Psychologen und vom öffentlichen Gesundheitsdienst besonders häufig empfohlen werden. Sie bevorzugten am liebsten individuellere Methoden (mit geringer Beobachtbarkeit).

Im Gegensatz hierzu ist es verblüffend, wenn man die offensichtliche Popularität von gruppentherapeutischen Methoden betrachtet, die zur Gewichtsabnahme (1024) und für Trainingsprogramme (386) angewendet werden. Es muß also offensichtlich eine Beziehung zwischen den Eigenheiten der neuen Methode und den sozialen Umständen, die ihre Einführung und Förderung betrifft, geben.

Die Eignung verschiedener Gesundheitspraktiken spiegelt sich teilweise in unterschiedlichem Erinnerungsvermögen der Öffentlichkeit an spezielle Risikofaktoren des Herzens wider. So zeigt die von Harris (968) bei amerikanischen Erwachsenen durchgeführte Studie größere Unterschiede bezüglich der Bevorzugung ihnen zur Verfügung stehender spezifischer Möglichkeiten zur Herabsetzung von Risiken. Eine erst kürzlich bei der Bevölkerung von Calgary, Alberta, durchgeführte Untersuchung kann als grober Vergleich verwendet werden. Mackie (999) stellte fest, daß 53% der befragten Kanadier sich an Übergewicht und 42% an Rauchen als Risikofaktoren erinnerten, während nur 12% Cholesterin aufführten. Mangelhafte körperliche Aktivität wurde von 25% der Kanadier erwähnt. In der Harris-Studie wurden die Amerikaner danach gefragt, was ihrer Meinung nach die besten Wege wären, um Herzkrankheiten vorzubeugen. Dabei ergab sich eine fast umgekehrte Reihenfolge der Risikofaktoren: 44% nämlich erwähnten gesunde Ernährung, 34% körperliche Aktivität, 17% Rauchen und nur 16% Übergewicht. Die auf diese Weise zwischen der amerikanischen und kanadischen Bevölkerung zutage tretenden Unterschiede, dürften mit großer Wahrscheinlichkeit auf unterschiedliche Formen der öffentlichen Information in den beiden Ländern zurückzuführen sein.

Praktische Empfehlungen für eine Verbesserung des Verständnisses, der Erinnerung und der Compliance

Alle jene, die den Wunsch haben, die oben besprochenen allgemeinen erzieherischen Maßnahmen in die Tat umzusetzen, können den Wirkungsgrad ihrer Bemühungen dadurch erhöhen, daß sie einige praktische Richtlinien berücksichtigen, die sich empirisch als wirkungsvoll ergeben haben.

Der Grundsatz der Kürze

Wir wissen aus Untersuchungen über die Patientenerziehung, daß sich die Zahl der vergessenen Faktoren mit der Zahl der vorgetragenen erhöht. Diese Beziehung entspricht der linearen Regressionsgleichung:

$$Y = 0{,}56\ X - 0{,}94$$

wobei Y die Zahl der Statements ist, die wahrscheinlich vergessen werden und X die Zahl jener Statements darstellt, die dem Patienten übermittelt wurden (989). Die Formel läßt den Schluß zu, daß grob gerechnet die Hälfte aller Informationen, die dem Patienten übermittelt wurden, innerhalb von 5 Minuten wieder vergessen werden (990). Ihre Gültigkeit ist in erster Linie unter klinischen Bedingungen getestet worden, wo sie mit 77%iger Genauigkeit die Zahl (± 1) der wieder vergessenen mündlichen Instruktionen voraussagen läßt. In einer Klinik gaben die Ärzte beispielsweise im Mittel 7,15 Statements ab. Die Patienten konnten sich im Mittel nur an 3,6 innerhalb von 5 Minuten nach der Belehrung erinnern (991).

Der Sinn, diese Statistiken darzustellen, liegt nicht darin, die Weitergabe von Informationen als solche zu verunglimpfen; es soll vielmehr betont werden, daß man aus den Informationen jene auswählt, von denen man unbedingt möchte, daß sie der Patient behält. Das setzt aber auch voraus, daß man den Teil des Gespräches mit dem Patienten über genaue Informationen zwecks „Einwilligung nach erfolgter Information" von jenem Teil trennt, bei dem der Patient Ratschläge für die Medikamenteneinnahme erhält.

Grundsätze der Organisation

Die zuvor genannten Empfehlungen lassen Bedenken über die Art der Informationsübermittlung aufkommen. Joubert und Lasagna (975) befragten 133 Patienten, wie detailliert Packungsbeilagen ihrer Meinung nach sein müßten. Die meisten waren der Meinung, daß dem Arzneimittel eine detaillierte Information beizufügen sei, auch dann, wenn dadurch die Beilage sehr umfangreich wird, und nur 15,3% wollten lediglich eine kurze Zusammenfassung, wohingegen 59,9% sowohl eine detaillierte Ausführung als auch eine kurze Zusammenfassung wünschten. Der Anteil der Patienten, die lediglich eine kurze Zusammenfassung haben wollten, variierte stark in Abhängigkeit vom Lebensalter. 6,1% derjenigen, die jünger als 31 Jahre und 31,6% derjenigen, die über 50 Jahre alt waren, wünschten lediglich eine Zusammenfassung (976).

Von diesen Zahlenangaben abgesehen, wird die Zweckmäßigkeit einer konzentrierten und klar gegliederten Information durch Basis- und angewandte Erziehungsforschung bestätigt, wo gefunden wurde, daß das Vergessen medizinischer Informationen bei Studenten etwa genauso groß ist wie bei der Weitergabe medizinischer Informationen an Patienten (992). Lediglich dadurch, daß Ley und Mitarb. (991) 15 medizinische Aussagen durch eine bessere Aufgliederung zu einer überschaubaren Information zusammenfaßten, konnte die Erinnerung um 50% erhöht werden.

Der Grundsatz der Vorrangigkeit

Ein Sonderfall der Organisationsprinzipien betrifft die Vorteile, die sich aus dem Behalten und Erinnern von medizinischen Informationen ergeben, die den Patienten zuerst übermittelt worden sind, gegenüber späteren Informationen während der gleichen Besprechung. Ley (993), der mit der Reihenfolge der Übermittlung von medizinischen Informationen experimentierte, indem er diese abwechselnd durch das gesprochene Wort, visuell oder in

Sprache und Schrift weitergab, fand, daß die Patienten sich an Mitteilungen, die zum ersten Drittel der Stichpunkte gehörten, signifikant besser erinnern konnten, unabhängig davon, welche Kommunikationsmethode verwendet worden war.

Der Lesbarkeitsgrundsatz

Pyrczak und Roth (1013) wendeten kürzlich auf Mustern von Warn- und Vorsichtshinweisen bei Handverkaufsmedikamenten eine standardisierte Lesbarkeitsanalyse an und fanden lediglich eines, das von Schülern bis zum 11. Schuljahr leicht zu lesen war. Nur eines unter den insgesamt elf Warnschildern, die getestet wurden, konnte mit Leichtigkeit von einem Schüler der 4. Grundschulklasse gelesen werden. Tatsache ist aber, daß es in Amerika etwa 12 Millionen Menschen über 13 Jahre gibt, die nicht besser lesen können als der durchschnittliche Schüler der 4. Klasse (945). Die Forderungen nach zubereiteten schriftlichen Informationen sind offensichtlich.

Der Grundsatz der Wiederholung

Eine Ergänzung mündlicher Instruktionen durch schriftliche Anweisungen stellt die Anwendung eines erzieherischen Prinzipes dar, das davon ausgeht, daß wiederholte Informationen leichter behalten und wieder reproduzierbar sind als nicht wiederholte. Schriftliche Instruktionen können immer wieder vom Patienten nachgelesen werden (460). Aber über diese grundsätzlichen Anwendungen des Wiederholungsgrundsatzes hinaus kann der Einfluß von schriftlichen Informationen auf Compliance verbessert werden, indem man bestimmte Informationen und Ratschläge, von denen eine Beziehung zu Einnahmefehlern bekannt ist, selektiv und gezielt wiederholt.

Der Grundsatz der Spezifität

Im allgemeinen ist es überzeugender, einem Patienten zu sagen, daß er „10 Pfund an Gewicht abnehmen soll“ als zu sagen: „Nehmen Sie ab.“ Ein für alle schriftlichen Anweisungen typischer Nachteil ist der, daß sie, um sie bei möglichst vielen Menschen einsetzen zu können, ausreichend allgemein gehalten werden müssen. Wo immer sich aber eine Möglichkeit bietet, mehr oder weniger spezifische Anweisungen oder Informationen zu geben, sollte die spezifischere als die für das Behalten und den Einfluß auf das Verhalten wirkungsvollere Methode angesehen werden (994).

Die eben genannten Prinzipien wurden gemeinsam in einem Experiment von Ley (733) überprüft, bei dem zwei Versionen der gleichen Informationsschrift dazu dienten, Frauen zu helfen, zwecks Gewichtsabnahme eine kohlenhydratarme Diät einzuhalten. Die eine Anweisung war mäßig gut lesbar (Kontrolle), während die andere sehr leicht lesbar war und eine ausdrückli-

Tabelle 10.3 Gewichtsabnahme bei Gruppen, die entweder normale Packungsbeilagen oder Versuchs-Packungsbeilagen (Gedächtnisstütze) erhielten

	Mittlere Gewichtsabnahme in Pfund nach			
	2 Wochen	4 Wochen	8 Wochen	16 Wochen
Übliche Packungsbeilage	2,7	4,7	7,7	8,2
Versuchs-Packungsbeilage	4,4	8,6	12,3	15,4

Vergleich normale versus Versuchs-Packungsbeilage: $p < 0,10$.

che Aufteilung der Informationen mit entsprechenden Wiederholungen enthielt. Die nach 16 Wochen für beide Gruppen erhaltenen Daten für die Gewichtsreduktion sind in Tabelle 10.3 zusammengestellt. Man sieht daraus, daß die Anwendung nur weniger Grundsätze zur Verbesserung des Informationsaustausches die Behandlungsergebnisse, sogar bei dem so schwierigen Problem der Gewichtsabnahme, erheblich verbessern können.

Ausdehnung der Patientenerziehung auf die Öffentlichkeit

Alle zuvor genannten Grundsätze der Informationsweitergabe werden durch die stets bei dem Vermittler und den Kommunikationsmitteln vorhandenen Einschränkungen beeinflußt. Ihre Wirkung auf die Gesundheit läßt sich dadurch beträchtlich verbessern, daß die Belehrung und Erziehung der Patienten in Kliniken und sonstigen medizinischen Einrichtungen mit den Gesundheitsprogrammen der Medien, Schulen und beruflichen Gesundheitsprogrammen koordiniert werden. Die Kombination schriftlicher und gesprochener Instruktionen ist, wie gezeigt wurde, jeder dieser Einzelmaßnahmen überlegen (101). Hier ist jedoch an ein noch intensiveres Konzept zur kombinierten Anwendung gedacht.

Die hauptsächliche Schlußfolgerung aus dieser Analyse ist, daß die möglichen Wirkungen einer verbesserten Kommunikation auf den Patienten sehr groß sind, jedoch nur bei Berücksichtigung eines breiteren Konzeptes für die Aufgaben der Gesundheitserziehung, auf die sie ausgerichtet sind. Die Aufgabe besteht darin, relevante, verständliche und nützliche Informationen zu dem Zeitpunkt und an dem Ort zu vermitteln, wo die größte Aussicht dafür besteht, daß das gesundheitliche Verhalten der Patienten motiviert, aktiviert oder unterstützt werden kann. Zeit und Ort für solche erzieherischen Maßnahmen liegen ebensooft außerhalb wie innerhalb des medizinischen Tätigkeitsbereiches.

11 Verhaltensmaßnahmen zur Verbesserung der Compliance

Jacqueline M. Dunbar, Gary D. Marshall und Mel F. Hovell

Einleitung

Die Strategien zur Verbesserung der Compliance, die in diesem Buch besprochen werden, können grob in folgende Kategorien eingeteilt werden: Erziehung, Verhalten und Organisation. Zwecks späterer Diskussion möchten wir gerne eine künstliche Unterscheidung zwischen diesen Begriffen vornehmen, wobei wir uns bewußt sind, daß es praktisch oft schwierig ist, sie präzise voneinander zu trennen, und daß vielleicht auch andere Autoren mit unseren Definitionen nicht einverstanden sind. Unter erzieherischen Maßnahmen werden hier solche verstanden, die in erster Linie auf der Übermittlung von Informationen und Instruktionen als Mittel der Verhaltensänderung beruhen, z. B. Beschriftung von Arzneimittelbehältern, schriftliche Anweisungen und Seminare zur Gesundheitserziehung. Organisatorische Verbesserungen sind in erster Linie auf den Klinikbetrieb und eine angenehmere Gestaltung der Therapie gerichtet, sowie auf den Einsatz von Personal, eingeschlossen starke Verkürzung der Wartezeit und Einsatz von Krankenschwestern für die Nachsorge. Verhaltensstrategien versuchen spezifische Verhaltensweisen der Non-Compliance direkt zu beeinflussen. Das geschieht durch Anwendung von Techniken wie z. B. der Erinnerung, Selbstkontrolle und Verstärkung, wobei aber Information und Instruktion eine sekundäre Rolle spielen. Elemente aus all diesen genannten Gruppen sollten bei den meisten Interventionsprogrammen angewendet werden, wie dies aus Abbildung 11.1 hervorgeht. Erzieherische Maßnahmen wurden bereits im vorhergehenden Kapitel von L. Green diskutiert (der eine umfassendere Definition des Wortes „Erziehung" bringt, als wir sie hier gebraucht haben). Darüber hinaus werden organisatorische Maßnahmen in Kapitel 17 von E. Gibson beschrieben. Dieses Kapitel hier wird sich mit Verhaltensstrategien beschäftigen.

Um sich näher mit dem Thema der complianceverbessernden Maßnahmen zu beschäftigen, ist es hilfreich, sich das Ziel eines solchen Eingriffes vor Augen zu halten. Handelt es sich um die Verhinderung und Beseitigung einer zu geringen oder die Aufrechterhaltung einer hohen Compliance? Bei der Zielvorstellung „Vorbeugung" betrifft die Intervention eine ganze Patientengruppe. Beabsichtigt ist, die augenblickliche oder zu erwartende Compliance-

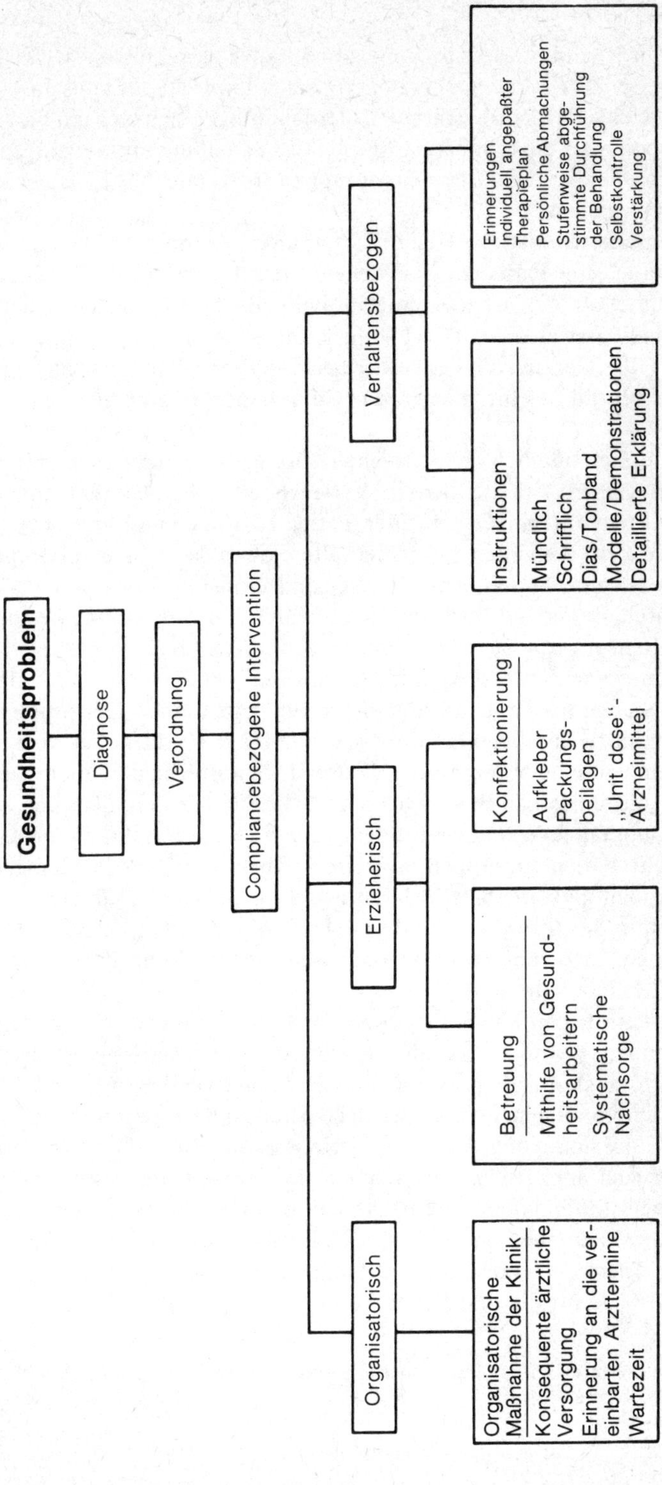

Abbildung 11.1 Ablaufmodell für compliancebezogene Interventionen

Verteilung in Richtung auf eine hohe Compliance zu verschieben. Dies wird typischerweise durch Patientenerziehung oder klinische Organisationsmaßnahmen erreicht. Der Erfolg solcher Unternehmungen läßt sich am besten beurteilen, wenn man die erhaltene Compliance-Verteilung mit derjenigen ähnlicher, aber unbehandelter Patientengruppen oder mit der zu erwartenden Verteilung vergleicht.*)

Das zweite Ziel betrifft die Heilung. Zielpunkt der Intervention sind in diesem Falle alle jene Patienten, bei denen Compliance-Probleme festgestellt worden sind. Das Ziel ist hier eine individuelle Besserung, typischerweise durch Verhaltensstrategien. Der Erfolg kann in diesem Falle entweder am einzelnen Fall oder durch Vergleich ausgewählter Gruppen beurteilt werden.*) Zur Zeit gibt es hierüber in der Complianceliteratur nur sehr wenige Studien.

Das dritte Ziel, nämlich die Aufrechterhaltung der Compliance, bringt alle auf diesem Gebiet Arbeitenden in Verlegenheit. Obwohl man annehmen kann, daß ungefähr ein Drittel aller Patienten ihr einmal erreichtes gutes Compliance-Verhalten auch aufrechterhalten, ohne daß systematisch interveniert wird, ist eine konsequente Fortsetzung eindeutig bei jenen Personen problematisch, deren geringe Compliance durch die Anwendung bestimmter die Compliance verbessernder Maßnahmen angehoben worden ist (228, 1047). Ein mit der Zeit einsetzendes Nachlassen der Zuverlässigkeit der Patienten wird auch bei denjenigen gesehen, bei denen lange Zeit prophylaktische Maßnahmen durchgeführt wurden (200, 442, 505). Das Ziel wird natürlich sein, eine gute oder verbesserte Compliance aufrechtzuerhalten. Den Erfolg einer solchen Behandlung wird man beurteilen, indem man das zeitabhängige Compliance-Verhalten mit demjenigen vergleicht, das ähnliche, aber unbehandelte Patientengruppen aufweisen. Obwohl es Untersuchungen mit Nachkontrollen gibt, die belegen, daß es erfolgreiche Maßnahmen zur Aufrechterhaltung der Compliance gibt (1045, 1047), wurden keinerlei Studien unternommen, in denen Techniken zur Aufrechterhaltung der Compliance an sich untersucht wurden.

Verhaltensstrategien können in jedem Stadium zur Verbesserung der Compliance benutzt werden. Organisatorische und erzieherische Maßnahmen wurden bevorzugt in der präventiven Phase angewendet, während Verhaltensstrategien im allgemeinen in der Behandlungsphase benutzt werden.

Unter Berücksichtigung dieser Definitionen und Ziele für Interventionen wollen wir jetzt spezifische Maßnahmen der Verhaltensstrategie im Detail kennenlernen. Maßnahmen, die in diesem Zusammenhang in kontrollierten Studien untersucht worden sind, sind folgende: Erinnerungen, individuell angepaßte Therapieformen, Vereinbarungen, abgestufte Behandlungsmaßnahmen, Selbstkontrolle und Verstärkung.

---

*) Eine detailliertere Beschreibung über die Einzelheiten der Versuchsdurchführung findet sich in Kapitel 21.

Interventionen bei Prävention und Behandlung

Erinnerungen

Erinnerungen spielen in der Verhaltenstherapie eine substantielle Rolle. Sie sind nützlich, wenn das Problem auf einem Verhaltensfehler beruht, weil sie dazu beitragen, das gewünschte Verhalten zu erreichen. Dabei sollte man sich darüber im klaren sein, daß der Wert dieser die Compliance verbessernden Maßnahmen von der Annahme ausgeht, daß Vergessen eine der Hauptursachen des Problems darstellt.

Erinnerungen sind dazu benutzt worden, um das Nichteinhalten von Terminen zu verhüten (375, 1043, 1066, 1068), und in geringerem Ausmaß auch dazu, die Einnahmezuverlässigkeit zu verbessern (312). Alle diese kontrollierten Untersuchungen haben bessere Compliance bei Patientenkollektiven, in denen Erinnerungen benutzt wurden, ergeben als bei vergleichbaren Kontrollgruppen. Dabei ist der Umfang der Verbesserung, der bei der Einhaltung von Arztterminen erreicht wird, in allen Studien etwa gleich hoch: Zunahme um 13–20%, mit Erinnerungen.

Zwischen der Wirkung einer schriftlichen und einer telefonischen Erinnerung in den verschiedenen Untersuchungen scheint kein ausgeprägter Unterschied zu bestehen, wie dies aus Tabelle 11.1 zu ersehen ist, obgleich dieses Phänomen nicht systematisch untersucht worden ist. Brigg und Mudd (1043) fanden heraus, daß die telefonische Erinnerung durch die Ärzte eine nützliche Methode ist, um Erwartungsängste und Zweifel der Patienten in bezug auf die Beratung zu zerstreuen. Gleichzeitig werden diejenigen Patienten angeregt, den Termin frühzeitig abzusagen, die den ursprünglichen Termin aus irgendwelchen Gründen nicht einhalten konnten. Auf diese Weise wurde nicht nur die Wahrnehmung der Arzttermine verbessert, sondern die frühe Absage verabredeter Termine führte auch dazu, weiteren Patienten Termine geben zu können. Turner und Vernon (1068) berichteten über einen solchen Vorteil durch telefonische Anrufe einer Klinik-Empfangsdame.

Es sei darauf hingewiesen, daß in jeder der vier Untersuchungen die abgesagten und eingehaltenen Termine als „eingehaltene Termine" zusammengefaßt wurden. Nur das „Nichterscheinen" oder im Falle von Brigg und Mudd (1043) das „Absagen in letzter Minute" wurden als Nichteinhalten des Termins gerechnet. Die Untersuchungen geben keinerlei Auskunft darüber, ob Patienten, die Verabredungen absagen, zu einem späteren Zeitpunkt Termine wieder verabreden. Eine entsprechende Untersuchung muß noch durchgeführt werden. Es ist auch unbekannt, ob die Verbesserung der Einhaltungsrate darauf zurückzuführen ist, daß tatsächlich mehr Verabredungen eingehalten worden sind, oder daß mehr Termine frühzeitig abgesagt wurden mit entsprechender Abnahme des Nichterscheinens, ober ob eine Kombination beider Faktoren vorgelegen hat.

Tabelle 11.1 Einfluß erinnernder Maßnahmen auf die Einhaltung des Arzttermines

Autoren	Institution	Art der Terminabsprache	Art der Erinnerung	Einhaltung des Termins (%)	
				vorher	nachher
Brigg und Mudd (1043)	Eheberatung	Erstbestellung	Telefon	65%	78%
Nazarian u. a. (375)	Multidisziplinäres Gesundheitszentrum	Nachuntersuchung	Post	48%	64%
Shmarak (1066)	Zahnklinik	Nachuntersuchung	Telefon oder Post	72%	92%
Turner und Vernon (1068)*)	Psychiatrische Klinik	Erstbestellung	Telefon	70% 75%	87% 85%

*) In dieser Studie wurde in umgekehrter Reihenfolge vorgegangen, indem die Erinnerung in der Klinik eingeführt wurde (87%), nachdem das Ausmaß der Einhaltung (70%) festgestellt worden war, dann unterlassen (75%) und wiederum eingeführt (85%). In den restlichen drei Studien wurden Vergleichsuntersuchungen mit Kontrollkollektiven durchgeführt.

In jedem Fall kann man wohl davon ausgehen, daß die Erinnerung des Patienten an einen Arzttermin für den Klinikbetrieb ökonomisch gesehen vorteilhaft ist, falls aus keinem anderen Grund abgesagte Termine für andere Patienten verwendet werden können. Turner und Vernon (1068) berichteten, daß die monatlichen Kosten der telefonischen Erinnerung in ihrer Klinik dann kompensiert wurden, wenn dadurch sechs zusätzliche Arzttermine zustande kamen. Wenn sich dieses Ergebnis auch auf andere Situationen übertragen läßt, dann wäre der Geldrückfluß der Investition in das Erinnerungssystem beträchtlich.

Die Benutzung erinnernder Maßnahmen zur Verbesserung der Einnahmezuverlässigkeit ist in einer großen Zahl von Untersuchungen belegt worden (16, 341, 365, 1061). Trotzdem gibt es nur eine einzige kontrollierte Studie zu diesem Thema. Lima u. a. (312) benutzten in einer drei Gruppen umfassenden kontrollierten Vergleichsstudie mit ambulanten Patienten, die eine antibakterielle Therapie erhielten, zwei Methoden. Bei einer Gruppe bestand die Erinnerung in einem geschriebenen Etikett mit einem Uhrensymbol, in das die Zeitpunkte der Einnahme eingetragen waren. Eine zweite Patientengruppe erhielt einen Aufkleber, auf dem Anweisungen für die Anwendung eingetragen waren und der an einem geeigneten Platz aufgestellt werden sollte. Die Ärzte wußten nichts über die Zuteilung der Patienten zu den einzelnen Gruppen. Der Krankenhausapotheker führte die Aufteilung der Patienten durch und unterrichtete sie auch über den Gebrauch der Erinnerungshilfen bzw. wiederholte bei der Kontrollgruppe die üblichen Einnahmevorschriften. Das Ausmaß der Compliance wurde über die verbrauchten Tabletten oder Flüssigkeiten während eines Hausbesuches am 9. oder 10. Tag nach Beginn der antibakteriellen Therapie bestimmt. Die Autoren berichten über eine signifikante Verbesserung der Compliance bei den Kollektiven, die Erinnerungshilfen erhielten (Uhr: $\chi^2 = 5{,}4$; $p < 0{,}025$; Aufkleber: $\chi^2 = 11{,}3$; $p < 0{,}005$) gegenüber der Kontrollgruppe. Der Unterschied zwischen den beiden Formen der Erinnerung war jedoch nicht statistisch signifikant. Es ist interessant, daß der Einfluß der Erinnerung bei den Gruppen mit Kindern größer war (24% der Kontrollgruppe und 57–59% der Gruppe mit Erinnerungshilfen zeigten eine Compliance über 70%) als in der Erwachsenengruppe (wo 40% der Kontrollgruppe und 67% der Gruppe mit Erinnerungshilfen dieses Kriterium erfüllten). Es sei ferner darauf hingewiesen, daß in der Kontrollgruppe erheblich weniger Kinder (24%) als Erwachsene (40%) ein gutes Compliance-Verhalten zeigten, so daß aus diesem Ergebnis auf einen größeren Fortschritt bei den Kindern geschlossen werden kann. Unterschiede in der Art der Infektion bei den Kindern und Erwachsenen sind nicht für diesen Unterschied verantwortlich zu machen, weil die Autoren keinen Zusammenhang zwischen der Art der Erkrankung und dem Ausmaß der Compliance feststellen konnten.

Aus dieser Untersuchung geht hervor, daß die Compliance bei einer Kurzzeitbehandlung mit Antibiotika durch Erinnerungshilfen verbessert werden kann. Trotzdem hat ein beachtenswerter Anteil der Gruppe nicht den

70%igen Compliance-Standard erreicht. Das bedeutet, daß die Erinnerungsmaßnahmen nur für einen Teil der Patienten nützlich sind, vielleicht für ein Drittel der Kinder und ein Viertel der Erwachsenen. Dieser Punkt betrifft wahrscheinlich gerade den Teil des Problems der Compliance bei einer Kurzzeittherapie, den man unter dem Tatbestand des „Vergessens" einordnen kann. In dieser Studie wurden auch keine spezifischen Gründe für die geringe Mitarbeit identifiziert. Es wurde auch nicht ermittelt, welche Problemarten auf die Erinnerungsmaßnahmen ansprachen. Die Untersuchung gibt auch keine Auskunft über die Nützlichkeit derartiger erinnernder Maßnahmen für Langzeittherapien. Man könnte vermuten, daß Erinnerungshilfen mit der Zeit ihre Wirksamkeit verlieren, sobald der Reiz des Neuen verschwunden ist. Die Studie von Lima u.a. (312) eröffnet jedoch neue Untersuchungswege zu Compliance-Interventionen und zeigt eine bewährte Maßnahme zur Verbesserung der Compliance bei Kurzzeittherapie für ein wichtiges Bevölkerungskollektiv auf.

Individuell angepaßte Therapieformen

Die individuelle Anpassung bezieht sich darauf, den Therapieplan und die Interventionsmaßnahmen auf die spezifischen Belange des jeweiligen Patienten abzustellen. Ein Patient, der beispielsweise Schwierigkeiten hat, ein Programm zur Gewichtsabnahme durchzuhalten, und Besorgnis darüber ausdrückt, daß er in dieser Angelegenheit von seiner Umgebung nicht weiter unterstützt wird, sollte einer Gruppentherapie, wie z.B. der sogenannten „Weight Watchers" oder „TOPS", zugeteilt werden und nicht seiner Therapie selbst überlassen bleiben. In diesem Fall gäbe es verschiedene Interventionsmöglichkeiten, die geeignet wären, eine Gewichtsreduktion zu erleichtern, aber aus sozialen Gründen würde die Gruppentherapie sicher das beste für diesen Patienten sein. Ein zweites Beispiel für dieses Konzept wird für den Alkoholismus in Kapitel 14 vorgestellt.

Ein anderer Weg der „Anpassung der Therapie" besteht darin, eine Standardbehandlung an die individuellen Eigenschaften und Lebensumstände des Patienten anzupassen. So berichtet z.B. Best (49; vgl. auch Kapitel 13), daß bei Maßnahmen zur Raucherentwöhnung die Wirksamkeit der Einstellungsänderung stark vom Timing abhängt. Das bedeutet mit anderen Worten, daß solche Maßnahmen bei einem weniger motivierten Raucher wirksamer sind, wenn bereits eine Entwöhnung erreicht worden ist, während der stark motivierte Patient wahrscheinlich mehr von früheren Anstrengungen profitiert. So kann also die Reihenfolge der einzelnen Behandlungsstufen für den einzelnen Patienten speziell ausgerichtet werden. In ähnlicher Weise kann auch die Durchführung des Therapieplanes an die persönlichen Gewohnheiten und Routine des Patienten angelehnt werden. Bei einem sehr vergeßlichen Patienten kann die Zweimal-täglich-Medikation zum Zeitpunkt des Zähneputzens verordnet werden, vorausgesetzt, daß der Patient seine Zähne auch zweimal täglich putzt. Auf ähnliche Weise kann man dem Hochdruck-Patienten, der dazu neigt, kein Frühstück einzunehmen, die Einnahme seiner Medikamente vor dem Abendessen verschreiben.

Wie schon oben erwähnt, untersuchte Best den Einfluß einer maßgeschneiderten Raucherentwöhnungstherapie, indem er einen Untersuchungsplan verwendete, in dem die Therapie und die Verhaltensänderungen der persönlichen Kontrolle und Motivation des Patienten, das Rauchen aufzugeben, angepaßt wurden. Alle Probanden unterzogen sich einer schnellen und konzentrierten maßgeschneiderten Rauchmethode. Best berichtete, daß seine Ergebnisse die „zugeschnittene" Therapie bestätigen. Die Entwöhnung war jedoch in der Kontrollgruppe nicht signifikant von der Versuchsgruppe unterschieden.

Hallburg (1049) benutzte eine ähnliche maßgeschneiderte Methode als Präventivmaßnahme, um Einnahmefehler bei älteren ambulanten Patienten zu verringern. Obwohl die Autorin ihre Intervention als „Versuch zur Entscheidungshilfe" bezeichnet, richtete sie den Therapieplan ganz nach den Routinen, dem Lebensstil, den Fähigkeiten und anderen individuellen Umständen der Patienten aus. Sie erwähnt das Beispiel für die Entwicklung der „Eine Tablette pro Stunde"-Verordnung für einen Patienten, der eine große Zahl von Arzneimitteln einnehmen mußte, aber der Meinung war, daß er nur jeweils eine Tablette auf einmal einnehmen konnte. Hallburg kommt zu dem Schluß, daß die Ergebnisse für die maßgeschneiderte Therapie sprechen. Schwere Fehler wurden von 23,5% der Kontrollpatienten und nur von 11,5% der Versuchsgruppe gemacht. Wie in der Studie von Best waren jedoch die Unterschiede zwischen der Kontroll- und Experimentiergruppe nicht signifikant.

Eine solche maßgeschneiderte Therapie war auch Bestandteil eines Pakets von Verhaltensmaßnahmen, die dazu bestimmt waren, die Compliance von einnahmeunzuverlässigen Hypertonikern mit schlecht kontrollierten Blutdruckwerten zu verbessern (228). In diesem Falle bezogen sich die Maßnahmen auf die Anpassung des Therapieplanes an die persönlichen Tagesabläufe der Patienten. Die Autoren berichten über eine signifikante Verbesserung der Compliance und der diastolischen Blutdruckwerte. Es muß jedoch gesagt werden, daß die hier durchgeführte individuelle Ausrichtung der Therapie lediglich eine von sechs Interventionskomponenten*) war und die Studie keine Analyse der Wirksamkeit der einzelnen Komponenten zuließ.

Grundsätzlich kann man sagen, daß die Patienten bei der individuell angepaßten Therapie als einzelne Individuen und nicht als Mitglied einer einheitlichen Gruppe behandelt werden. Man geht also nicht davon aus, daß ein Standard-Therapieplan oder eine einheitliche Methode der Durchführung

---

*) Die Komponenten waren: 1. individuelle Anpassung der Therapie, 2. Häusliche Blutdruckselbstmessung, 3. Aufzeichnung der Blutdruckwerte zu Hause, 4. persönliche Aufzeichnungen über die Arzneimittel, 5. erhöhte Kontrolle und 6. finanzielle Unterstützung.

des Therapieplanes gleich gut auf alle Patienten anwendbar ist, sondern individuell ausgerichtet sein muß. Obgleich jedoch die maßgeschneiderte Therapie den Reiz des Intuitiven besitzt, deuten die begrenzten wissenschaftlichen Aktivitäten darauf hin, daß sie keinen starken Einfluß hat, zumindest soweit sie in den bisher durchgeführten Untersuchungen angewendet wurde. Es kann auch so sein, daß viele Patienten sich selbst ihren Therapieplan zurechtschneidern, so daß der daraus für sie resultierende Erfolg einen kleinen quantitativen Unterschied bei Gruppenuntersuchungen ausmacht. Folglich muß die Anwendung einer maßgeschneiderten Therapie selbst auf die Patienten, die sie benötigen, zugeschneidert werden. Zur Zeit ist es noch unklar, ob es bestimmte Patiententypen gibt, die besonders gut auf solches „Maßschneidern" ansprechen. Auch kennen wir noch nicht die wirksamen Richtlinien für die Anpassung der Therapiepläne an die Lebensumstände der Patienten. Dieses Gebiet erfordert noch ein sorgfältiges Studium, damit wir entscheiden können, wann und wie eine maßgeschneiderte Therapie als complianceverbessernde Maßnahme wirkungsvoll sein kann.

Vereinbarungen

Der Begriff „Vereinbarung" bedeutet, daß man sich eine Reihe von Regeln entwickelt, die sich auf ein bestimmtes Verhalten beziehen, mit der Verpflichtung, diese dann auch zu erfüllen. Typischerweise nehmen diese die Form einer „wenn, dann"-Regelung an: Wenn also ein bestimmtes Verhalten eintritt, dann folgt die Konsequenz X. Kommt es nicht zu diesem Verhalten, dann folgt die Konsequenz Y und nicht X. Um ein Beispiel zu nennen: Herr B. (der gerne ein Glas Wein nach dem Essen trinkt) mag sich bereit erklären, wegen einer Diät mit wenig gesättigten Fettsäuren Margarine zu verwenden im Austausch für ein Glas Wein nach dem Essen. Bei dieser Vereinbarung hat das gewünschte Verhalten ein positives Ergebnis zur Folge; es tritt nicht auf, wenn das gewünschte Verhalten nicht vorhanden ist. Mahoney und Thoresen (1058) teilen fünf Richtlinien mit, um eine solche Vereinbarung zu schließen.

1. Die Vereinbarung muß fair sein.
2. Die Bedingungen der Vereinbarung sollten sehr klar formuliert sein.
3. Der Grundtenor der Vereinbarung sollte positiv sein.
4. Die Maßnahmen sollten systematisch und folgerichtig sein.
5. Wenigstens eine andere Person sollte mitbeteiligt sein.

Wenn auch ein solcher Vertrag eine von einer Person mit sich selbst abgeschlossene Vereinbarung sein kann, bei der die Person ihre eigenen Handlungen selbst lobt und tadelt, weisen Mahoney und Thoresen darauf hin, daß der Erfolg für den Betroffenen größer sein dürfte, wenn er über die positiven Folgen zunächst von einer anderen Person informiert wird.

Die positiven und negativen Einflüsse müssen allerdings auf die persönlichen Belange zugeschnitten sein. Sie sollten jedoch leicht verfügbar sein und der Verhaltensweise folgen und nicht vorausgehen. Handlungen, die zu einem anderen Zeitpunkt in eine Belohnung umgewandelt werden könnten, oder die Belohnung selbst sollten sofort gewürdigt werden, wenn der Patient die vereinbarte Verhaltensweise erfüllt hat.

Solche möglichen Vereinbarungen besitzen eine ganze Reihe von Vorteilen. Zum einen bringt die Aufstellung der Vereinbarung mit sich, daß sich der Patient mit der Planung der Therapie selbst beschäftigt. Dies eröffnet die Möglichkeit, die Behandlung individuell zu gestalten und unerfüllbare Erwartungen und Fehlinterpretationen zu verhindern. Zum zweiten führt eine Vereinbarung dazu, daß das erwartete Verhalten in geschriebener Form vorliegt. Auf diese Weise kann verhindert werden, daß Einzelheiten des Therapieplanes vergessen werden. Drittens wird hierdurch eine formale offene Verpflichtung erreicht. Kanfer u.a. (1054) sind der Meinung, daß offen und genau formulierte Versprechungen und Absichtserklärungen die Entwicklung einer Selbstkontrolle des Verhaltens unterstützen können. Viertens wird eine solche Vereinbarung auch dadurch zu einem Ansporn, daß für die Erreichung des selbstgesteckten Ziels eine Belohnung winkt.

Vereinbarungen erleichtern nicht nur die Behandlung einer Vielzahl von Verhaltensproblemen, sondern sind auch – allerdings mit mäßigem Erfolg – für die Behandlung des Übergewichts benutzt worden (225, 1046, 1060). In solchen Untersuchungen wurden Gewichtsverluste von 1,1 bis 4,3 Pfund pro Woche unter dem Verfahren der Vereinbarungen erreicht. Die größte wöchentliche Gewichtsabnahme (4,3 Pfund pro Woche) wurde in einer Fallstudie eines stark übergewichtigen, zehnjährigen Kindes berichtet, wobei aufeinanderfolgende Vereinbarungen benutzt wurden (1046). Das heißt, es wurden Zwischenziele für die Gewichtsabnahme ausgemacht, und immer dann, wenn ein Ziel erreicht war, wurde die Abmachung erneut ausgehandelt. In zwei Untersuchungen mit Nachsorge-Kontrolldaten wurde die Gewichtsabnahme nach Beendigung der Vereinbarung nicht aufrechterhalten (225, 1060). Die Personen dieser Studien nahmen nach und nach im Mittel 0,9 bis 1,9 Pfund pro Woche wieder zu.

Über die erfolgreiche Anwendung von Vereinbarungen als Präventivmaßnahme zur besseren Blutdruckkontrolle wurde in einer kontrollierten Studie berichtet (477). Die Patienten erklärten sich bereit, die jeweilige spezifische Interventionsmaßnahme zur Blutdrucksenkung besonders zu beachten, d.h. Einnahmezuverlässigkeit, Gewichtsabnahme, Beherrschung von Streßsituationen. Von der Klinikschwester erhielten die Patienten kleine Geschenke, wenn sie das vereinbarte Ziel erreicht hatten. Die Autoren stellten fest, daß diese Abmachungen sowohl zu einer Blutdrucksenkung als auch zu einer größeren Gewichtsabnahme führten und daß mehr Termine eingehalten wurden. Dabei sollte beachtet werden, daß nur wenige Patienten eine Abmachung über verbesserte Medikamenteneinnahmezuverlässigkeit machten. Obwohl es denkbar ist, daß sich die Compliance auch ohne spezifische Abmachungen verbessert hätte (wie dies durch die Erniedrigung der Blutdruckwerte wahrscheinlich gemacht wird), machten die Autoren keinerlei Angaben darüber, ob dies tatsächlich der Fall war.

Die therapeutische Wirkung von Einnahmezuverlässigkeit wurde spezifisch von Bigelow u.a. (1042) bei Alkoholikern, die Disulfiram erhielten, untersucht. In dieser Untersuchung wurde das Verhalten der Patienten vor und nach erfolgter Vereinbarung verglichen. Die einzelnen Abmachungen unterschieden sich von denjenigen, die von Steckels und Swain (477) berichtet wurden. Erstens standen alternative Behandlungsmethoden für den Patienten nicht zur Verfügung. Alle Patienten mußten die Klinik täglich 14 Tage lang aufsuchen und erhielten anschließend mindestens drei Monate lang jeden zweiten Tag 0,2–0,3, maximal 0,5 g Disulfiram pro Tag.

Zweitens hinterlegten die Patienten beim Untersucher lieber einen Geldbetrag als eine Art von Sicherheit, als unterstützende Maßnahmen zu erhalten. Jedes Fortbleiben von der Klinik und jeder Einnahmefehler führten zum Verlust eines Teils des hinterlegten Geldes, das dann einer Wohltätigkeitsorganisation übersandt wurde. Der Rest wurde dem Patienten am Ende der Studie ausgehändigt. Auf diese Weise hatte der Patient keine Wahl zwischen verschiedenen Behandlungsarten, und es wurden eher negative als positive Verstärkungen angewendet.

Die Autoren wiesen eine längere Dauer der Alkoholabstinenz nach, wenn sie die Vereinbarungsmethode verwendeten. Dabei wurde die Abstinenz mit einem Inhalationstest, einer Alkohol-Disulfiram-Reaktion und aufgrund der eigenen oder fremden Aussage überprüft. Die Patienten waren während der Behandlungsphase im Mittel 4½ Monate abstinent, im Vergleich zu einem Monat in einer Untersuchung, die drei Jahre vorher gemacht wurde. Ein Teil (bis zu 150 Dollar) der hinterlegten Geldsumme wurde von 35% der Beteiligten aufs Spiel gesetzt und 7,8% der vereinbarten Termine wurden nicht eingehalten. Daß die Patienten es selbst begrüßten, Vereinbarungen zu treffen, wird aus der Tatsache ersichtlich, daß 70% von ihnen eine weitere Abmachung trafen, als die Untersuchung zu Ende war.

Diese Untersuchungen zeigen deutlich, daß das Treffen von Vereinbarungen eine vielversprechende Möglichkeit ist, um Gesundheitsverhalten zu ändern, obwohl auf dem speziellen Gebiet der Compliance bei Arzneimitteleinnahme noch Forschungen notwendig sind. Die Fortsetzung des Verhaltens nach Ablauf der Vereinbarung bleibt ein echtes Problem.

Stufenweise Durchführung der Behandlung

Die abschnittsweise Durchführung der Behandlung verfolgt den Zweck, die Anforderung an den Patienten erst dann zu erhöhen, wenn er frühere Stufen aufeinanderfolgend erreicht hat. Dabei werden die einzelnen Stufen nach dem Grad der Schwierigkeit für den Patienten geordnet. Bei einem Patienten, bei dem das Endziel eine 1000-Kalorien-Gewichtsreduzierungsdiät bildet, kann man mit einem Frühstück von 250 Kalorien beginnen und den Patienten für den Rest des Tages wie sonst essen lassen, was er möchte. Wenn er diesen Teil der Diättherapie erfolgreich übernommen hat, wird ein Mittagessen von 250 Kalorien hinzugenommen und so weiter. Bei der Arzneimitteleinnahme könnte man mit einer Tablette pro Tag beginnen und stufenweise die Zahl der Tabletten und/oder die Einnahmehäufigkeit pro Tag bis zur vollen Dosis erhöhen. Ein solches Vorgehen setzt natürlich voraus, daß die Verzögerung bis zur vollen Dosierung medizinisch nicht gefährlich ist.

Neben der Einführung einer Stufentherapie werden auch andere Prinzipien der „Gestaltung" (aus der Verhaltenstherapie entnommener Begriff) angewendet werden. Verstärkung wird benutzt, um das Verhalten stufenweise zu verändern, indem systematisch die Kriterien für angemessenes Verhalten verstärkt werden. Die Anpassung der Verhaltensweise an das, was man sinnvollerweise von einem Patienten erwarten kann, ist wesentlich. Kanfer und Phillips (1055) halten die Nichtbeachtung dieses Punktes für eine wesentliche Ursache für Mißerfolge.

Dieses Vorgehen wird bei verschiedenen Verhaltensproblemen häufig angewendet. Auch in der praktischen Medizin ist diese Methode nicht neu. So hat zum Beispiel die stufenweise Dosiserhöhung von Prednison bei der Behandlung von Myasthenia gravis (1065) und von Progesteron bei kombinierter, oraler Kontrazeption (1044) anscheinend zu einer Herabsetzung unerwünschter Nebenwirkungen beigetragen. Ihre Anwendung als complianceverbessernde Maßnahme ist bisher in einer einzigen Studie untersucht worden, wo sie ein Element eines ganzen Bündels von Interventionen darstellte (1074).

In dieser kontrollierten Studie wurde die Einnahme entweder von Cholestyramin oder eines Placebo-Präparates stufenweise erhöht, um die Compliance bei unzuverlässigen Patienten zu verbessern, die an einer Präventionsstudie der koronaren Herzkrankheit des National Heart, Lung and Blood Institutes und einem Fettstoffwechsel-Klinikprogramm teilnahmen. Diese Studie wurde wie folgt durchgeführt: Alle Teilnehmer notierten ihre tägliche Tabletteneinnahme über einen Zeitraum von drei Wochen einschließlich Zahl der Packungen, Einnahme-Zeitpunkt und verschiedene Informationen über besondere Umstände zum Zeitpunkt der Einnahme, oder warum im Einzelfall die Einnahme unterlassen wurde. Diese Berichte wurden von einem Fachmann durchgesehen, der dann die Teilnehmer darum bat, eine bestimmte Zahl von Arzneimittel-Packungen während der nächsten Wochen einzunehmen, die in etwa der vorangegangenen mittleren Einnahmequote entsprach oder gering darunter lag, und dies zu einem Zeitpunkt, an dem am häufigsten die Tabletten eingenommen worden waren, um die Wahrscheinlichkeit einer erfolgreichen Teilnahme zu vergrößern. So wurden die Kriterien an die Möglichkeiten des einzelnen angepaßt. Bei Teilnehmern, die mengenmäßig eine 75%ige Compliance erreichten, wurde die Dosis in der darauffolgenden Woche um eine Packung erhöht. Sobald der Patient bis auf 4 Packungen zu einem bestimmten Einnahmezeitpunkt gekommen war, wurde ein 2. Einnahmezeitpunkt pro Tag hinzugenommen, und zwar zu einem Zeitpunkt, der sich während der ersten Phase als am zweithäufigsten ergeben hatte und so weiter, bis die dem Studienprotokoll entsprechende Volldosis erreicht war.

Auf diese Weise erreichten während der sechswöchigen Interventionsperiode signifikant mehr Teilnehmer dieser Gruppe 75% oder mehr der Volldosis als in den Kontrollgruppen (ohne Intervention) ($p<0,01$). Diese Gruppe erreichte auch eine größere Abnahme der Serumcholesterinspiegel ($p<0,05$). Nach der Intervention trat jedoch ein geringer, aber stetiger Wiederanstieg des Cholesterinspiegels ein.

Wie die maßgeschneiderte Therapie, so besitzt auch die stufenweise Durchführung des Therapieplanes den Reiz des Intuitiven, wenn die Verordnung eine Vielzahl von Verhaltensweisen erfordert. Diese Möglichkeit verdient weitere Erforschung, und zwar sowohl als Heilmaßnahme als auch als Methode, um Patienten in komplizierte Therapieformen einzuführen.

Selbstkontrolle

Die Selbstkontrolle ist ein Prozeß, bei dem man sein eigenes Verhalten beobachtet und notiert. Sie wurde wiederholt bei verschiedenen Verhaltensstrategien angewendet und ist ein fester Bestandteil der meisten Selbstkontrollprogramme (1067). Ihre Anwendung erfolgte primär zur Datensammlung. Es zeigt sich jedoch immer mehr, daß Selbstkontrolle bzw. die Aufzeichnung eine wirksame Interventionsstrategie sein kann (1052, 1059, 1063). Eine Hypothese geht davon aus, daß die Selbstkontrolle das Verhalten verändert (1053). Das bedeutet, daß der einzelne sein Verhalten beobachtet, bewertet und dann entsprechend ändert. Wenn dies wirklich zutrifft, dann müßte es bei jenen Personen eine wirksame Methode sein, die ihre eigenen Handlungen falsch einschätzen. Tatsächlich gibt es hierfür einige Hinweise. In einer Untersuchung über Einnahmezuverlässigkeit, in der Selbstkontrolle und erhöhte Aufmerksamkeit als Intervention bei einer Gruppe angewendet wurden, fand sich eine deutliche Verbesserung bei einem Unterkollektiv von Patienten, das sowohl sein Compliance-Verhalten überbewertete als auch eine größere Variabilität in der Menge der täglich eingenommenen Arzneimittel zeigte (1047). Da darüber hinaus die Fehleinschätzung der eigenen Compliance mit einer größeren Variabilität der Compliance einherging, könnte es sein, daß das Fehlverhalten der Patienten dazu führte, die Menge der tatsächlich eingenommenen Arzneimittel ebenfalls falsch einzuschätzen. Die Selbstaufzeichnung wäre deshalb vielleicht das korrigierende Feedback für eine Verbesserung.

Selbstaufzeichnung ist auch als eine Interventionsmaßnahme zur Gewichtsreduktion untersucht worden, wobei die Ergebnisse jedoch uneinheitlich waren. Romanczyk (1064) berichtet darüber, daß das Notieren der Nahrungsaufnahme wirksam war, nicht dagegen das Notieren des Körpergewichtes.

Andere Autoren berichten darüber, daß eine Buchführung über das, was gegessen werden soll, und nicht über das, was gegessen worden ist, erfolgreich war, wenn andere Arten der Aufzeichnung erfolglos waren (1041). Die Wirksamkeit der Selbstaufzeichnung könnte eine Funktion des notierten Verhaltens sein: Die Aufzeichnung des Verhaltens (Essen), die zu einem bestimmten Ziel führt (Gewichtsverlust), erwies sich als wirkungsvoller als das Notieren des Fortschrittes in Richtung Ziel (Gewicht).

Diese Theorie wird durch die wenigen Compliance-Studien, bei denen Selbstaufzeichnung als primäre Intervention angewendet wurde, bestätigt. Carnahan und Nugent (88) untersuchten den Einfluß einer häuslichen Blutdruckaufzeichnung auf die Bluthochdruckkontrolle. Die Autoren gingen davon aus, daß das verstärkte „Sich-bewußt-Sein" dieser symptomfreien Krankheit mittels Selbstaufzeichnung die Einnahmezuverlässigkeit erhöht. Sie fanden jedoch, daß die diastolischen Blutdruckwerte der Versuchspersonen im Vergleich zur Kontrollgruppe nicht signifikant gesenkt wurden.

Die Messung der Veränderung physiologischer Parameter ist – wie bei der Gewichtsabnahme – nicht immer die wirksamste Methode.

Moulding (365) wies auf die Möglichkeit hin, daß die Eintragung der täglich einzunehmenden Medikamente auf einem speziellen Kalender ein ähnliches Feedback wie die Selbstaufzeichnung ergeben könnte. Er fand heraus, daß der Gebrauch eines solchen Kalenders die regelmäßige Tabletteneinnahme verbesserte; in seiner Studie fehlte jedoch eine Kontrollgruppe. Ähnliche Ergebnisse fanden auch Marshall u.a. (1061) bei einer Untersuchung, in der spezielle Arzneimittelbehälter für jeweils eine Woche verwendet wurden. Keine dieser Untersuchungen jedoch schloß Patienten ein, die ihr Verhalten notierten.

Wie schon früher erwähnt, wurde die Buchführung über Arzneimitteleinnahme von Dunbar (1047) in einer kontrollierten Studie bei Patienten mit niedriger Compliance untersucht. Bei Therapieende unterschied sich aber das Ausmaß der Compliance bei Vergleich von Versuchs- und Kontrollgruppe statistisch nicht signifikant. In den darauffolgenden sechs Monaten der Nachsorge machten die Versuchspersonen jedoch stetig zunehmende Fortschritte in der Compliance bei gleichzeitiger Abnahme des Cholesterinspiegels, was in den Vergleichsgruppen nicht beobachtet wurde. Dieser Befund deutet darauf hin, daß der Einfluß der Selbstkontrolle, obwohl zu keinen unmittelbar dramatischen Effekten führend, mit der Zeit noch zum Tragen kommt und eine längerdauernde Wirkung hervorruft. Auch Maletzky (1059) berichtete über das Fortbestehen der Gewichtsabnahme im Anschluß an eine Selbstaufzeichnung, wenn in der nachfolgenden Zeit eine stufenweise zunehmende Serie von „stimulierenden Sitzungen" verwendet wurde. Dieser Befund steht im Gegensatz zu Mahoney (1056), der zu dem Ergebnis kam, daß die Einflüsse der Selbstaufzeichnung kurzdauernd sind. Mahoney bzw. Moura und Wade (1057) fanden, daß die Einflüsse der Selbstkontrolle für sich alleine sehr schwach sind. Barlow (1940) kommt zu dem Schluß, daß der

Einfluß einer Selbstaufzeichnung dadurch verstärkt werden kann, daß: 1. der Patient motiviert ist, sich zu ändern, 2. das beobachtete Verhalten leicht zu erkennen ist, 3. das Aufzeichnungsmaterial leicht anwendbar ist, 4. der Patient informiert ist, wie er aufzeichnen soll, 5. die Aufzeichnung kurz nach dem zu beobachtenden Verhalten erfolgt, 6. Feedback verfügbar ist und 7. der Patient weiß, daß seine Aufzeichnungen auf Genauigkeit überprüft werden.

Verstärkung

Ein wichtiger Bestandteil jeder vorher genannten Maßnahme zur Verbesserung der Patienten-Compliance ist die Verstärkung, die sich auf jene Faktoren konzentriert, die die Möglichkeit einer Verhaltensweise begünstigen. Zur Verstärkung können Techniken dienen wie: ein Lob für eine gut ausgeführte Handlung oder Selbstbelohnung für erfolgreiche Durchführung (positive Unterstützung), die Zahlung einer Geldstrafe oder Verzicht auf den Abendcocktail (negative Verstärkung oder Strafe), wenn das Verhalten nicht eingehalten wurde. Was das Verhalten einer Person verstärkt, ist eindeutig eine individuelle Angelegenheit.

Das Verhalten scheint durch die von ihr ausgehende Konsequenz reguliert zu werden, wobei der einzelne gewöhnlich jene Aktivitäten unterläßt, die bestraft oder nicht belohnt werden, und solche beibehält, die belohnt werden. Deshalb kann man leicht verstehen, warum Patienten bei Prävention die schlechteste Compliance aufweisen. Ihre täglichen, gesundheitsbezogenen Aktivitäten bleiben unbelohnt, und als einziger motivierender Faktor bleibt die Möglichkeit, daß ihnen in der fernen Zukunft evtl. unangenehme Auswirkungen erspart bleiben (beispielsweise ein Schlaganfall bei Hochdruckkranken oder ein Myokardinfarkt bei Patienten mit einem erhöhten Cholesterinspiegel). Das bedeutet aber nicht, daß die Verstärkung immer unmittelbar erfolgen muß, da Bandura (1039) annimmt, daß die meisten Verhaltensweisen weitgehend in einer Art „Erwartungshaltung" durchgeführt werden, also in der Erwartung eines Lobes oder einer Belohnung. Auf der anderen Seite sind jedoch unmittelbare Verstärkungen für die Übernahme neuer Verhaltensweisen in den Lebensstil eines Patienten wichtig, z. B. bei neuer Langzeit-Medikation, bei Reduktion der Kalorienaufnahme oder bei Veränderung des Fettgehaltes in der Diät. Es sollte festgehalten werden, daß Verstärkungen allein unzureichend sind, um einem Patienten beizubringen, wie er ein neues Gesundheitsverhalten praktizieren soll. Sobald aber die Verhaltensweise durch erzieherische Maßnahmen bei ihm verankert ist, ist Verstärkung wichtig, um die Fortsetzung zu gewährleisten. Beim Einleiten einer Therapie sollten Verstärkungen unmittelbar erfolgen. Zu einem späteren Zeitpunkt können sie hinausgezögert werden, wobei das Warten auf die hinausgezögerte Belohnung die Durchführung der Therapie mit unterstützt. Es ist wahrscheinlich, daß periodische greifbare Verstärkungen für die Aufrechterhaltung wichtig sind.

Der Wert von Verstärkungen bei Verhaltens-Interventionsprogrammen ist ausführlich belegt worden (1041, 1050, 1057, 1060). Sowohl Bellack (1041) und Mahoney u.a. (1057) berichteten bei Patientengruppen über stärkere Gewichtsabnahme bei Patienten mit Selbstbelohnung als bei Kontrollgruppen ohne positive Verstärkung. Auch Aversionen erzeugende Verstärkungen waren bei Programmen zur Gewichtsabnahme mit festen Vereinbarungen (1060) als auch bezüglich Einnahmezuverlässigkeit bei Alkoholikern (1042) erfolgreich. Mahoney u.a. (1057) sind jedoch der Meinung, daß positive Verstärkungen den negativen zumindest bei Selbstanwendung überlegen sind. Man muß sich tatsächlich fragen, ob der einzelne gewillt ist, sich selbst zu bestrafen.

Zusätzlich zur Eigenanwendung von Verstärkungen sind auch von außen kommende Einflüsse, zumindest in der Frühphase eines Interventionsprogramms, wertvoll. Beim Klinikarzt sind sicher Zeit und Aufmerksamkeit, die er dem Patienten widmet, die wirksamsten Verstärker. Es gibt Hinweise dafür, daß die Zeitdauer, die ein Arzt seinen Patienten widmet, in positiver Weise mit dem Ausmaß der Compliance in Beziehung steht (295, 1051).

Von außen kommende Verstärkungen müssen nicht auf den Klinikarzt beschränkt bleiben. Tatsächlich können sie noch wirkungsvoller durch Personen der unmittelbaren Umgebung des Patienten angewendet werden, die nicht nur für den Patienten wichtig sind, sondern diesem auch zum Zeitpunkt des „Gesundheitsverhaltens“ zur Verfügung stehen. So hat man gefunden, daß sowohl Familienmitglieder als auch andere Angehörige bedeutende Verstärker bei Compliance-Programmen sind (4, 384, 604, 1037, 1038, 1048). Aus den Arbeitsplatz-Untersuchungen von Alderman (4, 1037, 1038) ergibt sich, daß die Ermutigungen, die von Arbeitskollegen, der Familie und Freunden ausgehen, einen bedeutenden Anteil am Erfolg von Programmen zur Senkung erhöhter Blutdruckwerte haben. In einer Übersicht von Studien über die Beteiligung von Familienmitgliedern bei Medikamenten-Compliance berichten Becker und Green (604), daß Unterstützung und Ermutigung (als Form positiver Verstärkung) für die Patienten-Compliance bezüglich Therapie wichtig waren.

Es wird damit deutlich, daß Verstärkung nicht nur für viele präventive und therapeutische complianceverbessernde Strategien wichtig ist, sondern daß diese aus verschiedenen Quellen stammen können. Zunächst kommt sie von der Familie, von Freunden und/oder Leidensgenossen (wobei es ratsam ist, diese Personen in einer geeigneten Betreuung des Therapieplanes zu unterweisen) und dann erst von dem Patienten selbst (d.h. z.B. durch Selbstbelohnung). Der Krankenhausarzt sollte aber seinen eigenen Wert als unterstützender Faktor oder Koordinator für Compliance-Verstärkung nicht unterschätzen.

Interventionen zum „Durchhalten“ einer Therapie

Eines der größten Compliance-Probleme ist das Durchhalten einer Therapie über einen langen Zeitraum. Aus einer Vielzahl von Untersuchungen geht hervor, daß es mit der Zeit zu einer stetigen Abnahme kommt (200, 442, 505). Leider haben alle bisher geprüften complianceverbessernden Maßnahmen ergeben, daß die Wirkungen sich wieder verlieren, wenn die Intervention beendet ist (225, 228, 1047, 1060).

Natürlich ist dies bei der Vielzahl von Interventionen und Problemen kein ungewöhnliches Ergebnis. Bei den Untersuchungen über eine Beeinflussung des Verhaltens haben wir uns möglicherweise selbst Schwierigkeiten dadurch bereitet, daß wir großzügig widersprüchliche Versuchsanordnungen verwendet haben, um die therapeutische Wirksamkeit nachweisen zu können. Untersuchungen, in denen nach Behandlungsende, nachdem ein Erfolg erzielt worden war, die Verhaltensweise wieder ihr Ausgangsniveau erreichte, waren geeignet, alternative Behandlungsmethoden zu ermitteln. Dabei wurde allerdings im allgemeinen das gleichzeitige Nachlassen im Durchhalten der Therapie vernachlässigt. Dies mag gleichzeitig zu dem unerwünschten Ergebnis geführt haben, daß sich Techniken herauskristallisierten, die unmittelbar sehr wirkungsvoll waren, aber ohne Fortbestehen dieser Wirkungen.

Nachdem dem „Durchhalten“ in den letzten Jahren mehr Aufmerksamkeit geschenkt worden ist, ist viel darüber spekuliert worden, welche Bedingungen sich dazu eignen, einen langanhaltenden Therapieerfolg zu erreichen. So kommt Bandura (1039) z. B. zu dem Schluß, daß das Verhalten am wenigsten von wechselnden situationsbedingten Faktoren abhängig ist, wenn die unterstützenden Maßnahmen entweder für das Verhalten eine wesentliche Bedeutung haben oder sich aus sich selbst ergeben. Damit stellt sich die Frage, wie solche Maßnahmen am besten in Verhaltensstrategien einbezogen werden können.

Es ist behauptet worden, daß die Selbstverstärkung in der Frühphase einer Verhaltensänderung durch Verstärkung erlernt werden kann und dadurch, daß man andere Patienten beobachtet, die sich selbst verstärken (1039, 1062). Einige Aktivitäten haben von Natur aus einen bestimmten inneren Wert, so z. B. die Besserung einer Muskelverspannung durch Lockerungsübungen oder die Beendigung des Hungergefühls durch Essen. Viele Aktivitäten, die manche Personen als angenehm empfinden, besitzen jedoch keinen verstärkenden Wert, wenn sie mit einer unangenehmen Maßnahme verknüpft sind. Der Läufer, der z. B. das Laufen wegen der damit verbundenen Friedfertigkeit und des allgemeinen Wohlbefindens schön findet, muß erst die Phasen der Muskelschmerzen, der Erschöpfung und der terminlichen Schwierigkeiten überstehen, bevor das Laufen für ihn zum Vergnügen wird. So dürften also externe Verstärkungen im Anfangsstadium nötig sein. Daraus folgt, daß Art und Ursprung der Verstärkung und die Form ihrer Anwendung wichtige Faktoren für die Aufrechterhaltung einer Therapie sind. Darüber hinaus können die Wirkungen je nach Behandlungsstadium unterschiedlich ausfallen. So kann es zum Beispiel wichtig sein, nach einer zu Beginn von außen kommenden Verstärkung das Schwergewicht auf die Entwicklung einer Selbsthilfe zu legen. Äußere Verstärkungen können dann allmählich auf periodische „Aktivierungssitzungen" vermindert werden (1059). Wie vorher angegeben, könnte zusammen mit der anfänglichen externen Verstärkung dem Patienten die Möglichkeit gegeben werden, aktiv zu beobachten, wie andere ihr eigenes Verhalten einschätzen und verändern. Natürlich ist weitere Forschung notwendig, um die Wirksamkeit eines solchen Verfahrens zu sichern.

Nach der Forschungs-Literatur erscheinen zwei andere Maßnahmen erfolgversprechend. Die eine betrifft die Anwendung der Selbstaufzeichnung, obwohl die Ergebnisse sehr unterschiedlich sind. Wie schon früher bemerkt, behauptet Mahoney (1056), daß die Wirkungen der Selbstaufzeichnung, zumindest bei der Gewichtsabnahme, nicht dauerhaft sind. Im Gegensatz hierzu berichtet Dunbar (1047) in der vorher zitierten, drei Kollektive umfassenden Compliance-Studie über größere Langzeiteffekte bei der Patientenkontrollgruppe mit Selbstaufzeichnung als bei der Versuchsgruppe trotz besserer Kurzzeitwirkungen bei den Patienten der Versuchsgruppe. Einiges spricht dafür, daß bei Patienten mit schon früher beschriebenen Eigenschaften (nämlich Fehleinschätzung der eigenen Compliance und Variabilität ihres Verhaltens), die Kurzzeit-Selbstaufzeichnung zu Langzeitveränderungen führen kann.

Die andere Methode, die besseres Beibehalten verspricht, bezieht den Ehegatten in die Behandlung mit ein. So untersuchte Brownell (1045) in einer Studie zur Gewichtsabnahme die Wirkung von kooperativ teilnehmenden Ehegatten, kooperativen, nichtteilnehmenden Ehegatten und nichtkooperativen Ehegatten auf die Gewichtsabnahme, wobei in allen drei Gruppen das gleiche Verhaltens-„Beeinflussungs-Paket" verwendet wurde. Die ungewöhnliche Idee in Brownells Untersuchung beruht darauf, daß die beteiligten Ehegatten nicht nur an den Gruppensitzungen teilnahmen und gemeinsam über Methoden zur Gewichtsabnahme lernten, sondern auch für die Durchführung selbst verantwortlich waren. Die einzelnen Gruppen unterschieden sich nicht bezüglich Gewichtsabnahme unmittelbar nach Therapiebeginn, jedoch ergaben sich sechs Monate später erhebliche Unterschiede, wobei die Gruppe mit teilnehmenden Ehegatten die anderen Gruppen klar übertraf. Im Mittel verlor diese Gruppe 29,6 Pfund im Vergleich zu 19,4 Pfund bei der kooperativen Gruppe, in der die Ehegatten nicht teilnahmen, und 15,1 Pfund mit nichtkooperativen Ehegatten. Die beiden letzten Gruppen unterschieden sich statistisch nicht signifikant. So kann also der Arzt versuchen, den Ehegatten oder ein Familienmitglied an einem Programm zur Beeinflussung des gesundheitlichen Verhaltens, wie z. B. Diät, Training, Kariesprophylaxe und Benutzung der Sicherheitsgurte, teilnehmen zu lassen. Ein solches Vorgehen ist natürlich bei der Medikamenteneinnahme weniger leicht durchführbar. Hier könnten Maßnahmen zur Selbsterziehung (wie z. B. eigene Buchführung, Selbstvereinbarungen, Selbstverstärkung) nützlicher sein, während die Familie gleichzeitig eine helfende Begleitrolle einnimmt.

Wenn auch die Probleme der Beibehaltung einer Therapie weit von einer Lösung entfernt sind, scheinen sich jedoch wenigstens drei Strategien dazu zu eignen, dauerhafte Veränderungen herbeizuführen. Ständig fortgesetzte Forschungsanstrengungen werden jedoch auf diesem Gebiet der Compliance-Handhabung notwendig sein.

Schlußfolgerungen

Im Gesundheitswesen besteht ein besonderes Bedürfnis nach Verbesserung der Patienten-Compliance. Der Einsatz von Verhaltensstrategien bei diesen Problemen hat Erfolge gebracht. Zu diesen Maßnahmen gehören Erinnerungen, Zuschneiden des Therapieplanes, Vereinbarungen, abgestufte Behandlungsmaßnahmen, Selbstaufzeichnung, wobei Verstärkung mit Selbstverstärkung, Selbstaufzeichnung und Teilnahme des Ehegatten besonders nützlich zu sein scheinen, um langanhaltende Veränderungen zu erreichen (vgl. Tabelle 11.2).

Obwohl die Einzelwirkung dieser Maßnahmen auf die Compliance nicht überwältigend ist, trägt jeder Faktor zur Verbesserung der Compliance bei. Es besteht eine dringende Notwendigkeit für weitere wissenschaftliche Untersuchungen spezifischer Compliance-Probleme, um jede Strategie den individuellen Eigenschaften der Patienten anpassen zu können und allgemeine Richtlinien für ihre Anwendung geben zu können. Bis es so weit ist, wird dem praktizierenden Arzt geraten, die Kombination mehrerer Maßnahmen anzuwenden, weil es so möglich erscheint, klinisch sinnvolle Verbesserungen der Compliance zu erreichen.

Tabelle 11.2 Ausgewählte, kontrollierte complianceverbessernde Untersuchungen: Beeinflussung des Verhaltens

Verfahren	Zweck	
	Vorbeugung	Behandlung
Erinnerung	Brigg und Mudd (1043) Lima u. a. (312) Nazarian u. a. (375) Shmarak (1066) Turner und Vernon (1068)	
Maßgeschneiderte Therapie	Hallburg (1049)	Best (49) Haynes u. a. (228)
Abmachung	Dinoff u. a. (1046) Harris und Bruner (225) Mann (1060) Steckel und Swain (477)	Bigelow u. a. (1042)
Stufenweiser Behandlungsplan		Dunbar (1047)
Selbstkontrolle	Bellak u. a. (1041) Carnahan und Nugent (88) Mahoney u. a. (1057) Maletzky (1059) Marshall (1061) Romanczyk (1064)	Dunbar (1047) Haynes u. a. (228)
Verstärkung	Bellak u. a. (1041) Bigelow u. a. (1042) Hladek und White (1050) Mahoney u. a. (1057) Mann (1060)	
Hilfe durch Familie oder Leidensgenossen	Alderman (1037) Alderman u. a. (1038) Brownell u. a. (1045) Fass u. a. (1048) Oakes u. a. (348)	

IV

ÄNDERUNG SCHÄDLICHER LEBENSWEISEN

12

Haben die Medien eine Bedeutung für die Compliance im öffentlichen Gesundheitswesen?

A. Benjamin Kelley

„Jeder von uns, der sich so sehr sorgt und so hart arbeitet, daß die Bevölkerung gesünder wird und länger lebt, würde viel erfolgreicher sein, wenn nur die Leute dabei mitmachen würden!" Diese Aussage ist nicht eine unfaire Feststellung der allgemeinen Frustration unter Ärzten, Vertretern des öffentlichen Gesundheitsdienstes, Sicherheitsexperten und medizinischen Forschern. Es ist eine Lebenstatsache, daß Menschen mit ihren unzähligen Unterschieden in Sitten, Eigenschaften, Neigungen, Vorzügen, Ängsten und Vorstellungen oft der Haupthinderungsgrund dafür sind, daß Gesundheitsprogramme, die gerade ihnen helfen sollen, nicht wirksam durchgeführt werden können. „Wenn dies nicht für's Volk wäre, wie sehr würde man ihnen helfen können!"

Die wirkungsvollsten Programme, die dazu gedacht sind, wünschenswerte Änderungen der Gesundheit der Bevölkerung herbeizuführen, sind diejenigen – während die anderen etwa gleich sind –, die nicht von Änderungen des Verhaltens der Nutznießer und ihrer unmittelbaren Umgebung abhängen. Diese „passiven" Versuche, die automatisch ablaufen, ohne auf die Kooperation des einzelnen zu bauen (im Gegensatz zu „aktiven" Methoden, die ein verändertes Verhalten des Individuums erfordern), haben in der Geschichte des Gesundheitswesens häufiger höhere Erfolgsquoten und länger dauernde Effekte gebracht als aktive Alternativen (686, 1074, 1080).

So beruht die erfolgreiche Ausschaltung der Milch als Überträger für die Rindertuberkulose zum Beispiel nicht auf „erzieherischen" Versuchen, die Hausfrauen dazu zu überreden, die Milch vor dem Gebrauch zu erhitzen – solche Bemühungen hätten wenig oder gar keine Wirkung gehabt –, sondern auf der Pasteurisierung der Milch am Ort der Produktion, wodurch automatisch die Gefährdung der öffentlichen Gesundheit beseitigt wurde.

In einer unvollkommenen Welt muß vieles, was gesundheitspolitisch wichtig ist und die Lebenserwartung erhöht, den Menschen eingehend bewußt gemacht werden und muß, um wirksam zu sein, von der kooperativen Teilnahme der Menschen selbst abhängen.

Eine Voraussetzung für die meisten menschlichen Verhaltensänderungen besteht darin, ihnen Informationen, Ideen, Instruktionen, Vergleiche und Ergebnisse zu übermitteln. Daraus ergibt sich, daß die Medien einen bedeutsamen Einfluß auf das haben, was die Leute denken und tun. Geht daraus auch hervor, ob dieser Einfluß für die Interessen einer Verbesserung der öffentlichen Gesundheit nutzbar gemacht werden kann?

Derzeitiger Wissensstand

Nach wissenschaftlichen Ergebnissen, der Meinung informierter Kreise und der Einstellung sowohl der Medien als auch der im öffentlichen Gesundheitsdienst Tätigen ergibt sich eindeutig, daß, obwohl die Medien einen beträchtlichen Einfluß auf Haltungen, Entscheidungen und Handlungen ihrer Leser oder Zuhörer im Bereich des öffentlichen Gesundheitswesens haben, es doch sehr schwierig ist, diese Einflüsse dauerhaft für Verbesserungen der Gesundheit der Bevölkerung zu nutzen.

Es ist immer eine ungeprüfte, aber feststehende Prämisse gewesen, daß die Medien durch Verbreitung von Ermahnungen zur Veränderung der Verhaltensweise als eine Art Katalysator zwischen den öffentlichen Gesundheitsorganisationen (sowohl staatlichen als auch privaten) und der Bevölkerung fungieren, um dadurch Verbesserungen der allgemeinen Gesundheit zu erreichen. (Für Radio und Fernsehen in den USA ist dies dadurch formalisiert worden, daß bestimmte Sendezeiten für die Verbreitung von Mitteilungen „allgemeinen öffentlichen Interesses" reserviert werden.)

Vor einer Entscheidung, ob die Medien dazu geeignet sind, Informationen und Ermahnungen zur Verbesserung des allgemeinen Gesundheitsverhaltens zu verbreiten, sollten Ärzte und Gesundheitsexperten die gleichen Fragen stellen, die sie bei der Einführung eines neuen Arzneimittels, einer neuen chirurgischen Technik oder einer anderen beabsichtigten Maßnahme gegen Bedrohung von Leben und Gesundheit stellen würden. Diese Fragen sind:

1. Was ist mit der geplanten Informationskampagne beabsichtigt?
2. Gibt es vernünftige Anhaltspunkte dafür, daß die Kampagne zu diesem Ergebnis führt?
3. Kann die Wirksamkeit dieser Kampagne zumindest ungefähr vorausberechnet werden?
4. Kann der Erfolg während und nach der Kampagne beurteilt werden?
5. Gibt es bessere Wege, um die gleichen Ergebnisse zu erreichen?

Diese Fragen werden selten gestellt und von den Benutzern „freier" Nachrichtenzeit und Druckspalten niemals beantwortet (431). In einigen neueren Studien ist jedoch untersucht worden, ob die Medien wirklich in der Lage sind, Änderungen in der Einstellung und im Verhalten hervorzurufen, die zu den gewünschten Verbesserungen des Gesundheitszustandes der Bevölkerung führen.

Kampagnen der Massenmedien für den Gebrauch der Sicherheitsgurte in Automobilen

Der Gebrauch von Sicherheitsgurten in Autos verringert das Risiko tödlicher oder schwerer Verletzungen bei Unfällen erheblich (1082). Das Vorhandensein der Sicherheitsgurte garantiert jedoch nicht ihren Gebrauch. Im Oktober 1970 wurde eine Untersuchung durchgeführt, bei der auch die Fahrer von Autos beobachtet wurden. Im Stadtgebiet benutzten nur 6,5% der Pkw-Fahrer von Automobilen ab Baujahr 1968 einen Becken- und Schultergurt und weitere 16,3% nur einen Beckengurt (432). In älteren Modellen wurden Gurte, auch wenn sie vorhanden waren, seltener benutzt. Trotz einer Vielzahl von Kampagnen, bei denen der Gebrauch von Sicherheitsgurten dringend empfohlen wurde, ist der Anteil der Fahrer, die ihn wirklich benutzten, so niedrig, daß die theoretisch zu erreichende Abnahme tödlicher und schwerer Unfälle nicht erreicht wird.

Die Kampagnen für den Gebrauch von Sicherheitsgurten basierten auf unzureichender Kenntnis derjenigen Faktoren, die zum Nichtgebrauch beitragen. Slogans wie z.B. „Gurten Sie sich zu Ihrer eigenen Sicherheit an", „Niemals oben ohne", „Was ist Ihre Entschuldigung" und ähnliches sind Meilensteine dieser Bemühungen. Als diese Kampagnen auf ihre Effektivität hin bewertet wurden, war die Auswertung in Planung und Durchführung fehlerhaft (1077, 1078). Trotz der von Fernsehen, Radio und Zeitungen kostenlos zur Verfügung gestellten Zeit und Raum, waren die Kosten dieser Kampagnen gewöhnlich hoch und die Ergebnisse unzureichend.

Frühere Untersuchungen der Wirkung von Massenmedien zugunsten des Gebrauchs von Sicherheitsgurten waren – trotz der methodischen Unzulänglichkeiten – wenig ermutigend. Eine Kampagne, die 1968 vom amerikanischen National Safety Council in den verschiedenen Medien durchgeführt wurde, kostete 51 509 034 Dollar an Radio- und Fernsehzeit bzw. -Raum in verschiedenen Medien. Angaben über den Gebrauch der Sicherheitsgurte, die durch Befragung eines repräsentativen Bevölkerungskollektivs von 2500 Erwachsenen vor und nach der Kampagne erhalten wurden, zeigten keinerlei Änderung im Ausmaß des Gebrauchs (1071). Eine zufällig gewählte Zeit für öffentliche Informationen in Radio und Fernsehen ist oft die am wenigsten wünschenswerte Zeit.

Die Angaben der Bevölkerung über den Gebrauch der Sicherheitsgurte erwiesen sich außerdem als ein unzureichender Maßstab für den wirklichen Gebrauch (836).

1971 untersuchte Fleischer in einer Studie eine ausgewählte Zahl von Sendungen in Radio und Fernsehen zum Thema Sicherheitsgurte, die in den letzten Jahren von verschiedenen öffentlichen Gesellschaften Amerikas produziert worden waren (1073). Wenn diese Informationen Experten und Laien vorgelegt wurden, so ergaben sich sehr unterschiedliche Meinungen darüber, welche Spots als wirkungsvoll anzusehen waren. Die Experten betonten den Unterhaltungswert und wollten den Eindruck der Abschreckung vermieden wissen, während die Laien Spots mit „abschreckendem Charakter" als wertvoll einstuften.

Später wurde der Gebrauch der Sicherheitsgurte in drei Gemeinden von Fleischer während einer Radio- und Fernsehkampagne untersucht, wobei Material zugrunde gelegt wurde, das nach den Richtlinien der Fachleute erarbeitet worden war. Die Werbekampagne enthielt Informationen, die sowohl von den Experten als auch von Laiengremien als besonders wirksam eingestuft wurden. Die drei demographisch ähnlichen Gemeinden erhielten während der fünfwöchigen Kampagne entweder intensive, mäßige oder gar keine Information durch die lokalen Radio- und Fernsehanstalten. Der Gebrauch der Sicherheitsgurte stieg dabei gering an, sowohl in der intensiv als auch in der überhaupt nicht betreuten Gemeinde, jedoch nicht in der mäßig beeinflußten. Der Gebrauch der Sicherheitsgurte war nach der Kampagne in allen drei Gemeinden etwa so groß wie vorher.

Diese anscheinend paradoxen Ergebnisse beruhen mehr auf einer unzureichenden Kontrolle seitens der Beobachter als auf wirkliche Unterschiede im Gebrauch des Sicherheitsgurtes. Die Beobachter in der Untersuchung von Fleischer durften ihre Beobachtungspositionen nach eigenem Ermessen frei wählen und konnten z. B. eine Position wählen, bei der die Sonne ihnen nicht in die Augen schien. Wir haben festgestellt, daß der Gebrauch der Sicherheitsgurte auch in ein und derselben Gemeinde stärker schwanken kann als zwischen den von Fleischer untersuchten Gemeinden.

Wir haben versucht, auf diesem Arbeitsgebiet, in welchem ich tätig bin, erfolgreich viele der methodischen Probleme früherer Untersuchungen zu beseitigen. Die von uns ausgeführten Untersuchungen standen unter der Schirmherrschaft eines Versicherungsunternehmens und hatten die Aufgabe, die Wirksamkeit einer Fernsehkampagne zur vermehrten Benutzung der Sicherheitsgurte zu ermitteln (431). Dabei war es unsere Aufgabe, einen Test entsprechend dem heutigen Wissensstand und der Technologie zum wirkungsvollen Einsatz der Massenmedien zu entwerfen und durchzuführen.

Zur Vorbereitung für diese Studie wurde in Pilotstudien der Einfluß bestimmter Faktoren auf den Gebrauch der Sicherheitsgurte untersucht. Es scheint uns wichtig, Methoden und Befunde dieser einleitenden Studien zu erörtern, bevor wir die Hauptuntersuchung näher beschreiben.

Bei der Vorstudie wurden Autofahrer befragt, die von geübten Beobachtern als Benützer von Sicherheitsgurten entdeckt worden waren. Ebenso wurde eine Zufallsgruppe von Nicht-Benützern, zur gleichen Zeit und an gleichen Stellen, beobachtet und befragt. Wir fanden, daß die Wahrscheinlichkeit des Anlegens eines Sicherheitsgurtes um so größer war, je besser die berufliche Ausbildung des Fahrers. Auch diejenigen, die meinten, daß Sicherheitsgurte relativ bequem und angenehm seien und diejenigen, die sagten, daß sie während des Fahrens nicht rauchen würden, sowie auch diejenigen, die einen Freund oder einen Verwandten hatten, der bei einem Autounfall verletzt oder getötet wurde, benutzten den Sicherheitsgurt in der Regel häufiger als andere. Außerdem ergab sich, daß diese Faktoren additiv waren, d.h. das Vorhandensein eines der Faktoren erhöhte die Wahrscheinlichkeit des Sicherheitsgurtgebrauches unabhängig von den anderen Faktoren (432).

Wir benutzten diese Ergebnisse, um geeignete Werbespots zu entwickeln, die das Anlegen von Sicherheitsgurten fördern sollten. Der Befund, daß beispielsweise die Verletzung eines Freundes, aber nicht sein Tod, die Wahrscheinlichkeit für den Gebrauch erhöhte, ließ uns darauf schließen, daß die Furcht, körperlich entstellt oder Invalide zu werden, für den Gebrauch des Sicherheitsgurtes eher motivierend ist als die Furcht vor einem tödlichen Unfall. Deshalb entschlossen wir uns, die Wirksamkeit der Sicherheitsgurte in Zusammenhang mit bleibenden Schäden besonders herauszustellen.

Die Faktoren „Komfort“ und „angenehmes Tragen der Gurte“ haben wir besonders beachtet. Da wir uns darüber im klaren waren, daß Sicherheitsgurte in vielen Autos wegen technischer Mängel unbequem sind, wollten wir den Nichtgebrauch wegen dieser Faktoren nicht verstärken. Da Rauchen beim Fahren und Bildungsniveau vermutlich eine ganze Reihe von Unterschieden in der persönlichen Charakteristik widerspiegeln, einschließlich Risikoverhalten und Selbsteinschätzung, von denen wir annehmen, daß sie nicht leicht durch Fernsehsendungen verändert werden können, haben wir diese Faktoren bei der Gestaltung unserer Informationen nicht weiter berücksichtigt.

Zusätzlich zu den Informationen aus der Voruntersuchung entschlossen wir uns auch, Techniken zu gebrauchen, von denen man im Werbegeschäft sagt, daß sie erfolgreich im Produktmarketing eingesetzt werden können, z.B. das Thema „Unterstützung von Ärzten“ oder „Verantwortung gegenüber der Familie“.

Die Fernsehsendungen wurden dann geschrieben und in Zusammenarbeit mit einer Werbeagentur, die als erfolgreich bei der Werbung für kommerzielle Produkte und in der Öffentlichkeitsarbeit bekannt war, durchgeführt.

Die Vorstudien und einige Ideen der Experten wurden dabei mit den Vertretern der Agentur sorgfältig durchgesprochen. Die Agentur entwickelte daraufhin zahlreiche „Botschaften“, von denen einige in engere Wahl gezogen und bei weiteren Diskussionsrunden abgeändert wurden. Sechs eventuell in Frage kommende Basisbotschaften wurden dann produziert.

Nach den Bewertungskriterien der Industrie besaßen die Informationen hohe Qualität. Zwei der Sendungen wurden in einen Wettbewerb der Werbeindustrie aufgenommen. Eine davon wurde als beste unter 30 Beiträgen in der Kategorie „Öffentlichkeitsarbeit" des Fernseh-Radio Werbeklubs von Philadelphia eingestuft, und die andere gehörte unter 400 Beiträgen eines New Yorker Werbeklubs zu den 10 besten. Der zuletzt genannte Beitrag wurde auch noch bei mehreren anderen regionalen Wettbewerben in den USA als bester Beitrag ausgewählt. Vom Direktor der National Association of Broadcasters Code Authority wurde ein informelles Gutachten darüber eingeholt, daß die Sendungen nicht gegen die gesetzlichen Bestimmungen verstoßen.

Die Werbespots wurden nicht planlos ausgesendet. Jeder von ihnen wurde so neben ein Programm plaziert, daß man bevorzugt jenes Auditorium ansprechen konnte, dem man die Information zukommen lassen wollte. So wurde z.B. „Die Hexe" in Zusammenhang mit einem Kinderprogramm ausgestrahlt, „Vater und Sohn" während einer Fußballübertragung und „Zerschnittene Gesichter" während einer populären, rührseligen Oper. Es wurden keine Untersuchungen darüber unternommen, was von den Zuschauern neben der Informationssendung noch gesehen wurde. So hatten beispielsweise eine ganze Reihe von Automobilherstellern am Ende ihrer Werbesendungen Einschübe, in denen das Anlegen von Sicherheitsgurten dringend empfohlen wurde. Natürlich wurden solche Sendungen sowohl von der Versuchsgruppe als auch von der Kontrollgruppe gesehen, so daß sie beide Gruppen gleich stark beeinflußten.

Um den Effekt dieser Werbesendungen beurteilen zu können, wurden sie über den einen Kanal eines über zwei Kanäle verfügenden Kabelfernsehsystems, das speziell für Marketing-Studien ausgerichtet war, gesendet (1070). Hierdurch wurden in 13800 Haushalten insgesamt 230000 Personen (Stand 1970) durch das Fernsehen erreicht. 6400 Haushalte sahen das Programm auf dem Kanal A, auf dem unsere Werbefilme gezeigt wurden, und 7400 das Programm auf dem Kanal B, der in diesem Falle die Kontrolle bildete. Jedes Kabel gestattete es, alle Kanäle der lokalen Stationen wie auch Spezialfilme und die Wettervorhersage zu empfangen.

Die beiden Kabel-Fernsehprogramme sind schachbrettartig unter den verschiedenen Häuserblocks der Gemeinde aufgeteilt, die Kabelfernsehen bezahlt hatten, um ein besseres Fernsehbild zu erhalten. Obgleich die Zuordnung der einzelnen Haushalte zum einen oder anderen Kabel nicht strikt zufällig erfolgte, ergab sich für die verschiedenen Marktstudien, die in der Gemeinde durchgeführt worden waren, kein signifikanter Unterschied zwischen den beiden Bevölkerungsgruppen, wenn man demographische Merkmale, den Besitz eines Autos und anderer Konsumgüter und das vorher getestete Einkaufsverhalten für eine große Zahl von Produkten (1069) als Maßstab heranzog.

Um den Gebrauch der Sicherheitsgurte beurteilen zu können, benutzten wir einen Plan der Kabelverteilung in den einzelnen Straßen und Karten über die Verkehrsströme, die wir von den örtlichen Verkehrsingenieuren erhalten hatten, und wählten Beobachtungspunkte aus, die mit großer Wahrscheinlichkeit eine Kontrolle der Autos aus der Nachbarschaft erlaubt, in der das Kabelfernsehen installiert war. Die Beobachter wurden an bestimmten Stellen zu bestimmten Tageszeiten an einem bestimmten Tag placiert. Dabei war es nicht erlaubt, die festgelegten Beobachtungspunkte zu verlassen. Es wurden lediglich die Fahrer der Wagen beobachtet. Die Beobachter standen auf bestimmten Plätzen auf der dem Fahrer gegenüberliegenden Straßenseite. Zur Registrierung wurde ein kleines Taschen-Tonbandgerät benutzt, auf das Geschlecht, Herkunft und ungefähres Alter diktiert wurden. Benutzung oder Nichtbenutzung des Sicherheitsgurtes durch den Fahrer bzw. Verwendung eines Becken- oder Zweifachgurtes wurde erfaßt, wenn das Auto den Beobachter passierte. Schließlich wurde, wenn sich das Auto entfernte, das Nummernschild registriert.

Anhand der Autonummer wurde der Name des Halters und die Adresse vom Straßenverkehrsamt erfragt. Die Namen und Adressen wurden dann durch die Unterlagen ergänzt, die Auskunft über die Art des Kabelfernsehens in dem jeweiligen Haushalt gaben. In jenen Fällen, wo der Haushalt nicht an das Kabelfernsehen angeschlossen war, wurde festgestellt, ob dieser Haushalt im gleichen Distrikt lag wie diejenigen, die Kabelfernsehen besaßen oder nicht. Auf diese Weise ergaben sich vier verschiedene Kollektive zum Vergleich: Kabelfernsehen-A-Haushalt, wo die Werbemitteilungen gezeigt wurden; Kabelfernsehen-B-Haushalt, die die Kontrollgruppe darstellte; Haushalte ohne Kabelfernsehen in dem gleichen Distrikt wie die, die Kabelfernsehen besaßen, und schließlich Haushalte außerhalb des Distrikts.

Die Werbespots wurden ausschließlich auf dem Kabelfernsehen A neun Monate lang gezeigt. In der Tabelle 12.1 ist die Verteilung dieser Werbespots

Tabelle 12.1 Zahl der Informationssendungen über Sicherheitsgurte pro Monat und Tageszeit

	1971						1972		
	Juni	Juli	Aug.	Sept.	Okt.	Nov.	Dez.	Jan.	Feb.	Total
Sendebeginn bis mittags	30 21%	31 28%	40 29%	53 48%	32 30%	32 33%	12 17%	14 19%	33 34%	277
12.01 Uhr mittags bis 18.00 Uhr	105 73%	68 62%	78 57%	43 39%	50 48%	25 26%	26 38%	41 55%	43 45%	479
18.01 Uhr bis Ende der Sendungen	8 6%	11 10%	19 14%	15 13%	23 22%	40 41%	31 45%	20 27%	20 21%	187
Insgesamt	143	110	137	111	105	97	69	75	96	943

Anmerkung: Die Prozentangaben beziehen sich auf die Gesamtzahl der in einem Monat ausgestrahlten Sendungen.

nach der Tageszeit während der neunmonatigen Periode vom 7.6.1971 bis 5.3.1972 festgehalten. In den ersten Monaten wurden die Werbefilme hauptsächlich am Tage gezeigt. Im frühen Herbst und Winter stand häufiger Fernsehzeit in den wichtigsten Abendstunden zur Verfügung, dank des Entgegenkommens der Versicherungsgesellschaften und anderer Werbeagenturen, die Werbefilme über andere Themen auf dem Kanal B zeigten und daran interessiert waren, öffentliche Fernsehzeiten auf dem Kabel A zu erhalten. Diese Vereinbarungen wurden mit den Muttergesellschaften getroffen, so daß die örtlichen Tochtergesellschaften nichts von dem Experiment erfuhren. Nur die lokalen Fernsehdirektoren waren über die Kampagne informiert, was grundsätzlich für alle Tests im experimentellen Kabelfernsehsystem gilt.

Die Zahl der Fernsehsendungen nahm in den späteren Monaten des Jahres ab, weil zu den Hauptfernsehzeiten gleichzeitig mehr Leute erfaßt werden konnten. Wir schätzen auf der Basis der für die speziellen Werbeprogramme festgestellten Teilnehmerzahlen, daß der durchschnittliche Fernsehteilnehmer die eine oder andere Information zwei- bis dreimal in der Woche sah.

Insgesamt war die Kampagne vergleichbar mit der Art besonders intensiver Werbemaßnahmen, die Gesellschaften benutzen, um für ein neues (auf den Markt gebrachtes) Produkt zu werben. Wenn diese Kampagne auf nationaler Basis veranlaßt worden wäre, hätte sie ungefähr 7 Millionen Dollar gekostet.

Die Ergebnisse der Untersuchungen sind eindeutig. Die ganze Aktion hatte keinerlei Effekt auf den Gebrauch des Sicherheitsgurtes. In der Abbildung 12.1 ist der Prozentsatz der beobachteten männlichen Fahrer festgehalten, die

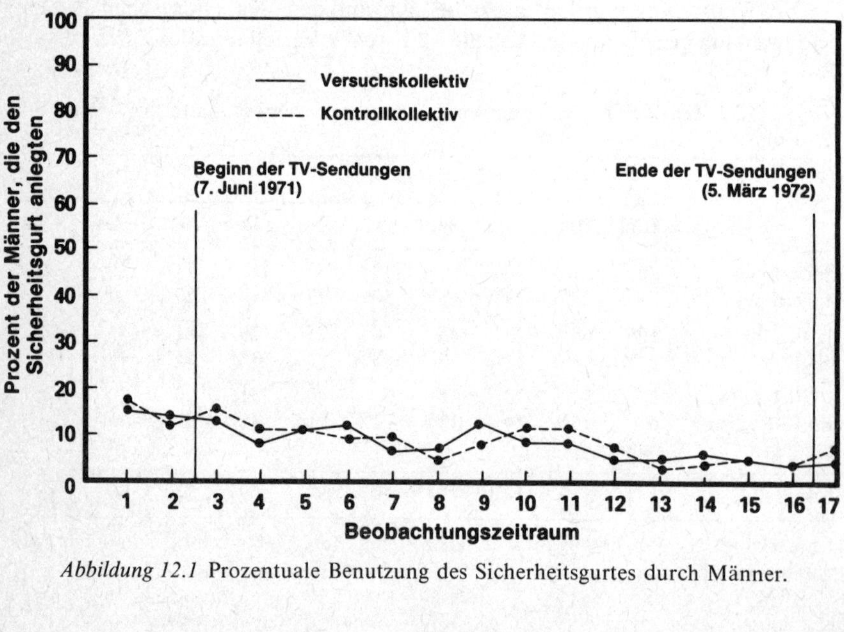

Abbildung 12.1 Prozentuale Benutzung des Sicherheitsgurtes durch Männer.

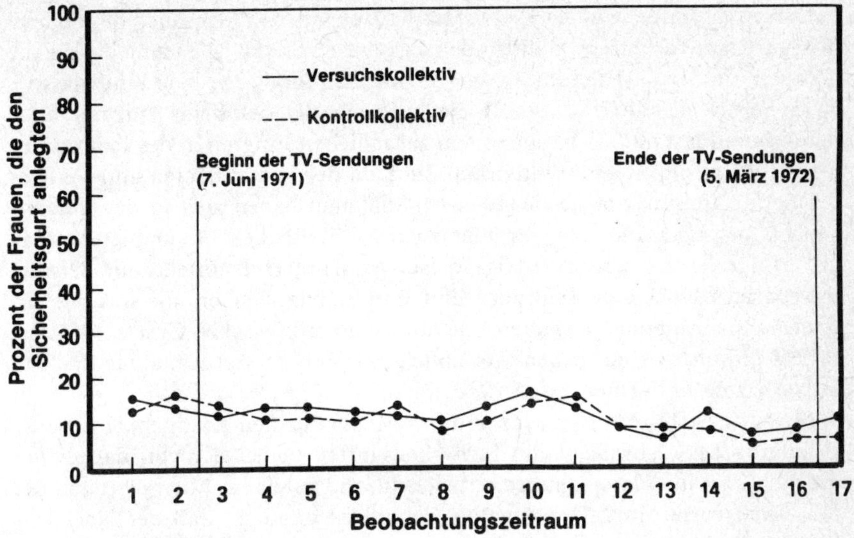

Abbildung 12.2 Prozentuale Benutzung des Sicherheitsgurtes durch Frauen.

einen Becken- oder Beckenschultergurt zum Zeitpunkt der verschiedenen Kontrollen trugen. Dabei sind nur die Fahrer von Pkw ab Baujahr 1964 erfaßt. Die Zahl der Einzelbeobachtungen, auf die die prozentuale Berechnung zurückgeht, ist neben jeder Prozentzahl angegeben.

Zu keinem Zeitpunkt ergaben sich statistisch signifikante Unterschiede zwischen den Fahrern aus Haushalten mit Kabelfernsehen A bzw. B. Es ergaben sich auch keine Unterschiede im Gebrauch zwischen denjenigen, die Kabelfernsehen hatten, und anderen Fahrern, die an der gleichen Stelle beobachtet wurden und dabei entweder aus dem gleichen Distrikt stammten oder von außerhalb kamen. Man kommt zu dem gleichen Ergebnis, wenn man die Daten für die weiblichen Autofahrer in Abbildung 12.2 anschaut.

Es zeigte sich eine abnehmende Tendenz im Gebrauch der Sicherheitsgurte vom Frühling zu den Wintermonaten hin, ein Ergebnis, das für die männlichen Fahrer deutlicher war als bei den weiblichen. Diese Abnahme trat allerdings bei den Kontrollpersonen genauso häufig auf wie bei den Kabelfernsehern der Versuchsgruppe. Deshalb kann man wohl nicht den Schluß ziehen, daß die Werbekampagnen eine ungünstige Wirkung auf den Gebrauch des Sicherheitsgurtes hatten. Einige noch unbekannte Faktoren trugen offensichtlich zu der Abnahme des Gebrauchs des Sicherheitsgurtes in den Wintermonaten in allen Gruppen bei. Es ist weiterhin festzustellen, daß der durchschnittliche Gebrauch des Sicherheitsgurtes in der schwarzen Bevölkerungsschicht signifikant geringer ist (3%) als bei den Weißen (10%), wie dies schon in früheren Studien nachgewiesen wurde (1072). Unterschiede, die auf das Alter zurückgehen, waren gering und statistisch nicht signifikant.

Der offensichtliche Mißerfolg dieser Kampagne, den Gebrauch des Sicherheitsgurtes zu verbessern, paßt zu den Erfahrungen, daß Massenmedien nicht geeignet sind, Autobahnunfälle zu verringern (1081). Deshalb sind passive Vorgehensweisen (1075), wie z. B. ein Luftsack, der sich beim Aufprall automatisch aufbläst und nicht von einem zusätzlichen Eingreifen des Fahrers abhängig ist, erfolgversprechender, um die Zahl der Verkehrstoten und Verletzten herabzusetzen. Solche passiven Maßnahmen haben sich in der Vergangenheit bei ganz ähnlichen Problemen des öffentlichen Gesundheitswesens als erfolgreicher erwiesen. Einige dieser passiven Hilfsmittel, zum Beispiel die energieschluckende Lenksäule und Windschutzscheiben, die sich wie ein Feuerwehrsprungtuch verhalten und durch amerikanisches Gesetz 1961 zur Pflicht geworden sind, haben tatsächlich zu einer starken Abnahme der Unfallverletzten und Toten geführt (1076).

Das offensichtliche Versagen einiger Massenmedien-Kampagnen zwecks Erhöhung des Gebrauchs von Sicherheitsgurten bedeutet nicht, daß es unmöglich ist, eine Kampagne zu entwickeln, die zu einem Mehrgebrauch der Sicherheitsgurte führt. Der negative Schluß ist deutlich, daß der Nachweis sichtbaren Gewinns bezüglich Benutzung des Sicherheitsgurtes, resultierend aus solchen Kampagnen, von denjenigen erbracht werden muß, die uns zur Verwendung von Massenmedien raten.

Kampagnen in den Massenmedien zur Reduktion des Risikos von Herz-Kreislauferkrankungen

Ein erst kürzlich abgeschlossenes Projekt „Stanford Heart Disease Prevention Program“ versuchte durch Methoden der individuellen Beeinflussung und Informationen durch Massenmedien, diese kombiniert als auch einzeln angewandt, Verhaltensmuster zu beeinflussen, die eine Beziehung zu kardiovaskulären Erkrankungen haben. Obwohl das Projekt gerade erst beendet wurde und zur Zeit noch nicht endgültig ausgewertet ist, glauben die Forscher dieses Projektes, daß der Gebrauch der Massenmedien zur Änderung des Verhaltens bei ihrem Projekt wirksam war. Sie kamen zu folgendem Schluß:

„Die Verwendung von Massenmedien ist sehr viel kostenintensiver als die individuelle Erziehungsmethode. Unsere Ergebnisse zeigen aber, daß die Massenmedien das Wissen erhöhen und gesundheitsbezogenes Verhalten ändern können. Wir glauben jedoch, daß die Kraft dieses Mittels entscheidend verbessert werden könnte, wenn wir Wege finden, mit den Massenmedien Programme zur zwischenmenschlichen Information natürlicher Gemeinschaften (wie z. B. Städte und Fabriken) ins Leben zu rufen und zu koordinieren und um bestimmte Formen spezieller Trainingsprogramme und Ratschläge zur Gewichtsabnahme und zur Raucherentwöhnung zu übermitteln (156).“

Bedauerlicherweise konnte in dieser Studie eine vollständige Nachuntersuchung nur für ungefähr zwei Drittel der ursprünglich teilnehmenden Personen durchgeführt werden, und die Autoren bleiben den Nachweis schuldig, daß Massenmedien tatsächlich mit vertretbarem Kostenaufwand zu einer Änderung des gesundheitlichen Verhaltens führen. Leser, die daran interessiert sind, den Wert der Massenmedien in bezug auf gesundheitsfördernde Maßnahmen zu beurteilen, sollten versuchen, die endgültige Bewertung des Stanford-Projektes zu erhalten.

Schlußfolgerungen und Forschungsprioritäten

Der Anreiz zu Kampagnen in Massenmedien ist bei denjenigen sehr verbreitet, die den Wunsch haben, gesundheitsbewußtes Verhalten in der menschlichen Gesellschaft zu fördern. Es gibt jedoch keine greifbaren Hinweise dafür, wie dies durchgeführt werden soll. Es scheint im Gegenteil so zu sein, daß die Massenmedien keinen oder wenig Effekt auf elementare vorbeugende Maßnahmen zum Gebrauch des Sicherheitsgurtes besitzen. Die vorläufigen Ergebnisse des Stanford-Programms sind zwar ermutigend, aber auch diese Untersuchung wird bereits durch eine unvollständige Nachuntersuchung der Teilnehmer dieser Studie in ihrem Wert herabgesetzt.

Ich möchte alle jene, die für den Gebrauch der Massenmedien im öffentlichen Gesundheitsdienst sind, dringend anregen, ihre Programme entsprechend den zu Beginn dieses Kapitels gestellten Überlegungen und Fragen zu überprüfen. Potentielle Benutzer von Massenmedien sollten sich um eine kritische Bewertung kümmern, bevor sie einen solchen Weg beschreiten.

Auch wenn die Ergebnisse des Stanford-Projektes noch nicht entschieden sind, haben meines Erachtens Untersuchungen in dieser Richtung zumindest nach unserer Erfahrung relativ geringe Priorität. Die Methoden einer passiven Beeinflussung, die in diesem Artikel vorgestellt wurden, haben sicherlich – hinsichtlich der Morbidität und Mortalität – größere Erfolge zu verzeichnen, als Methoden wie z. B. die Überredung der Bevölkerung durch Massenmedien, da letztere eine aktive Veränderung im Verhalten der einzelnen Menschen zur Voraussetzung hat.

13
Die Bedeutung der Compliance bei der Raucherentwöhnung

J. Allan Best und Maurice Bloch

Einleitung

Das Konzept der Compliance wird in einer Vielzahl von empirischen Veröffentlichungen benutzt (1112). Jede verwendet ihre eigene Methodologie und wissenschaftliche Fragestellungen und leistet zu unserem Verstehen der Compliance ihren eigenen Beitrag. Wir müssen uns deshalb näher mit der Frage auseinandersetzen, wie das Konzept der Compliance auf die Raucherentwöhnung übertragen werden kann.

Untersuchungen zur Beeinflussung der Rauchgewohnheiten unterscheiden sich von den meisten Untersuchungen zur Compliance darin, daß sie sich auf den Erfolg konzentrieren und nicht auf die Einhaltung des eigentlichen Therapieplans. Viele Untersucher haben kurzsichtig die Ergebnisse verschiedener Interventionsmaßnahmen genau analysiert, ohne dabei darauf zu achten, in welchem Ausmaß die Raucher bei der Erreichung des Erfolgs tatsächlich den Behandlungsempfehlungen gefolgt sind.

Es gibt sicherlich verschiedene Gründe dafür, daß das Schwergewicht der Bemühungen in der Literatur zum Thema Rauchen auf dem Erfolg bzw. auf der Wirksamkeit der Therapie liegt. Erstens befassen sich die meisten Compliance-Studien mit gut erprobten medizinischen Maßnahmen. Im Gegensatz dazu besitzen wir aber keine Rauchtechniken, die solche verläßlichen therapeutischen Effekte hervorrufen. Zweitens unterscheiden sich medizinische Behandlung und die Raucherentwöhnungstechniken in ihrer Anlage, und die meisten Therapiepläne in der Compliance-Literatur schließen die Einnahme eines Arzneimittels mit ein. Das Interesse richtet sich also auf die Verordnung eines Arzneimittels, das dazu vorgesehen ist, eine biologische Wirkung hervorzurufen. Beim Rauchen verwenden wir andererseits Vorschriften zur Beeinflussung des Verhaltens (d. h. wir regen den Probanden an, nur noch in bestimmten Situationen zu rauchen), von denen wir hoffen, daß sie zu Verhaltensänderungen führen (nämlich Abnahme des Rauchens). Diese Einflüsse auf das Verhalten können dann natürlich auch zu biophysikalischen Veränderungen führen, aber unser Hauptinteresse konzentriert sich auf die Zusammenhänge zwischen den Verhaltensänderungen. Solche Verhaltensbeziehungen mögen von Natur aus weniger exakt faßbar sein als solche zwischen pharmakologischen und biophysikalischen Wirkungen. Darüber hinaus sind

Teilnahme an einer Behandlung und die Wirkungen einer solchen Behandlung durchaus nicht voneinander unabhängig. Wenn der Patient beginnt, einen bestimmten Behandlungsplan zu erfüllen, kann dadurch ein unmittelbares Feedback auf die Compliance entstehen. Das persönliche Erlebnis des Therapieerfolges bestimmt zum Teil das Ausmaß der fortbestehenden Compliance. Diese Betrachtung trifft besonders überzeugend auf Maßnahmen zur Änderung des Lebensstils zu. Zusammenfassend kann man sagen, daß die Untersuchungen über Compliance bei Programmen zur Änderung der Rauchgewohnheiten und anderer Formen des Lebensstils besonders umstritten sind, weil die Faktoren, die die Teilnahme am Entwöhnungsprogramm und deren Erfolg beeinflussen, stets gemeinsam betrachtet werden müssen. Unser Gesundheitssystem entwickelt sich immer schneller in Richtung auf eine integrierte Betrachtung aller Faktoren, die die Morbidität und Mortalität betreffen. Immer ernsthafter kümmern wir uns um Prävention und um gesunde Lebensweise (1160). Die Betrachtung der Probleme und Ansichten in der Literatur über Raucherentwöhnung kann zu unserem Verständnis für Compliance auf breiterer Ebene beitragen.

Derzeitiger Wissensstand

Die Forschungstätigkeit auf dem Gebiet der Raucherentwöhnung ist in den letzten zehn bis fünfzehn Jahren als Folge der zunehmenden Erkenntnisse über die schweren gesundheitlichen Konsequenzen, die mit dem chronischen Zigarettenkonsum verbunden sind, explosionsartig angewachsen. Es gibt zahlreiche umfangreiche Abhandlungen, die zu dem Ergebnis kommen, daß die frühen Versuche einer Änderung des Rauchverhaltens nicht erfolgreich waren (1091, 1156, 1172, 1178, 1220). Außerdem gibt es ausgezeichnete Arbeiten, die neuere Fortschritte zusammenfassen (736, 1093, 1176).

Der Zweck dieses Aufsatzes ist erstens: die Zusammenfassung der empirischen Daten, die sich aus einer Vielzahl therapeutischer Versuche zur Raucherentwöhnung ergeben, unter Einbeziehung von Studien, die nach früheren Übersichtsartikeln publiziert wurden. Zweitens: intensive Beschäftigung mit Untersuchungen, die speziell auf das Compliance-Problem näher eingehen, und drittens: der Versuch, allgemeine Trends in den Ergebnissen zu erkennen, die zu Richtlinien für die klinische Praxis führen könnten.

Die Literatur über das Rauchen ist aus zweierlei Gründen ein guter Ausgangspunkt für eine Betrachtung der Compliance und von Lebensstiländerungen. Einerseits ist es eine für Untersuchungen geeignete Verhaltensweise. Auf der anderen Seite ist es eine sehr komplexe Verhaltensweise, die sehr schwierig zu ändern ist, so daß wir von ihr eine Menge lernen können, wenn wir unser Wissen vergrößern und die Wirksamkeit verändernder Maßnahmen verbessern.

Untersuchung des Rauchverhaltens

Das Rauchverhalten eignet sich besonders gut zur Untersuchung. Es ist leicht zu beobachten, ist von Fall zu Fall verschieden und besitzt zudem einen absoluten Nullwert. Somit kann es zuverlässig quantifiziert und gemessen werden. Wir besitzen nämlich einen absoluten Standard, die Abstinenz, an dem unser Erfolg gemessen werden kann. Darüber hinaus stellt das Rauchen ein bei der Gesamtbevölkerung sehr weit verbreitetes Problem dar, das ein sehr hohes Gesundheitsrisiko beinhaltet und eine Lebensweise ist, die viele Leute gerne ändern würden. Neun von zehn Rauchern geben an, daß sie entweder bereits versucht haben, mit dem Rauchen aufzuhören, oder es versuchen würden, wenn es wirksame Mittel dafür gäbe (1240).

Determinanten des Rauchens

Rauchen ist ein komplexer Vorgang. Wir verstehen nur teilweise die Faktoren, die seine Verbreitung beeinflussen. Die pharmakologischen Wirkungen des Nikotins spielen sicherlich eine Rolle (1120) und interferieren möglicherweise mit den individuellen physiologischen Unterschieden, die das Rauchverhalten begünstigen (1124). Darüber hinaus dürften Stimmung und affektive Einstellung des jeweiligen Menschen eine Bedeutung für das Rauchen haben (1237, 1238). Sicherlich gibt es auch soziale Einflüsse auf das Rauchen (1134, 1147, 1180, 1181, 1186, 1215). Als Ergebnis der individuell verschiedenen Lernerfahrungen kann Rauchen als notwendig empfunden werden, um sich zu entspannen, um die Langeweile zu vertreiben oder auch, um sich zu belohnen. Häufig wird auch ohne „gute Gründe“ geraucht. So wird einfach geraucht, weil es aus der Erfahrung heraus im Zusammenhang mit einer großen Zahl von Rauchsituationen als selbstverständlich gilt, wie z. B. nach dem Essen oder bei einer Tasse Kaffee (705, 1145). Da es sich hierbei also um eine „eintrainierte“ Verhaltensweise handelt, wird oft so automatisch geraucht, daß das Individuum sich nicht bewußt wird, welche Faktoren sein Rauchverhalten bestimmen (1145).

Rauchen wird also von einer Vielzahl von Faktoren beeinflußt, wie pharmakologischen, umweltbezogenen, affektiven und erfahrungsbedingten. Dabei scheint das Rauchen an eine Vielzahl spezieller Situationen geknüpft zu sein (1095). Das Muster der Gründe dafür unterscheidet sich sehr zwischen einzelnen Individuen und ist in seinem Ablauf für jeden Raucher typisch. Die Vielschichtigkeit der Faktoren, die das Rauchverhalten bestimmen, haben für Untersuchungen, die sich mit der Modifikation des Rauchens und der damit zusammenhängenden Compliance beschäftigen, besondere Konsequenzen. Wie bei jeder pathologischen Verhaltensweise erfordert die Planung eines wirkungsvollen therapeutischen Behandlungskonzeptes die Einbeziehung aller jener Faktoren, die das Verhalten beeinflussen. Das Ausmaß der Compliance bezüglich Behandlung und des endgültigen Erfolges des Programms wird daher von der Einführung konkurrierender Kontrollmaßnahmen abhängen, die zu alternativen Verhaltensweisen (nämlich des Nichtrauchens) führen.

Charakteristika des betroffenen Personenkreises

Der Raucher bringt in die Behandlung nicht nur widersprüchliche und komplexe Gründe für das Rauchen ein, sondern auch eine Vielzahl persönlicher verhaltensbezogener und motivierender Charakteristika, die sein Ansprechen auf die Therapie stark beeinflussen. Solche individuellen Verschiedenheiten erlauben im allgemeinen keine gute Vorhersage über Compliance (605, 1112), obwohl diese Faktoren grundsätzlich sowohl die Teilnahme am Therapieplan als auch die Wirksamkeit der die Compliance verbessernden Maßnahmen beeinflussen können. In der Literatur über das Rauchverhalten wurden demographische Meßgrößen wie Alter und Geschlecht mit dem Erfolg des Raucherentwöhnungsprogrammes korreliert (119, 280, 415, 447, 1118, 1122, 1138). Dabei ergibt sich als typischer positiver Befund, daß ältere männliche Raucher im allgemeinen mehr Erfolg mit der Entwöhnung und der daran anschließenden Abstinenz haben. Wie es sich aber für alle Charaktereigenschaften der Probanden als zutreffend erweisen wird, hat dagegen auch eine Vielzahl von Untersuchern festgestellt, daß zwischen Rauchen und Alter bzw. Geschlecht keinerlei Beziehung besteht. Darüber hinaus läßt sich die Aussage machen, daß in all jenen Fällen, wo sich eine signifikante Wirkung gezeigt hat, das Ausmaß dieses Effektes gewöhnlich sehr klein war und geringe klinische Relevanz besaß.

In vielen Raucherentwöhnungsprogrammen sind wenigstens einige, wenn nicht sogar sehr viele Maßstäbe für die Analyse der Persönlichkeitsstruktur verwendet worden. Bedauerlicherweise sind die Ergebnisse dieser Versuche durchweg negativ, wenn man sie danach beurteilt, ob sie regelmäßig zum Erfolg der Raucherentwöhnung beitragen (47, 48, 49, 1096, 1097, 1171, 1184, 1219, 1227).

Es ist gezeigt worden, daß der Erfolg für ein Aufgeben des Rauchens mit der Motivation zur Änderung des Verhaltens und der Erwartung des Erfolges direkt in Beziehung steht (47, 48, 1097, 1122, 1178, 1218) und sich umgekehrt proportional zum Ausmaß des früheren Rauchens verhält (48, 1118, 1122). Wiederum ist es aber so, daß eine viel größere Zahl von Untersuchern diese Beziehungen nicht bestätigen konnte.

Zusammenfassend ist festzustellen, daß demographische, persönlichkeitsbezogene und motivierende Faktoren keine Voraussage über den Erfolg eines Raucherentwöhnungsprogramms zulassen. Diese Behauptung trifft zu, obwohl es allgemein anerkannt ist (siehe weiter unten), daß die besondere Art der Behandlung ebenfalls wenig zum Erfolg beiträgt. (Dennoch, irgendein Behandlungsfaktor oder eine Eigenschaft des Probanden muß dazu beitragen, daß manche Raucher das Rauchen erfolgreich aufgeben, während andere dies nicht tun!) Damit besteht also weiterhin die Möglichkeit, daß individuelle Unterschiede zum Ergebnis beitragen, daß aber diese Faktoren als widersprüchlich und komplex angesehen werden müssen, weil sie trotz aller bisherigen Bemühungen unerkannt geblieben sind.

Einige Untersuchungen haben die Beziehungen zwischen dem Probanden und den Variablen der Behandlung untersucht. Die Besonderheiten des Probanden können mit Aspekten des Behandlungsprogrammes sinnvoll verknüpft werden, indem ein erfolgreiches Ergebnis leichter erreicht werden kann, wenn die Behandlung auf den einzelnen zugeschnitten wird. So haben wir beispielsweise statistisch signifikante Vorteile aufgezeigt, wenn man den Behandlungsplan unter Berücksichtigung motivierender Momente und unter Beachtung der Persönlichkeitsstruktur aufbaut (49, 1096, 1097). In ähnlicher Weise schlagen Hildebrandt und Feldman (1146) vor, daß Raucher, die initial eine geringe Bereitschaft zu „verpflichteter" Mitarbeit zeigen, davon profitieren, wenn sie an einem Trainingsprogramm teilnehmen, das die Bereitschaft zu solcher „Verpflichtung" wachruft. Conway (1107) regte an, daß Probanden, die allgemein glauben, die Folgen ihres Handelns unter Kontrolle zu haben, besser von einem Trainingsprogramm zur Selbstkontrolle Gebrauch machen. Pechacek (1199) fand heraus, daß ängstliche Raucher eher von Trainingsprogrammen profitierten, die einen Streß auslösten, obgleich Levenberg und Wagner (1164) einen solchen Zusammenhang nicht nachweisen konnten. Obwohl der Anteil der positiven Assoziationen sehr hoch zu sein scheint, wenn wir die Wechselbeziehungen zwischen Behandlung und Patienten untersuchen, so bleibt doch bedauerlicherweise ihr Ausmaß klein. Dies stimmt mit den meisten Publikationen über individuelle Unterschiede überein, welche lediglich schwache Beziehungen zwischen den allgemeinen Charakterzügen und den Reaktionen auf spezifische Begleitumstände ergeben (1100, 1190). Wir können eher erwarten, Wechselbeziehungen zwischen den Variationen im Rauchverhalten des einzelnen und der Analyse seiner Reaktionen auf die Behandlung zu finden (48, 651, 1091, 1117, 1135, 1185, 1212). Nachfolgend werden einige in dieses Gebiet einführende Arbeiten dargestellt.

Maßnahmen zur Änderung des Rauchverhaltens

In dem Bemühen, den Rauchern dabei zu helfen, das Rauchen einzustellen, haben Ärzte der verschiedensten Fachrichtungen ein großes Spektrum von Maßnahmen ausprobiert. Diese können grob in fünf Klassen unterteilt werden: 1. Gruppentherapie, 2. erzieherische und die Einstellung ändernde Maßnahmen, 3. Arzneimittel-Therapie, 4. Hypnose und 5. Maßnahmen zur Verhaltensmodifikation.

Gruppentherapie

Die Gruppentherapien stellen eine gebräuchliche Maßnahme zur Änderung des Rauchverhaltens dar. Wenn sie sich auch in ihrem Inhalt sehr stark voneinander unterscheiden, so sind sie doch weitgehend dadurch charakterisiert, daß sie eine Möglichkeit darstellen, um Raucher zusammenzuführen, damit sie von den behandelnden Ärzten bzw. voneinander Hilfe erhalten. Dabei wird im allgemeinen frei diskutiert, und man geht davon aus, daß die Diskussion als solche (wie auch die in kleineren Gruppen typisch wirkende Dynamik, d. h. die Ermutigung, moralische Unterstützung und gesellschaftlicher Druck), das Aufgeben des Rauchens erleichtert. Diese Faktoren werden häufig durch gesundheitliche Informationen und spezifische Tips von den Veranstaltern ergänzt.

Im allgemeinen stimmen die sich aus solchen Programmen ergebenden Resultate weitgehend überein, wobei sich langfristig Raucherentwöhnungsraten zwischen 15% und 20% ergeben haben (303, 1138, 1151, 1205, 1221, 1239, 1246). Zum Teil lagen die Langzeitergebnisse sogar bei 30%. Diese höheren Zahlen mögen mit stärkerer medizinischer Beteiligung in der Klinik und/oder Einbeziehung verschiedener Änderungsmaßnahmen verknüpft sein (267, 280, 1118).

Viele Gruppen-Methoden sind nicht einwandfrei mit geeigneten Kontrollen bewertet worden. Werden aber nachträglich Wartelisten oder Kontrollen mit minimaler Behandlung in die Bewertung einbezogen, so sprechen die Ergebnisse dafür, daß die Gruppentherapie wenig dazu beiträgt, dem Raucher bei der Entwöhnung zu helfen. Das bedeutet jedoch nicht, daß Gruppentherapie von vornherein wertlos ist. Der gesellschaftliche Umgang und die Wechselwirkung können sehr wohl eine Art Vehikel für den wirksamen Einfluß sein. Das bedeutet, daß Gruppentreffen wirksame Komponenten einschließen müssen, die sich vielleicht von einigen später genannten Alternativen ableiten lassen, wenn sie die Beendigung des Rauchens fördern können.

Erziehung und Änderungen der Einstellung

Man kann die Änderung des Gesundheitsverhaltens als einen Zweistufenprozeß ansehen. Erstens muß die betreffende Person zur Änderung motiviert werden. Dies kann dadurch geschehen, daß die Person eine Information über das besondere Gesundheitsrisiko erhält, das mit ihrem Verhalten verbunden ist und das Ausmaß des persönlichen Risikos einsieht. Zweitens muß der Betreffende selbst handeln, um zu verändern. Die erste Handlung zur Beendigung des Rauchens, nämlich um Hilfe zu bitten, bietet keine Gewähr dafür, daß die Person dazu gut motiviert ist. Viele Teilnehmer zeigen gegenüber der Raucherentwöhnung widerstreitende Gefühle. In diesem Zusammenhang sind erzieherische Maßnahmen und/oder solche, die eine Änderung der Einstellung bewirken von Bedeutung.

Die meisten Untersuchungen auf diesem Gebiet haben die Auswirkungen solch überzeugender Vorstellungen untersucht, die vor den vom Rauchen ausgehenden Gefahren Angst erzeugen (334, 1150, 1165, 1173, 1202, 1211, 1228). Typischerweise haben sich Raucher an einem Rollenspiel einer Patienten-Arzt-Interaktion beteiligt, in dessen Verlauf der Raucher die niederschmetternde Nachricht erhielt, daß er Lungenkrebs habe und daß ein chirurgischer Eingriff erforderlich sei. Gewöhnlich führte dies zu beträchtlicher Besorgnis und Einstellungsänderungen, der bleibende Effekt auf das eigentliche Rauchverhalten war jedoch gering. Viele Ärzte werden diese viel zu häufig vorkommende Reaktion bei ihren eigenen Patienten bestätigen können.

Der neuerdings verwendete Entzug als Alternative zum Rollenspiel bildet eine Ausnahme unter den bei den Techniken zur Änderung der Einstellung negativen Resultaten. Suedfeld und Mitarb. (1229, 1231, 1232, 1233) berichteten über gute Ergebnisse, wenn den Probanden eine Vielzahl von Informationen für und wider das Rauchen während eines 24stündigen Entzugs übermittelt wurden (die Raucher lagen in einem licht- und geräuschisolierten Raum ruhig zu Bett). Die initiale Abstinenz ist dabei fast 100%, obgleich die Langzeiteffekte nicht sehr viel besser sein dürften, als sie typischerweise mit anderen Methoden auch erreicht werden.

Die Grenzen aller Versuche mit erzieherischen und die Einstellung ändernden Methoden bestehen darin, daß sie zwar unterstreichen, was der Raucher tun sollte (nämlich aufhören), dabei aber nicht genau angeben, wie dieses Ziel erreicht werden soll. Erzieherische und die Einstellung ändernde Techniken könnten große Bedeutung erlangen, wenn sie mit effektiven „Wie-Methoden" kombiniert würden. Beispielsweise deuten erste Ergebnisse einer Serie von Fallberichten (1230) und von einer eben durchgeführten kontrollierten Studie auf eine 80%ige Abstinenz sechs Monate nach Beginn hin, wenn der sensorische Entzug mit Methoden zur Verhaltensänderung kombiniert wird. Es ist aber sicher, daß ein wesentliches Manko anderer Methoden der Änderung des Rauchverhaltens darauf beruht, daß Faktoren der persönlichen Einstellung und der Motivation unberücksichtigt blieben.

Arzneimitteltherapie

Welche direkten Wege zur Änderung des Rauchverhaltens gibt es? Die Berücksichtigung der Rolle des Nikotins bei der Entwöhnung hat zu zwei verschiedenen Therapieformen geführt. Bei der ersten wird während der ersten Phase der Entwöhnung eine nikotinartige Verbindung, nämlich Lobelinsulfat, das sich als Bautron oder Nikoban in den USA*) im Handel befindet, angewendet. Dies kann tatsächlich zu einer Abnahme des Zigarettenverbrauchs führen, was indirekt auf die Bedeutung des Nikotins beim Rauchen hinweist (1206). Die Wirkungen sind jedoch schwach und vorübergehend und oft nicht viel größer als die von Plazebos (1113, 1121, 1127, 1148, 1189).

Bei der zweiten, erst kürzlich entwickelten Methode wird ein neu entwickelter Kaugummi verwendet, das Nikotin enthält. Eine erste Doppelblindstudie berichtet über eine statistisch signifikant größere Abnahme des Zigaret-

*) In der BRD als Nicobrevin N im Handel

tenrauchens bei Anwendung des Kaugummis als bei einem Plazebo-Präparat (1102). Eine von Russell, Wilson, Feyerabend und Cole (447) durchgeführte gut kontrollierte Studie zeigte eine statistisch signifikante Wirkung des Nikotinkaugummis, wenn die Probanden aufgefordert wurden, normal weiterzurauchen, aber keine vergleichbare günstige Wirkung gegenüber Plazebo, wenn die Probanden versuchten, ihr Rauchen zu verringern. Die Autoren kamen zu dem Schluß, daß die spezifische Wirkung von Nikotin gering sein muß und nur etwa 7% der Varianz bei der Abnahme des Rauchens erklärt.

Zusammengefaßt: Die isolierte Anwendung von Pharmaka ist unwirksam. Es scheint damit klar zu sein, daß die Probleme der Änderung von Rauchgewohnheiten weit über eine Substanzabhängigkeit hinausgehen.

Die Anwendung der Hypnose

Die Erfolge bei der Anwendung der Hypnose variieren erheblich. Es gibt Berichte über Langzeiteffekte, die eine Erfolgsquote von 60 bis fast 100% aufweisen (1108, 1157, 1196, 1242, 1244). In anderen Untersuchungen wurde praktisch kein Erfolg nachgewiesen (400, 1200, 1226). In den meisten erfolgreichen Untersuchungen wurde dabei die Hypnose mit einer Vielzahl anderer (oft unzureichend definierter) Methoden kombiniert. Die Hypnose wird für viele Zwecke eingesetzt, und ihre Anwendung kann auch die Rolle der Angsteinflößung – wie oben dargestellt – übernehmen. Ausschließlich zur Angsteinflößung angewandt, scheint sie aber wirkungslos zu sein. Sie kann aber auch dazu benutzt werden, alternative Verhaltensweisen für bestimmte Rauchsituationen zu vermitteln; z. B. zu anderen Möglichkeiten anzureizen, mit Spannungszuständen oder Ärger oder mit dem Bedürfnis, irgend etwas in der Hand zu haben, fertig zu werden (1244). Als zusätzliche Hilfsmethode kann die Hypnose zur Raucherentwöhnung durchaus einen Beitrag leisten. Besser kontrollierte Studien sind erforderlich, um sowohl die spezifische Rolle der Hypnose als auch die Umstände, unter denen sie nützlich sein kann, zu beurteilen.

Methoden zur Verhaltensmodifikation

Die Änderung des Verhaltens stellt nicht eine einheitliche Behandlungsmethode dar, sondern eine Vielzahl von Techniken, die alle lose durch Bindung an soziale Lernprinzipien und durch gemeinsam geübte Praktiken miteinander verknüpft sind. In diesem Sinne wird Rauchen als eine Angewohnheit betrachtet und die Raucherentwöhnung als ein Lernprozeß. Obwohl man sich bei Methoden zur Verhaltensmodifikation traditionell in erster Linie auf umweltbezogene Determinanten konzentriert hat, hat die kürzliche Zunahme von auf Erkenntnis beruhenden Verhaltensveränderungen (1182, 1188) einen größeren Einfluß auf das Gebiet der Raucherentwöhnung gehabt. Bei dieser

Methode werden pharmakologische, affektive und erkenntnisbezogene Variablen, wie oben beschrieben, zur Raucherentwöhnung mit einbezogen (1095).

So ist das Rauchen also als eine Kette von Verhaltensweisen und Ereignissen anzusehen, wie dies in Abbildung 13.1 dargestellt ist. Einige der Verhaltenstechniken konzentrieren sich primär auf die Auslösemechanismen des Rauchverhaltens – nämlich die Rauchsituation, das Verlangen zu rauchen und die Entscheidung zu rauchen. Andere kümmern sich dagegen stärker um die Konsequenzen des Rauchens und versuchen, die mit diesem Verhalten verbundenen Folgen zu ändern.

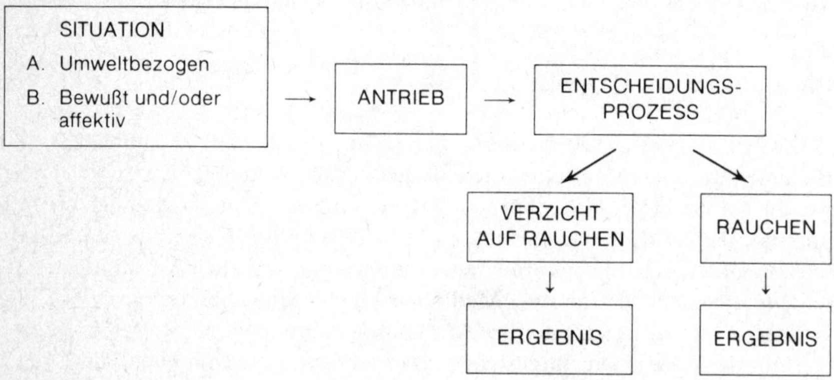

Abbildung 13.1 Aufeinanderfolgende Ereignisse und Verhaltensweisen in der Rauchkette.

Methoden zur Beeinflussung der Auslösemechanismen

1. Techniken zur Auslösung von Aversionen

Die Verwendung von Techniken der aversiven Konditionierung ist in der Literatur des Rauchens gut dokumentiert. Die Basisidee beruht auf der Vorstellung, daß bestimmte Situationen das Rauchen begünstigen, weil sie aufgrund der Erfahrung fest mit dem Rauchvorgang verknüpft sind und weil das Rauchen unter diesen Umständen sich häufig als Belohnung erwiesen hat. Auf ähnliche Weise soll die Erfahrung wiederholter aversiver Folgen des Rauchens den Raucher drängen, in diesen Situationen nicht mehr zu rauchen. Dabei geht man von der Vorstellung aus, daß sich der Wille, nicht mehr zu rauchen, schließlich so stark ausbildet, daß er den Zwang zum Rauchen übertrifft und auf diese Weise das Rauchen verhütet.

Der elektrische Schlag ist eine gängige Art, eine Aversion auszulösen. Eine solche Methode wurde bei Rauchern angewandt, die im Laboratorium rauchten (448, 1083, 1096, 1107, 1166, 1214). Die Schocks wurden in der natürlichen Umgebung des Probanden angewendet (1197, 1203, 1247). Anstatt gegen das eigentliche Rauchen mit Schocks vorzugehen haben andere Untersucher den Zwang zum Rauchen mit Schocks zu beeinflussen versucht (1086, 1087, 1088, 1227). Im allgemeinen hat sich die Anwendung von elektrischem Schock gegenüber dem eigentlichen Vorgang des Rauchens nicht als wirkungsvoll erwiesen; wenn auch einige Anhaltspunkte dafür sprechen, daß die Schockanwendung gegenüber dem Zwang zu rauchen erfolgversprechend ist. Berecz (1089, 1090) bestreitet diese Aussage, aber zur Bestätigung sind bessere kontrollierte Studien erforderlich. Schocktherapie kann auch wirkungsvoll sein, wenn sie mit Selbsterziehungsmethoden verbunden wird (1105). Es gibt kommerzielle Raucherentwöhnungsprogramme, die auf Anregungen zurückgehen, die von diesen Autoren ursprünglich entwickelt wurden. Für diese käuflichen Methoden werden beträchtliche Erfolge behauptet, jedoch kann der hohe Motivationsgrad, der durch die hohen Kosten verursacht wird, einen wesentlichen Teil beitragen. Darüber hinaus muß gesagt werden, daß diese Methoden nicht systematisch untersucht worden sind.

Anstelle des elektrischen Schocks sind auch zwei andere aversionsauslösende Methoden bei übermäßigem Rauchen angewendet worden. Deren Grundgedanke ist ähnlich dem des Elektroschocks. In diesem Fall kommt aber noch die Vorstellung hinzu, daß die die Aversion auslösende Handlung mit dem eigentlichen Verhaltensproblem eng zusammenhängt und so die Wirksamkeit der Maßnahme verbessert.

Die erste aversive Maßnahme betrifft das Schnellrauchen. Es wurde von Lichtenstein und seinen Mitarbeitern an der Universität von Oregon entwickelt. Der Raucher muß sich zuerst einmal pro Tag und dann allmählich weniger häufig hinsetzen und so viele Zigaretten wie möglich hintereinander rauchen, wobei er alle sechs Sekunden einen Zug nehmen muß (1171, 1219). Die Probanden werden aufgefordert, zwischen den einzelnen Sitzungen keine Zigaretten zu rauchen. Berichte über das Schnellrauchen ergeben eine 100%ige Abstinenz am Ende der Behandlung und einen 60%igen Erfolg sechs Monate später. Es ist zwischenzeitlich deutlich geworden, daß diese Methode von einer guten Beziehung zwischen Raucher und Therapeut abhängt (1141). So zeigen die Ergebnisse der Oregon-Gruppe, daß die Methode am wirksamsten ist, wenn sie im Labor und nicht zu Hause angewendet wird. Darüber hinaus scheint das Schnellrauchen um so wirkungsvoller zu sein, wenn die Behandlung so lange durchgeführt wird, bis der Proband entwöhnt ist und nur noch geringe Schwierigkeiten mit dem Drang zum Rauchen angibt (1159, 1245).

Die Wirksamkeit der Schnellrauchmethode hat sich in verschiedenen späteren Untersuchungen bestätigt, obgleich der Langzeiteffekt hier etwas geringer war und zwischen 30% und 50% betrug (49, 298, 1161, 1191, 1195, 1207, 1222). Nicht so eindrucksvolle Ergebnisse können auf Abweichungen von der empfohlenen Methode beruhen (119, 299, 1116, 1126, 1128, 1129, 1162, 1164, 1235), weil sie nur in der Form wirkungsvoll zu sein scheint, wie sie von der Untersuchergruppe in Oregon entwickelt worden ist. Sorgen sind jedoch wegen der gesundheitlichen Unbedenklichkeit der Methode geäußert worden (690, 1114, 1140), da das Rauchen das Herz-Kreislauf-System in zweifacher

Weise beeinflußt: 1. über die pharmakologische Wirkung des Nikotins und 2. mehr indirekt infolge der erhöhten Bildung von Carboxyhämoglobin. Während des Rauchens beobachtet man einen sofortigen Anstieg der Herzfrequenz und des arteriellen Blutdrucks. Zigarettenrauch enthält darüber hinaus auch eine relativ hohe Konzentration an Kohlenmonoxyd, das zur Bildung von CO-Hämoglobin führt und dadurch die Sauerstoffbindungs-Kapazität des Blutes herabsetzt. Schnelles Rauchen könnte diese Effekte verstärken und so theoretisch bei bestimmten Rauchern zu Herz-Kreislauf-Komplikationen führen. Die bisher zur Verfügung stehenden Daten deuten aber darauf hin, daß die Methode nicht zu klinisch faßbaren unerwünschten Nebenwirkungen führt, wenn sie bei gesunden Rauchern angewendet wird (1111, 1115, 1170). Trotzdem muß man auf einer vorausgehenden medizinischen Untersuchung bestehen, und aus Gründen der Vernunft ist es abzulehnen, diese Technik zum gegenwärtigen Zeitpunkt bei herzkreislaufkranken Rauchern anzuwenden.

Die zweite Art des aversiven übermäßigen Rauchens wird im amerikanischen Schrifttum als Satiation (Übersättigung) bezeichnet. Bei dieser Methode wird der Raucher aufgefordert, einige Tage lang die doppelte oder dreifache Menge seiner normalen Zigarettenration zu rauchen. Resnick (1208, 1209) berichtete als erster mit dieser Methode über Erfolgsraten, die mit den besten Ergebnissen der Schnellrauchmethode vergleichbar waren. Alle Bemühungen, diese hohen Erfolgsraten zu reproduzieren, waren aber stets enttäuschend (1097, 1106, 1177, 1183, 1184, 1234). Zwei neuere Studien deuten darauf hin, daß die Übersättigungsmethode genauso wirkungsvoll ist wie das Schnellrauchen, wenn man sie mit Techniken zur Selbsterziehung kombiniert (48, 1117). Darüber hinaus bestehen zwischen den Untersuchungen mit dem Übersättigungs- und dem Schnellrauchverfahren verschiedene methodische Unterschiede, die möglicherweise zur scheinbaren Überlegenheit der Schnellrauchmethode beigetragen haben. In den Übersättigungsstudien war die Behandlungszeit kürzer, es wurde der guten Arzt-Patienten-Beziehung, die ein entscheidendes Kriterium bei dem Erfolg des Schnellrauchens zu sein scheint (1141), weniger Bedeutung beigemessen und den auf Erkenntnis beruhenden Komponenten des übermäßigen Rauchens weniger Aufmerksamkeit geschenkt. Der zuletzt genannte Unterschied ist von besonderem Interesse. Lichtenstein und Danaher (736) vertreten die Meinung, daß das übermäßige Rauchen deshalb wirkungsvoll ist, weil es dem Raucher unangenehme Erfahrungen bringt, die allmählich wieder beseitigt oder erkenntnismäßig verwendet werden können, wenn man mit dem Zwang zum Rauchen fertig werden will. So kann diese Methode auch noch fortgeführt werden, nachdem die eigentliche Behandlung zu Ende ist. Die Beachtung dieses Sachverhaltes ist für die theoretische Begrenzung der Aversionsmethoden wichtig, wenn diese bei Verhaltensexzessen angewendet werden sollen. Falls dem Betroffenen keine alternativen Reaktionsmöglichkeiten zur Verfügung stehen, kann der suppressive Effekt nur ein vorübergehender sein (1085,

1152). So kann die Beibehaltung des geänderten Rauchverhaltens von verschiedenen Faktoren abhängen, die sich deutlich von denjenigen unterscheiden, die die initiale Verhaltensänderung herbeigeführt haben (49, 705, 1110).

Diese Unterscheidung trägt auch zum Verständnis der letzten aversiven Technik bei, die hier vorgestellt werden soll. Die Methode der sogenannten versteckten Sensibilisierung benützt die Übermittlung bildhafter Vorstellungen dazu, aversive Assoziationen mit dem Rauchvorgang zu erzeugen. Die Methode hat den Vorteil, billig, leicht anwendbar und medizinisch sicher zu sein. Wie von Cautela (1104) beschrieben, wird der Raucher aufgefordert, sich selbst immer wieder in typischen Rauchsituationen vorzustellen und sich dabei lebhaft und intensiv negative Folgen auszudenken (z. B., daß dem Probanden übel wird und er auf die Zigarettenschachtel in seiner Hand erbricht). Solche imaginären Phasen können alternierend durch die Vorstellung abgelöst werden, in der sich der Proband entschließt, nicht mehr zu rauchen, und dadurch positive Folgen erlebt. Wissenschaftliche Untersuchungen mit der Aufgabe, diese Methode und ihre Variationen zu bewerten, haben unbefriedigende Resultate erbracht (1163, 1177, 1198, 1216, 1225, 1243, 1250). Severson und Hynd (1222) haben jedoch kürzlich gezeigt, daß diese sogenannte „versteckte Sensibilisierung" eine nützliche zusätzliche Maßnahme beim Schnellrauchen sein kann, besonders dann, wenn es auf dauerhafte Ergebnisse ankommt. Dies stimmt mit der kognitiven Erklärung für die Wirkung des Schnellrauchens überein und unterstreicht die besondere Wichtigkeit erfahrungsbezogener Variablen bei der Langzeit-Compliance von Nichtraucher-Programmen.

Zusammenfassend ist festzustellen: Die Wirksamkeit von aversiven Techniken variiert beträchtlich. Schnellrauchen, sozial unterstützt, führt am häufigsten zu positiven Ergebnissen und scheint gute Erfolge in der Kurzzeittherapie und einigermaßen günstige Erfolge in der Langzeittherapie zu bringen. Man kann darüber spekulieren, ob die Aversionstechniken am erfolgreichsten wären, wenn sich der Raucher die unangenehme Wirkung beim Bekämpfen des Rauchverlangens bewußt vorstellt. Aversionsmethoden können deshalb als besonders geeignet angesehen werden, wenn sie im Initialstadium der Raucherentwöhnung eingesetzt werden. Die Aufrechterhaltung dieser Änderung scheint jedoch auf verschiedene Vorgänge zurückzuführen zu sein. Die bewußte Beschäftigung des Probanden mit den Aversionen mag eine Möglichkeit darstellen, um eine dauerhafte Raucherentwöhnung herbeizuführen. Darüber hinaus können Abwandlungen dieser Aversionserfahrung, die eine solche Beschäftigung ermutigen, den Behandlungserfolg erhöhen. Alternativ können Aversionsmethoden wirksamer werden, wenn sie mit einigen nachstehend beschriebenen Selbsterziehungsmaßnahmen kombiniert werden.

2. Stimuluskontrolle

Aversionstechniken sind nicht die einzigen Maßnahmen, die darauf abzielen, innerhalb der Kette des Rauchverhaltens im Stadium „situationsbedingter Antrieb", Änderungen herbeizuführen. Eine Vielzahl anderer Maßnahmen ist dazu geeignet, die Anregung zum Rauchen zu beeinflussen. Zwei Stufen sind daran beteiligt: 1. das Rauchen wird auf einige, oft neue Situationen eingeschränkt, um Beziehungen zu früheren Rauchgelegenheiten zu beseitigen und 2. auch während dieser wenigen Situationen wird das Rauchen Schritt für Schritt eingeschränkt. Azrin und Powell (1084) benutzten eine Zigarettenschachtel, die sich automatisch verschloß, und das Rauchen nur zu festgelegten Zeiten ermöglichte. Andere Untersucher haben Taschenuhren, im voraus berechnete Rauchintervalle oder spezielle Rauchzeiten angewendet, um das gleiche Ziel zu erreichen (44, 1097, 1106, 1128, 1167, 1223, 1241). Bei einer anderen Version dieser Methode wurden die Probanden aufgefordert, zuerst sich des Rauchens in einfachen Situationen oder für kürzere Zeitperioden zu enthalten und dann in zunehmendem Maße das Rauchen auch in den schwierigen Situationen einzustellen (1184, 1216, 1249). Bei wiederum einer anderen Untersuchung wurde der Einfluß von Postern auf das Rauchverhalten untersucht (588) sowie die ausschließliche Beschränkung des Rauchens auf einem hierfür vorgesehenen „Raucherstuhl" (1194, 1210).

Bedauerlicherweise sind die Ergebnisse all dieser Untersuchungen durchweg negativ verlaufen. Das Versagen solcher Methoden der „Anreizkontrolle" mag teilweise darauf zurückzuführen sein, daß sie eine stufenweise Reduzierung des Rauchens erfordert. So hat beispielsweise Flaxman (1126) gezeigt, daß das stufenweise Reduzieren schlechtere Erfolge als das abrupte Einstellen des Rauchens hat. Darüber hinaus haben viele Untersucher angegeben, daß in dem Maße, wie das Rauchen eingeschränkt wird, der verstärkende Wert jeder übrigbleibenden Zigarette entsprechend ansteigt. So scheinen es ungefähr 10 Zigaretten pro Tag zu sein, die allmählich weiter zu vermindern dem Raucher sehr schwerfällt.

3. Selbstkontrolle

Die Selbststeuerung des Zigarettenrauchens erfordert eine Rückkoppelung in der Weise, daß der einzelne sich seiner Handlungen und deren Konsequenzen bewußt wird. Dadurch kommt er in die Lage, sich bei späteren ähnlichen Situationen anders zu verhalten (1153). Methoden zur Selbstkontrolle verlangen von den Probanden, daß sie ihr Rauchverhalten durch Niederschrift bestimmter Aspekte formal festhalten. Daß die Buchführung über den Zigarettenkonsum zu seiner Verminderung führt, ist wohl belegt (1155). So wies z.B. Rozensky (1213) eine größere Einschränkung des Rauchens nach, wenn der Proband sein Verhalten vor der Zigarette und nicht danach niederschrieb. Dieses Ergebnis deutet auf eine Tendenz zur Selbstregulation hin, weil die Tätigkeit des Aufzeichnens vor dem Rauchen als solche zu einer Veränderung der Verhaltensweise beiträgt. Kantorowitz und Walters (1154) verglichen die Wirkungen des schriftlich erfaßten Rauchverhaltens während der Behandlung mit dem Einfluß des Protokolls, das die erfolgreiche Unterdrükkung des Rauchverlangens durch den Probanden beschreibt. Sie bestätigten die früheren Befunde von McFall und Hammen (1178), die ebenfalls beide Formen der Selbstkontrolle überprüft hatten (obwohl beide Gruppen einer Kontrollgruppe mit Wartelisten überlegen waren.

Die Erfolge der Selbstkontrolle neigen dazu, nur vorübergehend zu sein, und überdauern die Beendigung der Behandlung nur wenig. Die Technik dürfte daher am ehesten eine zusätzliche Methode für die wirkungsvolle Anwendung anderer Techniken der Selbstkontrolle sein. Das von Danaher entwickelte Modell erlaubt eine ausgiebigere Diskussion dieser Vorstellung (1109, 1110).

4. Die Anwendung von Angst

Die letzte Methode, die Beziehung zwischen den vorhergehenden Ereignissen und der Entscheidung zum Rauchen zu verändern, bezieht sich auf Rauchen, das mit Angst und Spannung verbunden ist. Eine systematische Desensibilisierung, bei der angsterzeugende Situationen, die zum Rauchen führen, mit Phasen der Entspannung gepaart werden, war für Raucher unwirksam (1133, 1158, 1164, 1204, 1243). Dieses negative Ergebnis hätte man erwarten können. Obwohl die innere Spannung vielleicht der am häufigsten empfundene Grund für das Rauchen ist, haben alle Maßnahmen, die diese Empfindung beseitigen sollen, keinerlei Einfluß auf den Zigarettenkonsum, der von Spannungen und Ängsten unabhängig ist.

Verhaltensänderungen durch Konsequenztechniken

Wir wenden uns nun Methoden zu, die primär dazu gedacht sind, Änderungen an dem Punkt der Verhaltenskette des Rauchens herbeizuführen, an dem die Entscheidung zum Rauchen gefällt wird. Dabei sei betont, daß die Unterscheidung zwischen Maßnahmen, die der Rauchentscheidung vorausgehen bzw. ihr folgen, zur Aspektdarstellung und nicht zum Zweck der Erklärung gemacht wird. Sicherlich mögen die bereits diskutierten Techniken, wenigstens teilweise, an späteren Stellen der Rauchkette ihre Wirkung haben. Alle wirkungsvollen Methoden werden aber schließlich erfolgreich sein, indem sie den Zwang zum Rauchen früherer Rauchsituationen beseitigen. Die Unterscheidung wirft teilweise ein Licht auf die Qualität der Mitarbeit des Rauchers. Die meisten der bisher diskutierten Maßnahmen lassen erwarten, daß dem Raucher ein relativ passives Verhalten bei einer Rauchsituation eingeräumt wird. Wenn erst einmal eine aversive Reaktion beim Raucher konditioniert, z.B. die Angst beseitigt worden ist oder eine Beherrschung des Rauchanreizes besteht, dann wird sich Nichtrauchen wahrscheinlich mehr oder weniger automatisch einstellen. Im Gegensatz hierzu erfordern die folgenden Maßnahmen in den Rauchsituationen aktive Anstrengungen. Sie erfordern die Anwendung von Methoden zur Selbsthilfe, die bezüglich Compliance ein ganz anderes Ergebnisspektrum erwarten lassen. Theoretisch erfordern labormäßig durchgeführte Aversionstechniken beispielsweise verhältnismäßig wenig Compliance, außer der Einhaltung des Behandlungstermins. Compliance ist dagegen (oft von erheblichem Ausmaß und unter ungünstigen Umständen) eine absolute Voraussetzung für jedes Selbsthilfe-Programm.

1. „Antwort"-Ersatz

Solche Methoden basieren auf der Analyse jener Faktoren, die die Rauchgewohnheiten des einzelnen kontrollieren. Es sind zwei: Erstens kann die Antwort „Nichtrauchen" dadurch zustandekommen, daß sie dem Rauchvorgang gleichwertig wird. So kann z. B. eine andere Möglichkeit der Entspannung oder mit Langeweile fertig zu werden, Ersatz werden. Andererseits kann auch die Antwort „Nichtrauchen" wirkungslos bleiben. In diesem Fall wird sie nur so weit wirksam werden, wie sie die Wahrscheinlichkeit für das Rauchen verringern kann (1125, 1174, 1175). Wenn z. B. eine Person während einer Party ein starkes Verlangen nach Rauchen verspürt, kann sie es überspielen, indem sie einen Spaziergang macht, bis dieses Verlangen abgenommen hat.

Es gibt zwingende theoretische Argumente für die Wirksamkeit derartiger Substitutionsmethoden (48, 705, 1092), und eine Reihe von erfolgreichen Raucherentwöhnungsprogrammen haben sich derartiger Techniken bedient, ohne dabei den speziellen Beitrag dieser Methode herausgearbeitet zu haben (47, 48, 1103, 1105, 1191, 1202). Vorläufige Daten aus einer Untersuchung unserer Klinik zeigen eine signifikante Verbesserung des Ergebnisses, wenn solche Substitutionsmethoden zusätzlich zu dem Verfahren des oben beschriebenen übermäßigen Rauchens angewendet werden (1098).

2. Anwendung einer Geldbuße

Die einfache Methode, Geldstrafen oder Belohnungen für das Rauchen oder Nichtrauchen einzuführen, hat im Vergleich zu den vielen Mißerfolgen bei den bisherigen Methoden überraschend große Erfolge gebracht. Elliott und Tighe (1123) berichteten, daß 84% ehemaliger Raucher am Ende der Behandlung und 38% zu einem späteren Kontrolltermin abstinent waren, wenn ein Geldbetrag als Strafe dafür, daß der Proband rauchte, einbehalten wurde. Ähnliche Bedingungen, die materielle Opfer vorsehen, haben sich gegenüber Kontrollen ohne Kosten als überlegen erwiesen. Allerdings verschwanden diese Unterschiede bei Langzeitkontrolle (299, 1249). Insgesamt sind finanzielle und gesellschaftliche Belohnungen für Nichtrauchen bezüglich Kurzzeiterfolgen verhältnismäßig recht wirksam (1212, 1217). Der Langzeiteffekt jedoch ist wesentlich weniger gesichert. Deshalb eignet sich eine solche Anwendung am ehesten als zusätzliche Maßnahme bei anderen Raucherentwöhnungsprogrammen.

3. Soziale Unterstützung

Eine andere positive Konsequenz für Nichtrauchen kann von sozialen Wechselwirkungen ausgehen. Der Beitrag sozialer Unterstützung ist selten untersucht worden, obwohl hierauf bei anderen Verfahren oft besonderer Wert gelegt worden ist (1099, 1163, 1236). Janis und Hoffman (1149) verglichen bei jeweils zwei Rauchergruppen, von denen die eine täglich, die andere wöchentlich zusammentraf, die relative Wirksamkeit. In der Gruppe mit den häufigen Kontakten wurde eine 75%ige Herabsetzung des Rauchens noch 12 Monate später gefunden – ein Erfolg, der mit den besten in der Literatur verglichen werden kann. Lewittes und Israel (1168) berichteten ähnliches in einer Fallstudie an zwei Studenten, die das gleiche Zimmer bewohnten, in der beide gleichzeitig durch schnelle Rauchtechnik mit dem Rauchen aufhörten und auch weiterhin abstinent blieben, weil jeder von ihnen für das Nichtrauchen des anderen verantwortlich gemacht wurde. Auf der anderen Seite sind die Ergebnisse bei Ehepaaren nicht so eindrucksvoll (1139, 1193).

Zusammenfassung: Der systematische Einsatz sozialer Unterstützung und Verstärkung ist ein vielversprechender Versuch, Nichtrauchen beizubehalten. Solche Hilfen können aber nur teilweise relevant sein, weil neuere Ergebnisse dafür sprechen, daß ein Rückfall oft gerade durch bestimmte gesellschaftliche Situationen ausgelöst wird (1169). Dessenungeachtet wird mehr Forschung notwendig sein, um die wichtigsten Parameter in diesen komplexen sozialen Beziehungen genau angeben zu können.

4. Methoden zur Verhinderung eines Rückfalls

Die relative Unabhängigkeit der Faktoren, die einerseits den Initialerfolg und andererseits den Langzeiteffekt der Abstinenz beeinflussen, ist bereits erwähnt worden. Es scheint auch klar zu sein, daß die Aufrechterhaltung des Erfolges über einen langen Zeitraum das größere Problem darstellt, da viele Kliniken über sehr gute Kurzzeiteffekte berichten, aber auch über sehr häufige Rückfälle bei längerer Dauer. Darüber hinaus beobachteten Hunt und Mitarb. (704, 1144) eine ähnliche Diskrepanz bei anderen Suchtformen. Bei ihrer Untersuchung an Probanden, die sich initial das Rauchen abgewöhnt hatten, erlitten ungefähr 75% innerhalb von 6 Monaten einen Rückfall.

Wissenschaftler haben ihr Augenmerk stärker auf die Probleme des Langzeiterfolges gerichtet und haben damit begonnen, Maßnahmen für eine Verbesserung zu bestimmen. In einigen ziemlich wirksamen Programmen wurde die Klinikbetreuung über längere Zeit ausgedehnt (1099, 1101, 1105, 1202). Regelmäßige Telefonate während und nach der Behandlung wie auch häufigere Nachuntersuchungstermine haben jedoch in anderen Untersuchungen zu signifikant schlechteren Langzeitergebnissen geführt (47, 1219).

Obwohl Raucher immer wieder darum gebeten worden sind, zu Auffrischungsgesprächen zu kommen, über den „heißen Draht“ anzurufen oder bestimmte Methoden zur Erhaltung der Abstinenz anzuwenden, wenn sie merken, daß sie Abstinenzprobleme bekommen, neigen sie doch im allgemeinen dazu, nicht davon Gebrauch zu machen (49, 808). Außerdem ergaben direkte Untersuchungen der Nützlichkeit solcher Auffrischungsgespräche keine verstärkte Wirkung (1207). Gordon und Katz (1137) untersuchten kürzlich die relative Wirkung von drei verschiedenen Maßnahmen zur dauerhaften Raucherentwöhnung als Zusatz zur Schnellrauchmethode: die Zahlung eines Strafgeldes, die soziale Unterstützung durch die Gruppe und fortgesetztes Schnellrauchen. Die beiden zuerstgenannten Methoden erwiesen sich bei Kontrollen dem Schnellrauchen signifikant überlegen.

Viele der schon früher diskutierten Maßnahmen zur Selbsttherapie sind vom Konzept her durchaus geeignet, eine dauerhafte Rauchentwöhnung zu erreichen. So haben beispielsweise Bloch und Best (1098) gefunden, daß ein ganzes Bündel von Substitutionsmaßnahmen bessere Langzeiterfolge bringt als die Schnellrauchmethode allein. Die Wirkungen der Methoden zur dauerhaften Raucherentwöhnung sind noch wenig aufgeklärt, so daß noch erhebliche Forschungsaktivitäten nötig sind.

Kombinierte Methoden zur Beeinflussung des Verhaltens

Die zunehmende Erkenntnis, daß die Abgewöhnung des Rauchens ein vielschichtiger Prozeß ist, der eine ebenso unterschiedliche Behandlungsstrategie erfordert, hat dazu geführt, daß heute eher kombinierte Behandlungsmaßnahmen als einzelne Techniken angewendet werden. Die Erfolge ware oft ermutigend (47, 48, 280, 1099, 1103, 1105, 1117, 1191, 1202), obwohl auch über weniger erfolgreiche Studien berichtet worden ist (1126, 1142, 1179, 1224). Zwischen den einzelnen Behandlungspaketen bestehen große Unterschiede. Diese Unterschiede resultieren zum Teil aus Vorlieben theoretischer Art, spiegeln aber auch zugleich unsere noch sehr dürftigen Kenntnisse vom Abgewöhnungsprozeß wider. So wissen wir beispielsweise fast gar nichts über die Maßnahmen, mit denen es Millionen von Nordamerikanern gelang, das Rauchen von selbst aufzugeben. Wir sind gerade dabei, jene Faktoren zu identifizieren, die einen Rückfall begünstigen. Bis vollständigere und auf Empirie beruhende Modelle entwickelt worden sind, werden alle kombinierten Behandlungsmethoden unvermeidbar eine Art Glücksspiel darstellen. Trotz all ihrer Unzulänglichkeiten gibt es Gründe, ihren Gebrauch trotzdem zu empfehlen.

Davidson (1112) hat eine Übersicht über Compliance-Literatur verfaßt. Er betont die Bedeutung der Änderung der inneren Einstellung für die Langzeit-Compliance. Diese Ansicht stützt Programme, in denen Behandlungspakete in einer Art „Kaffeehausstil" präsentiert werden. Damit ist gemeint, daß die Probanden ihre Bemühungen auf diejenigen Maßnahmen beschränken, die ihrer Meinung nach für ihren Stil und ihre Bedürfnisse geeignet sind. Es gibt Ergebnisse, die darauf hinweisen, daß das therapeutische Ergebnis besser ist, wenn Raucher die von ihnen bevorzugte Behandlung erhalten (1119). Vielleicht sind Behandlungspakete deshalb so wirksam, weil sie erstens verschiedene Maßnahmen einschließen, wodurch die Wahrscheinlichkeit erhöht wird, daß wichtige Momente für die Rauchentwöhnung angesprochen werden, und weil zweitens die Wahlmöglichkeit die Selbstbeteiligung an der Änderung fördert, wodurch ein besserer Dauererfolg erzielt wird.

Wenn wir auf die hier erörterten Raucherentwöhnungsstudien zurückblikken, bemerken wir, daß das Therapieergebnis der Schwerpunkt war und nicht die Compliance. Daraus könnte man die Schlußfolgerung ziehen, daß potentiell wirksamere Programme zu einer größeren Compliance führen. Dies muß aber noch empirisch bestätigt werden. Es gibt lediglich zwei Datenbruchstücke, die auf die Compliance während der Therapie ein direktes Licht werfen. Erstens ist die Wahrscheinlichkeit einer erfolgreichen Abgewöhnung des Rauchens größer, wenn die Patienten die Behandlungsanforderungen erfüllen (1094, 1097). Zweitens erfüllen die Probanden die therapeutischen Maßnahmen besser, wenn die therapeutischen Anordnungen in schriftlicher Form und nicht nur verbal gegeben werden (1094).

Praktische Anwendungen

Was sollen wir nun mit dem Durcheinander der verschiedenen Befunde anfangen? Gibt es irgendwelche Richtlinien für den praktizierenden Arzt? Es zeichnen sich mehrere praktische Anwendungen ab:

Erstens ist die Behandlung um so wirksamer, je vielseitiger sie ist. Verschiedene Überlegungen führen zu dieser Notwendigkeit. Die Gründe für das Rauchverhalten sind sehr vielschichtig und variieren von Person zu Person. Darüber hinaus können Maßnahmen, die sich für einen Kurzzeiteffekt als wirksam erweisen, sehr von jenen unterscheiden, die das Aufrechterhalten der Änderung begünstigen. Außerdem variieren die Probleme mit der Einstellung des Rauchens von einer Person zur anderen. Schließlich kann der eigene Wille zur Änderung dadurch verstärkt werden, daß der Raucher eine ganze Reihe von Behandlungsalternativen zur Auswahl erhält.

Zweitens müssen sich sowohl der Klient als auch der Arzt bewußt werden, daß bei der Änderung des Rauchverhaltens das eigentliche Problem das des Langzeiterfolges ist. Es besteht ein verständliches Interesse, sich auf die beträchtlichen Schwierigkeiten und Entzugssymptome, die mit der Erreichung der initialen Abstinenz einhergehen, zu konzentrieren. Es ist jedoch schon seit längerer Zeit unbestritten, daß fast jedes gut geplante Programm am Anfang hohe Erfolgsquoten bringt (1091). Obwohl die Schwierigkeiten beim Aufgeben des Rauchens auch am Anfang groß sind, lenken diese von den Langzeitproblemen ab. Bisher ist noch nicht klar, welche Maßnahmen für einen Langzeiterfolg besonders wirkungsvoll sind. Zur Wahl stehen: 1. Vorhandensein einer physisch und sozial günstigen Umgebung, 2. besondere Beachtung auf Erkenntnis beruhender Maßnahmen hinsichtlich der Probleme des Rauchverlangens, 3. eigene Bemühungen zur Änderung und 4. die Entwicklung wirkungsvoller alternativer Verhaltensformen, die zusammengenommen einen neuen Nichtraucher-Lebensstil ergeben.

Drittens ist es wahrscheinlich, daß die Behandlung um so wirkungsvoller ist, je mehr sie auf die individuellen Belange abstellt. Maßgeschneiderte Therapieformen erfordern für die Erfassung und Erarbeitung von Faktoren, die das Rauchverhalten und den Veränderungsprozeß bestimmen, beträchtlich mehr Aufmerksamkeit.

Ein Behandlungsbeispiel

Eine kombinierte Behandlungsmethode, die wir kürzlich entwickelt haben, soll die Prinzipien verdeutlichen. Das Programm ist für eine eventuelle Anwendung im öffentlichen Gesundheitsdienst und im Zusammenhang mit präventiven medizinischen Maßnahmen gedacht (47, 48). So bemüht es sich einerseits, ausreichend umfassend zu sein, um einen hohen Grad an Behandlungserfolg zu gewährleisten. Andererseits erfordert es relativ wenig professionellen Zeitaufwand, keine spezielle Ausrüstung und nur eine kurze Spezialausbildung. Das Programm umfaßt fünf wöchentliche Sitzungen von dreißig bis neunzig Minuten Dauer. Die Klienten werden entweder einzeln oder in kleinen Gruppen von bis zu 8 Personen betreut. Es gibt einige Hinweise dafür, daß die gruppentherapeutische Anwendung der Maßnahmen zwar Zeit spart, aber weniger wirksam ist (47).

Die drei Phasen der Behandlung sind in Tabelle 13.1 beschrieben. Die erste Phase betrifft die Planung der Verhaltensänderung. Sie beginnt mit einer erklärenden Einführung in den Rauchvorgang und die Verhaltensänderung und macht die Probanden dann mit dem Vorgang der Selbstkontrolle bekannt. Selbstkontrolle heißt, daß der Raucher Zeit, Ort, seine Tätigkeit und den gefühlsmäßigen Grund für jede Zigarette notiert, so daß er sich zunehmend der Art der Rauchhandlungen bewußt wird, eine Voraussetzung für die späteren Selbstkontrollanstrengungen. Diese Technik liefert außerdem die Daten für die Erfassung der Faktoren, die im Einzelfalle das Rauchverhalten charakterisieren, was die Auswahl geeigneter Maßnahmen erleichtert.

Auf diesen Ergebnissen aufbauend, beschäftigt sich die zweite Sitzungsperiode mit der Planung. Dabei fungiert der Gesundheitsexperte als eine Art Berater, der eine allgemeine Einführung in die Behandlung und darüber hinaus auch Expertenratschläge gibt, wobei er aber die eigentliche Verantwortung für Entscheidungen und für Veränderungen in der Hand des Rauchers beläßt. Der Einleitung in ein Modell, mit dem das Problem der Raucherentwöhnung zu lösen ist, dienen Diskussionen über die Rauchgründe und über mögliche alternative Verhaltensweisen, wobei der Rauchzwang die Lösung dieses Problems bietet. Dieser Vorgang besteht aus vier Stufen: der Raucher sollte sich bemühen, 1. jene Faktoren genau zu charakterisieren, die bei ihm zum Rauchzwang führen, 2. über die möglichen Alternativen nachdenken, die vielleicht ähnliche Funktionen wie das Rauchen haben könnten, 3. mögliche Alternativen ausprobieren, ihre Eignung überprüfen und 4. geeignete Alternativen so lange einüben, bis sie zu einem selbstverständlichen Teil des Lebensstils ohne Rauchen geworden sind.

Ein ausführliches Beispiel soll diesen Vorgang verdeutlichen. Wir nehmen

Tabelle 13.1 Ziele und Maßnahmen für Planung, Einleitung und Aufrechterhaltung der Raucherentwöhnung

Änderung der Planung	Änderung der Behandlungseinleitung	Änderung der Behandlungseinhaltung
Ziele:	Ziele:	Ziele:
Funktionelle Analyse des Rauchverhaltens	Konditionierte Aversion	Analyse der Problemsituationen
Förderung des Rauchbewußtseins	Schnelle Verhaltensänderung	Programmierung und Training von Reaktionsalternativen
Vorversuche über Rauchalternativen		Planung von Methoden zur Raucherentwöhnung, mit etwas „fertig“ zu werden. Übung und Verstärkung des Nichtrauchens
Maßnahmen:	Maßnahmen:	Maßnahmen:
Selbstkontrolle	Übersättigung	Entspannungsübungen
Individuelles Experimentieren mit Rauchalternativen	Schnelles Rauchen	Zuteilung der Zigarettenration
		Soziale Unterstützung
		Abstinenzkontrolle
		Stimuluskontrolle
		Verhaltensanalyse

einmal an, daß es sich bei dem Klienten um einen 45 Jahre alten Manager einer kleinen Werbefirma handelt. Seine selbst aufgezeichneten Beobachtungen zeigen, daß 40% seines Rauchens in Spannungssituationen erfolgt. Einige ereignen sich in seinem Büro, wenn der Streß beginnt, andere treten in der Gegenwart anderer Personen auf, wenn Faktoren der sozialen Anerkennung von Bedeutung sind. Eine denkbare Alternative für die Situation im Büro könnte eine Pause von wenigen Minuten sein, in der die Technik des tiefen Durchatmens durchgeführt wird, um sich in einer Art konzertierter Anstrengung zu entspannen. Eine wirkungsvolle vorbeugende Maßnahme für die soziale Situation könnte ein Selbsttraining sein (1187), um die innere Einstellung für solche Situationen zu verändern.

In unserem Beispiel war Langeweile die zweithäufigste Ursache für das Rauchen. Sie tritt typischerweise nach einer längeren Zeitspanne intensiver Schreibtischarbeit auf. Als Alternative bieten sich hier häufige, aber kurze aktive Pausen an, die eine ähnlich stimulierende Wirkung haben wie Zigaretten.

Schließlich werden viele Zigaretten in bestimmten Gewohnheitssituationen geraucht, wie beispielsweise beim Morgenkaffee, am Telefon, im Auto oder nach Mahlzeiten. Ein Wechsel dieser fest eingefahrenen Gewohnheiten, indem statt Tee Kaffee oder der Morgenkaffee statt in der Küche im Wohnzimmer getrunken wird, kann eine geeignete Maßnahme zur Beherrschung solcher Situationen darstellen.

Gegen Ende der zweiten Sitzungsperiode weiß der Raucher normalerweise ziemlich gut über die Gründe für sein Rauchen Bescheid und beginnt nun seinerseits alternative Möglichkeiten zu sehen. Die letzten vier Tage des Planungsstadiums sind dafür vorbehalten, diese Gründe abzuklären und nach entsprechenden Alternativen zu suchen.

Die zweite Phase ist dazu da, eine Änderung einzuleiten. Wie schon früher bemerkt, sind die aversiven Methoden des übermäßigen Rauchens die wirkungsvollsten und verläßlichsten Maßnahmen, die uns heute für die Raucherentwöhnung zur Verfügung stehen. Wir benutzen wie oben beschrieben, sowohl das Schnellrauchen als auch die „Satiation" (Übersättigung), nachdem zuvor den Herz-Kreislauf-Problemen Beachtung geschenkt wurde und nach Vorliegen eines schriftlichen Einverständnisses des Hausarztes. Die Klienten werden dann dazu angehalten, ihre Rauchgeschwindigkeit drei Tage lang so stark wie möglich zu erhöhen, bevor sie ganz damit aufhören. Das Mindestsoll ist die Verdoppelung der normalen Zigarettenration. Das übergeordnete Ziel ist aber, daß ein subjektives Unwohlsein erzeugt wird. Am Ende eines jeden der drei Übersättigungstage füllen die Klienten einen Fragebogen aus, wobei sie den Schweregrad von 24 mit dem übermäßigen Rauchen möglicherweise zusammenhängenden Symptomen bewerten (z. B. trockener Mund, Schwindelgefühl, trockener Hals). Sie entscheiden dann über die Zigarettenzahl, die während des nächsten Tages und zu übermäßigem Rauchen erforderlich ist und teilen diese dann stundenweise auf.

Die Klienten werden dann dazu angehalten, das Rauchen am Morgen nach der Beendigung der Übersättigungsphase abrupt abzubrechen. Für viele ist es eine Erleichterung, daß sie nicht mehr länger rauchen müssen! Am gleichen Tag nehmen sie an der dritten Therapiesitzung teil, und gegen Ende dieser Sitzung wird die zweite Methode des übermäßigen Rauchens, nämlich das Schnellrauchen, durchgeführt. Es verlangt, daß der Klient 1. so lange mit dem Rauchen fortfährt, indem er alle 5 bis 6 Sekunden einen Zug nimmt, bis er dies nicht länger vertragen kann und 2. zwischen den Versuchen auf die Symptome des übermäßigen Rauchens achtet, wobei angenommen wird, daß eine erhöhte kognitive Beteiligung die Wirksamkeit der Methode erhöht (48). Die Klienten führen daraufhin das Schnellrauchen auch zu Hause durch, und zwar zuerst täglich und dann allmählich weniger häufig; in insgesamt sieben Versuchen während der ersten beiden Wochen, wobei anderweitiger Zigarettenkonsum verboten ist. Dieses Verfahren ähnelt dem von Lichtenstein (1171, 1219) beschriebenen, mit der Ausnahme, daß es ganz zu Hause durchgeführt wird und die Gesamtzahl der Sitzungen von vornherein festgelegt ist.

Die Methode des übermäßigen Rauchens scheint die in sie gesetzten Erwartungen zu erfüllen. Sie führt typischerweise zu einer starken Aversion gegen Zigaretten, und die Klienten berichten üblicherweise über eine beträchtliche Herabsetzung des Rauchzwanges. Von der Konzeption her unterscheiden wir jedoch zwischen jenen Methoden, die darauf angelegt sind, die Raucherentwöhnung einzuleiten und solchen, sie aufrechtzuerhalten. Eine wirkungsvolle einleitende Therapie sollte sowohl das Rauchverhalten selbst als auch die Intensität und Häufigkeit des Rauchzwanges reduzieren und so optimale Voraussetzungen für die Entwicklung einer Langzeittherapie schaffen, die in der letzten Phase eingeleitet wird.

Die dritte Behandlungsphase verfolgt das Ziel einer langfristigen Entwöhnung. Das Nichtrauchen wird als eine Folge aktiv ausgeführter alternativer Verhaltensweisen zum Rauchen angesehen. Hierzu werden eine Vielzahl von Methoden auf freiwilliger Basis angewendet. Dazu gehören Entspannungstraining (1136), Anwendung von Geldstrafen und soziale Unterstützung. Die Klienten werden auch angespornt, Maßnahmen der Beherrschung von Situationen verstandesmäßig und verhaltensmäßig genau zu studieren (d.h. die Wege der Abgewöhnung des Rauchens), bevor diese in Problemsituationen benötigt werden.

Immer mehr Wert wird auf kognitive Techniken gelegt. So erfordert beispielsweise die Behandlung von Rauchzwängen, daß diese 1. zuerst in Form von Aussagen und bildhaften Vorstellungen beschrieben werden, die die negativen Folgen des Rauchens betonen, denen sich 2. die versteckte Entscheidung, nicht mehr zu rauchen, anschließt und die schließlich 3. mit positiven Vorstellungen oder Aussagen, die einen Bezug zum Nichtrauchen besitzen, verknüpft werden. Die Klienten werden aufgefordert, Listen positiver und negativer Assoziationen zu verfassen und diese während der therapeutischen Maßnahmen zu verändern.

Das Behandlungsprogramm ist derart flexibel, daß es den individuellen Bedürfnissen weitgehend entspricht, wobei trotzdem der systematische Aufbau erhalten bleibt. Obwohl die spezifischen Maßnahmen bei den verschiedenen Klienten variieren, gibt es jedesmal spezielle Aufgaben, die zwischen den einzelnen Sitzungen erfüllt werden müssen (d.h. Selbstkontrolle, schnelles Rauchen, Entspannungsübungen, die Diskussion von Problemsituationen mit dem Ehegatten). All diese Aufgaben werden schriftlich festgehalten. Für die meisten wird bei der nächsten Zusammenkunft ein spezieller Nachweis gefordert (d.h. die Beurteilung der Symptome beim Schnellrauchen, eine Liste positiver und negativer Assoziationen zum Rauchen). Solche Maßnahmen erhöhen die Compliance (1094) und helfen auch dabei, Probleme mit Non-Compliance zu identifizieren. Vom klinischen Standpunkt sehen wir daher Non-Compliance als ein Motivationsproblem an. Wenn ein Patient erstmals außerstande ist, eine Aufgabe zu erfüllen, machen wir auf dieses Versagen und auf die Folgen, die sich daraus für den endgültigen Behandlungserfolg ergeben, aufmerksam. Nach unserer Erfahrung ist wiederholte Non-Compliance stets mit einem Versagen der Raucherentwöhnung und der Beibehaltung des Rauchens verknüpft. Aus diesem Grunde weichen wir deshalb beim zweiten Mal, wenn der Patient die Anforderung nicht erfüllt, von den normalen Sitzungsabläufen ab und diskutieren das Problem mit ihm im Detail. Manchmal kann es gelöst werden. So kann beispielsweise eine vorher unausgesprochene Sorge über eine mögliche Gewichtszunahme nach Einstellung des Rauchens verringert werden. Manchmal ist Non-Compliance mit Ambivalenz gegenüber Einstellung des Rauchens verknüpft, und der Klient entschließt sich dann oft, die Behandlung abzubrechen, bis er besser für einen Wechsel motiviert ist.

Immer wieder betont das Programm die Wichtigkeit der Selbstbehandlung. Am Ende der Behandlung werden die Klienten immer noch Zwang zum Rauchen verspüren. Zu diesem Zeitpunkt beherrschen sie jedoch die Maßnahmen, um ihre Abstinenz zu meistern, bereits erfolgreich, so daß sie vom Therapeuten unabhängig sind. Es wird dann von den Klienten erwartet, daß sie fortfahren, das neu erlernte Repertoire der Raucherentwöhnungsmaßnahmen zu praktizieren, bis sie so erfolgreich eintrainiert sind, daß evtl. sogar der Zwang zum Rauchen beseitigt ist.

Prioritäten für zukünftige Forschung

Untersuchungen über Compliance bezüglich gesunder Lebensweise befinden sich noch ganz im Anfangsstadium. Vieles bleibt noch zu tun. Dabei können vorzugsweise drei große Themen unterschieden werden. Wir brauchen Untersuchungen mit dem Ziel, 1. die Wirksamkeit der den Lebensstil verändernden Methoden zu verbessern, 2. die Compliance gegenüber den Verhaltensmaßnahmen dieser Programme zu verbessern, und 3. die öffentlichen Dienstleistungen für die Verbesserung der Lebensweise zu erhöhen.

Verbesserung der Wirksamkeit

Patienten werden im allgemeinen die an sie gestellten Therapieanforderungen besser befolgen, wenn sie glauben, daß sie wirksam sind. Obwohl in der letzten Zeit Fortschritte bei der Einstellung zum Rauchen erzielt worden sind, können die besten Programme nicht verhindern, daß im Mittel etwa die Hälfte der Teilnehmer letzten Endes wieder rückfällig wird. Von welchen Untersuchungsrichtungen kann man eine Verbesserung dieses Bildes erwarten?

Eine fundamentale Abgrenzung, die jeder Untersucher machen sollte, betrifft die Einleitung der Raucherentwöhnung einerseits und die Aufrechterhaltung der erfolgreichen Änderung andererseits. Es ist wahrscheinlich, daß voneinander relativ unabhängige Prozesse zu beiden beitragen und daß so die Beeinflussung der Rauchgewohnheiten zwei verschiedene, wenn auch miteinander verbundene Behandlungsmethoden erfordert. Von der Funktionsweise her können wir die Initialwirkungen einer Methode als diejenigen definieren, die bereits während des Entwöhnungsprogramms einsetzen, während deren dauerhafte Wirkungen diejenigen betreffen, die erst nach Programmende auftreten. Die Kriterien für die Wirksamkeit mögen für Einleitung und Aufrechterhaltung ähnlich sein. So ist beispielsweise eine einleitende therapeutische Maßnahme wirksam, die zu einer Abnahme des Zigarettenkonsums führt (idealerweise bis auf Null) und die Häufigkeit und Intensität des Rauchzwanges herabsetzt. Ähnlich sind Methoden zur Aufrechterhaltung der Abstinenz in dem Maße wirksam, wie sie zu einer Beibehaltung eines eingeschränkten Rauchens und einer Herabsetzung von Intensität und Häufigkeit des Rauchzwanges führen. Unter anderen Gegebenheiten können die Kriterien für eine wirkungsvolle Einleitung und Aufrechterhaltung stärker differieren. So kann das abstinente Verhalten beispielsweise dadurch sehr erleichtert werden, daß Situationen vermieden werden, die normalerweise zu einer Verstärkung des Rauchzwanges führen, oder daß Methoden angewendet werden, die dabei helfen, die gegen das Rauchen gerichteten Maßnahmen fortzusetzen und zu intensivieren. Im Gegensatz hierzu kann eine einleitende Therapie vor einer anderen bevorzugt werden, wenn sie eher zu einer schnellen als zu einer allmählichen Abnahme des Rauchens führt. Deshalb sollten unsere Untersuchungen bereits bei der Planung eine Reihe von Maßstäben enthalten, die es uns ermöglichen, die getrennten und gemeinsamen Wirkungen der einleitenden und erhaltenden Therapieformen zu erfassen. Dies ist ein ehrgeiziges Unterfangen, das die früheren Bestrebungen nach einer einheitlichen wenn auch grundlegenden Beurteilung der Programme weit übersteigt (1192). Tatsache ist jedoch, daß wir sehr wenig Konkretes über Änderungen des Rauchverhaltens wissen, und wir werden auch nicht sehr viel mehr herausbekommen, bevor wir nicht Maßstäbe anwenden, die diesen Prozeß ans Lcht bringen können.

Ähnlich müssen wir den Ablauf von Rückfällen analysieren. Bisher wissen wir praktisch nichts über den Rückfall, abgesehen von der Tatsache, daß er das größte Problem bei Raucherentwöhnungsprogrammen darstellt. Welche Faktoren führen zu Rückfällen? Hängt dies mit Non-Compliance zusammen, in der Unfähigkeit, die Behandlungsempfehlungen auch noch nach Programmende zu befolgen? Glücklicherweise ist nun ein neuer Anfang gemacht worden (1169). Unabhängig davon sollten Untersuchungen dieser Art höhere Priorität als bisher erhalten.

Alle, die sich mit Methoden zur Raucherentwöhnung wissenschaftlich beschäftigen, sollten sich der Tatsache bewußt sein, daß sie ein kompliziertes und schwieriges Problem untersuchen. Es ist sicherlich unzweckmäßig, ohne genaue Diagnose eine Behandlung zu verordnen, d. h. ohne Faktoren zu berücksichtigen, die bei dem einzelnen Patienten zum Rauchen beitragen. Programme dürften viel erfolgreicher sein, wenn sie auf die Belange des einzelnen Individuums genau zugeschnitten werden. Positive Entwicklungen in diese Richtung sind Bestrebungen, Behandlungspakete anzuwenden und Maßnahmen zu verwenden, die sich – wie von Lichtenstein und Danaher (736) vorgeschlagen – besonders am Anfang der Therapie intensiv mit dem einzelnen oder aber mit sehr kleinen Gruppen befassen.

Verbesserung der Compliance

Wir können damit beginnen, daß wir die Compliance messen. Dabei treten die gleichen Meßprobleme auf, die wir auch bei anderen Compliance-Studien finden. Da wir erst kürzlich zeigen konnten, daß die Größe der Compliance eine Funktion der Behandlungsart ist, und da zwischen Compliance und Behandlungsergebnis eine Beziehung besteht, können wir schließen, daß eine aussagefähige Messung möglich ist (48, 1097), obwohl die Compliance-Messung in diesen Studien sehr einfach war. So nahmen wir z. B. an, daß der Klient compliant war, wenn er die ihm aufgetragenen schriftlichen Arbeiten zwischen den einzelnen Sitzungsperioden erledigt hatte. Der Therapeut benutzte dann eine Fünf-Punkte-Skala, um die Compliance nach der Beschreibung des Klienten über dessen Bemühungen zur Aufgabenerfüllung quantitativ zu bewerten. Die Komplexizität dieser Aufgaben führte zu einer signifikanten Variation der Durchführung und ergab gleichzeitig ein empfindliches Maß für die Compliance.

Es hat auch einige Vorteile, daß die Therapiepläne zur Änderung des Rauchverhaltens so komplex sind, wenn es nämlich um das Studium jener Faktoren geht, die die Compliance beeinflussen. Wir können damit beginnen, die Probanden zu fragen, warum sie im Einzelfalle bestimmte Teile des Programmes erfüllen und andere nicht. Ähnlich können wir die Beziehung zwischen speziellen Handlungen der Compliance und dem Behandlungserfolg untersuchen.

Zusätzliche Forschungsaktivitäten müssen auch der bisherigen Isolation der Untersuchungen zur Raucherentwöhnung gewidmet werden. Bisher ist praktisch der vorhandenen Compliance-Literatur oder der Beziehung zwischen Änderungen des Rauchverhaltens und anderen Gesichtspunkten der gesunden Lebensweise keinerlei Bedeutung beigemessen worden. Wie bei der Erforschung der Raucherentwöhnung den Variablen der Compliance mehr Aufmerksamkeit geschenkt wird, scheint auch eine entsprechend stärkere Berücksichtigung des Umfeldes gesunder Lebensweise angezeigt zu sein. So könnte beispielsweise die Förderung positiver Gesundheitswerte eine wichtige Voraussetzung für die Compliance bei Raucherentwöhnungsprogrammen sein. Möglicherweise ist man eher bereit, seine Rauchgewohnheiten zu ändern, nachdem man die Vorteile und den Sinn der Kontrolle, die man bei der Änderung anderer Lebensstile erlernt hat, erkannt hat.

Verbesserung der öffentlichen Dienstleistungen

Während die Wirksamkeit der Raucherentwöhnung zuzunehmen beginnt, sind die staatlichen Programme weitgehend unverändert geblieben. Teilweise beruht dieser Nachteil auf fachunabhängigen Faktoren, d. h. auf einer unzulänglichen Unterstützung präventiver Maßnahmen durch die Regierung. Aber auch die Untersucher müssen einen Teil der Verantwortung mit übernehmen. So haben Best u. a. (47) über Probleme berichtet, die sich, im Gegensatz zu den Erfordernissen kontrollierter Untersuchungen der Behandlungsergebnisse, aus ungenügender Beachtung der Erfordernisse von Programmentwicklungsforschung ergaben.

Außerdem sind systematische Untersuchungen über Bewußtseinsbildung der Bevölkerung bezüglich Raucherentwöhnungsprogrammen und über Faktoren, die die Inanspruchnahme dieser Dienste beeinflussen, erforderlich. Der Patient ist bei den bisherigen Entwicklungsprogrammen unberücksichtigt geblieben. Die Folgen dieses Ausschlusses könnten sehr ernster Natur sein. Obwohl beispielsweise neun von zehn Rauchern offensichtlich Interesse daran haben, ihre Rauchgewohnheiten zu ändern (1240), deuten Ergebnisse einer kürzlich von uns durchgeführten Pilotstudie darauf hin, daß nur einer von fünf Rauchern, die zur Zeit ihre Verhaltensweise zu ändern versuchen, auf die Idee käme, eine Klinik zu konsultieren. Warum erreichen wir nicht alle jene, die eigentlich unsere Dienste in Anspruch nehmen sollten? Frederiksen und Peterson (1130, 1131, 1132) meinten, dies sei zum Teil darauf zurückzuführen, daß wir nicht die gewünschten Dienstleistungen anbieten. Die meisten Raucher wollen nämlich in Wirklichkeit nicht mit dem Rauchen aufhören. Sie wollen vielmehr die mit dem Rauchen in Verbindung stehenden gesundheitlichen Risiken loswerden. Sie würden dieses am liebsten dadurch erreichen, daß sie den Umfang ihres Rauchens vermindern, aber die Untersucher haben immer wieder auf die offenbare Unfähigkeit der Raucher, über eine längere Zeit eine verminderte Zigarettenzahl als Alternative zur völligen Abstinenz einzuhalten, hingewiesen. Man kann jedoch erwarten, daß das eingeschränkte Rauchen unterschiedliche Maßnahmen wie auch die Entwicklung verschiedener Fähigkeiten erfordert. Bis jetzt sind keine systematischen Versuche unternommen worden, um wirkungsvolle Programme zur Kontrolle oder Herabsetzung des Rauchens zu entwickeln, obgleich sie sicherlich auf eine größere Zustimmung stoßen würden als die heute gebräuchlichen Entwöhnungsprogramme.

Wir sind dabei, Fortschritte auf dem Gebiet der Beeinflussung der Rauchgewohnheiten zu erzielen. Eine größere Berücksichtigung der Compliance könnte unsere Kenntnisse für eine Hilfestellung, die wir anbieten müssen, als auch für die Art, wie sie angeboten werden sollte, verbessern. Wir stellen uns vor, daß diese Hilfeleistungen weiterhin dadurch verbessert werden können, daß mehr detaillierte Forschung betrieben und der Raucherentwöhnung mehr Aufmerksamkeit im Zusammenhang mit anderen gesundheitsfördernden Maßnahmen geschenkt wird.

14
Compliance bei der Bekämpfung des Alkoholmißbrauchs

Edward M. Sellers, Howard D. Cappell und Joan A. Marshman

Einleitung

Es ist jeweils etwas anderes, ob es um rein medizinische Maßnahmen geht oder um solche, die das Verhalten betreffen. In beiden Fällen ist das Problem der Compliance-Verbesserung bei Einleitung und Durchführung einer ärztlichen Behandlung unterschiedlich.

In der ärztlichen Praxis strebt man im allgemeinen eine Verbesserung der Compliance an, damit eine Therapie von bekannter Wirksamkeit vom Patienten besser befolgt wird. Es ist für einen Arzt leicht, beispielsweise die Heilung einer speziellen Infektionskrankheit vorherzusagen oder zu versprechen, wenn nur der Patient sein Penizillin einnimmt. Verhaltensforscher und Ärzte, die sich mit der Behandlung des Alkoholismus beschäftigen, sind mit einem speziellen Problem konfrontiert: sie müssen den Patienten nicht nur dazu überreden, eine bestimmte Therapieform anzunehmen, oft müssen sie dies sogar tun, ohne vorher zu wissen, ob die Behandlung, die sie im speziellen Fall anbieten, auch wirklich wirksam ist (1253, 1254).

Dieses Kapitel behandelt einige neue Ergebnisse wissenschaftlicher Untersuchungen über die Forcierung bei schleppender Behandlung, über die Entwicklung wirksamer Behandlungsmethoden und über Meßergebnisse beim Alkoholismus (Abbildung 14.1). Umfangreiche Arbeiten, die sich mit der Behandlung beschäftigen, sind erst vor kurzem veröffentlicht worden, das dort publizierte Material wird hier nicht im Detail wiederholt (613, 648, 1253, 1254, 1279, 1281, 1284). Die Einwilligung in eine Behandlung, Mitarbeit, Wirksamkeit und Erreichung eines Ergebnisses sind unausweichlich eng miteinander verquickt. Deshalb ist das gesamte Thema sehr komplex. Außerdem sind soziale Einstellungen und Einsichtsvermögen wichtige und stets vorhandene Variable, wegen derer man bei Förderung der Compliance auf diesem Gebiet in Verlegenheit gerät.

---

*) Danksagung: Wir danken Herrn Dr. Frederick B. Glaser für seine ausgewogenen Arbeiten und wertvollen Kritiken, insbesondere für seine Gedanken über das Core Shell Treatment-System.

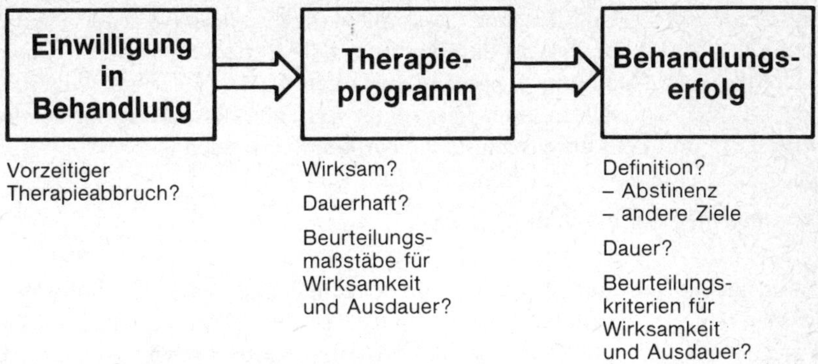
Einwilligung in Behandlung
Therapie-programm
Behandlungs-erfolg
Vorzeitiger Therapieabbruch?
Wirksam?
Dauerhaft?
Beurteilungs-maßstäbe für Wirksamkeit und Ausdauer?
Definition?
- Abstinenz
- andere Ziele
Dauer?
Beurteilungs-kriterien für Wirksamkeit und Ausdauer?

Abbildung 14.1 Stufen der Behandlung des Alkoholismus.

Faktoren, die den Alkoholkonsum beeinflussen

Soziale Faktoren, einschließlich der maßgebenden Verhaltensweisen und Meinungen, beeinflussen nicht nur das Ausmaß des Alkoholkonsums und die weiter zunehmende Verbreitung alkoholbezogener Probleme, sondern auch die Einwilligung in Alkoholismus-Behandlungsprogramme und deren Dauerhaftigkeit (1257, 1263, 1282).

Arten und Ausmaß des Alkoholkonsums

Der „Alkoholismus" ist keineswegs ausschließlich Besitzstand einer vom rechten Weg abirrenden Gesellschaftsgruppe, er repräsentiert vielmehr das eine Ende eines Spektrums, das sich zwischen der Abstinenz und dem schweren Trinken erstreckt. Die Häufigkeit des Alkoholkonsums folgt einer logarithmischen Normalverteilung. Dabei besteht für viele Länder eine einigermaßen genau prognostizierbare Relation, die besagt, daß der Anteil der schweren Trinker ($\geqq$ 80 g absolutes Äthanol pro Tag) so ansteigt wie der durchschnittliche Pro-Kopf-Verbrauch der Gesellschaft. Zumindest in den Industriestaaten zeigt der Gesamttrend seit dem Zweiten Weltkrieg, besonders während der 60er Jahre, einen bemerkenswerten Anstieg. In den Vereinigten Staaten von Amerika stieg der Pro-Kopf-Verbrauch im Jahresdurchschnitt bei den über 15jährigen von 1950 bis 1973 um 30% an (von 7,5 auf 9,8 Liter absoluten Alkohols) und um 8,4% zwischen 1968 und 1974. In Kanada betrug der Alkoholverbrauch 1973 10,3 Liter. Die Zunahme in den gleichen Zeitintervallen belief sich auf 58% und 22% (1251, 1270).

Konsequenzen

Das Risiko für einen vorzeitigen Tod ist bei starken Trinkern beträchtlich erhöht. Auch die ätiologische Bedeutung des Alkohols ist für die Todesrate bei Leberzirrhose, Unfällen und bestimmten Krebserkrankungen eindeutig. Zumindest für die Zirrhose ist darüber hinaus die Beziehung zwischen schwerem Alkoholkonsum und erhöhter Mortalität in der Gesamtbevölkerung deutlich und zeigt sich in einer Parallelität zwischen der Häufigkeit der Leberzirrhose und dem durchschnittlichen Alkoholverbrauch (1257).

Determinanten des Alkoholverbrauchs

Allgemein kann man sagen, daß die Zugänglichkeit zum Alkohol grundsätzlich keinerlei Einfluß auf das Ausmaß des Alkoholkonsums in einer Gesellschaft hat. Es gibt Beispiele, daß Alkohol-Restriktionen zu einer Abnahme des Alkoholkonsums geführt haben und umgekehrt die Aufhebung wieder zu einer Zunahme (1257, 1263, 1282). Solche Maßnahmen betreffen Änderungen von Altersgrenzen, die Zahl der Verkaufsstellen, den Alkoholgehalt der Getränke, die Absatzregulierung und die Preise. In den meisten Fällen verhält es sich mit den alkoholischen Getränken so wie mit anderen Verbrauchsgütern: ein Anstieg der Preise führt zu einer Herabsetzung im Alkoholkonsum. Der mittlere Preis für alkoholische Getränke ist seit dem Jahre 1949 relativ zum Verbraucherpreisindex um 25% gefallen und benötigt so einen immer kleiner werdenden Teil des dem Konsumenten zur Verfügung stehenden Geldes (1270). Es ist dies offensichtlich einer von vielen Gründen dafür, daß es vielen Personen so leicht gemacht wird, größere gesundheitsschädliche Mengen von Alkohol über längere Zeit zu sich zu nehmen.

Rehabilitation von Patienten mit alkoholbedingten Problemen

Das therapeutische Problem

Die Bekämpfung des Alkoholismus beinhaltet eine große Zahl von Maßnahmen, die dazu dienen sollen, den Alkoholkonsum eines Patienten zu reduzieren und/oder für eine bessere Anpassung an verschiedene Tätigkeitsgebiete zu sorgen. Diese Maßnahmen werden gewöhnlich dann angewendet, wenn sich der Patient von einer Intoxikation oder von Entzugssymptomen wieder erholt hat. Sie zielen deshalb in erster Linie auf eine Korrektur der Verhaltensweise und sind weniger ein pharmakologisches oder physiologisches Problem. Dementsprechend sind die angewendeten Methoden vorwiegend sozialer oder psychotherapeutischer Art. Die Medikamente haben nur sekundäre Bedeutung. Da die Ursachen alkoholbedingter Probleme vielseitig und kompliziert sind, müssen auch die therapeutischen Maßnahmen ebenso vielgestaltig sein und sollten im Idealfalle auch an die spezifischen Belange und Kausalfaktoren des Einzelfalles angepaßt werden.

Therapeutische Maßnahmen

Ganz allgemein gibt es zwei Hauptrichtungen therapeutischer Maßnahmen: erstens diejenigen, die darauf abzielen, schon vorher existierende emotionelle Probleme zu lindern, Probleme, bei denen ein exzessiver Alkoholverbrauch ein Sympton ist oder eine Folge. Die anderen Maßnahmen zielen darauf hin, das Trinkverhalten so zu verändern, daß das Trinken durch andere weniger gefährliche Handlungen ersetzt wird, was auch immer die verursachenden Gründe gewesen sein mögen.

Unter den häufiger zitierten emotionalen und persönlichkeitsbezogenen Problemen, die zu exzessivem Alkoholverbrauch führen, sind Angst, Depression, niedrige Frustrationstoleranz, latente Homosexualität, Abhängigkeit und Unvermögen, langfristige Entscheidungen zu planen. Für die meisten dieser Faktoren muß die Behandlung, falls eine solche überhaupt in Betracht kommt, auf verschiedenen Formen psychosozialer Intervention beruhen.

In ähnlicher Weise beruhen die Methoden zur Verhaltensänderung, die darauf hinzielen, exzessives Trinken zu verhindern, primär auf psychosozialen und weniger auf pharmakologischen Möglichkeiten. Das Bestreben geht in jedem Falle dahin, das exzessive Trinken zu reduzieren und ein alternatives Verhalten zu erreichen. Pharmaka können dabei dazu dienen, den Verbrauch herabzusetzen, wie dies in den konditionierten Aversionsmethoden, die sich des Sisulfirams, Apomorphins und Succinylcholins bedienen, angewendet wird. Die Bedeutung einer medikamentösen Therapie wird später ausführlich diskutiert.

Es ist wenig erfolgversprechend, zwischen den verschiedenen emotionalen und verhaltensbezogenen Maßnahmen hinsichtlich des therapeutischen Erfolges zu unterscheiden. Dies kann auf die Tatsache zurückzuführen sein, daß keine dieser Methoden sich als erfolgreich erwiesen hat; es könnte aber auch auf der unsachgemäßen Anwendung dieser Techniken beruhen. Es ist sicher wichtig, solche Probleme zu erörtern, bevor man die verfügbaren Maßnahmen ungenutzt aus der Hand gibt.

Einwilligung in die Behandlung und späterer Therapieabbruch

Neue Arbeiten, die über die Häufigkeitsquoten vorzeitigen Therapieabbruchs bei Behandlung des Alkoholismus eine Übersicht bieten (1253, 1254, 1272, 1273) machen deutlich, daß die Aussichten auf einen „Erfolg“ bei der Behandlung des Alkoholismus dadurch zunichte gemacht werden, daß ein großer Teil der Patienten außerstande ist, die Behandlung zu beginnen und sie sehr lange fortzusetzen. So hat beispielsweise Larkin (1273) bei Programmen zur Alkoholentwöhnung die Quote der Ausfälle vor Abschluß noch zahlreicher Konsultationen bei den Therapeuten bis auf 75% geschätzt. Die Häufigkeit des vorzeitigen Ausscheidens ist relativ unabhängig von Alter, Geschlecht, der Dauer des Trinkens, der Art des Behandlungsprogrammes, der sozialen Schicht oder von der Tatsache, ob der Patient stationär oder ambulant behandelt wird.

Die Ausscheidungsrate für Patienten, die in der Stiftung für Suchtforschung des klinischen Instituts in Toronto, Kanada, im Jahre 1975 (Abbildung 14.2) behandelt wurden, wurde mittels Lebenstafel-Methode von Cutler und Ederer (1260) ausgewertet. Für die Zeitspanne zwischen dem 1. Oktober 1974 und dem 31. März 1976 wurden die Patienteninformationen auf Datenkarten übertragen, um sie in das BMD-Lebenstafel-Programm (BMCX 76) einbringen zu können. Jeder Patient, der in einer bestimmten Zeitspanne zu einem Arzttermin erschienen war, wurde als „noch teilnehmend" klassifiziert. Wenn er wenigstens einmal zwischen dem 30. Dezember 1975 und dem 31. März 1976 gesehen wurde, bezeichnete man ihn zum Zeitpunkt der Beendigung der Studie als „noch aktiv". Jeder Patient wurde als für die Therapie durch Abbruch als verloren betrachtet, wenn er zwischen dem letzten Arzttermin und dem Schlußtermin am 31. März 1976 nicht erschienen war. Für 9% der Patienten betrug die Zeitspanne zwischen diesen beiden Kontakten mehr als drei Monate. Deshalb ist der Terminus „durch Abbruch ausgeschieden" weniger aussagekräftig als der Begriff „Tod", ein Parameter, der normalerweise bei solchen Lebenstafel-Untersuchungen verwendet wird. Der Fehler, der durch die Einführung eines weniger präzisen Maßstabes entsteht, ist gering und erzeugt eine Tendenz in Richtung auf geringere Versagerquoten.

Die Ergebnisse für alle Fälle, die zwischen dem 1. Januar 1975 und 31. Dezember 1975 erfaßt wurden, sind in Abbildung 14.2 zusammengestellt. Das Schicksal jedes individuellen Kollektivs kann im Dreieck-Diagramm für jede Beobachtungsperiode verfolgt werden. Die Gesamt-Ausfallquote beträgt für diese Gruppe 83% in den ersten drei Monaten des Patientenkontaktes und 95% für das ganze Jahr. Wie aus Tabelle 14.1 hervorgeht, waren die Ergebnisse ziemlich einheitlich über alle Parameter verteilt (Alter, Geschlecht und Typ des verwendeten Medikaments). Während das vorzeitige Ausscheiden besonders während der ersten Phase des Kontaktes ausgeprägt war, trat auch danach noch ein signifikant gehäuftes Ausscheiden auf. Von den noch nach den ersten drei Monaten übriggebliebenen Patienten erschienen neun Monate später lediglich noch 28%.

Diese Ergebnisse stimmen mit den Berichten fast aller anderen Behandlungsprogramme überein. Glaser (1264, 1265, 1266) berechnete für seine stationären Patienten, daß nur 5% der in seine Studie aufgenommenen Probanden eine Chance hätten, erfolgreiche Teilnehmer zu werden, und zitierte ähnliche Ergebnisse aus vergleichbaren Programmen. Auch die Ergebnisse des Phoenix-House-Programms sprechen für einen wichtigen Zusammenhang zwischen dem Therapieerfolg und der Zeitdauer der Behandlung (1261, 1262). Berichte über das Schicksal derjenigen Alkoholiker, die die Therapie vorzeitig abbrachen fehlen, obgleich sich ähnliche Quoten für das Ausscheiden ergaben. Einige Vorsicht ist allerdings bei der Interpretation dieser Daten angebracht. Erstens wird nur die Zahl der Fälle (Visiten) berücksichtigt

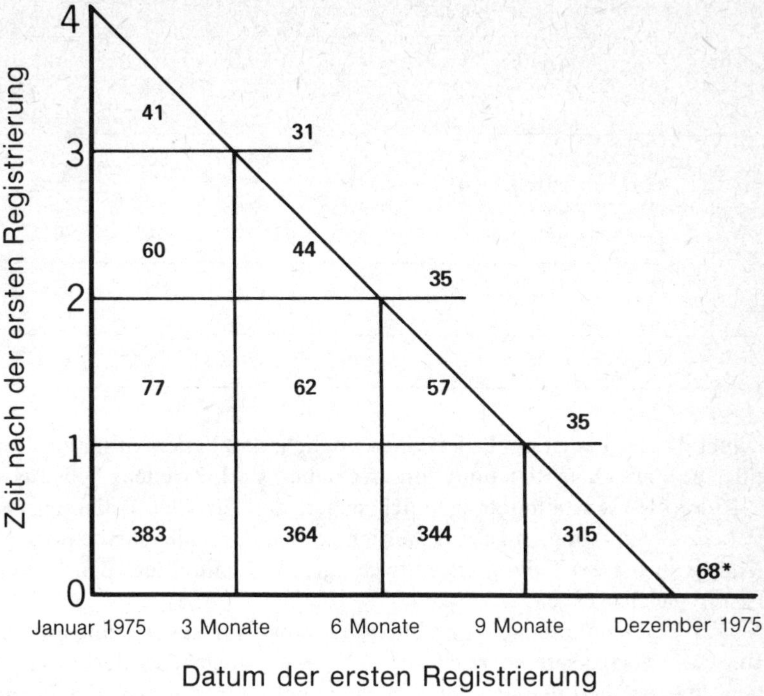

Abbildung 14.2 Anwendung der Lebenstafel-Methode für Ausfälle bei Patienten der Stiftung für Suchtforschung des Klinischen Instituts vom 1. Januar bis 30. Dezember 1975.

---

*) Noch aktive Teilnehmer am Ende der Studie. Der auf der Abszisse aufgetragene Zeitraum der Studie ist in vier gleiche Teile aufgeteilt. Die in die Studie aufgenommenen Patienten wurden jeweils in jedem Rechteck zu Gruppen zusammengefaßt. Die Zahl der Personen, die in den einzelnen Gruppen übrigblieben, kann bis zum Ende der Studie verfolgt werden (repräsentiert durch die Hypotenuse des Dreiecks), indem man sich vertikal, also parallel zur Ordinate bewegt. Die erste Gruppe konnte über vier Dreimonatsperioden beobachtet werden, d.h. über die gesamte Zeitspanne der Studie, während das letzte Kollektiv nur für die letzten drei Monate bis zum Schlußtage verfolgt werden kann.

Die Ausscheidungsrate kann man bei jeder Gruppe für die einzelnen Kontrollperioden berechnen, indem man von der Zahl der Patienten, die am Beginn der gewählten Zeitperiode übrigbleiben, die Zahl jener Patienten abzieht, die noch in der nachfolgenden Periode der Kontrolle übrigblieben. Für die allererste Gruppe ergibt sich beispielsweise, daß die Ausscheidungsquote in der dritten Phase der Nachuntersuchungsperiode dadurch gefunden wird, daß man von der Zahl der am Anfang teilnehmenden Personen der dritten Periode (60) die Zahl jener Patienten abzieht, die noch am Beginn der vierten Periode (41) weiter teilnahmen, d.h. $60-41=19$. Die Zahlen, die rechts neben der Hypotenuse stehen, repräsentieren die Patienten, die noch am Schlußtage an der Studie teilnahmen. Im letzten Viertel des Jahres der Studie wurden 315 neue Patienten registriert und 68 Patienten nahmen noch am letzten Tage der Studie teil.

Tabelle 14.1 Kumulative Erfassung der vorzeitigen Ausscheider

Zeitspanne (Monate)	Insgesamt	Männer	Frauen	Alkohol	Pharmaka	Jüngere (bis 35 Jahre)	Ältere (36 Jahre u. älter)
0–3	83%	84%	80%	83%	84%	82%	85%
3–6	89%	89%	85%	88%	89%	87%	90%
6–9	92%	93%	89%	92%	92%	91%	94%
9–12	95%	95%	94%	95%	97%	94%	96%
S.E. 12 Monate	1%	1%	2%	1%	2%	1%	1%
n	1406	1135	271	1072	320	732	674

und nicht die der Patienten. Es ist daher möglich, daß Patienten später wieder zu einer erfolgreichen Rehabilitation erschienen sind. Zweitens bedeutet die hohe frühzeitige Ausfallquote ziemlich sicher, daß für viele Patienten keine eigentliche Behandlung eingeleitet werden konnte. Deshalb ist eine hohe Versagerquote in diesem Falle nicht notwendigerweise mit einem Behandlungsmißerfolg gleichzusetzen.

Die zur Zeit vorhandenen Ergebnisse erlauben uns zwar keine Aussage, warum die Versagerrate so hoch ist, fest steht jedoch, daß derzeitige Programme diese zögernden Patienten nicht überzeugen können, die Behandlung fortzusetzen. Jede Spekulation über die Ursachen für diese hohe Ausscheidungsquote führt zu zwei Überlegungen: Erstens ist es wahrscheinlich, daß diese Patienten etwas gemeinsam haben, was sie von einer intensiveren definitiven Intervention abhält. Zweitens werden die Behandlungsprogramme von einigen Klienten vielleicht als Instrumente einflußreicher sozialer Kräfte angesehen, mit denen versucht werden soll, die vom normalen Weg Abgekommenen zu kontrollieren und eine soziale Anpassung herbeizuführen. In dem Maße, wie der Alkoholismus ein Protest gegen soziale Anpassung darstellt, kann das vorzeitige Beenden der Teilnahme als Indikator für den sozialen „Ungehorsam" angesehen werden. Es besteht jedoch Hoffnung, daß sich die schnelle Versorgung mit ärztlicher Hilfe und die engere Anpassung geeigneter Programme an die persönlichen Erfordernisse des Patienten als hilfreich erweisen werden, die frühe Ausscheidungsrate zu reduzieren, und zwar unabhängig von den zugrunde liegenden Ursachen. Sie würden auf diese Weise dafür sorgen, daß das Programm wirkungsvoll ablaufen kann.

Das heutige System der Behandlung des Alkoholismus

Das wesentliche anfängliche Ziel jeder Behandlung sollte einfach darin bestehen, den Patienten lange genug „bei der Stange" zu halten, um ihn einer effektiven Behandlung zuführen zu können. Das Einverständnis eines Patienten mit der Behandlung kann allerdings durch eine Reihe von Faktoren schwerwiegend unterminiert werden, von denen einige individueller Natur sind, andere sich auf den Programminhalt und das Format beziehen und wiederum andere auf die Umgebung, in der die Behandlung durchgeführt werden soll. Ein allgemeines Behandlungskonzept, von dem man sagen kann, daß es für alle Patienten mit alkoholbezogenen Problemen geeignet sei, ist nicht bekannt (1266, 1267). Mit einigen wenigen Ausnahmen gibt es kaum einen Hinweis darauf, daß die Behandlungsprogramme für die Rehabilitation von Alkoholikern bei mehr als 20 bis 30% aller chronischen Alkoholiker wirksam sind (1253, 1254, 1281, 1284). Es klingt wie Ironie, aber diese Quote mag sogar spontan vorhanden sein, wenn also überhaupt gar kein Programm durchgeführt wird. Es muß zugegeben werden, daß in bezug auf die berichtete Wirksamkeit verschiedener Behandlungsmaßnahmen eine weite Variation vorhanden ist. Diejenigen Programme, bei denen jedoch über die höchste Wirksamkeit berichtet wird, sind unzureichend oder gar nicht ausgewertet worden. Zu denjenigen Programmen, die die geringste Besserungsrate zeigen, gehören diejenigen, bei denen Untersuchungen bis ins kleinste Detail durchgeführt wurden und jene mit der besten wissenschaftlichen Konzeption. Es gibt sogar mehrere Studien über Programme, die Patienten Schaden zugefügt haben.

Eine bemerkenswerte Ausnahme in bezug auf den Behandlungserfolg ist das Alkoholrehabilitationsprogramm der Industrie. Diese Programme waren in bestimmten Situationen bei über 70% von Beschäftigten wirksam (1253, 1254, 1281, 1284). Der Grund für diese im Vergleich zu anderen Behandlungsmaßnahmen erstaunliche Wirksamkeit mag zum Teil auf dem hohen Anteil von Zwangsmaßnahmen beruhen. Normalerweise bildet die Basis für die Behandlung ein mehr oder weniger ausgesprochenes Übereinkommen zwischen dem Arbeitgeber und dem Arbeitnehmer, daß die Fortsetzung der Beschäftigung von einer Abstinenz oder zumindest einer Veränderung im Trinkverhalten abhängig gemacht wird. Es kommt noch hinzu, daß eine Person, die noch voll in den Arbeitsprozeß integriert ist und erst beginnt, Erfahrungen mit alkoholbezogenen Problemen zu bekommen, offensichtlich eher rehabilitationsfähig ist.

Warum ist die Behandlung des chronischen Alkoholismus relativ unwirksam? Ein Überblick über die verfügbaren Behandlungsprogramme deutet auf folgende Vermutungen und immer wiederkehrende Probleme bei der Behandlung des chronischen Alkoholismus hin (1266, 1267):

1. Bei Behandlungsprogrammen wird allgemein ein homogenes Patientenkollektiv vorausgesetzt. In Wirklichkeit ist diese Gruppe jedoch so heterogen wie jedes andere Kollektiv in der Gesellschaft. Die Betroffenen trinken verschiedene Mengen Alkohol und haben dies auch während unterschiedlich langen Zeiträumen getan. Es ist deshalb wahrscheinlich, daß sie sich auch hinsichtlich der Wirkung des Alkohols auf ihre physische und geistige Gesundheit

sehr unterscheiden sowie hinsichtlich des Ehe- und Familienlebens, der beruflichen Stellung, der sozialen Situation, der Freizeitinteressen und der finanziellen Sicherheit. Diese sind vom chronischen Alkoholismus bzw. Problemtrinken am häufigsten betroffen. Wegen dieser Unterschiede ist es unrealistisch, durch eine einheitliche Behandlungsform gleiche Ergebnisse zu erwarten. Bezeichnenderweise werden keine Anstrengungen unternommen, bestimmte Personen für eine bestimmte Behandlung auszuwählen. Wenn ein Patient beispielsweise vor allem finanzielle Probleme hat, kann man von einem religiös orientierten Programm kein günstiges Ergebnis erwarten. Eine schlechte Kombination von Problemen der Patienten und den Modalitäten der Behandlung kann zu beträchtlichen Verzerrungen bei der Beurteilung der Wirksamkeit verschiedener Behandlungsformen führen.

2. Entsprechend dieser, wie oben dargestellt, mißlichen Gleichbehandlung bieten die Behandlungsprogramme in der Regel nur ein einziges Angebot oder allenfalls eine sehr begrenzte Anzahl von Möglichkeiten zur Wahl einer Behandlung. Es ist daher schwierig, eine Behandlung auf eine Gruppe von Patienten zuzuschneidern, die sich untereinander hinsichtlich ihrer Bedürfnisse erheblich unterscheiden. Viele Programme gehen darüber hinaus auch bei alternativen Interventionsmöglichkeiten davon aus, daß eine einzige Behandlungsart für eine zu behandelnde Person ausreichend ist, obgleich es durchaus so sein kann, daß verschiedene Verfahren im zeitlichen Ablauf der Rehabilitation wirkungsvoller sein können. Es wird auch oft angenommen, daß die Ziele von Erziehungsprogrammen, Disulfiram-Behandlungsprogrammen, Beratungsprogrammen und Programmen für stationäre und ambulante Patienten alle miteinander vergleichbar sein sollten. Diese Annahme erscheint jedoch ziemlich unwahrscheinlich.

3. Die meisten Behandlungsprogramme lassen außer acht, daß möglicherweise die Kontinuität der Betreuung wichtig ist. Kurzzeitprogramme werden viel weniger erfolgreich sein als Programme, die Langzeitverstärkung für Verhaltensänderungen jeglicher Art anwenden.

4. Während oft Lippenbekenntnisse für die Vorstellung abgegeben werden, daß die Programmbewertung wesentlicher Bestandteil von Interventionsprojektion gegen den Alkoholismus sein sollte, ist es in Wirklichkeit so, daß die Erforschung (Bewertung) in der Regel als von außen her aufgezwungen und für den eigentlichen Behandlungsablauf störend angesehen wird. Um wirkungsvoll zu sein, muß die wissenschaftliche Analyse ein integrierter Bestandteil aller Aktivitäten der Alkoholismus-Behandlung sein. Gleichzeitig sind jedoch die Behandelnden, was die Beurteilung ihrer eigenen Arbeit angeht, in einer ungünstigen Lage. Sie sollten daher ausschließlich das tun, was sie am besten können, nämlich behandeln. Wir müssen also versuchen, Beurteilung und Behandlung so miteinander zu vermischen, daß weder der eine noch der andere Grundprozeß verzerrt wird. Bedauerlicherweise ist dieses Ziel nicht leicht zu erreichen.

5. Die meisten Behandlungsprogramme gehen davon aus, daß die Erfassung des Ergebnisses zu einem bestimmten Zeitpunkt eine angemessene Vorhersage auf die zukünftige Mitarbeit erlaubt. Wenn man bedenkt, was über fortgesetzte Therapieversager bekannt ist, so ist es wichtig, daß die Erforschung der Behandlungsmethoden ausreichend lang und zusammenhängend durchgeführt wird und Möglichkeiten enthält, die Durchführung des Programmes auf der Grundlage der gewonnenen Erfahrungen zu verändern.

Dies sind nur wenige der möglichen Gründe, warum planlose Behandlungsversuche (dargestellt in Abbildung 14.3) kaum eine Chance haben, bei vielen Patienten wirksam zu sein, und warum die Compliance so schlecht ist.

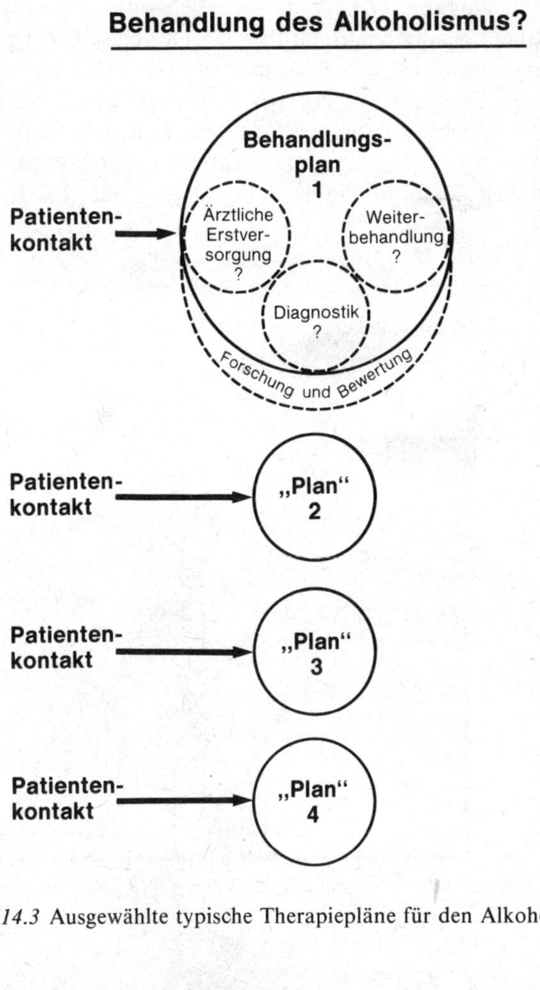

Abbildung 14.3 Ausgewählte typische Therapiepläne für den Alkoholismus.

Modell für ein Behandlungssystem

Man kann leicht die potentiellen und tatsächlichen Probleme bei der Anwendung verschiedener Methoden zur Behandlung des Alkoholismus feststellen. Viel schwieriger ist es aber, dafür Lösungen zu finden. Im folgenden geben wir eine kurze Zusammenstellung der jetzigen Form unseres eigenen Programmes, das – wie wir meinen – viele der aufgeworfenen Fragen anspricht und einige von ihnen löst.

Da durch die zur Zeit existierenden Behandlungsmethoden (Abbildung 14.3) das Einverständnis des Patienten in die Behandlung und deren Wirksamkeit ernsthaft untergraben werden kann, ist von der Addiction Research Foundation [Stiftung für Suchtforschung] (Abbildung 14.4) ein modellhaftes Behandlungssystem (Core Shell Treatment) entwickelt worden. Die Bestandteile dieses Systems sind: Nur ein Anfangstermin für alle Patienten bei jedem Behandlungsprogramm bzw. bei jedem der Behandlungsprogramme; Fortsetzung der Betreuung jedes einzelnen Patienten durch seinen eigenen primären Therapeuten; eine sich über zwei bis drei Tage erstreckende (vollständige soziale, psychologische und körperliche) Untersuchung als Voraussetzung für das endgültige Angebot der Behandlung; Zuteilung der Patienten zu der Behandlungsform, die sie brauchen und wünschen, und Nachuntersuchungen über einen langen Zeitraum. Praktisch brauchbare Forschung zwecks Verbes-

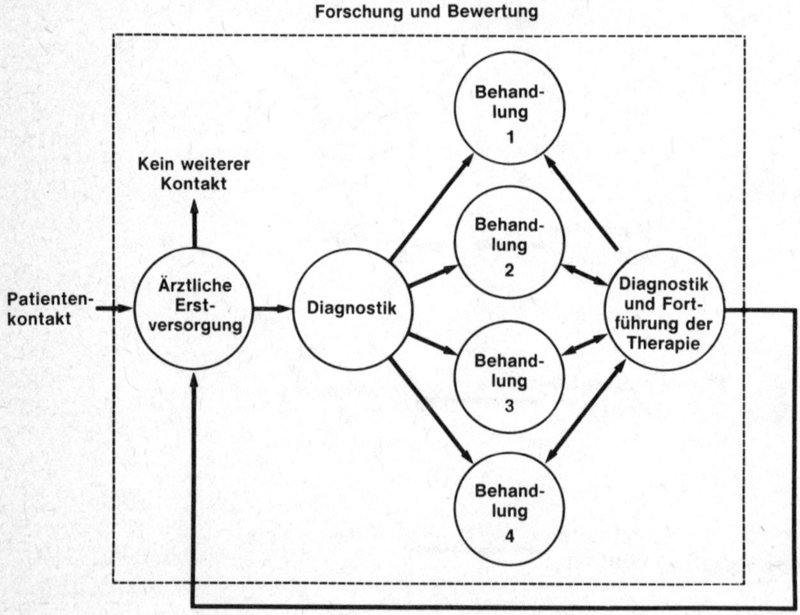

Abbildung 14.4 Kernstück des Systems einer Versorgung und Behandlung (Core Shell Treatment).

serung der Zuteilung von Patienten und Untersuchung über optimale Behandlungsmethoden werden von Personen ausgeführt, die mit dem eigentlichen Behandlungsprozeß nichts zu tun haben. Dieses Vorgehen scheint viele der Nachteile in den gebräuchlichen Behandlungsprogrammen des Alkoholismus zu vermeiden. Ob es die Versagerquote bei der Behandlung erniedrigen kann, ist zur Zeit noch nicht bekannt, aber es gibt gute Gründe dafür, dies anzunehmen. Spezielle Untersuchungen sind für die Zukunft geplant.

Beeinflussung des Alkoholikerverhaltens durch Kontingentierungsmaßnahmen

Im vorausgehenden Abschnitt wurde ein systematischer Versuch beschrieben, wie die Aufnahme in die verfügbaren Behandlungsformen organisiert werden kann. Die Organisation kann dazu beitragen, die Versagerquote herabzusetzen und ungeeignete Behandlungsarten zu vermeiden, um so individuelle Behandlungsmethoden zu ermöglichen. Organisation kann jedoch Fehlerhaftes nicht in einen Erfolg ummünzen, wenn die Basisbehandlung wertlos ist. Wir haben bereits auf die Möglichkeit aufmerksam gemacht, daß dies der Fall sein kann. In diesem Abschnitt diskutieren wir eine Methode zur Beeinflussung des Verhaltens, von der wir glauben, daß sie tatsächlich einige der Unzulänglichkeiten der heutigen Behandlungsverfahren überwinden kann. Es spricht einiges zugunsten dieser Methode, aber sie ist weit davon entfernt, exakt zu sein, und deshalb sind wir wieder einmal an einem Punkt angelangt, wo wir dem Leser den Rat geben müssen, bei der Interpretation des folgenden Materials vorsichtig zu sein.

Grundlage für eine Beeinflussung des Verhaltens

Das wichtigste Prinzip für eine wirkungsvolle Analyse des Verhaltens ist, daß das Verhalten durch seine Auswirkungen beeinflußt wird. Verstärkende Folgen sind diejenigen, die das Verhalten aufrechterhalten, und strafende Folgen sind solche, die es unterdrücken. In diesem Schema gehen die Pläne für eine Beeinflussung des Verhaltens auf die funktionelle Analyse der Beziehung zwischen dem interessierenden Zielverhalten (Trinken z. B.) und irgendeine Konsequenz zurück, von der erwartet werden könnte, daß sie die Wahrscheinlichkeit für das Auftreten eines Zielverhaltens beeinflußt. Diese Methode ist fest in der Verhaltenstheorie verankert. Nach praktischen Gesichtspunkten ist die Durchführung einer Verhaltensbehandlung ausgesprochen empirisch. Wenn wir über die Veränderung eines Verhaltens sprechen wollen, so müssen wir es definieren und messen können. Wenn wir das Verhalten verändern wollen, müssen wir die Auswirkungen spezifizieren und sie systematisch in eindeutiger Beziehung zu einem zu verändernden Verhalten anwenden können. Es folgen einige Beispiele, wie diese Prinzipien bei der Behandlung des Alkoholismus angewendet worden sind und wie sie für das Problem der Compliance allgemein relevant sein könnten.

Wenn wir die Behandlungstätigkeit als eine Quelle potentieller Verstärker für den Patienten ansehen und die dauerhafte Teilnahme an der Behandlung als eine Verhaltensantwort, dann wird das Ausscheiden in hohem Maße erklärlich. Es ist wohl bekannt, daß das Verhalten nicht ohne weiteres ohne Verstärkungen aufrechterhalten werden kann. Dieser Vorgang wird technisch als Erlöschen beschrieben. Wir sollten nicht überrascht sein, wenn Behandlungen, die nicht die Eigenschaften und Möglichkeiten des Patientenverhaltens in ihre Berechnung mit einschließen, die erwünschten Ergebnisse nicht bringen (d.h. Erscheinen zur Behandlung), wenn sie nur wenig Verstärkung anbieten können.

Diese Analyse stellt lediglich eine etwas elegantere Art für die Feststellung dar, daß Patienten nur so lange zum Behandlungstermin erscheinen, wie sie etwas davon profitieren. Es sei daran erinnert, daß bisher wenige Untersuchungen durchgeführt worden sind, um diese Behauptung in bezug auf das Ausscheiden aus der Behandlung zu prüfen, aber es gibt zumindest einige Hinweise. Patienten, die sich bevorzugt für eine Behandlung, die spezifisch auf Alkohol und Trinken ausgerichtet ist, aussprachen, schieden um so eher vorzeitig aus der Behandlung aus, je mehr es der Therapeut versäumte, diese Aspekte während der ersten Interviews zu diskutieren (1272). Patienten, denen Tranquilizer verschrieben worden waren, setzten die Behandlung in der ersten Phase eher fort als diejenigen, die unbehandelt blieben (1254). Da bekannt ist, daß Tranquilizer als ausgeprägte Verstärker wirken können (1256), kann die relativ höhere Beibehaltungsquote dadurch zustandegekommen sein, daß die pharmakologische Verstärkung das Verhalten (d.h. das Erscheinen zur Behandlung), von dem die weitere Erhältlichkeit des Medikamentes abhing, aufrechterhielt. Tatsächlich ist dies eine Rechtfertigung, bei Programmen zur Beibehaltung Methadon zu verschreiben: es führt nämlich auf pharmakologische Weise so lange zum Verbleiben in der Behandlung, bis die Bemühungen um die psychosoziale Rehabilitation erfolgreich abgeschlossen worden sind (1268). Das ständige Zurverfügungstellen von Medikamenten, um den Patienten zu veranlassen, sich der Behandlung weiter zu unterziehen, läßt jedoch ethische Fragen aufkommen. Diese Überlegungen erweisen sich als ein direkter experimenteller Versuch für dieses strittige Verhaltensmanöver, obwohl ein solches Vorgehen schon untersucht worden ist (siehe weiter unten).

Diese Beispiele können aber auch anders interpretiert werden und unterstützen als solche lediglich die Plausibilität der Verhaltensanalyse. Verlockender als Untersuchungen über das vorzeitige Abbrechen der Behandlung sind jene, die sich mit der Wirksamkeit von Behandlungsmaßnahmen, die von der Verhaltensanalyse ausgehen, beschäftigen.

Maßnahmen zur Alkoholkontingentierung

Es erscheinen immer mehr Berichte in der Literatur über eine Alkoholzuteilung zur Beeinflussung des Verhaltens beim Alkoholismus (1280). Eine zwingende Voraussetzung für eine Kontingentierung ist, daß zwischen der

Änderung und der Anwendung bestimmter Konsequenzen eine denkbare Beziehung erarbeitet und durchgesetzt wird. Diese Methode ist sowohl unter Laborbedingungen als auch in Felduntersuchungen mit beachtlicher Wirksamkeit angewendet worden. In einer Studie befanden sich chronische Alkoholiker in einer Krankenhausabteilung, wo sie Alkohol erhalten konnten (1259). An einigen Tagen stand der Alkohol ohne jegliche Einschränkung frei zur Verfügung, an anderen jedoch wurde den Patienten für Abstinenz Bargeld angeboten. Trotz individueller Unterschiede in der Belohnung der Abstinenz konnte das Trinken durch die Bezahlung auch dann unterdrückt werden, wenn Alkohol vorhanden war. Dabei war es wichtig, daß die Belohnung in unmittelbarem Zusammenhang mit dem abstinenten Verhalten erfolgte, da eine Verzögerung der Bezahlung den Einfluß positiver Wirkungen auf das Trinkverhalten verstärkte. Andere Untersucher haben gezeigt, daß auch aversive Konsequenzen das Trinken unterdrücken können. Eine dauerhafte Erniedrigung des Alkoholkonsums wurde dadurch erreicht, daß bei Mäßigung Vergünstigungen der Krankenhausabteilung zugänglich waren oder dadurch, daß bei Überschreitung des Trinklimits die Aufenthaltsbedingungen unangenehm gestaltet wurden (1255). Es wurde auch festgestellt, daß Trinken unterdrückt werden kann, wenn nach jedem Drink eine kurzfristige soziale Isolierung vorgenommen wird (1269).

Untersuchungen wie diese haben für die Behandlung praktische Bedeutung. Sie zeigen, daß ein wichtiger Faktor beim Alkoholismus, nämlich die Selbstzuführung des Alkohols, unter Kontrolle gebracht werden kann, wenn eine spezifische umweltbezogene Maßnahme sorgfältig auf ein klar definiertes und meßbares Verhalten angewendet wird. In dieser Spezifität unterscheidet sich die auf einen bestimmten Zweck ausgerichtete Verhaltensänderung von den meisten anderen.

Hieraus ergibt sich selbstverständlich die Frage, ob vergleichbare Methoden unter normalen Lebensbedingungen angewendet werden können. Die bisher nur geringen Anhaltspunkte zu diesem Thema sind positiv. Eine dieser Studien, eine Felduntersuchung, beschäftigte sich mit ambulanten Patienten, die unter Methadon-Behandlung standen und exzessiv Alkohol tranken (1274). Die Untersucher verglichen ein Patientenkollektiv, dem täglich eine bestimmte Dosis Methadon nach der Einnahme von Disulfiram gegeben wurde, mit einer Kontrollgruppe, die aufgefordert wurde, Disulfiram zu nehmen, wobei sie dieses aber nicht nehmen mußte, um auch Methadon zu erhalten. Während der Untersuchungsdauer trank die Versuchsgruppe (mit Methadon-Zuteilung) viel weniger als die Kontrollgruppe, was die Wirksamkeit dieses Vorgehens bestätigt. Eine vergleichbare Methode wurde mit großem Erfolg in einem Industriebetrieb angewendet, um die Einnahme von Disulfiram bei Patienten zu fördern, deren hauptsächliches Problem exzessives Trinken war (1280). Einige dieser Versuche waren mit starken Zwängen für den Patienten verbunden. So wurde beispielsweise vier in einem Krankenhaus Angestellten wegen exzessiven Trinkens mit der Kündigung gedroht. Es wurde ein Behandlungsplan erstellt, aufgrund dessen diese Patienten bei der Abteilung für Alkoholentwöhnung des Krankenhauses täglich vorsprechen und Disulfiram einnehmen mußten, falls sie an dem betreffenden Tag arbeiteten. Ein Auslassen dieses Zuteilungstermins führte zum Entzug der Arbeitsmöglichkeit und einer entsprechenden Gehaltseinbuße. Diese Art der Behandlung erwies sich als sehr wirksam, und dem Bericht nach versäumte es keiner der Patienten jemals, den Ausgabetermin einzuhalten. Der Alkoholkonsum ging bei diesen Patienten sehr stark zurück. Ergebnisse, die mit einem ebenso eindrucksvollen Erfolg einhergingen, wurden bei einer anderen Gruppe von Patienten erreicht, die eine Klinik aufsuchten und Disulfiram einnehmen mußten, wenn sie nicht einen beim Therapeuten hinterlegten Bargeldbetrag verlieren wollten.

Ein anderes interessantes Anwendungsbeispiel für das Kontingentierungsverfahren unter natürlichen Gegebenheiten wird von Miller (1276) berichtet. In dieser Fallstudie vereinbarten Ehemann und Ehefrau, die Trunksucht des Mannes unter Kontrolle zu bringen. Wenn der Mann außerhalb von Situationen, die als akzeptabel angesehen wurden, trank, mußte er der Ehefrau eine Strafe von 20 Dollar bezahlen, die nach Belieben, auch unnütz, ausgegeben werden durften. Die Frau mied außerdem sofort die Gegenwart des Mannes, sobald sie das verbotene Trinken entdeckte. Durch diese Vereinbarung wurde das Trinken stark unterdrückt, und der Erfolg hielt über mindestens sechs Monate an.

Kontingentierungsmaßnahmen scheinen zu den wirkungsvollsten Verfahren zu gehören, um ein mit dem Alkoholismus zusammenhängendes Fehlverhalten sowohl unter Labor- als auch natürlichen Lebensbedingungen erfolgreich in den Griff zu bekommen. Sie haben den großen Vorteil, daß im voraus ein so stark spezifizierter „Vertrag“ abgeschlossen wird, daß wenig Zweifel darüber bestehen kann, was vom Probanden erwartet wird und welches die Konsequenzen für die Nichteinhaltung des Vertrages sind. Daraus folgt, daß bereits in die Planung der Behandlung Möglichkeiten zur objektiven Erfassung von Hinweisen für eine Kontrolle der Wirksamkeit automatisch mit eingebaut sind. Eine Bemerkung zum allgemeinen Compliance-Problem scheint hier am Platze zu sein. Die bisher publizierten Arbeiten über dieses Verfahren haben in typischer Weise nicht im einzelnen über Bemühungen berichtet, die Patienten in Behandlung zu halten. Sie haben sich vielmehr darum bemüht, bestimmte Ergebnisse von jenen zu erhalten, die bereit waren, sich einer Kontingentierungsmaßnahme freiwillig zu unterziehen. Trotzdem ist es nicht weiter schwierig herauszufinden, wie solche Verfahren dazu benutzt werden könnten, um unabhängig von der Behandlungsart die langzeitige Fortführung der Therapie zu erreichen. Außer der Bereitschaft des Patienten, sich mit einer Kontingentierung einverstanden zu erklären, muß der Therapeut die sachlichen Voraussetzungen für ein solches Vorgehen zur Verfügung haben, wie z. B. den Ehegatten oder den Arbeitgeber, die gewillt sind, an der Behandlung mitzuwirken. Darüber hinaus muß eine Belohnung geboten werden, die für den Patienten attraktiver ist als die Faktoren, die in erster Linie die Behandlung erforderlich machten.

Der Schwerpunkt der Kontingentierung kann variiert werden. Im Falle des Alkoholismus kann als Zielverhalten das Trinken als solches verwendet werden. In diesem Fall ist dann der Index für Compliance und Behandlungserfolg identisch. Zusätzlich kann sich das Verfahren auf die Compliance in Zusammenhang mit einer Spezialbehandlung (Disulfiram) konzentrieren, die dann wiederum den erwünschten Erfolg herbeiführt. Der zuletzt genannte Fall gleicht sehr stark der mehr herkömmlichen medizinischen Situation, in der das eigentliche Problem darin liegt, das Einverständnis für die Behandlung mit bekannter Wirksamkeit zu erhalten.

Zusätzliche Pharmakotherapie

Oft wird Pharmakotherapie allein oder in Verbindung mit verhaltensbezogenen oder psychotherapeutischen Maßnahmen durchgeführt. Im allgemeinen sind die Erwartungen, die an die Arzneimitteltherapie geknüpft werden, unrealistisch. In manchen Situationen sind Arzneimittel für eine sorgfältige Diagnose und Behandlung ein ungeeigneter Ersatz. Arzneimittel können jedoch bei der Behandlung des Alkoholismus für mindestens zwei wichtige Zwecke verwendet werden. Der erste, bei dem Pharmaka wie Disulfiram Anwendung finden, verfolgt das Ziel, den Alkoholismus durch pharmakologische Interaktion mit Äthanol zu verleiden. Der zweite versucht, durch Anwendung verschiedener Psychopharmaka emotionelle Störungen, die zur Alkoholabhängigkeit beitragen, zu lindern. Beide Verfahren haben Beziehungen zur Compliance: das erste durch die Kontingentierung und den moralischen Druck und das zweite dadurch, daß der Patient in die Lage versetzt wird, an einer Behandlung teilzunehmen (1284).

Aversive Pharmakotherapie

Bei der einfachen, klassischen aversiven Konditionierung sind der Anblick, Geruch, Geschmack oder Gedanke von oder an Alkohol (konditionierter Reiz) unzertrennlich mit einer unangenehmen Reaktion wie Übelkeit, Erbrechen oder Apnoe (unkonditionierter Reiz) verknüpft. Damit die Konditionierung eintritt, muß der konditionierte Reiz normalerweise dem unkonditionierten in einem kurzen und ziemlich eng begrenzten Zeitintervall vorausgehen. Pharmaka werden manchmal als Hilfsmittel benutzt, um den unkonditionierten Reiz auszulösen. Dabei ist der Hinweis wichtig, daß für alle Untersuchungen mit solchen Pharmaka nur ausgewählte, einverstandene und motivierte Patienten und Therapeuten in Frage kommen. Deshalb können positive Behandlungserfolge auf die Gesamtheit von Alkoholikern (oder Therapeuten) nur unter Vorbehalt übertragen werden.

Apomorphin und Emetin verursachen Übelkeit und Erbrechen. Nachdem sie eingenommen worden sind, wird den Patienten, kurz bevor die Wirkungen der Pharmaka einzusetzen pflegen, Alkohol angeboten. Es bereitet jedoch Schwierigkeiten, den Zeitpunkt präzise zu treffen, so daß sorgfältig geplante Untersuchungen mit diesen Pharmaka eigentlich unmöglich auszuführen sind. Es überrascht daher nicht weiter, daß die mit diesen Mitteln erhaltenen Ergebnisse nicht besser sind als die, die mit anderen stationären Behandlungsmethoden bei vergleichbaren Patienten erhalten wurden. Es kommt noch hinzu, daß Apomorphin und Emetin nicht ohne ein gewisses Risiko sind.

Succinylcholin ist ein depolarisierendes Muskelrelaxans, das intravenös in einer Dosis appliziert werden kann, die die gesamte quergestreifte Muskulatur einschließlich des Zwerchfells und der Interkostalmuskulatur innerhalb von ein bis zwei Minuten lähmt. Dadurch, daß man die prodromalen Muskelzuckungen registriert, ist es möglich, den Alkohol wenige Sekunden vor dem Einsetzen von Paralyse und Apnoe anzubieten. Ein solches dramatisches aversives Ereignis ist potentiell gefährlich und höchst unangenehm und ist sowohl bei Therapeuten als auch Patienten auf wenig Gegenliebe gestoßen. Es ist in der Lage, eine langandauernde konditionierte Angstreaktion auszulösen, jedoch sind die Ergebnisse hinsichtlich einer Verbindung zum Trinken bisher nicht so ermutigend, um eine allgemeine Anwendung des Verfahrens zu rechtfertigen (1253, 1279, 1284).

Obwohl Disulfiram dazu benutzt wird, das Trinken durch Auslösung einer aversiven Reaktion beim Alkoholtrinken zu verleiden, entsprechen die zeitlichen Verknüpfungen nicht den Bedingungen der klassischen Konditionierung. Disulfiram ist ein Inhibitor der Aldehyd-NAD-Oxidoreduktase, einem in den Lebermitochondrien lokalisierten Enzym, das die Biotransformation von Acetaldehyd zu Acetat katalysiert. Wenn das Enzym gehemmt wird, kommt es durch Metabolisierung von Äthanol zur Anreicherung von Acetaldehyd. Bereits fünf bis fünfzehn Minuten nach der Einnahme von 0,5 Unzen*) oder mehr Alkohol empfindet der Patient Wärme, und es beginnt Flush am oberen Brustkorb, Nacken und den Wangen. Die Pulsdruckamplitude vergrößert sich und die Herzfrequenz nimmt zu. Die Reaktion kann noch schwerer sein und zu Nausea, Erbrechen, Hypotension, schweren Angstzuständen und Dyspnoe führen. Die Reaktion kann mehrere Stunden dauern und war in Einzelfällen tödlich. Hoffnung und Drohung dieser Reaktion stellen die dürftige Grundlage für die Ermutigung des Alkoholikers dar, dieses Präparat einzunehmen. Andererseits muß das Mittel von einem mit dieser Therapieform einverstandenen Patienten täglich eingenommen werden. Die Unterbrechung der Disulfiramtherapie für ein paar Tage gestattet wieder volles Trinken.

Obwohl es etwa ein Dutzend Untersuchungen gibt, die Disulfiram mit einer Kontrollbehandlung vergleichen (1254), ist selten Placebo als Kontrolle verwendet worden (1253, 1254, 1265, 1279). In allen Studien scheint Disulfi-

---

*) 1 Unze = 28,35 g.

ram die Inzidenz von Rückfällen herabsetzen zu können. Der Patient, der besser auf Disulfiram anspricht, ist typischerweise älter, besser motiviert, besitzt eine längere Trinkeranamnese mit Delirien, er steht unter einem Alkoholzwang und ist süchtig. In jeder Untersuchung finden sich Unterschiede zwischen der Verum- und Kontrollgruppe, die auf mögliche wichtige Unterschiede in der Motivation der beiden Patientenkollektive hinweisen. Deshalb kann die höhere Erfolgsquote dem Disulfiram nicht allein zugeschrieben werden. Die Untersuchung von Gerrein u.a. (1265) deutet darauf hin, daß Disulfiram (250 mg/Tag), wenn es unter direkter Aufsicht eingenommen wird, bei den Patienten zu einer besseren Mitarbeit in der Klinik und Identifikation mit der Klinik führt. Ein Therapieplan, der die Einnahme von Disulfiram unter Aufsicht zusammen mit vier Beratungsterminen oder gruppentherapeutischen Sitzungen pro Woche vorsah, war wirksamer als Anordnungen, die lediglich die unkontrollierte Einnahme von Disulfiram vorsahen. Leider werden in dieser Studie die Wirkungen der beaufsichtigten Einnahme von Disulfiram mit denen vermischt, die sich aus der intensiveren Beratung der Patienten ergeben.

Die Wirksamkeit der Disulfiram-Therapie scheint sowohl von der Motivation des Patienten als auch von dem Ausmaß des Zwanges, die Arzneimitteleinnahme fortzusetzen, bestimmt zu werden, der auf den Patienten durch Gesetzgeber, Familienmitglieder oder Arbeitgeber ausgeübt wird. Es gibt keinen schlüssigen Beweis für eine Arzneimittelwirksamkeit, die sich von den zwangsbedingten und motivierenden Faktoren unterscheiden läßt. In diesem Zusammenhang scheint die subkutane Implantation von Disulfiram ein vernünftiger Weg zu sein, um die Patienten-Compliance zu garantieren. Es gibt verschiedene Erfahrungsberichte über den Einfluß von Disulfiram-Implantaten. Allerdings wurde keine Doppelblindstudie mit Randomisierung unter Einschluß einer Verum- und Placebogruppe durchgeführt. Dagegen ist über häufige Infektionen der Implantate und Abstoßung der Tablette (14,9%) berichtet worden (1275). Eine verbesserte galenische Zubereitung von Disulfiram könnte diese Probleme vermeiden. Da es bei einigen Patienten fraglich ist, ob eine tägliche orale Dosis von 250 bis 500 mg Disulfiram unangenehme Nebenwirkungen nach Alkoholkonsum hervorruft, muß man sich fragen, ob Implantate von 500 mg bis 1 g überhaupt in der Lage sind, bis zu einem Monat wirksam zu sein. Die Analyse des Pharmakons und der Metaboliten im Blut ist eine wichtige Voraussetzung für jede akzeptable Untersuchung der Disulfiram-Wirksamkeit. Derartige Nachweismethoden stehen neuerdings zur Verfügung (1258) und machen es möglich, in der Zukunft geeignete Untersuchungen zu Disulfiram durchzuführen.

Nachweise der Wirksamkeit von Disulfiram sind spärlich, die Verteilung des Pharmakons im Organismus und seine potentielle Toxizität und Nebenwirkungen sind beträchtlich. Aus diesen Gründen sind viel mehr Untersuchungen über dieses Pharmakon notwendig.

Auch Metronidazol, ein Arzneimittel zur Behandlung der Amöbiasis, anaerober Infektionen und von Trichomonas vaginalis soll eine disulfiramartige Wirkung entfalten, wenn der Patient gleichzeitig Alkohol zu sich nimmt. Derartige Reaktionen treten jedoch unregelmäßig auf, sind, wenn sie sich ausbilden, oft nur schwach ausgeprägt und sind für eine Alkoholaufnahme eigentlich nicht besonders abschreckend. Tatsächlich war es in tierexperimentellen Untersuchungen nicht möglich, eine signifikante Wirkung auf den Acetaldehydmetabolismus nachzuweisen. Weiterhin ist auch in Kurzzeit- (ein bis drei Monate) und Langzeitstudien (sechs Monate bis ein Jahr) der Nachweis nicht gelungen, daß dieses Pharmakon eine Wirkung besitzt (1253, 1279). Darüber hinaus ist das Pharmakon beim Nagetier karzinogen und an Bakterien mutagen, so daß es beim Menschen, besonders bei chronischer Anwendung, als potentiell gefährlich angesehen werden muß. Von weiteren Untersuchungen mit diesem Pharmakon und seiner Anwendung für die Behandlung chronischer Alkoholiker sollte aus diesen Gründen abgesehen werden (1284).

Calciumkarbimidzitrat kann eine physiologische Interaktion mit Äthanol verursachen, die derjenigen von Disulfiram ähnelt, aber die Reaktion ist milder, setzt wesentlich rascher ein und dauert nur etwa halb so lange. Es gibt keine kontrollierten Studien über seine Wirksamkeit im Vergleich zu einem geeigneten Placebo oder zu Disulfiram (1284).

Nichtaversive Pharmakotherapie

Eine große Zahl psychoaktiver Pharmaka sind angewendet worden, um emotionelle Störungen zu beseitigen, von denen man annimmt, daß sie einen erhöhten Alkoholkonsum verursachen oder dazu beitragen. Hierzu gehören Benzodiazepine, trizyklische Antidepressiva und Lithium.

Langzeit-Untersuchungen mit Benzodiazepinen haben keinerlei eindeutige Hinweise dafür erbracht, daß durch Pharmakotherapie bei chronischen Alkoholikern in der Remission ein Rückfall verhindert wird oder daß diese die Langzeit-Verhaltensanpassung günstig beeinflußt (1253, 1279, 1284). Wenn man auf der anderen Seite mit kürzeren therapeutischen Zielen zufrieden ist, gibt es einige Hinweise dafür, daß Chlordiazepoxid, Prazepam, Oxazepam und Diazepam bei 6 bis 8 Wochen Therapie bezüglich subjektiver Empfindungen wie Angstsymptome und/oder ärztliche Gesamtbeurteilung Placebo weit überlegen sind. Diese Veränderungen sind bestenfalls minimal, und es existieren widersprüchliche Ergebnisse. Es ist berichtet worden, daß die Therapieabbruchrate bei Patienten unter Chlordiazepoxid niedriger war als bei jenen, die Thioridazin, Methocarbamol oder Placebopräparate über sechs Wochen bekamen. In einer anderen Studie wurde ein nicht ausgewähltes Kollektiv stationärer Patienten unmittelbar nach der Aufnahme mit Chlorprothixen (60–120 mg/Tag über 2 Wochen), Oxazepam (120–240 mg/Tag) oder Placebo behandelt. Die Dosis wurde während der dritten Woche erniedrigt und Placebo nur in der vierten Woche gegeben. Oxazepam reduzierte Angstsymptome signifikant wirkungsvoller als Chlorprothixen, das wiederum wirkungsvoller als Placebo war. Die Chlorprothixen-Therapie ging mit signifikant häufigeren unerwünschten Wirkungen einher als dies bei den anderen Behandlungsarten der Fall war. Langzeituntersuchungen (ein Jahr und länger) haben keinerlei Unterschiede aufgezeigt, die den Pharmaka zuzuschreiben wären. Auch unter den verschiedenen Benzodiazepinen scheinen selbst bei Kurzzeittherapie keinerlei Unterschiede zu bestehen*).

Die trizyklischen Antidepressiva sind in angemessener Dosierung bei der Behandlung der endogenen Depression wirksam. Ungeachtet der Behauptungen der pharmazeutischen Industrie und der klinischen Bevorzugung haben alle Pharmaka dieser Substanzklasse antidepressive Eigenschaften. Man kann erwarten, daß sie bei depressiven chronischen Alkoholikern dieselbe symptomatische Verbesserung hervorrufen. Es gibt nur wenige Studien, in denen der Versuch gemacht wurde, Alkohol-Patienten mit primärer endogener Depression im Hinblick auf diese Behauptung zu überprüfen.

Es wurde nachgewiesen, daß Imipramin bei einem 6-Wochen-Versuch mit depressiven weiblichen ambulanten Alkoholikern und ebenfalls während drei Wochen bei depressiven stationären Alkoholikern wirkungsvoller als Placebo war (1253, 1284). Bei einer Untersuchung an stationären männlichen Alkoholikern mit einer Mischung von Angst und Depression war Doxepin (3 × 25 mg täglich) nach drei Wochen wirkungsvoller als Diazepam (3 × 5 mg täglich). Bei einem Kollektiv von 100 nicht ausgewählten Patienten waren sowohl Diazepam (3 × 5 mg täglich) als auch Doxepin (3 × 50 mg täglich) wirkungsvoller als Placebo. Die Placebogruppe zeigte jedoch weniger häufig subjektive Nebenwirkungen. In anderen Untersuchungen, die typischerweise nicht ausgewählte Patienten oder ambulante Patienten mit einer hohen vorzeitigen Ausscheidungsrate einschlossen, wurde sogar bei der Kurzzeit-Behandlung kein günstiger Effekt der trizyklischen Antidepressiva nachgewiesen.

Da die Benzodiazepine bei der endogenen Depression wirkungslos und die trizyklischen Antidepressiva für Angstzustände nicht indiziert sind, ist es wenig sinnvoll, Vergleiche zwischen diesen Pharmaka anzustellen.

Lithium könnte bezüglich Häufigkeitsabnahme von Trinkperioden und Wiedereinweisung depressiver Alkoholiker wirkungsvoller sein als Plazebo (1290). Die bis zum heutigen Tag publizierten Studien haben den Einfluß auf Therapieabbruch nicht untersucht. Es gibt Gründe dafür anzunehmen, daß die Patienten der Verum- und Placebogruppen nicht vergleichbar waren. Trotzdem scheinen zusätzliche Untersuchungen mit Lithium berechtigt zu sein, um feststellen zu können, ob und in welchem Ausmaß es Patienten helfen kann. Solange diese Ergebnisse nicht zur Verfügung stehen, hat Lithium keine allgemein anerkannte Bedeutung.

---

*) Eine vorläufige Analyse dieser Ergebnisse wird mitgeteilt von Bliding A.: Efficacy of antianxiety drug therapy in alcohol post-intoxication symptoms. Br. J Psychiatry 122, 465–468 (1973).

Verschiedene pharmakologische Wirkstoffe

Zusätzlich zu seiner peripher blockierenden Wirkung besitzt Propranolol auch Effekte auf das zentrale Nervensystem. Dabei sind die Ergebnisse, die bei der Behandlung des chronischen Alkoholismus mit Propranolol gewonnen wurden, widersprüchlich. Einige Untersuchungen ergeben eine kurzzeitige globale Verbesserung der Symptomatik, andere zeigen hingegen keinerlei Einfluß auf den Umfang des Alkoholverbrauchs (1284). Weitere Untersuchungen mit Propranolol sind gerechtfertigt, da dieses in normaler Dosierung ein relativ untoxisches Pharmakon ist, welches keine körperliche Abhängigkeit hervorruft.

Aus einigen Untersuchungen geht hervor, daß bestimmte Phenothiazine in niedriger Dosierung bei Angstsymptomen wirksam sind. Bei Phenothiazinen ist noch niemals gezeigt worden, daß sie für die Therapie des chronischen Alkoholismus so wirksam und sicher sind wie andere Arzneimittel. In praktisch keiner Studie sind arzneimittelinduzierte abnorme Reaktionen so sorgfältig untersucht worden, wie dies für die gewünschten Wirkungen zutrifft (1253).

Eine große Zahl anderer Pharmaka ist in relativ gut kontrollierten Untersuchungen geprüft worden. Aus ihnen ergibt sich kein Hinweis, um den Langzeitgebrauch von Carbamazepin, Methoxydon, Zyproheptadin, Tybamat, Nialamid, Phenyglycodol oder Hydroxyzin zu rechtfertigen (1284).

Schlußfolgerungen über eine Zusatztherapie mit Pharmaka

Es ist unwahrscheinlich, daß Arzneimittel für die Rehabilitationsbehandlung des chronischen Alkoholismus jemals eine primäre Rolle spielen werden. Andererseits könnte für stationäre Patienten mit primär affektiven Störungen die kurzzeitige Anwendung von Tranquilizern und Antidepressiva nützlich sein, um die Fähigkeit des Patienten, an anderen Programmen teilzunehmen, zu verbessern. Bei ambulanten Patienten könnten sie dazu beitragen, daß Patienten die Therapie beibehalten. Eine Reihe von Vorsichtsmaßnahmen scheinen für künftige Untersuchungen der Arzneimittelwirkung angebracht zu sein. Das therapeutische Ziel der Arzneimittelbehandlung muß klar definiert sein. Die Untersuchungen müssen angemessen kontrolliert sein und sollten, wenn irgend möglich, doppelblind durchgeführt werden. Heterogene Patientenkollektive sollten nicht untersucht werden. Die Patienten sollten vielmehr Arzneimittel erhalten, die für die Behandlung ihrer individuellen affektiven Störungen geeignet sind. Eine Bewertung der Einnahmezuverlässigkeit muß einbezogen werden, und die Messung von Arzneimittelkonzentrationen im Blut oder Plasma sollte immer durchgeführt werden, wenn es irgendwie möglich ist. Bei Studien mit ambulanten Patienten muß auf Einzelheiten unerwünschter Wirkungen der Arzneimittel geachtet werden. Hohe vorzeitige Therapieabbruchraten sollten vermieden werden, da sie die Ergebnisse negativ beeinflussen. Es sollte nach Möglichkeiten zur Verhinderung vorzeitiger Therapieabbrüche gesucht werden. Nur wenn wir diese Vorkehrungen treffen, werden wir in der Lage sein, die zusätzliche Rolle von Pharmaka besser analysieren zu können, und sicherstellen, daß potentiell wirkungsvolle Arzneimitteltherapien nicht als ungeeignet betrachtet und deshalb verworfen werden, weil Untersuchungen fehlerhaft angelegt wurden.

Die Erfassung von Teilnahme, Compliance und Therapieerfolg

Ein Teil der Verwirrung über die Frage, welche Behandlung wirksam ist und welche nicht, rührt von einer unzureichenden Messung der Variablen „Teilnahme" und „Compliance" bei Behandlungsprogrammen her, sowie von einer inkompletten Dokumentation der Behandlungsergebnisse, sowohl bei Lang- als auch bei Kurzzeituntersuchungen. Wir werden weiterhin im unklaren bleiben, bis entsprechende Anstrengungen unternommen worden sind. Diese Situation ist um so beklagenswerter, als einige der wichtigen am Alkoholismus beteiligten Variablen direkt erfaßt werden können. In diesem Abschnitt legen wir unsere Empfehlungen für eine geeignete Erfolgsbewertung von Alkoholbehandlungsmaßnahmen vor.

Durchhalten

Da das Durchhalten bei einem Behandlungsprogramm eng mit dem Behandlungsergebnis verknüpft ist, kann die Benutzung der Abbruchrate eine nützliche, erste annähernde Information über den Erfolg des Behandlungsprogrammes geben. Eine umfassende Beurteilung der Programme ist schwierig und kostenaufwendig, außerdem haben wir zur Zeit damit noch nicht die notwendigen Erfahrungen. Es liegt auf der Hand, daß einer statistischen Berechnung der Durchhaltequote der Vorzug gebührt. Im Vergleich mit mehr traditionellen Maßstäben für das Behandlungsergebnis ist die früher schon gezeigte Lebenstafel-Methode ein einfacher und billiger Startpunkt, von dem aus die Wirksamkeit von Programmen bewertet werden kann.

Verhaltensmethoden für die Messung der Compliance

Verhaltensmethoden, die es erlauben, die Compliance direkt zu messen, sind bisher nicht entwickelt worden. Der Grund für diesen Mangel ist –, wie schon früher bemerkt – daß Compliance bezüglich Behandlung manchmal schwer vom Behandlungserfolg zu trennen ist. Solche Methoden befinden sich immer noch in einem sehr dürftigen Entwicklungsstadium, und bisher liegt die hauptsächliche Betonung auf der Erfassung des Trinkverhaltens als solchem. Eine wichtige Entwicklung auf diesem Gebiet basiert auf der Ablehnung des traditionellen Krankheitskonzeptes für den Alkoholismus. Eine ausführliche Diskussion dieser Kontroverse ist hier zwar nicht am Platze, immerhin haben Sobell und Sobell (1288) darauf hingewiesen, daß das Krankheitskonzept des Alkoholismus als „unkontrolliertes Trinken" dazu geführt hat, die Überlegungen hinsichtlich der Bewertung der Ergebnisse auf zwei Kategorien zu beschränken: Abstinenz und Nicht-Abstinenz. Diese Untersucher machten geltend, daß ein durch nur unvollkommene Abstinenz geprägter Fortschritt in der Behandlung weder anerkannt noch gesucht wird, wenn man die Abstinenz als einziges Kriterium für den Erfolg heranzieht. Um diese Unzulänglichkeit zu korrigieren, entwickelten sie für die Nachsorge Maßstäbe mit praktisch brauchbaren Definitionen von Ergebnissen; diese erstreckten sich über die Kategorien Abstinenz, kontrolliertes Trinken (weniger als 6 Unzen*) Alkohol pro Tag), bis zum schweren Trinken, das letzten Endes zur Festnahme oder zur stationären Aufnahme führt. Darüber hinaus versuchten sie, diese Bewertung an jedem Tag der Betreuung durchzuführen, so daß sie einen Ergebnisindex aufstellen konnten, der die Zahl der Tage zugrundelegte, an denen jeder Patient jeweils nach den erwähnten Maßstäben eingestuft wurde. Die Daten wurden aus anderen Quellen als von den Patienten selbst (z.B. Freunde, Familie, offizielle Unterlagen) gewonnen, um die Aussagekraft zu verbessern. Indem sie die „Disposition zum Trinken" mehr als eine fließende denn als eine geteilte Variable auffaßten, waren Sobell und Sobell in der Lage, ein wesentlich empfindlicheres Maß für das Behandlungsergebnis zu entwickeln, als dies bisher geschehen war. Ein ähnlicher Versuch wurde erfolgreich benutzt, um die Wirkungen eines anderen Programms zu erfassen (1252).

Eine weitere Erfassungsmethode, die mit einigem Erfolg für die Beurteilung des Behandlungserfolges angewendet worden ist, schließt die direkte Beobachtung des Trinkverhaltens im Labor ein. Bei einer Studie wurde versucht, die Wirksamkeit einer elektrischen Aversionstherapie, mit der das Trinken bei einem Alkoholiker unterdrückt werden sollte, zu bewerten (1277). Die Wirksamkeit der Behandlung wurde direkt beobachtet, indem der Versuchsperson erlaubt wurde, alkoholische und nichtalkoholische Getränke in einer Art „Geschmackstest" zu sich zu nehmen; eigentlicher Zweck dieser Methode war freilich, unauffällig die Trinkdisposition zu ergründen. Die Bevorzugung des Alkohols wurde infolge der aversiven Konditionierungsmaßnahme deutlich herabgesetzt. Bei einer anderen Studie (1278) wurde ein anderer Maßstab für die Trinkdisposition verwendet. Es wurde versucht, die Reaktion auf eine Maßnahme zur Verhaltensänderung vorherzusagen. Die Trinkdisposition wurde dadurch beurteilt, daß man den Probanden ermöglichte, einen Schalter zu bedienen, um Punkte zu gewinnen, die dann in Alkohol umgetauscht werden konnten. Es ergab sich, daß jene zehn von den insgesamt zwanzig Testpersonen, die am wenigsten darauf aus waren, Alkohol zu erhalten, sich in der Folgezeit als diejenigen herausstellten, die nach einem achtwöchigen Programm zur Verhaltensbehandlung die besten Erfolge zeigten.

---

*) 1 Unze = 28,35 g.

Es könnten noch mehr Beispiele gebracht werden, um zu zeigen, wie Untersuchungen zum Trinkverhalten im Labor dazu benutzt worden sind, um die Wirksamkeit bestimmter Behandlungsmaßnahmen zu erfassen (vgl. Literatur 1280). Wichtig ist die Feststellung, daß es durch Benutzung des Trinkverhaltens als Indikator möglich geworden ist, eine klar spezifizierte und ohne weiteres meßbare Variable zu benutzen. Eine grundlegende Bestätigung für die Brauchbarkeit dieser Technik liegt offensichtlich darin, daß der Alkoholkonsum als solcher ein guter Index für die augenblicklichen „Alkohol-Probleme" des Patienten ist.

Biochemische Meßgrößen

Die Einschränkung des Alkoholverbrauchs ist das Hauptziel der Rehabilitationsmaßnahmen beim Alkoholismus. Deshalb ist es überraschend festzustellen, daß die verschiedenen direkten und indirekten biochemischen und pharmakologischen Verfahren zur Bestimmung des Alkoholverbrauchs selten in Behandlungsprogramme aufgenommen worden sind, obwohl sie überall zur Verfügung stehen. Die Anwendung empfindlicher, verläßlicher und billiger Meßmethoden für den Alkoholverbrauch sollte in der zukünftigen Forschung Priorität erhalten. Die Kontrolle des Alkoholverbrauchs könnte zusammen mit den Rationierungsmethoden wirkungsvoll eingesetzt werden. Die Messung der Blutalkoholkonzentration könnte in ähnlicher Weise durchgeführt werden wie die Urinuntersuchungen bei den Methadon-Patienten. Bedauerlicherweise wird Äthanol sehr schnell metabolisiert und selbst 12 Stunden zurückliegendes schweres Trinken kann man nicht mehr nachweisen. Methoden, die eine Erfassung des Alkoholverbrauchs über längere Zeitperioden zulassen, sind vielversprechend, aber unzureichend entwickelt und getestet. Hierzu gehören z. B. die Sammlung von Schweiß sieben Tage lang und die Messung von Alkoholkonzentrationen im Schweiß (1289), sowie die Bestimmung des aus den Lebermitochondrien stammenden Enzyms Glutaminsäuredehydrogenase (GDH) (1285, 1286). Methoden zur Erfassung anderer Leberenzyme und metabolischer Veränderungen, die durch Alkohol hervorgerufen werden (1271), sind sowohl bezüglich Nachweis als auch bezüglich Kontrolle unregelmäßigen oder sogar chronisch exzessiven Alkoholkonsums nicht ausreichend empfindlich oder verläßlich.

Neben den Bestimmungsmethoden für die Erfassung von Alkoholkonzentration in Blut und Atemluft sollten zusätzlich auch Verfahren angewendet werden, um die Compliance bei Einnahme von Arzneimitteln, die zur Unterstützung der Behandlung verordnet werden, verfolgen zu können. Dies wäre für die Beurteilung der Wirksamkeit solcher Pharmaka eine große Hilfe und würde bei gesicherter therapeutischer Wirksamkeit die frühe Entdeckung von Compliance-Problemen erlauben und eine sinnvolle Intervention ermöglichen.

Schlußfolgerungen und Prioritäten für die zukünftige Forschung

Im Gegensatz zu den gewöhnlichen medizinischen Behandlungssituationen beinhaltet die Therapie des Alkoholismus ungewöhnlich komplexe Probleme bei der Einwilligung in die Therapie, bei frühzeitigem Behandlungsabbruch, Festhalten an der Therapie und der Wirksamkeit und Beurteilung des Behandlungserfolges. Der hier gezeichnete Überblick macht deutlich, daß die Patienten-Compliance in Zukunft durch die Entwicklung systematischer und umfassender Behandlungsmethoden, durch die verstärkte Entwicklung und den Gebrauch von Methoden zur Verhaltensbeeinflussung und durch die präzisere Anwendung von Pharmaka und biochemischen Indikatoren für die Erfassung des Alkoholverbrauchs verbessert werden kann. Dabei ist die Notwendigkeit einer sorgfältigen Bewertung alter und neuer therapeutischer Prinzipien in diesem Artikel immer wieder betont worden.

V

PERSONENKREIS UND INSTITUTIONEN, DIE MIT DER COMPLIANCE ZU TUN HABEN

15

Krankenpflege und Compliance

Carol C. Hogue

Einleitung

Dieses Kapitel gibt einen Überblick über die Compliance bei Krankenpflege. Es beschreibt an mehreren Beispielen, wie Krankenschwestern bei der Förderung und bei den Untersuchungen der Compliance beteiligt gewesen sind, und zeigt dann auf, wie entsprechende Kenntnisse in Verbindung mit unserem Verständnis der Krankenpflege zu Empfehlungen für die praktische Krankenpflege und die zukünftige Forschung einen Beitrag leisten kann.

Natürlich gibt es keine einheitliche Auffassung über die Compliance bei der Krankenpflege. Es gibt noch nicht einmal ein einheitliches Bild darüber, was Krankenpflege selbst ist. Krankenschwestern sind ein extrem unterschiedliches Kollektiv von Fachkräften, was teilweise auf eine sehr verschiedenartige Ausbildung zurückzuführen ist. Die praktische Tätigkeit in der Krankenpflege hat sich in den letzten Jahren grundlegend verändert, und es ist wahrscheinlich, daß sich dieser Wandel auch fortsetzen wird. Es braucht deshalb nicht betont zu werden, daß das folgende die Ansicht einer einzelnen Krankenschwester und nicht die aller Krankenschwestern oder die einer bestimmten Gruppe darstellt.

Es erscheint mir wichtig, die verschiedenen Aspekte der Krankenpflege, die Breite und Vielseitigkeit dieses Berufes richtig einzuschätzen, um einen Einblick in die aktuellen und potentiellen Beiträge der Krankenpflege für das Verständnis und die Beherrschung von Compliance-Problemen zu erhalten. Mehrere Autoren haben eine brauchbare Charakterisierung des Schwesternberufes gegeben. Hall (1309) beschreibt die Krankenpflege als eine Summierung vieler Prozesse, an denen sowohl der Patient als auch die Schwester Anteil haben.

Die Autorin stellt drei Stufen der pflegerischen Fertigkeiten heraus:

1. Grundlegende Fähigkeiten wie: erkennen, mitteilen, sorgen, wissen, Probleme lösen, in Gang setzen und abschätzen;

2. die Bestandteile der pflegerischen Praxis, die die Einschätzung, das Eingreifen und die Bewertung einschließen und

3. Fähigkeiten bei Änderungen – fragen, helfen, lehren, betreuen, koordinieren, zusammenarbeiten, Ratschläge geben, handeln, einer Sache mutig begegnen und beeinflussen.

Das Musterbeispiel eines offenen Systems ist wegweisend für das sich verlierende Bild der Krankenpflege. Bei dieser Auffassung geht man davon aus, daß eine Person das Ketten- oder Verbindungsglied verschiedener Systeme bildet, bei der die Störung eines Systems Störungen in anderen Systemen hervorrufen kann. Solche Vorstellungen haben Krankenschwestern und andere Personen dazu ermutigt, sich in der „Intensivpflege" oder wie es heute oft heißt „Ganzheitspflege" zu versuchen.

Soziologen haben die Krankenpflege sowohl als instrumentell bezeichnet, d.h., daß sie Techniken und Verfahren anwendet, die der Krankheitsbehandlung dienen, und ebenso auch als expressiv oder als ein Bemühen um die Bereitstellung emotionalen Beistandes. Bei der Diskussion der Dreiergruppierung Arzt–Krankenschwester–Patient bemerkt Skipper, daß die instrumentelle Tätigkeit bei den Patienten zu emotioneller Spannung führen könnte, daß diese Spannung genau zum Gegenteil des gewünschten Effektes beitragen kann, und „daß die Rolle der Schwester in dieser Dreierbeziehung eher expressiv also systemintegrierend als in erster Linie instrumentell sei". Skipper fährt fort, indem er die expressiven Aspekte in der Krankenpflege herausstellt:

„Durch ihre Erklärungen, durch die Bereitschaft zuzuhören und zu verstehen ....., durch die fürsorgliche Pflege, besteht die Rolle der Schwester nicht so sehr darin, den Patienten zu heilen, als vielmehr darin, das notwendige seelische Gleichgewicht aufrechtzuhalten, während sich der Patient den technischen Maßnahmen zur Wiederherstellung seiner Gesundheit unterwerfen muß. Deshalb muß die Schwester den Patienten als einen ‚Menschen' behandeln." (1335)

Einige Theorien oder Vorstellungen, die dazu beitragen, den Beruf der Krankenpflege zu erläutern, sind von Schwestern selbst aufgestellt worden (1316, 1319, 1330). Diese Formulierungen schließen instrumentelle Betrachtungen nicht aus, sie betonen aber die expressive Rolle und führen eine neue Dimension ein, nämlich die der „Selbstfürsorge", d.h. die „ständige persönliche Mithilfe des Patienten, um seine Gesundheit und sein Wohlbefinden wiederzuerlangen" (1328).

Aus den oben ausgeführten einleitenden Bemerkungen sollte es klar geworden sein, daß, während das Schwergewicht dieses Kapitels die Compliance aus der Perspektive der Schwester darstellt, Schwestern die Compliance (wie es auch andere Berufe im Gesundheitswesen tun) im größeren Rahmen einer Beziehung zum Patienten oder Klienten sehen, also als eine Möglichkeit, zu einem Ziel zu gelangen, und nicht als Endziel. Die Schwestern sind daran interessiert, Menschen zu helfen, an Plänen zur Förderung der Gesundheit und der Krankenbehandlung wirkungsvoll mitzuwirken oder die Rehabilitation zu bewirken.

Der derzeitige Wissensstand

In diesem Kapitel wollen wir Versuche von Schwestern beschreiben, das Phänomen der Compliance zu ergründen. Wir wollen dann den praktischen Beitrag der Krankenpflege zur Verbesserung der Compliance untersuchen.

Das Problem der Compliance

Schwestern ist schon lange der Widerspruch zwischen dem, was dem Patienten verschrieben wird, und dem, was sie tatsächlich ausführen, wohl bewußt. Schwartz (455) untersuchte beispielsweise Probleme der Arzneimitteleinnahme bei älteren ambulanten Personen mit chronischen Erkrankungen. Dies war mehrere Jahre vorher, bevor dem Problem der Compliance von den Untersuchern anderer Disziplinen größeres Interesse entgegengebracht wurde. Einer der ersten umfassenden Übersichtsartikel über die Compliance bei medizinischen Anweisungen ist die Arbeit von Marston (741), die in der Krankenpflegeliteratur im Jahre 1970 erschien. In einer späteren allgemeinen Übersicht beschrieb Hogue das Compliance-Problem und sprach dabei die begrifflichen und methodologischen Aspekte der Compliance-Forschung an (703).

Mit zahlreichen empirischen Untersuchungen haben Krankenschwestern versucht, Licht in das Compliance-Problem zu bringen. Triplett (1340) interviewte 40 arme, weiße Mütter von Vorschulkindern aus der Stadt, um zu sehen, ob gute und schlechte Benutzer der öffentlichen Gesundheitsdienste den Umgang mit Personen aus dem Gesundheitsdienst unterschiedlich empfanden. Diejenigen, die wenig Gebrauch davon machten, spürten eher eine gewisse Bedrohung bei früheren Kontakten mit dem Pflegepersonal, zwischen der Inanspruchnahme und den Empfindungen gegenwärtiger Bedrohung konnte jedoch keine Beziehung entdeckt werden. In einer anderen Untersuchung bei Müttern mit niedrigem Einkommen führte Lindstrom (313) ausgewählte Interviews mit 30 mexikanisch-amerikanischen Müttern, die danach ausgewählt worden waren, ob sie regelmäßige oder sporadische Besucher oder Nichtbesucher einer Gesundheitsklinik für Kinder waren. Es wurden zwar Faktoren bezüglich ethnischer Abstammung und Armut beschrieben, aber das Studiendesign erlaubt keine verbindlichen Schlußfolgerungen.

Vincent (505) interviewte Patienten mit Glaukom, denen Augentropfen verschrieben worden waren. Das Ziel dieser Studie war, „Variationen im Verhalten sich anpassender und nicht anpassender Personen nach medizinischer Diagnostik zu untersuchen und zu analysieren im Hinblick auf den von Parsons formulierten Begriff der Krankheitsfunktion". Die Studie war angelegt, die Hypothese mehr zu beschreiben als sie zu testen, aber sie führte zu einigen interessanten Anregungen für ein situationsgerechtes Eingreifen durch die Schwester und zu dem allgemeinen Eindruck, daß „der der Krankheitsfunktion innewohnende Konflikt mit den normalen gesellschaftlichen Verpflichtungen des betroffenen Individuums verwechselt werden kann". Wir werden auf die Untersuchung von Vincent zurückkommen, wenn wir Empfehlungen für den klinischen Gebrauch und für wissenschaftliche Untersuchungen anbieten.

Unter etwas anderem Blickwinkel untersuchte Bille (54) Körperbau, Ausbildung des Patienten und Compliance bei 24 Männern, die wegen eines Myokardinfarktes behandelt wurden. Die Ergebnisse zeigten keine Beziehung zwischen dem Wissensstand und der Compliance, obwohl bei den Verordnungen nach der Krankenhausentlassung eine positive Assoziation zwischen dem Körperbau und der berichteten Compliance zu finden war.

In einer Reihe von Krankenpflegeuntersuchungen der Compliance wurde versucht, Vorschläge zu überprüfen, die sich aus dem sogenannten „Health Belief Model" (wie es von Marshall H. Becker in Kapitel 6 beschrieben worden ist) ergeben. Stillmann untersuchte die gesundheitlichen Erwartungen von 122 Frauen bezüglich des Brustkrebses und die von ihnen praktizierte Selbstkontrolle der Brust. 87% der Patientinnen glaubten, für Brustkrebs anfällig zu sein, und 97%, daß ihnen durch die Selbstuntersuchung der Brust die Angst vor dem Brustkrebs genommen wird. 40% von ihnen praktizierten die Untersuchung jedoch nur monatlich und über 20% von denjenigen, die die Untersuchung als vorteilhaft empfanden, gehörten zu jenen, die sich selbst nicht untersuchten (1338).

Springer (1337) untersuchte 38 männliche Veteranen mit chronisch obstruktiver Lungenerkrankung. Allen war gesagt worden, daß sie mit dem Rauchen aufhören sollten. 20 rauchten weiter. Springer benutzte einen Fragebogen, der sich auf dem sogenannten „Health Belief Model" aufbaute. Er fand keine Variable des Modells, die mit dem Abgewöhnen des Rauchens in Verbindung stand. Bei einer ähnlichen Untersuchung fand Smith (1336) bei 34 ambulanten männlichen Veteranen keine Beziehung zwischen den gesundheitlichen Erwartungen und der Einnahmezuverlässigkeit bei Antikonvulsiva. Die Teilnehmerzahl war in diesen beiden Studien unglücklicherweise zu klein, um eindeutige Schlußfolgerungen ziehen zu können.

In einer etwas umfangreicheren Untersuchung von Hogue und Morgan wurden die gesundheitlichen Erwartungen von Müttern im Wochenbett ermittelt, deren Kinder (n = 109) während eines Monats im Bundesstaat North Carolina geboren worden waren und mit dem Impfzustand der Kinder verglichen, als sie acht bis elf Monate alt waren. Alle Mütter, mit denen Kontakt aufgenommen werden konnte und die bereit waren teilzunehmen, wurden zu Hause befragt. Vollständige Informationen wurden von 66 bzw. 61% der Mütter erhalten. Das Ausmaß der Compliance für drei DPT- und Polio-Impfungen war 64%. Auf diese Weise wurde mehr als ein Drittel der teilnehmenden Frauen als sogenannte „Non-Compliers“ identifiziert, eine Größenordnung, die mit jener in anderen Studien vergleichbar ist. Die einzigen einzelnen oder kombinierten Variablen, die mit der Compliance in Verbindung standen, waren diejenigen, die die sogenannte „Einstellung gegenüber der medizinischen Autorität“ (247, 1327) betrafen. So haben diese durch Krankenschwestern durchgeführten Studien und die drei vorher zitierten im Gegensatz zu den Ergebnissen einiger anderer Untersucher erbracht, daß das sogenannte „Health Belief Model“ wenig Wert besitzt.

Die Bedeutung der Krankenpflege für die Verbesserung der Compliance

Krankenschwestern haben bei der Entwicklung erfolgreicher Strategien zur Verbesserung der Compliance eine wichtige Rolle gespielt. Ihre Beiträge waren in dieser Beziehung besonders bei der Behandlung chronischer Erkrankungen bedeutsam. Ein herausragendes Beispiel ist der Bericht von Wilber und Barrow (521) über den Einfluß von Verstärkungen durch ambulante Krankenschwestern auf die Compliance bei der antihypertensiven Behandlung von 220 ambulanten Patienten in ländlichen Gebieten von Georgia. In der von Schwestern betreuten Versuchsgruppe war das Ergebnis von 15% der Patienten mit guter Blutdruckeinstellung am Anfang aufgrund des Besuchsprogramms auf 80% nach zwei Jahren erhöht, im Vergleich zu einem Anstieg bei der Kontrollgruppe von 15 auf 34%. Zwei Jahre, nachdem die Besuche beendet worden waren, fiel der Anteil der guten Blutdruckeinstellung in der Versuchsgruppe von 80 auf 29% (und von 34 auf 21% in der Kontrollgruppe). Wir können nicht mehr tun, als darüber spekulieren, warum der Einfluß der Krankenschwestern so wirkungsvoll war, aber – wie schon von W. Haynes in Kapitel 8 hervorgehoben – scheint die intensive Überwachung eines der besten Verfahren darzustellen. Darauf könnte auch der starke Abfall der Compliance beruhen, nachdem die spezielle Betreuung durch die Schwester weggefallen war.

Wilber und Barrows Untersuchung war eine der ersten, in der die bedeutenden Vorteile für den Patienten dokumentiert wurden, die durch die Tätigkeit von Krankenschwestern entstehen können, wenn sie eine „erweiterte Rolle“ erhalten. Ein Programm, das nach dem Examen darauf ausgerichtet war, Schwestern auf eine solche Rolle in der Kinderversorgung vorzubereiten, wurde von Ford und Silver vor mehr als 10 Jahren beschrieben (1304, 1334). Seit dieser Zeit haben mehr als 5000 Schwestern aus mehr als 250 offiziell organisierten Schwesternpraxisprogrammen ihr Examen bestanden, um unter sehr verschiedenen Bedingungen zu arbeiten (1342). Noch viel mehr staatlich anerkannte Krankenschwestern betrachten sich als praktizierende Schwestern, obwohl sie keinen Abschluß eines anerkannten Lehrprogramms besitzen. Levine (1321) schätzte, daß in den USA im Jahre 1977 mehr als 12000 praktizierende Krankenschwestern angestellt waren, einschließlich jener, die sich selbst als solche bezeichneten. Diese Entwicklung war sowohl bei den Krankenschwestern als auch bei anderen Gruppen von viel Verwirrung und Kontroversen begleitet.

Die Diskussionen betrafen u.a. Titel, Tätigkeitsgebiet, Ausbildung, Überwachung, Gehalt und sogar manche grundlegenden Dinge, wie die Frage, ob praktizierende Schwestern noch Krankenpflege ausüben oder bereits medizinisch tätig sind. Hier stellen wir nur die Frage, ob Schwestern, die als praktizierende Schwestern bezeichnet werden können, dazu beigetragen haben, die Compliance zu verbessern, und falls dies so ist, auf welche Weise? Es gibt einige von praktizierenden Schwestern ausgeführte Untersuchungen, in denen die Patienten-Compliance als ein wichtiges, wenn nicht zentrales Thema hingestellt worden ist.

Lewis und Mitarbeiter (1322, 1323, 1324) untersuchten Schwesternkliniken in größeren medizinischen Zentren. In einer Studie wurden die Patienten (hauptsächlich Frauen) nach dem Zufall in zwei Gruppen aufgeteilt, nachdem untersucht und diagnostiziert worden war. Das eine Kollektiv wurde von einer Schwester, das andere von einem Arzt betreut. Die Patienten, die in der von der Schwester betreuten Gruppe waren, zeigten eine geringere Behinderung, weniger Symptome, weniger nicht eingehaltene Termine, übten weniger Kritik an der Behandlung und machten weniger Gebrauch von anderen medizinischen Einrichtungen als diejenigen in der Kontroll(Arzt)-Gruppe. Das Ausmaß der nicht befolgten Behandlungstermine war 10,1% bei den vom Arzt und 5,4% bei den von den Schwestern Behandelten (1323). Die Untersucher berichteten, daß die Schwestern „viel mehr bemüht waren, helfende Funktionen und nicht so sehr technisch-diagnostische und therapeutische Aktivitäten des Internisten" auszuführen. Sie waren der Meinung, daß die Unterschiede in den oben mitgeteilten Behandlungsergebnissen weder auf anfängliche Unterschiede bei den Patienten noch auf die „Befähigung der Praktiker, sie ärztlich zu betreuen, zurückzuführen sind, sondern auf die unterschiedliche Behandlungsdurchführung von Ärzten bzw. Schwestern" (1324).

Bessmann (1292) baute auf den früheren Arbeiten von Lewis und Mitarbeitern bei einer Studie über die Behandlung von 550 diabetischen Patienten auf. Dabei wurde die eine Hälfte der Patienten (randomisiert) von medizinischem Personal, das von Ärzten beaufsichtigt wurde, und die andere Hälfte von Klinikschwestern, die ebenfalls von Ärzten beaufsichtigt wurden, behandelt. Die Qualität der Behandlung erwies sich in beiden Gruppen als gleich, beurteilt mittels biochemischer Parameter (Blutzucker und BUN), Morbidität (stationäre Behandlung) und Mortalität nach einer Beobachtungsperiode von ungefähr zwei Jahren. Der Prozentsatz der nicht eingehaltenen Behandlungstermine betrug bei den Ärzten 26% und bei den Schwestern 16%. Man fand heraus, daß die Schwestern sich mehr Zeit nahmen, um die Patienten zu unterrichten, daß sie mehr Augenmerk den sozialen Problemen, die einen Einfluß auf die medizinische Versorgung nehmen könnten, widmen, und es eher möglich war, eine Schwester um einen Besuch zu bitten. Es muß betont werden, daß der Patient in der von Schwestern versorgten Klinik, wenn immer es möglich war, von derselben Schwester behandelt wurde und daß – im Gegensatz dazu das Rotationsprinzip bei den Klinikärzten es praktisch unmöglich machte, daß derselbe Arzt den gleichen Patienten zweimal hintereinander versorgte. Nachteile, die sich für das Programm der Schwesternbetreuung ergaben, waren Personal- und Ausbildungsmängel und unzureichende Entlohnung für die teilnehmenden Schwestern.

Die durch Schwestern ausgeführte Langzeitbetreuung der Gesundheits- und Krankheitsprobleme bei Kindern und Erwachsenen wurde von Charney und Kitzman (1297), Alderman und Schoenbaum (4), Lewis u. a. (1325), Burnip u. a. (76), Flynn (1303) und vielen anderen beschrieben. Wir setzen diesen Überblick aber fort, indem wir uns näher mit jenen Schwestern beschäftigen, die sich spezifischer mit Fragestellungen zur Compliance befaßt haben.

Compliance und Unterrichtung durch Schwestern

Die Unterrichtung der Patienten über die Besonderheiten ihrer Krankheit und die Einzelheiten der Behandlung ist eine altbewährte Methode von Krankenschwestern, um die Compliance zu verbessern. Es ist bedauerlich, daß ein großer Teil der Literatur über Schwestern-Aktivitäten deskriptiv war, wobei der Bewertung des Behandlungsergebnisses wenig Aufmerksamkeit gewidmet wurde. Es gibt aber Anhaltspunkte für Fortschritte auf diesem Gebiet.

Hecht (229) untersuchte den Einfluß der Unterrichtung durch Krankenschwestern auf die Compliance von 47 ambulanten Erwachsenen mit Tuberkulose nach Krankenhausentlassung bei der Einnahme von Medikamenten. Die Unterrichtung erfolgte individuell, schloß aber stets drei Themen ein: die Wichtigkeit der Arzneimitteltherapie, die Information über die Arzneimittel und „wie eine Übereinstimmung zwischen dem Arzneimitteleinnahmeplan und dem individuellen Lebensstil zu erreichen ist". Eine Kontrollgruppe erhielt keine spezielle Unterrichtung. Drei weitere Versuchsgruppen erhielten Instruktionen verschiedenen Ausmaßes. Die Compliance wurde bei zwei Hausbesuchen, die zu einem späteren Zeitpunkt von unabhängigen Beobachtern durchgeführt wurden, beurteilt. Patienten, denen der spezielle Unterricht erteilt worden war, machten weniger Fehler als jene, die keinen erhalten hatten. Auf der Basis der nicht eingenommenen Tablettenzahl wurden ernsthafte Fehler von 53% bei der Kontrollgruppe auf 17% der Gruppe reduziert, die die intensivste Belehrung erhielt. Die Gruppengröße war gering, weil eine Aufteilung in vier Untergruppen erfolgt war, und die Ergebnisse waren statistisch nicht signifikant. Die Ergebnisse geben trotzdem wichtige Hinweise und würden sicherlich von klinischem Wert sein, wenn sie in einer größeren Studie bestätigt würden.

Tagliacozzo und Mitarbeiter (493) berichteten von einer umfangreichen Studie über den Einfluß der Unterrichtung durch Krankenschwestern auf die Compliance bei 192 Erwachsenen mit chronischen Erkrankungen, hauptsächlich Hypertonie und Diabetes. Die Patienten der Versuchsgruppe erhielten maximal vier Unterrichtssitzungen, die Patienten der Kontrollgruppe keine. Bei allen Patienten wurden zu Beginn die Kenntnisse über Krankheit und Behandlung getestet. Die Bewertung der Ergebnisse schloß die Teilnahme in der Klinik und bei anderen medizinischen Verabredungen, Wissen über die Erkrankung, über Arzneimittel und über Gewichtsabnahme ein. Nur 62 (34 Personen der Versuchsgruppe und 28 der Kontrollgruppe) der 125 Patienten nahmen noch an der vierten Sprechstunde bzw. Unterrichtsstunde teil. Es ergaben sich im wesentlichen keine Unterschiede zwischen dem Behandlungsergebnis der Personen der Versuchs- und der Kontrollgruppe, aber innerhalb der Versuchsgruppe zeigten Patienten mit besserer Ausbildung, höherem Einkommen, größeren Anfangskenntnissen über die Erkrankung und geringerer Abhängigkeit höhere Einnahmezuverlässigkeit (statistisch nicht signifikant) als diejenigen mit den entgegengesetzten Eigenschaften.

23 stationäre Kinder im Alter zwischen 4 und 13 Jahren wurden von Krankenschwestern zweimal täglich drei Tage lang über Zahnpflege unterrichtet. Jeanes und Grant (1315) berichteten, daß die Technik des Bürstens, Kenntnisse zur Ernährung und die Zahn-Belagskontrolle den Kindern, die 7 Jahre und älter waren, direkt beigebracht wurden, während Mütter von jüngeren Kindern in die Instruktionen mit eingeschlossen wurden. Interview und Beobachtung wurden benutzt, um Wissen und die Durchführung zu drei verschiedenen Zeitpunkten beurteilen zu können: unmittelbar vor der Instruktion, unmittelbar danach und ein bis zwei Monate nach der Krankenhausentlassung. Es gab keine Kontrollgruppe. Unmittelbar nach der Belehrung zeigten die Kinder ein signifikant besseres Wissen über Ernährungsweisen, Zahn-Belagskontrolle und Zahnpflege und, obgleich dies ein bis zwei Monate später auf allen drei Gebieten zurückging, waren die Zahn-Belagskontrolle und die Zahnpflege noch immer signifikant besser als zu Beginn.

Das endgültige Ziel der Gesundheitsbelehrung ist natürlich nicht nur ein verbessertes Wissen bei den Patienten oder eine verbesserte Teilnahme in der Klinik, sondern auch die Beherrschung und Vorbeugung einer Krankheit. Bedauernswerterweise ergibt sich kein so gutes Bild, wenn man die gesundheitlichen Ergebnisse untersucht. So fand beispielsweise Lowe in einer doppelblinden experimentellen Studie über die Wirksamkeit von Unterrichtungsmethoden durch staatliche Krankenschwestern, beurteilt an der während der Schwangerschaft beobachteten Compliance (56 schwarze Erstgebärende) keinen Unterschied zwischen den unterrichteten und den Kontrollprobanden. Sie fand darüber hinaus keine Beziehung zwischen der angegebenen Compliance und dem Ergebnis der Schwangerschaft, wenn man das Kindesgewicht bei der Geburt, die Bewertung nach Apgar und die Komplikationsrate bei Mutter und Kind als Maßstab heranzog (317, 318). Bei einer Untersuchung bei Diabetikern fanden Williams und Mitarbeiter (1343) keine Beziehung zwischen der Befolgung der verordneten Therapie und dem Therapieergebnis. Wir wissen natürlich, daß viele Faktoren den Behandlungserfolg beeinflussen, und daß die medizinische Versorgung nur einer davon ist. Wir wissen auch, daß unsere Kenntnisse, wie bestimmte chronische Erkrankungen zu behandeln sind, beschränkt sind. So wird die Interpretation von Untersuchungen wie dieser durch unser Unvermögen behindert, zu unterscheiden, welcher Anteil des Problems auf unzureichender Compliance und welcher auf unzulänglicher Therapie beruht.

Trotzdem ist eindeutig, daß die Übermittlung von Informationen alleine nicht ausreicht, um eine mangelhafte Compliance zu verbessern. Dieses Ergebnis ist im Bereich der Krankenpflege neu und wird nicht allgemein erkannt. Powers und Ford (1329) haben in ihrem Artikel über den Beitrag der Krankenschwestern zur Compliance eine mögliche Erklärung dafür angeboten: „Die Ergebnisse von Untersuchungen, in denen der Beitrag der Krankenpflege überprüft wurde, zeigen, daß eine wirklich wirksame Intervention nicht nur auf dem Wissen per se, sondern auch auf der Kenntnis basieren muß, wie der Patient seine Situation betrachtet." Diese Beobachtung lenkt uns auf eine Reihe von Untersuchungen über ein Gebiet, das vielversprechend zu sein scheint: die Beteiligung des Patienten.

Bemühungen in der Krankenpflege zur Förderung der Patientenbeteiligung

Davies (1299) kennzeichnet das Problem der krankenpflegerischen Versuche, die Beteiligung des Patienten zu fördern wie folgt: „Wir sind Experten hinsichtlich des Verständnisses von Ursache und Behandlung gesundheitlicher Probleme, aber wir sind noch Neulinge, wenn es darum geht, eine wirkungsvolle Beteiligung der Patienten zu erhalten, um die Erkenntnisse dazu zu benutzen, sein Wohlbefinden zu verbessern. Großes technisches Wissen hat wenig Bedeutung ohne ein angemessenes Verständnis für den Patienten und dafür, wer er ist."

In einer kleinen deskriptiven Studie zeigten Sheridan und Smith (1332) ein Modell der gegenseitigen Teilnahme auf, um ihre Erkenntnisse über schriftliche Vereinbarungen zwischen Familien und Schwestern durch Studenten in der Gemeindekrankenpflege bestätigen zu lassen. Patienten, die an diesem Demonstrationsprojekt teilnahmen, sagten aus, daß sie den Eindruck hatten, man kümmerte sich um sie.

Schriftliche Abmachungen wurden in der Studie von Fink über staatliche Krankenschwestern, die die Betreuung von Kindern in einer Notfallklinik den individuellen Bedürfnissen anpaßten, nicht vorgenommen, aber es bestand einhellige Meinung darüber, daß die gleiche Auffassung über die therapeutische „Allianz" vorhanden war. Die Rolle der Krankenschwester in dieser kontrollierten Studie wurde als „Spezialist für die Handhabung der Familiengesundheit“ beschrieben. Die zu der Studiengruppe gehörenden Familien trafen sich mit der Schwester, um Gesundheitsprobleme, Struktur und Funktion der Familie und ihre Erfahrungen und Möglichkeiten mit dem Gesundheitsverhalten zu besprechen. Zusätzlich zu den „traditionellen Diensten der Krankenpflege“ standen allgemeine Gesundheitserziehung, Beratung und Koordination der Betreuung auch anderen Familienmitgliedern zur Verfügung. Die Compliance bezüglich Arzneimitteleinnahme, therapeutischen Maßnahmen und Einhaltung von Untersuchungsterminen, wie auch der Gesamterfolg, das Verständnis und die Gesamt-Compliance fielen bei den betreuten Familien alle signifikant besser aus als bei den Kontrollfamilien (165). Fink fand, daß die an der Studie teilnehmenden Familien über „eine erhöhte Empfindung des persönlichen Wertes, ein Überzeugtsein vom Interesse und dem Respekt der Schwestern und der Institution gegenüber dem Gesundheitszustand von Familie und Kind und ein Gefühl, daß die Betreuer die individuellen Familienverhältnisse entsprechend würdigten“, berichteten (658). Es ist wichtig zu erwähnen, daß Fink die persönliche Betreuung nicht so sehr als eine Aneinanderreihung von Aufgaben als vielmehr eine Beziehung zwischen Patienten und Krankenpfleger, also als einen Prozeß, auffaßte.

Schließlich möchten wir eine Untersuchung von Caplan und Mitarbeiter (86) erwähnen, die dazu diente, die Befolgung von Behandlungsrichtlinien für die Therapie der Hypertonie durch Verwendung von Patientenerziehung und sozialer Unterstützung, die durch Krankenhausschwestern vorgenommen wurde, zu verbessern. 70 Erwachsene mit Hypertonie (Langzeitphase der Studie) wurden entweder einer Kontroll- (normale Versorgung) oder einer von zwei Versuchsgruppen (Vorträge oder soziale Unterstützung) zugeteilt. Die Maßnahmen bei den Versuchsgruppen wurden von Krankenschwestern ausgeführt. Ein Patientenkollektiv besuchte eine Serie von viermal wöchentlich einstündigen Vorträgen über die Natur der Hypertonie und ihre Behandlung. Die Teilnehmer der anderen Untersuchergruppe nahmen (in Gruppen von 5–13) an einer Unterrichtsserie von sechs mal zwei Wochenstunden teil, in denen nicht nur Informationen übermittelt wurden, sondern auch allgemein soziale Unterstützung, die dazu diente, die Befähigung und die Motivation des Patienten, an der Therapie aktiv teilzunehmen, zu verbessern. Nach 6–8 Wochen wurden die systolischen und diastolischen Blutdruckwerte der Patienten aller drei Kollektive miteinander verglichen. Die Untersucher kamen zu dem Schluß, daß beide Versuchsgruppen der Kontrollgruppenbehandlung überlegen waren, und daß im wesentlichen keine Unterschiede zwischen den Gruppen mit Vorträgen bzw. sozialunterstützenden Maßnahmen vorhanden waren. Eine von Caplan angebotene interessante Erklärung ist die, daß das Patientenkollektiv, welches Vorträge hörte, dabei auch sonst sehr intensiv betreut worden war und aus diesem Grunde sich nicht ausreichend deutlich von der ausschließlich allgemein betreuten Gruppe unterschied. Es gibt subtile und vielschichtige Ergebnisse in dieser Studie, auf die wir indirekt noch einmal eingehen werden, wenn wir die Empfehlungen für die Praxis und für die zukünftige Forschung behandeln.

Empfehlungen für die Praxis

Eine Reihe praktischer Vorschläge ergibt sich aus der Natur der Krankenpflege, aus vorher beschriebener Forschung und aus unserer eigenen Erfahrung bei der Unterstützung von Menschen bei ihrer Arbeit in der Gesundheitspflege. Die Anregungen sollten besonders hilfreich (wenn auch nicht darauf beschränkt) bei der Betreuung von Patienten mit chronischen Erkrankungen sein. Die vielschichtige Natur chronischer Erkrankungen (ihre lange Dauer, Unsicherheit über Verlauf und Prognose, Möglichkeit, daß mehrere Körperfunktionen betroffen sind, der unverhältnismäßig große Einfluß auf das Leben der Patienten und ihrer Familien, die im allgemeinen erforderliche Hilfe von verschiedenen medizinischen Spezialisten und die Unklarheit der sozialen Rolle der betroffenen Personen, die weder krank noch gesund sind) bedeuten eine große Herausforderung für das ärztliche Personal, die Patienten und ihre Familien, wobei alle von ihnen an der Compliance interessiert sind, weil sie eine Möglichkeit darstellt, das Ziel optimaler Gesundheit zu erreichen (1302, 1306, 1339).

Man beurteile die Durchführung der Behandlung aus der Sicht des Patienten

Wenn der Großteil der Behandlung vom Patienten und/oder seinen Familienmitgliedern zu Hause durchgeführt wird, dann ist entscheidend, daß der Behandlungsplan nach den individuellen Gegebenheiten ausgerichtet wird. Wir geben hier einige spezifische Anregungen, wie versucht werden kann, den Behandlungsplan aus der Sicht des Patienten aufzubauen.

Sorgen Sie für eine gute Verständlichkeit der verordneten Therapie

Combs u.a. (1298) und Egan (1301) machen darauf aufmerksam, daß bei der Frage des Helfens die Verantwortlichkeit für das Wirksamwerden der Kommunikation beim Helfer und nicht beim Empfänger der Hilfe liegt. Praktizierende Ärzte sollten, wann immer es möglich ist, eine klare allgemein verständliche Sprache benutzen. Sie sollten versuchen, Worte und Ausdrücke zu benutzen, die auch der Patient verwendet, wenn er sein Verständnis für die Krankheit, deren Prognose und Behandlung ausdrückt. Je größer der soziokulturelle Abstand zwischen Patient und Arzt ist, um so härter muß der Arzt daran arbeiten, daß er sich dem Patienten auch wirklich verständlich macht. Die Zweckdienlichkeit der Sprache und die Wirksamkeit der Informationsübermittlung können durch ein unmittelbares Feedback sowohl vom Arzt als auch vom Patienten getestet werden: der Patient beschreibt, was er von den Informationen verstanden hat, und der Arzt beschreibt, wie er die vom Patienten geschilderte Situation versteht.

Als weitere Hilfe, um Behandlungsmaßnahmen verständlich zu machen, sollten spezifische Ziele vom Praktiker und Patienten entwickelt werden, wobei die vorher beschriebenen Informationsarten berücksichtigt werden sollten. Caplan (86) berichtete über Untersuchungen, aus denen die Wichtigkeit einer klaren im Vergleich zu einer ungenauen Zielsetzung hervorgeht. Sinngemäß ist das Ziel „vier Pfund Gewicht in einem Monat zu verlieren" dem Begriff „Gewichtsabnahme" überlegen. Weitere Einzelheiten zu diesem Thema sind in dem Kapitel von L. Green über die Maßnahmen zur Patientenerziehung (Kapitel 10) zu finden.

Helfen Sie dem Patienten dabei,
daß er sich dem Therapieplan gewachsen fühlt

Combs (1298) bemerkt, daß „Patienten sich herausgefordert fühlen, wenn sie mit Problemen konfrontiert werden, die sie interessieren und die sie glauben vernünftig bewältigen zu können. ... Der Unterschied zwischen einer bedrohlichen und einer aktivierenden Situation liegt in dem Ausmaß der Anpassungsfähigkeit, die ein Patient selbst zu besitzen glaubt". Wir haben die Aufstellung spezifischer Ziele aufgrund der Kenntnisse des Therapeuten über die Krankheit und ihren Verlauf sowie aufgrund der Tatsache, wie der Patient seine eigene Situation sieht, diskutiert. Um den Patienten dazu zu ermutigen, die Verantwortung für die Behandlung, für die Entscheidungen und Bemühungen, die gesetzten Ziele zu erreichen, zu übernehmen, regt Keith (1318) an, daß wir den Patienten in seiner Selbständigkeit dadurch bestärken, daß wir mit ihm zusammen das Spektrum seiner Fähigkeiten durchsprechen. German und Chwalow (1305) sprechen von der „Notwendigkeit, die Fähigkeiten des Patienten im Zusammenhang mit einer spezifischen Situation zu ergründen, um daraus eine geeignete und potentiell erfolgreiche Rolle des Patienten zu entwickeln". Argyris (1291) weist darauf hin, daß Patienten am besten unter Bedingungen des psychologischen Erfolges lernen, d.h. unter Bedingungen, unter denen sie das Gefühl haben, kompetent zu sein und Fortschritte zu machen. Das Erkennen der eigenen Qualifikation führt zur Ausbildung einer Form des Selbstbewußtseins, das dem Menschen dabei hilft, zu lernen und sein Verhalten zu verändern.

Erkennen Sie an, daß die medizinische Behandlung nur ein Teil des gesamten Lebens ist, das der Patient bewältigen muß

Die anderen gesellschaftlichen Rollen, die der Patient als Familienmitglied, als Arbeiter oder Student, als Kirchenmitglied usw. erfüllen muß, können zu einer konkurrierenden Forderung an den Patienten führen (1306, 1339). Wir können dem Patienten wirkungsvoller helfen, seiner medizinischen Behandlung Priorität einzuräumen, wenn wir seine Motive und Inanspruchnahme kennen.

Nützen Sie die Kraft natürlicher unterstützender Maßnahmen

Es ist immer wieder festgestellt worden, daß die gesellschaftliche Isolierung mit einer geringen Compliance einhergeht (405, 591, 694, 1314) und daß umgekehrt eine hilfreiche Familie zu einer hohen Compliance beizutragen scheint (86, 384, 505, 604, 694, 1326). Das läßt den Schluß zu, daß Compliance durch die Nutzbarmachung und den Einsatz derjenigen Energien, die nach G. Caplan (1296) von der natürlichen Unterstützung durch Familie, Freunde, Nachbarn und andere Laien stammen, verbessert werden kann.

Es ist beschrieben worden, daß die von der Umwelt ausgehende Hilfe nützlich (indem die Familienmitglieder die Patienten darauf aufmerksam machen, eine Schlinge zu tragen; oder dafür zu sorgen, daß der Patient zur Klinik gefahren wird) und bedeutungsvoll ist (indem sie durch emotionale Unterstützung, durch Akzeptanz oder Zuflucht gegen die durch die Unsicherheit ausgelöste Bedrohung als Puffer wirkt) (1310, 1311). Obwohl es Hinweise gibt, daß die Unterstützung der Umwelt ihren größten Einfluß in Gegenwart starker Bedrohung oder Streß hat (1295), ist noch nicht bekannt, wie soziale Unterstützung funktioniert.

Wie kann das medizinische Personal unterstützende Maßnahmen einsetzen? Wir bieten zwei Möglichkeiten an.

Erkennen Sie Hilfsmöglichkeiten für den Patienten

Fragen Sie danach, wer die Schlüsselpersonen sind und wie sie helfen können. Schon die bloße Benennung dieser Personen kann dem Patienten helfen, indem ihm eine Quelle für Unterstützung bewußt wird, und könnte ihn ermutigen, diesen Kontakt zu suchen. Diese Empfehlung heißt also nicht die künstliche Bereitstellung hilfreicher Personen. Tatsächlich gibt es lebenslang Isolierte, die keinerlei Hilfe in ihrer Umgebung haben. Solche Patienten könnten sich unwohl fühlen, wenn sie eine zu große Nähe des medizinischen Personals oder auch von Laien spüren würden (1344). Intention dieser Anregung ist, die Benutzung existierender Hilfsmöglichkeiten zu erleichtern.

Diskutieren Sie den Behandlungsplan mit den Familienmitgliedern

Schließen Sie ein Familienmitglied oder eine Person, die vom Patienten als wichtig benannt worden ist, in die Diskussion über die Therapie ein. Natürlich muß man hierfür das Einverständnis des Patienten einholen. Dies erfordert oft auch eine zusätzliche Planung. Davis (129), Stimson (820) und Twaddle (1341) schlagen in ihren Artikeln vor, daß zwischen dem medizinischen Fachpersonal, dem Patienten und seiner Familie bzw. seinen Freunden Einigkeit über die Beurteilung des Gesundheitszustandes und die Notwendigkeit für eine Behandlung vorhanden sein muß, wenn man eine Compliance erreichen möchte. Ein solches Vorgehen könnte die Wahrscheinlichkeit für eine Übereinstimmung erhöhen und dabei gleichzeitig die Art von Mithilfe aus der Umgebung des Patienten begünstigen, die oben bereits erwähnt wurde.

Arbeiten Sie mit anderen, die an der Genesung des Patienten interessiert sind, zusammen

Schließlich empfehlen wir, daß die Praktizierenden sich in ihrem therapeutischen Bemühen zusammenschließen. Brill (1294), Horowitz (1313), Katz u.a. (1317), Leininger (1320) und Hogue (1312) haben die Vorteile eines Teamworks beschrieben, wenn der ganze Mensch und nicht nur ein bestimmtes Organsystem oder eine Krankheit das Ziel der Behandlung sind. Wir wollen hier nicht den Versuch machen, diese Arbeiten noch einmal zusammenzufassen, sondern lediglich zwei Bemerkungen machen, um den Vorschlag für eine Zusammenarbeit zu bekräftigen.

Vorgehensweise durch koordinierte Teamarbeit

Eine koordinierte Teamarbeit kann die Qualität der zur Verfügung stehenden Dienstleistungen für den Patienten erhöhen. Wenn das medizinische Personal diese Koordination nicht anbietet, muß dies der Patient tun.

Unterstützende Teamarbeit

Ein Vorgehen als Team erfordert nicht notwendigerweise eine formell organisierte Gruppe; eine Person, die die Bedeutung von Koordination versteht, kann die anderen Beteiligten ansprechen und die Kommunikation erreicht dann, was den Hauptteil der Teamarbeit darstellt.

Zusammenfassend haben wir drei Vorschläge für praktizierende Schwestern gemacht, die die Compliance verbessern möchten. Denken Sie beim Therapieplan an den Patienten; nutzen Sie die Kraft natürlicher unterstützender Maßnahmen und arbeiten Sie mit anderen Personen zusammen, die an dem Genesungsprozeß des Patienten interessiert sind. Wie Fink (165) bei der Untersuchung über das Zurechtschneidern therapeutischer Maßnahmen bemerkt hat, sind diese Anregungen für eine Reihe von zwischenmenschlichen Beziehungen und unterstützenden Bedingungen gedacht und nicht eine Auflistung von Techniken.

Schwerpunkte für die zukünftige Forschung

Untersuchungen im Bereich der Krankenpflege werden im Gesundheitsdienst einen größeren Anteil einnehmen, wenn bei der Planung wissenschaftlicher Untersuchungen Konzepte und Theorien eingeschlossen werden, die die Krankenpflegepraxis betreffen. Dieses Buch ist vielleicht ein erster Anstoß für die Entwicklung in Richtung auf eine interdisziplinäre Zusammenarbeit und Forschungstätigkeit bei der Untersuchung der Compliance. Sills bemerkt:

„Die Krankenpflege muß sich weiterentwickeln und untersuchen, was innerhalb ihrer Grenzen vorgeht, und sowohl einzeln als auch in Zusammenarbeit herausfinden, was in dem größeren Areal der Gesundheitsfürsorge anzutreffen ist. Die Aussichten, die sich daraus für die Gesellschaft in bezug auf die Möglichkeiten und die Fähigkeiten beider Gebiete ergeben, sind zu bedeutend, um Chauvinismus jeglicher Couleur zu gestatten." (1333)

Unter Berücksichtigung dieser Gedanken und unter Beachtung der Forschungsergebnisse, die in diesem Kapitel und in anderen berichtet worden sind, empfehlen wir zwei Schwerpunktthemen für die zukünftige Forschung. Erstens können Krankenschwestern weiterhin dazu beitragen, unsere Kenntnisse darüber, wie Patienten medizinische Behandlung handhaben, zu verbessern. Finlayson und McEwan (1302), Gerson und Strauss (1306), Goffman (1307), Roth (1331) und Davis (1300) haben das Konzept der Karriere von seiner beruflichen Bedeutung auf chronische Krankheiten übertragen, wobei sie die Natur des Ablaufes der Krankheit und ihre Behandlung betonen. Wir könnten eine bessere Krankenversorgung anbieten, wenn wir die Krankheits-„Karriere" bei den Patienten mit chronischen Erkrankungen besser verstünden. Vincent (505) hat vorgeschlagen, daß wir lernen sollten, warum Menschen sich nicht kooperativ verhalten können, und Green (1308) hat die Frage gestellt, ob wir kritische Perioden herausfinden können. Die Ermittlung solcher kritischer Perioden könnte es uns ermöglichen, Interventionsmaßnahmen auf solche Perioden und auch auf Patientengruppen anzupassen. Zweitens sollten Krankenschwestern mehr kontrollierte Studien über Interventionen von Krankenschwestern zur Compliance-Verbesserung durchführen und/oder sich daran beteiligen. Solche Untersuchungen sollten mindestens das Behandlungsergebnis beschreiben. Wie Bloch (1293) bemerkt, ist es auch wichtig, Vorgänge der Behandlung wie auch deren Ergebnis systematisch zu beschreiben.

Schlußfolgerungen

Sowohl in der Praxis als auch in der Forschung haben Schwestern schon seit langem ihre Sorgen über Compliance-Probleme mitgeteilt. Schwestern haben schon immer die Hauptverantwortung getragen, soweit wie möglich dafür zu sorgen, daß stationäre Patienten ihre Behandlung erhielten. Mit der Einführung wirkungsvoller Behandlungen für chronische Erkrankungen und die Ausdehnung der Schwesternrolle bei der ambulanten Krankenversorgung scheint es nur natürlich zu sein, daß Schwestern die Bewältigung der Compliance als einen wichtigen Teil ihrer Verantwortung auch in diesen Teil der Gesundheitsvorsorge aufnehmen sollten.

Obwohl die Krankenschwester traditionell dabei behilflich war, Patienten über ihre Behandlung zu unterrichten, scheint diese – wenn auch notwendige – Funktion nicht der geeignete Weg zu einer besseren Compliance zu sein. Deshalb sollten Schwestern weniger auf diese Art, Compliance-Probleme zu behandeln, bauen als sie dies in der Vergangenheit getan haben. Andere wesentlich wirksamere Maßnahmen betreffen die Förderung der Teilnahme des Patienten an seiner eigenen Versorgung durch Herabsetzung der Hindernisse für eine Compliance dadurch, daß die Therapie individuell angepaßt wird, durch Erkennung aller Schwierigkeiten und Hilfe bei der Lösung von Problemen, die der Patient haben kann und die mit der Compliance interferieren könnten. Schließlich könnte die Zuwendung zu jenen Patienten, die Compliance-Probleme haben, erhöht werden, indem berufliche und soziale Unterstützung mobilisiert werden. Letztere Maßnahme scheint besonders wirkungsvoll zu sein und steht in Einklang mit der sogenannten „einfühlenden Rolle", die einen so wichtigen Teil der krankenpflegerischen Tätigkeit darstellt.

Die Verbesserung einer niedrigen Compliance ist eine faszinierende Herausforderung, für die Patient und Therapeut belohnt werden. Schwestern besitzen eine Schlüsselstellung bei der menschlichen und einfühlenden Lösung dieses Problems.

16
Klinische Pharmazie und Compliance

James M. McKenney

Einleitung

Es ist logisch, daß auch Apotheker bei der Messung und Verbesserung der Patienten-Compliance bei der Arzneimitteltherapie beteiligt sind. Sie sind bereits ein Teil des normalen Abgabesystems für ambulante Patienten und verhindern auf diese Weise die „Schaffung" eines weiteren Gesundheitsdienstes, auf Compliance spezialisiert. Da Apotheker häufige, wiederholte Kontakte mit Patienten haben, können sie routinemäßig geeignete Dienste anbieten, mit denen die Compliance langfristig gemessen oder verbessert werden kann. Zusätzlich haben sie bereits mit den behandelnden Ärzten eine Form des Informationsaustausches gefunden, die wichtig ist, wenn die Compliance koordiniert angegangen werden soll. Darüber hinaus muß beachtet werden, daß Apotheker über einen der Faktoren verfügen, für die Compliance ein so großes Problem darstellt. Obwohl die Apotheker nicht die Medikamente verschreiben, findet das Zusammentreffen von Präparat und Patient im Verantwortungsbereich des Apothekers statt, wodurch im Rahmen der normalen Abgabe der Medikamente eine Stelle existiert, wo die Compliance gemessen und Maßnahmen zu ihrer Verbesserung angewendet werden können. Schließlich ist es logisch, daß Apotheker an Compliance-Fragen teilhaben, weil sie verfügbar sind. Während die pharmazeutische Industrie die hauptsächliche Verantwortung für die Mischung und Produktion der Arzneimittel übernimmt, sind für den Apotheker oft nur die mechanischen Aspekte der Arzneimittelabgabe übriggeblieben. So ist er außerstande, seine einzigartigen Kenntnisse und seine berufliche Erfahrung in dem gewünschten Ausmaß anzuwenden. Als Folge der Neuorientierung der beruflichen Rolle jedoch und der Einführung von Apothekenhelferinnen können die beträchtlichen Kenntnisse des Apothekers über Arzneitherapie zugunsten der Compliance-Verbesserung verwendet werden.

Es gibt Hindernisse für die Teilnahme des Apothekers bei der Entdeckung und der Handhabung der Non-Compliance; die augenfälligsten Hindernisse sind Zeit und Geld. Das Zeitproblem könnte dadurch gelöst werden, daß der Apotheker zugunsten von pharmazeutisch-technischen Assistenten auf einige Abgabefunktionen verzichtet. Obwohl eine solche Reorganisation die Apotheker in die Lage versetzen würde, sich mit den Compliance-Problemen zu beschäftigen, sind sie vielleicht nicht in der Lage dazu, bevor nicht die Neuordnung eine ökonomische Basis erhält. Der Apotheker muß also berechtigt sein, finanzielle Entschädigung für geleistete Dienste zu erhalten. Ein erhöhtes Verschreibungsvolumen (bedingt durch mehr Compliance bei Patienten) und erhöhte Zuschüsse von weiteren „Bezahlern", die sich des Wertes der Gesundheit und der ökonomischen Einsparungen, die aus einer verbesserten Compliance resultieren würden, bewußt sind, könnten zu einer Beseitigung des wirtschaftlichen Ungleichgewichts beitragen, das sonst durch Übernahme der neuen Funktion entstehen würde.

Unabhängig von Rollen und Entschädigung ist das, was bei der täglichen Abgabe von Arzneimitteln gebraucht wird, ein praktischer Weg für die Entdeckung von Non-Compliance und für die ständige und nicht gelegentliche Handhabung dieser Probleme. Dieses Kapitel wird Wege zeigen, wie der Apotheker diese Probleme angehen kann.

Die Messung der Compliance in der Apotheke

Es gibt viele Methoden, um die Einnahmezuverlässigkeit zu bestimmen; sie werden im einzelnen in Kapitel 3 dargestellt. Im Idealfall sollte die beim normalen Behandlungsfall angewendete Meßmethode praktisch, leicht verfügbar und ausreichend empfindlich sein, um möglichst viele Patienten mit schlechter Compliance herauszufinden. Leider gibt es nur wenige Methoden, die alle diese Kriterien erfüllen. So sind beispielsweise Tracersubstanzen oder Medikamenten-Monitoring für wissenschaftliche Untersuchungen wertvoll, sie sind aber für eine volle Arztsprechstunde ungeeignet (364, 442). Andererseits wird aufgrund von Selbstberichten der Patienten – obwohl leicht verfügbar und kostenarm – das Ausmaß der Non-Compliance beträchtlich unterschätzt (199, 349, 392). Nur wenn der Patient selbst Non-Compliance zugibt, kann man von der Richtigkeit der Angaben überzeugt sein (392). Sogar das direkte Tablettennachzählen, eine Methode, die in vielen Compliance-Studien verwendet wird, ist unter den meisten Patienten-Bedingungen schwierig durchzuführen und kann, wenn sie nicht unaufdringlich und taktvoll ausgeführt wird, den Argwohn der Patienten wecken, so daß sie veranlaßt werden, ungebrauchte Tabletten wegzuwerfen (107, 302, 329, 341, 449).

Die objektivsten Methoden zur Messung der Patienten-Compliance sind die Bestimmung der Arzneimittelkonzentrationen im Blut, Urin und Speichel (319, 1352). Diese Methoden sind aber entweder für viele häufig verwendeten Arzneimittel nicht verfügbar oder erfordern eine besonders ausgeklügelte Technologie und viel Zeit zur Durchführung. Es werden aber rasche Fortschritte auf diesem Gebiet gemacht, und kostengünstige, einfache Methoden für eine schnelle Bestimmung von Arzneimitteln für den Gebrauch in der Arztpraxis oder in der Apotheke werden bald zur Verfügung stehen. Diese Entwicklungen sind Teil heute stärkerer Bemühungen in der Apotheke, Personen darin auszubilden, die Ergebnisse von Arzneimittelanalysen in bezug auf Absorption, Verteilung, Metabolismus und die Eliminationseigenschaften eines Arzneimittels interpretieren zu können und sie auf klinische Belange zu übertragen. Diese wissenschaftlichen Zweige, als Biopharmazie und Pharmakokinetik bezeichnet, werden zur Zeit während des Pharmaziestudiums gelehrt und in zunehmendem Maße von Apothekern angewendet.

Bis solche Untersuchungsmethoden für Hausärzte zur Verfügung stehen werden, müssen andere Methoden zur Messung der Compliance verwendet werden. Ein häufig gebrauchtes Verfahren stützt sich auf die Tatsache, daß die meisten Apotheker die an die einzelnen Patienten abgegebenen Arzneimittel schriftlich festhalten. Diese schriftlichen Notizen enthalten den Namen jedes Arzneimittels, die Dosis, das Einnahmeschema, die Menge und das Datum der Abgabe an den Patienten. Mit dieser Basisinformation kann der Apotheker abschätzen, wann die Patienten für die Erneuerung einer bestimmten Verschreibung wiederkehren müßten, und kann dann die Menge der abgegebenen Arzneimittel mit derjenigen vergleichen, welche nach dem Dosierungsschema hätte verbraucht sein müssen. So hat der Apotheker eine leicht verfügbare, nicht auffallende und billige Möglichkeit, die Patienten-Compliance zu schätzen und diejenigen Patienten ausfindig zu machen, die von complianceverbessernden Maßnahmen profitieren würden. Solomon und Mitarb. (1370) berichteten beispielsweise, daß die Anzahl potentieller therapeutischer Probleme, die von Apothekern aufgrund der schriftlichen Notizen entdeckt worden waren, 5,8% betrug im Vergleich zu 0,1%, die ohne eine solche Notiz entdeckt wurden. Darüber hinaus betrafen die meisten Probleme den übermäßigen oder zu geringen Verbrauch von Arzneimitteln.

Leider hat das Verfahren der schriftlichen Arzneimitteleintragungen Grenzen. Obwohl es für die Beurteilung der Compliance bei der chronischen Therapie, bei der eine häufige Wiederholung der Arzneimittelverordnung notwendig ist, wertvoll ist, besitzt es wenig Wert für die Beurteilung der Compliance bei einer einzigen Verordnung oder bei der Kurzzeittherapie. Darüber hinaus geht ihre Anwendung davon aus, daß alle ausgegebenen Arzneimittel auch wirklich von den Patienten eingenommen werden.

Maßnahmen zur Verbesserung der Compliance

Unabhängig davon, ob die Non-Compliance als ein Problem des Patienten oder des Arztes betrachtet wird, tragen alle im Gesundheitsdienst tätigen Personen die berufliche Verantwortung, Dienste anzubieten, die in geeigneter Weise ihren Patienten zugute kommen, einschließlich der Hilfe für die sichere und angemessene Arzneimittelanwendung. Für den Apotheker bedeutet dies nicht notwendigerweise, daß spezifische Maßnahmen aus der „Trickkiste" herausgezogen werden, wenn bei einem Patienten Non-Compliance entdeckt wird. Der Literatur ist im Gegenteil eindeutig zu entnehmen, daß gewisse grundlegende, routinemäßige Dienste, die als eine Minimalforderung jeder guten Apothekenpraxis angesehen werden, einen großen Einfluß auf die Verhütung von Compliance-Problemen haben können. Einige der wichtigsten routinemäßigen Dienste werden nachstehend besprochen.

Vereinfachung des Therapieplans

Die Kompliziertheit eines Arzneimitteleinnahmeschemas scheint die Patienten-Compliance zu beeinflussen. Je größer die Zahl der einzunehmenden Dosen pro Tag oder die gesamte Zahl der Arzneimittel im Therapieplan ist, desto geringer ist die Wahrscheinlichkeit einer guten Compliance (63, 102, 256). Umgekehrt kann die Vereinfachung des Therapieschemas zu einer Verbesserung der Compliance beitragen (1350). So könnte der Apotheker die Patienten-Compliance dadurch begünstigen, indem er sicherstellt, daß Arzneimittel nur dann verwendet werden, wenn sie tatsächlich benötigt werden, und daß, wenn verschrieben, ein Einnahmeschema aufgestellt wird, das so praktisch wie nur irgend möglich ist.

Eine Möglichkeit, wie der Apotheker die Kompliziertheit von Therapieschemata verringern kann, besteht darin, sich auf seine schriftlichen Arzneimitteleintragungen zu beziehen. Da der Apotheker oft die einzige Bezugsperson ist, die den gesamten Arzneimittelplan des Patienten kennt, besonders bei gleichzeitiger Konsultation verschiedener Ärzte, kann er die Verordner zu Rate ziehen, wenn er übermäßig komplizierte oder anderweitig problematische Arzneimittelanordnungen entdeckt.

Der Apotheker kann auch dazu beitragen, die Kompliziertheit der Arzneimittelverordnungen dadurch einzuschränken, daß er den Gebrauch nichtverschreibungspflichtiger Arzneimittel einschränkt. Patienten, die sich selbst mit verschiedenen Arzneimitteln behandeln, komplizieren ihre Therapiepläne zusätzlich mit Mitteln, die oft unsinnig, unwirksam oder unnötig sind (1371). Der Apotheker ist in der idealen Lage, den ordnungsgemäßen Gebrauch dieser Arzneimittel zu kontrollieren und dem Patienten für die nichtrezeptpflichtigen Arzneimittel wichtige Ratschläge zu erteilen.

Modifikation der Apothekenpraxis

Häufig befindet sich der Apotheker heutzutage in einem großen Geschäftsbetrieb von einer Vielzahl nichtpharmazeutischer Produkte umgeben. Dort muß er jeden Tag hunderte von Verordnungen beliefern, gleichzeitig versuchen, die Sprechstundendamen des Arztes zu erreichen, um die Autorisierung für die Wiederholung einer Verordnung zu erhalten, eine Reihe von Formularen ausfüllen und sich bemühen, seine Kundschaft zufriedenzustellen, die erwartet, die besten Arzneimittel zum niedrigsten Preis und bei kürzester Wartezeit zu erhalten.

Entmutigt diese Arbeitsweise und dieses Apothekenmilieu die Patienten-Compliance? Kürzliche Untersuchungen von Ludy und Mitarb. (322) weisen darauf hin, daß es sowohl die Zufriedenheit des Patienten mit der Apotheke als auch seine Compliance bei den verschiedenen Arzneimitteln herabzusetzen vermag. Wie in Tabelle 16.1 dargestellt, verdoppelte sich der Prozentsatz jener Patienten, die 75% oder mehr ihrer Arzneimittel einnahmen, wenn die vom Apotheker ausgeführte Arzneimittelberatung aus der normalen Apothekenpraxis in ein privates Beratungszimmer verlegt wurde. Wenn die Patienten gefragt wurden, welche Art der Beratung sie vorzögen, hatten nahezu 70% der Kunden, die an der Verkaufstheke bedient wurden, keine besondere Vorliebe, während 80% derjenigen, die im Privatraum versorgt wurden, die private Sphäre bevorzugten.

Tabelle 16.1 Vergleich zwischen Compliance und der Zufriedenheit der Patienten mit der Betreuung durch den Apotheker

Variablen	Apotheke mit besonderem Beratungsraum	Herkömmliche Apotheke
Formen der Zufriedenheit		
Sehr unzufrieden bis akzeptabel	0	7 (18,4%)
Zufrieden	16 (43,2%)	25 (65,8%)
Sehr zufrieden	21 (56,8%)	6 (15,8%)
Compliance		
weniger als 25% Abweichung	15 (93,8%)	8 (47,1%)
Mittlere Compliance	89%	70%

Quellenangabe: Ludy u.a. 1977 (322).

Diese Ergebnisse deuten darauf hin, daß die Veränderung der Arbeitsumgebung zusätzlich zur Verbesserung der Zufriedenheit und Compliance der Patienten auch zu einer Änderung dessen führen kann, was Patienten vom Apotheker erwarten.

Auch die Zeit, die man sich für die Arzneimittelabgabe nimmt, ist wichtig. Finnerty u.a. (168) berichteten, daß die Patienten in ihrer Klinik nahezu zwei Stunden auf die Verordnungen warten mußten. Sogar der hartgesottenste Patient wird entmutigt werden, wenn er Verordnungen und Wiederverordnungen unter solchen Bedingungen erhält. Dieses Zeitproblem kann weitgehend dadurch beseitigt werden, daß man technisches Apothekenpersonal einstellt. Dies führt nicht nur zu einer Beschleunigung des Abgabevorganges, sondern versetzt den Apotheker zusätzlich in die Lage, die Patienten ausführlich zu beraten und mit anderen compliancefördernden Diensten zu versorgen.

Bessere Arzneimittelaufkleber

Es herrscht allgemeine Übereinstimmung darüber, daß es für die Patienten wichtiger ist, genau zu verstehen, wie sie die verschriebenen Arzneimittel einzunehmen haben und was sie bewirken, als daß sie interessante, aber unwirksame Informationen über ihre Krankheit und deren Behandlung erhalten (449, 612, 614, 616, 706, 772, 794, 813). Das wichtigste Hilfsmittel, um die Patienten genau mit der Einnahmeanweisung vertraut zu machen, sind die Arzneimittelaufkleber. Untersuchungen haben jedoch immer wieder gezeigt, daß Aufkleber oft unvollständig sind und von dem Patienten mißverstanden werden (239, 749, 1365). So berichteten z. B. Mazzullo und Mitarbeiter (749), daß keiner von 67 Patienten die auf 10 Aufklebern enthaltenen Anordnungen übereinstimmend interpretierten. Hermann (239) berichtete, daß ein Drittel von 450 Arzneimitteleinnahmeanweisungen fehlerhaft interpretiert wurde. Er fand auch heraus, daß über 60% von 134 Patienten – als eine direkte Folge ihres Unvermögens, die schriftlichen Anweisungen auf den Aufklebern zu verstehen – Einnahmefehler machten, die ein optimales Behandlungsergebnis ausschlossen. Boyd u. a. (63) legten ähnliche Ergebnisse vor, die in Tabelle 16.2 dargestellt sind. Wenn diese Untersuchungen genau die Situation der meisten Patientenkollektive wiedergeben, dann ist es nicht verwunderlich, warum die Compliance ein so großes Problem darstellt.

Tabelle 16.2 Vergleich zwischen dem Verständnis der Patienten und der Befolgung der Anweisung auf der Tablettenpackung

Gegenstand	Verschreibungs-etikett	Verständnis	Befolgung der Therapie
Menge der täglichen Einnahmen	98,8%	91,3%	89,3%
Zahl der Tabletten	92,7%	85,8%	63,8%
Zeitliche Einteilung	12,8%	70,5%	60,1%
Applikationsart	98,2%	94,5%	98,1%
Zweck	15,3%	80,5%	97,2%

Quellenangabe: Boyd u. a. 1974 (63).

In den meisten Kliniken ist das Arzneimitteletikett eine exakte Kopie der schriftlichen Verordnung des Arztes. Um die Qualität dieser Anweisungen zu verbessern, muß daher bei der medizinischen Ausbildung dem Rezeptieren eine hohe Priorität zukommen. Zusätzlich sollte sich der Apotheker vergewissern, daß die Angaben auf dem Aufkleber vollständig und klar sind. Manchmal wird dies bedeuten, daß diese Anordnungen vom Apotheker erweitert werden müssen. Wenn der Arzt z. B. angibt, daß ein bestimmtes Arzneimittel 2 × täglich eingenommen werden soll, so kann der Apotheker evtl. bestimmte Tageszeiten für die Einnahme angeben. Der Apotheker sollte sich außerdem vergewissern, daß der Name des Arzneimittels, seine Stärke, seine Dosierungsform und sein Zweck in den Arzneimittelanweisungen enthalten sind.

Diese ziemlich einfachen Bemühungen werden dazu beitragen, für den Patienten die Genauigkeit der Anordnungen beträchtlich zu erhöhen und so das empfohlene Einnahmeverhalten klarer zu gestalten. Bei alldem muß man sich darüber im klaren sein, daß diese Veränderungen die ursprüngliche Absicht des verschreibenden Arztes verbessern und nicht ändern sollten.

Patientenerziehung

Da die mit der Verschreibung von Arzneimitteln im Zusammenhang stehende Compliance das Erlernen einer neuen Verhaltensweise erfordert, müssen die Patienten zuerst darüber belehrt werden, wie sie ihre Arzneimittel korrekt einzunehmen haben. Dieses kognitive Stadium des Lernprozesses ist sehr wichtig, da ohne dies ein Versagen der Compliance unvermeidlich ist. Deshalb heißt der Eckpfeiler der Compliance: Belehrung der Patienten über den Therapieplan. Viele Untersuchungen haben bestätigt, daß die Belehrung der Patienten durch den Apotheker zu einer verbesserten Compliance geführt hat (107, 136, 314, 329, 331, 341, 348, 349, 1357). Repräsentativ für diese Untersuchungen ist diejenige von Cole und Emmanuel (107), die zeigten, daß 92% von insgesamt 25 Patienten, die einen Apotheker zur Zeit der Krankenhausentlassung um Rat fragten, bezüglich Therapie kooperativ waren, wohingegen nur 24% der 25 Kontrollpatienten Compliance zeigten, die keine Beratung erhielten.

Obwohl diese Studien eine Beziehung zwischen der Patientenbelehrung und der Compliance gezeigt haben, ist dem Inhalt dieser belehrenden Maßnahmen wenig Aufmerksamkeit geschenkt worden. Es ist noch nicht einmal klar, wie viele Patienten Unterweisungen benötigen. Kürzlich haben Sackett und Mitarbeiter (449) berichtet, daß Patienten, die ein „großartiges" Lernprogramm durchgeführt hatten, eine Menge über die Hypertonie wußten, aber ihre Arzneimittel nicht besser einnahmen als die Kontrollpatienten. Während die Probanden in dieser Studie über einige allgemeine Grundbegriffe unterrichtet wurden, wie an die Arzneimitteleinnahme gedacht werden kann, erlaubte es der Lehrplan nicht, jedem einzelnen Patienten eine spezielle Information oder Hinweise für die Verschreibung zu unterbreiten. Es bleibt noch zu überprüfen, ob die individuelle Unterrichtung die langzeitige Compliance verbessern würde. Auf jeden Fall gibt es eine ganze Anzahl von Anhaltspunkten dafür, daß die Belehrung von Patienten die Compliance bei einer Kurzzeittherapie fördert (s. unten) und einen nützlichen Anfang, wenn auch eine generelle Aussage für die Langzeittherapie nicht möglich ist, darstellt. Dementsprechend hat die amerikanische Gesellschaft für Krankenhausapotheker festgestellt, daß der Apotheker die berufliche Verantwortung trägt, die Patienten ordnungsgemäß über die folgenden Punkte der Arzneimittelverordnungen im Therapieplan zu informieren (1375):

1. Name des Arzneimittels.

2. Vorgesehener Gebrauch und erwartete Wirkung.
3. Applikationsart, Dosierungsart, Dosierung und Einnahmemodus.
4. Spezielle Anweisungen für die Zubereitung.
5. Spezielle Anweisung für die Anwendung.
6. Vorsichtsmaßnahmen bei der Anwendung.
7. Häufige Nebenwirkungen, mit denen gerechnet werden muß, inklusive ihrer Vermeidung und Maßnahmen, die getroffen werden müssen, wenn sie auftreten.
8. Methoden zur Selbstkontrolle der Arzneimitteltherapie.
9. Ordnungsgemäße Aufbewahrung.
10. Mögliche Arzneimittel- oder Arzneimittel-/Nahrungsmittelinteraktionen oder andere therapeutische Kontraindikationen.
11. Die Information über die wiederholte Abgabeverordnung.
12. Vorgehen bei Vergessen einer Einnahme.
13. Andere Informationen für einen speziellen Patienten oder ein spezielles Arzneimittel.

Diese Aufstellung enthält alles, was Patienten gesagt werden sollte, damit sie ihre Arzneimittel sicher und richtig anwenden. Wie aus Tabelle 16.3 hervorgeht, wollen die Patienten aber eher mehr wissen. Joubert und Lasagna (1359) berichteten, daß zusätzlich zu den vorstehend genannten Informationen wenigstens 75% von insgesamt 137 überprüften Patienten alle denkbaren Risiken bei normaler Anwendung wissen wollten (einschließlich der seltenen, aber potentiellen tödlichen Nebenwirkungen) und die wichtigen anderen Indikationen, die außer denen, für die das Arzneimittel verschrieben wurde, noch existieren.

Den Patienten müssen nicht nur spezifische Informationen gegeben werden, wenn sie die ihnen verordneten Medikamente ordnungsgemäß einnehmen sollen; sie müssen darüber hinaus auch motiviert werden, damit sie die Mitteilungen akzeptieren und sie in eine entsprechende Verhaltensweise ummünzen. Dieser Motivationsschritt ist auch ein wichtiger Teil des Lernprozesses, und wenn man es unterläßt, die Patienten entsprechend zu motivieren, wird es auch dann zur Non-Compliance führen, wenn die Patienten wissen,

Tabelle 16.3 Vom Patienten gewünschte Arzneimittelinformation

Name des Pharmakon	97,1%
Spezifische Anwendung	93,4%
Allgemeines Risiko	89,1%
Risiko bei Überdosis	86,1%
Risiko bei Unterdosierung	80,3%
Folgen von Absetzen	78,8%
Alle Gefahren	76,6%
Andere Indikationen	74,5%

Quellenangabe: Joubert u.a. 1975 (1359).

wie sie ihre Arzneimittel korrekt einzunehmen haben. Während die Patientenunterrichtung also einen Eckpfeiler der Compliance darstellt, repräsentiert die Motivation den Sockel, ohne den das ganze Gebäude nicht stehen kann. Die Motivation, ein empfohlenes Verhalten zu übernehmen, kann durch eine ganze Reihe von Methoden erreicht werden, die die Beratung, Unterstützung, Zielsetzung, individuelle Anpassung, Rückkopplung und Einwilligung einschließen; diese werden im nächsten Abschnitt dieser Arbeit diskutiert. Zusätzlich hierzu kann das sogenannte „Health Belief Model" dabei hilfreich sein, die Motivation des Patienten anzuregen.

Die Arbeiten von Becker und anderen, die in Kapitel 6 und an anderer Stelle (34, 791, 1348, 1349) beschrieben worden sind, haben uns dabei geholfen, zu verstehen, wie durch die gesundheitlichen Erwartungen das Verhalten der Patienten beeinflußt werden kann. Obwohl ein Zusammenhang mit der Compliance in Frage gestellt wird (vgl. den Beitrag in Kapitel 6 von D. W. Taylor), weist das „Health Belief Model" darauf hin, daß Patienten eher gewillt sind, korrekt mitzuarbeiten, wenn sie: 1. sich klarmachen, daß sie für eine Krankheit empfänglich sind, 2. eine Bedrohung durch die Krankheit spüren und 3. erkennen, daß die Vorteile der ihnen verordneten Therapie die wahrnehmbaren Hindernisse gegenüber der Compliance überwiegen (beispielsweise die Arzneimittelkosten, Nebenwirkungen und schwierige Therapiepläne). Bei dem Versuch, die Patienten zu motivieren, sollte der beratende Apotheker deshalb während des ersten Informationsgespräches auf jeden dieser Aspekte eingehen und auch weiterhin ständig unterstützend auf diese Dinge aufmerksam machen. Ein Bestandteil des Modells betrifft ganz besonders ein lösbares Problem, das der Apotheker anpacken könnte: Hindernisse, die der Arzneimitteleinnahme entgegenstehen. Möglichkeiten, um diese Hindernisse abzubauen, werden an verschiedenen Stellen des Kapitels diskutiert.

Wenn wir von der Voraussetzung ausgehen, daß die Patienten Anspruch auf Belehrung haben, wie sie ihre Medikamente korrekt einnehmen sollen, und daß sie motiviert werden sollen, ihr Wissen in ein entsprechendes Verhalten umzusetzen, müssen einige Überlegungen angestellt werden, auf welche Weise diese belehrenden Mitteilungen am besten übermittelt werden. Grundsätzlich gibt es drei Möglichkeiten: die mündliche Beratung, audiovisuelle Programme und schriftliche Informationen. Die mündliche Beratung ist eindeutig ebenso wie die beiden anderen Methoden dazu geeignet, grundlegende Informationen weiterzureichen (101, 331, 1373), und verschiedene Untersuchungen haben eine verbesserte Compliance dokumentiert, wenn die mündliche Beratung dazu benutzt wurde, die Patienten zu instruieren (348, 1357). Es kommt noch hinzu, daß die Patienten die mündliche Beratung durch ihren Arzt oder Apotheker als Hauptinformationsquelle vorzuziehen scheinen (1359). Der wichtigste Grund jedoch für die Anwendung dieser Kommunikationsart ist vielleicht der, daß dadurch der Gedankenaustausch zwischen Patient und Arzt gefördert und die Möglichkeit gegeben wird, die Belehrung den individuellen Notwendigkeiten des Patienten anzupassen. Deshalb sollte die mündliche Beratung ein fester Bestandteil jedes Versuches sein, der sich mit der wirkungsvollen Unterrichtung von Patienten beschäftigt.

Wenn die mündliche Beratung allerdings allein angewendet wird, dürfte sie nicht die wirkungsvollste und wirtschaftlichste Methode der Weitergabe von Informationen und der Förderung der Compliance darstellen, und sie beansprucht sicherlich mehr Zeit des medizinischen Fachpersonals als alternative Verfahren (1373).

Außerdem zeigen die Ergebnisse von Joyce und Mitarbeiter (715) und Ley und Spelman (1361), daß fast die Hälfte der dem Patienten mündlich mitgeteilten Informationen schnell wieder vergessen wird. Aus diesen Gründen müssen andere Formen des Informationsaustausches der mündlichen Komponente zugefügt werden, um die Lerninhalte zu erhöhen und zu unterstützen.

Eine Methode zur Verbesserung der mündlichen Belehrung ist der Gebrauch audiovisueller Hilfsmittel (1364, 1369, 1373). Welk und Mitarbeiter (1373) fanden, daß die audiovisuelle Instruktion zumindest so wirksam wie die Belehrung war, wenn man erreichen will, daß der Patient sich an die Lehrinhalte erinnert, und sie verkürzte die durchschnittlich vom Fachpersonal für die Beratung aufgewendete Zeit um etwa 5/6. Obgleich derartige audiovisuelle Programme besonders bei der Weitergabe allgemeiner Arzneimittelinformationen leistungsfähig und wirksam sind, stellen sie nur eine Kommunikationsmöglichkeit dar und sind kommerziell für die meisten gebräuchlichen Arzneimittel nicht erhältlich oder vielleicht unerschwinglich teuer. Zum heutigen Zeitpunkt erfordern die audiovisuellen Programme deshalb weitere Entwicklungsarbeit und Forschungstätigkeit, bevor ihre volle Leistungsfähigkeit für die Verbesserung der Patientencompliance verwirklicht werden kann.

Die zeitsparendste und billigste Methode zur Verbesserung und Unterstützung mündlicher Informationen über Arzneimittel ist der Gebrauch schriftlicher Instruktionen. Arzneimittelmonographien sind von verschiedenen Gruppen entwickelt (1356, 1367), in einer Vielzahl praktischer Fälle getestet (101, 341, 397, 460, 1346, 1353, 1354, 1355, 1358, 1359, 1360, 1374) und erst kürzlich in den USA von der Food and Drug Administration für die nationale Verteilung bei einigen Substanzen empfohlen worden (1376). Dieser Vorschlag wird von manchen als voreilig empfunden, weil sie in Frage stellen ob solche Arzneimittelmonographien tatsächlich zu einer größeren Sicherheit und besseren Einnahmezuverlässigkeit führen; wie detailliert müssen sie sein; welcher Stil, welches Niveau und welche Aufmachung ist am besten geeignet; werden sie die Verpflichtung von Arzt und Patient verändern; und, wenn sie von der Food and Drug Administration verlangt werden, wer entwickelt, finanziert und verteilt sie? Dis bisherigen Erfahrungen deuten darauf hin, daß schriftliche Instruktionen von den Patienten (1359, 1360) gewünscht und von der Mehrzahl der praktizierenden Ärzte und Apotheker befürwortet werden (34, 101, 715, 791, 1346, 1354, 1356, 1359, 1360, 1361, 1364, 1367, 1369, 1373,

1374). Darüber hinaus scheinen sie dazu geeignet zu sein, sowohl das Verständnis des Patienten für einen korrekten Gebrauch der Arzneimittel zu erhöhen (1355, 1358) als auch die Patienten-Compliance zu fördern (101, 341, 397, 460, 1353). Sharpe und Mikeal (460) berichteten über eine 85%ige Compliance bei einem Patienten-Kollektiv, das bei Antibiotika-Therapie schriftliche Instruktionen erhalten hatte, im Vergleich zu 63%iger Compliance bei Patienten, die nur die normale Verschreibung erhielten. Mattar und Mitarb. (341) haben festgestellt, daß 51% von insgesamt 33 Patienten, denen sowohl eine schriftliche als auch mündliche Belehrung durch den Apotheker gegeben worden war, voll die Instruktionen befolgten, während es in einem Vergleichskollektiv von 200 Patienten nur 8,5% waren. Beim Vergleich der rein mündlichen Belehrung mit der kombinierten mündlichen und schriftlichen Verstärkung fanden Paulson u.a. (397), daß die zuletzt genannte Methode signifikant wirksamer war bei der Empfehlung eines geeigneten Weges für die Patienten, eine vergessene Einnahme zu korrigieren, bei der Beschreibung der Nahrungsmittel und Getränke, die während der Einnahme von Arzneimitteln vermieden werden sollten, bei der Erzielung von Verständnis für die Arzneimitteleinnahme und bei dem Lernen, wie die Verschreibung erneuert werden soll. Nebenbei bemerkt berichteten die Autoren auch darüber, daß die Information der Patienten über Arzneimittelnebenwirkungen nicht zu einer Erhöhung ihres Auftretens führte. Schließlich berichtete Fleckenstein (1354), der eine zur Zeit in den USA den oralen Kontrazeptiva beigefügte Packungsbeilage untersuchte, daß die Mehrzahl von 828 Frauen, denen dieses Arzneimittel verordnet worden war, die Packungsbeilage erhielten, sie lasen und die Information als klar und nützlich empfanden. Als das Erinnerungsvermögen dieser Frauen überprüft wurde, zeigte sich, daß sie zumindest etwas von der Information behalten hatten. Diese vorläufigen Ergebnisse sind ermutigend, weil sie darauf hinweisen, daß schriftliche Instruktionen wie zum Beispiel Arzneimittelmonographien, wenn sie mit mündlicher Beratung verbunden sind, einen starken Einfluß auf die Patienten-Compliance haben können.

Wirkungsvoller Informationsaustausch

Da vieles dafür spricht, daß Patienten sowohl der Information als auch der Motivierung bedürfen, um kooperativ zu sein, dürfte eine gute Kommunikation zwischen den Personen im Gesundheitsdienst und dem Patienten notwendig sein. Tatsächlich tritt bei schlechter Kommunikation, unabhängig davon, wie komplett die Information für den Patienten ist, Non-Compliance auf (256, 1351, 1366). In dem Ausmaß, wie die Wirksamkeit dieser Kommunikation von der zwischen Arzt und Patient bestehenden Beziehung abhängt, muß den spezifischen, im öffentlichen Gesundheitsdienst angewendeten Beratungstechniken besondere Beachtung geschenkt werden (130, 174, 1372). Allzuoft wird die Patientenbelehrung als ein Vortrag vor einem aufmerksamen Patienten angesehen, der den Inhalt versteht und deshalb die Anweisung befolgt. Nichts könnte von der Wahrheit weiter entfernt sein. Gute Berater sind daran interessiert, nicht nur Informationen wirkungsvoll weiterzugeben, sondern sie auch zu empfangen. Sie entsenden und empfangen ungezwungen Gedanken und Gefühle, und zwar sowohl verbal als auch nicht verbal. Auf diese Weise bauen sie Beziehungen zu den Patienten auf, die Vertrauen und Zuversicht erzeugen, und unterstützen so die Patienten-Compliance. Geübte Berater vermeiden ganz besonders die Konfrontation, Spannungen, Versuche, sich gegenseitig zu kontrollieren, und auch andere Faktoren, von denen bekannt ist, daß sie zwischenmenschliche Beziehungen verschlechtern (128, 670). Ihre Mitteilsamkeit ist klar, bestimmt und nachdrücklich. Die grundlegende Haltung eines erfolgreichen Beraters baut auf Interesse und Mitgefühl auf, mit jederzeitiger Ansprechbarkeit für den Patienten, wenn dieser um eine entprechende Information gebeten hat.

In einer kürzlich veröffentlichten wichtigen Studie von Svarstad (490) sind diese und andere Charakteristika der Patienten-Arzt-Beziehung untersucht und mit der Patienten-Compliance von 221 von 8 Ärzten betreuten Patienten eines städtischen Gesundheitszentrums, das in einer sozial schwachen Umgebung lag, in Beziehung gebracht worden. Die analysierten Charakteristika betrafen 1. die Anzahl genau definierter Instruktionen für den Gebrauch der Arzneimittel, 2. die Rechtfertigung oder rationale Grundlage für den Gebrauch der Arzneimittel, 3. die Freundlichkeit oder Hilfe, die dem Patienten entgegengebracht wurde, 4. das Hervorkehren der medizinischen Autorität, 5. die Betonung dessen, was vom Patienten in bezug auf die Arzneimitteleinnahme erwartet wurde, 6. die Befragung durch die behandelnden Ärzte nach früherem Arzneimitteleinnahmeverhalten und 7. die Reaktion der Ärzte auf Klagen der Patienten oder Eingestehen von Non-Compliance. Die Analyse dieser Faktoren und ihre Beziehung zur Patienten-Compliance werden in den Abbildungen 16.1 und 16.2 dargestellt. Die Compliance fiel besser aus, wenn diese Charakteristika zu einem großen Teil vorhanden waren. Außerdem, wenn alle diese Charakteristika angetroffen wurden (in den Abbildungen als „starke Motivation" gekennzeichnet) und sie mit einem besonderen Bestreben zur Information gekoppelt waren, befolgten die Patienten die therapeutischen Anweisungen sehr genau. Diese Untersuchung ist ein wichtiger Hinweis dafür – wenn auch kein Beweis –, daß die Art der Kommunikation ebenso wichtig wie ihr Inhalt sein könnte, zumindest soweit es die Compliance betrifft.

Kontrolle und Feedback

Auch die Kontrolle kann als eine andere Art von Kommunikation angesehen werden. Sie beschäftigt sich mit Problemen des Patienten, die er bei der Einnahme seiner Arzneimittel bemerkt, und macht die Patienten mit geeigneten Maßnahmen bekannt, um die entstandenen Probleme zu lösen. Eine der-

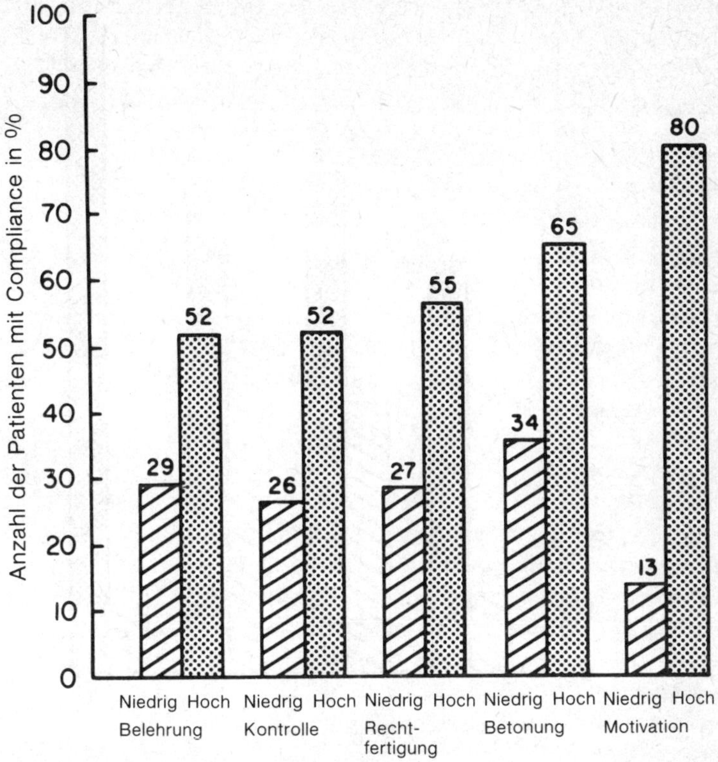

Abbildung 16.1 Beziehung zwischen Compliance und bestimmten Eigenschaften der Kommunikation
Quellenangabe: Bearbeitet nach Svarstad 1974 (490).

artige Dienstleistung kann in kontinuierlicher Form während der Nachuntersuchungstermine erbracht werden, zum Beispiel wenn Patienten wieder in die Apotheke kommen, um ihr Rezept neu beliefern zu lassen. Die Bereitschaft zum Feedback erfordert aber, daß der Apotheker gewillt ist, dem Patienten zuzuhören. Es setzt voraus, daß dem Patienten Informationen über spezifische Probleme entlockt werden und er in die Lage versetzt wird, seine Probleme und seine Sorgen über die Arzneimittelanwendung vollständig zu beschreiben. Dieser Kontrollaspekt wird manchmal als „negatives Feedback" bezeichnet, da er in erster Linie die Aufhellung jener Probleme betrifft, die die Patienten mit der ihnen verordneten Therapie haben – den Nebenwirkungen, Schwierigkeiten mit dem Dosierungsschema und den Anwendungsproblemen. Durch Feedback werden nicht nur Barrieren gegen optimale Compliance, sondern auch inhärentes Interesse und Sorgen von seiten des Gesundheitspersonals entdeckt.

Die Untersuchungen von Svarstad (490) weisen darauf hin, daß Personen

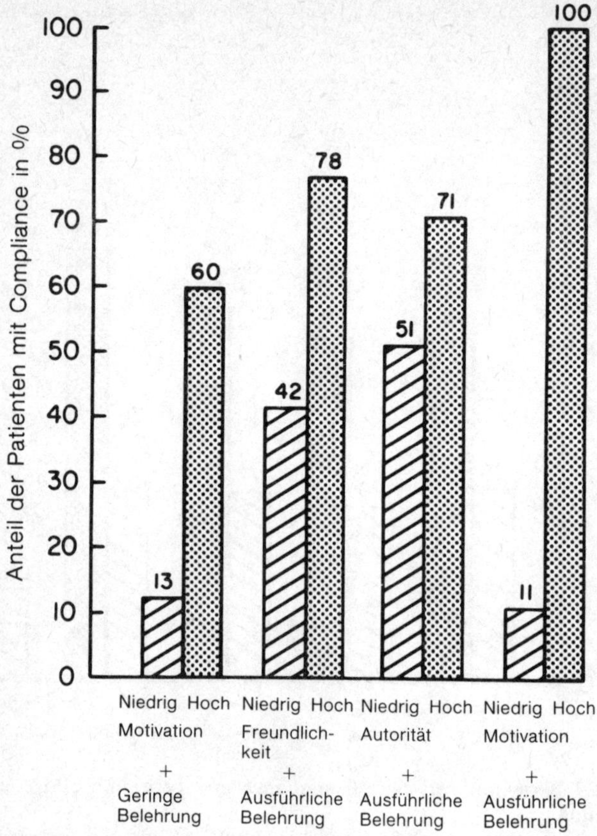

Abbildung 16.2 Beziehung zwischen Compliance und bestimmten Eigenschaften der Kommunikation und Belehrung
Quellenangabe: Bearbeitet nach Svarstad 1974 (490).

im Gesundheitsdienst die Patienten oft nicht ermutigen und negatives Feedback über Nebenwirkungen oder Compliance-Probleme sogar behindern. In dieser Studie wird bei der Kontrolle der Compliance normalerweise einfach nur die Frage gestellt: „Haben Sie Ihre Medizin eingenommen?" Wenn jedoch der Grad der Kontrollmaßnahmen zunahm, wurde eine Menge Probleme aufgedeckt, es wurden mehr complianceverbessernde Maßnahmen eingesetzt, und das Ausmaß der Compliance nahm bei den Patienten zu.

Aus unserer eigenen Arbeit (348) geht hervor, daß sich die Patientenüberwachung als ein wichtiges Element bei der Verbesserung der Patienten-Compliance herausstellte. In dieser Untersuchung führten Apotheker bei Hypertonie-Patienten belehrende und kontrollierende Maßnahmen durch, wenn diese jeden Monat ihre örtliche Apotheke aufsuchten, um ihr Rezept erneuern zu lassen. Kontrollpatienten erhielten diese Dienste nicht. Wie aus Tab.

Tabelle 16.4 Einfluß beratender und kontrollierender Aktivitäten des Apothekers auf die Compliance und den therapeutischen Erfolg

	Kontrollgruppe			Versuchsgruppe		
	Vorher	während	nachher	Vorher	während	nachher
Zahl der Patienten	24	24	21	24	24	24
Durchschnittliche Einnahme	63%	56%	60%	67%	92%	70%
Anzahl der Patienten mit Compliance	16%	17%	16%	25%	79%	25%
Normotensive Patienten	44%	20%	14%	20%	79%	42%

Quellenangabe: McKenney u.a. 1973 (348).

16.4 hervorgeht, wiesen die meisten Patienten dieser Studie eine hohe Compliance auf, ihre Blutdruckwerte waren während der Zeit, in der sie von ihrem Apotheker betreut wurden, gut kontrolliert. Vor der Versuchsperiode oder nach ihrem Abschluß waren sie weder compliant noch hatten sie normale Blutdruckwerte. Dagegen blieben die Kontrollpatienten während aller drei Zeitperioden hyperton und waren non-compliant.

Da sich die allgemeine Kenntnis über die Hypertonie und ihre Behandlung, nachdem der Kontakt mit dem Apotheker beendet war, nicht verringerte, kam man zu dem Schluß, daß die folgenden spezifischen Leistungen für die beobachteten Ergebnisse verantwortlich zu machen seien:

1) Die Anwendung genauer mündlicher und schriftlicher Instruktionen, wie die Arzneimittel einzunehmen sind;
2) kontinuierliche Messung der Patienten-Compliance;
3) kontinuierliche Verstärkung durch genaue Instruktionen und motivierende Maßnahmen zur Compliance;
4) ständige Beobachtung und negatives Feedback und Anbieten geeigneter Maßnahmen zur Beseitigung der entdeckten Probleme;
5) Kontakt mit einem „Versorger", der Interesse zeigt und sich kümmert.

Diese Dienstleistungen sollten, wenn sie ständig von dem Apotheker bei der normalen Arzneimittelabgabe angeboten werden, die Compliance bei der Mehrzahl der ambulanten Patienten signifikant verbessern helfen.

Sollten aufgrund der Äußerungen der Patienten Probleme festgestellt worden sein, ist es entscheidend, daß der Apotheker auf sie eingeht, wenn die Patienten-Compliance verbessert und aufrechterhalten werden soll. Obwohl es nicht immer möglich sein wird, die Compliance-Probleme zu lösen, hat das Versagen von Hilfe eine noch viel schlimmere Auswirkung. Alle zu ergreifenden Maßnahmen schließen aufgrund des betroffenen Problems das Zuschneidern der Therapie, Zielsetzung, weitere Erklärungen und Überweisungen an andere Spezialisten ein.

Individueller Zuschnitt der Therapie

Die Anpassung der Therapie ist besonders bei jenen Patienten angebracht, die Schwierigkeiten bei der Befolgung des Dosierungsschemas haben (852). Dazu gehört die Auswahl von Dosisintervallen und Einnahmezeiten, die am besten mit dem täglichen Lebensrhythmus des Patienten zusammenpassen. Auf diese Weise wird mit der Anpassung des Therapieschemas der Versuch gemacht, die Arzneimitteleinnahme so bequem, erträglich und frei bestimmbar wie möglich zu machen. Ein Patient, der beispielsweise Schwierigkeiten hat, an seine tägliche Digitalisdosis zu denken, kann dazu angeregt werden, die Zeit des Zähneputzens, des Frühstücks oder anderer täglicher Aktivitäten als Erinnerung an die Arzneimitteleinnahme zu benutzen.

Zielsetzung

Das Festsetzen eines bestimmten Zieles ist für die Patienten eine Möglichkeit, die Ergebnisse der Compliance in Zusammenhang mit der Therapie zu beobachten, und könnte bei symptomlosen Erkrankungen von besonderem Wert sein. Die gesteckten Ziele sollten durch den Patienten leicht meßbar und interpretierbar sein; sie sollten auch zu Kurzzeitergebnissen führen, die als ein Rückkopplungsmechanismus zur weiteren Verstärkung der Compliance dienen. Das eigentliche Ziel der Arzneimittelbehandlung bei Hochdruckpatienten besteht beispielsweise darin, Herz-Kreislauf-Erkrankungen und zerebrovaskuläre Komplikationen als Folgen eines erhöhten Blutdrucks zu vermeiden. Das Erreichen dieses Zieles ist weder leicht meßbar noch von Arztbesuch zu Arztbesuch nachweisbar. Statt dessen könnte aber ein Blutdruckziel gesetzt und der Patient dazu angeregt werden, den Fortschritt bis zum Erreichen und zur Aufrechterhaltung selbst zu verfolgen, entweder bei jedem Arztbesuch oder durch häusliche Blutdruck-Selbstmessung.

Wiederberuhigung

Oft gibt es keine praktische Lösung für ein Problem, das während einer Kontrolle entdeckt wurde. In einem solchen Falle ist die beste Lösung, das Problem als gegeben hinzunehmen, die Ursache oder seine Besonderheiten zu erklären, Mißverständnisse zu beseitigen und den Patienten über die Harmlosigkeit oder selbstlimitierende Natur des Problems zu beruhigen. So kann z. B. der Patient, der zum ersten Mal ein Diuretikum erhält, über nächtlichen Harndrang klagen. Nachdem sich der Apotheker versichert hat, daß die Einnahme nicht vor dem Schlafengehen erfolgte, könnte er diesem Patienten sagen, daß die Diurese eine erwartete Wirkung des Pharmakons und daß das Problem, wenn auch störend, nicht ernster Natur ist und bei weiterer Einnahme des Arzneimittels verschwinden wird. Aber wenn immer möglich, sollten spezifische Empfehlungen zur Beseitigung des Problems bevorzugt werden. Einem Patienten, der zum Beispiel durch die Behandlung mit Methyldopa einen unangenehm trockenen Mund bekommt, sollte versichert werden, daß das Problem nicht gefährlich ist und durch Lutschen von Bonbons, Kaugummi oder Trinken erleichtert werden kann.

Überweisung

Wenn das festgestellte Problem möglicherweise schwerwiegend ist oder die Beurteilung und Behandlung durch einen Arzt erfordert, sollte der Apotheker den Patienten zu dem Arzt schicken, der die Behandlung eingeleitet hat. Wenn der Apotheker eine solche Weiterleitung vornimmt, sollte er unnötige Angstgefühle beim Patienten vermeiden, während er auf die Wichtigkeit der Überweisung hinweist.

Zusätzliche Maßnahmen zur Verbesserung der Compliance

Auch wenn die zuvor genannten Maßnahmen routinemäßig vom Apotheker durchgeführt werden, wird es doch eine Gruppe weiterhin einnahmeunzuverlässiger Patienten geben. Die Ursachen für diese Non-Compliance werden von der Vergeßlichkeit bis zu einer bewußten Ablehnung der Behandlung und Arzneimitteltherapie reichen. Wenn ein Apotheker einmal einen solchen Patienten entdeckt hat (aufgrund seiner Arzneimittel-Protokolle oder anderer Meßvorgänge) und überzeugt ist, daß der Patient auf die routinemäßigen Maßnahmen zur Verbesserung der Compliance nicht ansprechen wird, muß er den Patienten genauer prüfen, um spezifischere Gründe für die Non-Compliance zu finden und um andere, die Compliance verbessernde Dienste anbieten zu können. Diese zusätzlichen Maßnahmen zur Verbesserung der Compliance schließen Arzneimittelkalender, spezielle Arzneimittelverpakkungen, Gruppentreffen, Unterstützung durch die Familie, Vereinbarungen und Belohnungen ein.

Arzneimittelkalender

Mehrere Forscher haben berichtet, daß Arzneimittelkalender bei der Verbesserung der Patienten-Compliance nützlich sind (365, 1362). Moulding (365) berichtet beispielsweise von einem dreifachen Anstieg des Prozentsatzes derjenigen Patienten, die 90% und mehr von ihren Medikamenten einnahmen, wenn ein Einnahmekalender verwendet wurde.

Die Patienten, die am meisten von einem Arzneimitteleinnahmekalender profitierten, sind diejenigen, die besonders schwierige Einnahmepläne haben und die deshalb die Anweisungen unzureichend befolgten. Für Patienten, die beispielsweise eine abnehmende Kortikosteroid-Therapie erhalten, alternierende Dosen von Antikoagulantien oder zahlreiche Medikamente gleichzeitig einnehmen, sind Einnahmekalender von unschätzbarem Wert zur Erreichung einer hohen Compliance. Darüber hinaus können solche Kalender auch für sehr vergeßliche Patienten wertvoll sein. In jedem Falle kann der Apotheker, der diese Maßnahme ergreift, zu dem Schluß kommen, daß man damit aufhören kann, wenn einmal das richtige Einnahmeverhalten erlernt worden ist.

Spezielle Arzneimittelpackungen

Es ist nachgewiesen worden, daß auch der Gebrauch spezieller Arzneimittelpackungen zu einer Verbesserung der Compliance führt (147, 314, 419, 1363). Linkewich und Mitarbeiter (314) testeten, wie in Tabelle 16.5 dargestellt, vier die Compliance verbessernde Maßnahmen und fanden heraus, daß das beste Compliance-Verhalten dann erreicht wurde, wenn der Apotheker den Patienten sowohl mit verbalen als auch schriftlichen Instruktionen zu den Medikamenten versorgte, die in Dosierpackung abgegeben wurden. 88% der Patienten, bei denen diese Maßnahme durchgeführt wurde, wurden als kooperativ angesehen, dagegen nur 28% der Patienten, die die herkömmlichen Gläser und Etiketten ohne zusätzliche Beratung erhielten. Ähnlich fanden Rehder und Mitarbeiter (419), daß nahezu 90% der Patienten kooperativ waren, wenn ein Dosett® Arzneimittelbehältnis benutzt wurde, im Vergleich zu 50% der Patienten in der Kontrollgruppe.

Tabelle 16.5 Einfluß der Arzneimittelverpackung auf die Patienten-Compliance

Verpackungsart	Prozentualer Anteil der eingenommenen Tabletten	Prozentanteil der Patienten, die ± 10% der vorgeschriebenen Dosis einnahmen
Glas, Etikett	73,3	28,0
Glas, Kalenderetikett Schriftliche Anweisung	83,9	37,5
„Unit-dose"-Packung Schriftliche Anweisung	92,5	61,9
Skalenpackung Schriftliche Anweisung	97,3	88,5

Quellenangabe: Linkewich u.a. 1974 (314).

Wie beim Arzneimitteleinnahmekalender können spezielle Arzneimittelpackungen dann von besonderem Wert sein, wenn sie die Compliance des Patienten erleichtern, die die Einnahme vergessen oder durch schwierige Einnahmeschemata verwirrt werden. Da jedoch viele dieser Behältnisse sowohl kostspielig als auch schwierig zu gebrauchen sind, sind weitere Entwicklung und Versuche auf diesem Gebiet notwendig, bevor ihre volle Leistungsfähigkeit für die Patienten-Compliance realisiert werden kann.

Gruppendiskussionen

Manche Patienten sind nicht kooperativ, weil sie das Einnehmen von Arzneimitteln nicht mögen, die daraus entstehenden Folgen fürchten oder trotz intensiver Unterrichtung nicht von ihrer Wirksamkeit überzeugt sind. Obwohl solche Patienten eine fortgesetzte Unterstützung und Ermutigung für Compliance benötigen, kann es sein, daß sie diese Hilfen nicht von einem Fachmann entgegennehmen. Für diese Gruppe von Patienten können Diskussionen mit anderen Patienten mit ähnlichen medizinischen Problemen die Compliance verbessern (438, 1347). So haben Avery und Mitarbeiter (1347) beispielsweise berichtet, daß signifikant weniger Asthma-Patienten in die Notfallstation aufgenommen werden mußten, die an Diskussionsgruppen teilnahmen, als solche, die keine Gruppentherapie erhielten. Sie kamen zu dem Schluß, daß der Unterschied auf eine bessere Compliance zurückzuführen ist.

Trotz solch ermutigender Berichte sind Diskussionsgruppen oft schwierig ins Leben zu rufen und zu betreuen. Diskussionsgruppen scheinen eher erfolgreich zu sein, wenn: 1. ein gemeinsamer Grund für die Teilnahme vorliegt (d.h. ein ähnliches medizinisches Problem oder ähnliche Therapieform); 2. eine ähnliche Struktur wie bei einer Cluborganisation (d.h. Vorstand, terminierte Treffen und im Programm festgelegte Aktivitäten) vorhanden ist; 3. die Treffen im Haus eines der Gruppenmitglieder abgehalten werden und 4. ärztliche Personen nur als Berater teilnehmen, keine Vorträge halten und nicht versuchen, die Gruppe zu leiten.

Unterstützung durch die Familie

Wenn die Familie in die Betreuung des Patienten einbezogen wird, indem sie entweder helfende oder überwachende Funktionen übernimmt, wird die Compliance oft verbessert (165, 475). Diese Maßnahme kann bei solchen Patienten für die Verbesserung der Compliance von ganz besonderem Wert sein, die über die Prognose oder die Wirksamkeit ihrer Therapie pessimistisch denken, „Tarzan-Typen" sind, die ihre eigene Krankheitsanfälligkeit ignorieren oder die eine therapeutische Behandlung ablehnen, um sich selbst zu bestrafen oder um auf sich aufmerksam zu machen. In diesen und ähnlichen Fällen kann der Apotheker, wenn keine ethischen oder beruflichen Hindernisse vorhanden sind, die Compliance dadurch verbessern, daß er die Art des medizinischen Problems und dessen Behandlung anderen Familienmitgliedern, die dem Patienten bei seinem Compliance-Problem helfen können, beschreibt.

Vereinbarungen

Eine schriftliche oder mündliche Vereinbarung zwischen dem Therapeuten und dem Patienten ist bei der Änderung des Compliance-Verhaltens oft erfolgreich gewesen (337, 1368). Bei der Anwendung dieser Maßnahme wird beschrieben, was vom Patienten erwartet wird und welche Dienste oder Belohnungen der Patient erhalten wird, wenn der vorgelegte Grad des Compliance-Verhaltens erreicht worden ist. Bei einer solchen Vereinbarung liegt der Vorteil in der Betonung, daß der Patient für einen Teil der Behandlung selbst verantwortlich ist und, soweit der Vertrag erfüllt wird, er an dem gesamten Behandlungsplan aktiv teilnimmt. Während noch mehr Erfahrungen und Tests mit den Patientenvereinbarungen notwendig sind, könnte die Anwendung dieser Maßnahmen zur Compliance-Verbesserung einen Versuch bei launischen und unkooperativen Patienten oder auch bei Patienten rechtfertigen, die nicht in der Lage sind, ihre Eigenverantwortung zu begreifen, obgleich sie mehr auf traditionelle Weise informiert wurden.

Belohnungen

Bei einer Maßnahme, die mit Vereinbarungen eng verwandt ist, können andere Belohnungsarten als Versuch eingesetzt werden, die Compliance bei den Patienten zu verbessern, die nicht auf traditionelle gesundheitsbezogene Motivationstechniken reagieren (228). So können beispielsweise Rabatte, Theaterkarten, Ausflüge oder andere „Preise“ Patienten mit guter Compliance zugesprochen werden oder jenen, die infolge guter Compliance ihr definiertes therapeutisches Ziel erreicht haben. Auf der anderen Seite können auch Strafmaßnahmen, ähnlich denen wie bei Mitgliedern des Weight Watchers Club, die Gewicht zunehmen, ein Anreiz für die Compliance sein. Nachdem die Patienten gelernt haben, die vorgeschriebenen Arzneimittel aufgrund eines solchen Belohnungs- oder Bestrafungsprozesses vorschriftsmäßig einzunehmen, sollten diese Methoden durch andere positive Motivationsverfahren, die sich mehr am Therapieziel orientieren, ersetzt werden.

Schlußfolgerungen

In diesem Kapitel sind die Möglichkeiten zusammengefaßt worden, wie der Apotheker an der Messung und Verbesserung der Patienten-Compliance bei verordneter Arzneimitteltherapie beteiligt sein kann. Es wird vorgeschlagen, daß viele der in der Literatur beschriebenen Maßnahmen, die für eine Messung und Verbesserung der Compliance benutzt werden, als routinemäßiger Service dem Patienten bei der Arzneimittelabgabe in der Apotheke angeboten werden können. Wenn diese Dienste darüber hinaus kontinuierlich angeboten werden, könnte die Compliance bei der Mehrzahl der ambulanten Patienten signifikant verbessert werden. Vielversprechende Gebiete für eine weitere wissenschaftliche Untersuchung sind aufgezeigt worden, darunter Monographien über Arzneimittel, Kommunikationstechniken und Patientenkontrolle.

Zusammenfassend kann gesagt werden, daß Non-Compliance ein komplexes Verhaltensproblem darstellt, das durch ein kompliziertes, manchmal unansprechendes und unpersönliches, geschäftiges Gesundheits-„Liefer"system wenn auch nicht verursacht, so doch wenigstens stark beeinflußt wird. Das Problem ist also nicht eine einfache Funktion der Behandlung, des Patienten, der Krankheit oder irgendeiner Einzelkomponente. Folglich ist es naiv zu behaupten, daß die Änderung eines Einzelaspektes des Systems, wie z. B. der Apothekenpraxis, das Compliance-Problem lösen würde. Es würde ebenso naiv sein anzuregen, daß eine vergleichbare Änderung der ärztlichen Dienste oder die Vereinfachung der Behandlung das Problem lösen würde.

Was letzten Endes notwendig ist, ist eine allseitige Erkennung und Beachtung des Compliance-Problems durch alle Vertreter des Gesundheitsdienstes, von denen jeder für die Nöte des Patienten ansprechbar sein muß. Was notwendig ist, ist eine konzertierte Aktion, um medizinische Dienste von hoher Qualität anbieten zu können.

17
Compliance und die Organisation des Gesundheitswesens

Edward S. Gibson

Einleitung

Bei präventiven und therapeutischen Maßnahmen kann die Compliance aus einer Perspektive als ein organisatorisches Problem angesehen werden. Menschen, die um ärztliche Hilfe ersuchen oder sie für potentielle oder tatsächliche Erkrankungen brauchen, müssen eine Reihe organisatorischer Hindernisse überwinden, bevor ihnen eine angemessene Behandlung angeboten wird. In früheren Kapiteln ist der Einfluß einzelner organisatorischer Maßnahmen auf die Compliance, wie z. B. die Wartezeit, die Methode der Terminplanung in der Klinik und das Ausmaß der klinischen Überwachung, beschrieben worden. Zweck dieses Kapitels ist es, diese Faktoren miteinander zu verbinden. So wechselt unsere Aufmerksamkeit von einzelnen Patienten mit Non-Compliance (mit dem sich der größte Teil dieses Buches beschäftigt) hinüber zu den organisatorischen Einrichtungen und den Menschen, deren Aufgabe es ist, Gesundheitsdienste zu leisten.

Wie noch zu zeigen sein wird, gibt es Anhaltspunkte dafür, daß Compliance-Probleme durch organisatorische Änderung verhindert oder vermindert werden können, und zwar oft ohne daß die Compliance einzelner Personen untersucht werden muß oder daß die Arbeitsbelastung für den Therapeuten erhöht wird oder die Kosten steigen. Solche organisatorische Änderungen können zusätzlich auch die Compliance des medizinischen Personals im Zusammenhang mit einer optimalen Behandlung erhöhen.

Es ist auch wichtig, sich darüber im klaren zu sein, daß es sich bei vielen der hier vorgeschlagenen organisatorischen Änderungen nicht um außergewöhnliche Entdeckungen handelt; sie bedeuten die Institutionalisierung von Compliance-Maßnahmen, die sich früher in speziellen Situationen als erfolgreich erwiesen haben. Die Notwendigkeit für eine Institutionalisierung ergibt sich aus der Häufigkeit des Non-Compliance-Problems.

So kann es beispielsweise möglich sein, daß man manchen „Non-Compliers“ ohne größeren organisatorischen Aufwand dadurch einen Dienst leistet, daß man einfach spezielle Besuchstermine außerhalb der normalen Besuchszeiten verabredet oder indem man für diese Untergruppe besonders rasch Dienstleistungen anbietet. Wenn solche Maßnahmen tatsächlich zu einer Verbesserung der Compliance führen, dann sollte die Häufigkeit, mit der solche besonderen Verabredungen vorgenommen werden, überprüft werden. Wenn bei einem bestimmten Prozentsatz der Patienten ein derartiges spezielles Entgegenkommen erforderlich ist, kann es ausreichend sein, wenn man das ganze dadurch ökonomischer und leichter ausführbar gestaltet, daß man regelmäßig abends oder am Wochenende Sprechstunden einrichtet oder indem man die übliche Methode der Verabredung so abändert, daß Wartezeiten im Sprechstundenzimmer vermieden werden. Solche organisatorischen Änderungen sind zwar weniger flexibel als individuelle Lösungen, sie können aber die Gesamtwirksamkeit bei der Handhabung häufiger Probleme beträchtlich erhöhen. Die Compliance erfordert demnach das Überdenken organisatorischer Veränderungen in der Art der gesundheitlichen Versorgung. Es wird jedoch nicht eine totale Reorganisation empfohlen. Die Grundlage einer Änderung sollten complianceverbessernde Maßnahmen bilden, die sich bei ausreichend häufigen Compliance-Problemen als gesichert und erfolgreich erwiesen haben, damit sich institutionelle Veränderungen rechtfertigen lassen.

Organisatorische Maßnahmen für eine wirkungsvolle Beseitigung von Compliance-Problemen

Um Bereiche ausfindig machen zu können, in denen organisatorische Veränderungen die Compliance verbessern könnten, wird hier beispielhaft ein Modell benutzt, das von Sackett u. a. (1390) verwendet worden ist, um das schrittweise Vorgehen aufzuzeigen, das für eine wirksame Kontrolle des Bluthochdrucks erforderlich ist. Die Einzelschritte dieses Modells sind der Reihe nach: Entdeckung, Kontaktaufnahme, klinische Abklärung, Einleitung der Behandlung, Compliance bei der Behandlung und Langzeitkontrolle und Betreuung. In dieser Kette bezieht sich die Compliance auf die individuelle Patienten-Compliance mit den verordneten Antihypertensiva. Für unsere Zwecke verdient die Non-Compliance für organisatorische Überlegungen sowohl beim Arzt als auch beim Patienten in jedem Stadium des Prozesses Aufmerksamkeit, weil eine unzureichende Compliance die Erreichung gesundheitlichen Nutzens unmöglich macht.

Entdeckung

Die Behandlung jedes Gesundheitsproblems beginnt mit dessen Erkennung oder Diagnose. Zu den Faktoren, die ein solches Erkennen verhindern, gehören die fehlende Einsicht des Patienten in seine Krankheit, fehlender Zugang zu ärztlicher Behandlung und unzureichende diagnostische Maßnahmen. Von all diesen Faktoren interessiert uns hier nur die Non-Compliance gegenüber der Empfehlung, ärztliche Hilfe in Anspruch zu nehmen.

Wenn das Gesundheitsproblem eine Bedrohung der öffentlichen Sicherheit darstellt (so wie es für venerische Erkrankungen, offene Tuberkulose oder gewalttätige Geisteskranke der Fall ist), kann der Gesundheitsdienst manchmal mit Unterstützung der Gerichte bei den widerspenstigsten Bürgern Compliance erzwingen (117, 118, 273). Es könnte deshalb verlockend sein, dieselben Maßnahmen bei den organisatorischen Maßnahmen zur Verbesserung der Compliance anzuwenden, da der Erfolg derartiger Methoden für eine verbesserte Diagnostik außer Zweifel steht (Kapitel 8). Die mit solchen Maßnahmen einhergehende Verletzung der persönlichen Freiheit ist jedoch nicht tragbar, wenn es sich bei der zu diagnostizierenden Krankheit lediglich um eine Bedrohung für das betroffene Individuum handelt. Über eine Information der Öffentlichkeit über das Vorhandensein diagnostischer Möglichkeiten für bestimmte Erkrankungen hinaus, sieht man es allgemein als unangemessen an, bei Erkrankungen die Benutzung bestimmer diagnostischer Einrichtungen zu erzwingen, wenn die Gefahr auf das Individuum selbst beschränkt ist. Selbst diese zurückhaltende Lösung könnte schon zu weit gehen. Eine Rechtfertigung dafür, Menschen, die sich nicht freiwillig dem Gesundheitsdienst stellen, diagnostische Dienste anzubieten, kann nur aus Studien bezogen werden, aus denen hervorgeht, daß ein solches diagnostisches Vorgehen schließlich demjenigen eher nützt als schadet, der den Dienst in Anspruch nimmt. Da man von vornherein nicht davon ausgehen kann, daß die Behandlung einer bestimmten Krankheit wirkungsvoll ist (d.h., daß sie dem Betroffenen mehr nutzt als schadet, wenn man sie durchführt), müssen Bemühungen, Erkrankungen bei symptomlosen Personen zu diagnostizieren, vermieden werden, wenn ein unmittelbarer Nutzen nicht sichtbar ist. Dies ist besonders im Zusammenhang mit erst kürzlich aufgekommenen Verdachtsmomenten wichtig, daß die Unterrichtung von Patienten darüber, daß sie eine Krankheit, wie z.B. einen Bluthochdruck („Etikettierung"), haben, zu vermehrtem Arbeitsausfall und zu verschlechtertem psycho-sozialem Verhalten führt, ob nun die Behandlung eingeleitet wurde oder nicht (1381, 1382, 1384, 1385). Diese Nachteile sind zusätzlich bei Non-Compliers besonders ausgeprägt (1382). Solange die Compliance bei wirksamen Behandlungsmethoden nicht gesichert ist, ist es nicht gerechtfertigt, Compliance gegenüber Diagnostik-Programmen für symptomlose Erkrankungen fördern zu wollen. Es ist in diesem Zusammenhang von Interesse, daß in einer kürzlich erschienenen Übersichtsarbeit über Screening auf symptomfreie Erkrankungen berichtet wurde, daß nur wenige Bedingungen gefunden wurden, für die eine Entdeckung unter allen Bedingungen gerechtfertigt wäre (1391).

Kontaktaufnahme mit dem Gesundheitsdienst

Immer wenn die Überweisung für eine spezifische Behandlung erforderlich wird, bekommt die Kontaktaufnahme eine wichtige Dimension. Finnerty u.a. (169) beschrieben ein besonderes Problem für die Kontaktaufnahme bei einem öffentlichen Hypertonie-Screening. Anfangs versäumten 50% der entdeckten Hypertoniker den Kontakt zur Versorgung durch Nichteinhalten des

Termins. Diese Zahl konnte auf 29% reduziert werden, wenn ein persönlicher Kontakt mit jedem Patienten stattfand. Durch die Einführung einer organisatorischen Änderung konnte jedoch eine wirkungsvollere und weniger kostspielige Maßnahme erzielt werden: wenn nämlich der Nachuntersuchungstermin innerhalb von 48 Stunden nach dem ersten Test festgelegt wurde, reduzierte sich die Non-Compliance bezüglich Kontakt auf weniger als 5%.

Hier sehen wir also ein ausgezeichnetes Beispiel für die Vorteile, die sich ergeben, wenn die Organisation des Gesundheitsdienstes im Zusammenhang mit häufig auftretenden Compliance-Problemen geändert wird. Ein anderes eindrucksvolles Beispiel fand sich bei unserer eigenen Arbeit. Bei einem Kollektiv von Industriearbeitern (1379) waren die ersten Versuche, Patienten mit zwei oder mehr kardiovaskulären Risikofaktoren den Hausärzten mit Hilfe der üblichen Überweisungsbriefe zu überweisen, in weniger als 14% der Fälle erfolgreich. In einem Nachfolgeprogramm in derselben Fabrik jedoch verfaßten die Betriebsärzte von jedem Patienten mit positivem Befund einen kurzen klinischen Bericht und übersandten diesen dem Hausarzt, nachdem sie telefonisch einen Besuchstermin ausgemacht hatten. Es wurde in hundert Prozent der Fälle eine Kontaktaufnahme erreicht. Die Hausärzte hatten jedoch in der zuletzt genannten Studie zusätzlich allgemeine Informationen über die Begleituntersuchungen erhalten, so daß es nicht möglich war, die Wirkung jeder einzelnen Komponente getrennt zu erfassen (Verabredung eines Arzttermins, klinische Diagnostik und Publizität der Studie). Ähnlich erreichte Curry (117) eine verbesserte Compliance bei der Einhaltung von Arztterminen bei aus dem Krankenhaus entlassenen Patienten, indem der erste Arzttermin bereits vor der Entlassung ausgemacht wurde. Auch hier konnte wieder der individuelle Beitrag der einzelnen Maßnahmen nicht genau bestimmt werden.

Ähnliche Probleme bei der Kontaktaufnahme entstehen immer dann, wenn die stationäre Behandlung eines Patienten von einem Spezialisten vorgenommen wird, ohne daß der Hausarzt ständig in die Maßnahmen mit einbezogen ist. Die möglichen negativen Auswirkungen dieser Maßnahmen auf die Compliance im Zusammenhang mit der Behandlung nach der Entlassung müssen besser identifiziert werden, da hierdurch die für die Organisation des Gesundheitsdienstes Verantwortlichen veranlaßt werden könnten, Maßnahmen zu entwickeln und zu prüfen, die den verantwortlichen Arzt für die Nachsorge bereits vor der Entlassung mit einschließen.

Eine Möglichkeit, um Kontaktprobleme zu verhindern, besteht einfach darin, öffentliche Screening-Programme ganz aufzugeben. Eine solche Lösung ist nicht so unrealistisch, wie es auf den ersten Blick erscheinen mag. Die meisten Menschen, in welcher Gemeinde auch immer (zumindest in Nordamerika), haben Hausärzte und besuchen diese auch in nicht allzugroßen Abständen.

So fand z. B. H. Poll (1381), daß 83% einer Bevölkerungsgruppe innerhalb der letzten zwei Jahre einen Arzt aufgesucht hatten. Wenn diese Arztbesuche, aus welchem Grunde auch immer, dazu benutzt werden, um behandlungsbedürftige Erkrankungen, wie z. B. die Hypertonie, zu diagnostizieren, dann könnte die überwiegende Zahl der Bevölkerung ohne Mehrkosten innerhalb einer vernünftigen Zeit überprüft und das Problem der Kontaktaufnahme beseitigt werden (1388, 1390). Tatsächlich würde der Einsatz dieser „Krankenauffindungsmethode" den organisatorischen Aufwand stark senken, der für die Erfassung zahlreicher Allgemeinerkrankungen durch den öffentlichen Gesundheitsdienst erforderlich ist.

Was aber ist zu tun, wenn störrische Patienten, mit denen eine Kontaktaufnahme erst nach außergewöhnlichen Anstrengungen erreicht wird, dazu neigen, auch bei nachgeordneten Schritten eine weniger gute Compliance zu zeigen als diejenigen, die sich auch ohne spezielle Unterstützung einfinden? Ein solches Ergebnis würde dafür sprechen, daß alle zusätzlichen Anstrengungen umsonst waren. Die Befunde von Craig und Huffine (113) sind hingegen beruhigend. Bei einer Untersuchung über städtische Patienten in einer psychiatrischen Klinik stellten die Autoren fest, daß jene Patienten, bei denen es am schwierigsten war, sie in das System einzugliedern, das gleiche Compliance-Verhalten zeigten, wie solche, die leicht zu integrieren waren, wenn sie erst einmal in ärztliche Behandlung kamen. Dieser Befund wird durch zusätzliche Ergebnisse über die Benutzung öffentlicher Gesundheitsfürsorge und das Compliance-Verhalten, die von Haynes (694) berichtet worden sind, bestätigt.

Klinische Diagnostik

Den Begriff „klinische Diagnostik" möchten wir so erweitern, daß wir den gesamten klinischen Ablauf einschließlich der Teilnahme bei Sprechstundenterminen mit erfassen. Es ist zu bedauern, daß die wichtige Literatur überwiegend von den 20% der Arzt-Patienten-Begegnungen handelt, die sich in den Krankenhäusern abspielen, und nur wenig über diejenigen in der Gemeinde. Die meisten relevanten Artikel behandeln darüber hinaus nur die Einhaltung von Sprechstundenterminen; aus diesem Grunde ist eine Generalisierung der gewonnenen Ergebnisse fragwürdig, so daß bei der Interpretation große Vorsicht angebracht ist.

Offensichtlich gibt es eine Reihe von organisatorischen Maßnahmen, die zu einer Verbesserung der Einhaltung von Arztterminen beitragen. Fletcher u. a. (173) fanden, daß eine spezielle Bezugsperson in der Notfall-Abteilung die Teilnahme der Patienten an der Nachsorge durch die Hypertonie-Ambulanz einer Klinik verbessern konnte. Shepard und Moseley (461) zeigten, daß eine einfache schriftliche Erinnerung nahezu ebenso wirkungsvoll wie ein telefonischer Anruf war, jedoch nur die halben Kosten verursachte. Es ist auch gezeigt worden, daß Verfahren zur Planung von Besuchsterminen, die zu einer Herabsetzung der Wartezeit führten, mit einer erhöhten Compliance einhergehen (1377). Wie jedoch von Kirscht u. a. (1383) herausgefunden wurde, wird die Bedeutung der Wartezeit als wichtiger Determinant offensichtlich von anderen von der Organisation unabhängigen Faktoren, wie z. B.

der Einschätzung der Wirksamkeit der Behandlung und des Arztes durch den Patienten, überlagert.

Curry (117), der die klinische Tuberkulosebetreuung in San Francisco untersuchte, wies eine deutliche Zunahme der Compliance bei der Einhaltung von Arztterminen nach, wenn die Bequemlichkeit in der Klinik auf drei spezifische Gruppen von Problem-Patienten zugeschnitten wurden. Im Gegensatz hierzu beeinflußte eine Erhöhung der Annehmlichkeiten in einer kanadischen Fabrik (449) (Behandlung am Arbeitsplatz während der Arbeitszeit) die Einnahmezuverlässigkeit nicht, obwohl festgestellt werden konnte, daß erheblich mehr Personen in ärztliche Betreuung kamen als bei einer Kontrollgruppe in der Gemeinde. Die zuletztgenannte Untersuchung zeigt nicht nur, daß es ungeeignet ist, die Beurteilung der Teilnahme als Maßstab für die Compliance anstelle der Einnahmezuverlässigkeit zu verwenden, sondern auch, daß organisatorische Veränderungen zwar dazu beitragen können, daß die Patienten die Behandlung beibehalten, daß diese jedoch nicht ausreichend sind, um sicherzustellen, daß die Arzneimittel auch wirklich eingenommen werden. Eine Ausnahme von dieser Behauptung besteht nur, wenn während des Arztbesuches eingenommen wird. In der obenzitierten Studie von Curry (117) wurde die Tuberkulose-Therapie unter Aufsicht zum Zeitpunkt des Besuches vorgenommen. Die Teilnahme war in diesem Fall deshalb ein perfektes Maß der wirklichen Compliance. Die Erfahrung, die wir aus diesem organisatorischen Beispiel ziehen können, ist, daß, wenn eine Krankheit ernsthaft genug für eingehende Überwachung und ein langwirksames Medikament ist, das während des Besuches verabreicht werden kann, eine niedrige Compliance durch die Einrichtung von speziellen Kliniken behoben werden kann, die eine solche Behandlung direkt durchführen und über genügend Personal verfügen, um auch eventuelle Hausbesuche durchführen zu können. Diese Erfahrung ist bereits von denjenigen gemacht worden, die Patienten mit verschiedenen psychiatrischen Erkrankungen (273), Tuberkulose (117, 255, 387) oder bei Gefahr von Rezidiven des rheumatischen Fiebers (159, 160), betreuen.

Einleitung der Behandlung

Die ärztliche Behandlung wird oft in drei Kategorien eingeteilt: nämlich eine „Heilung" (beispielsweise die Behandlung einer aktiven Tuberkulose), eine „sekundäre Prävention" (beispielsweise Prophylaxe des rheumatischen Fiebers) und eine „primäre Prävention" (wie z. B. der Gebrauch von Autosicherheitsgurten). Es ist wahrscheinlich, daß diese drei Behandlungsformen von einer verschieden hohen Compliance begleitet sind. Bedauerlicherweise gibt es jedoch sehr wenig Informationen darüber, wie diese Beziehung besser zu bewerten ist, und oft ist es nicht möglich, den Einfluß der Behandlungsart von der Entscheidung des behandelnden Arztes, die Behandlung einzuleiten, zu trennen.

Zu dem letzten Punkt gibt es jedoch einige Daten. Bei unserer Untersuchung in einem Industriewerk (1387) wurden Männer mit dauernd erhöhten Blutdruckwerten zufällig entweder zu Hausärzten oder zu Betriebsärzten überwiesen. Insgesamt wurde die Behandlung nur bei 57% dieser Männer eingeleitet. Die Analyse der Ausgangsdaten ergab, daß die Entscheidung des Arztes, eine Therapie einzuleiten, sowohl von den klinisch relevanten Befunden, wie z. B. den mittleren diastolischen Blutdruckwerten, als auch von nicht klinischen Faktoren, wie z. B. dem Jahr, in dem der Arzt sein medizinisches Examen gemacht hatte, beeinflußt wurde. Zwei organisatorische Faktoren beeinflußten das Compliance-Verhalten der Ärzte im Zusammenhang mit der empfohlenen Behandlung. Zum ersten waren die Werksärzte, die sich für die Therapie zusammengetan hatten, statistisch signifikant eher gewillt, die Patienten zu behandeln. Zweitens waren sowohl die Haus- als auch die Werksärzte um so eher bereit, eine Therapie einzuleiten, wenn ihnen gesagt wurde, daß ihre Patienten zusätzlich ein Unterrichts-Programm zum Thema „Hypertonie" erhalten würden. Diese ziemlich provokativen Ergebnisse können verschiedenartig interpretiert werden. Unabhängig davon machen sie es wahrscheinlich, daß die Organisation der Gesundheitsdienste die Stärke des therapeutischen Handelns beeinflussen könnte, derart, daß die Wahrnehmungen des Arztes sowohl über die Bereitschaft des Patienten, die Therapie zu akzeptieren, als auch über die Kenntnisse des Patienten von seiner Erkrankung, seine Entscheidung, eine Behandlung einzuleiten, zu beeinflussen scheint. Wir müssen diese Möglichkeit weiter untersuchen.

Abgesehen von den Therapien, die im Gesundheitssystem in Gang gesetzt werden, existiert eine größere Gruppe von orthodoxen Lebensstil- bzw. gruppentherapeutischen Therapieplänen. Die letzten Jahre geben Zeugnis für die Entstehung einer Art „Konsumententum" und ein hiermit einhergehendes legales Phänomen der „Gruppenaktion" in der Form des Vorgehens gegen die Arzneimittelhersteller und die Vertreter des Gesundheitswesens. Ähnlich haben Bürger, Regierung und die Medien Verfahren (üblicherweise Präventionen) gegen verschiedene Krankheiten entwickelt, die bei einem größeren Teil jener Bevölkerung bekannt und auch von diesem außerhalb des traditionellen Gesundheitsdienstes befolgt wurden. Hierzu gehören: regelmäßiges intensives körperliches Training, Raucherentwöhnung, Benutzung der Sicherheitsgurte und Einschränkung des Alkoholkonsums. Derartige Projekte könnten als gruppenbezogene Projekte bezeichnet werden.

Wir wissen sehr wenig darüber, warum offensichtlich gesunde Menschen eine Diät einhalten, mit dem Rauchen aufhören, zu trainieren beginnen und ihren Sicherheitsgurt anlegen. Tatsächlich ist es möglich, daß der zur Zeit in bezug auf die Mortalität für kardiovaskuläre Erkrankungen in Nordamerika zu verzeichnende Abwärtstrend durch Compliance im Zusammenhang mit gruppenbezogenen Aktionen zu erklären ist, eher jedenfalls denn als Folge einer Intervention durch die öffentlichen Gesundheitsdienste. Ein vielversprechender Ansatz für eine Erklärung dieses Phänomens stellt das sogenannte

„Health Belief Model" dar, wie es in Kapitel 6 vorgestellt worden ist. Es muß jedoch die Bestätigung noch dafür abgewartet werden, ob die gesundheitliche Einstellung durch organisierte Bemühungen verändert werden kann und ob dies schließlich zu einem geänderten Gesundheitsverhalten führt. Vorläufige ermutigende Ergebnisse bezüglich einer Änderung des öffentlichen Gesundheitsverhaltens durch die Massenmedien sind von Farquhar u.a. (156) berichtet worden. Gleichzeitig gibt es die traurigen Ergebnisse intensivster Werbemaßnahmen zur Förderung des Gebrauchs des Sicherheitsgurtes, die von A. B. Kelley in Kapitel 12 beschrieben worden sind. Sie können viele der an der stattlichen Gesundheitskampagne Beteiligten entmutigen.

Compliance im Zusammenhang mit der Langzeitkontrolle und -therapie

Wie schon früher erwähnt, betrifft die Compliance in diesem Zusammenhang die Befolgung einer verordneten Behandlung durch die einzelnen Patienten. Sie geht davon aus, daß die vorausgehenden Hindernisse bezüglich Entdeckung, Kontaktaufnahme und klinischer Diagnostik bereits überwunden worden sind und daß eine Entscheidung für die Einleitung der Therapie getroffen wurde. Craig und Huffine (113) haben in ihrer Studie über städtische Patienten einer psychiatrischen Klinik Anhaltspunkte dafür gefunden, daß die Hilfsmittel, die für die Compliance bei der Behandlung zur Verfügung stehen, auch dabei helfen können, Hindernisse bei den vorhergehenden Schritten zu überwinden. Sie fanden z.B., daß Patienten, bei denen es sehr schwierig gewesen war, sie in das Behandlungsverfahren aufzunehmen, das gleiche Ausmaß an Compliance aufwiesen, wenn sie einmal in diesem System waren, wie alle anderen Patienten. Dieser Befund veranlaßte die meisten Untersucher, ihr Hauptinteresse von der akuten therapeutischen Versorgung (die auf der Annahme beruhte, daß die meisten Patienten vorzeitig die Behandlung beenden würden), zu therapeutischen Langzeit-Programmen überzugehen, die versprachen, wesentlich wirkungsvoller zu sein.

Eine verstärkte Überwachung scheint die wirkungsvollste und allgemein am besten anwendbare Methode zu sein, um die Compliance für die Therapie zu verbessern. Wie in den Kapiteln 8, 15 und 16 beschrieben, kann dieses durch eine ganze Reihe von Maßnahmen erreicht werden, wie stationäre Behandlung, Hausbesuche, spezielle Krankenschwesternbetreuung und spezielle Apothekendienste. Bisher sind diese Maßnahmen nur in besonderen Fällen oder als ein Teil formaler Forschungsprojekte angewendet worden. Es ist wichtig, daß Versionen für den Alltag entwickelt und erprobt werden, vielleicht indem man sogar so weit geht, daß man einen „Compliance-Service" einrichtet, wie dies früher von Sackett (796) angeregt wurde.

Eine andere wichtige organisatorische Maßnahme betrifft die Entwicklung von Laboratoriumsdiensten, durch die rasch Ergebnisse über Blutspiegelmessungen in Körperflüssigkeiten erhalten werden können. Eine solche Maßnahme würde eine sehr genaue Möglichkeit zur Entdeckung von Compliance-Problemen darstellen und eine Möglichkeit eröffnen, um dem Übelstand schnell abzuhelfen.

Schließlich wird die Hinzunahme von Spezialisten für Erziehung und Technik der Verhaltensänderung in das Team der „Gesundheitsversorgung" bei Situationen berechtigt sein, bei denen ausreichend viele Patienten mit Compliance-Problemen, die auf diese Methoden ansprechen, vorhanden sind. Solche Programme könnten jedoch kostspielig sein. Darüber hinaus könnte es schwierig sein, sie bei heterogenen Patientenkollektiven anzuwenden.

Zusammenfassung

Die hier beschriebenen Maßnahmen sind zum größten Teil einer formalen Bewertung unterworfen und scheinen wirklich der Mühe wert zu sein. Auf wenig Begeisterung sind sie jedoch draußen in den Gemeinden, zumindest in Nordamerika, gestoßen, in denen 80% der Patientenbetreuung stattfindet (1383). Die wirkungsvollen und die complianceverbessernden Maßnahmen, die sich aus diesen Untersuchungen ergeben haben, besitzen leider organisatorische Kennzeichen großer Forschungskliniken und können deshalb möglicherweise nicht beim einzelnen Arzt oder in kleinen Gruppenpraxen Anwendung finden. Viele von ihnen erfordern spezielles Personal und finanzielle Unterstützung und sind nur bei umfangreichen Patientenkollektiven mit häufigen Erkrankungen und Behandlungen anwendbar. Der „Compliance-Dienst", wie er weiter oben vorgeschlagen worden ist, mag eine Lösung sein, aber eine solche Dienstleistung ist bisher nicht überprüft worden. Die Art der traditionellen privaten Krankenversorgung in Nordamerika ist darüber hinaus oft gegen aktive, weitreichende Programme zur Weiterbehandlung eingestellt. Es herrscht oft die Einstellung vor (und vielleicht zu Recht), daß, wenn einmal die Verordnung vorgenommen worden ist, es ausschließlich Sache des Patienten ist, sie zu akzeptieren oder zu verwerfen. Die Aufstellung wirksamer Behandlungsmethoden für häufige chronische Erkrankungen, wie z. B. Hypertonie, führt zu einer Änderung unserer Haltung auf diesem Gebiet, aber man muß auch weiterhin sehen, ob die private Medizin die organisatorischen Veränderungen, die für die Anwendung einer sich über lange Zeit erstreckenden Dienstleistung zur Verbesserung der Compliance erforderlich sind, mitmachen wird oder kann.

Die Erkenntnis, daß Compliance ein Problem ist, und die Erarbeitung wertvoller Interventionsmaßnahmen werfen die Frage auf, ob das Gesundheitssystem als solches es sich leisten kann, die Überprüfung der Compliance und eine entsprechende Behandlung bereitzustellen. Stason und Weinstein (1388) kamen in Zusammenhang mit ihrem Modell für eine vom Staat aus gelenkte Behandlung der Hypertonie zu dem Schluß, daß eine Maßnahme, die die Compliance bei der Überweisung und bei der Langzeitbehandlung um mehr als 10% verbessert, mehr Hypertoniker einer wirksamen Behandlung zuführen könnte und weniger kostspielig wäre, als durch maximale Screening-Anstrengungen erreicht werden könnte. Deshalb besteht die Entscheidung nicht mehr länger darin, ob, sonder welche dieser Maßnahmen auf dem privaten und auf dem öffentlichen Sektor des Gesundheitswesens eingeführt werden sollten. Die zur Verfügung stehenden Ergebnisse sprechen für eine Anzahl organisatorischer Maßnahmen, die die Compliance aufrechterhalten und verbessern helfen, und es ist höchste Zeit, daß wir uns weiter mit dieser Aufgabe beschäftigen.

18
Ein Praktikum der Compliance für den vielbeschäftigten Praktiker

David L. Sackett

Einleitung

Die anderen Kapitel dieses Buches (eingeschlossen meins) stellen aufgrund ihres Inhalts zum größten Teil „Elfenbeintürme“ dar und sind für die klinische Praxis entweder irrelevant oder kaum anwendbar bei überfüllten Sprechzimmern, unter den Gegebenheiten, wo die meisten Patienten behandelt werden. Deshalb wird dieses Kapitel die verschiedenen Ergebnisse der Compliance-Untersuchung in praktische Anregungen übertragen, die leicht auch an der „medizinischen Front“ Anwendung finden können. Aus diesem Grunde wird die Darstellung kurz, eher zusammenfassend als analysierend sein und wird mehr andere Kapitel als Originalliteratur zitieren, da diese für den vielbeschäftigten Praktiker in der Regel nicht zur Hand ist.

Klinische Voraussetzungen

Bevor irgendein Versuch gemacht wird, einem Patienten mit geringer Compliance zu helfen, muß sich der Praktiker folgende Fragen beantworten:

1. Habe ich die richtige Diagnose gestellt?

2. Hat sich die von mir verordnete präventive oder therapeutische Maßnahme eher günstig als schädlich erwiesen?

3. Ist der Patient bei dieser Maßnahme ein freier, informierter und einverstandener Teilnehmer?

Wenn die Antwort auf irgendeine dieser Fragen „nein“ ist, sollte die Suche nach einer Lösung des Problems einer geringen Compliance aufgegeben werden. Wenn die Diagnose falsch oder die Behandlung wertlos ist, wird durch eine verbesserte Compliance Geld sinnlos verbraucht und das Patientenrisiko für Nebenwirkungen und Intoxikationen ohne Aussicht auf Erfolg erhöht. Da Maßnahmen zur Verbesserung der Compliance therapeutische Handlungen darstellen (mit ihren eigenen Kosten und Nebenwirkungen) und da die meisten von ihnen eine aktive Beteiligung voraussetzen, muß der praktizierende Arzt den Patienten informieren und sein Einverständnis einholen.

Schritte für die Entdeckung und Verbesserung einer niedrigen Compliance

Es gibt fünf Schritte:

1. Identifizieren Sie Patienten, die die Behandlung abgebrochen haben.
2. Identifizieren Sie Patienten, die trotz Behandlung das Behandlungsziel nicht erreicht haben.
3. Vergewissern Sie sich, daß die verordnete Behandlung wirksam genug ist, das Behandlungsziel zu erreichen, wenn die Patienten kooperieren.
4. Finden Sie die Untergruppe der Patienten mit niedriger Compliance heraus.
5. Wenden Sie die Compliance-verbessernden Maßnahmen nacheinander an.

Diese fünf Schritte können schnell und ohne umfangreiche Detektivarbeit, Widerstand oder Anwendung von Zwängen, wie wir gleich sehen werden, ausgeführt werden.

1. Identifizieren Sie Patienten, die die Behandlung abgebrochen haben

Die häufigste Form der Non-Compliance, besonders bei der Langzeit-Therapie, ist das vollkommene Ausscheiden aus der Behandlung. Wenn Sie nicht eine wirksame Methode haben, um die Spur ihrer Patienten zu verfolgen, werden Sie diese Patientengruppe nicht entdecken. Eine Möglichkeit der Überwachung ist die, daß man stets den nächsten Behandlungstermin vereinbart, bevor der Patient die Praxis verläßt (auch dann, wenn bis zu diesem Termin Monate vergehen). Wenn man außerdem einen Tageskalender führt oder morgens Patienten-Karten herausnimmt, wird man am Ende eines jeden Tages wissen, daß bestimmte Patienten ihre Verabredung nicht eingehalten haben, und man kann sie anrufen. Da sie einen geplanten Termin nicht eingehalten haben, ist es ethisch vertretbar (nach Befragung von Standesorganisationen), uns mit ihnen in Verbindung zu setzen, ohne das Risiko der „Patientenwerbung" einzugehen.

2. Identifizieren Sie Patienten, die trotz Behandlung ihr Behandlungsziel nicht erreicht haben

Da es normalerweise viel leichter fällt auszusagen, ob bei den Patienten beispielsweise die angestrebten Blutdruckwerte oder die symptomatische Erleichterung erzielt wurde, als ob sie regelmäßig Thiazide oder Aspirin eingenommen haben, besteht das schnelle und praktische Vorgehen darin festzustellen, welche Patienten ihr Behandlungsziel nicht erreicht haben. Tabelle 18.1 macht diesen Punkt deutlich.

Das Ziel für complianceverbessernde Maßnahmen müssen jene Problempatienten in der Rubrik D sein, die das Behandlungsziel nicht erreicht haben

Tabelle 18.1 Compliance und Behandlungsziel

Compliance	Behandlungsziel	
	Erreicht	Nicht erreicht
Hoch	A. sehr gut!	B. unwirksame Therapie
Niedrig oder Null	C. Überdosierung	D. Zielgruppe

und deren Compliance niedrig oder gleich Null ist. Patienten, die das Behandlungsziel erreicht haben, zeigen entweder ein hohes Compliance-Verhalten (Rubrik A) oder haben das Ziel trotz einer schlechten Compliance (Rubrik C) erreicht und bedürfen deshalb nicht besonderer Aufmerksamkeit*).

3. Vergewissern Sie sich, daß die verordnete Therapie wirksam genug ist, das Behandlungsziel zu erreichen, wenn die Patienten kooperieren:

Wie in Tabelle 18.2 verdeutlicht, nahm etwa die Hälfte einer Hypertoniker-Gruppe, die wir während einer 6monatigen Behandlung kontrollierten und die die vorgesehenen Blutdruckwerte nicht erreicht hatte, tatsächlich die meisten oder alle der ihnen verordneten Medikamente (Rubrik B) ein; sie benötigte also eine höhere Dosis oder mehrere bzw. andere Arzneimittel, jedoch nicht complianceverbessernde Maßnahmen.

Bevor man also zu dem Schluß kommt, daß das Nichterreichen des Behandlungszieles die Folge einer zu niedrigen Compliance ist, sollte sich der Praktiker vergewissern, daß die Therapiemaßnahmen wirkungsvoll genug sind, um bei Patienten mit guter Compliance zum Erfolg zu führen.

Tabelle 18.2 Compliance bei Antihypertensiva und Ziel-Blutdruckwert

Compliance aufgrund Tablettenzählung	Diastolischer Blutdruckwert <90 mmHg	
	Erreicht	Nicht erreicht
Einnahme von 80% und mehr der verordneten Arzneimittel	A: 23 %	B: 34 %
Einnahme von weniger als 80% der verordneten Arzneimittel	C: 12 %	D: 31 %

Quelle: Verändert nach Sackett u.a. 1976 (1392).

*) Natürlich muß der praktizierende Arzt, wenn die Behandlung teuer ist oder klinisch signifikante Nebenwirkungen oder Intoxikationen erzeugt, diejenigen Patienten unter Rubrik C identifizieren und die Behandlung „abbauen“, aber diese Dinge liegen außerhalb der hier vorgetragenen Betrachtungen.

4. Finden Sie die Untergruppe von Patienten mit niedriger Compliance heraus

Die Anregungen zur Auffindung von Patienten mit geringer Compliance gehören in sieben Kategorien: Klinische Beurteilung; Unvermögen, das Behandlungsziel zu erreichen; das Fehlen pharmakologischer Wirkungen oder Nebenwirkungen; niedrige Compliance bei früheren oder vergleichbaren Therapieempfehlungen; Analyse der Körperflüssigkeit; Überprüfung der nicht verbrauchten Arzneimittel und Befragung des Patienten. Die zuerst genannte Methode führt nicht zum Erfolg. Die mittleren sind oft von geringer Aussage, teuer und zeitraubend, und die letzte Methode hat sich als bemerkenswert erfolgreich erwiesen. Diese Methoden werden ausführlich in Kapitel 3 beschrieben und sollen hier nur zusammenfassend behandelt werden.

Klinische Beurteilung

Immer wenn die Fähigkeit der Kliniker, die bei ihren Patienten zu erwartende Compliance vorherzusagen, exakt untersucht worden ist, waren diese nicht in der Lage, ein Zufallsergebnis zu überbieten. Obwohl erfahrene Kliniker zunehmend weniger optimistisch bezüglich der zukünftigen Compliance ihrer Patienten sind, besteht ihre Fehleinschätzung weiter. Die klinische Erfahrung erzeugt Zynismus und nicht Genauigkeit. Die Methode wird hier nur erwähnt, um zu entmutigen.

Das Behandlungsziel wurde nicht erreicht

In allen Fällen, bei denen Therapie und Behandlungsziel synonym sind, führt diese Methode zum Erfolg (d.h.: lassen Sie an diesem Zahn eine Füllung machen oder lassen Sie sich neue Brillengläser verschreiben; lassen Sie sich diesen Leberfleck entfernen).

Auch für andere Behandlungsformen kann die Verknüpfung zwischen Compliance und dem Erreichen des Therapieziels groß sein. Doch ist dies nicht gesichert (der fettleibige Mann, der Gewicht abgenommen hat, nachdem er eine 1000-Kalorien-Diät verschrieben bekam, befolgt wahrscheinlich die Diätvorschriften, aber er könnte auch fortfahren zu essen wie bisher, mit Jogging beginnen, Tuberkulose bekommen oder eine enterocolische Fistel entwickeln). Für weitere andere Behandlungsformen, wie in Tabelle 18.2 dargestellt, ist die Beziehung zwischen dem Erreichen des Behandlungsziels und der Compliance, obwohl realistisch, zu variabel, um als genauer Index für letztere dienen zu können. Diese letztgenannte Situation trifft wahrscheinlich für die meisten Behandlungsformen zu und das Nichterreichen des Behandlungszieles sollte dazu ein Anlaß sein, die Suche nach einer zu geringen Compliance zu begrenzen, aber nicht zu beenden.

Das Fehlen pharmakologischer Wirkungen oder Nebenwirkungen

Manche Therapieformen führen zu eindeutigen pharmakologischen Wirkungen oder Nebenwirkungen, so daß deren Fehlen für eine niedrige Compliance spricht (d. h. häufigeres Ausscheiden von Harn unter Diuretika, trokkener Mund bei Anticholinergika, dunkler Stuhl bei oraler Eisentherapie). Die Beziehung zwischen diesen Wirkungen und dem Behandlungsziel kann dagegen schwach sein (die posturale Hypotension kann bei der Anwendung von antihypertensiven Pharmaka auftreten, ohne daß das Ziel der Blutdrucksenkung erreicht worden ist und umgekehrt), und wie der Rubrik D der Tabelle 18.2 zu entnehmen ist, führt eine hohe Compliance mit einer unzureichenden Behandlung (oder mit einem oral einzunehmenden Medikament, das schlecht resorbiert wird) weder zu Nebenwirkungen noch zur Erreichung des Behandlungszieles. Viele Nebenwirkungen scheinen, wie in Kapitel 4 dargestellt, mehr durch die Verordnung selbst als vom Medikament zu stammen. Deshalb hat diese Methode die gleichen Beschränkungen wie die vorausgehende, mit dem zusätzlichen Nachteil, daß sie mit dem Behandlungsziel zeitlich nicht konform geht.

Niedrige Compliance bei früheren oder vergleichbaren Therapieempfehlungen

Bei Patienten, die bei anderer Gelegenheit ein niedriges Compliance-Verhalten zeigten, ist es sehr wahrscheinlich, daß dieses Verhalten sich wiederholt. Wie schon früher betont, haben Patienten, die ihre ärztlichen Termine nicht einhalten oder die Kontrolluntersuchungen nicht wahrnehmen, oft ihre Behandlung ganz abgebrochen. Ähnlich zeigen diejenigen Patienten, die bei einer Komponente einer kombinierten Diät-, Übungs- und Arzneimittelbehandlung eine geringe Compliance aufweisen, auch eine geringe Befolgung bei anderen Komponenten. Schließlich können Patienten ihre Arzneimittel nicht einnehmen, wenn sie ihre Rezepte nicht erneuern ließen. Diese Verknüpfungen gelten jedoch nicht uneingeschränkt; Patienten können die Arzttermine einhalten, jedoch nicht die Diät, und sie können ihre Rezepte erneuern, aber trotzdem ihre Tabletten nicht einnehmen. Deshalb dürfte auch diese Methode mehr dazu geeignet sein, an die Möglichkeit einer niedrigen Compliance zu denken, aber nicht um sie damit zu bestätigen.

Analyse der Körperflüssigkeit

Ein sicherer Weg, um aussagen zu können, ob ein Medikament eingenommen worden ist, besteht darin, in geeigneten Körperflüssigkeiten die Konzentration des Medikamentes oder seiner Metaboliten zu bestimmen. Tatsächlich dient dieses Vorgehen als sicherster Hinweis über die Einnahmezuverlässigkeit. Es ist darüber hinaus gezeigt worden, daß die Unterrichtung des Patienten über die Analysenergebnisse zu einer verbesserten Compliance bei Arzneimitteln wie Digoxin und Diphenylhydantoin geführt hat. Diese Methode hat jedoch auch größere Nachteile. Erstens wird die Verfügbarkeit von Arzneimittelanalysen stark durch Örtlichkeit, Kosten und Technologie eingeengt. Deshalb steht diese Methode praktisch vielen Ärzten für die meisten Arzneimittel nicht zur Verfügung. Zweitens kann aus der Analyse der Körperflüssigkeiten wegen der Geschwindigkeit des Metabolismus und der Elimination der meisten Arzneimittel das Compliance-Verhalten lediglich für wenige Stunden beurteilt werden. Schließlich stehen die Ergebnisse dieser Analysen während des Klinik-Besuches normalerweise nicht zur Verfügung, obwohl sie dann besonders hilfreich wären. Wenn sich jedoch diese Hindernisse beseitigen lassen, dann könnte die Analyse der Körperflüssigkeit zur wichtigsten Methode werden, um eine niedrige Compliance festzustellen.

Überprüfung der nicht verbrauchten Arzneimittel (Pillenzählen)

Bei dieser Methode wird die Anzahl der Tabletten, die in einer Arzneimittelflasche zurückgeblieben ist, mit der Menge verglichen, die der Patient nach der Verordnung hätte einnehmen müssen. Solche Tablettenzählungen können nützlich sein, aber sie werden vereitelt, wenn der Patient vergißt, alle übriggebliebenen Arzneimittel mit in die Arztpraxis zu bringen, und sie sind widersprüchlich, wenn die Einnahme nicht am Tage der Verordnung begonnen oder zwischenzeitlich erneuert wurde und wenn die Arzneimittel auch von anderen eingenommen wurden. Demzufolge ist die Überprüfung der nicht verbrauchten Arzneimittel im arbeitsüberlasteten Klinikbetrieb normalerweise nicht durchführbar.

Befragung des Patienten

Wenn Patienten auf nicht bedrohende Weise befragt werden, ob sie ihre Medizin*) ordnungsgemäß einnehmen, sind die Ergebnisse beeindruckend, wie dies aus Tabelle 18.3 hervorgeht.

Wenn Patienten verneinen, irgendwelche Probleme mit einer zu niedrigen Compliance zu haben (Rubrik C und D) wissen wir nicht, ob sie uns die Wahrheit sagen. Dabei vergessen wir, daß sie – wenn sie ihr Compliance-Problem zugeben (Rubrik A und B) – fast immer die Wahrheit sagen!

Tabelle 18.3 Vergleich von klinischen Befragungen und Tablettenzählung bei Hypertonikern

Compliance, beurteilt aufgrund der klinischen Befragung	Compliance, beurteilt aufgrund von Tablettenzählungen	
	Medikamenteneinnahme = 80 % und weniger	Medikamenteneinnahme = 80 % und mehr
Eingeständnis, weniger als 80 % der Medikation eingenommen zu haben	A: 20 %	B: 2 %
Verneinung, Probleme mit Einnahmezuverlässigkeit zu haben	C: 30 %	D: 48 %

Quelle: Abgeändert nach Sackett u.a. 1976 (1392).

*) Der Autor benutzt bei seinen hypertensiven Patienten folgende Formulierung: „Die meisten Leute haben Schwierigkeiten, an die Einnahme ihrer Medikamente zu denken. Geht es Ihnen auch so, daß Sie manchmal die Einnahme vergessen?“

Darüber hinaus ist es gerade das Patienten-Kollektiv, das eine geringe Compliance eingesteht (Rubrik A), welches am besten auf complianceverbessernde Maßnahmen anspricht (in bezug auf das Erreichen des therapeutischen Zieles). So ist es dem überlasteten Arzt durch ein einfaches klinisches Interview möglich, diejenigen Patienten herauszufinden, die am meisten von complianceverbessernden Maßnahmen profitieren werden, ohne daß man auf das Nachzählen der Tabletten, auf klinisch-chemische Analysen der Körperflüssigkeit oder vergleichbare Detektivarbeit zurückgreifen muß.

Zusammenfassend ergeben sich also mehrere Möglichkeiten, um die Patienten mit geringer Compliance ausfindig zu machen; aufgrund des uns zur Zeit zur Verfügung stehenden Wissens und der heutigen Technologie ist ein offenes, (nicht einschüchterndes) ärztliches Gespräch geeignet, etwa die Hälfte der Patienten mit geringer Compliance herauszufinden, und hat dabei die Vorteile der Einfachheit, des sofort verfügbaren Ergebnisses und des Auffindens genau jener Patienten, die am positivsten auf Compliance-verbessernde Maßnahmen ansprechen werden.

5. Wenden Sie die Compliance-verbessernden Maßnahmen nacheinander an

Ausführliche Erörterungen über die Eignung bestimmter complianceverbessernder Maßnahmen kommen in diesem Buch an verschiedenen Stellen vor. Sie werden zusammenhängend in Kapitel 8 besprochen. Andere Kapitel handeln von pharmakologischen (Kapitel 9), erzieherischen (Kapitel 10), verhaltensbezogenen (Kapitel 11) und organisatorischen (Kapitel 17) Maßnahmen, von Methoden, um Problemrauchern (Kapitel 13) und Problemtrinkern (Kapitel 14) zu helfen und über die Rolle, die Schwestern (Kapitel 15) und Apotheker (Kapitel 16) dabei spielen können, Patienten mit einer niedrigen Compliance zu helfen. Demzufolge werden in diesem Kapitel der Einfachheit halber nur diejenigen Maßnahmen zusammengefaßt, die für den Gebrauch durch den arbeitsüberlasteten praktischen Arzt am besten geeignet erscheinen. Der Kliniker kann sie zum Zweck einer detaillierten Diskussion im Index oder in Tabelle 12 des Anhangs I nachlesen.

Es erscheint sinnvoll, mit jenen Compliance-verbessernden Maßnahmen zu beginnen, die am einfachsten anzuwenden sind. In der Tabelle 18.4 sind sie nach steigenden Kosten und zunehmender Kompliziertheit aufgeführt.

Erhöhte Aufmerksamkeit und Überwachung

Der einfachste Weg, um Patienten mit einer niedrigen Compliance zu helfen ist der, ihnen mehr Aufmerksamkeit zu schenken. Dieses kann auf verschiedene Art und Weise geschehen. Mit Patienten, die ihre Arzttermine vergessen, sollte sofort Kontakt aufgenommen werden, um mit ihnen einen neuen Termin zu vereinbaren.

Ein häufigeres Nichteinhalten der Sprechstundentermine sollte zu einer direkten Kontaktaufnahme mit dem Patienten führen, um die Probleme, die

Tabelle 18.4 Compliance-verbessernde Maßnahmen für den Gebrauch durch den vielbeschäftigten praktizierenden Arzt

Am einfachsten	Erhöhte Aufmerksamkeit und Überwachung
	Änderung der Behandlung – Injizierbare Pharmaka – Vereinfachung – Berücksichtigung individueller Gepflogenheiten des Patienten – Kalenderpackung
	Überweisung zwecks zusätzlicher Hilfe – Praxispersonal – Apotheker – Öffentlicher Gesundheitsdienst – Betriebsarzt
Sehr komplex	Maßnahmen zur Beeinflussung des Verhaltens

der Compliance im Wege stehen, herauszufinden und sie zu lösen versuchen.

Diejenigen Patienten, die ihre Arzttermine strikt einhalten, aber deren niedrige Compliance das Erreichen des therapeutischen Ziels behindert, sollten mehr Sprechstundentermine erhalten, wie zum Beispiel jede Woche oder alle zwei Wochen, so lange, bis ihre Compliance und der therapeutische Erfolg sich verbessern. Wichtig ist dabei, die Gründe für diese zusätzlichen Arztbesuche klar darzustellen. Je mehr Aufmerksamkeit speziell der Compliance und dem Erreichen des therapeutischen Ziels entgegengebracht wird, desto besser. Die eigentlichen Sprechstundentermine können kurz sein, ihr kumulativer Effekt erlaubt jedoch eine häufige Überprüfung der Compliance und die Feststellung der Hinderungsgründe gegen eine hohe Compliance. Darüber hinaus werden die Patienten davon überzeugt, daß der behandelnde Arzt sich nicht nur um sie kümmert, sondern auch bereit ist zu helfen.

Veränderung des Therapieplans

Wenn die eben besprochene Maßnahme fehlschlägt, kann der behandelnde Arzt mit dem Behandlungsplan selbst experimentieren. Wenn medikamentöse Behandlung eingeschlossen ist, kann dies dann in einer langwirksamen injizierbaren Form gegeben werden? Wenn dies der Fall ist, dann wird die Compliance für das Einhalten der Arztbesuche mit der Compliance für die Befolgung der Behandlung identisch sein.

Kann die Behandlung anders vereinfacht werden? Kann ein viermal tägliches Einnahmeschema auf eine zweimal tägliche Einnahme bei doppelter Dosierung reduziert werden (die viermal tägliche Einnahme ist oft mehr eine Folge der Tradition, als daß sie auf pharmakokinetischen Eigenschaften beruht)? Kann die Einnahme der Arzneimittel oder die Durchführung anderer therapeutischer Maßnahmen so eingerichtet werden, daß sie mit der Durchführung bestimmter täglicher Handlungen zusammenfällt, wie z. B. Weckerklingeln, Zähneputzen oder Trinken des obligatorischen 10-Uhr-Morgenkaffees oder -tees?

Wenn der Behandlungsplan schließlich die Einnahme verschiedener Arzneimittel und mehrerer Dosen pro Tag vorschreibt, kann der praktizierende Arzt dem Patienten empfehlen, sich eines der in immer größerer Zahl auf dem Markt befindlichen „Kalenderabgabegefäße" zu besorgen, das sowohl bei der Planung als auch bei der Einhaltung komplizierter Arzneimitteleinnahmevorschriften hilft.

Überweisung

Von der örtlichen Situation abhängig, sowohl für den Arzt als auch für den Patienten, kann es notwendig sein, andere Spezialisten einzuschalten, die zusätzliche und oft gezielte Beiträge leisten können, um den Patienten mit Compliance-Problemen zu helfen. Zu den hierfür in Frage kommenden Fachleuten im Gesundheitsdienst gehören besonders ausgebildete Krankenschwestern (Kapitel 15) und eine im Zunehmen begriffene Zahl von Apothekern, die – da sie über schriftliche Unterlagen der einzelnen Patienten verfügen – sowohl den Patienten als auch den praktizierenden Arzt oft darauf aufmerksam machen können, wenn die erneute Verschreibung eines Arzneimittels überfällig ist (Kapitel 16). Darüber hinaus können Schwestern des öffentlichen Gesundheitsdienstes im örtlichen Gesundheitsamt zur Verfügung stehen, um bei Hausbesuchen Messungen sowohl der Compliance als auch des Behandlungsergebnisses durchführen zu können. Die Informationen erhält dann der praktizierende Arzt. Eine solche Maßnahme ist dann besonders wertvoll, wenn es darum geht, Patienten unter wirksamer Therapie zu halten, die andernfalls die Behandlung abbrechen würden. Eine ähnliche Überwachung kann am Arbeitsplatz vorgenommen werden, wenn der ärztliche Dienst im Betrieb ausreichend gut organisiert und der Patient damit einverstanden ist.

Die Überweisung von Patienten mit Compliance-Problemen an andere Spezialisten im Gesundheitswesen erfordert zusätzlich Maßnahmen für die klinische Erfassung und gegenseitige Information. So könnte es ratsam sein, eine „zentrale Registrierung" von Patienten unter Langzeitbehandlung einzuführen. Obwohl die Einrichtung und Führung derartiger Archive zeitaufwendig ist, könnten sie für den überbeanspruchten Praktiker der einzige narrensichere Weg sein, um zu vermeiden, daß er die Patienten aus dem Auge verliert, die sonst die Verordnung nicht wieder erneuern, ihre Termine nicht einhalten oder aus der Therapie ausscheiden würden.

Verhaltensbezogene Maßnahmen

Wie in Kapitel 11 näher ausgeführt wurde, sprechen diese Maßnahmen direkt die Compliance bei der Behandlung an. Sie sind in vereinfachter Form in einigen der obengenannten Empfehlungen enthalten (häufige Arzttermine bieten häufiger Gelegenheit zur Verstärkung der Compliance, und die auf die täglichen Lebensgewohnheiten des Patienten zugeschnittene Therapie ist ein Beispiel für einen soliden Vorschlag). Bei umfassender Durchführung können sie kompliziert und zeitaufwendig sein, aber sie stellen die wirksamsten complianceverbessernden Maßnahmen dar, die uns heute zur Verfügung stehen. Interessierte Praktiker werden auf Kapitel 11 verwiesen, wo eine vollständigere Beschreibung dieser Maßnahmen gegeben wird. Zwei davon verdienen, hier erwähnt zu werden.

Das Feedback zum Patienten über seine Compliance und seine Behandlungsergebnisse zusammen mit einer positiven Verstärkung für hohe Compliance in Form von Lob und Ermutigung können sehr wirksam sein. Dies ist sowohl für das Feedback zu Patienten über ihre Pharmakablutspiegel-Bestimmungen bei Epilepsie oder Herzinsuffizienz als auch bei der häuslichen Blutdruck-Selbstmessung und bei der Aufzeichnung über Arzneimitteleinnahme bei Hochdruckkranken gezeigt worden. Zweitens erwies sich, daß die formale Festlegung der Abmachungen zwischen Patient und Arzt über das Compliance-Verhalten in Form schriftlicher Kontrakte sowohl zu einer Verbesserung der Compliance als auch zum Erreichen des therapeutischen Ziels geführt hat.

Zusammenfassend kann gesagt werden, daß eine zunehmende Zahl bewährter complianceverbessernder Maßnahmen heute auch dem „an der Front" arbeitenden Arzt zur Verfügung stehen. Eine kluge Anwendung dieser Maßnahmen bei korrekter Diagnose und einverstandenen Patienten, denen eine wirksame Therapie verschrieben worden ist, kann ärztliche Zuwendungen, unnötige Erwerbsunfähigkeit und vorzeitigen Tod hinauszögern oder verhindern helfen.

Sich auf dem laufenden halten

Das Arsenal wirkungsvoller, die Compliance verbessernder Maßnahmen wird zwischen dem Zeitpunkt, wo dies geschrieben worden ist, und dem Zeitpunkt, an dem es gelesen wird, größer geworden sein. Wie kann sich der arbeitsüberlastete Arzt über die nützlichen Entwicklungen auf diesem Gebiet auf dem laufenden halten, ohne Gefahr zu laufen, nach Art der Begeisterung eines Wanderpredigers hinweggerissen zu werden (1393)?

Die Befolgung zweier einfacher Regeln würde sowohl dem Kliniker Zeit sparen als auch die Möglichkeit stark verbessern helfen, daß die ausgewählten Maßnahmen auch wirksam sind.

1. Widmen Sie Ihre Lesezeit und Ihre Aufmerksamkeit nur den Strategien, die durch randomisierte Studien sich als wirksam erwiesen haben.
2. Vergewissern Sie sich, daß die Untersuchungen sowohl klinisch als auch methodisch glaubwürdig sind.

Diese zwei Empfehlungen werden in Kapitel 21 ausführlich diskutiert.

VI

ANWENDUNG WISSENSCHAFTLICHER UNTERSUCHUNGEN UND ZUKÜNFTIGE FORSCHUNG

19

Einfluß der Compliance-Verteilung auf therapeutische Studien

Charles H. Goldsmith

Einleitung

Compliance bezüglich Therapie wird in Veröffentlichungen über klinische Prüfungen selten diskutiert. Tatsächlich wird auch dann, wenn die Compliance berücksichtigt wurde, nur in wenigen Artikeln die für die Compliance benutzte Meßmethode angegeben oder etwas über das Verteilungsmuster der Compliance berichtet.

Der Zweck dieses Kapitels ist, eine Meßmethode für die Compliance vorzuschlagen, und einige denkbare Compliance-Verteilungen zu erörtern, um dann die Auswirkungen dieser verschiedenen Verteilungsmuster auf die Durchführung und das Ergebnis klinischer Studien zu untersuchen. Dabei wird insbesondere der Einfluß auf die Patientenzahl, die für eine Untersuchung mit einer neuen Therapieform notwendig ist, näher beleuchtet. Das Kapitel wird durch zwei Vorschläge abgerundet, die die Aufnahme von Compliance-Information in die statistische Analyse klinischer Untersuchungen zum Inhalt haben.

Messung der Compliance

Obwohl nur sehr wenige geeignete Methoden für die Messung der Compliance zur Verfügung stehen, die für jedes therapeutische Vorgehen anwendbar sind, wird für die Zielsetzung dieses Kapitels ein Maßstab für die Compliance definiert, der als Arbeitsgrundlage dient.

Das hier C genannte Maß für die Compliance wird als Prozentzahl ausgedrückt und wie folgt definiert: Es ist das Verhältnis der Zahl der verschriebenen „Dosen" eines Arzneimittels, die von dem Patienten eingenommen worden sind, zu der Zahl der „Dosen", die dem Patienten verschrieben worden sind; d. h.

$$C = \frac{\text{Zahl der vom Patienten eingenommenen verordneten Dosen}}{\text{Zahl der dem Patienten verschriebenen Dosen}} \times 100 \qquad (1)$$

In dieser Form würde das Maß für die Compliance C normalerweise die Werte zwischen 0 und 100 % annehmen können, d. h.

$$0\,\% \leqq C \leqq 100\,\% \qquad (2)$$

Dieser Maßstab für die Compliance ist zwar brauchbar, dennoch sollte man daran denken, daß es nicht möglich ist, mit ihm eine übermäßige Arzneimitteleinnahme (d. h., die Einnahme von Dosen, die nicht verordnet wurden) zu erfassen. Außerdem gestattet er keine Unterscheidung zwischen den verschiedenen Möglichkeiten, wie der Patient die Menge der „eingenommenen Dosen" konsumiert hat.

Die Inhalte dieses Compliance-Maßstabes (1) können bildlich durch das sogenannte „Venn-Diagramm" in Abbildung 19.1 dargestellt werden.

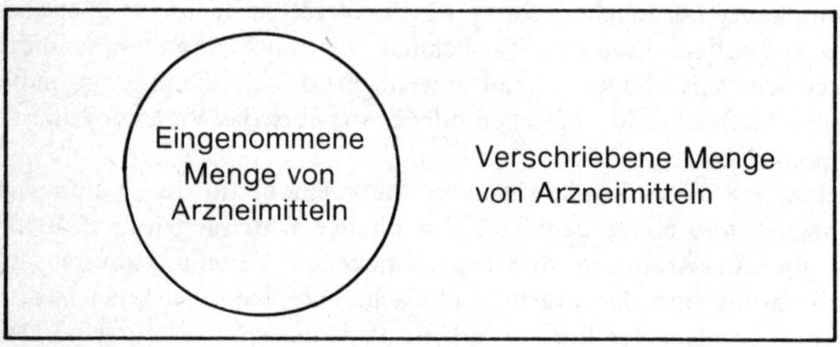

Abbildung 19.1 „Venn-Diagramm" zur Compliance.

Das in Abbildung 19.1 dargestellte Rechteck repräsentiert die Summe der möglichen Dosen, die dem Patienten verschrieben worden sind. Der Kreis stellt dar, wie oft der Patient die verschriebene Dosis tatsächlich eingenommen hat. Es ist aus dieser Darstellung klar ersichtlich, daß die Summe der verschriebenen Dosen, die eingenommen wurden, den verschriebenen Dosen untergeordnet sind, so daß die Grenzen, die für die Bemessung der Compliance in (7) festgelegt wurden, wirklich sinnvoll sind.

Verschiedene Modifikationen der Definition (1) sind in der Literatur beschrieben worden. Gordis u. a. (199) benutzten, als sie an Kindern mit überstandenem rheumatischem Fieber die Compliance bezüglich oraler prophylaktischer Penizillin-Therapie untersuchten, als Maßstab für die Compliance:

$$C = \frac{\text{positive Urintests}}{\text{ausgeführte Urintests}} \times 100\,\%$$

In diesem Falle trat also die Zahl der ausgeführten Urinuntersuchungen an die Stelle der Zahl für die verschriebenen Dosen, und die positiven Urinuntersuchungen dienten als Hinweis dafür, daß das verschriebene Penizillin tatsächlich eingenommen worden war. Obwohl für ihr Kollektiv von 103 Kindern keine individuellen Angaben zur Compliance gemacht wurden, stellten die Autoren fest, daß die mittlere Compliance 49 % betrug.

Roth u. a. (442) benutzten als Bewertungsmaßstab für Compliance bezüglich Antazida-Therapie zur Prophylaxe des Ulcus pepticum:

$$C = \frac{\text{Zahl der verbrauchten Antazida-Packungen}}{\text{Zahl der verordneten Antazida-Packungen}} \times 100\,\%$$

Hier entsprach die Anzahl der verbrauchten Packungen der Tablettenzählung, die in anderen Untersuchungen vorgenommen worden ist. Obwohl wiederum keine individuellen Ergebnisse zur Compliance beim Kollektiv von 105 Patienten angegeben worden sind, gaben die Autoren eine mittlere Compliance von 54 % an.

Verteilungsmuster der Compliance

Nachdem nun ein Bewertungsmaßstab für die individuelle Compliance ausgearbeitet worden ist, beginnt man, den Einfluß zu begreifen, den die Compliance auf einen therapeutischen Versuch hat, indem man diese individuellen Meßergebnisse zu einem Verteilungsmuster der Compliance zusammenfügt. Obwohl – wie wir sehen werden – die Form dieser Verteilung grundlegende Auswirkungen auf die Planung und die Analyse dieser Untersuchungen hat, haben bisher nur sehr wenige Untersuchungen über die Compliance-Verteilung berichtet. (Dies könnte jedoch eher auf Platzmangel in den Zeitschriften und die Einstellung der Herausgeber zurückzuführen sein als auf die Autoren selbst.) Trotzdem wird es uns noch möglich sein, einige denkbare Compliance-Verteilungen aus dem verfügbaren Datenmaterial zu entnehmen.

Gordis u. a. (198) berichteten, daß 49 (36 %) der 136 Kinder ihrer Studie zur Prophylaxe des rheumatischen Fiebers keine Compliance erkennen ließen ($0\,\% \leqq C \leqq 25\,\%$), während 43 (32 %) der Kinder eine mittlere Compliance zeigten ($26\,\% \leqq C \leqq 74\,\%$) und 44 (32 %) hohe Compliance aufwiesen ($75\,\% \leqq C \leqq 100\,\%$). Obwohl die individuellen Compliancewerte nicht angegeben wurden, kann man den verfügbaren Daten entnehmen, daß das Vertei-

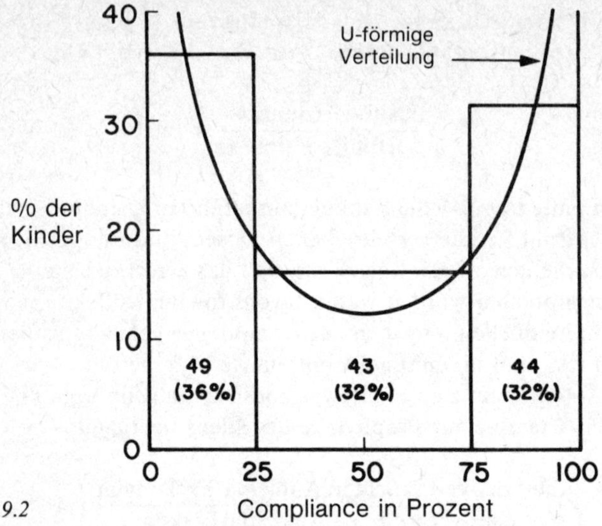

Abbildung 19.2

lungsmuster eine U-Form besitzen muß*). Diese Annahme wird in Abbildung 19.2 dargestellt.

Anderes Datenmaterial kann auf andere Formen der Compliance-Verteilung hindeuten. So lieferten Roth u.a. (442) beispielsweise in einer Untersuchung über die Antazida-Therapie bei Patienten mit Ulcus pepticum genug Informationsmaterial, um die Konstruktion einer Compliance-Verteilungskurve zu ermöglichen.

Bei Benutzung des Verhältnisses der verbrauchten Packungen zu den verschriebenen Packungen als Maß für die Compliance ergab sich ein glockenförmiges Verteilungsmuster (nach rechts gering asymmetrisch), wie dies in Abbildung 19.3 dargestellt ist. Der mittlere Verbrauch der 96 Patienten, die die Nachuntersuchung mitmachten, betrug 0,31 Flaschen pro Tag; das ist etwas weniger als die 0,57 Flaschen pro Tag, die verordnet worden waren.

Noch andersartige Compliance-Verteilungskurven wurden in der übrigen Literatur vorgeschlagen. So kommen die Tuberkulose-Chemotherapie-Studie von Ireland (265) und die Studie über Psychopharmako-Therapie und Wiederaufnahme von Mason u.a. (338) zu Verteilungsmustern der Compliance für INH und für die Phenothiazine, die über das gesamte Compliance-Spektrum nahezu konstant sind, wie dies in Abbildung 19.4 dargestellt ist.

Diese Beispiele machen deutlich, daß es für die Compliance-Verteilung eine sehr große Zahl möglicher Formen gibt; in dieser kurzen Übersicht betrachten wir die U-förmige Kurve, eine geradlinige und eine nahezu glocken-

*) Eine spätere persönliche Mitteilung von Leon Gordis an die Herausgeber ließ eine viel weitergehende Aufteilung dieser Daten zu, und die Compliance-Verteilung, die sich hieraus ergab, bestätigte die U-Form.

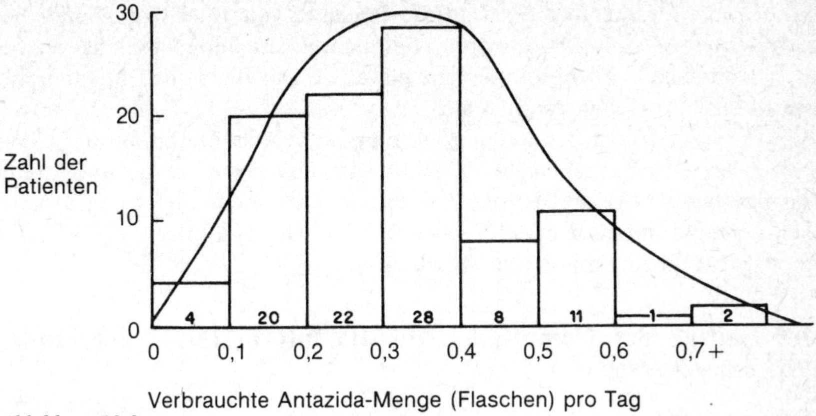

Abbildung 19.3

förmige Kurve. Das Verteilungsmuster der Compliance variierte in diesen spezifischen Untersuchungen mit der Art der Therapie, dem Typ der Patienten, der Art der Compliance-Messung, die für die Untersuchung gewählt wurde, und möglicherweise noch mit einigen anderen Faktoren. Es ist offensichtlich, daß mehr Informationen benötigt werden, um die Determinanten dieser Verteilungsmuster zu ermitteln und um festzustellen, ob eine bestimmte Form vorherrscht.

Diese Untersuchung hat mindestens drei größere Auswirkungen. Die erste betrifft Bemühungen, die Compliance dadurch zu verbessern, daß man die ganze Compliance-Verteilungskurve nach rechts verschiebt. Wenn die zur Diskussion stehende Compliance-Verteilung glockenförmig wäre, könnte

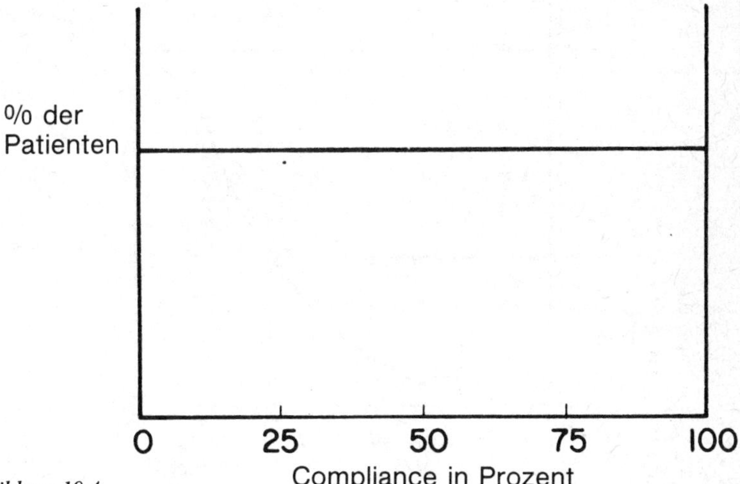

Abbildung 19.4

eine solche Verschiebung die Zahl der Patienten mit guter Compliance beträchtlich erhöhen. Bei U-förmiger Compliance-Verteilung wäre dagegen alles, was erreicht werden könnte, eine gewaltige Zunahme von Patienten mit übermäßiger Arzneimitteleinnahme.

Die anderen beiden Konsequenzen, die sich aus der Definition der Compliance-Verteilung ergeben, betreffen die Auswirkungen auf die Interpretation der Dosis-Wirkungs-Kurve und die Vorausberechnung der erforderlichen Versuchszahlgröße bei klinischen Studien. Der nun folgende Teil dieses Kapitels befaßt sich mit diesen Aspekten.

Der Einfluß der Compliance auf die Interpretation der Dosis-Wirkungs-Kurven

Wie bei den Compliance-Verteilungen können auch die Dosis-Wirkungs-Kurven viele Formen annehmen. Die am häufigsten anzutreffende Dosis-Wirkungs-Kurve ist allerdings S-förmig, wie in Abbildung 19.5 dargestellt. In diesem Falle nimmt bei steigender Dosis die Wirkung zu, jedoch nicht linear. Nehmen wir einmal eine Dosis *A* an, unterhalb der keine therapeutische Wirkung vorhanden ist. Weiterhin nehmen wir eine Dosis an, die wir als *B* ($B > A$) bezeichnen, oberhalb der der Patient durch das Arzneimittel eine Intoxikation bekommt. Das Dosisintervall von *A* bis *B* wird als therapeutischer Dosisbereich bezeichnet, und das Intervall *J* bis *K* auf der Ordinate bezeichnet das Intervall, in dem der therapeutische Effekt zu erwarten ist. Für jede Dosis-Wirkungs-Beziehung sollte der verschreibende Arzt folglich die thera-

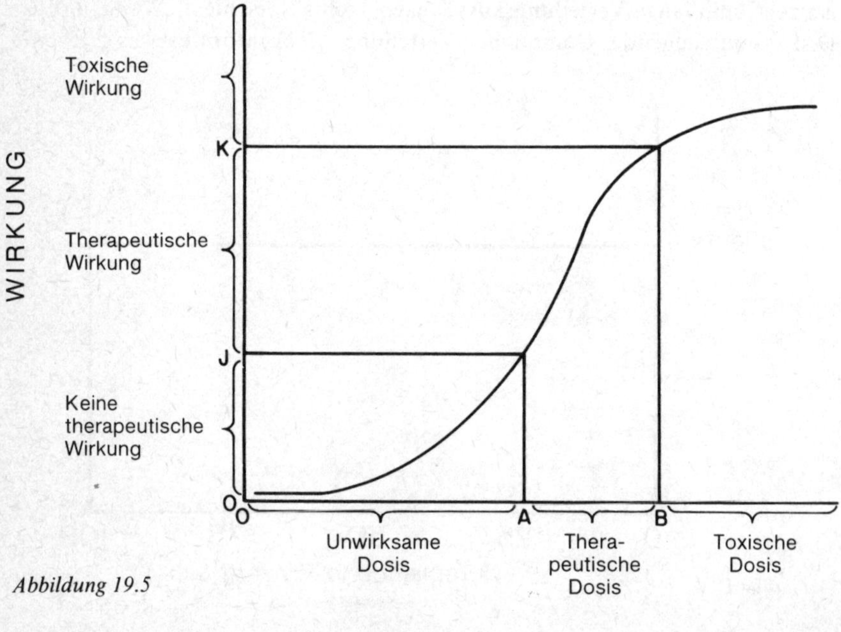

Abbildung 19.5

peutische Breite kennen und seinen Patienten bzw. Patientinnen entsprechende Dosen des Arzneimittels verschreiben.

Die tatsächliche im Organismus verfügbare Menge des Arzneimittels kann sowohl von der Compliance des Patienten selbst als auch von der biologischen Verfügbarkeit des Arzneimittels beeinflußt werden. Wenn wir auch die Wichtigkeit des zuletztgenannten Faktors nicht vernachlässigen wollen, sei im folgenden Beispiel doch angenommen, daß sie konstant und hoch ist.

Nehmen wir einmal ein Patientenkollektiv an, in dem jedem Patienten eine therapeutische Dosis *R* des gleichen Arzneimittels verordnet worden ist, in der Erwartung, die gleiche therapeutische Wirkung *F* zu erreichen. Wenn wir weiterhin das Vorliegen einer S-förmigen Dosis-Wirkungs-Kurve *R* annehmen, erhalten wir die in Abbildung 19.6 dargestellte Situation. Wenn wir die Form des Verteilungsmusters der Compliance und die Form der Dosis-Wirkungs-Kurve kennen, wie können wir dann diese beiden kombinieren, um den Einfluß der Compliance auf die therapeutische Wirkung beurteilen zu können?

Betrachten wir theoretisch folgende Gleichung:

$$\text{pharmakologischer Effekt} = f\,(\text{Compliance, Dosis-Wirkung}) \qquad (3)$$

wobei *f* eine spezielle Funktion darstellt, die die Dosis-Wirkungs-Kurve und die Compliance-Verteilungskurve miteinander verbindet, um die therapeutische Wirkung vorauszusagen. Obwohl die Funktion *f* mehrere Formen annehmen kann, ist die intuitiv attraktivste diejenige, die die beiden Faktoren, nämlich die Dosis-Wirkung und die Compliance, miteinander multipliziert. Theoretisch reduziert sich dann die Multiplikationsfunktion (3) zu:

$$\text{therapeutischer Effekt} = \text{Compliance} \times \text{Dosis-Wirkung}.$$

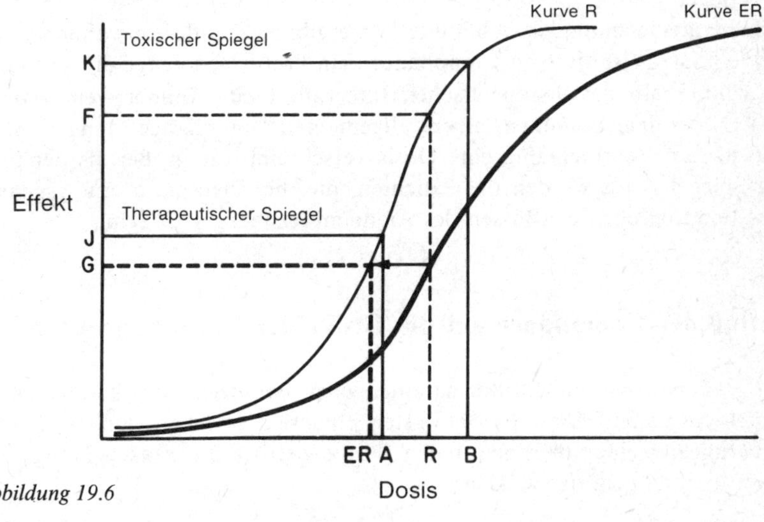

Abbildung 19.6

Wenn wir eine geradlinige Compliance-Verteilungskurve annehmen (wie in Abbildung 19.4), die auf die S-förmige Dosis-Wirkungs-Kurve einwirkt, wird die mittlere Compliance eine Konstante sein, mit der die Dosis-Wirkungs-Kurve multipliziert wird; ein solcher Effekt ist in Abbildung 19.6 dargestellt. (Die anderen in den Abbildungen 19.2 und 19.3 dargestellten Verteilungsformen für die Compliance würden unterschiedliche Einflüsse auf die Multiplikationsfunktion haben.)

Eine therapeutische Dosis liegt hier zwischen *A* und *B*. Nehmen wir einmal an, daß der Arzt die Dosis *R* verordnete, welche in dem therapeutischen Bereich zwischen *A* und *B* liegt, aber der Patient bei der Therapie keine optimale Compliance zeigte. Nehmen wir zusätzlich an, daß der Bewertungsmaßstab der Compliance *C* entspricht (als Anteil und nicht als Prozentsatz) und die Beziehung zwischen der Verteilung der Compliance und der Dosis-Wirkungs-Kurve multiplikativ war. Dann ist die als *ER* bezeichnete wirksame Dosis zu errechnen aus:

$$ER = C \times R.$$

Anstelle der Dosis *R*, die den gewünschten therapeutischen Effekt *F* besitzt (diesen erhält man, indem die Dosis *R* vertikal auf die Dosis-Wirkungs-Kurve hin verlängert wird, die als Kurve *R* bezeichnet ist und dann horizontal zur Effektachse verlängert, um *F* zu bekommen), erhält der Patient eine wirksame Dosis *ER*, die einen subtherapeutischen Effekt von *G* ergibt. Eine alternative Betrachtung dieses Problems kommt zustande, wenn wir eine wirksame Dosis-Wirkungs-Kurve konstruieren, die als *ER* bezeichnet ist, indem wir vom Ergebnis *(G)* der wirksamen Dosis *ER* horizontal nach rechts bis zur verschriebenen Dosis *R* gehen. (Um diese alternative Betrachtung zu vervollständigen, müßten wir *A* und *B*, die Grenzen der therapeutischen Dosis, verlegen.)

Eine Untersuchung der Abbildung 19.6 ergibt zwei andere erwähnenswerte Punkte. Erstens ist die Non-Compliance kein Problem, solange die wirksame Dosis innerhalb des therapeutischen Intervalls bleibt. Immer wenn jedoch der Arzt, in dem Bemühen, einem allgemeinen Compliance-Mangel entgegenzusteuern, routinemäßig eine Dosis verschreibt, die größer als der toxische Spiegel *B* ist, werden die Patienten, die die Therapie ordnungsgemäß einhalten, toxischen Einflüssen des Arzneimittels ausgesetzt sein.

Einfluß der Compliance auf die Größe der Versuchsgruppen

Wie können wir diese Informationen dazu benutzen, um therapeutische Studien zu planen? Eine der häufigsten planerischen Überlegungen bei der Durchführung einer therapeutischen Studie betrifft die Entscheidung, wie viele Patienten benötigt werden.

Nehmen wir einmal an, daß wir die Blutdrucksenkung bei hypertensiven Patienten untersuchen und vorausgehende Untersuchungen mit einem neuen Arzneimittel bei genau beobachteten stationären Patienten eine Dosishöhe *(R)* ergeben haben, bei der der Blutdruck wie erwünscht abfällt *(F)* und die Nebenwirkungen ein tolerierbares Ausmaß besitzen. Die endgültige Studie würde dann geplant werden, um festzustellen, ob dieses spezielle Versuchspräparat auch den Blutdruck ambulanter Hypertoniker zu senken vermag. Nehmen wir einmal an, daß die Planungsüberlegungen die Unterteilung in zwei Kollektive vorschreibt, eine Therapie- und eine Kontrollgruppe, und daß das Behandlungsergebnis (die Blutdrucksenkung) mit Hilfe eines einseitigen zwei Proben umfassenden Student-t-Test bewertet werden soll (1394). Nehmen wir weiterhin an, daß die durch das Arzneimittel hervorgerufene Blutdrucksenkung unabhängig normalverteilt ist. Die Null-Hypothese, als H_0 bezeichnet, würde bedeuten, daß das zu testende Arzneimittel keine Wirkung hätte, so daß die Differenzen zwischen der behandelten und der unbehandelten Kontrollgruppe Verteilungen besitzen würden, deren Mittelwert gleich Null ist. Dieses ist in der Abbildung 19.7 in der auf der linken Seite dargestellten Verteilungskurve verdeutlicht (als H_0 bezeichnet). Diese Differenzen zwischen dem behandelten und unbehandelten Kollektiv würden eine wahre Standardabweichung σ_0 besitzen, die normalerweise aus den zusammengefaßten Standardabweichungen, die von den Probanden erhalten werden, berechnet wird.

Wie in der Statistik üblich, begrenzen wir die Wahrscheinlichkeit für die Entscheidung, daß das Arzneimittel eine Wirkung hat, obwohl es in Wirklichkeit den Blutdruck nicht senkt (Fehler 1. Art). Diese Wahrscheinlichkeit, mit α bezeichnet, ist ein Maß für das Signifikanzniveau.

Da wir einen einseitigen Test benutzen wollen, ist die Fläche α im rechten Anteil der links dargestellten Verteilungskurve plaziert und legt auf diese Weise den Entscheidungspunkt fest. Wenn die Differenz der Blutdruckwerte zwischen dem behandelten und unbehandelten Kollektiv auf der linken Seite

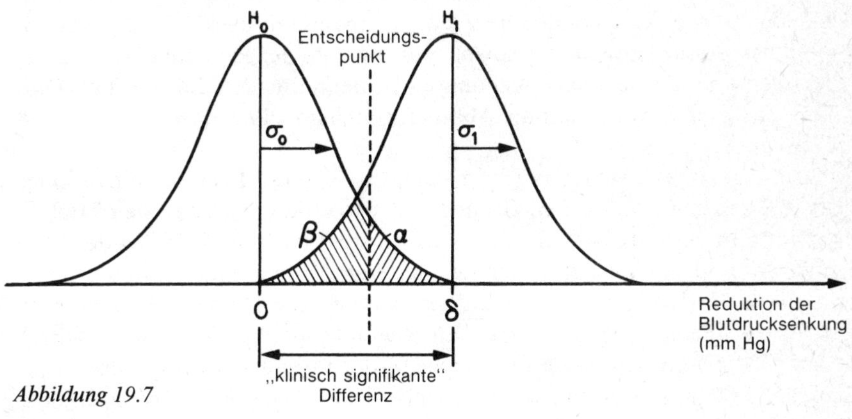

Abbildung 19.7

dieses Entscheidungspunktes liegt, würden wir zu dem Schluß kommen, daß das getestete Arzneimittel keine blutdrucksenkende Wirkung besitzt. Wenn der gleiche Mittelwert rechts vom Bestimmungspunkt fällt, würden wir daraus den Schluß ziehen, daß die Therapie bezüglich Blutdrucksenkung bei solchen hypertensiven Patienten wirksam ist.

Zur Abbildung 19.7 zurückkehrend, wollen wir annehmen, daß es möglich ist, eine Blutdrucksenkung genau anzugeben, δ (nämlich 10 mmHg). Diese stellt die niedrigste Blutdrucksenkung dar, die erforderlich ist, damit das zu testende Arzneimittel als ein Medikament mit klinisch relevanter Wirkung anerkannt werden kann. Diese klinisch relevante Differenz wird als alternative Hypothese festgelegt und als H_1 mit einer wahren Standardabweichung von σ_1 bezeichnet. Im noch verbleibenden Teil der Diskussion wollen wir davon ausgehen, daß $\sigma_0 = \sigma_1 = \sigma$ ist. Die Verteilung der Mittelwerte der Differenzen zwischen dem behandelten und dem unbehandelten Kollektiv ist in der glockenförmigen Kurve im rechten Teil der Abbildung 19.7 dargestellt, wobei die Mittelwerte einen Mittelwert von ;d haben. Beachten Sie nun, daß die Fläche unter der rechten Kurve – soweit sie sich links von dem Bestimmungspunkt erstreckt – als β bezeichnet ist. Diese Fläche repräsentiert die Wahrscheinlichkeit, daß die Daten unserer Untersuchung zu dem Schluß führen, daß das getestete Arzneimittel keine Blutdrucksenkung hervorruft, auch wenn es in Wirklichkeit einen realen Blutdruckabfall von mindestens δ bewirkt. Um die Wertigkeit irgendeiner therapeutischen Studie zu erhöhen, sollten α und β so klein wie nur irgend möglich gemacht werden.

Wir wollen nun die Anzahl der hypertensiven Patienten betrachten, die wir benötigen, wenn wir eine klinisch signifikante Differenz (δ) in bezug auf den Blutdruck zwischen dem behandelten und dem Kontrollkollektiv aufzeigen wollen.

Tatsächlich ist es so, daß die erforderliche Teilnehmerzahl n sowohl von α, β, δ und σ abhängt als auch von der Art des statistischen Tests, der für die Untersuchung herangezogen wird (in diesem Falle ein einseitiger Zwei-Proben-Student-t-Test). Wir müssen uns allerdings darüber im klaren sein, daß die Compliance der Patienten im Zusammenhang mit dem Behandlungsprotokoll des Versuchspräparates sowohl auf die Zahl der Patienten als auch auf die Interpretation der Untersuchung einen tiefgreifenden Einfluß hat. Dies kann man sehen, wenn man die Abbildung 19.6 und 19.7 zur Abbildung 19.8 zusammenfaßt.

In dieser ambulanten Studie verschreiben wir das Testpräparat in einer Dosis R der zu behandelnden Gruppe in der Hoffnung, daß es einen Effekt F hervorrufen wird, der sich in einer klinisch signifikanten Differenz des Blutdruckwertes δ manifestiert, der in dem unteren Abschnitt der Abbildung 19.8 als Kurve H_1 dargestellt ist. Wenn diese ambulanten Patienten ihre gesamte Medizin einnehmen und wir einen Entscheidungspunkt wie vorher erhalten, dann wird es möglich, die erforderliche Teilnehmerzahl vorauszuberechnen, um eine Differenz von, sagen wir, einer Standardabweichung (wenn dies die

Größe unserer klinisch signifikanten Differenz darstellt) bei vorgegebenen Größen für α und β aufzuzeigen, wobei wir einen einseitigen Zwei-Proben-Student-t-Test heranziehen. (So werden beispielsweise 23 Patienten für jede Behandlungs- und Kontrollgruppe benötigt, um diese Differenz aufzuzeigen, falls die Compliance 100%ig ist und die für α und β gewählten Grenzen beide 0,05 sind.)

Was passiert jedoch, wenn unsere ambulanten Patienten ihr verordnetes Arzneimittel nicht ordnungsgemäß einnehmen? Der Einfluß dieser herabgesetzten Compliance kann in Abbildung 19.8 nachvollzogen werden. Nehmen wir einmal an, die tatsächlich eingenommene Dosis des Testpräparates *ER* sei niedriger als diejenige, die verschrieben wurde. Ihr Einfluß *G* kann in die Abbildung eingetragen werden, um die resultierende Verteilung für die Blutdruck-Differenzen (Kurve H_1) mit einer mittleren Differenz von δ' zu demonstrieren. Beachten Sie die auffallende Zunahme von β auf β', wenn wir den gleichen Entscheidungspunkt wählen. Wir sind jetzt viel eher in der Lage zu entscheiden, daß das Versuchspräparat wertlos ist. Andererseits benötigen wir, wenn wir eine wesentlich geringere Blutdrucksenkung als klinisch relevant anerkennen, wesentlich mehr Patienten in unserer Studie, um α und β auf der gleichen Höhe halten zu können. Die Größe dieses Einflusses ist in Tabelle 19.1 dargestellt und wird zusätzlich im folgenden Beispiel näher erläutert.

Angenommen, wir wollen eine Untersuchung über die Blutdrucksenkung bei einem ambulanten Kollektiv von an leichter Hypertonie leidenden

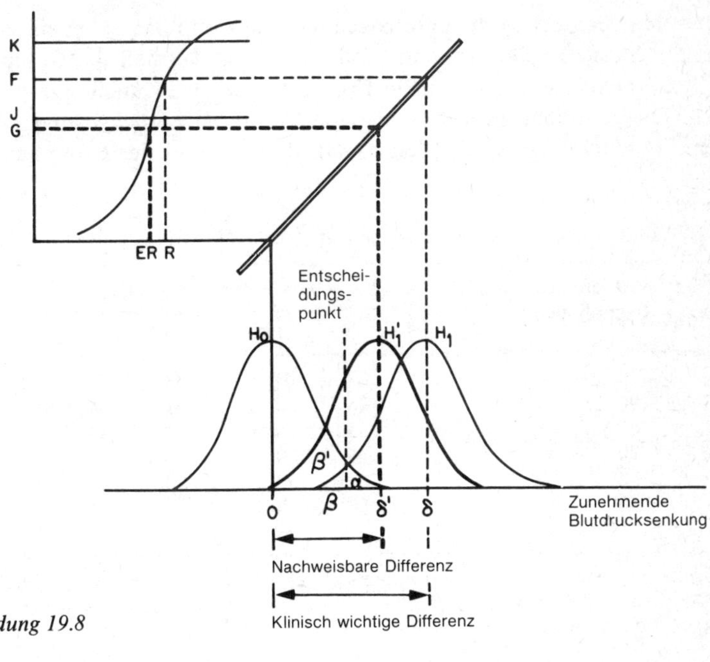

Abbildung 19.8

Patienten planen, wobei die Standardabweichung der Blutdrucksenkung 10 mmHg (σ) beträgt, die minimale klinisch signifikante Abnahme im Blutdruck 10 mmHg (δ) ist und wir für $\alpha = 0{,}05$ und β ebenfalls 0,05 gewählt haben. Wenn die Compliance 100 % betragen würde, wäre die erforderliche Teilnehmerzahl sowohl für die behandelte als auch für die Kontrollgruppe $n = 23$ (vgl. Tabelle 19.1). Wenn jedoch die Compliance nur etwa 50 % beträgt, müßte – um einen wirklichen Effekt voraussagen zu können – die Teilnehmerzahl für jede Gruppe $n = 88$ betragen. Dieses Beispiel zeigt, daß die Kollektivgröße, die erforderlich ist, um die klinisch signifikante Differenz von 10 mmHg nachzuweisen, bei einer Compliance von 50 % nahezu viermal größer ist als bei einer Compliance von 100 %.

Man kann davon ausgehen, daß eine ähnliche Situation vorliegt, wenn andere statistische Tests angewendet werden. Ob jedoch eine geringe Compliance bei anderen analytischen Verfahren eine Vergrößerung des Patientenkollektivs wirklich erfordert, muß noch untersucht werden. In jedem Falle kann man aber sagen, daß eine ungenügende Compliance sowohl auf die erforderliche Patientenzahl zwecks Feststellung einer wirklichen Differenz zwischen der behandelten und der unbehandelten Gruppe als auch auf die wichtige Entscheidung, ob die Behandlung eine klinisch relevante Wirkung besitzt, einen ruinösen Einfluß hat.

Analyse therapeutischer Studien

Wenn man sich der Mühe unterzogen hat, die Compliance bei einer therapeutischen Studie zu messen, dann sollte man das Ausmaß der Compliance auch in Betracht ziehen, wenn die Ergebnisse der Untersuchung analysiert werden. Dabei sollten zwei verschiedene Verfahren berücksichtigt werden.

Wenn angenommen werden kann, daß das Ausmaß der Compliance für

Tabelle 19.1 Erforderliche Kollektivgröße (für jedes Kollektiv*))

Mittlere prozentuale Compliance	$\alpha =$ 0,05		0,01	
	$\beta =$ 0,05	0,10	0,05	0,10
100	23	18	33	28
90	28	22	41	34
80	35	28	51	43
70	45	36	66	55
60	61	49	90	74
50	88	70	–	106
40	–	180	–	–

*) Die Werte wurden Davies (1396), Tabelle E, entnommen.
Die Auslassungsstriche bedeuten, daß hierfür Kollektivgrößen nicht angegeben werden konnten.

das Prüfpräparat und für Plazebo gleich ist, dann kann die Bestimmung der Compliance als eine zusätzliche Information betrachtet und die Analyse der Untersuchung mit Hilfe der Methoden der Kovarianzanalyse durchgeführt werden. Leser, die mit diesem Vorgehen nicht vertraut sind, sollten sich mit der Arbeit von Cox (1395), wo diese Dinge ausgezeichnet diskutiert worden sind oder von Armitage (1394) für detaillierte Anweisungen zur Berechnung und in bezug auf Anwendungsbeispiele beschäftigen. Es sollte dabei beachtet werden, daß die Kovarianzanalyse voraussetzt, daß die Compliance-Daten unter Verwendung einer Intervall- oder Verhältnisskala gemessen werden.

In vielen Studien können die Unterschiede bei den Nebenwirkungen zwischen der Versuchs- und Plazebo-Gruppe jedoch zu unterschiedlicher Compliance führen und so die Voraussetzung zunichte machen, die für eine Kovarianzanalyse erforderlich ist. Will man Näheres darüber wissen, wie die Therapie die Compliance beeinflußt oder in dem Falle, daß die Compliance-Daten allenfalls eine Rangordnung aufweisen, dann ist die von Feinstein (1397) vorgeschlagene „prognostische Schichtung" noch besser geeignet. Die in der bisher publizierten Literatur nur spärlich vorhandenen Compliance-Daten machen es unmöglich, hier sinnvolle Beispiele für diese analytische Technik mitzuteilen.

Schwerpunkte für die zukünftige Forschung

Als Ergebnis der Betrachtungen bei der Abfassung dieses Kapitels möchte der Autor folgende Anregung für zukünftige Forschungsaktivitäten machen:

1. Tragen Sie dazu bei, daß präzise Definition und Messung der Compliance in therapeutischen Studien eine Selbstverständlichkeit werden.
2. Tragen Sie dazu bei, daß bei therapeutischen Studien das Verteilungsmuster der Compliance angegeben wird.
3. Analysieren Sie die durch Berücksichtigung der Compliance vervollständigte therapeutische Studie erneut.
4. Simulieren Sie die Verknüpfung zwischen Compliance und Dosis-Wirkungs-Beziehung für die gängigen Auswertungsmethoden für therapeutische Untersuchungen statistisch.
5. Entwickeln Sie, falls erforderlich, bei der Planung und der Analyse therapeutischer Studien neue statistische Methoden unter Berücksichtigung der Compliance.

20

Von der Compliance ausgehende Bias, die die Interpretation therapeutischer Studien stören*)

Alvan R. Feinstein

Die meisten Diskussionen über Compliance befassen sich mit der Befolgung einer therapeutischen Verordnung durch den Patienten. Da kein Arzneimittel, keine Diät oder irgendein anderes Therapeutikum wirksam werden kann, wenn es nicht auch angewendet wird, besteht einer der klinischen Hauptgründe für die Untersuchung der Compliance darin, sie zu verbessern. Indem wir ausfindig machen, warum die Patienten sich nicht compliant verhalten und wie wir die Compliance verbessern können, hoffen wir, bessere Wege zu finden, um damit vielleicht erfolgreichere therapeutische Behandlungspläne anregen zu können. Unter Berücksichtigung dieser Zielsetzungen können wir die verschiedenen klinischen, sozialen und verhaltensbezogenen Einflüsse untersuchen, die Determinanten der Compliance beschreiben sowie die erzieherischen, kommunikativen und kombinierten Merkmale, die sie verstärken können.

Bei dem Versuch, die Compliance bezüglich Therapieplan zu erreichen bzw. zu verbessern, beginnen wir mit der grundlegenden Annahme, daß die Therapie wünschenswert ist, daß sie sicher und wirkungsvoll ist und daß sie wert ist, angewendet zu werden. Wenn diese Qualitätsmerkmale einmal aufgestellt worden sind, wird die Behandlung sowohl die vom medizinischen Personal als auch vom Patienten erbrachten Anstrengungen rechtfertigen und die Patienten darin bestärken, daß sie wie verordnet einzuhalten ist. Andererseits besitzt die Compliance in ihrer Vielschichtigkeit Wirkungen, die die grundlegenden Daten für den Wirksamkeitsnachweis der Behandlung verändern. Diese Auswirkungen der Compliance bilden den Schwerpunkt der Diskussion in diesem Aufsatz. Wenn den verschiedenen Erscheinungsformen und Auswirkungen der Compliance nicht mit Hilfe geeigneter biostatischer Methoden nachgegangen wird, kann dies zu Unklarheiten und Verzerrungen der ursprünglichen therapeutischen Ergebnisse führen. Wenn die verschiedenen Einflußfaktoren der Compliance nicht sorgfältig erkannt und korrigiert

---

*) Der Text dieses Kapitels, der als Teilveröffentlichung 30 (Dez. 1974) einer „Clinical Biostatistics"-Serie in der Zeitschrift Clinical Pharmacology and Therapeutics erschienen ist, wird hier mit freundlicher Genehmigung des Herausgebers C. V. Mosby Co. und Walter Modell, Herausgeber der Zeitschrift, wiedergegeben.

werden, kann es dazu kommen, daß eine wertvolle Therapie als wertlos verworfen wird oder eine wertlose Therapie als gut bezeichnet wird.

Ich möchte hier sechs verschiedene Aspekte der Compliance diskutieren, die die biostatistischen Ergebnisse und Interpretationen beeinflussen können. Sie beziehen sich auf Einflüsse in Zusammenhang mit der Compliance während der Therapie, der Bewertung der Compliance, dem Einfluß der Non-Compliance, der Ermittlung der Compliance auf die Compliance-Muster und das durch Compliance verunsicherte Patientenkollektiv.

Behandlung und Compliance

Zuerst sollte betrachtet werden, wie Ergebnisse einer therapeutischen Maßnahme durch die damit einhergehende Compliance verzerrt werden können. Nehmen wir einmal an, daß ein Erfolgsindex für eine randomisierte, doppelblinde therapeutische Studie aufgestellt worden ist, wobei die Pharmaka A und B miteinander verglichen werden. Wir setzen ferner voraus, daß beide Pharmaka gleich wirksam sind. Trotz dieser Äquivalenz der Wirksamkeit können Einflüsse der Compliance die Ergebnisse der Untersuchung so verändern, daß fälschlicherweise eine größere Differenz des therapeutischen Erfolges der beiden Pharmaka zustande kommt. Die beobachtete Erfolgsrate könnte z. B. 50% für Pharmakon A und 66% für Pharmakon B betragen.

Eine falsche Differenz in dieser Größenordnung könnte wie folgt entstehen: Nehmen wir einmal an, daß die behandelte Krankheit eine Remissionsrate von 70% besaß, wenn entweder das Pharmakon A oder das Pharmakon B ordnungsgemäß eingenommen wurde und eine 30%ige Remissionsrate, wenn die Einnahme des einen oder anderen Pharmakons eingestellt wurde. Darüber hinaus nehmen wir einmal an, daß das Pharmakon A einen unangenehmen Geschmack, Aussehen oder Einnahmeplan besitzt, so daß es nur von 50% der Patienten, denen es verordnet wurde, ordnungsgemäß eingenommen wird, wohingegen für das Pharmakon B eine ausgezeichnete Compliance bei 90% der Patienten erhalten wird. Unter diesen Voraussetzungen würden, wenn 200 Patienten das Pharmakon A erhielten, 100 Patienten davon das Arzneimittel ordnungsgemäß einnehmen und 70 von diesen 100 würden den gewünschten Therapieerfolg zeigen. Von den 100 Patienten, die das Arzneimittel nicht einnehmen, würden 30 einen Erfolg aufweisen. Das Nettoergebnis für Pharmakon A würde 100 Erfolge bei 200 Patienten sein, also eine durchschnittliche Erfolgsquote von 50%. Bei Pharmakon B würden 180 von 200 Patienten eine ausgezeichnete Compliance aufweisen, und 126 (70% von ihnen) würden einen guten therapeutischen Effekt zeigen. Von den 20 Patienten, die das Arzneimittel nicht weiter einnehmen, würden 6 (30%) den gewünschten Therapieerfolg zeigen. Die gesamte Erfolgsrate für das Pharmakon B würde deshalb 132 : 200 oder 66 % sein.

Der Unterschied zwischen den beiden Erfolgsraten wäre groß genug (16%), um klinisch bedeutsam zu sein. Die Größe der hier zitierten Patientenkollektive würde außerdem auch zu einer statistisch signifikanten Differenz auf dem Niveau $p < 0{,}005$ ($X^2 = 10{,}5$) führen. Wenn wir jedoch nicht die Anstrengung unternommen hätten, die Compliance zu untersuchen und zu analysieren, würden wir nichts darüber wissen, auf welche Weise sie zu dem Unterschied beigetragen hat. Wir würden dann irrtümlicherweise zu dem Schluß kommen, daß das Pharmakon B pharmakologisch wirksamer ist als Pharmakon A, obgleich die tatsächliche Ursache für den Unterschied ausschließlich eine Folge der Compliance und nicht der pharmakologischen Wirksamkeit ist.

Der Einfluß compliancebedingter Faktoren verursachte in der gerade beschriebenen Situation eine falsche Differenz für die festgestellte Wirksamkeit zweier Pharmaka, die in Wirklichkeit eine gleiche pharmakologische Wirkung besitzen. Eine vergleichbare Kombination von Problemen könnte auch in die entgegengesetzte Richtung wirken und dabei zu einer fehlerhaften Differenz in der Häufigkeit unerwünschter Nebenwirkungen zweier Pharmaka mit gleicher Toxizität Anlaß geben.

Die Bewertung der Compliance

Nachdem Unterschiede in der Compliance die Bewertung der Wirksamkeit und Sicherheit einer therapeutischen Maßnahme beeinflussen können, ist die Bewertung der Compliance ein bedeutsamer, oft vernachlässigter Aspekt der klinischen Biostatistik. Der Hauptgrund für die Vernachlässigung besteht darin, daß Compliance ein ganz und gar subjektives und menschliches Phänomen darstellt. Ihre Bewertungsdaten sind extrem „weich". Das Ausmaß der Compliance wird vom Patienten bestimmt. Der „Vollzug" der Compliance zeigt sich gewöhnlich in Situationen, in denen sie von dem Untersucher nicht direkt beobachtet werden können. Ihre Bewertung hängt davon ab, was der Patient zu tun beschließt und worüber er berichtet. In einer Zeit, die sich gerne auf die Analyse harter Daten konzentriert, stellt die Compliance eine Variable dar, die keinen wissenschaftlichen Anreiz besitzt unabhängig davon, wie wichtig dieses Phänomen auch immer sein mag.

Das Vorurteil gegenüber einer solchen Art von Informationen ist von dem Nobelpreisträger Konrad Lorenz treffend zusammengefaßt worden:

> „Wenn es der Zufall will, daß das Untersuchungsobjekt ein Mensch ist, dann werden er oder sie buchstäblich dadurch enthumanisiert, daß sie daran gehindert werden, irgendeine Reaktion zu zeigen, die auch ein Meerschweinchen oder ein Hausschwein möglicherweise nicht zeigen würde (tatsächlich ist die gleiche experimentelle Methode oft für Tiere und Menschen anwendbar). Es ist noch schlimmer, daß es in einer solchen Art von Experiment dem Experimentator nicht gestattet ist, menschlich zu sein, weil man ihn energisch davon abhält, die Methoden der Wahrnehmung anzuwenden, mit denen Mutter Natur unsere Spezies ausgestattet hat. ... Das Schlimmste an der weitverbreiteten Geringschätzung der beschreibenden Darstellung ist, daß sie die Menschen entmutigt, es nicht einmal zu versuchen, wirklich komplizierte Systeme zu untersuchen (1403)."

Methoden zur Datenerfassung

Untersuchern, die es mit der komplizierten menschlichen Natur aufnehmen wollen, stehen drei verschiedene Methoden zur Verfügung, um Daten für die Beschreibung und Bewertung der Compliance zu erhalten*). Die vielleicht objektivste Methode ist die Messung des Pharmakon (oder seiner Metaboliten) im Urin. Der hauptsächliche Nachteil dieser Methode ist der, daß sie nur für das Pharmakon anzuwenden ist, für das sie entwickelt wurde. Das Ergebnis läßt aber während der übrigen Zeit keine Schlüsse auf die Compliance des Patienten zu, in der keine Urintests durchgeführt werden. Eine einzelne Urinuntersuchung läßt darüber hinaus nicht einmal am Tag der Untersuchung den sicheren Schluß zu, daß das Arzneimittel auch korrekt eingenommen worden ist.

Eine zweite quantitative Methode basiert auf der Zählung der verbrauchten Tabletten. Bei jedem Arztbesuch wird dem Patienten eine genau bemessene Zahl von Tabletten mitgegeben, von denen der Rest beim nächsten Besuch nachgezählt wird. Diese Methode führt zu quantitativen Ergebnissen, aber sie versagt, wenn der Patient vergißt, das Tablettengefäß mitzubringen. Darüber hinaus kann die Tablettenzählung keine Auskunft darüber geben, ob das Arzneimittel nach dem gewünschten Schema oder unregelmäßig eingenommen wurde.

Die beste Methode, um herauszufinden, wie sich ein Patient verhalten hat, ist, ihn direkt zu fragen. Aus der Antwort kann der Untersucher die qualitative und quantitative Information entnehmen, die von den anderen beiden Techniken nicht geliefert wird. Um die Gesamtheit der Daten zu erhalten, die für die Bewertung der Compliance notwendig sind, kann eine gut organisierte Interview-Technik auf keinen Fall durch die verfügbaren objektiven Maßnahmen ersetzt werden.

Die Interview-Methode ist jedoch eindeutig subjektiv. Sie hängt vollständig von dem Erinnerungsvermögen und der Verläßlichkeit des Patienten und auch von den Fähigkeiten des Interviewers ab. Ein Interviewer, der bestraft oder dessen Verhalten sonst für den Patienten unannehmbar ist, wird keine genauen Daten erhalten. Aus diesen Gründen wird die Interview-Technik oft als die primäre Quelle für Compliance-Daten verwendet. Dabei wird aber eine der objektiven Methoden hinzugenommen, um die Verläßlichkeit des Patienten zu überprüfen. Ein Patient würde demnach nur dann eine gute Compliance aufweisen, wenn die Information, die im Interview erhalten wurde, mit den Ergebnissen des objektiven Tests übereinstimmt.

Bewertungsarten

Unabhängig davon, welche Methode für das Sammeln von Daten über Compliance benutzt wurde, müssen die Ergebnisse in eine Form gebracht

*) Die Messung der Compliance wird ausführlich in Kapitel 3 diskutiert.

werden, die es erlaubt, die Daten weiter zu bearbeiten. Da die Compliance nicht auf einfache Weise in gewöhnlichen Dimensionen ausgedrückt werden kann (die z. B. für Variablen wie Körpergröße oder Höhe des Serumcholesterins zur Verfügung stehen), muß der Untersucher eine Bewertungsskala aufstellen, die eine quantitative Bemessung zuläßt. Der Maßstab, der gewählt wird, kann eine alternative Aufteilung (wie z. B. „gut" und „schlecht") oder eine Serie von geordneten Begriffen, wie z. B. die Bewertung „schwach, mäßig, gut und ausgezeichnet" sein. Für viele analytische Zwecke wird eine Zweierunterteilung ausreichend sein, weil sich der Untersucher lediglich auf einen einfachen Vergleich einlassen möchte, bei dem die Ergebnisse der „guten Gruppe" oder „schlechten Gruppe" in Gegensatz zu allen anderen gesetzt werden.

Die Auswahl der Kriterien für diese Art von Bemessung wird natürlich von der Art der zu untersuchenden Behandlung und von dem Zweck, für den diese verordnet worden ist, abhängen.

Die Kriterien für eine gute Compliance können sich beispielsweise unterscheiden, wenn ein Antibiotikum täglich eingenommen wird, um einer Infektion vorzubeugen oder um sie zu beseitigen. Um diese Unterscheidung näher beschreiben zu können, werde ich hier zwei Gruppen von Kriterien auflisten, die bei Untersuchungen (158, 159, 160) über die tägliche orale Einnahme von Antibiotika zur Vorbeugung von Streptokokkeninfektionen und rheumatischer Rezidive bei Kollektiven von Kindern und Jugendlichen angewendet wurden, die alle mindestens eine Episode eines akuten rheumatischen Fiebers vorher durchgemacht hatten:

Arzneimitteldosis	Oral-Penicillin G 200 000 Einheiten/Tag	Oral-Penicillin G 400 000 Einheiten 3 × tägl. 10 Tage lang
Zweck der Behandlung	Kontinuierliche Prophylaxe gegen Streptokokken-Infektion	Beseitigung der Streptokokken-Infektion
Kriterien für eine gute Compliance	Glaubwürdige Schilderung und keine größere Einnahmeunterlassung als an 5 Tagen/Mon. oder an 2 Tagen hintereinander	Glaubwürdige Vorgeschichte und nicht mehr als eine vergessene Einnahme während 10 Tagen

Unabhängig davon, ob der Leser mit den Details dieser Kriterien übereinstimmt oder nicht, weisen sie doch auf die Tatsache hin, daß die verschiedenen Arten der Therapieformen auch verschiedene Kriterien für die Bemessung der Compliance erfordern.

Die Kontrolle der Non-Compliance

Obwohl das wissenschaftliche Vorurteil gegenüber einer Unterhaltung mit dem Patienten eine der Hauptursachen dafür darstellt, daß die Compliance als eine wichtige Variable in der statistischen Analyse so vernachlässigt worden ist, hat ein weiteres Vorurteil dazu geführt, daß den klinischen Forschern noch andere wertvolle Daten, die mit der Compliance in Beziehung stehen, verlorengegangen sind. Dieses Vorurteil betrifft die Tendenz der Ärzte, Patienten die Behandlung zu verweigern, die ihre Empfehlungen nicht befolgen.

In der normalen ärztlichen Praxis führt ein Patient, der nicht gewillt ist, die Empfehlungen des Arztes auszuführen, ein wichtiges Experiment aus, das der Arzt selbst nicht ausführen wollte. Der Patient hat sich nämlich in Wirklichkeit dazu entschlossen, eine Gegenhypothese zu testen. Wenn dieser Versuch schief geht, dann trägt dieses Fehlverhalten dazu bei, die Angemessenheit der ursprünglichen ärztlichen Entscheidungen zu bestätigen. Wenn das Experiment erfolgreich ist, hat der Arzt gelernt, daß zum Erfolg nicht immer der ursprüngliche Aktionsplan notwendig ist. Folglich wird ein Patient, der es ablehnt, eine angebotene Behandlung ordnungsgemäß zu befolgen, zu einer Art von Kontrolle, die mit jenen Patienten verglichen werden kann, die die Behandlung erhielten.

Trotzdem wird ein Patient, der die Empfehlungen des Arztes abzulehnen scheint, in der normalen ärztlichen Praxis, oft vom Arzt abgelehnt. Da der Patient dann aktiv oder passiv gezwungen wird, medizinische Hilfe anderenorts zu suchen, geht dem Arzt die Möglichkeit verloren, die Ergebnisse des Gegenexperimentes kennenzulernen. Diese Art des Verlustes kann in Situationen, wo ein vielbeschäftigter Arzt seine Zeit „effektiv" nutzen möchte und kein Interesse dafür hat, seine therapeutischen Ergebnisse jemals zu ordnen, nicht verhindert werden. Ein solcher Verlust wird aber immer dann unerwünscht sein, wenn die Daten des praktizierenden Arztes einmal zu biostatistischen Zwecken verwendet werden.

Dieses Problem taucht regelmäßig bei Publikationen auf, in denen über Therapieerfolge beim Krebs berichtet wird. In solchen Untersuchungen sind die Ergebnisse chirurgisch behandelter Patienten normalerweise mit denjenigen von Patienten verglichen worden, die eine Radio- oder Chemotherapie erhielten. Ein solcher Vergleich ist ungeeignet, weil die nichtchirurgischen Patienten keine operable Gruppe darstellen. Sie werden normalerweise als inoperabel angesehen und aus diesem Grunde anderen Behandlungen zugeführt. Für einen Vergleich ohne Bias*) sollten jene in der Gruppe der operablen Patienten, die einen chirurgischen Eingriff erhielten, mit jenen verglichen werden, die zu einer Gruppe ebenfalls operabler Patienten gehören, und trotzdem andere Behandlung erhielten.

---

*) Bias = systematische Fehler

Diese Art der Gegenüberstellung würde sich zwangsläufig bei einer randomisierten therapeutischen Studie ergeben, aber es sind sehr wenige solcher Untersuchungen für operierte Patienten durchgeführt worden. Folglich sind in der normalen klinischen Praxis operable, aber nicht operierte Patienten (solche Patienten, die als operabel angesehen wurden, die aber die chirurgische Behandlung ablehnten) die einzige Quelle für Vergleiche. Diese Non-Compliers würden eine vernünftige Kontrollgruppe für die chirurgisch behandelten Patienten abgeben; die Patienten, die sich aber weigern, sich operieren zu lassen, werden von ihren Chirurgen abgelehnt und werden deshalb selten nachuntersucht zwecks Feststellung und Analyse des Behandlungsergebnisses.

Patienten, die nicht compliant sind, können auch als eine wichtige Kontrollgruppe in Situationen dienen, in denen Ergebnisse mit Placebo nicht zur Verfügung stehen. Als beispielsweise mit verschiedenen antibakteriellen Pharmaka randomisierte, klinische Untersuchungen durchgeführt wurden, um ihren Wert für die Verhütung von Streptokokken-Infektionen beurteilen zu können, sprachen ethische Gesichtspunkte gegen die Prüfung von Kollektiven, die Placebo erhielten. Bei Abwesenheit einer Kontrollgruppe entstanden jedoch immer dann größere Probleme, wenn gefunden wurde, daß zwei der wirksamen Pharmaka im wesentlichen zu ähnlichen Ergebnissen führten. War dann jedes Pharmakon wirklich wirksamer als Placebo? Die Sachlage war geklärt, als man herausfand, daß die Häufigkeit von Streptokokken-Infektionen bei den Patienten mit hoher Compliance (die eine gute Prophylaxe durchführten) beträchtlich niedriger lag als bei den Patienten, die einnahmeunzuverlässig waren.

Eine andere Möglichkeit, um aus Compliance-Unterschieden analytischen Nutzen zu ziehen, ergab sich während einer Untersuchung zur Klärung der Frage, inwieweit die Tonsillengröße bei der Prädisposition rheumatischer Kinder und Jugendlicher für Streptokokken-Infektionen eine Rolle spielen könnte (157). Unter den Patienten, die stets eine gute antibiotische Prophylaxe durchführten, bestand keinerlei Beziehung zwischen der Häufigkeit von Streptokokken-Infektionen und Tonsillengröße. Unter den Patienten, die keine gute Prophylaxe durchführten, nahm die Häufigkeit von Streptokokken-Infektionen aber mit zunehmender Tonsillengröße zu.

Protokollierung der Compliance

In allen Fallbeispielen, die bisher diskutiert wurden, bezog sich die Beurteilung der Compliance ausschließlich auf die Bereitschaft des Patienten für und die Beibehaltung einer verschriebenen Arzneimitteltherapie. Ein anderer wichtiger Aspekt der Compliance betrifft die Führung eines Untersuchungsprotokolls. Während der Durchführung einer therapeutischen Studie oder einer anderen Untersuchung müssen viele geplante Maßnahmen sowohl vom

Untersucher als auch vom Patienten durchgeführt werden. Die Compliance oder Non-Compliance, die diesem protokollarischen Vorgehen entgegengebracht wird, kann die Ergebnisse der Untersuchung beeinflussen.

Compliance des Untersuchers

Die Wahrscheinlichkeit, daß ein Untersuchungsprotokoll nicht eingehalten wird, ist besonders groß, wenn viele Untersucher zusammenarbeiten. Die Versäumnisse entstehen gewöhnlich durch unzureichende Kommunikation zwischen den Mitarbeitern oder unzureichende Aufmerksamkeit einzelner Untersucher. Eine häufig zu beobachtende Verletzung des Versuchsplans findet man bei den Kriterien für die Zuteilung zur Untersuchung. In der multizentrischen UGDP-Studie über Diabetes mellitus-Behandlung erfüllten beispielsweise 95 der aufgenommenen Patienten nicht die minimalen Standards der Glukosetoleranz, die als diagnostisches Kriterium für den Diabetes mellitus aufgestellt worden waren. Neben den ethischen Problemen, die durch diese Art von Protokollverletzung verursacht wurden, kann dies zur Entstehung größerer statistischer Probleme führen, wenn die Ergebnisse bei ungeeigneten und geeigneten Patienten sehr unterschiedlich ausfallen (1404).

Eine andere Art von Verletzung, die oft unabsichtlich passiert, ist die, daß der Untersucher die Fähigkeit entwickelt, die Identität der in Doppelblindstudien benutzten Pharmaka herauszubekommen. Eine solche Entdeckung wird besonders leicht eintreten, wenn das wirksame Pharmakon an einer physiologischen Nebenwirkung wie z.B. einer Bradykardie, die oft bei β-blockierenden Substanzen auftritt, erkannt werden kann. Die Folge dieser Art der Protokollverletzung ist der Fehlschluß, daß Symptome und andere subjektive Daten unter der vermeintlichen Annahme einer tatsächlichen Doppelblindtechnik bestimmt worden sind. Wenn es den Ärzten (oder Patienten) gelingt, erfolgreich zwischen dem aktiven Pharmakon und dem Placebopräparat zu unterscheiden, wird der klinische Versuch in einen Pseudo-Doppelblindversuch verwandelt, wobei er alle logistischen Nachteile des Doppelblindversuches und keinen wissenschaftlichen Vorteil besitzt.

Ein drittes protokollarisches Problem betrifft bei therapeutischen Studien die Notwendigkeit, zusätzliche Arzneimittel auszuschalten, die die Ergebnisse der zu prüfenden Substanz beeinflussen könnten. Verletzungen dieser speziellen Vorschrift eines Protokolls werden oft übersehen, wenn die Nichtbeachtung mit gleich großer Häufigkeit in jedem Patientenkollektiv auftritt, bei denen zu vergleichende Therapien angewendet werden. Da die qualitativen Charakteristika der „ungeeigneten Arzneimittel" nicht für jedes Patientenkollektiv gleichwertig sein müssen, können diese Unterschiede für Eigenschaften verantwortlich werden, die fälschlicherweise dann dem eigentlichen Pharmakon zugeschrieben werden.

Von den vielen anderen möglichen Varianten der Non-Compliance des Untersuchers soll hier nur eine aufgeführt werden, nämlich das Problem, daß das Untersucherprotokoll fein säuberlich aufbewahrt wird, während man seinen Inhalt gleichzeitig ignoriert. Nehmen wir beispielsweise einmal an, daß wir eine therapeutische Studie durchführen, um zu bestimmen, ob bei Erwachsenen mit Diabetes mellitus die Einhaltung einer Normoglykämie zu einer Verhütung von Gefäßkomplikationen führt. Wenn wir eine feste Dosierung eines oralen Antidiabetikums verordnen und bestimmen, ob der Patient die vorgeschriebene Behandlung konsequent durchführt, haben wir uns nach den Richtlinien des Protokolls ordnungsgemäß verhalten. Wenn wir auf der anderen Seite vergessen nachzuprüfen, ob der Blutzucker des Patienten tatsächlich im Normalbereich gehalten wird, oder wenn wir vergessen, die Dosis des Pharmakons so anzupassen, daß normale Blutzuckerwerte erreicht werden, waren wir gegenüber der Grundidee der Untersuchung nicht compliant.

Es gibt noch viele andere Arten, auf welche Weise die Non-Compliance eines Untersuchers aufgrund eines Protokolls die Untersuchungsdaten verzerren kann. Die publizierten Daten eines Untersuchungsprojektes enthalten trotzdem oft keine Angaben, ob Anstrengungen unternommen wurden zu prüfen, ob das Protokoll auch ordnungsgemäß eingehalten wurde. Ein interessanter Aspekt der besonderen Anwendung von zweierlei Maß in der heutigen Forschungsszene ist, daß man von der pharmazeutischen Industrie erwartet, daß sie die Compliance der klinischen Untersucher kontrolliert, während eine entsprechende Kontrolle nicht gefordert wird, wenn eine öffentliche Institution eine multizentrische therapeutische Studie fördert, in die Untersucher akademischer Institutionen integriert sind.

Patienten-Compliance

Auch wenn ein Patient sich einnahmezuverlässig verhält, kann er trotzdem das Verschreibungsprotokoll auf verschiedene Art verletzen. Eine Verletzung besteht darin, daß der Code des Doppelblindversuches entschlüsselt wird. Ein Beispiel für ein solches Problem wurde kürzlich von Chalmers (1398) mitgeteilt. Er beschrieb die Art, in der ein Kollektiv intelligenter Patienten (Angestellte des National Institutes of Health), die an einem klinischen Doppelblindversuch teilnahmen, den Inhalt von Kapseln untersuchten, um Placebo vom Vitamin-C-haltigen Präparat zu unterscheiden. Nach Chalmers war das Behandlungsergebnis dieser Studie erheblich bei solchen Patienten verschieden, die ihre Medikation richtig bzw. nicht identifiziert hatten.

Eine andere wichtige Art der Patienten-Non-Compliance betriftt die unzureichende Teilnahme an den Wiederholungsuntersuchungen, nachdem die Behandlung eingeleitet worden ist. Wenn ein Patient, für den ein spezieller Test 4 bzw. 8 Wochen nach Behandlungsbeginn vorgesehen ist, nach 6 Wochen zur Nachuntersuchung erscheint, wo sollen dann die Ergebnisse des nach 6 Wochen durchgeführten Tests berücksichtigt werden? Nehmen wir einmal an, daß der Patient nicht oft genug erscheint, um die periodischen

Tests durchzuführen, die benötigt werden, um besondere vorübergehend auftretende Wirkungen wie z.B. eine symptomlose Streptokokken-Infektion oder eine anikterische Hepatitis erfassen zu können. Wie können diese unvollständigen Ergebnisse dann analysiert werden? Es gibt keine einfachen statistischen Antworten auf diese Fragen. Jede Entscheidung erfordert eine subtile Begutachtung unter Berücksichtigung der besonderen Gegebenheiten, die von Einfluß waren.

Der äußerste Fall von Non-Compliance besteht natürlich dann, wenn der Patient sich entscheidet, aus der Studie ganz auszuscheiden. Mit einer einzigen Ausnahme, auf die wir später noch eingehen werden, liegen die Probleme für die Analysierung von Daten vorzeitig ausgeschiedener Patienten außerhalb dieser Diskussion. Die Problemstellungen sind schwierig und vielschichtig und können auch nicht immer durch die versicherungs-mathematischen Analysemethoden („Sterbetafel“), die normalerweise als Lösungsmöglichkeit in Frage kommen, gut bewältigt werden.

Die „Compliance-Auswahlgruppe“

Eine andere Art von biostatistischem Problem ergibt sich dann, wenn eine therapeutische Studie mit einem Patientenkollektiv „mit ausgewählter Compliance“ durchgeführt wird. Eine solche Auswahl ergibt sich auf folgende Weise: Bevor die Patienten dem Versuch zugeteilt werden, werden Patienten, die sich auf andere Weise qualifiziert haben, daraufhin überprüft, ob sie die Fähigkeit und den Willen besitzen, sowohl das Protokoll als auch die therapeutischen Anweisungen der Untersuchung ordnungsgemäß zu befolgen. Patienten, die vom Untersucher als nicht geeignet angesehen werden, werden dann von der Studie ausgeschlossen, so daß die Studie ausschließlich mit einem Kollektiv voraussichtlich kooperativer Patienten durchgeführt wird, wodurch eine „Compliance-Auswahlgruppe“ entsteht. Ein Anhalt für das Vorliegen einer solchen Auswahl kann erhalten werden, wenn man die Ausschlußkriterien näher untersucht. Diese Kriterien hängen üblicherweise von verschiedenen Gesichtspunkten der Diagnose, Prognose, den Nebenkrankheiten und der Nebenmedikation ab. Wenn die Kriterien darüber hinaus auch eine Aussage über die Bereitschaft zur Kooperation enthalten, dann haben die Untersucher eine Compliance-Auswahl getroffen. Es erscheint durchaus vernünftig, Patienten so auszuwählen. Schließlich wollen die Untersucher einer therapeutischen Studie nicht viel Zeit und intensive Forschungsarbeiten an Patienten verschwenden, bei denen es unsicher ist, ob sie die vorgeschlagene Medikation durchführen oder zu den geplanten Untersuchungen erscheinen. Dadurch, daß Patienten mit einer geringen Compliance-Neigung vorher aussortiert werden, kann der Untersucher Vergeudung von Zeit vermeiden und die Effizienz der Forschungsaktivitäten erhöhen.

Um einen solchen Wirkungsgrad zu erreichen, gehen die Untersucher jedoch ein hohes Risiko ein. Das Risiko besteht darin, daß die Patienten mit hoher Compliance nicht repräsentativ für den Personenkreis sind, der die behandelte Erkrankung besitzt. Das Risiko ist jedoch geringfügig, wenn die ausgeschlossenen Non-Compliers lediglich einen kleinen Anteil des Gesamtkollektivs sonst geeigneter Patienten darstellen. Wenn die ausgeschlossene Gruppe jedoch einen großen Anteil der insgesamt ausgesuchten Fälle darstellt, dürften die Untersuchungsergebnisse nur für Patienten mit hoher Compliance zutreffen und nicht für andere mit der gleichen Erkrankung.

Ein Problem dieser Art trat in der erst kürzlich durchgeführten Multizenter-Studie der Veterans Administration (1405) zur Behandlung der Hypertonie auf. Da die Ergebnisse harte Daten (randomisiert) für den Wert einer Behandlung von Patienten mit symptomloser Hypertonie erbrachten, hat es für die Untersuchung viel berechtigtes Lob für die Leistung gegeben, mit der die Studie geplant und durchgeführt wurde. Trotzdem bestand das untersuchte Patientenkollektiv aus einer besonders eingeschränkten „Compliance-Gruppe" von Hypertonikern. Die Auswahlkriterien wurden wie folgt beschrieben (1401):

„Da eine nennenswerte Anzahl vorzeitiger Therapieabbrüche die Untersuchung aufs Spiel setzen würde, hatten wir den Wunsch, deren Auftreten möglichst auf ein Minimum zu reduzieren. Sich herumtreibende Alkoholiker, Landstreicher, Psychopathen, schwierige Charaktere, geistig eingeschränkte Personen, die zu Hause nicht ordentlich versorgt werden, und alle jene, die – aus welchem Grunde auch immer – die Klinik nicht regelmäßig besuchten, wurden aus der Studie ausgeschlossen. Darüber hinaus diente der Vortest dazu, andere mögliche Therapieabbrüche zu eleminieren, die bei der ersten Begutachtung nicht miterfaßt werden konnten."

Die Untersucher der Veteran Administration haben keine Daten über die Zahl der auf andere Weise für geeignet gehaltenen Patienten publiziert, deren vermutete oder nachgewiesene Non-Compliance dazu führte, daß sie von dem Versuch ausgeschlossen wurden. Es ist berechnet worden*), daß ungefähr ½ bis ⅔ aller Patienten mit geeigneten Blutdruckwerten von der Studie ausgeschlossen worden sind. Der Ausschluß einer so großen Menge von Patienten würde die Ergebnisse der Patienten mit guter Compliance, die in der Studie behandelt wurden, nicht beeinflussen. Er würde aber die Möglichkeit verhindern, allgemeine Schlußfolgerungen über die Behandlung anderer hypertoner Patienten zu ziehen. Das Kreislaufsystem folgsamer hypertensiver Patienten, die gewillt waren, an der Studie verläßlich mitzuarbeiten, könnte durch die antihypertensiven Pharmaka günstig beeinflußt worden sein, aber diese Pharmaka hätten vielleicht weniger gut bei den vielen weniger folgsamen Hypertonikern gewirkt, die als non-compliant ausgeschlossen worden waren.

Wenn öffentliche Kampagnen planerisch so angelegt werden, daß allen Patienten mit Hypertonie eine geeignete Behandlung zuteil wird, können die Ergebnisse (wenn sie festgestellt und bewertet werden) etwas enttäuschend aus-

---

*) E. D. Freis, persönliche Mitteilung.

fallen. Wenn das Ausmaß der Gefäßkomplikationen nicht in dem Maße herabgesetzt wird, wie es erwartet wurde, kann die Abweichung darauf beruhen, daß die Patienten ohne Compliance, deren therapeutische Widerspenstigkeit vorher nicht entdeckt worden war, auf die Therapie nicht angesprochen haben.

Die Gruppe, bei der „Störungen durch Compliance" verursacht werden

Das letzte Problem, das hier besprochen werden soll, ist besonders subtil und vielschichtig. Es kann darauf zurückzuführen sein, daß die Fähigkeit, sich bei einer Therapie compliant zu verhalten, vom Resultat abhängt, das als hauptsächliches Behandlungsergebnis erwartet wird. Wenn die Bereitschaft zur Compliance einen starken Einfluß auf das Behandlungsergebnis hat, werden die Ergebnisse durch eine „Störvariable" verzerrt werden. Unabhängig von der Behandlungsart wird das Patientenkollektiv mit guter Compliance ein Behandlungsergebnis aufweisen, das sich beträchtlich von entsprechenden Ergebnissen bei demjenigen unterscheidet, das keine befriedigende Compliance aufwies. Folglich könnte auch eine gänzlich unwirksame Behandlung fälschlicherweise den Eindruck einer günstigen Wirkung (oder schädlichen) für „mitmachende Patienten" vermitteln.

Um diesen Punkt etwas näher zu beleuchten, gehen wir davon aus, daß Menschen mit einem hohen Maß an innerem Antrieb oder Stress, den man als psychische Spannung bezeichnen könnte, eher dazu neigen, kardiovaskuläre Erkrankungen zu entwickeln als Menschen ohne solche psychische Anspannung. Nehmen wir darüber hinaus an, daß eine unattraktive und schwierig einzuhaltende neue Diät als Maßnahme zur Vorbeugung kardiovaskulärer Erkrankungen vorgeschlagen worden ist und daß die Diät in Wirklichkeit unwirksam ist. Schließlich gehen wir von der Annahme aus, daß die Leute mit innerer Spannung größere Schwierigkeiten haben, die neue Diät ordnungsgemäß einzuhalten als die ruhigen Menschen, die viel besser in der Lage sind, richtig mitzuarbeiten. Unter diesen Bedingungen wird, wenn die Diät für ein großes Menschenkollektiv verordnet worden ist, die Häufigkeit kardiovaskulärer Erkrankungen bei denjenigen Menschen niedriger sein, die die Diät einhalten als bei jenen, die dies nicht tun. Die falsche Schlußfolgerung, die dann hieraus gezogen werden könnte ist die, daß die Diät kardiovaskuläre Erkrankungen wirkungsvoll zu verhindern vermag.

Da diese Problematik auch bei der gerade in den USA durchgeführten Untersuchung (MRFIT) über die Beeinflussung multipler Risikofaktoren auftreten könnte (1402), möchte ich an dieser Stelle einige erfundene numerische Daten bringen, um mögliche Konsequenzen besser illustrieren zu können.

Nehmen wir an, daß wir eine Gruppe von Menschen mit innerer Spannung identifizieren können, die darüber hinaus während des Zeitraumes der Studie eine 30%ige Inzidenz kardiovaskulärer Erkrankungen aufweisen. Bei entspannten Menschen beträgt die entsprechende Häufigkeit nur 5%. Nehmen wir darüber hinaus einmal an, daß das zu untersuchende Patientenkollektiv sich aus 70% ruhigen und 30% angespannten Menschen zusammensetzt. Wenn mit dieser Bevölkerungsgruppe nichts unternommen wird, dann würden wir eine Gesamthäufigkeit für kardiovaskuläre Ereignisse erwarten, die:

$$(0{,}70) \cdot (0{,}05) + (0{,}30) \cdot (0{,}30) = 0{,}035 + 0{,}09 = 0{,}125 = 12{,}5\%$$

ist. Nehmen wir nun an, daß die gesamte Population in eine randomisierte klinische Studie aufgenommen wird, in der die Wirkung einer speziellen neuen Diät getestet werden soll. Der einen Hälfte dieses Kollektivs wird die neue Diät verordnet, und die andere Hälfte bleibt bei ihrer gewohnten Kost.

Das Compliance-Problem kann nun folgendermaßen auftreten: Bei den Menschen ohne spezielle Diät kommt es zu keinen Ausfällen, was durch eine schwierige Behandlungsmethode verursacht sein könnte. Der einzige Grund zur vorzeitigen Beendigung könnte nur der Ärger darüber sein, an einer klinischen Untersuchung teilnehmen zu müssen. Folglich würde das Ausmaß vorzeitigen Ausscheidens in der Kontrollgruppe mit der normalerweise in irgendeiner Untersuchung zu erwartenden Ausscheidungsrate übereinstimmen und das Ausmaß bei den psychisch angespannten und nicht angespannten Patienten etwa gleich groß sein. Es sei dabei die Annahme gemacht, daß die Ausscheidungsraten in jeder Gruppe 5% betragen. Die im Kontrollkollektiv verbleibenden Patienten setzen sich dann aus den 95% der anfänglichen Teilnehmer jeder Gruppe zusammen, wobei das Kollektiv noch 95% seiner ursprünglichen Größe besitzt. (Dieses Kapitel kann verifiziert werden als:

$$(0{,}95) \cdot (0{,}70) + (0{,}95) \cdot (0{,}30) = 0{,}665 + 0{,}285 = 0{,}950 = 95\%.)$$

Für die Patienten des Kollektivs, für das die spezielle Diät vorgesehen ist, werden die Schwierigkeiten, die Diät einzuhalten, einen besonderen Anlaß dafür bieten, aus der Studie auszuscheiden. Nehmen wir an, daß die Ausscheidungsrate bei den innerlich ausgeglichenen Patienten 10% ist, also zweimal so hoch wie bei vergleichbaren Patienten, die diese Diät nicht erhalten. Unter psychisch angespannten Patienten sind die Probleme, eine Spezialdiät aufrechtzuerhalten, gewaltig, so daß 80% der Patienten vorzeitig ausscheiden. Die Gesamtzahl der Patienten, die die spezielle Diät beibehalten, wird deshalb auf 69% der ursprünglichen Teilnehmer reduziert werden. (Dieses Beispiel läßt sich wie folgt berechnen:

$$(0{,}70) \cdot (0{,}90) + (0{,}30) \cdot (0{,}20) = 0{,}63 + 0{,}06 = 0{,}69 = 69\%.)$$

Dieses Ausmaß der Compliance erscheint nicht außergewöhnlich niedrig, weil bei Patienten, denen eine spezielle Diät verordnet wird, mit einer relativ hohen vorzeitigen Abbruchtendenz gerechnet werden muß.

Nun wollen wir uns ansehen, was wir in dieser Studie in bezug auf die kardiovaskulären Ereignisse an Ergebnissen zu erwarten haben. Für das Patientenkollektiv, das in der Kontrollgruppe bis zum Ende teilnahm, würde die Häufigkeit des Auftretens 5% bei 66,5% der innerlich ausgeglichenen und 30% bei den 28,5% der psychisch angespannten Personen betragen. Die insgesamt zu beobachtende Häufigkeit würde sich dann wie folgt errechnen:

$$(0,05)\cdot(0,6)+(0,30)\cdot(0,285)=(0,03325)+(0,0855)=0,11875.$$

Wenn man diese Rechnung auf die Menschen, die keine Diät erhalten hatten und tatsächlich die Untersuchung beendeten, überträgt, würde sich folgende Häufigkeit ergeben: (0,11875) : (0,95) = 0,125 = 12,5%. Für das Patientenkollektiv, das die spezielle Diät bis zum Schluß einhalten würde, errechnet sich eine Ereignishäufigkeit von 5% bei den 63% der innerlich ausgeglichenen und von 30% bei den 6% der psychisch angespannten Patienten. Die Gesamtereignishäufigkeit für die Gruppe mit Spezialdiät würde sich dann wie folgt berechnen:

$$(0,05)\cdot(0,63)+(0,30)\cdot(0,06)=0,0315+0,018=0,0495=4,95\%.$$

Wenn die Rechnung auf die mit der speziellen Diät behandelten Patienten, die tatsächlich die Untersuchung beendeten, angewendet wird, würde die Häufigkeit: (0,0495) : (0,69) = 0,072 = 7,2% betragen.

Vorausgesetzt, daß wir nichts über die Beziehung zwischen der Persönlichkeitsstruktur, der Compliance und der Häufigkeit kardiovaskulärer Ereignisse bei psychisch angespannten gegenüber innerlich ausgeglichenen Personen wüßten, würden wir nur die Behandlungsergebnisse betrachten. Ohne nähere Analyse des psychischen Status würden wir über die verschiedenen Gründe zum vorzeitigen Abbruch, die die Unterschiede im Ergebnis herbeigeführt haben, nichts wissen, und wir würden evtl. Schlußfolgerungen ziehen, die nur auf dem Gesamtergebnis basieren. Deshalb würden wir in einer randomisierten klinischen Studie, in der die spezielle Diät gegen keinerlei andere Diät verglichen wird, zu dem Schluß kommen, daß die Patienten mit spezieller Diät eine kardiovaskuläre Ereignishäufigkeit von 7,2% hätten und solche ohne Spezialdiät entsprechend 12,5% aufweisen. Es würde deshalb so aussehen, als ob die spezielle Diät die Häufigkeit kardiovaskulärer Ereignisse um den folgenden Prozentsatz reduziert hätte:

$$(12,5-7,2):12,5=5,3:12,5=42,4\%.$$

Dieses Ausmaß der Herabsetzung wäre sicherlich klinisch relevant. Darüber hinaus würde bei der großen Anzahl von Patienten in der Untersuchung die Differenz auch mathematisch-statistisch signifikant sein*).

---

*) Mit Berechnungen, die zu umfangreich sind, um sie erwähnen zu können, kann man zeigen, daß diese Differenz in den beiden Gruppen der Patienten mit hoher Compliance einen p-Wert haben wird, der unter 0,05 liegt (mit Hilfe des X^2-Tests), wenn 636 Patienten von Anfang an an der Untersuchung teilgenommen haben.

Die offensichtliche Schlußfolgerung würde sein, daß die spezielle Diät die Häufigkeit kardiovaskulärer Erkrankungen um mehr als 40% herabgesetzt hätte, und trotzdem wäre diese Schlußfolgerung total falsch. Der erscheinende Vorteil der Diät, von der wir wissen, daß sie in Wirklichkeit unwirksam war, würde sich nur aus der Tatsache ergeben, daß sie nur von jenen Menschen eingehalten wurde, die ein niedriges Risiko für kardiovaskuläre Erkrankungen besaßen.

An diesem Punkt der Diskussion würde ein Fachmann klinischer Untersuchungen sofort anmerken, daß die Analyse, soweit sie bisher vorgestellt wurde, inkomplett ist. Wir haben bisher nicht nach den Ergebnissen der vorzeitig ausgeschiedenen Patienten gesehen. Unter den früher berichteten Bedingungen sollten wir bei den beiden Patientenkollektiven einen beträchtlichen Unterschied in der Häufigkeit kardiovaskulärer Ereignisse bei jenen Teilnehmern finden, die vorzeitig aus der Therapie ausschieden. Die Häufigkeit würde 12,5% in der Kontrollgruppe und 24,4% in der mit der speziellen Diät betragen. Die entsprechenden Berechnungen sehen wie folgt aus: In der Kontrollgruppe würden die innerlich ruhigen Ausscheidenden $(0{,}70) \cdot (0{,}50) = 0{,}35$, bei den psychisch angespannten vorzeitig Ausscheidenden $(0{,}30) \cdot (0{,}05) = 0{,}015$ der ursprünglichen Patienten betragen. Die Häufigkeit kardiovaskulärer Ereignisse würde in dieser Gruppe sein:

$$[(0{,}035) \cdot (0{,}05) + (0{,}015) \cdot (0{,}30)] : 0{,}050 = [0{,}00175 + 0{,}00450] : 0{,}050 = 0{,}00625 : 0{,}05 = 0{,}125 = 12{,}5\%.$$

In der speziellen Diätgruppe würden die innerlich ruhigen Ausscheider $(0{,}70) \cdot (0{,}10) = 0{,}07$ und in der Gruppe psychisch angespannter Personen $(0{,}30) \cdot (0{,}80) = 0{,}24$ des ursprünglichen Kollektivs betragen. Die Häufigkeit kardiovaskulärer Ereignisse würde in dieser Gruppe der vorzeitigen Ausscheider wie folgt lauten:

$$[(0{,}70) \cdot (0{,}05) + (0{,}24) \cdot (0{,}30)] : 0{,}31 = [0{,}0035 + 0{,}072] : 0{,}31 = 0{,}0755 : 0{,}31 = 0{,}244 = 24{,}4\%.$$

Der Befund, daß das eine Kollektiv der vorzeitigen Ausscheider eine Häufigkeit kardiovaskulärer Ereignisse aufwies, die zweimal so hoch ist wie bei der anderen Gruppe, sollte uns sofort in unserem Verdacht bestärken, daß etwas sehr Eigenartiges vorgefallen sein muß.

Wenn wir uns darüber hinaus die Ergebnisse aller Patienten, die randomisiert worden sind, anschauen, also unabhängig von denjenigen, die vorzeitig aus der Studie ausschieden, würden wir finden, daß die Häufigkeit kardiovaskulärer Erkrankungen gleich hoch ist. In der Kontrollgruppe würde nämlich die Häufigkeit wie folgt sein:

$$[(0{,}11875) + (0{,}00625)] : [(0{,}95) + (0{,}05)] = [(0{,}12500)] : 1{,}00 = 12{,}5\%.$$

Entsprechend würde in der Gruppe mit Spezialdiät das Ausmaß wie folgt lauten: $[(0{,}0495) + (0{,}0755)] : [(0{,}69) + (0{,}31)] = [0{,}1250] : [1{,}00] = 12{,}5\%$. Diese

Ähnlichkeit in der Häufigkeit kardiovaskulärer Ereignisse für beide randomisierte Gruppen – also unabhängig von der Höhe der vorzeitigen Ausscheider – würde uns bei der Feststellung helfen, daß irgendein unbekannter Einfluß bei den Patienten, die vorzeitig aus der Studie ausschieden, vorhanden sein muß.

Um alle diese zusätzlichen Informationen zu erhalten, wäre es jedoch erforderlich, daß die therapeutische Studie mit einem außergewöhnlichen Engagement hätte durchgeführt werden müssen, um vollständige und detaillierte Nachuntersuchungsdaten für alle Patienten zu erhalten, die vorzeitig aus der Studie ausgeschieden sind. Eine solche intensive Nachuntersuchung findet bei therapeutischen Studien so gut wie niemals statt. Wenn bei den vorzeitig ausgeschiedenen Patienten ein Todesfall auftritt, erfährt der Untersucher normalerweise von diesem Vorkommnis, wenn jedoch eine nicht tödliche kardiovaskuläre Erkrankung auftritt (wie z. B. eine Angina pectoris, ein Myokardinfarkt, eine Claudicatio intermittens oder ein Schlaganfall), dann ist es schwierig, das Auftreten oder Nichtauftreten eines solchen Ereignisses standardisiert für lebende Patienten zu dokumentieren. Wegen dieser Schwierigkeiten bei der späteren Kontrolle der vorzeitig ausgeschiedenen Patienten neigen die Untersucher vermutlich dazu, ihr analytisches Vorgehen auf die Patienten zu konzentrieren, die bezüglich Untersuchungsprotokoll compliant waren und unter Behandlung blieben. Wenn einer solchen Versuchung nachgegeben wird, werden die Untersucher zu falschen Schlußfolgerungen kommen, wie vorher beschrieben wurde.

Die Möglichkeit eines solchen Fehlers ist ein Hauptrisiko für die Arbeit der MRFIT-Studie. Es ist bisher ausreichend Erfahrung gesammelt worden, um angeben zu können, daß zwischen bestimmten Persönlichkeitstypen (oder psychische Status) und späteren kardiovaskulären Erkrankungen eine feste Beziehung besteht. Die hauptsächliche Aufgabe besteht demnach nicht mehr länger darin zu prüfen, ob eine solche Beziehung vorhanden ist, sondern wie dieses Merkmal identifiziert werden kann. Durch welchen speziellen psychologischen Test oder andere psychiatrisch-diagnostische Methoden können wir am besten Menschen herausfinden, die für kardiovaskuläre Erkrankungen besonders empfänglich sind? Eine andere vernünftige Annahme ist die, daß Menschen mit einer bestimmten psychischen Konstitution nicht gewillt oder auch unfähig sind, Formen spezieller Diät oder andere Maßnahmen einzuhalten, die als eine aktive Therapie in der MRFIT-Studie verordnet worden ist. Da die Kontrollgruppe keine Diät erhält, obgleich es richtiger wäre, eine gleich geschmacklose Standardkost zu verabreichen, erfüllt die MRFIT-Untersuchung alle notwendigen Voraussetzungen dafür, daß bei der Interpretation der Ergebnisse ein größerer wissenschaftlicher Fehler unterläuft.

Die sicherste Methode, diesen Fehler zu vermeiden, besteht darin, den psychischen Zustand der Patienten zu untersuchen, indem Testmethoden verwendet werden, die so sorgfältig sind wie diejenigen für die Bestimmung der Serumlipide. Mit solchen Daten können die Untersucher den unterschiedlichen Grad des psychischen Risikos feststellen. Sie könnten dann die Ergebnisse für die Analyse benutzen, die erforderlich ist, um zu zeigen, daß compliancebezogene Einflüsse nicht vorhanden sind.

Dieses Vorgehen mag wissenschaftlich wenig reizvoll sein, da die Fragebögen und anderes schriftliches Material, das für die Untersuchung des psychiatrischen Status erforderlich ist, unter Epidemiologen bisher keine ausreichend intensive Beachtung gefunden haben. Die ideologisch gefärbte Auffassung der meisten derzeitigen Epidemiologen ist die, daß Risikofaktoren umwelt- und nicht naturbedingt sind, d. h. auf Umweltfaktoren zurückgehen wie Nahrung, Wasser, Zigarettenrauchen und Training, sich jedoch nicht von solchen konstitutionellen Faktoren wie Erblichkeit und dem psychischen Status ableiten. Wegen dieser ideologischen Auffassung sind im allgemeinen in epidemiologischen Untersuchungen weder die Erblichkeit noch die Psyche berücksichtigt worden. Darüber hinaus sind geeignete wissenschaftliche Praktiken bisher nicht entwickelt oder angewendet worden, um verwertbare Daten aus großen Patientenkollektiv-Studien zu erhalten.

Da geeignete psychische Untersuchungsmethoden und hiermit in Beziehung stehende Datenanalysen fehlen, besteht eine andere Möglichkeit zur Verhütung des erwähnten Fehlers darin, daß alle MRFIT-Patienten weiterhin intensiv betreut werden auch dann, wenn sie die Studie vorzeitig beendet haben, so daß die Diagnostik kardiovaskulärer Krankheiten bei jedem Patienten gleichwertig und unabhängig von der Compliance bei der Behandlung ausgeführt wird. Wenn die Inzidenz kardiovaskulärer Ereignisse bei Patienten mit mangelhafter Compliance und unter den verschiedenen therapeutischen Behandlungen unterschiedlich häufig ist, dann erhalten die Untersucher einen massiven Hinweis darauf, daß ihre Basisdaten durch Veränderung im Kollektiv, verursacht durch Compliance-Einflüsse verfälscht, worden sind. Eine gleichgute diagnostische Überwachung mag evtl. nicht erreichbar sein, weil die ausgeschiedenen Patienten möglicherweise nicht gewillt sind, zu den MRFIT-Kliniken für notwendige Kontrollen zurückzukehren. Um aber mit dem Problem fertig zu werden, könnten die Untersucher gezwungen werden, Arzttermine zu späten Tageszeiten, Hausbesuche oder andere spezielle Maßnahmen zu ergreifen, damit bei allen vorzeitig ausgeschiedenen Patienten Nachuntersuchungen zur Entdeckung kardiovaskulärer Erkrankungen vorgenommen werden können.

Schlußfolgerungen

Diese sechs Compliance-Merkmale sollten ausreichen, um deren Kompliziertheit und ihre Wirkung auf die Entstehung größerer biostatistischer Fehlinterpretationen aufzuzeigen. Einflüsse, die von der Compliance ausgehen, können also zu jenen hinzuaddiert werden, die sich aus der Auswahl des Patientengutes (1399), der Entdeckung (1399) und aus dem zeitlichen Ablauf

(1400) als weitere wichtige Ursachen für die Verfälschung von Daten ergeben, die zu fundamentalen Irrtümern bei biostatistischen Analysen führen kann. Störende Variable verhalten sich in der Biostatistik wie Gegenhypothesen bei jeglicher Form wissenschaftlicher Untersuchungen. Wenn ein Untersucher die Gegenhypothesen nicht erwägt und nicht rechtzeitig ausmerzt, dann können sie seine Hypothese verfälschen und seine Forschung wertlos machen. Wie die Einflüsse, die auf Ungleichheiten in Selektion, Diagnose und Zeitfolge beruhen, werden die Einflüsse der Compliance nicht verschwinden, nur weil der Untersucher es hofft. Man wird sie auch nicht dadurch beseitigen, daß der Auswertende versucht, die Einflüsse durch Berücksichtigung von Alter, Rasse, Geschlecht und leicht verfügbaren anderen Variablen auszugleichen. Statt dessen wäre es besser, sich auf die „unangenehmen" Variablen, die die Verfälschung bewirken, zu konzentrieren.

Um die Daten zu erhalten, die für die Analyse der Compliance notwendig sind, und um die Compliance-Bias ausschalten zu können, müssen sich die Untersucher wieder auf eine alte Tradition der klinischen Medizin besinnen: das Gespräch mit dem Patienten. Diejenigen Untersucher, die diese Informationsquelle mißachten oder sie aufgegeben haben, weil sie wissenschaftlich gesehen zu „weich" ist, sind ein neues Risiko der klinischen Wissenschaften eingegangen, die zwar „harte", aber oft irrelevante oder falsche Daten liefert. Aufgrund einer ständigen Bevorzugung harter und Mißachtung wichtiger „weicher" Daten, die durch die direkte Unterhaltung mit dem Patienten erhalten werden, haben die Biostatistiker diesem Übelstand Vorschub geleistet. Zusätzlich zu den zitierten wissenschaftlichen Mängeln führen jedoch therapeutische Studien, die nur auf sogenannten „harten Daten" basieren, zu einer ernst zu nehmenden Gefährdung des Menschen. Dabei kann der Gedanke entstehen, daß die biostatistische Analyse nicht zwischen Patientenversorgung und der Ausübung der Veterinärmedizin unterscheiden kann.

21
Methoden der Compliance-Forschung

David L. Sackett

Einleitung

Die Regeln wissenschaftlicher Beweise sind universell, und die Forschungsstrategien, die sie produzieren, erstrecken sich über alle Wissenschaftszweige. Es ist nicht Absicht dieses Kapitels, die grundlegenden Maßnahmen aufzuzeigen, die sich dazu eignen, „die Potenzierung des gesunden Menschenverstandes in Verknüpfung mit dem Bemühen, nicht im Irrtum zu verharren" zu erreichen, und die als wissenschaftliche Methode bekannt sind (1414).

Wenn diese allgemeinen Maßnahmen jedoch in spezifische Arbeitsmethoden für die Compliance-Forschung umgemünzt werden, erfordern sie eine ausführliche Diskussion ihrer Eigenschaften und ihrer Nützlichkeit. Dieses Kapitel wird sich mit der Vielzahl methodischer Gesichtspunkte auseinandersetzen, mit denen diejenigen konfrontiert werden, die Compliance erforschen. Die hier empfohlenen Lösungen stammen aus den vorhergehenden Kapiteln dieses Buches, unserem Review-Artikel über die Compliance-Literatur, aus den führenden Publikationen, die sich mit der Durchführung klinischer Forschung beschäftigen (1409, 1412, 1413) und den eigenen Arbeiten über Methodologie der klinischen Epidemiologie (1416–1421).

Methodologische Ansätze, bei jeder Compliance-Forschung von Bedeutung, werden zuerst diskutiert. Daran schließt sich die Diskussion einer zweiten Serie methodischer Verfahren an, mit denen man in Berührung kommt, wenn man randomisierte Untersuchungen über complianceverbessernde Maßnahmen durchführt.

Wichtige methodologische Gesichtspunkte für jede Art von Compliance-Forschung

Für viele Leser, besonders diejenigen aus klinischen Disziplinen, stellt die Untersuchung der Compliance die erste Bekanntschaft mit der klinischen Forschung dar. Wenn dies der Fall ist, sollte das Studium dieses Kapitels mit dem Lesen mehr allgemeinerer Arbeiten verbunden werden, die sich mit klinischen Untersuchungsmethoden näher beschäftigen. Andere Bücher, die sehr gut Basis-Methodologie mit praktischen Ratschlägen kombinieren, sind die Bücher von Mainland (1413), Hill (1412), Murphy (1415) und Feinstein

(1409) und die vom zuletzt genannten Autor verfaßte fortlaufende Serie über „Klinische Biostatistik", die in der Zeitschrift *Clinical Pharmacology and Therapeutics* erscheint. Ein Teil dieser Serie steht jetzt in Buchform zur Verfügung (1410).

Obwohl einzelne Compliance-Studien methodologische Probleme bieten, die gelöst werden müssen, wiederholen sich sieben Aspekte in der gesamten Compliance-Forschung, und diese sollten deshalb vor Beginn irgendeiner Studie berücksichtigt werden.

Definition der Compliance

Die Definition der Compliance muß genau, unzweideutig und angemessen sein sowohl an die wissenschaftliche Fragestellung als auch an die Untersuchungsmethode; hierauf ist bereits in Kapitel 1 hingewiesen worden, und dies wurde in den darauffolgenden Kapiteln immer wieder betont. Die Definition taucht noch einmal unter den methodischen Standards auf, die im Anhang I aufgeführt sind, gedacht als praktikable Wiederholung für den Leser. Untersucher sollten sich selbst Fragen stellen, wie: „Habe ich das, was ich unter Compliance verstehe, so klar definiert, daß jemand, der meine Arbeit liest, auch genau weiß, was ich damit meine, und in der Lage ist, meine Arbeit zu wiederholen?" Wenn die Compliance als „das Einhalten von Arztterminen" definiert ist, bezieht sich dies dann lediglich auf den ersten Besuch, der vom Patienten ausgemacht wurde oder auch auf Nachuntersuchungstermine, die vom Arzt festgelegt wurden oder auf beides? Kann man dem Patienten immer noch ein gutes Compliance-Verhalten bescheinigen, wenn ein vorher fest abgemachter Untersuchungstermin vom Klinikarzt abgesagt wird oder wenn der Patient auf dem Wege zur Praxis des Arztes in einem Schneesturm steckenbleibt?

Diejenigen, die das Gefühl haben, daß in den vorausgehenden Passagen auf etwas Selbstverständlichem „herumgeritten" wird, seien auf den Anhang I hingewiesen, wo sie feststellen werden, daß es eine beträchtliche Zahl von Compliance-Untersuchern versäumt hat eine geeignete Definition des Gegenstandes ihrer Forschung zu liefern. Nebenbei bemerkt, wird die Notwendigkeit für eine klare und wiederholbare Definition in keiner Weise überflüssig, wenn man sich dazu entschließt, an ihrer Stelle andere technische Begriffe für Compliance zu verwenden, um irgendwelche unerwünschte Nebenbedeutung dieses Wortes auf ein Minimum zu reduzieren.

Auswahl und Beschreibung des Patientenkollektivs

Die Auswahl und Beschreibung des Patientenkollektivs, das in einer Untersuchung der Compliance beobachtet werden soll, bedarf beträchtlicher Überlegung und, in den Berichten über die Untersuchung, der vollständigen Offenlegung. Wenn die Ergebnisse der Studie auf ambulante Patienten eines großen Gebietes übertragen werden sollen, sollte die Studie in der gleichen Region oder wenigstens in einer sehr ähnlichen Situation durchgeführt werden. Einzelne diesbezügliche Bedenken sind bereits in früheren Kapiteln bzw. im Anhang I diskutiert worden. Sie können in der Frage zusammengefaßt werden: Auf welche Patienten wünscht der Untersucher die Forschungsergebnisse zu verallgemeinern? Obwohl die Antwort auf diese Frage normalerweise heißt: „Auf alle Patienten, die Behandlung A für die Krankheit X erhalten", werden dabei die methodologischen Anforderungen, die hieraus resultieren, selten beachtet und noch viel seltener erfüllt. Diese methodologischen Anforderungen schließen verschiedene zusätzliche Fragen ein.

So muß man sich beispielsweise fragen, ob es nicht wichtig ist, sogenannte „Ausgangsgruppen" zu verwenden (vgl. Kapitel 2). Wenn das Unvermögen der Patienten, die Therapie ordnungsgemäß zu befolgen, eine zentrale Fragestellung in der Untersuchung darstellt, dann muß das zu untersuchende Kollektiv natürlich auch alle jene Patienten mit einschließen, denen von Anfang an die Behandlung A für die Erkrankung X verordnet wurde (also inklusive derjenigen, die während der Studie aus irgendwelchen Gründen ausschieden) und nicht einfach nur diejenigen Patienten, die man in einer Klinik oder unter anderen Umständen zu einem späteren Zeitpunkt fand. Frühe Ausscheider bei einer Behandlung sind sehr häufig und ihre Nichtberücksichtigung führt zu ungültigen Schlußfolgerungen über das Ausmaß der Compliance, ihre Determinanten und die Wirksamkeit der für ihre Verbesserung angewandten Maßnahmen.

Das soll aber nicht heißen, daß der Beginn einer Compliance-Untersuchung genau mit dem Zeitpunkt übereinstimmen muß, zu dem die Therapie begonnen wurde; solange, wie eine genaue Registrierung aller geeigneten Patienten zur Verfügung steht, die in die Behandlung einbezogen werden, kann diese Liste der „Ausgangsgruppe" als repräsentativer Rahmen dazu benutzt werden, um die Phänomene der Compliance, ihre Determinanten oder der Maßnahmen zu ihrer Verbesserung untersuchen zu können. Obwohl bei diesen Patienten die Beurteilung nicht ausreichend sorgfältig genug standardisiert und dokumentiert sein mag, um hieraus ein geeignetes Patientenkollektiv zu erhalten, rechtfertigt die durch dieses Vorgehen eingesparte Zeit die Ausnutzung geeigneter Möglichkeiten, wenn sie tatsächlich auftauchen.

Zweitens müssen sich die Untersucher fragen, ob ihr Patientenkollektiv andere Bias enthält, die zu Fehlschlüssen über die Compliance Anlaß geben könnten. Die Auswahlfaktoren, die die Bildung klinischer Patientengruppen beeinflussen, wie sie z.B. in Überweisungszentren angetroffen werden, werden nicht allgemein beachtet (1416, 1417, 1420). Daher müssen Untersucher berücksichtigen, ob ihr potentielles Patientenkollektiv hinsichtlich der Diagnose der Krankheit (1407), des Stadiums der Krankheit und Behandlung (1408) und natürlich des Ausmaßes der Compliance selbst keine Bias enthält. Als Resultat dieser Auswahlkriterien spiegeln Compliance-Untersuchungen, die in kleineren Krankenhäusern durchgeführt werden, oft eher die Institution selbst, in der sie ausgeführt wurden, wider, als den geprüften Zustand.

Die Notwendigkeit, solche Gesichtspunkte zu beachten, wenn erzieherische Maßnahmen geplant sind, wurde früher schon betont, und Literaturangaben, die sich mit den Problemen bei der Auswahl von Patienten befassen, sollten bei der Planung jeder Compliance-Untersuchung berücksichtigt werden. Obwohl die Aufstellung von Patientenkollektiven aus Industriearbeitern oder der allgemeinen Bevölkerung oder aus einer Reihe von Privatpraxen unwahrscheinliche organisatorische Schwierigkeiten bereitet, ist kein anderes Verfahren in der Lage, eine verläßliche Wiedergabe der Compliance auf Gebietsebene zu liefern.

Definition der Erkrankung und der Therapie

Die Definition der Erkrankung und der Therapie muß präzise sein. Wenn die Untersuchung die Compliance bezüglich Antibiotika-Therapie bei Patienten mit Infektionen der Harnwege betrifft, wie sollen dann die geeigneten Patienten ausgewählt werden? Ist die symptomlose Bakteriurie ausreichend, oder muß der Patient auch Symptome einer Infektion zeigen? Und wenn, dann welche? Welche Aufnahme- oder Ablehnungskriterien sollen verwendet werden, um die Patienten aufzunehmen oder auszuschließen?

Bezüglich der Behandlung ist zu klären, welche Arzneimittel untersucht werden sollen, in welcher Form und in welcher Dosis sie verschrieben werden und für welche Zeitdauer. Wie teuer und wie bequem sind die Rezeptausstellungen für dieses Patientenkollektiv, und mit welchen Nebenwirkungen muß erfahrungsgemäß gerechnet werden?

Noch einmal: Zielsetzung ist die Wiederholbarkeit der Kriterien durch andere Untersucher und die Übertragbarkeit der Forschungsergebnisse. Die im Anhang I aufgeführten methodologischen Standards liefern dafür ein Modell.

Wenn ein Forschungsprojekt aus der Summe möglicher Erkrankungen und Behandlungen ausgewählt wird, sollte der Untersucher darauf achten, daß die Erkrankung oder das ausgewählte Syndrom eine wichtige Ursache für Invalidität und vorzeitigen Tod darstellt und eine Erkrankung ist, für die bereits eine Behandlungsmöglichkeit nachgewiesener Wirksamkeit vorliegt. Wenn die Behandlung fast immer mit einer niedrigen Compliance einhergeht, dann ist mit enttäuschenden klinischen Ergebnissen zu rechnen.

Die Auswahl der Meßgrößen für die Compliance

Die Auswahl der Meßgrößen für die Beurteilung der Compliance muß sowohl für die individuelle Untersuchung als auch für weiterreichende Ziele des Zusammenfassens und des Vergleichs mit den Ergebnissen anderer Untersucher an anderer Stelle geeignet sein.

Wie schon in Kapitel 3 diskutiert, ist es wichtig, Bewertungsmaßstäbe für die Compliance zu wählen, die sich für die spezielle Situation, Erkrankung, Behandlung und für den Zweck der Untersuchung eignen (entweder für die Erzielung neuer wissenschaftlicher Erkenntnisse oder für die Verbesserung einer schon existierenden klinischen Behandlungsform). Wenn irgend möglich, sollten die Untersucher verschiedene Arten der Compliance-Bewertung verwenden. Die im Anhang I aufgeführten methodologischen Standards sind eine Ergänzung zu den bereits von L. Gordis in Kapitel 3 zusammengestellten Meßgrößen.

Bei der Erfassung der Meßgrößen sollte man beachten, daß das vorzeitige Ausscheiden der Patienten das Verhängnis aller pharmakologischen Untersuchungen und das Ende jeder Compliance-Studie darstellt. Die Gründe hierfür sollten deshalb systematisch untersucht werden. Schieden die Patienten aus, weil sie mit der Behandlung, die sie erhielten, unzufrieden waren oder wegen der complianceverbessernden Maßnahmen? Als sie das taten, hörten sie dann auch auf, ihre Arzneimittel weiter einzunehmen? Die Notwendigkeit für eine den Patienten nicht belastende Compliance-Bewertung (und die Wirkung ungenauer Interpretation des „informierten Einverständnisses" zu dieser Messung) wird hier und in Kapitel 3 näher diskutiert.

Korrelation der Compliance mit dem Behandlungsziel

Rufen wir uns noch einmal ein Thema aus Kapitel 18 (graphische Darstellung in Abbildung 18.1) in die Erinnerung zurück, wonach die Compliance bei Untersuchungen mit dem Behandlungsziel verknüpft werden sollte. Die Notwendigkeit für eine solche Maßnahme wird klar, wenn wir die nachfolgenden Beispiele betrachten.

Wenn Patienten, die nur 60% der verordneten Arzneimittel einnehmen, trotzdem noch das therapeutische Ziel erreichen, warum soll man sie dann Maßnahmen zur Veränderung ihres Verhaltens unterwerfen, nur weil man den Wunsch hat, ihre Compliance auf 90% zu erhöhen? Wenn Patienten mit hoher und sehr niedriger Compliance das Behandlungsziel gleichermaßen erreichen, dann ist das Ergebnis auf die Wirksamkeit des Pharmakons und nicht auf die Compliance zurückzuführen. Neben der Identifizierung von Patienten, bei denen eine Intervention nicht notwendig ist (d.h. diejenigen, die das Behandlungsziel unabhängig von ihrem Compliance-Verhalten erreicht haben), führt die Korrelation der Compliance mit dem Behandlungsziel zur Erfassung von zwei anderen Patientenkollektiven, die aus weitergehenden Untersuchungen Nutzen ziehen könnten. In dem am weitesten rechts oben placierten Quadrat der Abbildung 18.1 finden wir Patienten, die, obwohl sie sich compliant verhalten, nicht das therapeutische Ziel erreicht haben. Wie sollen sie bei der Analyse berücksichtigt werden? Repräsentieren sie vielleicht unzureichend diagnostizierte Patienten, die niemals an erster Stelle in die Studie hätten aufgenommen werden dürfen? Wenn sie einfach eine zu niedrige Arzneimitteldosis von ihren Ärzten erhalten haben, würde ihre hohe

Compliance auch fortbestehen, wenn sie einer vollen Wirkdosis ihres Medikaments ausgesetzt worden wären? Vernünftig abgeleitete und auf Dauer angewendete Gesetzmäßigkeiten für die Handhabung solcher Fälle werden nicht nur dazu beitragen, das wissenschaftliche Verdienst, sondern auch die klinische Glaubwürdigkeit des Forschungsberichtes zu verbessern.

Die andere Gruppe von Patienten, die durch die Korrelation zwischen Compliance und Behandlungsziel identifiziert werden kann, findet sich in Abbildung 18.1 in dem Quadrat ganz rechts unten; diese Patienten haben weder eine gute Compliance noch ihr Behandlungsziel erreicht. Die relative Größe dieses Quadrates liefert im Vergleich zu den übrigen ein direktes Maß für die klinischen Konsequenzen einer niedrigen Compliance und ist für alle diejenigen von besonderem Interesse, die Patienten versorgen.

Die Identifizierung des zuletzt genannten Patientenkollektivs ist auch von möglicher Bedeutung für die Durchführung von Compliance-Studien. Die Untersuchung von potentiellen Vorhersagefaktoren für die Compliance kann sich auf die Eigenschaften dieses Kollektivs konzentrieren, um herauszufinden, ob dieses besondere Eigenschaften oder „Anzeichen" besitzt, die schon zu Beginn der Therapie zu ihrer Identifizierung hätten führen können. Bei randomisierten Studien über complianceverbessernde Maßnahmen könnte es darüber hinaus interessant sein, das Quadrat rechts unten für besonders kostspielige und vielschichtige Experimente*) als eine Art Sammeltopf zu benutzen.

Für grundlegende Untersuchungen über die Natur der Compliance als Phänomen erübrigen sich zusätzliche Bemühungen, das Erreichen des Behandlungsziels zu quantifizieren und zu analysieren; die oben angeführten Beispiele zeigen jedoch die Notwendigkeit, das Behandlungsziel in jede Compliance-Untersuchung miteinzubeziehen, um es als Basis für die empfohlenen Änderungen in der Behandlung der Patienten zu benutzen.

---

*) Dieser Vorteil resultiert aus der Beobachtung, daß ein Teil (gewöhnlich ungefähr ⅓) der Patienten, die praktisch jeglicher Therapie unterzogen werden können, eine hohe, langanhaltende Compliance zeigen, ohne daß die Ärzte irgendwelche zusätzlichen Anstrengungen unternehmen müssen. Folglich wird die Anwendung complianceverbessernder Maßnahmen dieser ohnehin schon eine hohe Compliance zeigenden Subpopulation sowohl in ökonomischer als auch statistischer Hinsicht unrentabel sein. Obwohl die eine gute Compliance zeigenden Patienten, wie der Rest der zu untersuchenden Personen, genau verfolgt werden müssen, können Untersucher nur bei jener Patientengruppe, die sich weder compliant verhält noch das Behandlungsziel erreicht, komplexere complianceverbessernde Maßnahmen anwenden, um sie dadurch dort zu konzentrieren, wo sie in jedem Falle eine günstige Auswirkung haben werden.

Unsere randomisierte Studie über Maßnahmen zur Verbesserung der Compliance bei der antihypertensiven Therapie verband beide Maßnahmen (228, 449). In der Phase I wurden bei einer randomisierten Gruppe von Patienten, die mit der Behandlung begannen, relativ einfache und kostengünstige Maßnahmen angewendet. In der Phase II wurden auf ein Unterkollektiv von etwa 50% der Patienten, die sich weder compliant verhielten, noch das Ziel der Blutdrucksenkung am Ende der Phase I erreicht hatten, komplexere und darüber hinaus auch teurere Maßnahmen angewendet.

Ethische Gesichtspunkte

Während die Planung und Ausführung jeder wissenschaftlichen Untersuchung die Beachtung ethischer Aspekte berücksichtigen muß, werden in Compliance-Untersuchungen zwei einzigartige ethische Probleme angetroffen. Das erste kann als Phänomen sowohl bei deskriptiven als auch analytischen Studien über die Compliance auftreten und in randomisierten Untersuchungen für complianceverbessernde Maßnahmen beobachtet werden. Wenn die Angelegenheit bis ins Extrem getrieben wird, so erfordert die Doktrin des informierten Einverständnisses des Patienten, daß der Untersucher diesem jede Einzelheit über die ausgeführten Handlungen und jede Schwierigkeit mit dem Untersuchungsobjekt erklärt. Bei Compliance-Untersuchungen könnte diese Auslegung den Untersucher dazu zwingen, dem Patienten zu erzählen, daß der Grund für die Abgabe einer Urinprobe darin besteht festzustellen, ob die Arzneimittel wie verordnet auch eingenommen worden sind. Wie schon in Kapitel 3 von L. Gordis dargelegt worden ist, bedeutet aber mit hoher Wahrscheinlichkeit die Vorwarnung des Patienten darüber, daß eine Compliance-Überprüfung an einem bestimmten Tag durchgeführt werden wird, daß sich das Compliance-Verhalten des Betroffenen an dem bestimmten Tag so ändern wird, daß die Messung dann nur noch das wirkliche Ausmaß seiner Compliance mangelhaft widerspiegelt. So kann das kleinliche Festhalten am Buchstaben an Stelle einer lobenswerten freizügigen Einstellung bei der Handhabung ethischer Fragen in einigen Zentren der USA zu einer Behinderung der Compliance-Forschung beitragen dadurch, daß die Messung der Compliance sehr stark durch Bias beeinflußt wird.

Das zweite, relativ ungewöhnliche ethische Problem bei der Durchführung von Compliance-Untersuchungen beruht auf der Tatsache, daß Maßnahmen zur Verbesserung der Compliance, die in randomisierten Untersuchungen getestet wird, eindeutig dazu bestimmt sind, das menschliche Verhalten zu verändern. Ihre Wirksamkeit mag, was die Verbesserung der Compliance betrifft, von der Veränderung der Art und Weise abhängen (oder zumindest mit dieser eng verknüpft sein), mit der die Patienten sich selbst, ihre Gesundheit und beispielsweise ihre Abhängigkeit von der Medikation empfinden.

Bedenken gegen diese ethischen Gesichtspunkte sind an verschiedenen anderen Stellen dieses Buches, speziell in Kapitel 7, ausgedrückt worden und können in folgenden methodologischen Empfehlungen zusammengefaßt werden:

(1) Untersuchungen über Maßnahmen zur Änderung der Compliance sollten die Bewertung der Selbsteinschätzung des Patienten und seiner sozialen und emotionellen Situation einschließen, und zwar sowohl vor als auch nach dem Experiment. Jegliche Verschlechterung dieser Indizes sollte gegenüber Verbesserungen, wenn überhaupt vorhanden, in der Erzielung vorteilhafter klinischer Behandlungsergebnisse erwogen werden.

(2) Diese Untersuchungen sollten nur mit Patienten ausgeführt werden, die in korrekter Weise diagnostiziert worden sind und keine banalen Erkrankungen haben, wobei für die Behandlung bereits nachgewiesen worden sein muß, daß sie mehr Vorteile als Nachteile mit sich bringt*).
(3) Die „informierte Zustimmung" muß die möglichen Nebenwirkungen und Intoxikationen der die Compliance verbessernden Maßnahme wie auch diejenigen der therapeutischen Behandlung einschließen.

Die Notwendigkeit für gemeinsame Anstrengungen

Die große Zahl der akademischen Disziplinen und Berufe im Gesundheitswesen, die zu diesem Buch beigetragen haben, unterstreicht die Notwendigkeit für eine multidisziplinäre Zusammenarbeit bei der Planung, Ausführung, Analyse und Interpretation der Compliance-Forschung. Jeder, der sich an diese Maxime gehalten hat, kann die daraus resultierende beachtliche Produktivität und häufig auch eine persönliche Befriedigung bestätigen; wenn er aufrichtig ist, wird er auch den Ärger zugeben, der daraus entspringt, daß sich durch die multidisziplinäre Bearbeitung der Probleme von Zeit zu Zeit Konflikte ergeben.

Trotzdem ist es klar, daß eine einzelne Disziplin allein nie ein Fachurteil abgeben kann über die menschliche Biologie, Statistik, Erziehungstheorie, Pharmakologie, Epidemiologie, Verhaltensweise, soziale Psychologie, klinische Tätigkeit, Biochemie, Krankenpflege, Pharmazie, Wirtschaftlichkeitsfragen, Verwaltung und Gesundheitssysteme, die alle notwendig sind, um eine differenzierte und relevante Forschung auf dem Gebiet der Compliance durchzuführen. Es steht darüber hinaus außer Zweifel, daß die Auftrennung forschungsbezogener und erzieherischer Funktionen dieser Disziplinen in getrennte Abteilungen und Fakultäten zusätzliche Schwierigkeiten für die interdisziplinäre Zusammenarbeit mit sich bringt.

Methodologische Aspekte, die bei randomisierten Untersuchungen besonders wichtig sind

Obwohl wir alle langsam lernen, sogar aus unseren eigenen Fehlern, hat die Häufigkeit, mit der geeignete Experimente unsere früheren Ansichten über den Wert einer Reihe anerkannter vorbeugender, therapeutischer und rehabilitierender Maßnahmen zunichte gemacht haben, bis auf besonders engstirnige Geister, jeden von der Notwendigkeit überzeugt, neue klinische und gesundheitsbezogene Behandlungsmaßnahmen konsequent auf ihre Gültigkeit zu überprüfen. Sinngemäß (und da sie dieselben potentiellen Vor- und

---

*) Wenn die Behandlung keinerlei Wirksamkeit aufweist, wird die Untersuchung zu einer Studie degradiert, in der eine erfolgreich angewendete complianceverbessernde Maßnahme nur dazu dient, die Befürchtungen des Patienten über die ungünstigen Wirkungen des Arzneimittels oder anderer Komponenten der Behandlung zu erhöhen.

Nachteile wie andere therapeutische Maßnahmen besitzen) müssen auch complianceverbessernde Maßnahmen in geeigneten randomisierten Studien einer experimentellen Überprüfung unterzogen werden.

Allgemeine Betrachtungen über die Methodik randomisierter klinischer Untersuchungen sind in der früher bereits zitierten Literatur zu finden (1409, 1412, 1413, 1416, 1418, 1419). Die nachfolgende Diskussion stellt eine Ergänzung zum vorausgegangenen Abschnitt dar und enthält sechs zusätzliche wichtige Maßnahmen für die Ausführung randomisierter Studien über complianceverbessernde Maßnahmen.

Weitere Gesichtspunkte bei der Auswahl und Spezifikation der klinischen Fragestellung

Wenn randomisierte Untersuchungen über complianceverbessernde Maßnahmen geplant werden, sollten die Untersucher zwei zusätzliche Punkte berücksichtigen, die sich auf die für die Studie ausgewählte klinische Fragestellung beziehen. Erstens sollte für die zu testende Therapie die Compliance-Verteilung geschätzt werden (diejenigen, die mit dem Begriff *„Compliance-Verteilung"* nicht vertraut sind, sollten sich zur Erläuterung mit den Abbildungen 19.2 bis 19.4 und dem entsprechenden Begleittext näher befassen). Die hauptsächlichen Ursachen für eine geringe Compliance sollten genau erforscht werden. Dadurch wird eine geeignetere Verknüpfung zwischen der die Compliance verbessernden Maßnahme und der klinischen Fragestellung, die gelöst werden soll, erreicht werden.

Der zweite zusätzliche Informationsgehalt, um den man sich in diesem Stadium bemühen sollte, betrifft die quantitative Beziehung zwischen der Compliance und dem Erfolg der Behandlung. Das bedeutet im einzelnen, wie viele Dosen kann der Patient fortlassen, um immer noch das erwünschte therapeutische Ziel erreichen zu können? Diese Information ist für die Festlegung des Kriteriums einer ausreichend guten Compliance von fundamentaler Bedeutung und wird auch dabei helfen, eine geeignete complianceverbessernde Strategie herauszufinden, wenn derjenige Bereich in der Compliance-Verteilungskurve bekannt ist, der die Resultate besonders stark beeinflußt*). Dies stellt nur eines der zahlreichen Stadien bei der Planung und Ausführung von Compliance-Untersuchungen dar, wobei die aktive Mitarbeit jener, die direkt mit den klinischen Problemen zu tun haben, bedeutsam ist; idealerweise sollten solche Klinikärzte Mituntersucher sein.

---

*) Diese Forderung mag noch etwas voreilig sein, da die Informationen über die zugrunde liegenden Mechanismen noch ziemlich spärlich sind. Trotzdem sollte es durch sorgfältige Analyse geeigneter Untersuchungen möglich sein anzugeben, welche Maßnahmen die Compliance von Null auf 30% und welche von 70 auf 95% zu bringen vermögen usw. Auf diese Weise kann es eine nützliche Ausgangsinformation für weitere randomisierte Studien sein.

Definition der genauen experimentellen Versuchsdurchführung

Wenn eine Maßnahme zur Verbesserung der Compliance einmal ausgewählt ist, dann muß sie sehr genau definiert werden. Wer will was tun und mit welchen Patienten und aus welchem Grund, wo, wie oft und mit welchem Zeit- und Energieaufwand und welche Rücksprache erfolgt mit wem? Diese detaillierten Angaben dienen vier verschiedenen Zwecken:

Erstens wird der Untersucher dadurch gezwungen, das aktive Moment klar herauszustellen und eine durch eine Vielzahl von Maßnahmen bewirkte Verwirrung zu vermeiden. Wenn beispielsweise die betroffene Maßnahme eine spezifische Methode zur Änderung des Verhaltens benutzt, so sollte aus der genauen Definition zu entnehmen sein, daß es ungünstig ist, bei der experimentellen Gruppe (aber nicht bei den Kontrollen) ein automatisches Aufforderungssystem für die Arztbesuche anzuwenden, wenn spätere Einflüsse auf die Compliance ausschließlich auf Veränderungen des Verhaltens zurückgeführt werden sollten.

Zweitens vermittelt die Definition der genauen experimentellen Versuchsanordnung ein exaktes Bild von den einzelnen Maßnahmen für diejenigen, die den Versuch wiederholen oder seine Ergebnisse auf die klinische Praxis übertragen wollen.

Drittens führt sie zu einer sorgfältigen Auswahl des mit der Compliance Beauftragten, der die Durchführung überwacht. Eine solche Betrachtung wird oft zu der Einsicht führen, daß auch ein weniger kostspieliger Therapeut die Maßnahme durchführen kann.

Schließlich hilft die detaillierte Beschreibung der complianceverbessernden Maßnahmen sehr bei der Aufstellung geeigneter Kontrollgruppen. Wenn die Ausführung einer Maßnahme beispielsweise dazu führt, daß der Therapeut ein beachtliches Maß an Zeit zusätzlich für den Patienten benötigt, wird der Untersucher dazu neigen, auch der Kontrollgruppe ein „Aufmerksamkeitsplacebo" zukommen zu lassen.

Zufallsweise Zuteilung

Die zufällige Zuordnung der Patienten ist eine Grundvoraussetzung bei experimentellen Untersuchungen, die viel häufiger vorgegeben als tatsächlich ausgeführt wird. Deshalb sei hier noch einmal darauf aufmerksam gemacht. Untersucher, die sich dieser Aufgabe korrekt unterziehen wollen, sollten sich mit den entsprechenden Literaturstellen über dieses Thema auseinandersetzen (1406, 1411) und Zufallstabellen oder anerkannte Computerprogramme für die zufällige Zahlenanordnung verwenden. Eine zufällige Zuordnung wird nicht erreicht, wenn die Probanden der Verum- und Placebogruppe in alternierender oder rotierender Form oder mittels Kalender, von Patienten-Registriernummer oder ähnlichem zugewiesen werden. Die Codierung durch diese nichtzufallsbedingten Zuordnungsverfahren hat den zusätzlichen fatalen Nachteil, leicht entschlüsselt werden zu können.

Falls der Untersucher im voraus Informationen darüber hat, daß die Erzielung sowohl einer hohen Compliance als auch eines guten Behandlungsergebnisses von bestimmten Eigenschaften der Patienten stark beeinflußt wird, die bereits vor der Randomisierung festgestellt werden können, dann sollten die Probanden unter Berücksichtigung dieser Eigenschaften vor der zufälligen Zuteilung eingeteilt werden. Das Ziel ist hier, die Vergleichbarkeit des Verum- und Kontrollkollektivs hinsichtlich der prognostischen Eigenschaften zu garantieren und nicht dem „Lottoglück" zu überlassen.

Eine umfassende Diskussion über die prognostische Einteilung der Patienten ist an anderer Stelle von A. Feinstein (1410) publiziert worden.

Das Vermeiden ungünstiger Einflüsse, zusätzlicher Interventionen und von „Rollentausch"

Die Möglichkeit, einen größten spezifischen Einfluß einer die Compliance verbessernden Maßnahme aufzuzeigen, hängt zu einem großen Teil davon ab, ob die Untersucher einer Reihe von Fallstricken aus dem Wege gehen und gleichzeitig eine Reihe richtiger Maßnahmen durchführen. Auf drei dieser „Fallstricke" soll hier besonders aufmerksam gemacht werden. Erstens wenn die Teilnehmer des Kontrollkollektivs aus Versehen mit den die Compliance verbessernden Maßnahmen in Kontakt kommen, dann wird die daraus resultierende Beeinflussung dazu führen, daß die beobachteten Unterschiede in der Compliance zwischen der Verum- und Kontrollgruppe verringert werden. Die klinischen Mitarbeiter, die sich um die Kontrollpatienten kümmern, müssen das Protokoll genau befolgen und sie als echte Kontrollen behandeln, und die Untersucher müssen die strikte Durchführung dieser Forderung auch kontrollieren.

Zweitens sollten die Patienten in der Verumgruppe nicht mit zusätzlichen diagnostischen oder therapeutischen Maßnahmen konfrontiert werden, die nicht auch bei den Kontrollpatienten durchgeführt werden (wenn diese Maßnahmen nicht ein Teil der Compliance-Verbesserung sind). Es treten Bias auf, wenn eine solche zusätzliche Intervention einen unabhängigen Einfluß auf die Compliance und auch auf die Erreichung des Behandlungszieles besitzt und dabei scheinbar den vermeintlichen Einfluß der zu testenden complianceverbessernden Maßnahme erhöht oder erniedrigt. Unter Berücksichtigung der Tatsache, daß bereits die vermehrte Zuwendung zu den Patienten ihre Compliance erhöht, sollten die Untersucher alle zusätzlichen Aktivitäten, die in dieser Art wirksam sind, erkennen und die Vergleichsgruppe entsprechend behandeln. Einflüsse dieser Art und Interventionsmaßnahmen werden an anderer Stelle ausführlich diskutiert (1416).

Die dritte Quelle für Bias wurde mit „Rollentausch" bezeichnet. Ich habe diesen Ausdruck gewählt, um die Situation zu kennzeichnen, bei der die Anwendung einer die Compliance verbessernden Maßnahme das Behandlungsergebnis beeinflußt, ohne irgendeinen Effekt auf die Compliance zu besitzen. Dieser offenbare Widerspruch kann dann entstehen, wenn die Maßnahmen nicht die Patienten, sondern die betreuenden Ärzte beeinflussen, so daß letztere dann ihre Verschreibungsgewohnheiten ändern. Wenn Ärzte beispielsweise den Eindruck haben, daß ihre therapeutischen Fähigkeiten während einer Untersuchung überprüft werden, dann werden sie unbewußt massivere Verschreibungen vornehmen und der experimentellen Patientengruppe höhere Arzneimitteldosen verordnen. Ein ähnliches Ergebnis könnte sich einstellen, wenn die Probanden sich des zunehmenden Behandlungserfolges in Richtung auf das therapeutische Ziel bewußt werden, weil sie dann auf den behandelnden Arzt Druck ausüben können, um die Intensität ihrer Behandlung zu erhöhen (228). Wenn so etwas eintritt, werden die Patienten der Versuchsgruppe, die konstant eine relativ intensivere Behandlung erhalten, viel eher das therapeutische Ziel erreichen, so daß eine unwirksame Maßnahme wie eine nützliche aussehen kann.

Auch das Gegenteil kann passieren. Ärzte, die Medikamente verschreiben, bei denen schon kleine Überdosierungen ein hohes Risiko für eine Intoxikation mit sich bringen, können davor zurückschrecken, den Patienten der Verumgruppe die volle Arzneimitteldosis zu verordnen. In einem solchen Falle kann eine wirksame, die Compliance verbessernde Maßnahme unentdeckt bleiben. Folglich sollte die Studie auf solche Einflüsse hin analysiert werden, indem die Wirkdosis und -stärke oder andere Indikatoren der Behandlungsintensität zwischen dem Verum- und dem Kontrollkollektiv miteinander verglichen werden und eventuell aufgetretene Differenzen korrigiert werden.

Hierbei muß betont werden, daß die durch einen „Rollentausch" hervorgerufenen Einflüsse Ergebnis eines Mechanismus sind, die sich zumindest quantitativ von dem sogenannten „Hawthorne"-Phänomen unterscheiden, bei dem allein schon der Vorgang, kontrolliert zu werden, im Verhalten des behandelnden Arztes zu Änderungen führt. In gut ausgeführten Compliance-Untersuchungen müßte es jedoch so sein, daß das „Hawthorne"-Phänomen sowohl bei der Behandlung der Verum- als auch der Kontrollpatienten gleich stark zum Tragen kommt.

Die Erfassung von Nebenwirkungen und Intoxikationen

Ein Vergleich mit pharmakologischen Untersuchungen ist wiederum sinnvoll, weil randomisierte Untersuchungen über complianceverbessernde Maßnahmen auch die Suche nach potentiellen Schäden, denen die Patienten durch die Experimente ausgesetzt sein könnten, einschließen sollten*).

*) Wenn die Compliance bei Beginn der Untersuchung generell niedrig ist, sollten die Untersucher auch nach behandlungsbedingten zunehmenden Nebenwirkungen und Intoxikationen selbst fahnden, da diese noch weiter zunehmen werden, wenn die complianceverbessernde Maßnahme wirkungsvoll ist.

Führt die complianceverbessernde Maßnahme bei den Patienten dazu, daß sie ihre körperlichen Gebrechen überschätzen und die „Krankenrolle" übernehmen, und überwiegen die Vorteile der Therapie die Schäden, die durch den Wunsch, mehr Compliance zu erreichen, eingehandelt werden? Die gesamten sozialen und emotionalen Faktoren der an einem Compliance-Versuch teilnehmenden Patienten, sowie die mehr spezifischen Veränderungen, die durch die individuellen Maßnahmen in Gang gesetzt werden, sollten zu Beginn und noch einmal nach einem geeigneten Zeitintervall erfaßt werden, um deren Einfluß und Schädlichkeit bestimmen zu können.

Die Messung sozialer und emotionaler Faktoren ist leider noch nicht weit entwickelt, und die zur Zeit gebräuchlichen Indizes könnten zu unempfindlich sein (1422). Wie im Falle von neuen Arzneimitteln können darüber hinaus einige schwerwiegende Nebenwirkungen der complianceverbessernden Maßnahmen so verzwickt und selten sein, daß sie nicht entdeckt werden, bevor die Maßnahmen nicht auf breiterer Ebene Anwendung finden.

In Compliance-Untersuchungen sollte auch nach einem anderen potentiellen Nebeneffekt geschaut werden, der immer mehr gesundheitsbewußte Patienten betrifft, die in zunehmendem Maße Forderungen nach überflüssigen und nachteiligen therapeutischen Behandlungsmaßnahmen stellen. Wenn man nach dieser Art von Nebenwirkungen genauer schauen würde, könnte man weitere verborgene Schäden durch complianceverbessernde Maßnahmen entdecken.

Kontrolle der Compliance-Abnahme

Um zu bestimmen, ob und in welchem Ausmaß die Compliance abnimmt, wenn die Patienten sich selbst überlassen bleiben, sollte die Messung der Compliance weit über den Zeitpunkt hinausgehen, zu dem die complianceverbessernde Maßnahme abgesetzt wurde. Die geeignete Dauer für diese Nachuntersuchungsperiode wird erst dann klar zu beantworten sein, wenn wir mehr über die „natürliche Geschichte" der Compliance wissen. Die Beobachtung desNachlassens der Compliance ist von größerem Interesse, wenn die complianceverbessernde Maßnahme zeitaufwendig oder sonst kostspielig ist.

Schlußfolgerungen

Die methodologischen Standards, die in diesem Kapitel niedergelegt wurden, können zwei verschiedenen Arten von Benutzern dienen. Erstens können sie neuen Compliance-Forschern bei der Planung und Ausführung von Untersuchungen helfen, aus denen dann auch wertvolle Schlußfolgerungen gezogen werden können. Von besonderem Wert ist für diese Gruppe die Ermittlung methodologischer Fallgruben, in die diejenigen von uns, die sich schon länger mit der Methode beschäftigt haben, früher hineingefallen sind. Neben dem Vorteil, daß die Befolgung dieser Standards zu vergleichbaren Meßergebnissen führt, werden gleichzeitig auch genaue Vergleiche zwischen den Ergebnissen verschiedener Studien ermöglicht.

Die zweite Gruppe, die diese methodologischen Standards nützlich findet, sind diejenigen, denen es weniger um neues Wissen über die Compliance geht, sondern die vielmehr versuchen, das, was bereits über Entdeckung und Verminderung von Compliance-Problemen bekannt geworden ist, bei ihren Patienten und Klienten in die Praxis umzusetzen. Diese Standards können bei der Meinungsbildung und Entscheidung helfen, ob beispielsweise die Forderungen jener akzeptiert oder verworfen werden sollen, die die neuesten complianceverbessernden Maßnahmen propagieren. So könnte die Anwendung dieser methodologischen Standards für die besprochenen Zwecke tatsächlich zu einer fast einzigartigen Situation im klinischen Betrieb und in der Gesundheitsfürsorge führen: nämlich zur Übernahme oder Ablehnung neuer Informationen auf wissenschaftlicher Grundlage und nicht mehr so sehr aufgrund des Ausmaßes, mit dem diese mit der früheren Meinung (oder öffentlichen Statements) über die Natur des Menschen oder den Wert einer klinischen Methode übereinstimmt oder von ihr abweicht!

VII

LITERATUR

Anhang I

Mit Anmerkungen versehene und katalogisierte Bibliographie über Compliance bezüglich therapeutischer und präventiver Maßnahmen.

R. Brian Haynes, D. Wayne Taylor, John C. Snow, David L. Sackett

in Zusammenarbeit mit:

B. J. Tugwell, M. Walsh, B. C. Hackett und J. Mukherjee

Einleitung

Dieser Anhang dient verschiedenen Zwecken:

1. Es sind hier sämtliche in diesem Buch wiederholt zitierte Abhandlungen über die Compliance zusammengestellt. Auf diese Zitate beziehen sich die Literaturstellen 1 bis 853. (Die Zitate ab Nr. 854 befinden sich im Anhang II.)

2. Es handelt sich hierbei um eine eigenständige, mit Anmerkungen versehene Bibliographie) zum Thema Compliance mit Hinblick auf therapeutische und präventive Maßnahmen zu gesunder Lebensweise.

3. Er bietet eine detaillierte Darstellung eines Systems zur Erfassung und quantitativen Bewertung veröffentlichter Forschungsergebnisse zur Compliance hinsichtlich ihrer methodologischen Eignung. Dieses System findet bei jedem einzelnen Grundsatzartikel dieser Bibliographie Anwendung.

4. Angefügt ist dieser Bibliographie eine Reihe von 13 Tabellen. Diese Tabellen beinhalten das in der Bibliographie Festgehaltene unter Berücksichtigung

---

*) Die Anfertigung dieser mit Anmerkungen versehenen Bibliographie wurde durch die Sun Life Assurance Company of Canada und das National Health Grant of Health and Welfare, Canada, gefördert.

der bewerteten Determinanten für die Compliance, der benutzten Meßmethoden, der untersuchten Interventionsmaßnahmen und der behandelten Krankheiten. Die auf Stichworten basierenden Tabellen sind der Schlüssel zum optimalen Gebrauch der Bibliographie.

Wenn wir auch zahlreiche Artikel jüngeren Datums über „schlechte Gewohnheiten" und Probleme der Lebensführung, wie z. B. Rauchen und Alkoholismus mit aufgenommen haben, liegt der Schwerpunkt der Bibliographie auf der Compliance medizinisch relevant kranker und deshalb therapeutischer Maßnahmen bedürftiger Patienten. Es ist nicht möglich zu behaupten, diese Zusammenstellung erfasse die zu diesem Thema veröffentlichte Literatur vollständig. Wir haben jedoch bei der Beschaffung kürzlich publizierter und kurz vor der Publikation stehender Untersuchungen und deren Zusammenstellung in die Bibliographie unser Bestes getan. Eine derartige Bibliographie hatten wir erstmals in unserem vorausgegangenen Buch über die Compliance (693) veröffentlicht; der Umfang hat sich mehr als verdreifacht. Dieser Prozeß setzt sich fort; er wird durch Verarbeitung der einschlägigen Stichworte mittels Computer vereinfacht. (Ach, wenn doch der Computer die Artikel auch beurteilen würde!)

Die Artikel der Bibliographie sind alphabetisch nach dem zuerst genannten Autor zusammengestellt und in drei einzelne, folgendermaßen betitelte Unterabschnitte eingeordnet: Originalarbeiten zum Thema Compliance (S. 400); spezielle Artikel über Meßmethoden (S. 485); schließlich Übersichtsarbeiten, Kommentare und Leitartikel (S. 489). Jedem einzelnen Titel folgt eine kurze Inhaltsangabe. Unterhalb dieser Inhaltsangaben ist die Anzahl der Probanden angegeben sowie ein methodologischer, auf den nachfolgenden Ausführungen beruhender Querschnitt.

Methodologische Maßstäbe bei der Auswertung von Arbeiten zum Thema Compliance-Forschung

Wesentliche Unterschiede in der Fähigkeit der einzelnen Untersucher, wichtige Aspekte in der Planung und Ausführung ihrer Untersuchungen zu erkennen und zu beachten, haben bezüglich der Aussagekraft der gezogenen Schlußfolgerungen zu beträchtlichen Variationen geführt. Da es wichtig war, die in den einzelnen Publikationen getroffenen Behauptungen unter Berücksichtigung der Zulänglichkeit und der Eignung der Methoden, auf denen diese Behauptungen beruhen, aufeinander abzustimmen, war es notwendig, eine Reihe von relevanten methodologischen Maßstäben aufzustellen, die es erlauben, die einzelnen Forschungsberichte auf eine objektive und reproduzierbare Art und Weise zu bewerten. Als Ergebnis eines langwierigen Prozesses stetiger Verfeinerung und gegründet auf die Zustimmung zahlreicher Beobachter, wurden die folgenden Maßstäbe und Bewertungspunkte entwickelt.

1. Planung der Untersuchung (Prüfplan)

Punkte	
4	randomisierte Untersuchung
3	quasi-experimentelle Planung (vorher – nachher; Festlegung einer alternativen Behandlung durch den Untersucher, aber nicht unter Einschluß einer Randomisierung)
2	analytisch (Fallvergleich; Patientenkollektiv)
1	deskriptiv (d. h. Untersuchung einer einzelnen Patientengruppe zu einem bestimmten Zeitpunkt und Vergleiche zwischen solchen mit guter und schlechter Compliance)
1 Bonus (Sonderpunkt)	für alle Kategorien – Anhalt dafür, daß das Kollektiv alle Patienten von Anfang an umfaßte, d. h. vom Beginn der Krankheit oder Therapie an

Bemerkungen:

a) Wenn im selben Artikel über zwei Untersuchungen berichtet worden ist, beurteilen Sie bitte jede Untersuchung getrennt, und zwar unter Beachtung dessen, daß die Untersuchungen chronologisch vorgenommen worden sind.

b) Bewerten Sie die Planung nur so weit als sie mit der Compliance in Beziehung steht. Wenn also in der jeweiligen Untersuchung die Erforschung der Compliance lediglich am Rande von Interesse war und somit nicht so gezielt geprüft wurde wie das, was bei der Untersuchungsanordnung Hauptthema war, dann sollte die Untersuchung nach eben denjenigen Maßstäben bewertet werden, die der jeweiligen Untersuchungsanordnung zugrunde lagen.

2. Auswahl und Spezifikation des Untersuchungsmaterials

Punkte	
3	randomisiertes Material*) *oder* drei oder mehr Krankenhäuser/Kliniken in einem geographischen Gebiet*) *oder* regionales Programm/Überweisungszentrum*)
2	dasselbe wie für 3, aber inadäquate demographische Beschreibung
1	willkürliche Zusammenstellung des Materials oder eine einzige Klinik, einschließlich adäquater Beschreibung der demographischen Merkmale*) des Patientenguts
0	dasselbe wie für 1, jedoch inadäquate demographische Beschreibung
1 Bonus (Sonderpunkt)	für alle Kategorien – Anhaltspunkte dafür, daß das zu prüfende Material eine „ursprüngliche Gruppe“ darstellt, d. h., daß diese Patienten von

*) Dieses Kriterium beinhaltet die Beschreibung von vier der folgenden Aspekte: Alter, Geschlecht, Rasse, sozioökonomischer Status, Familienstand.

Beginn ihrer jeweiligen Krankheit oder Therapie an beobachtet wurden;
- Anhaltspunkte für den Anteil der ausgeschlossenen Patienten;
- Anhaltspunkte, die für folgendes sprechen: gezielte „folgerichtige Aufnahmen"; oder Auswertung von Daten „aller Patienten" während einer festgelegten Zeitspanne; oder Auswertung der Daten eines „randomisierten Untersuchungsmaterials", das sich aus dem Patientenkollektiv einer einzelnen Klinik zusammensetzt, wobei mindestens 80% zur Nachuntersuchung gekommen sind.

3. Detaillierte Angaben über die Krankheit oder die allgemeine körperliche Verfassung

Punkte	
3	nachvollziehbare diagnostische Kriterien, die mit Einschluß- und Ausschlußkriterien aufgestellt wurden
2	die diagnostischen Verfahren wurden angegeben
1	ausschließlich Angabe der Diagnose
0	keine Angabe der Diagnose oder die Diagnose kann nur durch Rückschlüsse festgestellt werden (z. B. Besuch beim Zahnarzt)
1 Bonus (Sonderpunkt)	für alle Kategorien – falls Zweitkrankheiten beschrieben sind.

Bemerkung:

Wenn sich der Artikel mit präventiven Maßnahmen für das gesundheitliche Verhalten befaßt (z. B. Übungen, Impfungen, vorbeugende Zahnbehandlung), sollte eine Zuordnung zu dem Begriff „Krankheit" nicht versucht werden.

4. Messung der Compliance
(Die Beurteilung darf nur nach der höchsten Punktzahl erfolgen)

	Punkte	Medikamente	Teilnahme	Habitus
Objektive *direkte* Messungen longitudinal	4	Tracer-Substanzen Physiologie Unmittelbare, direkte Messungen, wenn mindestens bei drei verschiedenen Gelegenheiten bei mindestens 30% der Probanden angewandt		Physiologische Änderungen Verhaltensänderungen
Unmittelbare, *direkte*	3	Arzneimittel-Blutspiegel Urinuntersuchung mittels Tracer Kurzzeitige physiologische Effekte	Nur, wenn die Behandlung für alle erscheinenden Probanden garantiert ist (z. B. durch eine Injektionsbehandlung)	Direkte Beobachtung
Objektive, *indirekte* Messung	2	Tablettenzählung Erneuerung der Verschreibung	Wenn das Erscheinen zur Sprechstunde den einzigen Maßstab für die Compliance darstellt (und der Standard von 3 Punkten nicht erreicht worden ist)	
Subjektive Messungen	1	Befragung des Patienten, der Familie des Patienten, des behandelnden Arztes (oder Überprüfung der Eintragungen in der Patientenkartei hinsichtlich Einnahme der Medikamente und des Verhaltens)		
Keine Aussage	0			
Bonus A	1	Für die Einordnung unter 1, 2 und 3, wenn Medikation und Habitus auf randomisierter Grundlage (im Gegensatz zu einer geplanten) überprüft wurde und dem Patienten der Zweck der Feststellungen unbekannt war. Für die Eingruppierung nach 2 und 3 bei Teilnahme an der Behandlung, wenn die Beobachtung der Teilnahme sechs Monate oder noch länger erfolgte		
Bonus B	1	Für jedes Compliance-Bemessungskriterium, das zusätzlich zu den höchsten sonstigen Bemessungspunkten verwendet wurde		

5. Beschreibung der therapeutischen Maßnahmen (Therapie)

Punkte	
2	ausführliche Beschreibung, die den Leser in die Lage versetzen würde, die Maßnahmen genau zu wiederholen
1	unzureichende Beschreibung
0	keine Beschreibung bzw. die Therapie kann nur durch Rückschlüsse festgestellt werden
1 Bonus (Sonderpunkt)	für alle Kategorien – wenn eine zusätzliche Intervention durch eine zweite Maßnahme durch die Planung der Untersuchung (Prüfplan) ausgeschlossen ist oder angeführt wurde, wenn sie erforderlich war.

Beispiele für eine vollständige Beschreibung:

Angaben über die Arzneimittel (mindestens 5 der folgenden 6 Gesichtspunkte): (1) Name, (2) Dosierungsschema, (3) Kosten/Annehmlichkeiten bei der Ausführung der Verordnung, (4) Dauer, (5) Applikationsform, (6) Nebenwirkungen.

Diät: (1) Angabe der Kalorien oder des erwarteten Einflusses auf das Körpergewicht, (2) Zusammensetzung (geringer Fettgehalt).

Übungen: (1) vorgeschriebene Aktivitäten, (2) Häufigkeit.

Ruhe: (1) Aktivitäten, die vermieden werden sollen, (2) Dauer.

6. Definition der Compliance

Punkte	
2	Wiederholbarkeit durch den Leser in einer eigenen Versuchsanordnung
1	Ungenaue Definition
0	Keine Definition

Unter jedem der Originalarbeiten ist die Anzahl der untersuchten Probanden und die Punktzahl angegeben, die die Untersuchung für jeden der methodologischen Maßstäbe erhielt. Der sich daraus ergebende methodologische Querschnitt könnte für verschiedene andere Versuchsarten nützlich sein. Erstens läßt sich dadurch, daß bei jeder Originalarbeit die Gesamtzahl der Punkte angegeben wird, die Stichhaltigkeit der Schlußfolgerungen und Befunde annähernd einschätzen (die mittlere Punktzahl für alle Artikel ist 9). Darüber hinaus zeigt die individuelle Aufschlüsselung nach Punkten, welche Methoden angewandt wurden. Beispielsweise sind alle Untersuchungen, bei denen die Punktzahl beim *Prüfplan* 4 und mehr beträgt, randomisierte Experimente, während diejenigen mit einer Punktzahl von 1 rein deskriptiver Art sind. Ein zweites Beispiel: Diejenigen Arbeiten mit einer Punktzahl von 2 oder mehr bei der Kategorie *Messung* benutzten zur Messung der Compliance objektive Methoden. Auf diese Weise kann jeder, der sich über Meßmethoden zu informieren oder objektive Maßstäbe für die Größenordnung der Nicht-Compliance zu erhalten wünscht, schnell die geeigneten Artikel auswählen.

Noch eine Schlußbemerkung: Die hier niedergelegte methodologische Aufschlüsselung nach Punkten spiegelt natürlich nicht die überaus großen Anstrengungen vieler Autoren wider, die Probleme der Durchführung, Finanzierung und Kooperation zu überwinden, die der Suche nach neuen Erkenntnissen stets im Wege stehen. Daraus folgt aber auch, daß die Aufschlüsselung nach Punkten oft durch Faktoren verschlechtert wird, die außerhalb des Einflußbereiches der Untersucher liegen.

Tabellenwerk

Der Inhalt aller in der Bibliographie erfaßten Arbeiten wurde zusammengefaßt und stichwortartig in Kategorien eingeordnet. Die Ergebnisse sind in einer Reihe von Tabellen zusammengestellt, die dem bibliographischen Teil folgen. *Das Vertrautsein mit den auf Stichworten aufgebauten Tabellen verhilft zum optimalen Gebrauch der Bibliographie.* Wir benutzen die Tabellen bei der Erstellung unserer eigenen Arbeiten ständig, und wir helfen damit auch anderen, für deren eigene Interessen und Fragestellungen einschlägiges Material zu finden.

Trotzdem noch einige Worte der Warnung: Die Tabellenüberschriften sind unvermeidlicherweise etwas willkürlich formuliert. Dies gilt sowohl hinsichtlich der in den Überschriften gebrauchten Stichworte als auch hinsichtlich deren Anordnung innerhalb des gesamten Tabellenwerks. So steht beispielsweise der Begriff *Erziehung* in den Tabellen als soziodemographisches Charakteristikum (Tabelle 6), dagegen *Kenntnisse der Therapie/Krankheit* in Tabelle 5 unter Patienteneigenschaften allgemein. Wenn der Benutzer wissen möchte, welchen Einfluß Erziehung, Intelligenz und spezielles Wissen auf die Compliance haben, ist es am besten, die Tabellen zu überfliegen, um so alle relevanten Stichworte rasch herauszusuchen. Noch eine Warnung: Die Inhalte nicht aller Arbeiten sind stichwortartig in Kategorien eingeordnet. Manche der von den Untersuchern und Autoren beschriebenen Ideen und Befunde können mit einfachen Begriffen nicht klassifiziert werden; einige konnten (von uns) nicht interpretiert werden; und gewiß haben wir einige übersehen. Zu allerletzt noch dies: Die auf Stichworten aufgebauten Tabellen schlüsseln zwar das Wesen der bei den einzelnen sogenannten Determinanten der Compliance ableitbaren Ergebnisse begrifflich auf (z.B. sind Arbeiten, die über statistisch signifikante positive Korrelationen zwischen Alter und Compliance berichten, in der entsprechenden Rubrik in Tabelle 6 aufgeführt); sie ersetzen dennoch nicht die Lektüre der Originaltexte, da die Stichworte bei der Klassifikation begrifflich oft recht weit gefaßt sind. So fallen unter das Stichwort *Alter* in Tabelle 6 alle Altersgruppen. Was jedoch für die Altersgruppe zwischen 1 und 5 Jahren zutrifft, muß nicht zwangsläufig auch für die Altersgruppe zwischen 25 und 75 Jahren anwendbar sein. Jeder, der sich für einen bestimmten Faktor ganz besonders interessiert, sollte die angegebenen Literaturstellen durchsehen und nicht die von vornherein in hohem Maße komprimierten Eintragungen in den Tabellen akzeptieren.

Originalarbeiten zum Thema Compliance

1. Abermethy JD: The problem of noncompliance in long-term antihypertensive therapy, *Drugs* 11:86–90, 1976.
Häufigkeit vorzeitigen Therapieabbruchs bei der nationalen australischen Hypertoniestudie.
n = 1593
Prüfplan = 4 + 1; Kollektiv = 2 + 1; Krankheit = 1; Therapie = 1; Messung = 0; Definition = 1

2. Adamson JD, Fostakowsky RT, Chebib FS: Measures associated with outcome on one year follow-up of male alcoholics. *Br J Addict* 69:325–337, 1974.
Während der Behandlung festgestellte Variablen des Verhaltens und der Lebensgeschichte wurden ein Jahr später mit dem Trinkverhalten korreliert.
n = 52
Prüfplan = 2 + 1; Kollektiv = 1 + 1; Krankheit = 1; Therapie = 1; Messung = 0; Definition = 0

3. Adler LM, Goin M, Yamamoto J: Failed psychiatric clinic appointments. *Calif Med* 99:388–392, 1963.
Die laufenden Neuzugänge an einer regionalen psychiatrischen Poliklinik wurden auf ihre soziodemographischen Eigenschaften hin analysiert und die Einhaltung des ersten Gesprächstermins nach der Aufnahme beobachtet.
n = 199
Prüfplan = 2; Kollektiv = 0 + 1; Krankheit = 0; Therapie = 0; Messung = 2; Definition = 1

4. Alderman M, Schoenbaum E: Detection and treatment of hypertension at the work site, *N Engl J Med* 293:65–68, 1975.
Ergebnisse eines Hypertonieprogramms für Angestellte eines großen Warenhauses, bei denen Diagnose und Behandlung miteinander verglichen wurden.
n = 121
Prüfplan = 1; Kollektiv = 0 + 1; Krankheit = 3; Therapie = 2; Messung = 2; Definition = 1

5. Allen D, Bergman A: Social learning approaches to health education: utilization of infant auto restraint devices, *Pediatrics* 58:323–328, 1976.
Bewertung dreier verhaltensorientierter Lernprogramme, die auf einer Entbindungsstation durchgeführt wurden, um den Kauf und Gebrauch von Autosicherheitsgurten für Kinder zu fördern.
n = 202
Prüfplan = 3; Kollektiv = 1 + 1; Krankheit = keine; Therapie = 1; Messung = 1; Definition = 2

6. Allen EA, Stewart M, Jeney P: The efficiency of post-sanatorium management of tuberculosis, *Can J Public Health* 55:323–333, 1964.
Untersucht wurde die Beibehaltung einer chemotherapeutischen Behandlung im Anschluß an einen Sanatoriumsaufenthalt bei einem großen Kollektiv tuberkulöser Patienten.
n = 1000

Prüfplan = 1 + 1; Kollektiv = 3 + 1; Krankheit = 1; Therapie = 1; Messung = 3 + 2; Definition = 1

7. Alpert JJ: Broken appointments, *Pediatrics* 34:127–132, 1964.
Untersuchung über vorzeitige „Beender“ und „Befolger“ einer Therapie aufgrund der Patientenkartei und persönlicher Befragung in einer allgemein-medizinischen Abteilung eines Kinderkrankenhauses.
n = 1588
Prüfplan = 1; Kollektiv = 0; Krankheit = 0; Therapie = 0; Messung = 1 + 1; Definition = 2

8. Anderson FP, Rowe DS, Dean VC, Arbisser A: An approach to the problem of noncompliance in a pediatric outpatient clinic. *Am J Dis Child* 122:142–143, 1971.
Familien, die aus einer Versorgung durch pädiatrische Ambulanz ausschieden, wurden von zwei Studenten (Nicht-Mediziner) ausfindig gemacht und analysiert.
n = 95
Prüfplan = 3; Kollektiv = 0; Krankheit = 0; Therapie = 0; Messung = 2 + 1; Definition = 1

9. Antonovsky A, Anson O: Factors related to preventive health behavior, pp 35–43, in Cullen JW, Fox B, Isom R(eds): *Cancer: The Behavioral Dimensions*. New York, Raven Press, 1976
Die Studie enthält zwei Analysen von Daten einer Brustkrebsuntersuchung, die durch Befragung erhalten wurden.
n = 98
Prüfplan = 2; Kollektiv = 0 + 1; Krankheit = 1; Therapie = 1; Messung = 1; Definition = 2

10. Anwar R, Roberts J, Wagner D: The continuing emergency care clinic: Improving patient compliance with follow-up care. *J Am Coll Emerg Phys* 6:251–253, 1977.
Bericht über Patientencompliance hinsichtlich Nachuntersuchungsterminen im Anschluß an eine Therapieeinleitung in einer Notfallklinik.
n = 798
Prüfplan = 1; Kollektiv = 0 + 1; Krankheit = 1; Therapie = 1; Messung = 2; Definition = 2

11. Archer M, Rinzler S, Christakis G: Social factors affecting participation in a study of diet and coronary heart disease. *J Health Soc Behav* 8:22–31, 1967.
Beschreibung der Unterschiede zwischen aktiven und nichtaktiven Menschen, die einem Klub gegen die koronare Herzkrankheit in New York beigetreten waren.
n = 757
Prüfplan = 1; Kollektiv = 1 + 1; Krankheit = 1; Therapie = 1; Messung = 3; Definition = 2

12. Arnhold RG, Adebonojo FO, Callas ER, Callas J, Carte E, Stein RC: Patients and prescriptions: Comprehension and compliance with medical instructions in a suburban pediatric practice. *Clin Pediatr* 9:648–651, 1970.
Untersuchung der Compliance und von Compliance-Charakteristika mittels häuslichen Interviews bei kranken Kindern und deren Eltern.
n = 104
Prüfplan = 1; Kollektiv = 1; Krankheit = 0; Therapie = 1; Messung = 2 + 1; Definition = 2

13. Arnhold RG, Pike MC: Patients and prescriptions: Understanding medical instructions. *J Trop Pediatr* 14:10–14, 1968.
Untersuchung über das Verstehen von Einnahmeanweisungen bei Müttern von Kindern einer kostenfreien Versorgung in einem Regierungskrankenhaus in Uganda, wobei 32% Analphabeten waren. Keinerlei Angaben über Compliance.

n = unterschiedlich
Prüfplan = 4; Kollektiv = 0; Krankheit = 0; Therapie = 1; Messung = 1; Definition = 1

14. Aron W, Daily D: Graduates and splitees from therapeutic community drug treatment programs: A comparison. *Int J Addict* 11:1–18, 1976.
Untersucht wurden die Wechselwirkungen zwischen verschiedenen sozialen und psychologischen Faktoren bei Personen mit Schulabschluß und solchen, die vorzeitig die an zwei öffentlichen Zentren zur medikamentösen Behandlung durchgeführte Therapie abgebrochen hatten.
n = 286
Prüfplan = 1; Kollektiv = 1 + 1; Krankheit = 1; Therapie = 1; Messung = 1; Definition = 2

15. Atkinson RM: AMA and AWOL discharges: A six-year comparative study. *Hosp Community Psychiatry* 22:17–20, 1971.
Retrospektive 6-Jahres-Analyse von Krankenblättern von allen entlassenen Patienten, entgegen ärztlichem Rat (1) oder infolge „Fehlens trotz Betreuung" (2) nach der Erstaufnahme in eine neuropsychiatrische Klinik zwecks Akutversorgung.
n (1) = 223; n (2) = 89
Prüfplan = 1; Kollektiv = 0 + 1; Krankheit = 0; Therapie = 0; Messung = 1; Definition = 2

16. Azrin NH, Powell J: Behavioral engineering: The use of response priming to improve prescribed self-medication. *J Appl Behav Anal* 2:39–42, 1969.
2 Arten von Tablettenschachteln mit Alarmvorrichtung wurden hinsichtlich Compliance gesunder Versuchspersonen bei halbstündiger Einnahme von Placebo mit normalen Behältern verglichen.
n = 6
Prüfplan = 3; Kollektiv = 0; Krankheit = keine; Therapie = 2; Messung = 3; Definition = 2

17. Badgley RF, Furnal MA: Appointment breaking in a pediatric clinic. *Yale J Biol Med* 34: 117–123, 1961
Untersuchung der Gründe für Nichteinhalten von Arztterminen in einer pädiatrischen Poliklinik aufgrund von Interviews.
n = 77
Prüfplan = 1; Kollektiv = 0; Krankheit = 1; Therapie = 0; Messung = 1; Definition = 2

18. Backeland F, Lundwall LK: Effects of discontinuity of medication on the results of a double-blind study in outpatient alcoholics. *J Stud Alcohol* 36:1268–1272, 1975.
Eine Untersuchung, in der die Notwendigkeit für die Beachtung von Informationen über Compliance für die Interpretation der Ergebnisse klinischer Untersuchungen hervorgehoben wird.
n = 196
Prüfplan = 4; Kollektiv = 1; Krankheit = 1; Therapie = 2; Messung = 1 + 1; Definition = 1

19. Backeland F, Lundwall L, Shanahan TJ: Correlates of patient attrition in the outpatient treatment of alcoholism. *J Nerv Ment Dis* 157:99–107, 1973.
Aufnahmecharakteristika von in eine Alkoholentwöhnungsklinik aufgenommenen Patienten, wurden mit jenen verglichen, die vorzeitig, sofort oder bis zu 6 Monaten ausgeschieden waren.
n = 143
Prüfplan = 1 + 1; Kollektiv = 0 + 1; Krankheit = 1; Therapie = 1; Messung = 2 + 1; Definition = 2

20. Baker PG, Read AE: Continuing gluten ingestion and its detection in treated coeliac patients. *Gut* 15:827, 1974.
Untersuchung an Patienten mit Zöliakie über die mangelnde Compliance bezüglich der glutenfreien Diät und deren Korrelation mit dem Vorhandensein einer Atrophie der Villi (Biopsie) und mit den zirkulierenden Glutenantikörpern.
n = 51
Prüfplan = 1; Kollektiv = 0; Krankheit = 1; Therapie = 1; Messung = 4 + 1; Definition = 1

21. Bakker CB, Dightman CR: Psychological factors in fertility control. *Fertil Steril* 15:559–567, 1964.
Bei freiwilligen Versuchspersonen und überwiesenen Patienten, die orale Kontrazeptiva einnahmen und stark motiviert waren, die Therapie fortzusetzen, wurde eine Serie psychologischer Tests durchgeführt um die für das Vergessen der Einnahme verantwortlichen Faktoren zu bestimmen.
n = 72
Prüfplan = 1; Kollektiv = 0; Krankheit = keine; Therapie = 0; Messung = 1; Definition = 1

22. Ballinger BR, Ramsay AC, Stewart MJ: Methods of assessment of drug administration in a psychiatric hospital. *Br J Psychiatr* 127:494–498, 1975.
Bei stationären psychiatrischen Patienten, die Phenothiazine, Imipramin, Amitryptilin, Phenobarbital, Pyrimidon, Phenytoin, Chloralverbindungen, Benzodiazepine, Paracetamol und Salizylate erhielten, wurde die Compliance durch den Nachweis im Urin mittels Tracer und direkte Beobachtung untersucht.
n = 64
Prüfplan = 1; Kollektiv = 0; Krankheit = 0; Therapie = 1; Messung = 4 + 1; Definition = 2

23. Ballweg JA, Maccorquodale DW: Family planning method change and dropouts in the Philippines. *Soc Biol* 21:88–95, 1974.
Untersuchung mittels Interview der Determinanten für die dauerhafte Anwendung kontrazeptiver Methoden bei Patientinnen einer Klinik für Familienplanung.
n = 1321
Prüfplan = 1; Kollektiv = 2 + 1; Krankheit = keine; Therapie = 1; Messung = 1; Definition = 1

24. Bar A: Decreasing the no-show rate in an urban speech and hearing clinic. *J Am Speech Hearing Assoc* 17:455–456, 1975.
Beschreibung von Methoden einer Klinik für Sprach- und Hörschwierigkeiten, zwecks Verbesserung der Teilnahme.
n = NA
Prüfplan = 3; Kollektiv = 0 + 1; Krankheit = 1; Therapie = 0; Messung = 2; Definition = 1

25. Barkin S, Barkin R, Roth M: Immunization status. *Clin Pediatr* 16:840–842, 1977.
Am Ausmaß der Immunisierung wurde die Wirksamkeit präventiver medizinischer Bemühungen an Kindern beurteilt.
n = 141
Prüfplan = 1 + 1; Kollektiv = 0 + 1; Krankheit = keine; Therapie = 1; Messung = 1; Definition = 2

26. Barnes KE, Gunther D, Jordan I, Gray AS: The effects of various persuasive communications on community health: A pilot study. *Can J Public Health* 62:105–110, 1971.
Den Eltern von Kindern, bei denen eine Zahnarztbehandlung nötig war, wurden Benachrichtigungen zugeschickt, die in unterschiedlichem Maße Angst auslösen

sollten. Dabei wurde die anschließende Compliance gegenüber den Empfehlungen als abhängige Variable bestimmt.
n = 80
Prüfplan = 4; Kollektiv = 2; Krankheit = keine; Therapie = 1; Messung = 2; Definition = 2

27. Barnum JF: Outlook for treating patients with self-destructive habits. *Ann Intern Med* 81:387–393, 1974.
In einer allgemeinen medizinischen Privatpraxis wurden bei einer Reihe nicht besonders ausgewählter Patienten schädliche Lebensweise mit Folgekrankheit und die Compliance hinsichtlich der Behandlungsratschläge untersucht.
n = 1000
Prüfplan = 3; Kollektiv = 0 + 1; Krankheit = 1; Therapie = 1; Messung = 1 + 1; Definition = 2

28. Barrett TJ, Sachs LB: Test of the classical conditioning explanation of covert sensitization. *Psychol Rep* 34:1312–1314, 1974.
Bewertung verschiedener Varianten der verborgenen Sensibilisierungsmethode zur Einschränkung des Rauchens bei Universitätsstudenten.
n = 46
Prüfplan = 3; Kollektiv = 0 + 1; Krankheit = keine; Therapie = 1 + 1; Messung = 1; Definition = 2

29. Barton AK: Following up on aftercare: Show versus no-show rates in North Carolina. *Hosp Community Psychiatry* 28:545–546, 1977.
Eine kurze retrospektive Studie über Nachsorge bei ambulanten psychiatrischen Patienten.
n = 78
Prüfplan = 1; Kollektiv = 0 + 1; Krankheit = 0; Therapie = 1; Messung = 2; Definition = 2

30. Bass LW, Wilson TR: The pediatrician's influence in private practice measured by a controlled seat belt study. *Pediatrics* 33:700–704, 1964.
Verschiedene Taktiken wurden an drei Kollektiven privater Kinderarztpraxen verwendet, um die Eltern der Kinder dazu zu bewegen, Autosicherheitsgurte zu kaufen. Hierzu gehörten die persönliche Unterhaltung plus persönlicher Brief des Arztes, ein persönlicher Brief alleine, ein Schreiben vom örtlichen Sicherheitsbüro alleine bzw. kein Brief und keine Unterredung.
n = 1423
Prüfplan = 3; Kollektiv = 2; Krankheit = keine; Therapie = 2; Messung = 1; Definition = 2

31. Beck E, Blaichman S, Scriver CR, Clow CL: Advocacy and compliance in genetic screening: Behaviour of physicians and clients in a voluntary program of testing for the Tay-Sachs gene. *N Eng J Med* 291:1165–1170, 1974.
Bei einem auf freiwilliger Basis beruhenden Testprogramm zwecks Feststellung der Träger der Tay-Sachs Erbanlagen wurde das Verhältnis zwischen Befürwortung und Compliance untersucht.
n = 30000
Prüfplan = 2; Kollektiv = 3 + 1; Krankheit = keine; Therapie = 2; Messung = 3; Definition = 2

32. Becker MH, Drachman RH, Kirscht JP: Motivations as predictors of health behavior. *Health Serv Rep* 87:852–861, 1972.
Prospektive Studie des „Health Belief Model" mit bestimmten Modifikationen, die benutzt wurde, um die Compliance bei ambulanten Kindern mit Otitis media durch Befragung der Mütter vor Behandlungsbeginn vorherzusagen.
n = 125

Prüfplan = 1; Kollektiv = 0 + 1; Krankheit = 2; Therapie = 1; Messung = 3 + 1; Definition = 2

33. ____: Predicting mothers' compliance with pediatric medical regimens. *J Pediatr* 81:843–854, 1972.
Bei Familien mit Kindern, die sich wegen einer akuten Otitis media in einer pädiatrischen Ambulanz einfanden, wurden gesundheitliche Einstellung und demographische Faktoren ermittelt. Die Ergebnisse wurden mit der Compliance verglichen.
n = 125
Prüfplan = 1; Kollektiv = 0 + 1; Krankheit = 1; Therapie = 1; Messung = 3 + 2; Definition = 2

34. ____: A new approach to explaining sick-role behavior in low income populations. *Am J Public Health* 64:205–216, 1974.
„Health beliefs" von Müttern wurde als Vorhersagemethode für Compliance gegenüber oraler Antibiotika-Therapie bei Kindern mit Otitis media getestet.
n = 116
Prüfplan = 1; Kollektiv = 1 + 1; Krankheit = 1; Therapie = 1; Messung = 3 + 1; Definition = 1

35. ____: A field experiment to evaluate various outcomes of continuity of physician care. *Am J Public Health* 64:1062–1070, 1974.
Aufgrund von Interviews von Müttern und nach dem Verhältnis von verabredeten zu eingehaltenen Terminen wurde eine konventionelle Kinderklinik mit einem ständig gleichbleibenden Ärzteteam verglichen.
n = 250
Prüfplan = 4 + 1; Kollektiv = 0 + 1; Krankheit = 0; Therapie = 0; Messung = 1; Definition = 1

36. Becker MH, Kaback MM, Rosenstock IM, Ruth MV: Some influences on public participation in a genetic screening program. *J Community Health* 1:3–14, 1975.
Vergleich der Gesundheitsauffassung bei Teilnehmern und Nichtteilnehmern an einem genetischen Screening auf Tay-Sachs-Krankheit.
n = 432 Teilnehmer, 318 Nichtteilnehmer
Prüfplan = 2; Kollektiv = 3; Krankheit = keine; Therapie = 0; Messung = 2; Definition = 2

37. Becker MH, Maiman L, Kirscht JP, Haefner D, Drachman RH: The health belief model and prediction of dietary compliance: A field experiment. *J Health Soc Behav* 18:348–365, 1977.
Drei Gruppen von Müttern mit übergewichtigen Kindern erhielten eine Information mit hohem, niedrigem oder keinem gesundheitsbedrohlichen Inhalt. Es wurde auch über Korrelationen zwischen Gesundheitsvorstellungen und Compliance berichtet.
n = 182
Prüfplan = 4; Kollektiv = 0 + 1; Krankheit = 1; Therapie = 1; Messung = 3 + 1; Definition = 1

38. Bellack AS: A comparison of self-reinforcement and self-monitoring in a weight reduction program. *Behav Ther* 7:68–75, 1976.
Selbstverstärkung und Selbstkontrolle der Nahrungsaufnahme wurden bei einem Programm zur Gewichtsreduktion verglichen.
n = 38
Prüfplan = 4; Kollektiv = 0 + 1; Krankheit = 3; Therapie = 1; Messung = 3 + 1; Definition = 2

39. Bender A, Bender D: Maintenance of weight loss in obese subjects. *Br J Prev Soc Med* 30:60–65, 1976.

Erfolgreiche „Weight watchers“ („Gewichtskontrolleure“), die dadurch zum Ausbildungspersonal der Organisation geworden waren, wurden auf den Ablauf der initialen Gewichtsabnahme überprüft.
n = 215
Prüfplan = 1; Kollektiv = 0 + 1; Krankheit = 2; Therapie = 1; Messung = 4; Definition = 2

40. Bender KJ: An exploratory study of one community pharmicist as a dispenser of drug education. Unpublished Master's thesis, Graduate School of Human Behavior, United States International University, 1972.
Untersuchung ambulanter Patienten bei Langzeittherapie mit mehreren Arzneimitteln im Hinblick auf das Vertrauen auf einen niedergelassenen Apotheker als Quelle für Arzneimittel-Informationen und deren Einfluß auf Arzneimittelkenntnisse und Compliance.
n = 20
Prüfplan = 3; Kollektiv = 0; Krankheit = 0; Therapie = 1; Messung = 2; Definition = 1

41. Berglund G, Andersson O, Wilhelmsen L: Treatment of hypertension in the community. *Acta Med Scand (suppl)* 606:11–17, 1976.
Ein Vergleich der Morbidität und Mortalität einer Gruppe in Behandlung stehender Hypertoniker und einer Kontrollgruppe über eine Zeitspanne von sieben Jahren in Schweden.
n = 330 Kontrollgruppe, 696 behandelte Patienten
Prüfplan = 2; Kollektiv = 2 + 1; Krankheit = 2; Therapie = 1; Messung = 4; Definition = 2

42. Bergman AB, Werner RJ: Failure of children to receive penicillin by mouth. *N Engl J Med* 268:1334–1338, 1963.
Compliance bei oraler Penizillintherapie zu verschiedenen Zeitpunkten nach Therapiebeginn bei Kindern mit Verdacht auf eine akute Streptokokkeninfektion.
n = 59
Prüfplan = 1; Kollektiv = 1 + 1; Krankheit = 2; Therapie = 2; Messung = 3 + 2; Definition = 2

43. Berkowitz NH, Malone MF, Klein MW, Eaton A: Patient follow-through in the outpatient department. *Nurs Res* 12:16–22, 1963.
Ärzte von 55 Ambulanzen in sieben städtischen Krankenhäusern wurden gebeten, die Compliance ihrer Patienten bei (1) Behandlung (außer Medikamente), (2) Arzneimitteltherapie, (3) der Teilnahme, (4) Überweisungsterminen, (5) verordneten Tests und (6) Einschränkungen zu bestimmen. Der Wert der Feststellung bezüglich 3, 4 und 5 erfolgte anhand der Patientenkartei und Erstellung klinikspezifischer Fehlerbewertung. Eine Überprüfung für 1, 2 und 6 war nicht möglich, die Quantifizierung erfolgte daher aufgrund der ursprünglichen Angaben.
n = variabel
Prüfplan = 1; Kollektiv = 2; Krankheit = 1; Therapie = 0; Messung = 1; Definition = 1

44. Bernard HS, Efran JS: Eliminating versus reducing smoking using pocket timers. *Behav Res Ther* 10:399–401, 1972.
Das Summen eines Taschenweckers wurde im Hinblick darauf getestet, ob das Rauchen von Psychologiestudenten herabgesetzt oder ganz eingestellt werden konnte.
n = 30
Prüfplan = 3; Kollektiv = 0 + 1; Krankheit = keine; Therapie = 1; Messung = 1; Definition = 2

45. Berry D, Ross A, Huempfner H, Deuschle K: Self-medication behavior as measured by urine chemical tests in domiciliary tuberculous patients. *Am Rev Respir Dis* 86:1–7, 1962.
Ambulante Tbc-Patienten wurden ohne Vorherankündigung zu acht verschiedenen Gelegenheiten besucht, um ihre Compliance bezüglich INH- und PAS-Therapie und den Einfluß der Zeit seit der Entlassung zu testen.
n = 26
Prüfplan = 2; Kollektiv = 0 + 1; Krankheit = 1; Therapie = 1; Messung = 4 + 1; Definition = 2

46. Berry D, Ross A, Deuschle K: Tuberculous patients treated at home. *Am Rev Resp Dis* 88:769–772, 1963.
Hausbesuche bei aus dem Krankenhaus entlassenen Tbc-Patienten wurden dazu benutzt, um Patienten mit guter und schlechter Compliance zu unterscheiden; dabei wurden die Determinanten der Compliance bestimmt.
n = 26
Prüfplan = 2; Kollektiv = 1 + 1; Krankheit = 1; Therapie = 1; Messung = 4 + 1; Definition = 2

47. Best JA, Bass F, Owen LE: Mode of service delivery in a smoking cessation programme for public health. *Can J Public Health* 68:469–473, 1977.
Untersuchung der Einflüsse von Gruppengröße und telefonischer Unterstützung auf den Erfolg von Raucherentwöhnungsprogrammen.
n = 72
Prüfplan = 3 + 1; Kollektiv = 0 + 1; Krankheit = 1; Therapie = 2; Messung = 1; Definition = 1

48. Best JA, Owen LE, Trentaduc L: Comparison of satiation and rapid smoking on success in quitting smoking. *Addict Behav*, in press.
Untersuchung der Wirkung zweier Maßnahmen, nämlich der Übersättigung und des Schnellrauchens, auf das Einstellen des Rauchens.
n = 82
Prüfplan = 3 + 1; Kollektiv = 0 + 1; Krankheit = 1; Therapie = 2; Messung = 1 + 1; Definition = 2

49. Best JA: Tailoring smoking withdrawal procedures to personality and motivational differences. *J Consult Clin Psychol* 43:1–8, 1975.
Faktorenanalyse einer Vielzahl von Hilfsmaßnahmen, die dazu angelegt waren, die Wirkung eines aversiven Raucherentwöhnungsprogramms zu verbessern.
n = 89
Prüfplan = 4; Kollektiv = 0 + 1; Krankheit = 1; Therapie = 2; Messung = 1 + 1; Definition = 2

50. Bewley B, Bland J: Academic performance and social factors related to cigarette smoking by school children. *Br J Prev Soc Med* 31:18–24, 1977.
Es wurden Faktoren untersucht, die Kinder zwischen zehn und zwölf Jahren dazu anregen könnten, mit dem Rauchen zu beginnen.
n = 491
Prüfplan = 2; Kollektiv = 3 + 1; Krankheit = NA; Therapie = NA; Messung = 1; Definition = 2

51. Biener KJ: The influence of health education on the use of alcohol and tobacco in adolescence. *Prev Med* 4:252–257, 1975
Ein intensives Gesundheitsprogramm bei jugendlichen männlichen Lehrlingen in einer Maschinenfabrik führte zu nachweislicher Steigerung der physischen Leistungsfähigkeit und körperlicher Belastbarkeit. Die Rauch- und Trinkgewohnheiten verglichen mit denen einer Kontroll-Lehrlingsgruppe über einen Zeitraum von 4 Jahren.

n = 60 Versuchskollektiv, 60 Kontrollgruppe.
Prüfplan = 3; Kollektiv = 1; Krankheit = keine; Therapie = 1; Messung = 4 + 5; Definition = 2

52. Bierenbaum ML, Fleischman AI, Raichelson RI, Hayton T, Watson PB: Ten-year experience of modified-fat diets on younger men with coronary heart disease. *Lancet* 1:1404–1407, 1973.
Männliche Patienten mit gesicherter KHK und überstandenem Herzinfarkt wurden nach Gewichtsreduktion auf fettarme Kost gesetzt und über eine Zeitspanne von zehn Jahren im Vergleich zu einer Kontrollgruppe weiterbeobachtet. Die Compliance war dabei von untergeordneter Bedeutung, jedoch wird der Anteil, der Idealgewicht erreichte und es hielt, angegeben.
n = 100
Prüfplan = 3; Kollektiv = 0; Krankheit = 3; Therapie = 2; Messung = 3 + 2; Definition = 0

53. Bigger JF: A comparison of patient compliance in treated vs untreated ocular hypertension. *Trans Am Acad Ophthalmol Otolaryngol* 81:277–285, 1976.
In einer zwölf bis zwanzig Monate langen Nachuntersuchungsphase wurden die Unterschiede in bezug auf das vorzeitige Ausscheiden zwischen behandelten und unbehandelten Patienten mit symptomloser intraokularer Druckerhöhung untersucht.
n = 89
Prüfplan = 1; Kollektiv = 0 + 1; Krankheit = 3; Therapie = 0; Messung = 3 + 1; Definition = 2

54. Bille DA: The role of body images in patient compliance and education. *Heart Lung* 6:143–148, 1977.
Herzinfarktpatienten, die während des Krankenhausaufenthaltes über eine bessere Figur berichteten, zeigten nach der Entlassung eine höhere Compliance bezüglich medizinischer Ratschläge.
n = 24
Prüfplan = 2; Kollektiv = 0; Krankheit = 1; Therapie = 0; Messung = 1; Definition = 2

55. Blackburn SL: Dietary compliance of chronic hemodialysis patients. *J Am Diet Assoc* 70:31–37, 1977.
Der Einfluß verschiedener Variablen auf die Compliance bezüglich Diät wurde bei Hämodialyse-Patienten untersucht.
n = 53
Prüfplan = 1; Kollektiv = 1 + 1; Krankheit = 3; Therapie = 2; Messung = 4 + 2; Definition = 2

56. Bloch S, Rosenthal A, Friedman L, Caldarolla P: Patient compliance in glaucoma. *Br J Ophthalmol* 61:531–534, 1977.
Bericht über den Einfluß einiger psychosozialer und demographischer Faktoren auf die Compliance bei der Glaukomtherapie.
n = 40
Prüfplan = 2; Kollektiv = 1 + 1; Krankheit = 2; Therapie = 1; Messung = 1; Definition = 2

57. Bonnar J, Goldberg A, Smith JA: Do pregnant women take their iron? *Lancet* 1:457–458, 1969.
Die Compliance für die Eisenmedikation in der Schwangerschaft wurde bei Patientinnen ermittelt, die randomisiert entweder ihre Tabletten kostenlos in der Klinik oder zu üblichen Kosten mittels Rezeptverschreibung erhielten.
n = 60

Prüfplan = 4; Kollektiv = 0 + 1; Krankheit = 1; Therapie = 2; Messung = 4 + 1; Definition = 2

58. Borkman T: Hemodialysis compliance: The relationship of staff estimates of patients' intelligence and understanding to compliance. *Soc Sci Med* 10:385–392, 1976.
Eine Analyse hinsichtlich der Übereinstimmung in der Einstellung der Ärzteschaft bezüglich der Intelligenz der Patienten, dem Verstehen von Einschränkungen und der wahrgenommenen Compliance bei Hämodialyseprogrammen.
n = 661
Prüfplan = 1; Kollektiv = 3 + 1; Krankheit = 1; Therapie = 1; Messung = 1; Definition = 2

59. Borofsky LG, Louis S, Kutt H, Roginsky M: Diphenylhydantoin: Efficacy, toxicity and dose-serum level relationships in children. *Pediatr Pharm Ther* 81:995–1002, 1972.
Die Beziehung zwischen Dosis und Serumspiegel und der therapeutischen Wirksamkeit von Diphenylhydantoin wurde bei ambulanten epileptischen Kindern untersucht. Diejenigen, die einen niedrigen Serumspiegel und eine unzulängliche Kontrolle der Anfälle aufwiesen, wurden hinsichtlich ihrer Compliance verglichen und die Änderungen der Serumkonzentrationen wurden registriert.
n = 53
Prüfplan = 1; Kollektiv = 0; Krankheit = 1; Therapie = 1; Messung = 3 + 1; Definition = 1

60. Bourne PG, Alford J, Bowcock J: Treatment of skid row alcoholics with disulfiram. *Q J Stud Alcohol* 27:42–48, 1966.
Alkoholabstinenz wurde bei freiwilligen und zwangsweise eingewiesenen Alkoholikern, denen Disulfiram verschrieben wurde, überprüft.
n = 64 Freiwillige, 132 gerichtliche Überweisung
Prüfplan = 2; Kollektiv = 0 + 1; Krankheit = 1; Therapie = 2; Messung = 0; Definition = 1

61. Bowen RG, Rich R, Schlotfeldt RM: Effects of organized instruction for patients with the diagnosis of diabetes mellitus. *Nurs Res* 10:151–159, 1961.
Kontrollierte Studie bezüglich spezieller Vorträge über Diabetes bei insulinbedürftigen ambulanten Diabetikern.
n = 23 Studie, 28 Kontrolle
Prüfplan = 3; Kollektiv = 0 + 1; Krankheit = 1; Therapie = 1; Messung = 3 + 2; Definition = 2

62. Bowen WT, Soskin RA, Chotlos JW: Lysergic acid diethylamide as a variable in the hospital treatment of alcoholism. *J Nerv Ment Dis* 150:111–118, 1970.
Zwei Untersuchungen zur Erfassung der relativen Wirksamkeit von LSD bei der Langzeitbehandlung des Alkoholismus.
A. n = 99
Prüfplan = 3 + 1; Kollektiv = 0 + 1; Krankheit = 1; Therapie = 2; Messung = 1; Definition = 2
B. n = 57
Prüfplan = 4 + 1; Kollektiv = 0 + 1; Krankheit = 1; Therapie = 2; Messung = 1; Definition = 2

63. Boyd J, Covington T, Stanaszek W, Coussons R: Drug defaulting Part II: Analysis of noncompliance patterns. *Am J Hosp Pharm* 31:485–494, 1974.
Eine Studie, in der die Beziehung zwischen verschiedenen Variablen, die bei ambulanten Patienten eines Lehrkrankenhauses das Mißverständnis bzw. Verständnis für die Arzneimitteleinnahme beeinflussen, untersucht wurde.

n = 380 Verordnungen
Prüfplan = 1; Kollektiv = 0 + 1; Krankheit = 1; Therapie = 1; Messung = 2 + 1; Definition = 1

64. Bracken MB: The Jamaican family planning programme: Clinic services and social support as factors in dropping out. *Int J Health Educ* 20:126–135, 1977.
Bericht über deskriptive Daten aus einer Untersuchung verschiedener Faktoren bei einem Kollektiv von Frauen, die aus einem Familienplanungsprogramm vorzeitig ausgeschieden waren.
n = 299
Prüfplan = 1; Kollektiv = 2 + 1; Krankheit = keine; Therapie = 0; Messung = 2; Definition = 2

65. Brand F, Smith R, Brand P: Effect of economic barriers to medical care on patients' noncompliance. *Public Health Rep* 92:72–78, 1977.
Patienten wurden sechs Monate nach der Krankenhausentlassung zu Hause befragt, um die Compliance zu beurteilen. Dabei wurden die Beziehungen zwischen der finanziellen Situation, der Zahl der verschiedenen Arzneimittel, der Einnahmehäufigkeit und der Compliance ermittelt.
n = 299
Prüfplan = 2; Kollektiv = 1 + 1; Krankheit = 0; Therapie = 1 + 1; Messung = 1 + 1; Definition = 1

66. Brand F, Smith R: Medical care and compliance among the elderly after hospitalization. *Int J Aging Hum Dev* 5:331–346, 1974.
Für die medizinische Behandlung einer Gruppe älterer, chronisch Kranker wurde über die Verknüpfung zwischen Compliance und demographischen bzw. therapeutischen Variablen berichtet.
n = 114
Prüfplan = 1; Kollektiv = 1 + 1; Krankheit = 1; Therapie = 1; Messung = 1 + 1; Definition = 2

67. Brechner K, Shippee G, Obitz F: Compliance techniques to increase mailed questionnaire return rates from alcoholics. *J Stud Alcohol* 37:995–996, 1976.
Die Effekte von drei Compliance-Techniken wurden untersucht.
n = 202
Prüfplan = 4; Kollektiv = 0; Krankheit = 1; Therapie = 1; Messung = 3; Definition = 2

68. Briggs WA, Lowenthal DT, Cirksena WJ, Price WE, Gibson TP, Flamenbaum W: Propranolol in hypertensive dialysis patients: Efficacy and compliance. *Clin Pharmacol Ther* 18:606–612, 1975.
Deskriptiver Vergleich der aufgrund des Serumpropranololspiegels zusammen mit der Blutdruckkontrolle und des Blutserumrenins beurteilten Compliance bei hypertensiven Dialysepatienten.
n = 35
Prüfplan = 1; Kollektiv = 0; Krankheit = 2 + 1; Therapie = 1; Messung = 3; Definition = 2

69. Brook RH, Appel FA, Avery C, Orman M, Stevenson RL: Effectiveness of inpatient follow-up care. *N Engl J Med* 285:1509–1514, 1971.
Die Nachsorge einschließlich Einnahmezuverlässigkeit und Einhalten klinischer Besuchstermine wurde sechs Monate nach der Krankenhausentlassung aus allgemeinmedizinischen Abteilungen bestimmt.
n = 403
Prüfplan = 2; Kollektiv = 1 + 1; Krankheit = 1; Therapie = 1; Messung = 2 + 1; Definition = 2

70. Brooks PM, Mason DI, McNeil R, Anderson JA, Buchanan WW: An assessment of the therapeutic potential of azapropazone in rheumatoid arthritis. *Curr Med Res Opin* 4:50–57, 1976.
Gründe für das vorzeitige Ausscheiden aus einer kontrollierten Studie mit Azapropazon oder Aspirin.
n = 108
Prüfplan = 1; Kollektiv = 0; Krankheit = 2; Therapie = 2 + 1; Messung = 1; Definition = 1

71. Brown BS, Brewster GW: A comparison of addict-clients retained and lost to treatment. *Int J Addict* 8:421–426, 1973.
Deskriptive Studie, in der Konzepte für ein realistisches und ideelles Verhalten von Patienten mit guter oder fehlender Compliance verglichen werden.
n = 110
Prüfplan = 1; Kollektiv = 1 + 1; Krankheit = 1; Therapie = 1; Messung = 2 + 1; Definition = 2

72. Brown EM, Benante J, Greenberg M, MacArthur M: Study of methadone terminations. *Br J Addict* 70:83–88, 1975.
Deskriptive Studie über Gründe, die zum Ausscheiden aus einem Methadonprogramm führten.
n = 101
Prüfplan = 1; Kollektiv = 2 + 1; Krankheit = 1; Therapie = 1; Messung = 2; Definition = 2

73. Brown HB, Meredith AP, Page IH: Serum cholesterol reduction in patients; response, adherence and rebound measured by a quantitative diet test. *Am J Med* 33:753–762, 1962.
Als Teil eines Diätprogramms zur Erforschung der Lipide wurde der Zusammenhang mit zwei Diätweisen durch von Ernährungsfachleuten vorgenommener Befragungstechnik und außerdem durch Vergleich der Lipide im Blut gemessen, und zwar während des Aufenthalts zu Hause sowie auf der Grundlage eines Diät-„Tests" im Krankenhaus. Verglichen sind die Erfassungsmethoden.
n = Variabel
Prüfplan = 3; Kollektiv = 0; Krankheit = 2 + 1; Therapie = 2 + 1; Messung = 3 + 1; Definition = 1

74. Bruce EH, Frederick R, Bruce RA, Fisher LD: Comparison of active participants and dropouts in Capri cardiopulmonary rehabilitation programs. *Am J Cardiol* 37:53–60, 1976.
Deskriptive Studie von Fallberichten, um nach Vorhersagefaktoren für das vorzeitige Ausscheiden aus einem Übungsprogramm zu suchen.
n = 603
Prüfplan = 1; Kollektiv = 0; Krankheit = 1; Therapie = 1; Messung = 2 + 1; Definition = 2

75. Buchanan N, Mashigo S: Problems in prescribing for ambulatory black children. *S Afr Med J* 52:227–229, 1977.
Kurzer Bericht über eine Studie, bei dem Aspekte der Non-Compliance im Zusammenhang mit der Behandlung von schwarzen Kindern bei den Patienten, Apothekern und Ärzten festgestellt wurden.
n = 200
Prüfplan = 1; Kollektiv = 0 + 1; Krankheit = 0; Therapie = 0; Messung = 2 + 1; Definition = 1

76. Burnip R, Erickson R, Barr GD, Shinefield H, Schoen EJ: Well-child care by pediatric nurse practitioners in a large group practice. *Am J Dis Child* 130:51–55, 1976.

Kontrollstudie über Compliance, unter Berücksichtigung einwandfreier Visiten bei Kindern; wobei die unter Obhut einer praktizierenden Krankenschwester stehenden Patienten mit den von einem Kinderarzt betreuten Patienten verglichen werden.
n = 1152
Prüfplan = 4; Kollektiv = 0 + 1; Krankheit = keine; Therapie = 0 + 1; Messung = 2 + 1; Definition = 1

77. Burns BH: Chronic chest disease, personality, and success in stopping cigarette smoking. *Br J Prev, Soc Med* 23:23–27, 1969.
Bericht über Variablen, die bei Patienten mit chronischen Lungenerkrankungen erfolgreich zur Aufgabe des Rauchens führten.
n = 94
Prüfplan = 2; Kollektiv = 0; Krankheit = 1; Therapie = 1; Messung = 1; Definition = 1

78. Burnum JF: Outlook for treating patients with self-destructive habits. *Ann Intern Med* 81:387–393, 1974.
Studie über die Wirkungen von Beratung auf Compliance bezüglich Einstellen des Rauchens, der Abstinenz von Alkohol und Drogen oder Gewichtsabnahme. Verglichen wird die Compliance vor und nach der Beratung.
n = 219
Prüfplan = 3; Kollektiv = 0 + 1; Krankheit = 2 + 1; Therapie = 1 + 1; Messung = 1; Definition = 1

79. Burt A, Thornley P, Illingworth D, White P, Shaw T, Turner R: Stopping smoking after myocardial infarction. *Lancet* 1:304–306, 1974.
Es wurden bei Patienten mit Herzbeschwerden zwei Methoden zur Einstellung des Rauchens verglichen.
n = 223
Prüfplan = 3; Kollektiv = 0 + 1; Krankheit = 1; Therapie = 1; Messung = 1; Definition = 2

80. Bye C, Fowle AS, Letley E, Wilkinson S: Lack of effect of *Avena sativa* on cigarette smoking. *Nature* 252:580–581, 1974.
Kontrollierte Studie über die Wirkung eines Extraktes aus unreifem Hafer als Mittel zur Einschränkung des Zigarettenkonsums durch Herabsetzung des Rauchverlangens.
n = 43
Prüfplan = 3; Kollektiv = 0 + 1; Krankheit = 1; Therapie = 1; Messung = 1; Definition = 2

81. Caine TM, Wijesinghe B: Personality, expectancies and group psychotherapy. *Br J Psychiatry* 129:384–387, 1976.
Bericht über die Verwendung der persönlichen Ansprache und von Erwartungstests vor der Behandlung für die erfolgreiche Zuteilung von Patienten zu psychotherapeutischen Gruppen.
n = 182
Prüfplan = 1; Kollektiv = 0 + 1; Krankheit = 0; Therapie = 1; Messung = 3 + 1; Definition = 1

82. Caldwell JR, Cobb S, Dowling MD, De Jongh D: The dropout problem in antihypertensive therapy. *J Chronic Dis* 22:579–592, 1970.
Retrospektiver Vergleich von Patienten, die wegen einer hypertensiven Krise zur Notaufnahme kamen mit einem unausgesuchten Patientenkollektiv einer Hochdruckklinik.
n = 42 Studie, 24 Kontrolle

Prüfplan = 2; Kollektiv = 1; Krankheit = 2; Therapie = 0; Messung = 1; Definition = 1

83. Campbell AH: Relapse in patients with tuberculosis. *Bull Int Union Tuberc* 49: 219–222, 1974.
Untersuchung über die Beziehung zwischen Einnahmeunzuverlässigkeit und Rückfallrate bei Tbc-Patienten in Australien.
n = 3280
Prüfplan = 1; Kollektiv = 2; Krankheit = 1; Therapie = 1; Messung = 4 + 2; Definition = 1

84. Campbell HG, Clarkson QD, Sinsabaugh LL: MMPI identification of nonrehabilitants among disabled veterans. *J Pers Assess* 41:266–269, 1977.
Bestimmung einiger Persönlichkeitsfaktoren, die im Zusammenhang mit einem vorzeitigen Ausscheiden aus der Therapie bei einem Rehabilitationsprogramm für behinderte ehemalige Kriegsteilnehmer stehen.
n = 61
Prüfplan = 1; Kollektiv = 0 + 1; Krankheit = 0; Therapie = 1; Messung = 2 + 1; Definition = 1

85. Cann A, Sherman S, Elkes R: Effects of initial request size and timing of a second request on compliance: The foot in the door and the door in the face. *J Pers Soc Psychol* 32:774–782, 1975.
Bericht über den Einfluß des Umfanges einer anfänglichen verbalen Verpflichtung zur Compliance und einer späteren Befragung.
n = 148
Prüfplan = 3; Kollektiv = 2; Krankheit = keine; Therapie = 0; Messung = 3 + 1; Definition = 2

86. Caplan RD, Robinson E, French J, Caldwell J, Shinn M: Adhering to medical regimens-pilot experiments in patient education and social support. Institute for Social Research. University of Michigan, Ann Arbor, 1976.
Psychosoziale Vorhersagefaktoren und Indikatoren für die erfolgreiche Teilnahme an vorläufigen Tests bei Teilen eines Modells, in dem erzieherische und soziale Unterstützungsmaßnahmen angewendet wurden.
n = Variabel
Prüfplan = 3; Kollektiv = 2 + 1; Krankheit = 2; Therapie = 0; Messung = 1 + 1; Definition = 2

87. Carey R, Reid R, Ayers C, Lynch S, McLain W, Vaughan E: The Charlottesville blood-pressure survey: Value of repeated blood pressure measurements. *JAMA* 236:847–851, 1976.
Ergebnisse einer wiederholten Reihenuntersuchung über die Verbreitung der Hypertonie zusammen mit begrenzten Angaben zur Compliance bei der Reihenuntersuchung.
n = 533
Prüfplan = 1; Kollektiv = 2 + 1; Krankheit = 2; Therapie = 1; Messung = 2; Definition = 1

88. Carnahan J, Nugent C: The effects of self-monitoring by patients on the control of hypertension. *Am J Med Sci* 269:69–73, 1975.
Den Patienten wurde beigebracht, wie sie ihren Blutdruck zu Hause selbst messen können. Sechs Monate wurde der Einfluß dieser Aktion auf den Behandlungserfolg untersucht.
n = 100
Prüfplan = 4; Kollektiv = 0 + 1; Krankheit = 2; Therapie = 1; Messung = 2; Definition = 1

89. Caron HS, Roth HP: Objective assessment of cooperation with an ulcer diet: Relation to antacid intake and to assigned physician. *Am J Med Sci* 261:61–66, 1971.
Bei stationären Patienten mit Ulcus pepticum, denen die Gelegenheit gegeben wurde, von ihrer Diät abzuweichen und an einem allgemeinen Mittagstisch teilzunehmen, wurde die Compliance bei speziellen Diäten untersucht.
n = 206
Prüfplan = 1; Kollektiv = 1 + 1; Krankheit = 2; Therapie = 1; Messung = 3 + 1; Definition = 2

90. ——: Patients' cooperation with a medical regimen. *JAMA* 203:922–926, 1968.
Die Compliance im Zusammenhang mit der Antacidaeinnahme bei stationären Patienten mit Ulcus pepticum wurde durch das Stationspersonal und durch objektive Meßmethoden bewertet und die Ergebnisse miteinander verglichen.
n = 525
Prüfplan = 1; Kollektiv = 0; Krankheit = 1; Therapie = 1; Messung = 2 + 1; Definition = 2

91. Carpenter JO, Davis LJ: Medical recommendations-followed or ignored? Factors influencing compliance in arthritis. *Arch Phys Med Rehabil* 57:241–246, 1976.
Eine Anzahl Faktoren wurde untersucht, um Einflüsse, die mit der Compliance bei einem Übungsprogramm für Arthritis in Zusammenhang stehen, feststellen zu können.
n = 54
Prüfplan = 1 + 1; Kollektiv = 1 + 1; Krankheit = 2 + 1; Therapie = 1; Messung = 1; Definition = 2

92. Carr JE, Whittenbaugh JA; Volunteer and nonvolunteer characteristics in an outpatient population. *J Abnorm Psychol* 73:16–17, 1968.
Initiale analytische Studie von Charakteristika ambulanter psychiatrischer Patienten, in der diejenigen, die mitmachten, mit jenen verglichen wurden, die eine telefonische Aufforderung nicht befolgten, an einer „psychiatrischen Ergebnisstudie" teilzunehmen, die 1½ Stunden Zeit während eines regulären Klinikbesuches in Anspruch nahm.
n = 78
Prüfplan = 2; Kollektiv = 0; Krankheit = 1; Therapie = 0; Messung = 2; Definition = 1

93. Carruthers S, Kelly J, McDevitt D: Plasma digoxin concentrations in patients on admission to hospital. *Br Heart J* 30:707–712, 1974.
Bei Patienten, die eine Dauertherapie mit Digoxin erhielten bevor sie als Notfall in ein Allgemeinkrankenhaus eingeliefert wurden, wurden die Plasmadigoxinspiegel bestimmt.
n = 101
Prüfplan = 1; Kollektiv = 0 + 1; Krankheit = 0; Therapie = 1; Messung = 3 + 1; Definition = 2

94. Chafetz ME, Blane HT, Abram HS, Golner J, Lacy E, McCourt WF, Clark E, Myers W: Establishing treatment relations with alcoholics. *J Nerv Ment Dis* 134(5): 395–409, 1962.
Beurteilung der Versorgung durch unmittelbare Spezialberatung für Alkoholpatienten, die von einer Notfall-Abteilung überwiesen worden waren.
n = 200
Prüfplan = 3; Kollektiv = 0 + 1; Krankheit = 1; Therapie = 1; Messung = 2; Definition = 2

95. Charney E, Bynum R, Eldredge D, Frank D, MacWhinney JB, McNabb N, Scheiner A, Sumpter E, Iker H: How well do patients take oral penicillin? A collaborative study in private practice. *Pediatrics* 40:188–195, 1967.

Kinder, die in einer von drei pädiatrischen Praxen eine akute Streptokokkenpharyngitis oder Otitis media hatten und Penizillin oral erhielten, wurden fünf bzw. neun Tage lang auf ihre Compliance hin überwacht. Verglichen wurden die Eigenschaften der Bereitwilligen und der nicht Bereitwilligen.
n = 459
Prüfplan = 2; Kollektiv = 2; Krankheit = 1; Therapie = 2; Messung = 3 + 1; Definition = 2

96. Choi-Lao ATH: A preliminary study designed to explore the difference in effectiveness of group and individual teaching in self-medication. *Nurs Papers* 8:22–29, 1976.
Bericht über eine Pilot-Studie, in der die Unterschiede der Wirkungen von Gruppen- oder Individualunterricht bei Selbstmedikation untersucht wurden.
n = 9
Prüfplan = 3; Kollektiv = 0 + 1; Krankheit = 0; Therapie = 1; Messung = 2 + 1; Definition = 2

97. Chubb JM, Winship HW: The pharmacist's role in preventing medication errors made by cardiac and hyperlipoproteinemic outpatients. *Drug Intell Clin Pharm* 8:430–436, 1974.
Kontrollierte Studie des Einflusses einer Unterrichtung durch den Apotheker auf die Einnahmezuverlässigkeit bei zwei Kollektiven ambulanter Patienten.
n = 34
Prüfplan = 4; Kollektiv = 0 + 1; Krankheit = 1; Therapie = 1; Messung = 2; Definition = 2

98. Cialdini R, Ascani K: Test of a concession procedure for inducing verbal, behavioral, and further compliance with a request to give blood. *J Appl Psychol* 61:295–300, 1976.
Drei Complianceaufforderungen wurden verglichen, um ihre Effektivität für die Gewinnung von Blutspendern für eine Blutbank zu testen.
n = 189
Prüfplan = 3; Kollektiv = 0; Krankheit = keine; Therapie = 2; Messung = 3; Definition = 2

99. Clark CM, Bayley EW: Evaluation of the use of programmed instruction for patients maintained on Warfarin therapy. *Am J Public Health* 62:1135–1139, 1972.
Kontrollierte Untersuchung über die Möglichkeit zweier Instruktionsmethoden (im Vergleich zu einer Kontrollgruppe ohne Belehrung), das Wissen bei Patienten, die eine Warfarintherapie erhalten, zu erhöhen. Die Compliance wurde nicht bestimmt.
n = 45
Prüfplan = 4; Kollektiv = 0; Krankheit = 0; Therapie = 1; Messung = 0; Definition = 0

100. Clausen J, Seidenfeld M, Deasy L: Parent attitudes toward participation of their children in polio vaccine trials. *Am J Public Health* 44:1526–1536, 1954.
Analyse der Unterschiede in der Einstellung und allgemeinen Auffassung bei Müttern, die ihr Einverständnis gaben oder es verweigerten, daß ihre Kinder im 2. Schuljahr an einer Polioimpfaktion teilnahmen.
n = 175
Prüfplan = 1; Kollektiv = 2; Krankheit = keine; Therapie = 1; Messung = 2; Definition = 2

101. Clinite J, Kabat H: Improving patient compliance. *J Am Pharm Assoc* 16:74–76, 85, 1976.
Beurteilung von Maßnahmen seitens des Apothekers zur Complianceverbesse-

rung, die eine Beschriftung der Behältnisse, verbale und schriftliche Instruktionen sowie Kombinationen dieser Maßnahmen einschlossen.
n = 62
Prüfplan = 3; Kollektiv = 0 + 1; Krankheit = 1; Therapie = 1; Messung = 2; Definition = 2

102. Clinite JC, Kabat HF: Prescribed drugs, errors during self-administration. *J Am Pharm Assoc* NS9:450–452, 1969.
Die Einnahmezuverlässigkeit wurde bei Patienten eine Woche nach der Krankenhausentlassung durch Befragung oder Tablettenzählung bestimmt.
n = 30
Prüfplan = 1; Kollektiv = 0; Krankheit = 0; Therapie = 1; Messung = 2; Definition = 1

103. Closson R, Kikugawa C; Noncompliance varies with drug class. *Hospitals* 49:89–93, 1975.
Untersuchung über die Beziehung zwischen der Patienten-Compliance und der Art des verordneten Arzneimittels bei einem Veterans [ehemalige Kriegsteilnehmer] -Administration-Kollektiv.
n = 101
Prüfplan = 1; Kollektiv = 0 + 1; Krankheit = 0; Therapie = 1; Messung = 1; Definition = 2

104. Cobb B, Clark R, McGuire C, Howe C: Patient-responsible delay of treatment in cancer: A social psychological study. *Cancer* 7:920–926, 1954.
Ein Vergleich zweier krebskranker Patientenkollektive, die entweder sofort oder erst später ärztliche Hilfe in Anspruch nahmen.
n = 100
Prüfplan = 2; Kollektiv = 1 + 1; Krankheit = 1; Therapie = 0; Messung = 1 + 1; Definition = 2

105. Cody J, Robinson A: The effect of low-cost maintenance medication on the rehospitalization of schizophrenic outpatients. *Am J Psychiatr* 134:73–76, 1977.
Untersuchung an ambulanten schizophrenen Patienten über die Beziehung zwischen den Arzneimittelkosten und dem Behandlungsergebnis.
n = 90
Prüfplan = 4; Kollektiv = 2 + 1; Krankheit = 1; Therapie = 1; Messung = NA; Definition = 2

106. Colcher IS, Bass JW: Penicillin treatment of streptococcal pharyngitis: A comparison of schedules and the role of specific counselling. *JAMA* 222:657–659, 1972.
Ambulante pädiatrische Patienten mit nachgewiesener Streptokokkenpharyngitis wurden randomisiert in drei Behandlungsgruppen eingeteilt: (1) i.m. Penizillintherapie, (2) orale Penizillintherapie ohne Instruktion, (3) orale Penizillintherapie mit spezifischer Beratung einschließlich schriftlicher Instruktionen. Die Compliance wurde bei den Kollektiven 2 und 3 aufgrund einer Urinuntersuchung neun Tage nach Therapiebeginn überprüft.
n = 300
Prüfplan = 4; Kollektiv = 0; Krankheit = 3; Therapie = 2; Messung = 3; Definition = 1

107. Cole P, Emmanuel: Drug consultation: Its significance to the discharged hospital patient and its relevance as a role for the pharmacist. *Am J Hosp Pharm* 28:954–960, 1971.
Stationäre Patienten wurden einer von drei Gruppen zugeordnet: (1) Beratung durch Apotheker zum Zeitpunkt der Entlassung, (2) keine Beratung und (3) Beratung durch Apotheker und Selbsteinnahme der Arzneimittel zwei Tage vor der

Entlassung. Die Compliance wurde durch telefonische Befragung zwei Wochen nach der Entlassung beurteilt, wobei nach der Tabletteneinnahme gefragt wurde und die Patienten ihre übrig gebliebenen Tabletten selbst zählen mußten.
n = 75
Prüfplan = 3; Kollektiv = 0 + 1; Krankheit = 0; Therapie = 0; Messung = 2 + 1; Definition = 1

108. Collette J, Ludwig EG: Patient compliance with medical advice. *J Natl Med Assoc* 61:408–411, 1969.
Die Compliance bezüglich verschiedener Formen ärztlicher Beratung wurde bei Antragstellern für eine Sozialversicherung wegen Invalidität mit soziodemographischen Faktoren und arzneimittelfeindlichen Einstellungen, die bei einer vorausgegangenen Befragung ermittelt wurden, verglichen.
n = 486
Prüfplan = 2; Kollektiv = 1; Krankheit = 0; Therapie = 1; Messung = 1; Definition = 1

109. Cook D, Morch J, Noble E: Improving attendance at follow-up clinics. *Dimens Health Serv* 53:46–49, 1976.
Vorher-nachher-Studie zur Beurteilung des Wertes schriftlicher Erinnerungen zur Verbesserung der Einhaltung von Sprechstundenterminen.
n = 514
Prüfplan = 3; Kollektiv = 0 + 1; Krankheit = 1; Therapie = 0; Messung = 2; Definition = 2

110. Cooper B, Patterson R: The corticosteroid dose graph. *J Allergy Clin Immunol* 58:635–646, 1976.
Auswertung einer Kartei über Medikation und klinische Symptomatik, um die Behandlung steroidbedürftiger Asthmapatienten zu überprüfen.
n = 63
Prüfplan = 1; Kollektiv = 0 + 1; Krankheit = 3; Therapie = 1; Messung = 1; Definition = 2

111. Copemann CD, Shaw, PL: Readiness for rehabilitation. *Int J Addict* 11:439–445, 1976.
Es werden einige Unterschiede zwischen erfolgreichen und inaktiven Teilnehmern in einem Drogenrehabilitationszentrum beschrieben.
n = 37
Prüfplan = 2; Kollektiv = 0 + 1; Krankheit = 0; Therapie = 0; Messung = 3; Definition = 1

112. Coplin S, Hine J, Gormican A: Out-patient dictary management in the Prader-Willi syndrome. *J Am Diet Assoc* 68:330–334, 1976.
Es wird über die Befolgung einer kalorienarmen Diät bei acht Kindern mit einem Prader-Willi-Syndrom berichtet.
n = 8
Prüfplan = 1; Kollektiv = 0; Krankheit = 1; Therapie = 2; Messung = 4 + 1; Definition = 0

113. Craig TJ, Huffine CL: Correlates of patient attendance in an inner-city mental health clinic. *Am J Psychiatr* 133:61–65, 1976.
Bericht über die Verknüpfung einer chronischen Behandlung und demographischen und diagnostischen Faktoren bei niedrigem sozioökonomischem Status.
n = 140
Prüfplan = 1; Kollektiv = 1 + 1; Krankheit = 1; Therapie = 1; Messung = 2; Definition = 1

114. Crocco JA, Rooney JJ, Lyons HA: Outpatient treatment of tuberculosis in ureliable alcoholic patients. *NY State J Med* 76:58–61, 1976.

Diagnostizierte Alkoholiker mit Tbc wurden streng beaufsichtigt und gedrängt, die Behandlung durch eine Ambulanz beizubehalten. Die Beobachtung erfolgte über mindestens vier Jahre.
n = 54
Prüfplan = 3; Kollektiv = 0 + 1; Krankheit = 3; Therapie = 1 + 1; Messung = 4; Definition = 1

115. Cummings RE: A study of characteristics of patients who fail to complete a VA alcoholic treatment program. *Rehabil Lit* 36:139–141, 1975.
Bericht über eine Vergleichsstudie von Alkoholikern, die die Behandlung abbrachen oder sie an einem VA*)-Krankenhaus fortführten.
n = 49
Prüfplan = 2; Kollektiv = 0; Krankheit = 1; Therapie = 1; Messung = 3 + 1; Definition = 1

116. Currey H, Malcolm R, Riddle E, Schachte M: Behavioral treatment of obesity-limitations and results with the chronically obese. *JAMA* 237:2829–2831, 1977.
Ausgangs- und Nachuntersuchungsbefunde eines Kollektivs übergewichtiger weiblicher Patienten werden mitgeteilt.
n = 144
Prüfplan = 1 + 1; Kollektiv = 0 + 1; Krankheit = 1; Therapie = 1; Messung = 4; Definition = 1

117. Curry FJ: Neighborhood clinics for more effective outpatient treatment of tuberculosis. *N Engl J Med* 279:1262–1267, 1968.
Untersuchung über das Ausmaß der Beteiligung bei verschiedenen Kollektiven schlecht mitarbeitender tuberkulöser Patienten einer zentralen Lungenheilanstalt vor und nach der Dezentralisierung, bei der drei Gemeindekliniken gebildet und Hausbesuche durchgeführt wurden.
n = variabel (Proben zu verschiedenen Zeiten)
Prüfplan = 3; Kollektiv = 2; Krankheit = 1; Therapie = 1; Messung = 2; Definition = 1

118. ———: Study of irregular discharge TB patients at San Francisco General Hospital. *Pub Health Rep* 79:277–285, 1964.
Die Häufigkeit irregulärer Entlassungen von Tbc-Patienten des San Francisco General Hospitals wurde vor und nach der Einleitung verschiedener unterstützender Maßnahmen und sozialer Hilfeleistungen untersucht.
n = variabel
Prüfplan = 3; Kollektiv = 0; Krankheit = 1; Therapie = 0; Messung = 2; Definition = 1

119. Curtis BD, Simpson D, Steven GC: Rapid puffing as a treatment component of a community smoking program. *J Community Psychiatr* 4:186–193, 1976.
Ein dreiwöchiges Programm zum Schnellrauchen inklusive Gruppendiskussion wurde mit der Gruppendiskussion allein nach einer Woche, zwei Monaten und fünf Monaten verglichen.
n = 26
Prüfplan = 3; Kollektiv = 0 + 1; Krankheit = keine; Therapie = 2; Messung = 1; Definition = 2

120. Curtis EB: Medication errors made by patients. *Nurs Outlook* 9:290–291, 1961.
Häusliche Arzneimitteleinnahmefehler bei älteren Patienten wurden in einem speziellen häuslichen Behandlungsprogramm untersucht.
n = 26

*) Veterans Administration

Prüfplan = 1; Kollektiv = 0; Krankheit = 0; Therapie = 0 + 1; Messung = 1; Definition = 1

121. Cuskey WR, Chambers CD, Wieland WF: Predicting attrition during the outpatient detoxification of narcotic addicts. *Med Care* 9:108–116, 1971.
Bei dieser analytischen Untersuchung von neuen Patienten einer ambulanten Suchtklinik wurden die Patienten beobachtet, inwieweit Merkmale der Drogeneinnahme mit dem Abbrechen der Entwöhnungsbehandlung einhergehen.
n = 86
Prüfplan = 2; Kollektiv = 1 + 1; Krankheit = 1; Therapie = 2; Messung = 3; Definition = 2

122. Czaczkes JW, Kaplan DA: Selection of patients for regular haemodialysis, pp 167–172, in Cameron JS (ed): *Dialysis and Renal Transplantation*, Proceedings of the Ninth Conference. Florence, Italy, 1972.
Analyse psychiatrischer und psychologischer Faktoren, die eine Vorhersage für Non-Compliance bei chronischen Dialyse-Patienten zulassen.
n = 50
Prüfplan = 1; Kollektiv = 3; Krankheit = 1; Therapie = 1; Messung = 1; Definition = 1

123. Dahl JC: Rational management of hypertension. *Minn Med* 60:311–314, 1977.
Erstellung eines Programms für die Ärzte- und Patienten-Erziehung bei Hypertonie.
n = 257
Prüfplan = 1; Kollektiv = 0; Krankheit = 2; Therapie = 1; Messung = 3; Definition = 1

124. Daschner F, Marget W: Treatment of recurrent urinary tract infection in children ii) Compliance of parents and children with antibiotic therapy regimen. *Acta Paediatr Scand* 64:105–108, 1975.
Dokumentation von Ausmaß und Bedeutung der Non-Compliance bei der Behandlung pädiatrischer Urogenitaltrakt-Infektionen.
n = 105
Prüfplan = 1; Kollektiv = 0; Krankheit = 3; Therapie = 1; Messung = 3 + 1; Definition = 2

125. Davidson N, Hudson B, Parry EHO: Defaulters from follow-up after peripartum cardiac failure. *Trop Geogr Med* 27:109–114, 1975.
Probleme des Vorhandenseins eines auf der Landwirtschaft beruhenden Wirtschaftssystems als Ursache für das Mißlingen, chronische Erkrankungen im ländlichen Afrika zu kontrollieren.
n = 224
Prüfplan = 2; Kollektiv = 1 + 1; Krankheit = 2; Therapie = 1; Messung = 2 + 1; Definition = 1

126. Davis KL, Estess FM, Simonton SC, Gondá TA: Effects of payment mode on clinic attendance and rehospitalization. *Am J Psychiatry* 134:576–578, 1977.
Versuch, Faktoren zu finden, um psychiatrische Patienten, die mit großer Wahrscheinlichkeit die Behandlung beibehalten, von jenen zu unterscheiden, für die ein hohes Risiko des vorzeitigen Ausscheidens besteht.
n = 115
Prüfplan = 1; Kollektiv = 0 + 1; Krankheit = 1; Therapie = 1; Messung = 3; Definition = 2

127. Davis M, Eichhorn RL: Compliance with medical regimens: A panel study. *J Health Hum Behav* 4:240–249, 1963.
Befragungsstudie der Bevölkerung über Gesundheit, Einstellung und Compliance

bei der medizinischen Behandlung von Landarbeitern und die Änderung während einer Vierjahresperiode.
n = variabel
Prüfplan = 2; Kollektiv = 1; Krankheit = 1; Therapie = 1 + 1; Messung = 1; Definition = 1

128. Davis MS: Physiologic, psychological and demographic factors in patient compliance with doctors' orders. *Med Care* VI: 115–122, 1968.
Neue Patienten einer allgemeinmedizinischen Klinik eines Lehrkrankenhauses wurden während verschiedener Stadien ihrer Erkrankung befragt. Die anfängliche Einstellung und demographischen Charakteristika wurden unter Berücksichtigung der Compliance bezüglich Therapie analysiert.
n = 154
Prüfplan = 1; Kollektiv = 1; Krankheit = 1; Therapie = 0; Messung = 1 + 2; Definition = 1

129. ——: Predicting non-compliant behavior. *J Health Soc Behav* 8:265–271, 1967.
Die Befragung von Herzpatienten innerhalb eines ausgewählten Kollektivs von Bauern wurde analysiert, um „Compliance-Indizes" zu erhalten, die eine Vorhersage über die Befolgung medizinischer Probleme erlauben. Die verschiedenen komplexen Indizes wurden anschließend in prospektiver Weise dazu benutzt, um ihren Vorhersagewert zu testen.
n = nicht erwähnt.
Prüfplan = 2; Kollektiv = 2 + 1; Krankheit = 1; Therapie = 1 + 1; Messung = 1; Definition = 1

130. ——: Variations in patients' compliance with doctors' orders: Analysis of congruence between survey responses and results of empirical investigations. *J Med Educ* 41:1037–1048, 1966.
Die Vorstellung von Ärzten und Medizinstudenten über die Größe und die Determinanten der Non-Compliance wurde mit den Ergebnissen einer Literaturübersicht verglichen.
n = 132 Ärzte, 86 Studenten
Prüfplan = 1; Kollektiv = 1; Krankheit = keine; Therapie = NA; Messung = 1; Definition = 1

131. ——: Variations in patients' compliance with doctors' advice: An empirical analysis of patterns of communication. *Am J Public Health* 58:274–288, 1968.
Eigenschaften der Patienten-Arzt-Kommunikation, die durch Analyse von Tonbandaufnahmen während der klinischen Visite neu aufgenommener Patienten eines Allgemeinkrankenhauses erhalten wurden, wurden in Zusammenhang mit der späteren Patienten-Compliance bezüglich ärztlicher Anordnungen untersucht.
n = variabel
Prüfplan = 1; Kollektiv = 0; Krankheit = 0; Therapie = 0; Messung = 1 + 2; Definition = 1

132. ——: Variations in patients' compliance with doctors' orders: Medical practice and doctor-patient interaction. *Psychiatry In Med* 2:31–54, 1971.
Beziehungen zwischen Arzt und Patient wurden mit Hilfe von Tonbandaufnahmen neu aufgenommener Patienten einer allgemeinmedizinischen Klinik erfaßt. Die Ergebnisse der Interaktionsanalyse während zwei oder drei Visiten und die demographischen Charakteristika der Patienten wurden mit der späteren Compliance verglichen.
n = 154
Prüfplan = 1; Kollektiv = 1; Krankheit = keine; Therapie = 0; Messung = 1 + 2; Definition = 2

133. De-Nour AK, Czaczkes JW: The influence of patient's personality on adjustment to chronic dialysis: A predictive study. *J Nerv Ment Dis* 162:323–333, 1976.
Analyse des Einflusses bestimmter Persönlichkeitsfaktoren auf die Compliance bei einem Behandlungsprogramm für chronische Hämodialyse-Patienten.
n = 136
Prüfplan = 1 + 1; Kollektiv = 3 + 1; Krankheit = 2; Therapie = 1; Messung = 4 + 2; Definition = 2

134. Deykin E, Weissman M, Tanner J, Prusoff B: A Study of attendance patterns in depressed outpatients. *J Nerv Ment Dis* 160:42–48, 1975.
Die Teilnahmecharakteristika von depressiven Frauen aus niedriger sozialer Schicht, die eine psychotherapeutische Behandlung erhielten, wurden untersucht, um die Häufigkeit und das tatsächliche Ausmaß der erhaltenen Therapie während eines Zeitraumes von 8 Monaten zu erfassen.
n = 36
Prüfplan = 2; Kollektiv = 1 + 1; Krankheit = 1; Therapie = 2; Messung = 3 + 1; Definition = 2

135. Diamond MD, Weiss AJ, Grynbaum B: The unmotivated patient. *Arch Phys Med Rehabil* 49:281–284, 1968.
Patienten, die sich wegen einer Vielzahl von Gesundheitsstörungen einer Rehabilitationsbehandlung unterzogen, wurde ein Fragebogen zur Einstellung gegeben. Die Ergebnisse wurden mit der Beurteilung des Therapeuten über die Kooperation der Patienten während der Behandlung verglichen.
n = 35
Prüfplan = 1; Kollektiv = 1 + 1; Krankheit = 1; Therapie = 0; Messung = 3; Definition = 2

136. Dickey FF, Mattar ME, Chudzik GM: Pharmacist counseling increases drug regimen compliance. *Hospitals* 49:85–88, 1975.
Beschreibung von zwei Studien, die sich mit der pädiatrischen Compliance bei 10tägiger Behandlung der Otitis media beschäftigen. Die erste Studie beschreibt die Höhe der Non-Compliance und die zweite den Einfluß der Beratung durch den Apotheker auf die Verbesserung der Compliance.
A. n = 100
Prüfplan = 1; Kollektiv = 0; Krankheit = 1; Therapie = 1 + 1; Messung = 2; Definition = 2
B. n = 234
Prüfplan = 3; Kollektiv = 0; Krankheit = 1; Therapie = 1 + 1; Messung = 2; Definition = 2

137. Dixon WM, Stradling P, Wootton ID: Outpatient PAS therapy. *Lancet* 2:871–872, 1957.
Bei ambulanten tuberkulösen Patienten, denen Para-Aminosalizylsäure verschrieben worden war, wurde die Compliance erfaßt.
n = 151
Prüfplan = 1; Kollektiv = 0 + 1; Krankheit = 1; Therapie = 1; Messung = 3 + 1; Definition = 2

138. Donabedian A, Rosenfeld LS: Follow-up study of chronically ill patients discharged from hospital. *J Chron Dis* 17:847–862, 1964.
Die Compliance bezüglich medizinischer Empfehlungen wurde durch Interviews zu Hause bei chronisch Kranken etwa drei Monate nach Entlassung aus dem Krankenhaus bestimmt.
n = 82
Prüfplan = 1; Kollektiv = 3 + 1; Krankheit = 2 + 1; Therapie = 1; Messung = 1; Definition = 1

139. Donovan JW: Randomized controlled trial of anti-smoking advice in pregnancy. *Br J Prev Soc Med* 31:6–12, 1977.
Compliance war ein Parameter, der bei einer Untersuchung der Effekte einer Antirauchempfehlung während der Schwangerschaft gemessen wurde.
n = 280 Test, 308 Kontrolle
Prüfplan = 4; Kollektiv = 2 + 1; Krankheit = 1; Therapie = 1; Messung = 1; Definition = 1

140. Downie WW, Leatham PA, Rhind VM, Wright V: Steroid cards: Patient compliance. *Br Med J* 1:428, 1977.
Deskriptive Studie des Ausmaßes der Patienten-Compliance durch Feststellung des Steroidverbrauches bei Patienten mit rheumatischer Arthritis.
n = 100
Prüfplan = 1; Kollektiv = 0; Krankheit = 1; Therapie = 1; Messung = 2; Definition = 1

141. Drolet GJ, Porter DE: Why do patients in tuberculosis hospitals leave against medical advice? *NY TBC Health Assoc* 1–64, 1949.
Analyse verschiedener Faktoren, die im Zusammenhang mit dem Verlassen des Krankenhauses ohne ärztliches Einverständnis bei Patienten von vier New Yorker TBC-Krankenhäusern stehen.
n = 1828
Prüfplan = 1; Kollektiv = 3 + 1; Krankheit = 1; Therapie = 1; Messung = 3; Definition = 2

142. Drury V, Wade O, Woolf E: Following advice in general practice. *JR Coll Gen Pract* 26:712–718, 1976.
Ein randomisiertes Patientenkollektiv einer einzigen Klinik wurde auf Compliance bezüglich Verordnung von Tabletten bzw. Kapseln untersucht.
n = 521
Prüfplan = 1; Kollektiv = 0 + 1; Krankheit = 0; Therapie = 0; Messung = 2 + 2; Definition = 2

143. Elinson J, Henshaw SK, Cohen SD: Response by a low income population to a multiphasic screening program: A sociological analysis. *Prev Med* 5:414–424, 1976.
Ergebnisse häuslicher Befragungen, um soziologische Faktoren zu bestimmen, die das Erscheinen oder das Fernbleiben in einem öffentlichen Zentrum für kostenlose Reihenuntersuchungen beeinflussen.
n = 1351
Prüfplan = 2 + 1; Kollektiv = 0; Krankheit = keine; Therapie = NA; Messung = 2; Definition = 2

144. Elling R, Whittemore R, Green M: Patient participation in a pediatric program. *J Health Hum Behav* 1:183–189, 1960.
Studie zur Analyse von Beziehungen zwischen Charakteristika der Familie, der mütterlichen Selbstbeurteilung und der Teilnahme des Kindes an einem Klinikprogramm für Prophylaxe gegen rheumatisches Fieber.
n = 80
Prüfplan = 1; Kollektiv = 0 + 1; Krankheit = 1; Therapie = 1; Messung = 1 + 1; Definition = 2

145. Eney RD, Goldstein EO: Compliance of chronic asthmatics with oral administration of theophylline as measured by serum and salivary levels. *Pediatrics* 57:513–517, 1976.
Theophyllinspiegel im Serum und im Speichel wurden gaschromatographisch bestimmt und dazu benutzt, um die Compliance bei asthmatischen Kindern durch gezielte verstärkte Überwachung zu erreichen.

n = 47 Studien, 43 Kontrollen
Prüfplan = 3; Kollektiv = 0 + 1; Krankheit = 1; Therapie = 1; Messung = 3; Definition = 2

146. Errera P, Davenport P, Decker L: Pre-intake dropout in a psychiatric clinic. *Ment Hygiene*. 49:558–563, 1965.
Diskussion von Ursachen, die Patienten davon abhalten, ihren ersten Arzttermin einzuhalten.
n = 124
Prüfplan = 1 + 1; Kollektiv = 0 + 1; Krankheit = 0; Therapie = 0; Messung = 2; Definition = 2

147. Eshelman FN, Fitzloff J: Effect of packaging on patient compliance with an antihypertensive medication. *Curr Ther Res* 20:215–219, 1976.
Vergleich herkömmlicher Tablettenbehälter mit speziellen Abgabegefäßen bezüglich Compliance bei Chlorthalidon-Therapie.
n = 100
Prüfplan = 4; Kollektiv = 0 + 1; Krankheit = 1; Therapie = 1; Messung = 3 + 1; Definition = 1

148. Etzwiler DD, Robb JR: Evaluation of programmed education among juvenile diabetics and their families. *Diabetes* 21:967–971, 1972.
Die Wirksamkeit eines programmierten Belehrungsmaterials zur Verbesserung der Kenntnisse und des klinischen Therapieerfolges wurde bei jugendlichen Diabetikern und ihren Eltern untersucht.
n = 105 Diabetiker, 163 Eltern
Prüfplan = 3; Kollektiv = 0; Krankheit = 1; Therapie = 0; Messung = 3 + 1; Definition = 1

149. Evans RI, Rozelle RM, Lasater TM, Dembroski TM, Allen BP: Fear arousal, persuasion, and actual versus implied behavioral change. *J Pers Soc Psychol* 16:220–227, 1970.
Kontrollierte Untersuchung über die Möglichkeit, mit gesundheitlichen Informationen, die ein verschiedenes Ausmaß an Belehrung, Angsterzeugung und Überredung enthielten, Compliance bei der Zahnprophylaxe unter Kindern einer Oberschule zu erreichen.
n = 139
Prüfplan = 4; Kollektiv = 2; Krankheit = keine; Therapie = 2; Messung = 3 + 1; Definition = 2

150. Evans RI, Rozelle RM, Mittlemark MB, Hansen WB, Bane AL, Havis J: Deterring the onset of smoking in children: Knowledge of immediate physiological effects and coping with peer pressure, media pressure, and parent modeling. *J Appl Psychol* 62:521–523, 1977.
Studenten (Stufe 7) wurden randomisiert einer von drei Untersuchungsgruppen oder einer Kontrollgruppe bei einer Studie über Methoden zur Verhütung des Rauchens zugeteilt.
n = 750
Prüfplan = 4; Kollektiv = 2; Krankheit = keine; Therapie = 0; Messung = 1 + 1; Definition = 2

151. Evenson RC, Altman H, Sletten IW, Cho DW: Accuracy of actuarial and clinical predictions for length of stay and unauthorized absence. *Dis Nerv Syst* 36:250–252, 1975.
Die durch eine Computerbearbeitung von demographischen und gemütsbezogenen Fakten erhaltenen Daten wurden mit den klinischen Voraussagen über die Dauer des Patientenaufenthaltes und das unerlaubte Fehlen bei fünf psychiatrischen Kliniken verglichen.

n = 210
Prüfplan = 2; Kollektiv = 2; Krankheit = 0; Therapie = 0; Messung = 2; Definition = 2

152. Ewalt P, Cohen M, Harmatz J: Prediction of treatment acceptance by child guidance clinic applicants. *Am J Orthopsychiatr* 42:857–864, 1972.
Untersuchung über Bewerber an einem Kindererziehungszentrum, um Faktoren zu ermitteln, die Rückschlüsse auf die Behandlung nach der Diagnose zulassen.
n = 253
Prüfplan = 2 + 1; Kollektiv = 3 + 1; Krankheit = 1; Therapie = 1; Messung = 3; Definition = 2

153. Farberow N, Darbonne A, Stein K, Hirsch S: Self-destructive behavior of uncooperative diabetics. *Psychol Rep* 27:935–946, 1970.
Beschreibung demographischer und psychologischer Charakteristika von 12 unkooperativen Diabetikern.
n = 12
Prüfplan = 1; Kollektiv = 0 + 1; Krankheit = 1; Therapie = 0; Messung = 1; Definition = 1

154. Farberow N, Stein K, Darbonne A, Hirsh S: Indirect self-destructive behavior in diabetic patients. *Hosp Med* 6:123–135, 1970.
Analyse einiger psychosozialer Variablen im Hinblick auf ein indirektes selbstzerstörerisches Verhalten in einer Versuchs- und Kontrollgruppe von Diabetikern.
n = 48
Prüfplan = 3; Kollektiv = 0 + 1; Krankheit = 1; Therapie = 1; Messung = 1; Definition = 1

155. Farley OW, Peterson KD, Spanos G: Self-termination from a child guidance centre. *Community Ment Health J* 11:325–334, 1975.
Die Familien von Kindern, die eine psychotherapeutische Behandlung erhielten, wurden befragt, um Gründe für die Beendigung der Therapie herauszufinden.
n = 52
Prüfplan = 4; Kollektiv = 0; Krankheit = 0; Therapie = 0; Messung = 2; Definition = 2

156. Farquhar JW, Maccoby N, Wood PD, Alexander J., Breitrose H, Brown B Jr, Haskell W, McAlister A, Meyer A, Nash J, Stern M: Community education for cardiovascular health. *Lancet* 1:1192–1195, 1977.
Ein Versuch, um herauszufinden, ob präventive Erziehungsmaßnahmen dazu geeignet sind, das Risiko für kardiovaskuläre Erkrankungen effektiv zu senken.
n = 2151
Prüfplan = 3; Kollektiv = 3; Krankheit = keine; Therapie = 1; Messung = 3; Definition = 1

157. Feinstein AR, Levitt M: The role of tonsils in predisposing to streptococcal infections and recurrences of rheumatic fever. *N Engl J Med* 282:285–291, 1970.
Kinder, die prophylaktisch Penizillin erhielten, wurden im Hinblick auf die Beziehung zwischen Tonsillengröße und der Wiederkehr einer Streptokokken-Halsinfektion und rheumatischem Fieber überprüft, wobei die Compliers und Noncompliers bei verschiedenen Behandlungsformen miteinander verglichen wurden.
n = 532
Prüfplan = 1; Kollektiv = 0; Krankheit = 3; Therapie = 1; Messung = 1; Definition = 1

158. Feinstein AR, Spagnuolo M, Jonas S, Levitt M, Tursky E: Discontinuation of antistreptococcal prophylaxis. *JAMA* 197:949–952, 1966.
Bei Patienten, die randomisiert einer Placebo- oder oral mit Penizillin behandelten Gruppe zugewiesen wurden, wurde nebenbei auch das Ausmaß der Non-

Compliance erfaßt, um die therapeutische Sicherheit einer fortgesetzten Antistreptokokken-Prophylaxe bei Patienten mit rheumatischem Fieber und ohne zurückgebliebene Herzschädigung beurteilen zu können.
n = 161
Prüfplan = 3; Kollektiv = 0; Krankheit = 3; Therapie = 2; Messung = 1;
Definition = 2

159. Feinstein AR, Spagnuolo M, Jonas S, Kloth H, Tursky E, Levitt M: Prophylaxis of recurrent rheumatic fever. *JAMA* 206:565–568, 1968.
Bei Kindern, die eine Penizillin-Prophylaxe zur Verhinderung von rheumatischem Fieber erhielten, wurde das Compliance-Verhalten untersucht. „Gute" Compliers wurden dazu benutzt, um die relative Wirksamkeit einer i.m.- oder oralen Penicillinmedikation zu beurteilen.
n = 1046
Prüfplan = 4; Kollektiv = 0; Krankheit = 1; Therapie = 2; Messung = 2 + 1;
Definition = 2

160. Feinstein AR, Wood HF, Epstein JA, Taranta A, Simpson R, Tursky E: A controlled study of three methods of prophylaxis against streptococcal infection in a population of rheumatic children, ii) Results of the first three years of the study, including methods for evaluating the maintenance of oral prophylaxis. *N Engl J Med* 260:697–702, 1959.
Die „Gewissenhaftigkeit" bei der antibiotischen Prophylaxe des rheumatischen Fiebers wurde bei der Interpretation von Ergebnissen bezüglich zweier oraler und einer intramuskulären Behandlungsform bei Kindern verwendet, die eine therapeutische Spezialklinik besuchten.
n = 391
Prüfplan = 3; Kollektiv = 0; Krankheit = 2; Therapie = 2; Messung = 2 + 1;
Definition = 2

161. Feldman RG, Pippenger CE: The relation of anticonvulsant drug levels to complete seizure control. *J Clin Pharmacol* 3:51–59, 1976.
Non-Compliance wird im Rahmen der Arzneimitteltherapie als mögliche Ursache für unerwartete Serumspiegelkonzentrationen für DPH und PB bei Epileptikern erwähnt.
n = 25
Prüfplan = 2; Kollektiv = 0; Krankheit = 3; Therapie = 1; Messung = 3;
Definition = 1

162. Fields WS, Lemak N, Frankowski R, Hardy R: Controlled trial of aspirin in cerebral ischemia. *Stroke* 8:301–314, 1977.
Einnahmezuverlässigkeit wird in dieser Studie über Aspirin bei der Behandlung zerebraler Ischämien nicht zentral behandelt.
n = 88 Aspirin, 90 Placebo
Prüfplan = 4 + 1; Kollektiv = 2; Krankheit = 3; Therapie = 2; Messung = 4 + 4;
Definition = 1

163. Fiester AR, Mahrer AR, Giambra LM, Ormiston DW: Shaping a clinic population: The dropout problem reconsidered. *Community Ment Health J* 10:173–179, 1974.
Vergleich zwischen ambulanten Patienten einer Gemeinde, die die Behandlung vorzeitig abbrachen oder fortsetzten, aufgrund einer Vielzahl demographischer Variablen.
n = 1131
Prüfplan = 1; Kollektiv = 1 + 1; Krankheit = 0; Therapie = 1; Messung = 2;
Definition = 1

164. Fiester AR, Rudestam KE: A multivariate analysis of the early dropout process. *J Consult Clin Psychol* 43:528–535, 1975.
Faktorenanalyse der hauptsächlichsten Komponenten bezüglich der patienten-, therapeut- und therapiebezogenen Prozeßvariablen, die eine Differenzierung zwischen frühzeitig ausscheidenden und gar nicht erscheinenden Patienten an zwei psychiatrischen Gemeindekrankenhäusern erlauben.
n = 181
Prüfplan = 1; Kollektiv = 0; Krankheit = 0; Therapie = 1; Messung = 2; Definition = 1

165. Fink D, Malloy MJ, Cohen M, Greycloud MA, Martin F: Effective patient care in the pediatric ambulatory setting: A study of the acute care clinic. *Pediatrics* 43:927–935, 1969.
Kontrollierte Studie über die Fähigkeit staatlicher Gesundheitsschwestern, die in einer pädiatrischen Notfallklinik arbeiten, die Behandlung auf folgenden Gebieten zu verbessern: Wissen und Compliance von Patienten und Eltern bezüglich der Medikation, der Behandlung und der Behandlungstermine.
n = 132 Studien, 142 Kontrollen
Prüfplan = 4; Kollektiv = 0 + 1; Krankheit = 0; Therapie = 1; Messung = 2 + 1; Definition = 2

166. Fink D, Martin F, Cohen M, Greycloud M, Malloy M: The management specialist in effective pediatric ambulatory care. *Am J Public Health* 59:527–533, 1969.
Die Vollständigkeit der Planung durch eine Schwester und/oder einen Arzt wurde bei der routinemäßigen Versorgung pädiatrischer Patienten, die mit akuten Infekten des Respirationstraktes aufgenommen wurden, miteinander verglichen.
n = 85
Prüfplan = 3; Kollektiv = 0; Krankheit = 1; Therapie = 0; Messung = 2 + 2; Definition = 1

167. Fink R: Delay behavior in breast cancer screening, pp 23–33, in Cullen JW, Fox BH, Isom RN (eds): *Cancer: The Behavioral Dimensions*. New York, Raven Press, 1976.
Vergleich der Teilnahme an einer Massen-Reihenuntersuchung zur frühzeitigen Diagnose von Brustkrebs an zentralen und dezentralisierten Kliniken New Yorks.
n = 7825
Prüfplan = 2; Kollektiv = 2 + 1; Krankheit = 1; Therapie = 1; Messung = 2; Definition = 1

168. Finnerty FA, Mattie EC, Finnerty FA: Hypertension in the inner city i) Analysis of clinic dropouts. *Circulation* 47:73–75, 1973.
Die hohe Therapieabbruchrate an einer Hochdruckklinik wurde durch Herausfinden und Befragen der betroffenen Patienten untersucht, um die Besonderheiten und angegebenen Gründe herauszufinden.
n = 60 Ausscheider aus der Therapie, 23 Kontrollgruppe
Prüfplan = 1; Kollektiv = 2; Krankheit = 1; Therapie = 0; Messung = 2; Definition = 2

169. Finnerty FA, Shaw LW, Himmelsbach CK: Hypertension in the inner city ii) Detection and follow-up. *Circulation* 47:76–78, 1973.
Schwierigkeiten und Ergebnisse eines Hypertonie-Reihenuntersuchungs-Programms auf Gemeindeebene werden diskutiert und die Gründe für die hohe Anzahl der Nichteinhaltungen von Sprechstundenterminen aufgrund von Überweisungen dargelegt. Gleichzeitig wird über Erfolg mit speziellen Therapieformen für die Fortsetzung der Behandlung berichtet.
n = 953
Prüfplan = 4; Kollektiv = 0 + 1; Krankheit = 3; Therapie = 1; Messung = 2; Definition = 0

170. Fisher L, Johnson TS, Porter D, Bleich H, Slack W: Collection of a clear voided urine specimen: A comparison among spoken, written and computer-based instructions. *Am J Public Health* 67:640–644, 1977.
Die Wirksamkeit vom Computer erstellter Instruktionen wurde mit solchen verbaler und geschriebener Art verglichen.
n = 99
Prüfplan = 3; Kollektiv = 0 + 1; Krankheit = keine; Therapie = 1; Messung = 3; Definition = 1

171. Fleischman Al, Hayton T, Bierenbaum ML: Objective biochemical determination of dietary adherence in the young coronary male. *Am J Clin Nutr* 20:333–337, 1967.
Die biochemische Bestimmung freier Fettsäurefraktionen im Serum wurde dazu verwendet, um die Befolgung einer verordneten Diät bei jungen männlichen Koronarpatienten festzustellen. Eine persönliche Befragung zur Diäteinhaltung wurde dann mit den biochemischen Ergebnissen verglichen.
n = 33
Prüfplan = 3; Kollektiv = 0; Krankheit = 2; Therapie = 1; Messung = 3 + 1; Definition = 2

172. Fletcher S, Appel F, Bourgois M: Management of hypertension: Effect of improving patient compliance for follow-up care. *JAMA* 233:242–244, 1975.
Untersuchung über den Einfluß, einen speziellen Assistenten zur Betreuung der Patienten zu benutzen, die Patienten zu einem Besuch des nächsten Sprechstundentermins anzuregen, wenn bei ihnen während der Visite in der Notfall-Ambulanz eine Hypertonie festgestellt worden war.
n = 144
Prüfplan = 4; Kollektiv = 1 + 1; Krankheit = 2; Therapie = 0; Messung = 2 + 1; Definition = 2

173. Fletcher SW, Appel FA, Bourgois M: Improving emergency-room patient follow-up in a metropolitan teaching hospital. *N Engl J Med* 291:385–388, 1974.
Kontrollierte Studie zur Feststellung, ob die Ergänzung des Notfall-Ärzteteams durch einen speziellen „Nachuntersuchungsassistenten" bei ambulanten Notfall-Patienten, bei denen eine Nachuntersuchung wegen nicht dringender Erkrankungen erforderlich ist, zu einer Verbesserung der Compliance führt.
n = 291
Prüfplan = 4; Kollektiv = 2 + 1; Krankheit = 1; Therapie = 0; Messung = 2; Definition = 1

174. Francis V, Korsch BM, Morris MJ: Gaps in doctor-patient communication. *N Engl J Med* 280:535–540, 1969.
Arzt-Patienten-Gespräche wurden auf Tonband aufgenommen und Patienten und deren Eltern befragt, um die Einflüsse der Arzt-Patienten-Kommunikation auf die Zufriedenheit von Patient und Eltern, auf den Abbau von Angst und die Compliance bei pädiatrischen Patienten herauszufinden.
n = 587
Prüfplan = 1; Kollektiv = 0; Krankheit = 0; Therapie = 0; Messung = 2 + 1; Definition = 1

175. Freedman JL, Fraser SC: Compliance without pressure: The foot-in-the-door technique. *J Pers Soc Psychol* 4:195–202, 1966.
Zwei experimentelle Studien zur Compliance bei nicht gesundheitsbezogenen Fragestellungen.
A. n = 156
Prüfplan = 4; Kollektiv = 2; Krankheit = keine; Therapie = 2; Messung = 1; Definition = 2

B. n = 112
Prüfplan = 3; Kollektiv = 0; Krankheit = keine; Therapie = 2; Messung = 1;
Definition = 2

176. Freemon B, Negrete V, Davis M, Korsch B: Gaps in doctor-patient communication: Doctor-patient interaction analysis. *Pediatr Res* 5:298–311, 1971.
Die Tonbandaufzeichnungen von Arzt-Patienten-Gesprächen in einer ambulanten Kinderklinik wurden unter Benutzung des „Bales Interaction Process“-Analysenprogramms überprüft. Die abhängigen Variablen waren Zufriedenheit und Compliance des Patienten.
n = 285
Prüfplan = 3; Kollektiv = 0 + 1; Krankheit = 0; Therapie = 0; Messung = 1;
Definition = 1

177. Freer CB, Ogunmuyiwa TA: Pre-school development screening in a health centre – the problem of non-attendance. *J R Coll Gen Prac* 27:428–430, 1977.
Untersuchung der Teilnahmerate an einem Reihenuntersuchungsprogramm eines Gesundheitszentrums für Vorschul-Kinder.
n = 191
Prüfplan = 1 + 1; Kollektiv = 0 + 1; Krankheit = keine; Therapie = 0; Messung = 1;
Definition = 1

178. Frisk PA, Cooper JW, Campbell NA: Community-hospital pharmacist detection of drug-related problems upon patient admission to small hospitals. *Am J Hosp Pharm* 34:738–742, 1977.
Eine Studie über arzneimittelbezogene Probleme einschließlich der Non-Compliance, die durch Aufzeichnungen des Apothekers und Patientenbefragung entdeckt werden können.
n = 442
Prüfplan = 3; Kollektiv = 0 + 1; Krankheit = 0; Therapie = 0; Messung = 1 + 1;
Definition = 2

179. Gabriel M, Gagnon J, Bryan C: Improved patient compliance through use of a daily drug reminder chart. *Am J Public Health* 67:968–969, 1977.
Es wurde eine kontrollierte Studie durchgeführt, um den Gebrauch eines täglichen Arzneimittelerinnerungsdiagramms bei geriatrischen Hypertonikern in der Ambulanz eines Kreiskrankenhauses zu testen.
n = 79
Prüfplan = 4; Kollektiv = 0 + 1; Krankheit = 1; Therapie = 1; Messung = 2 + 1;
Definition = 2

180. Gabrielson IW, Levin LS, Ellison MD: Factors affecting school health follow-up. *Am J Public Health* 57:48–59, 1967.
Eine Untersuchung zur Analyse von Faktoren, die das Elternverhalten gegenüber Defekten, die bei ihren Kindern in der Schule festgestellt wurden, beeinflussen und dabei insbesondere die elterliche Compliance in bezug auf Belehrungen, den geeigneten Facharzt aufzusuchen.
n = 241
Prüfplan = 1; Kollektiv = 3 + 1; Krankheit = keine; Therapie = 0; Messung = 2;
Definition = 1

181. Galasko C, Edwards D: The use of seat belts by motor car occupants involved in road traffic accidents. *Injury* 6:320–324, 1975.
Bericht über den Einfluß des Gebrauches der Sitzgurte auf die Herabsetzung der Mortalität und Schwere von Verletzungen bei Automobilunfällen.
n = 244
Prüfplan = 1; Kollektiv = 0 + 1; Krankheit = 0; Therapie = 0; Messung = 3;
Definition = 0

182. Garb JR, Stunkard AJ: Effectiveness of a self-help group in obesity control: a further assessment. *Arch Intern Med* 134:716–720, 1974.
21 örtlich gegliederte Selbsthilfegruppen zur Bekämpfung des Übergewichts wurden in den Jahren 1968 und 1970 untersucht, um die Länge der Mitgliedschaft mit dem Gewichtsverlust korrelieren zu können.
n = 21 Ortsgruppen
Prüfplan = 1; Kollektiv = 2; Krankheit = keine; Therapie = 0; Messung = 2; Definition = 1

183. Garbus SB, Garbus SB: Analysis of mass hypertension screening. *Prev Med* 5:48–59, 1976.
Dokumentation über die Überwachung von Patienten mittels Fragebogen, die aufgrund einer Hypertonie-Reihenuntersuchung zu ihrem Arzt zur Behandlung überwiesen worden waren.
n = (30329 untersucht) Ergebnis: 8875 Hypertoniker.
Prüfplan = 2; Kollektiv = 2 + 1; Krankheit = 2; Therapie = 0; Messung = 1; Definition = 1

184. Gates SJ, Colborn DK: Lowering appointment failures in a neighborhood health center. *Med Care* 14:263–267, 1976.
Studie des Einflusses von Erinnerungsbriefen und -telefonaten auf die Einhaltung von Sprechstundenterminen mit einer Analyse der Determinanten für eine Nichteinhaltung des Arzttermins.
n = 332
Prüfplan = 4; Kollektiv = 0 + 1; Krankheit = 0; Therapie = 1; Messung = 2; Definition = 2

185. Gatley MS: To be taken as directed. *J R Coll Gen Pract* 16:39–44, 1968.
Akut Kranke, die der Ansicht waren, keine Fehler bei der Selbstmedikation zu machen, wurden durch ihre Hausärzte auf das Ausmaß der Compliance überprüft, indem die Tabletten gezählt wurden.
n = 86
Prüfplan = 1; Kollektiv = 0; Krankheit = 0; Therapie = 1; Messung = 2; Definition = 2

186. Geersten HR, Gray RM, Ward JR: Patient noncompliance within the context of seeking medical care for arthritis. *J Chron Dis* 26:689–698, 1973.
Untersuchung der Eigenschaften der therapeutischen Versorgung, der Patienten-Arzt-Beziehung und Patientencharakteristika und deren Beziehung zur Compliance bezüglich Behandlungen der rheumatoiden Arthritis.
n = 123
Prüfplan = 1; Kollektiv = 0; Krankheit = 3; Therapie = 1; Messung = 3 + 2; Definition = 1

187. Geisler A, Andersen A, Vedso S: The co-operation of depressive patients in drug treatment. *Ugeskr Laeger* 130:1803–1806, 1968.
Psychiatrische Patienten wurden wegen Depression entweder mit Amitriptylin oder einem Plazebo behandelt, wobei allen Tabletten Chinin als Tracersubstanz zugesetzt wurde, um das Ausmaß der Einnahmezuverlässigkeit zu bestimmen.
n = 102
Prüfplan = 1; Kollektiv = 0; Krankheit = 1; Therapie = 0; Messung = 3; Definition = 2

188. Geisler A, Thomsen K: Failure to adhere to prescribed drug treatment. An investigation with labelled tablets. *Ugeskr Laeger* 135:1929–1932, 1973.
Einnahmeunzuverlässigkeit wurde bei psychiatrischen Patienten, die Amitriptylin, Chlorprothixen, Flupenthixol oder ein Plazebo erhielten, untersucht.
n = 272

Prüfplan = 1; Kollektiv = 0; Krankheit = 1; Therapie = 1; Messung = 3; Definition = 2

189. Gibberd FB, Dunne JF, Handley AJ, Hazleman BL: Supervision of epileptic patients taking phenytoin. *Br Med J* 1:147–149, 1970.
Bei Epileptikern, die Phenytoin erhielten, wurden die Serumspiegel des Pharmakons gemessen, wobei stationäre und ambulante Patienten miteinander verglichen wurden und dann eine Gruppe ambulanter Patienten prospektiv über 8 Monate verfolgt wurde, wobei verschiedene Maßnahmen eingeplant wurden, um die Compliance zu verbessern.
n = 14, 15 bzw. 12
Prüfplan = 3; Kollektiv = 0; Krankheit = 1; Therapie = 1; Messung = 4 + 2; Definition = 1

190. Gibson H, O'Hare MM: Prescription of drugs for old people at home. *Gerontol Clin* 10:271–280, 1968.
Es wurden Hausbesuche durchgeführt, um die Arzneimittel und die Art ihrer Einnahme zu überprüfen.
n = 273
Prüfplan = 1; Kollektiv = 0; Krankheit = 0; Therapie = 0; Messung = 1; Definition = 0

191. Glennon JA: Weight reduction – an enigma. *Arch Intern Med* 118:1–2, 1966.
Bei Patienten, die wegen Fettsucht stationär behandelt worden waren, wurde die Gewichtsabnahme kontrolliert.
n = 215
Prüfplan = 2; Kollektiv = 0; Krankheit = 1; Therapie = 1; Messung = 2; Definition = 2

192. Glick BS: Dropout in an outpatient, double-blind drug study. *Psychosomatics* 6:44–48, 1965.
Festgestellte oder vermutete Gründe für ein Ausscheiden aus der Behandlung wurden in einer doppelblinden, plazebo-kontrollierten Arzneimittelstudie bei depressiven ambulanten Patienten analysiert.
n = 35
Prüfplan = 3; Kollektiv = 0; Krankheit = 1; Therapie = 1 + 1; Messung = 2; Definition = 1

193. Glogow E: Effects of health education methods on appointment breaking. *Public Health Rep* 85:441–450, 1970.
Patienten, bei denen bei einer Reihenuntersuchung ein Glaukom entdeckt worden war, wurden randomisiert einer Kontrollgruppe oder einer von vier Gruppen mit unterschiedlichen Informationsarten zugeteilt, wobei die Teilnahme an einem Nachuntersuchungstermin als abhängige Variable verwendet wurde.
n = 186
Prüfplan = 4; Kollektiv = 2; Krankheit = 3; Therapie = 2; Messung = 2; Definition = 1

194. Glogow PH: Noncompliance – a dilemma. *Sight Sav Rev:* 29–34, Spring 1973.
Vergleich der soziodemographischen Besonderheiten bei Teilnehmern und Nichtteilnehmern an einem Programm zur Feststellung des Glaukoms.
n = 186
Prüfplan = 2; Kollektiv = 3 + 1; Krankheit = 3; Therapie = 1; Messung = 3; Definition = 2

195. Gold MA: Causes of patients' delay in diseases of the breast. *Cancer* 17:564–577, 1964.
Beschreibung von Gründen, die von Frauen mit Brustbeschwerden für eine verzö-

gerte Inanspruchnahme von Diagnostik angeführt wurden.
n = 150
Prüfplan = 1; Kollektiv = 1 + 1; Krankheit = 2; Therapie = 0; Messung = 2; Definition = 2

196. Goldstein M, Stein G, Smolen D, Perlini W: Bio-behavioral monitoring: A method for remote health measurement. *Arch Phys Med Rehabil* 57:253–258, 1976.
Beurteilung eines besonderen Projektes zur Selbstkontrolle bei Patienten mit Leberzirrhose.
n = 26
Prüfplan = 1; Kollektiv = 0 + 1; Krankheit = 3; Therapie = 1; Messung = 4 + 2; Definition = 2

197. Gopal PK: Study of defaulters in the treatment of leprosy. *Leprosy in India* 48:848–850, 1976.
Deskriptive Analyse des Einflusses einer Anzahl demographischer Variablen für das Nichterscheinen in einer ambulanten Lepraklinik.
n = 282 männlich, 68 weiblich
Prüfplan = 1; Kollektiv = 1 + 1; Krankheit = 1; Therapie = 1; Messung = 1; Definition = 2

198. Gordis L, Markowitz M, Lilienfeld AM: Studies in the epidemiology and preventability of rheumatic fever iv) A quantitative determination of compliance in children on oral penicillin prophylaxis. *Pediatrics* 43:173–182, 1969.
Kinder, die wegen einer rheumatischen Erkrankung prophylaktisch Penizillin erhielten, wurden auf die Compliance hin untersucht, indem Bestimmungen in sowohl bei regulären klinischen Visiten als auch nach einem randomisierten Plan in der Schule gesammelten Urinproben durchgeführt wurden.
n = 136
Prüfplan = 2; Kollektiv = 2; Krankheit = 1; Therapie = 1; Messung = 4 + 2; Definition = 2

199. _____: The inaccuracy in using interviews to estimate patient reliability in taking medications at home. *Med Care* 7:49–54, 1969.
Vergleich der objektiven und subjektiven Patienten-Compliance bei Kindern, die eine orale Penizillin-Prophylaxe erhielten, mit zusätzlicher Analyse demographischer, sozialer, kognitiver und verhaltensbezogener Faktoren bei gut und schlecht mitarbeitenden Patienten.
n = 103
Prüfplan = 1; Kollektiv = 0; Krankheit = 1; Therapie = 1; Messung = 4 + 3; Definition = 2

200. _____: Why patients don't follow medical advice: A study of children on long-term antistreptococcal prophylaxis. *J Pediatr* 75:957–968, 1969.
Bei Neger-Kindern, die wegen rheumatischem Fieber eine orale Penizillin-Prophylaxe erhielten, wurde die Compliance aufgrund objektiver Maßstäbe kontrolliert. Die Ergebnisse wurden mit soziodemographischen und klinischen Besonderheiten verglichen.
n = 111
Prüfplan = 1; Kollektiv = 3 + 1; Krankheit = 1; Therapie = 1; Messung = 4 + 1; Definition = 2

201. Gordis L, Markowitz M: Evaluation of the effectiveness of comprehensive and continuous pediatric care. *Pediatrics* 48:766–776, 1971.
Randomisierte Studie, in der die umfassende pädiatrische Versorgung mit der normalen Versorgung von Kindern von jugendlichen Primapara verglichen wurde. Es handelt sich nicht um eine Compliance-Studie im üblichen Sinne, ob-

gleich man sich einen Eindruck von der Inanspruchnahme von Aktionen wie Säuglingsfürsorge, Impfungen etc. verschaffen kann.
n = 120 Studien, 117 Kontrollen
Prüfplan = 4; Kollektiv = 1; Krankheit = keine; Therapie = 1; Messung = 1 + 1; Definition = 1

202. ____: Evaluation of the effectiveness of comprehensive and continuous pediatric care. *Pediatrics* 48:766–776, 1971.
Neger-Kinder, die eine Prophylaxe gegen rheumatisches Fieber erhielten, wurden nach dem Ausmaß der Compliance klassifiziert und dann randomisiert der „Intensivversorgung" oder der üblichen Spezialklinik zugeteilt. Die Compliance in Zusammenhang mit der Prophylaxe wurde dann während der nächsten 15 Monate kontrolliert.
n = 39 Studien, 38 Kontrollen.
Prüfplan = 4; Kollektiv = 1; Krankheit = 1; Therapie = 2; Messung = 4; Definition = 2

203. Gordon CGI: A method of controlled home treatment of pulmonary tuberculosis in Tanganyika. *Tubercle* 42:148–158, 1961.
Deskriptiver Bericht eines häuslichen Behandlungsprogramms gegen Tuberkulose mittels Patienten- und Öffentlichkeitserziehung mit der Zielsetzung, das Ausscheiden der Patienten aus der Therapie zu verhindern.
n = 100
Prüfplan = 1 + 1; Kollektiv = 0 + 1; Krankheit = 1; Therapie = 2; Messung = 4 + 1; Definition = 1

204. Gottlieb S, Kramer H: Compliance with recommendations following executive health examinations. *J Occup Med* 4:709–717, 1962.
Beurteilung der Compliance bezüglich Empfehlungen nach Gesundheitsuntersuchungen und Identifizierung einiger derjeniger Faktoren, die mit dem Problem der Compliance/Non-Compliance in Beziehung stehen.
n = 574
Prüfplan = 1; Kollektiv = 0 + 1; Krankheit = 0; Therapie = 0; Messung = 2 + 1; Definition = 2

205. Otto A, Debakey M, Foreyt J, Scott L, Thornby J: Dietary treatment of type IV hyperlipoproteinemia. *JAMA* 237:1212–1215, 1977.
Eine Zweijahresstudie der Wirksamkeit einer speziellen diätetischen Beratung auf die endogene Hypertriglyceridämie, beurteilt an Gewichtsverlust, Plasmalipidspiegeln und der von den Patienten berichteten Diät.
n = 278
Prüfplan = 3 + 1; Kollektiv = 0 + 1; Krankheit = 2; Therapie = 2; Messung = 4 + 2; Definition = 1

206. Gottschalk LA, Mayerson P, Gottlieb AA: Prediction and evaluation of outcome in an emergency brief psychotherapy clinic. *J Nerv Ment Dis* 144:77–96, 1967.
Untersuchung des Behandlungserfolges und der Ausscheidungsrate bei Kurzzeit-Psychotherapie in der Ambulanz einer Klinik, eingerichtet für Notfallüberweisungen.
n = 53
Prüfplan = 1; Kollektiv = 1 + 1; Krankheit = 1; Therapie = 1; Messung = 3; Definition = 2

207. Gould RL, Paulson I, Daniels-Epps L: Patients who flirt with treatment: The silent population. *Am J Psychiatr* 127:166–171, 1970.
Zwei Studien über Gründe für ein primäres Nichterscheinen an einer psychiatrischen Ambulanz.

n = 152, 233
Prüfplan = 1; Kollektiv = 0 + 1; Krankheit = 0; Therapie = 0; Messung = 2 + 1; Definition = 2

208. Gray RM, Kesler JP, Moody PM: Effects of social class and friends' expectations on oral polio vaccination participation. *Am J Public Health* 56:2028–2032, 1966.
Eine Zufallsstichprobe von Müttern mit Kindern unter fünf Jahren wurde untersucht, um den Einfluß des sozialen Status und der (empfundenen) Erwartungen ihrer Freunde zu erkunden, ob sie eine Polioimpfung durchführen lassen werden.
n = 846
Prüfplan = 1; Kollektiv = 2; Krankheit = NA; Therapie = 2; Messung = 1; Definition = 0

209. Green J, Ray S, Charney E: Recurrence rate of streptococcal pharyngitis related to oral penicillin. *J Pediatr* 75:292–294, 1969.
Studie über die Beibehaltungsrate bei oraler Penizillin-Therapie gegen Streptokokken-Infektionen in einer privaten Gruppenpraxis.
n = 222
Prüfplan = 1; Kollektiv = 0 + 1; Krankheit = 2; Therapie = 1; Messung = 3 + 1; Definition = 2

210. Greiner GE: The pharmacist's role in patient discharge planning. *Am J Hosp Pharm* 29:72–76, 1972.
Bericht über eine Pilotstudie, bei welcher Krankenhausapotheker beteiligt wurden, die Einnahmezuverlässigkeit zu verbessern und die Rückfallraten für entlassene Patienten zu erniedrigen.
n = 156
Prüfplan = 1; Kollektiv = 0 + 1; Krankheit = keine; Therapie = 0; Messung = 0; Definition = 0

211. Gross W, Nerviano V: The prediction of dropouts from an inpatient alcoholism program by objective personality inventories. *Q J Stud Alcohol* 34:514–515, 1973.
Drei Listen von Persönlichkeitsmerkmalen wurden auf die Möglichkeit hin untersucht, zwischen Absolventen und vorzeitigen Ausscheidern aus einem Alkoholbehandlungsprogramm zu unterscheiden.
n = 814
Prüfplan = 2; Kollektiv = 0; Krankheit = 1; Therapie = 0; Messung = 2
Definition = 1

212. Grover P, Dean D, Livingston C, Snyder M, Miller D: Evaluating the effect of personalized risk factor education on patient compliance: Some research findings and methodologic issues. Presented at IXth International Health Education Conference, Ottawa, Ontario, August 1976.
Bericht über Erfahrungen mit „Canscreen", einem kostengünstigen, vielseitigen Screening-Programm für Krebserkrankungen, das auf dem Risikofaktoren-Erziehungsprogramm basiert.
n = 230
Prüfplan = 3; Kollektiv = 0; Krankheit = NA; Therapie = 1; Messung = 1; Definition = 1

213. Gundert-Remy U, Remy C, Weber E: Serum digoxin levels in patients of a general practice in Germany. *Eur J Clin Pharmacol* 10:97–100, 1976.
Beurteilung des Einflusses einer Kontrolle des Serumdigoxinspiegels und der Übermittlung der Ergebnisse an die Patienten auf die Compliance bezüglich Digoxineinnahme in einer ländlichen Allgemeinpraxis.
n = 33
Prüfplan = 3; Kollektiv = 0; Krankheit = 1; Therapie = 1 + 1; Messung = 4; Definition = 2

214. Hadden DR, Montgomery DA, Skelly RJ, Trimble ER, Weaver JA, Wilson EA, Buchanan KD: Maturity onset diabetes mellitus: Response to intensive dietary management. *Br Med J* 3:276–278, 1975.
Diätetische Behandlung des Altersdiabetes und Beschreibung der Beziehung zwischen dem Ausmaß der Befolgung und dem Therapieergebnis.
n = 57
Prüfplan = 3 + 1; Kollektiv = 0 + 1; Krankheit = 2; Therapie = 1 + 1; Messung = 1; Definition = 1

215. Haefner DP, Kirscht JP: Motivational and behavioral effects of modifying health beliefs. *Public Health Rep* 85:478–484, 1970.
Freiwillige Nichtakademiker des Universitätspersonals wurden nach ihren Gesundheitsauffassungen vor und nach dem Anschauen von Filmen über Tuberkulose, Krebs und Herzkrankheit überprüft. Sie wurden dann noch einmal acht Monate später nach ihren Ansichten und ihrer Compliance bezüglich einer empfohlenen Gesundheitsüberprüfung kontrolliert.
n = 170
Prüfplan = 4; Kollektiv = 0; Krankheit = keine; Therapie = 1; Messung = 1; Definition = 1

216. Hagan R, Foreyt J, Durham T: The dropout problem: Reducing attrition in obesity research. *Behav Ther* 7:463–471, 1976.
Beurteilung der Wirkungen von rückerstattbaren Geldpfändern auf die Teilnahme an Fettleibigkeitsstudien.
n = 42
Prüfplan = 4; Kollektiv = 0 + 1; Krankheit = 2; Therapie = 1; Messung = 4; Definition = 2

217. Hammel RW, Williams PO: Do patients receive prescribed medication? *Am Pharm Assoc J* 4:331–334, 1964.
Die Abgabe von Medikamenten auf Rezepte, die von niedergelassenen Ärzten in vier Gemeinden ausgestellt wurden, wurde untersucht und die Ursachen analysiert, die dazu führten, daß die Rezepte nicht innerhalb von 10 Tagen in den Apotheken eingelöst wurden.
n = 2019
Prüfplan = 1; Kollektiv = 2; Krankheit = 0; Therapie = 0; Messung = 2; Definition = 1

218. Hammond E, Percy C. Ex-smokers. *NY State J Med* 58:2956–2959, 1958.
Die Gründe für das Aufgeben des Rauchens wurden brieflich erfragt.
n = 333
Prüfplan = 1; Kollektiv = 0 + 1; Krankheit = 1; Therapie = 1; Messung = 1; Definition = 2

219. Handel S: Change in smoking habits in a general practice. *J R Coll Gen Pract* 23:149–150, 1973.
Bericht über den Versuch einer Ärztin für Allgemeinmedizin, das Rauchen bei ihren Patienten einzuschränken.
n = 100
Prüfplan = 3; Kollektiv = 0; Krankheit = 1; Therapie = 1; Messung = 1; Definition = 2

220. Hansen A: Broken appointments in a child health conference. *Nurs Outlook* 1:417–419, 1953.
Bericht über die Inanspruchnahme an einer pädiatrischen Abteilung eines Lehrkrankenhauses.
n = 98

Prüfplan = 1; Kollektiv = 0 + 1; Krankheit = 0; Therapie = 0; Messung = 2; Definition = 2

221. Hardy M: Parent resistance to need for remedial and preventive services. *J Pediatr* 48:104–114, 1956.
Bericht über die Befolgung von Empfehlungen, die in einem Schul-Reihenuntersuchungs-Programm für Hör- und Sehvermögen gemacht wurden.
n = 6731
Prüfplan = 1; Kollektiv = 2 + 1; Krankheit = 1; Therapie = 1; Messung = 1 + 1; Definition = 1

222. Hardy MC: Follow-up of medical recommendations. *JAMA* 136:20–27, 1948.
Von der Wohlfahrt unterstützte Familien, die ihre Kinder zu einer kostenlosen medizinischen Kontrolle brachten, wurden überprüft, um die Compliance bezüglich medizinischer und zahnärztlicher Überweisungen zu erfassen, die für sie vereinbart worden waren.
n = 1068 Kinder aus 446 Familien.
Prüfplan = 2; Kollektiv = 3; Krankheit = keine; Therapie = 0; Messung = 1; Definition = 2

223. Hare EH, Willcox DR: Do psychiatric in-patients take their pills? *Br J Psychiatr* 113:1435–1439, 1967.
Beschreibung von zwei biochemischen Methoden für den Nachweis von Phenothiazinen und trizyklischen Antidepressiva im Urin einschließlich Ergebnissen von Kollektiven von psychiatrischen stationären, ambulanten und Tages-Patienten.
n = 120 bzw. 27, 125
Prüfplan = 1; Kollektiv = 0; Krankheit = 0; Therapie = 1; Messung = 3 + 1; Definition = 2

224. Harfouche J, Abi-yaghi M, Melidossian A, Azouri L: Factors associated with broken appointments in an experimental family health center. *Trop Doct* 3:128–133, 1973.
Befragungsstudie über Determinanten für das Nichteinhalten von Arztterminen in einem neuen Familiengesundheitszentrum in einem vorher unterversorgten Gebiet.
n = 1113
Prüfplan = 1; Kollektiv = 1 + 1; Krankheit = 1; Therapie = 0; Messung = 2; Definition = 2

225. Harris MB, Bruner CG: A Comparison of a self-control and a contract procedure for weight control. *Behav Res Ther* 9:347–354, 1971.
Nach einer dreimonatigen experimentellen Untersuchung ergab sich, daß ein sogenannter Patientenvertrag einem selbstkontrollierten Verhaltensänderungsprogramm und einem mit Plazebo behandeltenKollektiv überlegen war, daß aber sieben Monate später keineUnterschiede mehr übrigblieben.
A. n = 26 weiblich, 6 männlich
Prüfplan = 4; Kollektiv = 0 + 1; Krankheit = 3; Therapie = 1; Messung = 4 + 1; Definition = 2
B. n = 18 weiblich
Prüfplan = 4; Kollektiv = 0 + 1; Krankheit = 3; Therapie = 1; Messung = 4 + 1; Definition = 2

226. Hay DR, Turbott S: Changes in smoking habits in men under 65 years after myocardial infarction and coronary insufficiency. *Br Heart J* 32:738–740, 1970.
Befragungsstudie bis zu zwei Jahren nach der Hospitalisierung wegen ischämischer Herzkrankheit, um die Verhaltensänderungen im Rauchen festzustellen.
n = 340

Prüfplan = 2; Kollektiv = 0; Krankheit = 2; Therapie = 1; Messung = 1;
Definition = 1

227. Hayes P, Hickey K, Lovell S, Dugdale A: The storage of drugs in homes. *Med J Aust* 1:235–236, 1976.
Überprüfung der häuslichen Vorräte an ungebrauchten Arzneimitteln bei Kindern, die kurze Zeit vorher aus dem Krankenhaus entlassen worden waren.
n = 84
Prüfplan = 1; Kollektiv = 0 + 1; Krankheit = 1; Therapie = 0; Messung = 2;
Definition = 2

228. Haynes RB, Sackett DL, Gibson ES, Taylor DW, Hackett BC, Roberts RS, Johnson AL: Improvement of medication compliance in uncontrolled hypertension. *Lancet* 1:1265–1268, 1976.
Ein Verhaltensänderungsprogramm, das verstärkte Überwachung, Blutdruckmessung zu Hause und individuelle Anpassung umfaßte, wurde bei nicht complianten Hypertonie-Patienten ausgewertet.
n = 38
Prüfplan = 4 + 1; Kollektiv = 2 + 1; Krankheit = 3; Therapie = 1 + 1;
Messung = 2 + 1; Definition = 2

229. Hecht AB: Improving medication compliance by teaching outpatients. *Nurs Forum* 13:112–129, 1974.
Studie über den Einfluß geplanter individueller Instruktionen durch Krankenschwestern auf die Medikationsfehler bei ambulanten Tuberkulose-Patienten.
n = 47
Prüfplan = 3 + 1; Kollektiv = 1 + 1; Krankheit = 3 + 1; Therapie = 1;
Messung = 3 + 3; Definition = 2

230. Hedstrand H, Aberg H: Treatment of hypertension in middle-aged men. *Acta Med Scand* 199:281–288, 1976.
Ergebnisse eines kommunalen Hypertoniefahndungs- und Interventionsprogramms.
n = 2322
Prüfplan = 1; Kollektiv = 2 + 1; Krankheit = 3; Therapie = 1; Messung = 2;
Definition = 2

231. Heilbrun A: Improved detection of the early defecting counseling client. *J Consult Clin Psychol* 42:633–638, 1974.
Bericht über einen Versuch, eine „Beratungsbereitschafts-Skala" zwecks Vorhersage vorzeitigen Ausscheidens aus der Psychotherapie zu verbessern.
n = 429
Prüfplan = 2; Kollektiv = 0 + 1; Krankheit = 1; Therapie = 1; Messung = 2;
Definition = 2

232. Heine RW, Trosman H: Initial expectations of the doctor-patient interaction as a factor in continuance in psychotherapy. *Psychiatry* 23:275–278, 1960.
Gruppenanalyse bei Neuüberweisungen an eine Abteilung für ambulante psychiatrische Patienten, in der die initiale Teilnahme von denjenigen, die sechs Wochen lang an der Behandlung teilnahmen, mit denjenigen verglichen wurde, die dies nicht taten.
n = 46
Prüfplan = 2; Kollektiv = 0 + 1; Krankheit = 0; Therapie = 1; Messung = 3;
Definition = 2

233. Heinemann E, Moore B, Gurel M: Completion or termination of alcoholism treatment: Toward the development of a predictive index. *Psychol Rep* 38:1340–1342, 1976.

Eigene Vorstellung, soziale Unterstützung, sozioökonomischer Status und körperliches Wohlbefinden wurden als mögliche Vorhersagemöglichkeit für die vollständige Teilnahme an einem Alkoholprogramm untersucht.
n = 184
Prüfplan = 2; Kollektiv = 2; Krankheit = 1; Therapie = 0; Messung = 2;
Definition = 1

234. Heinzelmann F, Bagley RW: Response to physical activity programs and their effects on health behavior. *Public Health Rep* 85:905–911, 1970.
Männer mittleren Alters, die glaubten, daß Risiken für eine koronare Herzkrankheit bei ihnen vorlägen, wurden eingeladen, an einem Fitness-Programm teilzunehmen. Einstellung, Vorstellungen und Gesundheitsauffassung wurden vor dem Eintritt in das Programm und dann alle 3 bis 4 Monate überprüft, um die Gründe für den Eintritt und die weitere Teilnahme (im Vergleich zu einer Kontrollgruppe) kennenzulernen.
n = 239 Studien, 142 Kontrollen
Prüfplan = 1; Kollektiv = 2; Krankheit = keine; Therapie = 1; Messung = 1;
Definition = 1

235. Heinzelmann F: Factors in prophylaxis behavior in treating rheumatic fever: An exploratory study. *J Health Hum Behav* 3:73–81, 1962
Collegestudenten, die anamnestisch rheumatisches Fieber und/oder eine rheumatische Herzkrankheit hatten, wurden befragt. Die Eigenschaften jener, die die Antibiotikaprophylaxe durchführten oder nicht, wurden miteinander verglichen.
n = 284
Prüfplan = 1; Kollektiv = 3; Krankheit = 1; Therapie = 0; Messung = 1;
Definition = 0

236. Hemminki E, Heikkila J: Elderly people's compliance with prescriptions, and quality of medication. *Scand J Soc Med* 3:87–92, 1975.
Untersuchung darüber, wie die Qualität der Medikation die Compliance in Altersheimen beeinflußt.
n = 217
Prüfplan = 1; Kollektiv = 3 + 1; Krankheit = 0; Therapie = 1; Messung = 1;
Definition = 2

237. Henderson M, Wood R: Compulsory wearing of seat belts in New South Wales, Australia: An evaluation of its effect on vehicle occupant deaths in the first year. *Med J Aust* 2:797–801, 1973.
Zeitanalyse über den Einfluß der gesetzlichen Vorschrift, den Sicherheitsgurt zu benutzen.
n = variabel
Prüfplan = 3; Kollektiv = 2 + 1; Krankheit = keine; Therapie = 2; Messung = 2 + 1;
Definition = 0

238. Henke C, Yelin E, Ingbar M, Epstein W: The university rheumatic disease clinic: Provider and patient perceptions of cost. *Arthritis Rheum,* 20:751–758, 1977.
Eine Beschreibung der Klinik- und Patientenkosten und des Einflusses der Kosten auf das Einhalten der Arzttermine durch die Patienten.
n = 47
Prüfplan = 1; Kollektiv = 1 + 1; Krankheit = 1; Therapie = 1; Messung = 1;
Definition = 1

239. Hermann F: The outpatient prescription label as a source of medication errors. *Am J Hosp Pharm* 30:155–159, 1973.
Analyse der schriftlichen Interpretation der Packungsbeilage durch ambulante Patienten zum Zeitpunkt der Arzneimittelabgabe. Die aktuelle Compliance wurde nicht bestimmt.

n = unbestimmt
Prüfplan = 1; Kollektiv = 0; Krankheit = 0; Therapie = 1; Messung = 1; Definition = 1

240. Hertroijs A: A study of some factors affecting the attendance of patients in a leprosy control scheme. *Int J Lepr* 42:419–427, 1974.
Die Eingangsdaten von 8655 Patienten, die an einem regionalen Lehrprogramm teilnahmen, wurden auf Unterschiede zwischen Teilnehmern und vorzeitigen Ausscheidern untersucht.
n = variabel
Prüfplan = 2; Kollektiv = 3 + 1; Krankheit = 2; Therapie = 0; Messung = 2; Definition = 2

241. Hildebrandt DE, Davis JM: Home visits: A method of reducing the preintake dropout rate. *J Psychiatr Nurs* 13:43–44, 1975.
Studie über den Einfluß von Hausbesuchen auf die Herabsetzung des Nichterscheinens bei Erstüberweisungen zu einer psychiatrischen Klinik für Jugendliche.
n = 91
Prüfplan = 4; Kollektiv = 2 + 1; Krankheit = 0; Therapie = 1; Messung = 2; Definition = 2

242. Hoehn-Saric R, Frank J, Imber S, Nash E, Stone A, Battle C: Systematic preparation of patients for psychotherapy-I) Effects on therapy behavior and outcome. *J Psychiatr Res* 2:267–281, 1964.
Bewertung eines Aufnahmegesprächs (um in den Patienten die richtigen Erwartungen zu wecken), um die Patientenmitarbeit bei der Psychotherapie zu verbessern.
n = 40
Prüfplan = 4 + 1; Kollektiv = 1 + 1; Krankheit = 2; Therapie = 1; Messung = 4 + 2; Definition = 2

243. Hoenig F, Ragg N: The non-attending psychiatric outpatient: An administrative problem. *Med Care* 4:96–100, 1966.
Patienten, die von Allgemeinpraktikern zu einer psychiatrischen Klinik überwiesen wurden, aber ihren ersten Arzttermin versäumten, wurden mit einem randomisierten Kollektiv von Teilnehmern an der gleichen Klinik und mit unzuverlässigen Teilnehmern einer neurologischen Klinik verglichen.
n = 150 Studien, 150 ärztl. behandelt + 95 unbehandelte Kontrollgruppen.
Prüfplan = 1; Kollektiv = 0 + 1; Krankheit = 1; Therapie = 1; Messung = 1; Definition = 1

244. Hoffmann H, Noem A: Adjustment of Chippewa Indian alcoholics to a predominantly white treatment program. *Psychol Rep* 37:1284–1286, 1975.
Einem staatlichen Krankenhausbehandlungsprogramm zugeteilte Indianer wurden in bezug auf soziodemographische und psychosoziale Merkmale und dem Erfolg des Programms mit weißen Patienten verglichen.
n = 51 Indianer, 1474 Weiße
Prüfplan = 2; Kollektiv = 1; Krankheit = 1; Therapie = 1; Messung = 3; Definition = 1

245. Hogarty G, Ulrich R, Goldberg S, Schooler N: Sociotherapy and the prevention of relapse among schizophrenic patients: An artifact of drug? *Proc Am Psychopathol Assoc* 64:285–293, 1976.
Überprüfung von Untersuchungsergebnissen um festzustellen, ob eine „Soziotherapie" die Einnahmezuverlässigkeit verbessern kann.
n = 374
Prüfplan = 4; Kollektiv = 2 + 1; Krankheit = 3; Therapie = 2; Messung = 1; Definition = 1

246. Hogarty GE, Goldberg SC, and the Collaborative Study Group: Drug and sociotherapy in the aftercare of the schizophrenic patients; oneyear relapse rates. *Arch Gen Psychiatr* 28:54–64, 1973.
Studie über Rückfallraten und Compliance bei schizophrenen ambulanten Patienten, die randomisiert einer (1) Chlorpromazin-, (2) Plazebo-, (3) Plazebo- + „Haupt"-Therapie oder einer (4) Chlorpromazin- + „Haupt"-Therapie zwei Jahre lang zugeordnet wurden.
n = 374
Prüfplan = 4; Kollektiv = 3 + 1; Krankheit = 3; Therapie = 1; Messung = 1; Definition = 1

247. Hogue C: Compliance in infant immunization. Paper presented at American Public Health Association Meeting, Florida, 20 October 1976.
Test eines konzeptionellen Modells einer „Gesundheitsaktion" bei einem Impfprogramm für Kinder.
n = 66
Prüfplan = 1; Kollektiv = 3 + 1; Krankheit = keine; Therapie = 1; Messung = 3; Definition = 2

248. Holder L: Effects of source, message, audience characteristics on health behavior compliance. *Health Serv Res* 87:343–350, 1972.
Kontrollierte Studie über die Wirkung zweier Arten von Gesundheitsbotschaften, die von zwei Krankenschwestern bzw. Müttern verschiedenen rassischen Ursprungs neuen Müttern verschiedener rassischer Herkunft übermittelt wurden.
n = 122
Prüfplan = 3; Kollektiv = 0; Krankheit = keine; Therapie = 2; Messung = 2 + 3; Definition = 1

249. Horan V: Patient performance in the self-administration of dispensed medicines. *J Hosp Pharm:* 135–140, June 1973.
Patienten in einer Krankenhausabteilung mit minimaler Betreuung wurden in bezug auf ihre Compliance mit der Selbstanwendung von Medikamenten beobachtet.
n = 31
Prüfplan = 1; Kollektiv = 0 + 1; Krankheit = 0; Therapie = 1; Messung = 2 + 1; Definition = 2

250. Horenstein D, Houston B: The expectation-reality discrepancy and premature termination from psychotherapy. *J Clin Psychol* 32:373–378, 1976.
Versuch, eine Beziehung zwischen dem Ausscheiden und dem Ungleichgewicht zwischen initialen Erwartungen der Patienten und ihren späteren Erfahrungen bei Psychotherapie zu erfassen.
n = 154
Prüfplan = 2; Kollektiv = 0 + 1; Krankheit = 0; Therapie = 1; Messung = 2; Definition = 2

251. Horenstein D: Correlates of initial client disturbance: Expectations for therapy, dropout, resistance, and demographic description. *J Clin Psychol* 31:709–715, 1975.
Bericht über Ausfallquoten bei einem Beratungsservice innerhalb eines Universitätskampus; keine Informationen über Determinanten trotz des Titels der Publikation.
n = 154
Prüfplan = 1; Kollektiv = 0 + 1; Krankheit = 0; Therapie = 0; Messung = 2; Definition = 2

252. Howard K, Rickels K, Mock JE, Lipman RS, Covi L, Baumm NC: Therapeutic

style and attrition rate from psychiatric drug treatment. *J Nerv Ment Dis* 150:102–110, 1970.
Es wurden die Ausfallquoten bei ambulanten neurotischen Patienten in einer plazebo-kontrollierten, randomisierten Arzneimittelprüfung beobachtet. Dabei wurde „Therapiestil" bei den ausgefallenen Patienten mit denen verglichen, die die Therapie fortsetzten. Außerdem wurden „Therapiestile" von Ärzten verglichen, die medikamentenüberenthusiastisch eingestellt waren, mit solchen, bei denen das nicht zutraf.
n = variabel
Prüfplan = 2; Kollektiv = 1; Krankheit = 3; Therapie = 1; Messung = 3; Definition = 1

253. Howie VM, Ploussard JH: Compliance dose-response relationships in streptococcal pharyngitis. *Am J Dis Child* 123:18–25, 1972.
Untersuchung der relativen Wirksamkeit von drei Arten von Erythromycin und zwei Arten von Penizillin, alle in flüssiger Suspension, bei Kindern mit Verdacht auf Streptokokken-Pharyngitis. Dabei wurde die Compliance durch Messung des Medikamentenverbrauchs einbezogen.
n = 306
Prüfplan = 4; Kollektiv = 0; Krankheit = 3; Therapie = 2; Messung = 2; Definition = 1

254. Huber N, Danahy S: Use of the MMPI in predicting completion and evaluating changes in a long-term alcoholism treatment program. *J Stud Alcohol* 36:1230–1237, 1975.
Bericht über den Versuch, die Zusammenarbeit bei einem 9tägigen Veterans Administration Krankenhaus-Programm gegen Alkoholismus vorherzusagen.
n = 102
Prüfplan = 2; Kollektiv = 1 + 1; Krankheit = 1; Therapie = 2; Messung = 3; Definition = 2

255. Hudson LD, Sbarboro JA: Twice weekly tuberculosis chemotherapy. *JAMA* 223:139–143, 1973.
Es werden Resultate dargestellt, die ein ambulantes Behandlungsprogramm für unzuverlässige Tuberkulöse betreffen. Dabei werden zweimal wöchentlich hohe Dosen von Isoniazid und Streptomycin durch eine Krankenschwester am Ort der Wahl des Patienten appliziert.
n = 101
Prüfplan = 2; Kollektiv = 0; Krankheit = 3; Therapie = 2; Messung = 4 + 1; Definition = 1

256. Hulka B, Cassel J, Kupper L, Burdette J: Communication, compliance, and concordance between physicians and patients with prescribed medications. *Am J Public Health* 66:847–853, 1976.
Weitere Datenanalysen, die die Beziehung zwischen Compliance und der Arzt-Patienten-Kommunikation betreffen.
n = 357
Prüfplan = 2; Kollektiv = 3 + 1; Krankheit = 1; Therapie = 1 + 1; Messung = 1; Definition = 2

257. Hulka B, Kupper L, Cassel J, Mayo F: Doctor-patient communication and outcomes among diabetic patients. *J Community Health* 1:15–27, 1975.
Die Kommunikation vom Arzt zum Patienten wurde untersucht, um den Einfluß der Kommunikation auf die spätere Patienten-Compliance und das Behandlungsergebnis festzustellen.
n = 242
Prüfplan = 1; Kollektiv = 2 + 1; Krankheit = 2; Therapie = 1; Messung = 2 + 1; Definition = 1

258. Hulka B, Kupper L, Cassel J, Efird R, Burdette J: Medication use and misuse: Physician-patient discrepancies. *J Chron Dis* 28:7–21, 1975.
Studie über die Art der Diskrepanz zwischen Arzneimittelverschreibung und -einnahme.
n = 357
Prüfplan = 2; Kollektiv = 3 + 1; Krankheit = 1; Therapie = 1 + 1; Messung = 1; Definition = 2

259. Hulka BS: Motivation techniques in a cancer detection program. *Public Health Rep* 81:1009–1014, 1966.
Bewertung der Wirksamkeit verschiedener Motivationstechniken besonders von telefonischen und schriftlichen Kontakten sowie von Hausbesuchen, um die Teilnahme an einem Diagnoseprogramm für den Cervicalkrebs zu verbessern.
n = 23 000
Prüfplan = 1; Kollektiv = 2 + 1; Krankheit = keine; Therapie = 2; Messung = 3; Definition = 1

260. Hurtado A, Greenlick M, Columbo T: Determinants of medical care utilization: Failure to keep appointments. *Med Care* 11:189–198, 1973.
Studie über Eigenschaften von Patient und Arzt, die mit der Nichteinhaltung von Terminen bei einer multidisziplinären Gruppenpraxis mit Vorausbezahlung in Beziehung stehen.
n = 10 466
Prüfplan = 2; Kollektiv = 3 + 1; Krankheit = 0; Therapie = 0; Messung = 2; Definition = 2

261. Hyman MD: Social psychological determinants of patients' performance in stroke rehabilitation. *Arch Phys Med Rehabil* 53:217–226, 1972.
Studie über psychosoziologische Faktoren, die mit der Motivation und der funktionellen Verbesserung bei Schlaganfall-Patienten bei einem Programm zur Rehabilitation stationärer Patienten in Beziehung stehen.
n = 101
Prüfplan = 2; Kollektiv = 0 + 1; Krankheit = 2; Therapie = 0; Messung = 1 + 1; Definition = 0

262. Hypertension Detection and Follow-up Program. Cooperative Group: Mild hypertensives in the Hypertension Detection and Follow-up-Program. *Ann NY Acad Sci* 304:254–266, 1978.
Erfahrungen des ersten Jahres eines multizentrischen Screening- und Behandlungsprogramms der Gesamtbevölkerung bei leichter bis mittelschwerer Hypertonie.
n = variabel
Prüfplan = 4; Kollektiv = 2 + 1; Krankheit = 3; Therapie = 3; Messung = 2 + 1; Definition = 2

263. Intagliata J: A telephone follow-up procedure for increasing the effectiveness of a treatment program for alcoholics. *J Stud Alcohol* 37:1330–1335, 1976.
Bei einer Gruppe von Alkoholikern wurden entweder unterstützende Telefonate durchgeführt oder nicht, um den Einfluß des Gebrauchs der Dienstleistungen für ambulante Patienten und auf die allgemeine Rehabilitation zu testen.
n = 40
Prüfplan = 4 + 1; Kollektiv = 0 + 1; Krankheit = 1; Therapie = 1; Messung = 1 + 1; Definition = 1

264. Inui T, Yourtee E, Williamson J: Improved outcomes in hypertension after physician tutorials. *Ann Intern Med* 84:646–651, 1976.
Bericht über die Wirkung von Instruktionsseminaren für Ärzte auf die Compliance ihrer Hypertoniker.

n = 116, 102
Prüfplan = 3; Kollektiv = 0 + 1; Krankheit = 2; Therapie = 1; Messung = 2 + 2; Definition = 2

265. Ireland HD: Outpatient chemotherapy for tuberculosis. *Am Rev Resp Dis* 82: 378–383, 1960.
Zweijährige Verlaufsstudie über Einnahmezuverlässigkeit bei allen aus dem Krankenhaus entlassenen Tuberkulösen (konsekutiv), indem das Ausmaß der INH- und PAS-Einnahme bzw. intramuskulären Streptomycingabe während dieser Zeit miteinander verglichen wurden.
n = 264
Prüfplan = 2; Kollektiv = 0; Krankheit = 1; Therapie = 1; Messung = 2; Definition = 2

266. Irwin DS, Weitzell WD, Morgan DW: Phenothiazine intake and staff attitudes. *Am J Psychiatr* 127:1631–1635, 1971.
Psychiatrische Patienten einer geschlossenen oder offenen Station und ambulante Patienten wurden auf ihre Compliance untersucht, indem der schnelle Urinfarbtest nach Forrest angewendet wurde. Die Ergebnisse wurden mit der Auffassung des Therapeuten über die Wirksamkeit von Phenothiazinen verglichen.
n = 67, 19, 40
Prüfplan = 1; Kollektiv = 2; Krankheit = 1; Therapie = 1; Messung = 4; Definition = 2

267. Isacsson SO, Janzon L: Results of a quit-smoking research project in a randomly selected population. *Scand J Soc Med* 4:25–29, 1976.
Ergebnisse eines intensiven Programms gegen das Rauchen, ausgerichtet auf ein Kollektiv starker Raucher.
n = 58
Prüfplan = 3 + 1; Kollektiv = 2 + 1; Krankheit = 3; Therapie = 2; Messung = 3 + 1; Definition = 2

268. Jackson H, Cooper J, Mellinger W, Olsen A: Streptococcal pharyngitis in rural practice. *JAMA* 197:105–108, 1966.
Ergebnisse der in einer Allgemeinpraxis angebotenen Bemühungen, eine hochqualifizierte Behandlung bei Streptokokken-Pharyngitis anzubieten.
n = 1052
Prüfplan = 1; Kollektiv = 0 + 1; Krankheit = 2; Therapie = 1; Messung = 2 + 1; Definition = 1

269. Jacobs M: The addictive personality: Prediction of success in a smoking withdrawal program. *Psychosom Med* 34:30–38, 1972.
Eine Reihe psychologischer Tests wurde zwecks Korrelation mit dem Erfolg bei Rauchern angewendet, die sich an einem Behandlungsprogramm beteiligten.
n = 104
Prüfplan = 2; Kollektiv = 1 + 1; Krankheit = 2; Therapie = 1; Messung = 2 + 1; Definition = 2

270. Jankowski CB, Drum DE: Diagnostic correlates of discharge against medical advice. *Arch Gen Psychiatr* 34:153–155, 1977.
Medizinische Vorgeschichten von Patienten, die entgegen ärztlichem Rat ein Allgemeinkrankenhaus verließen, wurden untersucht, um diagnostische Korrelate mit diesem Verhalten zu bestimmen.
n = 73 getestet, 175 kontrolliert
Prüfplan = 2; Kollektiv = 0 + 1; Krankheit = 0; Therapie = 0; Messung = 2 + 1; Definition = 1

271. Jenkins BW: Are patients true to TID and QID doses? *GP* 9:66–69, 1954.
Patienten eines Allgemeinpraktikers, denen eine Medikation nach einem drei-

bzw. viermal täglichen Einnahmeschema verschrieben wurde, wurden auf ihre Compliance überprüft.
n = 30
Prüfplan = 1; Kollektiv = 0; Krankheit = 0; Therapie = 1; Messung = 2; Definition = 2

272. Johannsen WJ, Hellmuth GA, Sorauf T: On accepting medical recommendations. *Arch Environ Health* 12:63–69, 1966.
Studie über Compliance und Faktoren, die die Compliance beeinflussen, mit Empfehlungen für Patienten, die in einer Abteilung zur Klassifizierung der Herzbelastung entwickelt worden waren.
n = 127
Prüfplan = 2; Kollektiv = 1 + 1; Krankheit = 1; Therapie = 0; Messung = 1; Definition = 1

273. Johnson D, Freeman H: Long-acting tranquillizers. *Practitioner* 208:395–400, 1972.
Ambulante schizophrene Patienten, die ursprünglich oral Phenothiazine erhielten, wurden nach einem Rückfall auf intramuskuläres Fluphenazin umgestellt und im Hinblick auf Teilnahme und Rückfälle für gleiche Zeitperioden vor und nach Beginn der Injektionen verglichen.
n = 179
Prüfplan = 3; Kollektiv = 0; Krankheit = 1; Therapie = 1; Messung = 1; Definition = 1

274. Johnson D: Treatment of depression in general practice. *Br Med J* 2:18–20, 1973.
Eine deskriptive Studie über Arzt- und Patientenfaktoren (einschließlich der Non-Compliance bei beiden Gruppen) bei der primären Behandlung der Depression.
n = 73
Prüfplan = 1; Kollektiv = 0 + 1; Krankheit = 2; Therapie = 1; Messung = 2 + 1; Definition = 1

275. Jonas S: Appointment-breaking in a general medical clinic. *Med Care* 9:82–88, 1971.
Befolger und Versäumer vereinbarter Sprechstundentermine wurden in einer allgemeinmedizinischen Ambulanz einer Klinik verglichen.
n = 292 Therapieeinhalter, 273 Therapieabbrecher
Prüfplan = 1; Kollektiv = 1; Krankheit = 0; Therapie = 0; Messung = 2; Definition = 2

276. ——: Influence of the weather on appointment-breaking in a general medical clinic. *Med Care* 11:72–74, 1973.
Kurzer Bericht über eine Studie, in welcher die Korrelation zwischen Wetterbedingungen und der Nichtbefolgung von Sprechstundenterminen während zwei Winterwochen untersucht wurde.
n = 20 Kliniktermine
Prüfplan = 1; Kollektiv = 0 + 1; Krankheit = keine; Therapie = 2; Messung = 2; Definition = 2

277. Joyce CR: Patient cooperation and the sensitivity of clinical trials. *J Chron Dis* 15:1025–1036, 1962.
Die Ergebnisse einer doppelblinden cross-over-, plazebokontrollierten Untersuchung über die Medikation bei aktiver rheumatischer Arthritis wurden mit und ohne Berücksichtigung der Compliance analysiert, woraus sich ein Unterschied in der Interpretation ergibt.
n = 78

Prüfplan = 3; Kollektiv = 1; Krankheit = 1; Therapie = 2; Messung = 3 + 1; Definition = 1

278. Kaback M, Becker M, Ruth M: Sociologic studies in human genetics: I. Compliance factors in a voluntary heterozygote screening program. *Birth Defects* 10:145–163, 1974.
Eine Analyse verhaltensbezogener und demographischer Unterschiede zwischen Teilnehmern und Nichtteilnehmern an einem Tay-Sachs-Screening-Programm in den jüdischen Gemeinschaften in Baltimore und Washington.
n = 500 Compliers, 412 Non-Compliers
Prüfplan = 2; Kollektiv = 3 + 1; Krankheit = keine; Therapie = 1; Messung = 3; Definition = 2

279. Kalb M: Social class, length of treatment contacts and the outpatient treatment of alcoholism. *Br J Addict* 70:253–262, 1975.
Versuch, die besonderen Wirkungen der sozialen Klasse und der Länge des Kontaktes auf die Art der Behandlung, die ambulante Alkoholiker erhalten, voneinander zu trennen.
n = 80
Prüfplan = 2; Kollektiv = 1 + 1; Krankheit = 1; Therapie = 2; Messung = 2; Definition = 2

280. Kanzler M, Jaffe J, Zeidenberg P: Long and short term effectiveness of a large-scale proprietary smoking cessation program – a four year followup of Smokenders participants. *J Clin Psychol* 32:661–669, 1976.
Eine der wenigen Langzeitbeobachtungen eines Antirauchprogramms.
n = 553
Prüfplan = 3; Kollektiv = 0 + 1; Krankheit = 1; Therapie = 1; Messung = 1 + 1; Definition = 2

281. Kaplan DA, Czaczkes JW: Personality factors in chronic hemodialysis patients causing noncompliance with medical regimen. *Psychosom Med* 34:333–344, 1972.
Eine psychiatrische Beurteilung von Patienten unter Dauer-Hämodialyse wurde unternommen, um die Beziehung zwischen Persönlichkeitsfaktoren und Compliance im Zusammenhang mit der Diät aufgrund sowohl objektiver als auch subjektiver Maßstäbe zu untersuchen.
n = 43
Prüfplan = 2; Kollektiv = 3; Krankheit = 0; Therapie = 1; Messung = 3 + 2; Definition = 1

282. ——: The influence of patient's personality on adjustment to chronic dialysis: A predictive study. *J Nerv Ment Dis* 162(5):323–333, 1976.
Eine Studie einer psychiatrischen Persönlichkeitserfassung bezüglich Compliance bei einer Diät, der Rehabilitation und dem psychologischen Zustand bei Dauerdialyse-Patienten.
n = 100 über 6 Monate weiterverfolgend.
Prüfplan = 2 + 1; Kollektiv = 2; Krankheit = 1; Therapie = 1; Messung = 4 + 1; Definition = 2

283. Karoly P, Doyle W: Effects of outcome expectancy and timing of selfmonitoring on cigarette smoking. *J Clin Psychol* 31:351–355, 1975.
Der Einfluß einer induzierten Erfolgserwartung und der Selbstkontrolle des Rauchverhaltens wurde an Collegestudenten untersucht.
n = 56
Prüfplan = 4; Kollektiv = 0 + 1; Krankheit = keine; Therapie = 2; Messung = 3; Definition = 1

284. Katholi R, Kiraly J, Hook E: The management of gonorrhea in an emergency room. *Intern Med* Feb:101–104, 1977.
Die Einhaltung eines Nachuntersuchungstermins gehörte zu den Daten, die bei einer Untersuchung der Gonorrhöe-Behandlung in einer Notaufnahme-Abteilung gesammelt wurden.
n = 81
Prüfplan = 1 + 1; Kollektiv = 0 + 1; Krankheit = 1; Therapie = 1; Messung = 3; Definition = 1

285. Katz S, Vignos P, Moskowitz R, Thompson H, Svec K: Comprehensive outpatient care in rheumatoid arthritis. *JAMA* 206:1249–1254, 1968.
Patienten mit klassischer rheumatoider Arthritis wurden randomisiert einer Therapie- oder Kontrollgruppe bei einer Studie über die Wirksamkeit einer multidisziplinären Klinik- oder häuslichen Behandlung zugeteilt.
n = 40
Prüfplan = 4; Kollektiv = 1 + 1; Krankheit = 3; Therapie = 1; Messung = 4 + 1; Definition = 1

286. Kearny T, Bonime HC: Problems of drug evaluation in outpatients. *Dis Nerv Syst* 27:604–606, 1966.
Beschreibung der Probleme, die dadurch entstehen, daß Patienten aus einer doppelblinden plazebokontrollierten Arzneimittelstudie an neurotischen ambulanten Patienten vorzeitig ausscheiden oder mangelhafte Kooperation zeigen.
n = 28
Prüfplan = 4; Kollektiv = 0; Krankheit = 1; Therapie = 2; Messung = 2; Definition = 0

287. Kegeles SS: Why people seek dental care: A test of a conceptual formulation. *J Health Hum Behav* 4:166–173, 1963.
Studie über die Nützlichkeit des sogen. „Health Belief Model“ für die retrospektive und prospektive Vorhersage der Inanspruchnahme einer prophylaktischen oder symptomatischen Zahnbehandlung innerhalb eines randomisierten Kollektivs von Fabrikarbeitern.
n = 426
Prüfplan = 2; Kollektiv = 0; Krankheit = keine; Therapie = 0; Messung = 1; Definition = 1

288. Kellaway G, MaCrae E: Non-compliance and errors of drug administration in patients discharged from acute medical wards. *NZ Med J* 81:508–512, 1975.
Bericht über Gründe von Einnahmefehlern bei einer Gruppe ambulanter Patienten auf Allgemeinstationen von Krankenhäusern in Auckland.
n = 315
Prüfplan = 1; Kollektiv = 0 + 1; Krankheit = 1; Therapie = 1; Messung = 1; Definition = 1

289. Kennell J, Soroker E, Thomas P, Wasman W: What parents of rheumatic fever patients don't understand about the disease and its prophylactic management. *Pediatrics* 43:160–167, 1969.
Die Eltern von Kindern mit rheumatischem Fieber wurden befragt, um Faktoren herauszufinden, die das Verständnis der Eltern für eine prophylaktische Therapie (Bicillin-Injektionen) beeinflussen könnten.
n = 63 Patienten, 60 Eltern
Prüfplan = 1; Kollektiv = 0; Krankheit = 1; Therapie = 1; Messung = 3 + 1; Definition = 0

290. Kidd AH, Euphrat JL: Why prospective outpatients fail to make or keep appointments. *J Clin Psychol* 27:394–395, 1971.

Patienten, die erstmals an eine örtliche Heilanstalt für Gemütskrankheiten überwiesen wurden und nicht in der Lage waren, einen ersten Sprechstundentermin zu vereinbaren oder ihn einzuhalten, wurden telefonisch befragt, um die Gründe für das Versagen zu erfahren.
n = 407
Prüfplan = 3; Kollektiv = 0 + 1; Krankheit = 0; Therapie = 0; Messung = 2; Definition = 1

291. Kincey J, Bradshaw P, Ley P: Patients' satisfaction and reported acceptance of advice in general practice. *J R Coll Gen Pract* 25:558–566, 1975.
Beurteilung der Zufriedenheit von Patienten mit medizinischen Informationen und der Beziehung zwischen Zufriedenheit und Compliance.
n = 61
Prüfplan = 2 + 1; Kollektiv = 0 + 1; Krankheit = 0; Therapie = 0; Messung = 1; Definition = 2

292. Kingsley RG, Shapiro J: A comparison of three behavioral programs for the control of obesity in children. *Behav Ther* 8:30–36, 1977.
Ein verhaltensorientiertes Gewichtsreduktionsprogramm wurde entweder sowohl Mutter als auch Kind, Müttern oder Kindern allein gelehrt und der Gewichtsverlust am Ende des achtwöchigen Programms und sechs bzw. 20 Wochen später bestimmt.
n = 24 Mädchen, 16 Jungen
Prüfplan = 3; Kollektiv = 1 + 1; Krankheit = 3 + 1; Therapie = 1 + 1; Messung = 4; Definition = 2

293. Kirscht J, Haefner D: Effects of repeated threatening health communications. *Int J Health Educ* 16:268–277, 1973.
Informationen mit einem hohen oder niedrigen Grad der Angsterzeugung zum Zwecke der aktiven Einleitung präventiver Maßnahmen gegen Herzerkrankungen wurden verglichen. Dabei wurde auch die Anzahl der Instruktionssitzungen variiert.
n = 120
Prüfplan = 4 + 1; Kollektiv = 0 + 1; Krankheit = keine; Therapie = 0; Messung = 1; Definition = 1

294. Kirscht JP, Haefner DP, Eveland JD: Public responses to various written appeals to participate in health screening. *Public Health Rep* 90:539–543, 1975.
Bewertung der Reaktionen auf schriftliche Informationen in neutraler Form und mit bedrohlichem oder positivem Inhalt zwecks Empfehlung zur Teilnahme an einem multiphasischen Screeningprogramm.
n = 13
Prüfplan = 3 + 1; Kollektiv = 0 + 1; Krankheit = keine; Therapie = NA; Messung = 2; Definition = 1

295. Korsch BM, Negrete VF: Doctor-patient communication. *Sci Am* 227:66–74, 1972.
Tonbandinterviews und Fragebogen wurden dazu verwendet, Merkmale der Arzt-Eltern-Kind-Beziehung und der Familiencharakteristiken neuer Patienten einer ambulanten pädiatrischen Abteilung zu analysieren. Die Ergebnisse wurden mit der späteren Compliance verglichen.
n = 800
Prüfplan = 1; Kollektiv = 0; Krankheit = 0; Therapie = 0; Messung = 1 + 1; Definition = 0

296. Krasnoff A: Failure of MMPI scales to predict treatment completion. *J Stud Alcohol* 38:1440–1442, 1977.

Absolventen und vorzeitige Ausscheider aus einem Krankenhaus-Behandlungsprogramm für Alkoholiker wurden in bezug auf vier verschiedene MMPI-Maßstäbe (Minnesota multiphasic personality inventory) verglichen.
n = 31 Therapieeinhalter, 30 Therapieausscheider
Prüfplan = 2; Kollektiv = 0 + 1; Krankheit = 0; Therapie = 0; Messung = 3; Definition = 1

297. Kutt H, Haynes J, McDowell F: Some causes of ineffectiveness of diphenylhydantoin. *Arch Neurol* 14:489–492, 1966.
Unzureichend medikamentös behandelte Epileptiker mit niedrigen Diphenylhydantoin-Serumspiegeln trotz Verordnung hoher Dosen wurden in eine Stoffwechselabteilung zwecks Bewertung eingewiesen.
n = 16
Prüfplan = 1; Kollektiv = 0; Krankheit = 1; Therapie = 1; Messung = 3; Definition = 1

298. Lando H: A comparison of excessive and rapid smoking in the modification of chronic smoking behavior. *J Consult Clin Psychol* 43:350–355, 1975.
Bericht über eine kontrollierte Studie, in der zwei Methoden einer aversiven Therapie zur Einschränkung des Rauchens miteinander verglichen wurden.
n = 45
Prüfplan = 4; Kollektiv = 0; Krankheit = Steine; Therapie = 2; Messung = 3 + 1; Definition = 2

299. ——: Aversive conditioning and contingency management in the treatment of smoking. *J Consult Clin Psychol* 44:312, 1976.
n = 49
Prüfplan = 3; Kollektiv = 0; Krankheit = 1; Therapie = 1; Messung = 1; Definition = 1

300. Lane MF, Barbarite RV, Bergner L, Harris D: Child-resistant medicine containers: Experience in the home. *Am J Public Health* 61:1861–1868, 1971.
Kontrollierte Studie über die Wirkung von Tablettenbehältern mit Sicherheitsverschluß auf die Compliance bei ambulanten Patienten.
n = 273
Prüfplan = 3; Kollektiv = 0; Krankheit = 0; Therapie = 1; Messung = 2 + 1; Definition = 2

301. Langefeld SB: Hypertension: Deficient care of the medically served. *Ann Intern Med* 78:19–23, 1973.
Der Blutdruck wurde bei Patienten, die auf einen chirurgischen Eingriff warteten, bestimmt und bei denjenigen, die sich als hypertensiv herausstellten, wurde die erforderliche Behandlung festgelegt.
n = 185
Prüfplan = 1; Kollektiv = 2 + 1; Krankheit = 2; Therapie = 0; Messung = 1; Definition = 1

302. Latiolais CJ, Berry CC: Misuse of prescription medications by outpatients. *Drug Intell Clin Pharm* 3:270–277, 1969.
Ambulante Patienten von sechs OPD-Kliniken wurden zum Zeitpunkt, an dem sie ihre Verordnungen erhielten, und noch einmal 7–10 Tage danach befragt, um die Einnahmezuverlässigkeit zu bestimmen.
n = 180
Prüfplan = 1; Kollektiv = 0 + 1; Krankheit = 0; Therapie = 0; Messung = 2 + 1; Definition = 2

303. Lawton MP: Group me thods in smoking withdrawal. *Arch Environ Health* 14:258–265, 1967.

Vier verschiedene gruppentherapeutische Methoden: Erziehung, Gruppendiskussion, Erziehung und Gruppendiskussion kombiniert und Diskussion über 5 Tage wurden mit Kontrollpatienten einer Warteliste verglichen.
n = 73
Prüfplan = 3; Kollektiv = 0; Krankheit = Steine; Therapie = 2; Messung = 1 + 1; Definition = 2

304. Leistyna JA, Macaulay JC: Therapy of streptococcal infections; do pediatric patients receive prescribed oral medication? *Am J Dis Child* 111:22–26, 1966.
Studie über Compliance von Kindern bezüglich oraler Penicillinbehandlung wegen einer Streptokokken-Pharyngitis in einer Privatpraxis.
n = 162
Prüfplan = 1; Kollektiv = 1 + 1; Krankheit = 3; Therapie = 2; Messung = 3 + 3; Definition = 2

305. Lester D, Narkunski A, Burkmann J, Gandica A: An exploratory study of correlates of success in a vocational training program for ex-addicts. *Psychol Rep* 37:1212–1214, 1975.
Die Ergebnisse von sechs psychologischen Standardtests wurden auf ihre Eignung zur Differenzierung zwischen ehemaligen Suchtkranken die ein berufliches Trainingsprogramm beendeten und jenen, die nicht in der Lage waren, das Programm zu beenden, untersucht.
n = 51
Prüfplan = 1; Kollektiv = 0; Krankheit = 0; Therapie = 1; Messung = 0; Definition = 1

306. Levav I, Arnon A: Non-respondents in a psychiatric survey. *Am J Public Health* 66:989–991, 1976.
Ein Vergleich von demographischen Eigenschaften und der psychiatrischen Beurteilung bei erfolgreichen Teilnehmern und Versagern an einer psychiatrischen Untersuchung in sechs israelischen Dörfern.
n = unbekannt
Prüfplan = 1; Kollektiv = 0 + 1; Krankheit = 2; Therapie = 1; Messung = 1; Definition = 2

307. Levitz L, Stunkard A: A therapeutic coalition for obesity: Behavior modification and patient self-help. *Am J Psychiatr* 131:423–427, 1974.
Vergleich von Programmen zur Verhaltensänderung und Diäterziehung zusätzlich zu den gebräuchlichen Verfahren bei sechzehn in Ortsgruppen gegliederte Arbeitsgemeinschaften zur Gewichtsabnahme.
n = 234
Prüfplan = 3; Kollektiv = 2; Krankheit = 3; Therapie = 1; Messung = 4 + 1; Definition = 1

308. Levy R, Claravall V: Differential effects of a phone reminder on appointment keeping for patients with long and short between-visit intervals. *Med Care* 15:435–438, 1977.
Telefonische Erinnerungen wurden dazu benutzt, um die Teilnahme an der Betreuung einer Kinderklinik zu verbessern.
n = 98
Prüfplan = 4; Kollektiv = 0 + 1; Krankheit = 0; Therapie = 0; Messung = 2; Definition = 2

309. Levy RL: Relationship of an overt commitment to task compliance in behavior therapy. *J Behav Ther Exper Psychiat* 8:25–29, 1977.
Untersuchung über die Wirkung verbaler und geschriebener Verpflichtungen auf die Compliance bei einer zugeteilten Aufgabe (Telefonat).
n = 44

Prüfplan = 4; Kollektiv = 0 + 1; Krankheit = keine; Therapie = 1; Messung = 2; Definition = 2

310. Ley P, Jain VK, Skilbeck CE: A method for decreasing patients' medication errors. *Psychol Med* 6:599–601, 1976.
Drei Versionen einer Informationsbroschüre, die in ihrer Lesbarkeit variierte, wurden mit einer Kontrollgruppe ohne Broschüre verglichen. Dabei ergab sich eine Abnahme der Einnahmefehler während einer Verschreibungsperiode bei ambulanten psychiatrischen Patienten.
n = 80 ängstliche, 80 depressive Patienten
Prüfplan = 4; Kollektiv = 0; Krankheit = 0; Therapie = 0 + 1; Messung = 2; Definition = 2

311. Ley P, Whitworth M, Skilbeck C, Woodward R, Pinsent R, Pike L, Clarkson M, Clark P: Improving doctor-patient communication in general practice. *JR Coll Gen Pract* 26:720–724, 1976;
Test über die Brauchbarkeit vereinfachter Arzt-Patienten-Kommunikation zur Verstärkung der Wiedererinnerung an die Ratschläge und der Compliance bezüglich Therapie.
n = 258
Prüfplan = 3 + 1; Kollektiv = 0 + 1; Krankheit = 0; Therapie = 0; Messung = 1; Definition = 2

312. Lima J, Nazarian L, Charney E, Lathi C: Compliance with short term antimicrobial therapy: Some techniques that help. *Peddiatrics* 57:383–386, 1976.
Die Compliance wurde sowohl durch ein Uhrensymbol, das auf das Arzneimitteletikett aufgedruckt war als auch mit Hilfe eines Kühlschrankaufklebers, auf dem die Einnahmezeiten vermerkt waren, verbessert.
n = 53 Kontrollen, 45 Test 1, 60 Test 2
Prüfplan = 3; Kollektiv = 0; Krankheit = 1; Therapie = 1; Messung = 2; Definition = 2

313. Lindstorm CJ: No shows: A problem in health care. *Nurs Outlook* 23:755–759, 1975.
Vergleich regelmäßiger und unregelmäßiger Benutzer eines Kindergesundheitszentrums gemessen an dem Einhalten von Sprechstundenterminen bei einer kleinen Gruppe mexikanisch-amerikanischer Mütter.
n = 30
Prüfplan = 2; Kollektiv = 1; Krankheit = keine; Therapie = 2; Messung = 1; Definition = 1

314 Linkewich JA, Catalano RB, Flack HL: The effect of packaging and instruction on outpatient compliance with medication regimens. *Drug Intell Clinic Pharm* 8:10–15, 1974.
Patienten fanden sich in einer Krankenhaus-Apotheke für ambulante Patienten mit einer Verschreibung für orale Penizillin-Tabletten (viermal täglich für 10 Tage) ein und wurden randomisierend auf eine von vier Gruppen verteilt, die verschiedene Arten von Instruktion, Verpackung, schriftlicher Verpackungsinformation einschließlich einer Kontrollgruppe, die eine Standardinformation erhielt. Die Compliance wurde durch ein häusliches Interview zwischen dem 7. und 9. Tag beurteilt und die Ergebnisse verglichen.
n = 120
Prüfplan = 4; Kollektiv = 0 + 1; Krankheit = 0; Therapie = 2; Messung = 2 + 2; Definition = 2

315. Lipman RS, Rickels K, Uhlenhuth Ell, Park LC, Fisher, S: Neurotics who fail to take their drugs. *Br J Psychiatr* 3:1043–1049, 1965.

Ängstliche, unter Spannung stehende Neurotiker wurden einer plazebokontrollierten Doppelblindstudie mit Meprobamat zugeteilt, bei welcher Compliance als eine der Variablen untersucht wurde.
n=254
Prüfplan=3; Kollektiv=3; Krankheit=2; Therapie=2+1; Messung=2+1; Definition=2

316. Low S, Pearson J: Do leprosy patients take dapsone regularly? *Lepr Rev* 45:218–223, 1974.
Bericht über eine Studie, bei welcher das Verhältnis Dapson/Kreatinin im Urin bei überwachten ambulanten Leprakranken verglichen wurde, um die Regelmäßigkeit der Medikamenteneinnahme zu bestimmen.
n=104
Prüfplan=2; Kollektiv=0+1; Krankheit=1; Therapie=1; Messung=3; Definition=1

317. Lowe ML: Effectiveness of teaching as measured by compliance with medical recommendations. *Nurs Res* 19:59–63, 1970.
Ein Schwangerschaftserziehungsprogramm hatte keinen Einfluß auf die zu erwartende Compliance der Mütter gegenüber den während der Schwangerschaft empfohlenen Maßnahmen.
n=56
Prüfplan=4; Kollektiv=0; Krankheit=keine; Therapie=1; Messung=1; Definition=0

318. ——: Relationship between compliance with medical regimen and outcome of pregnancy. *Nurs Res* 22:157–160, 1973.
Untersuchung der Compliance bei Neger-Erstgebärenden, die die üblichen Informationen für Schwangere erhielten und über die Beziehung zwischen Compliance und dem Schwangerschaftsergebnis.
n=56
Prüfplan=2; Kollektiv=0; Krankheit=2; Therapie=1; Messung=1+1; Definition=2

319. Lowenthal DT, Briggs WA, Mutterperl R, AdelmannB, Creditor MA: Patient compliance for antihypertensive medication: The usefulness of urine assays. *Curr Ther Res* 19:405–409, 1976.
Methoden zur qualitativen biochemischen Bestimmung von Thiaziden und Alphamethyldopa im Urin und Ergebnisse bei einer Gruppe von Hypertonikern.
n=207
Prüfplan=1; Kollektiv=0+1; Krankheit=1; Therapie=1; Messung=3; Definition=2

320. Ludwig EG, Adams SD: Patient cooperation in a rehabilitation center: Assumption of the client role. *J. Health Soc Behav* 9:328–336, 1968.
Vergleich des typischen Rollenverhaltens und der sozialen Stellung von Patienten, die eine Rehabilitationsbehandlung erfolgreich beendeten mit jenen, denen dies nicht gelang.
n=406
Prüfplan=1; Kollektiv=1; Krankheit=1; Therapie=0; Messung=1; Definition=1

321. Ludwig EG, Gibson G: Self perception of sickness and the seeking of medical care. *H. Health Soc Behav* 10:125–133, 1969.
Antragsteller auf Sozialrente, die sich selbst als krank ansahen, wurden nach dem Zeitpunkt der letzten Inanspruchnahme medizinischer Hilfe kategorisiert. Patienten mit erst kürzlicher Inanspruchnahme wurden mit jenen verglichen, die mindestens sechs Monate lang keinen Arzt mehr aufgesucht hatten.

n = 227
Prüfplan = 1; Kollektiv = 0; Krankheit = 1; Therapie = 0; Messung = 2; Definition = 0

322. Ludy J, Gagnon J, Caiola S: The patient-pharmacist interaction in two ambulatory settings–its relationship to patient satisfaction and drug misuse. *Drug Intell Clin Pharm* 11:81–89, 1977.
Krankenhaus-Patienten wurden randomisiert entweder einer angeschlossenen Apotheke mit gesondertem Beratungszimmer oder einer traditionellen Apotheke mit einem üblichen Schalter zugeteilt. Das Verhalten der Arzneimitteleinnahme wurde in beiden Gruppen mit Hilfe von Fragebogen überprüft.
n = 75
Prüfplan = 4; Kollektiv = 1 + 1; Krankheit = keine; Therapie = 1; Messung = 2 + 1; Definition = 2

322. Lue H, Chen C, Wei H: Some problems in long-term prevention of streptococcal infection among children with rheumatic heart disease in Taiwan. *Jpn Heart J* 17:550–559, 1976.
Bewertung von Faktoren, die während einer prophylaktischen Langzeitmedikation zu Non-Compliance führen.
n = 130
Prüfplan = 1 + 1; Kollektiv = 0 + 1; Krankheit = 1; Therapie = 2; Messung = 3 + 1; Definition = 2

324. Lund M, Jorgenson RS, Kuhl V: Serum diphenylhydantoin (phenytoin) in ambulant patients with epilepsy. *Epilepsia* 5:51–58, 1964.
Kontrollierte Studie, inwieweit die Information des Patienten über compliancekontrollierende Maßnahmen bei Diphenylhydantoin-Therapie die Compliance beeinflußt.
n = 36 Studie, 40 Kontrolle
Prüfplan = 4; Kollektiv = 0 + 1; Krankheit = 1; Therapie = 1; Messung = 3; Definition = 2

325. MacCuish A, Munro J, Duncan L: Follow-up-study of refractory obesity treated by fasting. *Br Med J* 1:91–92; 1968.
Patienten, die während einer ambulanten Behandlung keine Gewichtsabnahme erzielten, wurden im Krankenhaus diätetisch behandelt und nach der Entlassung mehrere Monate kontrolliert.
n = 25
Prüfplan = 3; Kollektiv = 0 + 1; Krankheit = 2; Therapie = 2; Messung = 4; Definition = 2

326. MacDonald ET, MacDonald JB, Phoenix M: Improving drug compliance after hospital discharge. *Br Med J* 2:618–621, 1977.
Bei älteren ambulanten Patienten wurde der Einfluß einer Beratung durch den Apotheker und drei Arten von Erinnerungshilfen auf Einnahmefehler bestimmt.
n = 165
Prüfplan = 3; Kollektiv = 0 + 1; Krankheit = keine; Therapie = 1; Messung = 2 + 2; Definition = 2

327. Macdonald ME, Hagberg KL, Grossmann BJ: Social factors in relation to participation in follow-up care of rheumatic fever. *J. Pediatr* 62:503–513, 1963.
Bei pädiatrischen Patienten eines Nachsorgeprogramms bei rheumatischem Fieber wurde die Mitarbeit und Compliance bezüglich medizinischer Ratschläge beurteilt, wobei die Ergebnisse mit medizinischen und sozialen Besonderheiten der Patienten verglichen wurden.
n = 123

Prüfplan = 2; Kollektiv = 1 + 1; Krankheit = 3; Therapie = 1; Messung = 1; Definition = 1

328. MaxElveen PM: Cooperative triad in home dialysis care and patient outcomes. *Communicating Nurs Res* 5:134–147, 1972.
Die Mitarbeit bei Patient, assistierendem Partner und einem wichtigen Mitglied des Ärzteteams wurde im Hinblick auf den Erfolg einer Heimdialysebehandlung überprüft.
n = 21
Prüfplan = 1; Kollektiv = 0 + 1; Krankheit = 1; Therapie = 1; Messung = 4 + 4; Definition = 1

329. Madden E: Evaluation of outpatient pharmacy patient counseling. *J Am Pharm Assoc* 13:437–443, 1973.
Militärpersonal wurde randomisiert einer Kontroll- und einer Versuchsgruppe zugeteilt, um den Einfluß einer Patientenberatung durch den Apotheker auf Einnahmezuverlässigkeit festzustellen.
n = 240
Prüfplan = 3; Kollektiv = 0 + 1; Krankheit = keine; Therapie = 1; Messung = 2; Definition = 2

330. Maddock RK: Patient cooperation in taking medicines; a study involving isoniazid and aminosalicylic acid. *JAMA* 199:137–140, 1967.
Die Compliance ambulanter Tuberkulöser wurde untersucht, indem die Ergebnisse verschiedener Methoden und Untersucher und verschiedener Therapieformen verglichen wurden.
n = 50
Prüfplan = 1; Kollektiv = 1; Krankheit = 2; Therapie = 1; Messung = 4 + 1; Definition = 2

331 Malahy B: The effect of instruction and labeling on the number of medication errors made by patients at home. *Am J Hosp Pharm* 23:283–292, 1966.
Kontrollstudie über den Einfluß auf die Zahl der Fehler bei selbstangewendeter Medikation: bei Packungsbeilagen und bei gezielter Information.
n = 10 Studie, 10 Kontrolle
Prüfplan = 3; Untersuchungsmaterial = 0; Krankheit = 0; Therapie = 0; Messung = 1;
Definition = 2

332. Malik S, Singh VP, Goel BF: Follow-up results of occlusion and pleoptic treatment. *Acta Ophthalmol* 53:620–626, 1975.
Untersuchung der Langzeitergebnisse verschiedener Methoden zur Behandlung der Amblyopie. Dabei zeigte sich eine Korrelation zwischen Compliance und dem Erreichen des therapeutischen Ziels.
n = nicht bekanntgegeben
Prüfplan = 1; Kollektiv = 0 + 1; Krankheit = 1; Therapie = 1; Messung = 0; Definition = 0

333. Malone JI, Hellrung JM, Malphus EW, Rosenbloom AL, Grgic A, Weber FT: Good diabetic control–a study in mass delusion. *J Pediatr* 88:943–947, 1976.
Bewertung der Diabeteskontrolle und Verläßlichkeit der selbst durchgeführten Kontrollmessungen bei Kindern eines Diabetesferienlagers.
n = 220
Prüfplan = 1; Kollektiv = 0 + 1; Krankheit = 3; Therapie = 1; Messung = 3 + 1; Definition = 2

334. Mann L, Janis IL: A follow-up on the long-term effects of emotional role-playing. *J Pers Soc Psychol* 8:339–342, 1968.

Stark rauchende Studentinnen nahmen freiwillig an einer Studie teil, um den Einfluß emotionaler Rollenspiele versus passivem Zuhören bei einer Demonstration gegen Krebs zu bestimmen.
n=26
Prüfplan=4; Kollektiv=0; Krankheit=keine; Therapie=0; Messung=1; Definition=2

335. Marsh WW, Perlman LV: Understanding congestive heart failure and self-administration of digoxin. *Geriatrics* 27:65–70, 1972.
Studie zur Feststellung, ob Wissen über die dekompensierte Herzinsuffizienz mit der Verläßlichkeit der Digoxinselbsteinnahme bei ambulanten Patienten verknüpft ist.
n=60
Prüfplan=1; Kollektiv=1+1; Krankheit=1; Therapie=1; Messung=1; Definition=2

336. Marshall A, Barritt DW: Drug compliance in hypertensive patients. *Br Med J* 1:1278–1279, 1977.
Ein Brief, in dem über eine doppelblinde Vergleichsstudie mit Atenolol und Plazebo bei entweder zwei- oder einmaliger täglicher Dosierung bei Behandlung symptomfreier Hypertonie mitgeteilt wird.
n=24
Prüfplan=3; Kollektiv=0; Krankheit=1; Therapie=1; Messung=2; Definition=2

337 Martens LV, Frazier PJ, Hirt KJ, Meskin LH, Proshek J: Developing brushing performance in second graders through behavior modification. *Health Serv Res* 88:818–823, 1973.
Um die Zahnhygiene bei Schülern der zweiten Grundschulklasse zu verbessern, wurden Techniken zur Verhaltensänderung, Lernen durch Entdecken und individuelle Interaktion benutzt.
n=95 Studie, 102 Kontrolle
Prüfplan=3; Kollektiv=3; Krankheit=keine; Therapie=1; Messung=4; Definition=2

338. Mason AS, Forrest IS, Forrest FM, Butler H: Adherence to maintenance therapy and rehospitalization. *Dis Nerv Syst* 24:103–104, 1963.
Bei ambulanten chronisch Schizophrenen wurde bei Wiederaufnahme ins Krankenhaus wegen eines Rückfalls die Einnahmezuverlässigkeit bezüglich der verordneten Phenothiazine erfaßt.
n=48
Prüfplan=1; Kollektiv=0; Krankheit=0; Therapie=1; Messung=3; Definition=1

339. Mason RM, Barnardo DE, Fox WR, Weatherall M: Assessment of drugs in outpatients with rheumatoid arthritis. *Ann Rheum Dis* 26:373–388, 1967.
Zwei Studien über die Wirksamkeit von vier Arzneimitteln bei der Therapie gesicherter rheumatoider Arthritis bei getrennten Gruppen ambulanter Patienten, wobei die Kontrolle der Compliance einen Schwerpunkt der Versuchsplanung bildete.
n=36, 36
Prüfplan=4; Kollektiv=0+1; Krankheit=2; Therapie=1+1; Messung=3+2; Definition=1

340. Mattar ME, Markello J, Yaffe SJ: Inadequacies in the pharmacologic management of abulatory children. *J Pediatr* 87:137–141, 1975.
Sorgfältige Beurteilung verschiedener Aspekte der Non-Compliance bei pädiatrischen Patienten mit Otitis media.

n = 674
Prüfplan = 2 + 1; Kollektiv = 0 + 1; Krankheit = 1; Therapie = 1 + 1; Messung = 2; Definition = 2

341. ———: Pharmaceutic factors affecting pediatric compliance. *Pediatrics* 55:101–108, 1975.
Studie über die Wirkung verbaler oder schriftlicher Instruktionen von Krankenhaus-Apothekern auf die mangelhafte Compliance bei pädiatrischen Patienten mit Otitis media.
A. n = 100
Prüfplan = 2 + 1; Kollektiv = 0 + 1; Krankheit = 1; Therapie = 1 + 1; Messung = 2; Definition = 2
B. n = 233
Prüfplan = 3 + 1; Kollektiv = 0; Krankheit = 1; Therapie = 1; Messung = 2; Definition = 2

342. Mausner J, Mausner B, Rial WY: The influence of a physician on the smoking of his patients. *Am J Public Health* 58:46–53, 1968.
Bericht über die Wirkung der Ratschläge eines Arztes für Allgemeinmedizin plus einer speziellen Broschüre auf die Einstellung des Rauchens.
n = 125
Prüfplan = 3; Kollektiv = 0 + 1; Krankheit = 1; Therapie = 1; Messung = 1; Definition = 2

343. Mausner JS: Cigarette smoking among patients with respiratory disease. *Am Rev Resp Dis* 102:704–713, 1970.
Bericht über die Einstellung des Rauchens bei Patienten von Thoraxchirurgen.
n = 111
Prüfplan = 2; Kollektiv = 2 + 1; Krankheit = 1; Therapie = 1; Messung = 1; Definition = 1

344. McClellan TA, Cowan G: Use of antipsychotic and antidepressant drugs by chronically ill patients. *Am J Psychiatr* 126:113–115, 1970.
Studie über die Compliance bei ambulanten Patienten in bezug auf antipsychotische und antidepressive Arzneimittel, in der objektive und subjektive Parameter verwendet wurden.
n = 286
Prüfplan = 1; Kollektiv = 0 + 1; Krankheit = 0; Therapie = 1 + 1; Messung = 3 + 2; Definition = 0

345. McInnis ellnis JK: Do patients take antituberculosis drugs? *Am J Nurs* 70:2152–2153, 1970.
Bei ambulanten Tuberkulösen aus fünf Bezirkskrankenhäusern wurden mündliche Berichte mit einem objektiven Maßstab für die Beurteilung der Compliance verglichen.
n = 144
Prüfplan = 1; Kollektiv = 0; Krankheit = 1; Therapie = 1; Messung = 3 + 1; Definition = 1

346. McIntire M, Angle C, Sathees K, Lee P: Safety packaging–what does the public think? *Am J Public Health* 67:169–171, 1977.
Eine telefonische Überprüfung wurde benutzt, um Daten über Einstellung gegenüber Arzneimittelsicherheitspackungen und deren Verwendung zu erhalten.
n = 636
Prüfplan = 1; Kollektiv = 3; Krankheit = NA; Therapie = 0; Messung = 1; Definition = 2

347. McKenney JM, Harrison WL: Drug-related hospital admissions. *Am J Hosp Pharm* 33:792–795, 1976.

In einem großen Lehrkrankenhaus wurde die Beziehung zwischen Krankenhauseinweisung und arzneimittelbedingten Problemen einschließlich der Non-Compliance untersucht.
n = 216
Prüfplan = 1; Kollektiv = 0 + 1; Krankheit = 1; Therapie = 1; Messung = 1 + 1; Definition = 2

348. McKenney JM, Slining JM, Henderson HR, Devins D, Barr M: The effect of clinical pharmacy services on patients with essential hypertension. *Circulation* 48:1104–1111, 1973.
Ambulante Hypertoniker einer Poliklinik wurden alternativ einem Kontroll- oder Verumkollektiv zugeteilt, wobei letzterem dadurch besondere Aufmerksamkeit geschenkt wurde, daß ein niedergelassener Apotheker die Patienten „erzog", den Blutdruck kontrollierte und bei der Beantwortung von Fragen und der Lösung von Problemen half. Compliance und Blutdruckwerte beider Kollektive wurden verglichen.
n = 25 Studie, 25 Kontrolle
Prüfplan = 3; Kollektiv = 0; Krankheit = 2; Therapie = 0; Messung = 2; Definition = 1

349. McKercher PL, Rucker TD: Patient knowledge and compliance with medication instructions. *J Am Pharm Assoc* 17:282–291, 1977.
In einem randomisierten Kollektiv älterer ambulanter Patienten einer Klinik für allgemeine und innere Medizin wurde die Beziehung zwischen Compliance und den Kenntnissen der Patienten untersucht.
n = 60
Prüfplan = 1; Kollektiv = 1 + 1; Krankheit = 0; Therapie = 1; Messung = 2 + 1; Definition = 1

350. Mealey SA, Kane RL: Factors that influence Navajo patients to keep appointments. *Nurse Pract* 2:18–22, 1977.
Studie über einige Faktoren, die die Einhaltung von Sprechstundenterminen in einem Regionalkrankenhaus der Navajos betreffen.
n = 351 Termineinhaltungen
Prüfplan = 2; Kollektiv = 0 + 1; Krankheit = 1; Therapie = 1; Messung = 2; Definition = 2

351 Mealey SA: Navajos can and do keep appointments. *Nurse Pract* 1:13–15, 1975.
Eine kurze Beschreibung des Verhaltens bezüglich Termineinhaltung von Navajos in einer Familiengesundheitsklinik.
n = 375 Termine
Prüfplan = 1; Kollektiv = 0 + 1; Krankheit = keine; Therapie = 1; Messung = 2; Definition = 1

352. Meller W, Anderson A: Medical compliance, the effect of appointment reminders on keeping appointments in a core city pediatric outpatient department. *Minn Med* 59:625–626, 1976.
Postkartenterminerinnerungen führten zu einer Abnahme von nichteingehaltenen Terminen, verglichen mit einer Kontrollgruppe, die aber nicht durch Randomisierung gebildet worden war.
n = 566 Studie, Kontrolle nicht angegeben
Prüfplan = 3; Kollektiv = 0; Krankheit = 0; Therapie = 0; Messung = 2; Definition = 1

353 Meyer AJ, Henderson JB: Multiple risk factor reduction in the prevention of carliovascular disease. *Prev Med* 3:225–236, 1974.
Angestellte einer Firma mit hohem Risiko für koronare Herzkrankheit wurden randomisierend einer Kontrollgruppe zur Beratung oder zu einem Verhaltens-

änderungsprogramm zugeteilt, mit Training, Gewichtsabnahme und Abnahme des Rauchens als Endpunkte der Verhaltensänderung.
n=36
Prüfplan=4; Kollektiv=0+1; Krankheit=keine; Therapie=1; Messung=4+1; Definition=2

354. Meyers A, Dolan TF, Mueller D: Compliance and self-medication in cystic fibrosis. *Am J Dis Child* 129:1011–1013, 1975.
Patienten mit zystischer Fibrosis wurden untersucht, um die Beziehung zwischen Compliance bezüglich Antibiotika und der Schwere der Erkrankung zu bestimmen.
n=61
Prüfplan=1; Kollektiv=0; Krankheit=1; Therapie=1+1; Messung=4; Definition=2

355. Michaux WW: Side-effects, resistance and dosage deviations in psychiatric outpatients treated with tranquiiziers. *J Nerv Ment Dis* 133:203–212, 1961.
Bericht über Compliance und Nebenwirkungen bei einer doppeltblind randomisierten Studie mit drei Medikamenten bzw. Placebo bei ambulanten psychiatrischen Patienten von 22 psychiatrischen Kliniken.
n=180
Prüfplan=4; Kollektiv=2+1; Krankheit=0; Therapie=2; Messung=1; Definition=1

356 Miettinen M, Turpeinen O, Karvonen MJ, Elosuo R, Paavilainen E: Effect of cholesterol-lowing diet on mortality from coronary heart-disease and other causes. *Lancet* 2:835–838, 1972.
Untersuchung der Wirksamkeit einer Kost mit niedrigem Gehalt an gesättigten Fettsäuren auf die Mortalität und Morbidität der koronaren Herzkrankheit bei zwei psychiatrischen Kliniken. Es liegen keine individuellen Compliance-Berichte vor, aber „Compliance" wurde durch jährliche Biopsien des Fettgewebes überwacht.
n=29.217 Patientenjahre
Prüfplan=3; Kollektiv=0+1; Krankheit=0; Therapie=1; Messung=4; Definition=1

357 Miller JR, Pless IB: Child automobile restraints: Evaluation of health education. *Pediatrics* 59:907–911, 1977.
Drei Instruktionsmethoden (Broschüre alleine, Broschüre + verbale Instruktion durch den Kinderkliniker und Broschüre, verbale Instruktionen + Ton-Dia-Show) wurden mit einer Kontrollgruppe verglichen.
n=654
Prüfplan=4; Kollektiv=0+1; Krankheit=keine; Therapie=2; Messung=1; Definition=2

358. Miller W: Drug usage: Compliance of patients with instructions on medication. *J Am Osteopath Assoc* 75:401–404, 1975.
Fragebogenaktion bei Patienten mit chronischen Erkrankungen zur Erfassung der Compliance.
n=57
Prüfplan=1; Kollektiv=0; Krankheit=1; Therapie=0; Messung=1; Definition=2

359. Mitchell R, Robson H: Patients' compliance with follow-up after treatment of gonococcal urethritis. *Can Med Assoc J* 116:48–50, 1977.
Vergleich einiger variabler Parameter bei zwei Gruppen von Männern, die wegen einer Gonokokkenurethritis behandelt wurden und entweder aus eigenem Antrieb

oder aufgrund einer telefonischen Erinnerung zu einer Nachuntersuchung erschienen.
n = 302
Prüfplan = 1; Kollektiv = 0 + 1; Krankheit = 1; Therapie = 2; Messung = 3 + 1; Definition = 2

360 Mohler DN, Wallin DG, Dreyfus EG, Bakst HF: Studies in the home treatment of streptococcal disease. *N Engl J Med* 254:45–50, 1956.
An zwei zeitlich getrennten Kollektiven ambulanter pädiatrischer Patienten wurde die Wirksamkeit einer oralen oder intramuskulären Penizillingabe bei der Therapie einer nachweislich durch b-hämolysierende Streptokokken verursachten Pharyngitis verglichen.
n = 127, 196
Prüfplan = 3; Kollektiv = 0 + 1; Krankheit = 0; Therapie = 2; Messung = 1 + 1; Definition = 1

361 Mojonnier L, Hall Y: The national diet-heart study–assessment of dietary adherence. *J Am Diet Assoc* 52:288–292, 1968.
Beschreibung von Methoden für die Beibehaltung einer Diät in der nationalen Koronardiät-Studie.
n = variabel
Prüfplan = 2; Kollektiv = 0; Krankheit = 0;Therapie = 0; Messung = 4 + 2; Definition = 0

362 Moon MH, Moon BA, Black WA: Compliancy in splint-wearing behaviour of patients with rheumatoid arthritis. *NZ Med J* 83:360–365, 1976.
Deskriptive Studie über Häufigkeit und Ursachen für Non-Compliance bei Tragen von Hand- und Handgelenksschienen.
n = 46
Prüfplan = 1; Kollektiv = 0 + 1; Krankheit = 1; Therapie = 1; Messung = 1 + 2; Definition = 1

363 Moorow G, Del Gaudio A, Carpenter P: The dropout and the terminator: A methodological note on definitions. *J Clin Psychol* 33:867–869, 1977.
Untersuchung, in der auf den Unterschied bei der Definition der vorzeitigen Ausscheider und der Absolventen eines Kollektivs von ambulanten Psychotherapie-Patienten hingewiesen wird.
n = 221
Prüfplan = 1 + 1; Kollektiv = 1 + 2; Krankheit = 1; Therapie = 0; Messung = 3; Definition = 2

364. Moulding T, Onstad GD, Sbarbaro JA: Supervision of outpatient drug therapy with the medication monitor. *Ann Intern Med* 73:559–564,1970.
Unkontrollierte Studie der Einnahmezuverlässigkeit ambulanter Tuberkulöser, wobei ein senkrecht gepackter Unit-dose-Arzneimitteldispenser verwendet wurde.
n = 122
Prüfplan = 1; Kollektiv = 1; Krankheit = 1; Therapie = 1; Messung = 2 + 1; Definition = 2

365. Moulding T: Preliminary study of the pill calendar as a method o improving the self-administration of drugs. *Am Rev Resp Dis* 84:284–287, 1961.
Pilotstudie über den Gebrauch eines Tablettenkalenders, um die Compliance von Navajo-Indianern bei der Einnahme von Tuberkulostatica zu verbessern.
n = 29
Prüfplan = 2; Kollektiv = 0; Krankheit = 0; Therapie = 2; Messung = 2 + 2; Definition = 2

366 Moulding TS, Halper AR, Mkutu MP, Halper S: Self-administration of isoniazid

and thiacetazone studied by the medication monitor. Unpublished paper.
Ein Monitor für die Arzneimitteleinnahme, bei dem ein Magazin mit Unit-dose-Tabletten von Isoniacid unt Thiacetazon mit einer an einem Federmechanismus befindlichen Uraniumquelle und einem fotografischen Filmstreifen verwendet wurde, um das Öffnen der Packung zu registrieren und um die Compliance bei ambulanten Tuberkulose-Patienten in einem Distriktkrankenhaus in Malawi zu erfassen.
n = 13
Prüfplan = 2; Kollektiv = 0; Krankheit = 1; Therapie = 1; Messung = 4 + 1; Definition = 2

367 Murthy RS, Ghosh A, Anuradha D: Patients who refuse psychiatric help–a follow-up study. *Bull Pgi (India)* 10:22–26, 1976.
Es wurden Gründe für das Ausscheiden aus der psychiatrischen Behandlung, nachdem bereits die ersten diagnostischen Anstrengungen unternommen worden waren, untersucht.
n = 21
Prüfplan = 1; Kollektiv = 0 + 1; Krankheit = 2; Therapie = 0; Messung = 2; Definition = 1;

368. Murthy RS, Ghosh A, Wig N: Drop-outs from psychiatric walk-in clinic. *Indian J Psychiatr* 19:11–17, 1977;
Bericht über verschiedene demographische, soziale und klinische Variablen, die die Annahme oder Ablehnung einer Behandlung in einer offenen psychiatrischen Klinik beeinflussen.
n = 110
Prüfplan = 1; Kollektiv = 1 + 1; Krankheit = 1; Therapie = 1; Messung = 3; Definition = 2

369. Murthy RS, Ghosh A, Wig NN: Treatment acceptance patterns in a psychiatric out-patient clinic: Study of demographic and clinical variables. *Indian J Psychiatr* 23–329, 1974.
Untersuchung über Formen der Therapiebereitschaft in einer Klinik für ambulante psychiatrische Patienten und einige Variablen, die mit der Compliance in Beziehung stehen.
n = 135
Prüfplan = 1; Kollektiv = 1 + 1; Krankheit = NA; Therapie = 1; Messung = 2; Definition = 2;

370. Mushlin AI, Appel FA: Diagnosing patient noncompliance. *Arch Intern Med* 137:318–321, 1977.
Die Patienten-Compliance bezüglich Kontrollen und Arzneimitteleinnahme wurde von Internisten und Patienten zum Zeitpunkt der Krankenhausentlassung vorhergesagt und dann mit der tatsächlichen späteren Compliance verglichen.
n = 187 Sprechstundentermine, 71 Tablettenzählungen
Prüfplan = 2; Kollektiv = 0 + 1; Krankheit = 0; Therapie = 0 + 1; Messung = 2 + 1; Definition = 2;

371. Mushlin AI: A Study of physcians'ability to predict patient compliance. Master's thesis, Johns Hopkins University, Baltimore, May 1972.
Vorhersagen älterer und jüngerer Krankenhausärzte für die Kurzzeit-Compliance ihrer Patienten unmittelbar nach der Entlassung aus dem Krankenhaus wurden mit objektiven Bestimmungsmethoden zum Zeitpunkt des ersten Klinikambulanztermins verglichen.
n = 191
Prüfplan = 2; Kollektiv = 3 + 1; Krankheit = 0; Therapie = 1; Messung = 2 + 1; Definition = 1

372. Myers E, Calvert E: The effect of forewarning on the occurrence of sideeffects and discontinuances of medication in patients on dothiepin. *J Intern Med Res* 4:237–240, 1976.
Depressiven Patienten wurden entweder Informationen über die möglichen Nebenwirkungen von Dothiepin oder keine Information gegeben und zwei Wochen später über ihre Compliance befragt.
n = 89
Prüfplan = 3 + 1; Kollektiv = 0 + 1; Krankheit = 1; Therapie = 2; Messung = 1; Definition = 2;

373. Myers ED: Age, persistence and improvement in an open out-patient group. *Br J Psychiatr* 127:157–159, 1975.
Bei ambulanten psychiatrischen Patienten wurde die Beziehung zwischen Lebensalter, Behandlungsfortsetzung und dem Behandlungserfolg untersucht.
n = 87
Prüfplan = 2; Kollektiv = 0 + 1; Krankheit = 0; Therapie = 1; Messung = 3 + 1; Definition = 1;

374. Nakielna EM, Cragg R, Grzybowski S: Lifelong follow-up of inactive tuberculosis: Its value and limitations. Am Rev Resp Dis 112:765–772, 1975.
Bericht über die Erfahrung mit einer lebenslangen Überwachung von Patienten mit inaktiver Tuberkulose in Britisch Kolumbien.
n = 300
Prüfplan = 2; Kollektiv = 2 + 1; Krankheit = 2; Therapie = 2; Messung = 2 + 1; Definition = 2;

375. Nazarian L, Mechaber J, Charney E, Coulter M: Effect of a mailed appointment reminder on appointment keeping. *Pediatrics* 53:349–352,1974.
Studie über den Einfluß einer einfachen Postkartenerinnerung auf das Terminwahrnehmen in einer Kinderklinik.
n = 663
Prüfplan = 3; Kollektiv = 0 + 1; Krankheit = 1; Therapie = 1; Messung = 2; Definition = 1

376. Neely E, Patrick ML: Problems of aged persons taking medications at home. *Nurs Res* 17:52–55, 1968.
Ein randomisiertes Kollektiv von Patienten über 60 Jahre wurde in einer im voraus bezahlten Gruppentherapie auf die Medikationsfehler zu Hause überprüft.
n = 59
Prüfplan = 1; Kollektiv = 1 + 1; Krankheit = 1; Therapie = 0 + 1; Messung = 1; Definition = 2

377. Nelson A, Gold B, Hutchinson R, Benezra E: Drug default among chizophrenic patients. *Am J Hosp Pharm* 32:1237–1242, 1975.
Studie über die Beziehung zwischen der Einstellung des Patienten und dem Behandlungsmilieu bei schizophrenen Patienten zur Compliance. Auch ein Selbstmedikationsprogramm innerhalb des Krankenhauses wurde untersucht.
n = 40
Prüfplan = 4; Kollektiv = 0 + 1; Krankheit = 1; Therapie = 1; Messung = 4; Definition = 2

378. Neve HK: Demonstration of largactil (chlorpromazine hydrochloride) in the urine. *J Ment Sci* 104:488–490, 1958.
Beschreibung einer qualitativen biochemischen Methode zum Nachweis von Chlorpromazin im Urin.
n = 109
Prüfplan = 1; Kollektiv = 0; Krankheit = 1; Therapie = 1; Messung = 3 + 1; Definition = 1

379. Nielsen HB, Bjerre P: How do discharged patients administer the prescribed medicine? An investigation by questionnaire sent to patients discharged from a medical department. *Ugeskr Laeger* 135:2171–2174, 1973.
Studie über das Ausmaß der Compliance nach der Krankenhausentlassung in Dänemark.
n = 150
Prüfplan = 1; Kollektiv = 0 + 1; Krankheit = 0; Therapie = 0; Messung = 0; Definition = 0

380. Nikias MK: Social class and the use of dental care under prepayment. *Med Care* 6:381–393, 1968.
Die Inanspruchnahme zahnmedizinischer Dienste durch Teilnehmer eines im voraus bezahlten Behandlungsprogramms wurde untersucht, wobei die sozialen Besonderheiten von jenen, die die Dienstleistung für akute Beschwerden bzw. für prophylaktische Zwecke nutzten, verglichen wurden.
n = 5.980
Prüfplan = 1; Kollektiv = 2 + 1; Krankheit = NA; Therapie = 0; Messung = 1; Definition = 0

381. Normand J, Legendre M, Kahn J, Bourdarias J, Mathivat A: Comparative efficacy of short-acting and long-acting quinidine for maintenance of sinus-rhythm after electrical conversion of atrial fibrillation. *Br Heart J* 38:381–387, 1976.
Bei Patienten, die zur Defibrillation eingewiesen worden waren, wurde der Sinusrhythmus gemessen, um die zweimal tägliche mit der viermal täglichen Einnahme von Chinidin zu vergleichen.
n = 40
Prüfplan = 4 + 1; Kollektiv = 0 + 1; Krankheit = 2; Therapie = 1; Messung = 4; Definition = 1

382. Nugent CA, Ward J, Macdiarmid WD, McCall JC, Baukol J, Tyler FH: Glucocorticoid toxicity. Single contrasted with divided daily doses of prednisolone. *J Chron Dis* 18:323–332, 1965.
Studie, in der die Intervalltherapie mit der Dauertherapie von Prednisolon bei der rheumatoiden Arthritis (cross-over) bei gleichzeitiger Analyse der Einnahmezuverlässigkeit und der vorzeitigen Ausscheider miteinander verglichen wurden.
n = 38
Prüfplan = 4; Kollektiv = 0; Krankheit = 2; Therapie = 2; Messung = 2; Definition = 1

383. O'Leary MR, Rohsenow DJ, Donovan DM: Locus of control and patient attrition from an alcoholism treatment program. *J Consult Clin Psychol* 44:686–687, 1976.
Kurzer Bericht über die Verknüpfung zwischen dem Kontrollort und dem Ausmaß der Abbrüche bei zwei Gruppen männlicher Alkoholiker.
n = 153 Ausscheider
Prüfplan = 1 + 1; Kollektiv = 0 + 1; Krankheit = 1; Therapie = 1; Messung = 2; Definition = 2

384. Oakes TW, Ward JR, Gray RM, Klauber MR, Moody PM: Family expectations and arthritis patient compliance to a hand resting splint regimen. *J Chron Dis* 22:757–764, 1970.
Bei verheirateten ambulanten Arthritis-Patienten, denen Schienen zum Tragen während des Schlafs mitgegeben wurden, wurde die Compliance bestimmt und die Ergebnisse mit den Erwartungen der Ehepartner, daß der Patient die Schienen anlegen würde, verglichen.
n = 66

Prüfplan = 1; Kollektiv = 0 + 1; Krankheit = 1; Therapie = 1; Messung = 1; Definition = 2

385. Oh SB: A clinical and sociomedical study for defaulting tuberculosis treatment. *Int Union Tuberc Bull* 47:223–224, 1974.
Kurzer Bericht über eine Studie, in der einige Wirkungen klinischer und demographischer Faktoren auf das Nichtbefolgen einer Tuberkulosebehandlung in Korea untersucht wurden.
n = 112 zum Termin nicht Erscheinende, 88 Kontrollgruppe
Prüfplan = 2; Kollektiv = 0 + 1; Krankheit = 1; Therapie = 0; Messung = 2; Definition = 0

386. Oja P, Teraslinna P, Parjanen T, Karava R: Feasibility of an 18 months' physical training program for middle-aged men and its effect on physical fitness. *Am J Public Health* 64:459–465, 1974.
Bericht über Teilnahme und Ergebnisse eines intensiven Übungsprogramms, das Managern im mittleren Lebensalter angeboten wurde.
n = 178
Prüfplan = 1; Kollektiv = 0 + 1; Krankheit = keine; Therapie = 2; Messung = 2; Definition = 1

387. Onstad GD, Sbarboro JA, Rotenberg L: Post hospital chemotherapy of the unreliable patient. *Am Rev Resp Dis* 101:258–263, 1970.
Studie über verschiedene Methoden, die benutzt wurden, um Compliance für eine tuberkulostatische Therapie bei ambulanten Patienten zu erreichen, die als besonders unzuverlässig eingestuft wurden, weil sie eine schlechte Teilnahme, Mangel an Kooperativität und positive Sputumkulturen zeigten.
n = 57
Prüfplan = 2; Kollektiv = 0; Krankheit = 2; Therapie = 2; Messung = 3; Definition = 2

388. Ottens AJ: The effect of transcendental meditation upon modifying the cigarette smoking habit. *J Sch Health* 45:577–583, 1975.
Bericht über eine Studie, in der die Wirksamkeit transzendentalen Meditierens, Selbstkontrolle und keiner Behandlung auf die Einschränkung des Rauchens untersucht wurde.
n = 54
Prüfplan = 4; Kollektiv = 1; Krankheit = keine; Therapie = 2; Messung = 1; Definition = 1

389. Palmer A, Ayers WR, Abraham S, Wilbur M: Spirometry using motivational techniques. *J Chron Dis* 24:643–650, 1971.
Um maximale Anstrengungen der Patienten bei der Messung der Lungenfunktion mittels Spirometer zu erreichen, wurde ein einfaches motivierendes Hilfsmittel entwickelt.
n = 890
Prüfplan = 3; Kollektiv = 0; Krankheit = keine; Therapie = 2; Messung = 3; Definition = 2

390. Pam A, Bryskin L, Rachlin S, Rosenblatt: Community adjustment of selfdischarged patients. *Psychiatr Q* 47:175–183, 1973.
Vergleich der Anpassung an die Gemeinschaft bei vorzeitigen Ausreißern und normal Entlassenen aus einem offenen psychiatrischen Krankenhaus.
n = 42
Prüfplan = 2; Kollektiv = 0; Krankheit = 0; Therapie = 0; Messung = 2; Definition = 1

391. Panepinto W, Higgins M: Keeping alcoholics in treatment. *Q J Stud Alcohol* 30:414–419, 1969.
Studie über den Effekt einer Änderung der Verfahrensweise und brieflicher Erinnerungen für die Verbesserung der Mitarbeit von Alkoholikern in einer Alkoholikerklinik.
n = variabel
Prüfplan = 3;Kollektiv = 0 + 1; Krankheit = 1; Therapie = 0; Messung = 2; Definition = 2

392. Park LC, Lipman RS: A comparison of patient dosage deviation reports with pill counts. *Psychopharmacologia* 6:299–302, 1964.
Bei ambulanten neurotischen depressiven Patienten wurde der mündliche Bericht mit der Tablettenzählung als Maß für die Compliance als Teil einer kontrollierten Studie mit Imipramin und Plazebo verglichen.
n = 42
Prüfplan = 2; Kollektiv = 0; Krankheit = 1; Therapie = 2; Messung = 2 + 1; Definition = 2

393. Parker LB, Bender LF: Problem of home treatment in arthritis. *Arch Phys Med Rehabil* 38:392–394, 1957.
Ein Fragebogen wurde an Patienten ausgegeben, die zu einer Rheumaklinik zurückkehrten, um Compliance und Gründe für Non-Compliance gegenüber physikalischer Therapie festzustellen.
n = 56
Prüfplan = 1; Kollektiv = 1 + 1; Krankheit = 1; Therapie = 1; Messung = 1; Definition = 1

394. Parkes CM, Brown GW, Monck EM: The general practitioner and the schizophrenic patient. *Br Med J* 1:972–976, 1962.
Aus dem Krankenhaus entlassene schizophrene Patienten wurden ein Jahr lang kontrolliert mit besonderer Aufmerksamkeit bezüglich Quelle der Versorgung, Medikamente, Compliance und Rückfallraten.
n = 96
Prüfplan = 1; Kollektiv = 2; Krankheit = 2; Therapie = 0; Messung = 1; Definition = 0

395. Parkin DM, Henney CR, Quirk J, Crooks J: Deviation from prescribed drug treatment after discharge from hospital. *Br Med J* 2:686–688, 1976.
Patienten-Compliance und Medikamentenkenntnisse wurden nach Entlassung aus Allgemein-Abteilungen von Kliniken untersucht.
n = 130
Prüfplan = 1; Kollektiv = 0 + 1; Krankheit = 1; Therapie = 1 + 1; Messung = 2 + 1; Definition = 2

396. Pathmanathan I: The improvement of immunization status in children attending child health clinics. *J Trop Med Hyg* 76:294–296, 1973.
Die Wirkung der Änderung von Zeitplänen und Zunahme der Bequemlichkeit bei Impfungen von Kindern wurde vorher und nachher untersucht.
n = 56.000
Prüfplan = 3; Kollektiv = 2; Krankheit = keine; Therapie = 1; Messung = 3 + 1; Definition = 0

397. Paulson P, Bauch R, Paulson M, Zilz D: Medication data sheets–an aid to patient education. *Drug Intell Clin Pharm* 10:448–453, 1976.
Kenntnisse über medikamentöse Behandlungsziele wurden stärker als tatsächliche Compliance gemessen, um die Wirksamkeit schriftlicher und mündlicher Instruktionen zu bestimmen.

n = 1.500
Prüfplan = 4; Kollektiv = 0 + 1; Krankheit = 0; Therapie = 0; Messung = 1; Definition = 1

398. Penman HG, Wraith DG: Two simple tests to detect omission of prescribed para-aminosalicylic acid. *Lancet* 2:552–553, 1956.
Es werden Einzelheiten von Labortechniken mitgeteilt und außerdem Ergebnisse von Tests beschrieben, die bei Tuberkulösen durchgeführt wurden, die PAS einnahmen oder nicht einnahmen.
n = 22
Prüfplan = 1; Kollektiv = 0; Krankheit = 1; Therapie = 1; Messung = 3; Definition = 1

399. Pentecost R, Zwerenz B, Manuel J: Intrafamily identity and home dialysis success. *Nephron* 17:88–103, 1976.
Überprüfung des Vorhersagewertes eines Maßes der Familienzusammengehörigkeit und der persönlichen Identität in bezug auf Erfolg bei Heimdialyse.
n = 40
Prüfplan = 2 + 1; Kollektiv = 0 + 1; Krankheit = 1; Therapie = 1; Messung = 4; Definition = 2

400. Perry C, Mullen G: The effects of hypnotic susceptibility on reducing smoking behavior treated by an hypnotic technique. *J Clin Psychol* 31:498–505, 1975.
Raucher wurden auf ihre Eignung für eine Hypnose getestet; diese Beurteilung wurde mit dem Rauchverhalten nach der Hypnosetherapie verglichen.
n = 38
Prüfplan = 1 + 1; Kollektiv = 0 + 1; Krankheit = 2; Therapie = 1; Messung = 1; Definition = 2

401. Piper G, Jones J, Matthews V: The Saskatoon Smoking Study: Results of the second year. *Can J Public Health* 65:127–129, 1974.
Bewertung der Wirkungen eines auf Studenten gerichteten Programms gegen Rauchen bei jüngeren High School-Absolventen.
n = unbekannt
Prüfplan = 3; Kollektiv = 2; Krankheit = 1; Therapie = 0; Messung = 1; Definition = 1

402. Pitman ER, Benzier EE, Katz M: Clinic experience with a urine PAS test. *Dis Chest* 36:1–2, 1959.
Klinische Bewertung eines Urintestes für PAS bei „geeigneten" ambulanten Tuberkulose-Patienten.
n = 61
Prüfplan = 1; Kollektiv = 0; Krankheit = 1; Therapie = 1; Messung = 3 + 1; Definition = 2

403 Podell RN, Kent D, Keller K: Patient psychological defenses and physician response in the long-term treatment of hypertension. *J Fam Pract* 3:145–149, 1976.
Deskriptive Studie über patienten- und arztbezogene Faktoren, die zum Ausscheiden und zur Einnahmeunzuverlässigkeit in einer Hausarztpraxis beitragen.
n = 53
Prüfplan = 1; Kollektiv = 0 + 1; Krankheit = 3; Therapie = 0; Messung = 2 + 2; Definition = 2

404. Porter AM, McCullough DM: Counselling against cigarette smoking. *Practitioner* 209:686–689, 1972.
Kontrollierte Untersuchung über die Wirkung der Beratung durch einen Arzt für Allgemeinmedizin auf die Rauchgewohnheiten der Patienten.
n = 191

Prüfplan = 4; Kollektiv = 1; Krankheit = keine; Therapie = 2; Messung = 1; Definition = 2

405. Porter AM: Drug defaulting in a general practice. *Br Med J* 1:218–222, 1969.
In einer Allgemeinpraxis wurde bei Gruppen von Patienten mit Depressionen, akuten Infekten, verschiedenen chronischen Erkrankungen und Schwangerschaft das Ausmaß der Compliance bestimmt.
n = variabel
Prüfplan = 1; Kollektiv = 0; Krankheit = 1; Therapie = 1; Messung = 3 + 1; Definition = 2

406. Powell B, Othmer E, Sinkhorn C: Pharmacological aftercare for homogeneous groups of patients. *Hosp Community Psychiatr* 28:125–127, 1977.
Bei ambulanten Patienten, die mit Prolixin, Lithiumkarbonat oder Antidepressiva behandelt wurden, wurde der Einfluß psychopharmakologischer Unterstützungsgruppen untersucht.
n = 85
Prüfplan = 1 + 1; Kollektiv = 0 + 1; Krankheit = 1; Therapie = 1; Messung = 3; Definition = 1

407. Pozen M, Stechmiller J, Harris W, Smith S, Fried D, Voigt G: A nurse rehabilitator's impact on patients with myocardial infarcation. *Med Care* 15:830–837, 1977.
Bei Herzpatienten mit hohem oder niedrigem Risiko wurde die Wirksamkeit einer Rehabilitationskrankenschwester in bezug auf die Verbesserung der Rekonvaleszenz des Patienten untersucht.
n = 102
Prüfplan = 4 + 1; Kollektiv = 1 + 1; Krankheit = 3; Therapie = 1; Messung = 1 + 1; Definition = 1

408 Pragoff H. Adjustment of tuberculosis patients one year after hospital discharge. *Pub Health Rep* 77:671–679, 1962.
Ein Jahr nach der Entlassung aus dem Krankenhaus wurde die Kompliance Tuberkulöser in Relation zu soziologischen und umweltbedingten Faktoren untersucht.
n = 66
Prüfplan = 1; Kollektiv = 1 + 1; Krankheit = 1; Therapie = 1; Messung = 1; Definition = 1

409. Pratt T, Linn M, Carmichael J, Webb N: The alcohilic's perception of the ward as a predictor of aftercare attendance. *J Clin Psychol* 33:915–918, 1977.
Eine Analyse von Hintergrunds- und Verhaltensfaktoren bei Teilnehmern und Nichtteilnehmern an ambulanten Sprechstunden für entlassene Alkoholiker.
n = 35
Prüfplan = 1 + 1; Kollektiv = 1 + 1; Krankheit = 1; Therapie = 1; Messung = 3; Definition = 2

410. Preston DF, Miller FL: The tuberculosis outpatient's defection from therapy. *Am J Med Sci* 247:21–25, 1964.
Die compliancebezogenen Angaben von ambulanten Tuberkulösen und die Stellungnahmen ihrer Ärzte zur vermuteten Compliance wurden mit den Ergebnissen verglichen, die sich aus der Urinbestimmung von INH und PAS ergeben.
n = 25
Prüfplan = 1; Kollektiv = 0 + 1; Krankheit = 1; Therapie = 1; Messung = 3 + 1; Definition = 2

411. Prickman LE, Koelsche GA, Berkman JM, Carryer HM, Peters GA, Henderson LL: Does the executive health program meet its objective? *JAMA* 167:1451–1455, 1958.

Compliance bezüglich ärztlicher Ratschläge wurde bei leitenden Angestellten, die mindestens zwei vollständige periodische Gesundheitsüberprüfungen an der Mayoklinik erhalten hatten, untersucht.
n = 231
Prüfplan = 1; Kollektiv = 0; Krankheit = 1; Therapie = 1; Messung = 1;
Definition = 1

412. Quinn R, Federspiel C, Lefkowitz L, Christie A: Recurrences and sequelae of rheumatic fever in Nashville. *JAMA* 238:1512–1515, 1977.
Bei einer Verlaufskontrollstudie wurden diejenigen, die eine Penizillinprophylaxe wegen rheumatischen Fiebers erfolgreich durchhielten, mit den Patienten verglichen, die dies nicht taten.
n = 269
Prüfplan = 1 + 1; Kollektiv = 0 + 1; Krankheit = 1; Therapie = 1; Messung = 1;
Definition = 1

413. Radelfinger S: Some effects of fear-arousing communications on preventive health behavior. *Health Educ Monogr* 19:2–15, 1965.
Studie an Collegestudenten über die Wirkung einer Information mit stark oder gering angsterzeugendem oder neutralem Inhalt über Tetanuserkrankung in bezug auf das Erzielen von Compliance für die Durchführung einer Tetanusimpfung.
n = 194
Prüfplan = 4; Kollektiv = 0 + 1; Krankheit = keine; Therapie = 2; Messung = 3 + 1;
Definition = 2

414. Rae JB: The influence of the wives on the treatment outcome of alcoholics: A follow-up study of two years. *Br J Psychiatr* 120:601–613, 1972.
Studie über Persönlichkeitsmerkmale der Frauen von Alkoholikern in Relation zum Behandlungserfolg bei ihren Ehemännern.
n = 62
Prüfplan = 2; Kollektiv = 2 + 1; Krankheit = 1; Therapie = 1; Messung = 2;
Definition = 2

415. Raw M: Persuading people to stop smoking. *Behav Res Ther* 14:97–101, 1976.
Bericht über ein Experiment, in dem der Einfluß des ärztlichen Rates, mit dem Rauchen aufzuhören, sowie der Umstand, ob der Interviewer einen weißen Kittel trug oder nicht, untersucht worden.
n = 40
Prüfplan = 3 + 1; Kollektiv = 0 + 1; Krankheit = 1; Therapie = 1; Messung = 1;
Definition = 1

416. Rayner JF: Socioeconomic status and factors influencing the dental health practices of mothers. *Am J Public Health* 60:1250–1259, 1970.
Deskriptive Studie der Auswirkungen demographischen meinungsbezogenen, empfindungsbezogenen und zahnheilkundlichen Verhaltens auf die Beantwortung eines Fragebogens, der Müttern von Kindern zwischen elf und vierzehn Jahren vorgelegt wurde.
n = 524
Prüfplan = 1; Kollektiv = 2 + 1; Krankheit = keine; Therapie = 1; Messung = 1;
Definition = 1

417. Raynes AE, Warren G: Some characteristics of „drop-outs" at first contact with a psychiatric clinic. *Community Ment Health J* 7:144–150, 1971.
Vergleich des Geschlechts, des Ursprungs der Überweisung und der Wartezeit bei Teilnehmern und Nichtteilnehmern.
n = 738

Prüfplan = 1; Kollektiv = 0 + 1; Krankheit = 1; Therapie = 0; Messung = 2; Definition = 1

418. Recruitment in large-scale clinical trials pp 47–49, in Weiss SM (ed): *Heart and Lung Institute Working Conference on Health Behavior, Bethesda,* NIH, 1975.
Personen wurden auf eine von drei verschiedenen Arten aufgefordert, am Blutspendedienst teilzunehmen: mit einer extremen Bitte (spenden Sie drei Jahre lang alle zwei Monate), gefolgt von einem kritischen Ansinnen (spenden Sie morgen), einer Minimalforderung (füllen Sie eine Karteikarte für die Blutbank aus), gefolgt von der kritischen Aufforderung und letztere allein.
n = 189
Prüfplan = 3; Kollektiv = 0; Krankheit = keine; Therapie = 2; Messung = 3; Definition = 1

419. Rehder T, McCoy L, Blackwell B, Whitehead W, Robinson A: Improving compliance by counseling and pill container. *Am J Pharm* (In press).
Faktorielle Bewertung der Arzneimittelberatung und spezieller Arzneimittelbehälter in bezug auf die Verbesserung der Einnahmezuverlässigkeit von Antihypertensiva.
n = 100
Prüfplan = 3; Kollektiv = 0; Krankheit = 1; Therapie = 2; Messung = 2 + 2; Definition = 2

420. Reibel EM: Study to determine the feasibility of a self-medication program for patients at a rehabilitation center. *Nurs Res* 18:65–68, 1969.
Patienten in der Rehabilitationsabteilung eines Krankenhauses wurden die Medikamente für die Selbsteinnahme ausgegeben und dann in periodischen Zeitabständen befragt, um die Genauigkeit ihrer Arzneimitteleinnahme festzustellen.
n = 27
Prüfplan = 1; Kollektiv = 0; Krankheit = 1; Therapie = 1; Messung = 1; Definition = 2

421. Reid RA, Lantz KH: Physician profiles in training the graduate internist. *J Med Educ* 52:301–307, 1977.
Diese Untersuchung verglich die Häufigkeit des Wiedererscheinens von Patienten bei Ärzten, die über ihre Tätigkeit eine gezielte Information erhielten im Vergleich zu Ärzten, bei denen dies nicht der Fall war.
n = 13 Kontrolle, 8 Versuche
Prüfplan = 4; Kollektiv = 0 + 1; Krankheit = 1; Therapie = 0; Messung = 2; Definition = 2

422. Reisin E, Abel R, Modan M, Silverberg D, Eliahou H, Modan B: Effect of weight loss without salt restriction on the reduction of blood pressure in hypertensive patients. *N Engl J Med* 298:1–5, 1978.
In einer kontrollierten Studie über Einfluß des Gewichtsverlustes auf die Hypertonie wird die Compliance bei einer diätetischen Gewichtsabnahme beschrieben.
n = 107
Prüfplan = 1; Kollektiv = 0 + 1; Krankheit = 2; Therapie = 2; Messung = 4; Definition = 2

423. Richards AD: Attitude and drug acceptance. *Br J Psychiatr* 110:46–52, 1964.
Die Einstellung stationärer psychischer Patienten, die als „extreme Noncompliers“ beurteilt wurden, wurde analysiert.
n = 30
Prüfplan = 2; Kollektiv = 0; Krankheit = 1; Therapie = 1; Messung = 3 + 1; Definition = 1

424 Rickels K, Anderson J, Howard K: Dropout contact by mail: A useful research tool. *Dis Nerv Syst* 29:545–548, 1968.

Vergleich der Arzneimitteleinnahme und Gründe für versäumte Sprechstundentermine zwischen Nichtteilnehmern und jenen, die eine Terminabsprache versäumen, aber einen neu festgelegten Sprechstundentermin wahrnehmen.
n = 123
Prüfplan = 1; Kollektiv = 1; Krankheit = 0; Therapie = 0; Messung = 1; Definition = 1

425 Rickels K, Boren R, Stuart HM: Controlled psychopharmacological research in general practice. *J New Drugs* 4:138–147, 1964.
Analyse der Ausscheider, der Nebenwirkungen und Dosisabweichungen bei ambulanten, akut neurotischen Patienten in einer randomisierten doppeltblinden Studie mit einem Plazebo, Meprobamat oder Phenobarbital in einer Allgemeinpraxis.
n = 89
Prüfplan = 4; Kollektiv = 1 + 1; Krankheit = 1; Therapie = 2; Messung = 2; Definition = 1

426 Rickels K, Briscoe E: Assessment of dosage deviation in outpatient drug research. *J Clin Pharmacol* 10:153–160, 1970.
Bericht über Aspekte der Compliance bei zwei kontrollierten klinischen Arzneimittelstudien bei neurotischen ambulanten Patienten mit einem Vergleich von mündlichen Berichten und Tablettenzählung.
n = 176.301
Prüfplan = 3; Kollektiv = 1 + 1; Krankheit = 0; Therapie = 1; Messung = 2 + 1; Definition = 1

427. Rickels K, Raab E, Gordon PE, Laquer KG, Desilverio RV, Hesbacher P: Differential effects of chlordiazepoxide and fluphenazine in two anxious patient populations. *Psychopharmacologia* 12:181–192, 1968.
Ambulante neurotische Patienten eines großen Stadtkrankenhauses und von vier privaten Allgemeinpraxen wurden in eine doppeltblinde Studie über die orale Fluphenazineinnahme und Chlordiazepoxideinnahme aufgenommen. Arzneimittelverbrauch und Beibehaltung der Anwendung wurden in der Studie analysiert.
n = 93
Prüfplan = 1; Kollektiv = 3; Krankheit = 1; Therapie = 2 + 1; Messung = 2 + 1; Definition = 1

428. Ritson B: Involvement in treatment and its relation to outcome amongst alcoholics. *Br J Addict* 64:23–29, 1969.
Untersuchung über die Beziehung zwischen der Mitarbeit am Therapieprogramm und der Einstellung gegenüber der nachfolgenden Abstinenz bei Alkoholikern.
n = 50
Prüfplan = 2 + 1; Kollektiv = 1 + 1; Krankheit = 1; Therapie = 1; Messung = 1 + 1; Definition = 2

429. Robbins GF, Conte AJ, Leach JE, Macdonald M: Delay in diagnosis and treatment of cancer. *JAMA* 143:346–348, 1950.
Interviewstudie über die von Krebspatienten angegebenen Gründe, warum sie verzögert ärztlichen Rat suchten. Die Studie betrifft drei Jahre, in deren Verlauf eine massive öffentliche Antikrebs-Kampagne gestartet worden war.
n = 1.839
Prüfplan = 1; Kollektiv = 0 + 1; Krankheit = 1; Therapie = 0; Messung = 1; Definition = 2

430. Robertson L, Haddon W: The buzzer-light reminder system and safety belt use. *Am J Public Health* 64:814–815, 1974.
Kurzer Bericht, in dem die Benutzung der Sicherheitsgurte in Autos mit und ohne Summer- und Lichtsignalerinnerung verglichen wurde.

n = 5.745
Prüfplan = 2; Kollektiv = 2; Krankheit = keine; Therapie = 1; Messung = 3; Definition = 1

431. Robertson L, Kelley A, O'Neill B, Wixom C, Eiswirth R, Haddon W: A controlled study of the effect of television messages on safety belt use. *Am J Public Health* 64:1071–1080, 1974.
Sorgfältig kontrollierte Studie über den Einfluß einer längeren Sicherheitsgurtaktion im Fernsehen.
n = 162.835
Prüfplan = 3; Kollektiv = 2 + 1, Krankheit = keine; Therapie = 2; Messung = 4; Definition = 2

432. Robertson L, O'Neill B, Wixom C: Factors associated with observed safety belt use. *J Health Soc Behav* 13:18–24, 1972.
Autofahrer wurden auf den Gebrauch der Sicherheitsgurte hin beobachtet, aufgrund ihres Nummernschildes identifiziert und telefonisch befragt.
n = 548 Interviews
Prüfplan = 2; Kollektiv = 0 + 1; Krankheit = keine; Therapie = 1; Messung = 3; Definition = 2

433. Robertson LS: Safety belt use in automobiles with starter-interlock and buzzer-light reminder systems. *Am J Public Health* 65:1319–1325, 1975.
Daten über die visuelle Beobachtung des Gebrauchs oder Nichtgebrauchs von Sicherheitsgurten durch Autofahrer wurden dazu verwendet, um die Wirksamkeit eines Kontrollsummers oder -lichtes und einer Zündblockade in Autos zu vergleichen.
n = 5.557
Prüfplan = 1; Kollektiv = 2 + 1; Krankheit = keine; Therapie = 1; Messung = 3 + 1; Definition = 2

434. Rockart JF, Hofmann PB: Physician and patient behavior under different scheduling systems in a hospital outpatient department. *Med Care* 7:463–470, 1969
Deskriptive Studie über die mittlere Ankunftszeit, Wartezeit und Nichterscheinenshäufigkeit von Patienten und die mittlere Eintreffenszeit der Ärzte in verschiedenen Institutionen für die Behandlung ambulanter Patienten unter Verwendung verschiedener Methoden der zeitlichen Einteilung.
n = 1.500
Prüfplan = 1; Kollektiv = 2; Krankheit = 0; Therapie = 1; Messung = 2; Definition = 0

435. Rogers RW, Deckner CW: Effects of fear appeals and physiological arousal upon emotion, attitudes, and cigarette smoking. *J Pers Soc Psychol* 32:222–230, 1975.
In zwei Experimenten wurden die physiologischen Anstachelung, situationsbedingte Stimmungen und das Ausmaß der inneren Ruhe manipuliert, um den Einfluß auf das darauffolgende Rauchverhalten zu untersuchen.
A. n = 119
Prüfplan = 4; Kollektiv = 0 + 1; Krankheit = 1; Therapie = 1; Messung = 1; Definition = 1;
B. n = 160
Prüfplan = 4; Kollektiv = 0 + 1; Krankheit = 1; Therapie = 1; Messung = 1; Definition = 1

436. Romm FJ, Armstrong PS, Prior AP: A comparison of program and contraceptive use continuation rates in a family planing clinic. *Am J Public Health* 65:693–699, 1975.
Bericht über die Patientenbeteiligung an einem ländlichen Familienplanungsprogramm in Georgia.

n = 168
Prüfplan = 2 + 1; Kollektiv = 2 + 1; Krankheit = keine; Therapie = 1; Messung = 2 + 2;
Definition = 2

437. Rosenberg CM, Liftik J: Use of coercion in the outpatient treatment of alcoholism. *J Stud Alcohol* 37:58–65, 1976.
Vergleich der Teilnehmerzahlen in einer Alkoholentwöhnungsanstalt bei freiwillig teilnehmenden Patienten und solchen, die ihr Ehrenwort für ein Wiedererscheinen geben mußten.
n = 155
Prüfplan = 2 + 1; Kollektiv = 1 + 1; Krankheit = 1; Therapie = 1; Messung = 2 + 1;
Definition = 2

438. Rosenberg SG: Patient education leads to better care for heart patients. *HSMHA Health Reports* 86:793–802, 1971.
Bei einer Gruppe ambulanter Patienten mit Herzinsuffizienz wurden verschiedene Arten der Patientenerziehung angewendet, um die Kenntnisse über die Krankheit und ihre Therapie zu verbessern und um die Wichtigkeit der aktiven Mitarbeit herauszustellen.
n = 50
Prüfplan = 3; Kollektiv = 2; Krankheit = 2; Therapie = 1; Messung = 3 + 1;
Definition = 1

439. Rosenzweig SP, Folman R: Patient and therapist variables affecting premature termination in group psychotherapy. *Psychother Theory Res Pract* 11:76–79, 1974.
Eine Studie über die Beziehung zwischen dem Verhalten des Therapeuten gegenüber seinen Patienten und dem Behandlungsergebnis.
n = 26
Prüfplan = 2 + 1; Kollektiv = 0 + 1; Krankheit = 1; Therapie = 1; Messung = 3;
Definition = 2

440. Rosser WW, Flett DG: How patients follow hospital discharge instructions in an urban family practice. *Can Fam Physician* 57–59, 1971.
Vergleich zwischen schriftlichen und mündlichen Belehrungen bei der Krankenhausentlassung in ihren Auswirkungen auf die Compliance.
n = 33
Prüfplan = 4; Kollektiv = 0 + 1; Krankheit = 1; Therapie = 1; Messung = 1; Definition = 1

441. Roth HP, Berger DG: Studies on patient cooperation in ulcer treatment i) Observation of actual as compared to prescribed antacid intake on a hospital ward. *Gastroenterology* 38:630–633, 1960.
Bericht über zwei Untersuchungen, in denen die Compliance von stationär behandelten Patienten, denen Antazida verschrieben worden waren, erfaßt wurde.
n = 86
Prüfplan = 2; Kollektiv = 0 + 1; Krankheit = 2; Therapie = 2; Messung = 2 + 1;
Definition = 2

442. Roth HP, Caron HS, Hsi BP: Measuring intake of a prescribed medication: A bottle count and a tracer technique compared. *Clin Pharmacol Ther* 11:228–237, 1970.
Bei ambulanten Patienten mit Ulcus pepticum wurde der Verbrauch an Antazida bestimmt, indem die Arzneimittelflaschen gezählt und Tracermethoden angewendet wurden.
n = 105
Prüfplan = 2; Kollektiv = 0; Krankheit = 3; Therapie = 2 + 1; Messung = 3 + 2;
Definition = 2

443. ——: Estimating a patient's cooperation with his regimen. *Am J Med Sci* 262:269–273, 1971
Die Compliance wurde bei ambulanten Patienten, die Atropin und Antazida erhielten, mit Hilfe objektiver Methoden bestimmt.
n = 160
Prüfplan = 2; Kollektiv = 3; Krankheit = 3; Therapie = 2; Messung = 4 + 2; Definition = 1

444. Rubenstein HS: Behavior in a medical clinic of patients with well controlled bronchial asthma. *Lancet* 1:1011–1012, 1976.
Kurzer Bericht über zwei Studien über die Einhaltung von Sprechstundenterminen an einer medizinischen Universitätsklinik durch Asthmapatienten und andere Patienten.
A. n = 82
Prüfplan = 2; Kollektiv = 0 + 1; Krankheit = 0; Therapie = 1; Messung = 2; Definition = 2
B. n = 40
Prüfplan = 3; Kollektiv = 0 + 1; Krankheit = 1; Therapie = 1; Messung = 2; Definition = 2

445. Rubinstein EA, Lorr M: A comparison of terminators and remainders in outpatient psychotherapy. *J Clin Psychol* 12:345–349, 1956.
Fortsetzer und Beender der Psychotherapie wurden in bezug auf ausgewählte psychologische und demographische Variablen miteinander verglichen.
n = 128
Prüfplan = 2 + 1; Kollektiv = 2 + 1; Krankheit = 1; Therapie = 1; Messung = 3; Definition = 2

446. Rud B, Kisling E: The influence of mental development on children's acceptance of dental treatment. *Scand J Dent Res* 81:343–352, 1973.
Deskriptive Studie, in der die geistige Reife und das Lebensalter mit dem Einverständnis für eine Zahnbehandlung verglichen wurden.
n = 108
Prüfplan = 1; Kollektiv = 2 + 1; Krankheit = 1; Therapie = 2; Messung = 3; Definition = 2

447. Russel M, Wilson C, Feyerabend C, Cole PV: Effect of nicotine chewing gum on smoking behavior and as an aid to cigarette withdrawal. *Br Med J* 2:391–393, 1976.
Placebokontrollierte klinische Doppelblindstudie über die Wirkung von 2 mg Nikotin in Kaugummiform auf die Herabsetzung oder Einstellung des Rauchens.
n = 43
Prüfplan = 4; Kollektiv = 0; Krankheit = 1; Therapie = 2; Messung = 4 + 2; Definition = 2

448. Russell M, Armstrong E, Patel U: Temporal contiguity in electric aversion therapy for cigarette smoking. *Behav Res Ther* 14:103–123, 1976.
Vier Behandlungsgruppen und eine Kontrollgruppe wurden in bezug auf Erfolg oder Mißerfolg bei der Abgewöhnung des Rauchens bewertet.
n = 70
Prüfplan = 4 + 1; Kollektiv = 0 + 1; Krankheit = 2; Therapie = 1; Messung = 1; Definition = 1

449. Sackett DL, Hayness RB, Gibson ES, Hackett BC, Taylor DW, Roberts RS, Johnson AL: Randomized clinical trial of strategies for improving medication compliance in primary hypertension. *Lancet* 1:1205–1207, 1975.
Bewertung des Einflusses einer Behandlung am Arbeitsplatz sowie eines speziel-

len Erziehungsprogramms auf die Compliance bei Patienten mit neu entdeckter Hypertonie.
n = 230
Prüfplan = 4; Kollektiv = 2 + 1; Krankheit = 3; Therapie = 1 + 1; Messung = 2 + 1; Definition = 2

450 Sansom CD, MacInerney J, Oliver V, Wakefield J: Differential response to recall in a cervical screening programme. *Br J Prev Soc Med* 29:40–47, 1975.
Analyse der Eigenschaften von reagierenden und nichtreagierenden Patientinnen auf eine briefliche Aufforderung, noch einmal an einem Screening-Programm teilzunehmen, bei dem sich beim ersten Mal normale Zervikalabstriche ergeben hatten.
n = 93
Prüfplan = 1; Kollektiv = 2; Krankheit = keine; Therapie = 1; Messung = 2; Definition = 1

451. Sarnat H, Peri J, Nitzan E, Perlberg A: Factors which influence cooperation between dentist and child. *J Dent Educ*: 9–15, December 1972.
Analyse über die Angst des Kindes und der Variablen elterlichen Einverständnisses mit der Kooperation des Kindes bei zahnärztlicher Behandlung.
n = 34
Prüfplan = 1; Kollektiv = 0; Krankheit = keine; Therapie = 1; Messung = 3; Definition = 2

452. Schmahl DP, Lichtenstein E, Harris DE: Successful treatment of habitual smokers with warm smoky air and rapid smoking. *J Consult Clin Psychol* 38:105–111, 1972.
Mit Hilfe eines 2 × 2 faktoriellen Aufbaus wurde das Schnellrauchen plus entweder warme, rauchhaltige Luft oder warme, mentholhaltige Luft und telefonische Verlaufskontrollen in zwei- oder vierwöchigen Intervallen experimentell erfaßt.
n = 28
Prüfplan = 4; Kollektiv = 0; Krankheit = keine; Therapie = 2; Messung = 1 + 1; Definition = 2

453. Schroeder SA: Lowering broken appointment rates at a medical clinic. *Med Care* 11:75–78, 1973.
Vergleich von drei verschiedenen Techniken, die dazu angelegt waren, das Einhalten von Sprechstundenterminen bei Patienten mit niedrigem sozioökonomischem Status zu verbessern.
n = 503 Besucher, die weiterverfolgt wurden
Prüfplan = 3; Kollektiv = 0 + 1; Krankheit = 0; Therapie = 2; Messung = 3; Definition = 1

454. Schwab PJ, Smith BH: A supportive clinic: Who comes, how often, and for what? *Compr Psychiatr* 18:503–509, 1977.
Zu den Daten, die für eine Gruppe von ambulanten psychiatrischen Patienten während einer Zeitspanne von drei Jahren an einer therapeutischen Klinik berichtet wurden, gehörten auch Angaben über das Ausmaß des Einhaltens von Sprechstundenterminen.
n = 346
Prüfplan = 1; Kollektiv = 0 + 1; Krankheit = 1; Therapie = 1; Messung = 1 + 1; Definition = 1

455. Schwartz D, Wang M, Zeitz L, Goss ME; Medication errors made by elderly, chronically ill patients. *Am J Public Health* 52:2018–2029, 1962.
Über 60 Jahre alte ambulante Patienten wurden befragt, um die Genauigkeit der Arzneimitteleinnahme zu bestimmen. Dabei wurden die Fehler nach ihrer Er-

scheinungsform klassifiziert, und die Ursachen der Fehler wurden nach Charakteristika untersucht.
n = 178
Prüfplan = 1; Kollektiv = 2 + 1; Krankheit = 0; Therapie = 0 + 1; Messung = 1; Definition = 1

456. Schwartz D: The elderly patient and his medications. *Geriatrics* 20:517–520, 1965.
Studie über Arzneimitteleinnahmefehler, die von älteren, chronisch kranken ambulanten Patienten gemacht wurden.
n = nicht angegeben.
Prüfplan = 1; Kollektiv = 0 + 1; Krankheit = 0; Therapie = 0 + 1; Messung = 1 + 1; Definition = 1

457. Sear AM: Clinic discontinuation and contraceptive need. *Fam Plann Perspect* 5:80–88, 1973.
Studie über die Beziehung zwischen einigen demographischen und klinischen Faktoren und der Kontinuität an einer Klinik für Familienplanung.
n = 362 Interviews
Prüfplan = 1; Kollektiv = 1 + 1; Krankheit = keine; Therapie = 1; Messung = 2; Definition = 1

458. Shafil M, Lavely R, Jaffe R: Meditation and the prevention of alcohol use. *Am J Psychiatr* 132:942–945, 1975.
Vergleich über den berichteten Alkoholkonsum bei Anwendern der transzendentalen Meditation und einer vergleichbaren Kontrollgruppe.
n = 216
Prüfplan = 2; Kollektiv = 0 + 1; Krankheit = 3; Therapie = NA; Messung = 1; Definition = 2

459. Shapiro RJ: Therapist attitudes and premature termination in family and individual therapy. *J Nerv Ment Dis* 159:101–107, 1974.
Die Ausscheider aus einer pädiatrischen psychotherapeutischen Analyse wurden im Hinblick auf die Beziehung zwischen dem affektiven Verständnis der Therapeuten ihren Patienten gegenüber, dem Grad des psychopathologischen Schadens und der Einschätzung des Behandlungsprogramms untersucht.
n = 51
Prüfplan = 3; Kollektiv = 0 + 1; Krankheit = 1; Therapie = 1; Messung = 3; Definition = 1

460. Sharpe TR, Mikeal RL: Patient compliance with antibiotic regimens. *Am J Hosp Pharm* 31:479–484, 1974.
Untersuchung über die Beziehung zwischen einer schriftlichen Arzneimittelanweisung durch den Apotheker und dem Ausmaß der Patienten-Compliance im Zusammenhang mit einer 10tägigen Antibiotika-Behandlung.
n = 80
Prüfplan = 3 + 1; Kollektiv = 1 + 1; Krankheit = 0; Therapie = 3; Messung = 2 + 1; Definition = 2

461. Shepard DS, Moseley TA. Mailed versus telephoned appointment reminders to reduc broken appointments in a hospital outpatient department. *Med Care* 14:268–273, 1976.
Bericht über einen Versuch, an drei ambulanten Kinderkliniken durch eine Kosten-Nutzen-Analyse der angewandten Maßnahmen die Teilnahme zu verbessern.
n = 1.039
Prüfplan = 4; Kollektiv = 0 + 1; Krankheit = 0; Therapie = 0; Messung = 2; Definition = 2

462. Sherwin AL, Robb JP, Lechter M: Improved control of epilepsy by monitoring

plasma ethosuximide. *Arch Neurol* 28:178–181, 1973.
Studie über Dosis-Wirkungs-Beziehungen von Ethosuximid bei der Behandlung der Petitmal-Epilepsie und den Einfluß der Blutspiegelkontrolle auf die Verbesserung der Patienten-Compliance.
n = 70
Prüfplan = 3; Kollektiv = 0; Krankheit = 3; Therapie = 1 + 1; Messung = 4; Definition = 2

463. Siegel E, Thomas D, Coulter E, Tuthill R, Chipman S: Continuation of contraception by low income women: A one year follow-up. *Am J Public Health* 61:1886–1898, 1971
Neuzugänge unterer sozialer Schichten in einer Klinik zur Familienplanung wurden ein Jahr lang beobachtet, um die Regelmäßigkeit der Einnahme von Kontrazeptiva zu erfassen.
n = 682
Prüfplan = 3; Kollektiv = 1; Krankheit = keine; Therapie = 1; Messung = 1; Definition = 2

464. Silverman S, Silverman SI, Silverman B, Garfinkel L: Self-image and its relation to denture acceptance. *J Prosthet Dent* 35:131–141, 1976.
„Gezielte Interviews", „Tests unter Benutzung von Bildmaterial" und „projizierte Zeichnungen" wurden dazu benutzt, um eine Selbstdarstellung über die Zustimmung zum künstlichen Gebiß bei geriatrischen Patienten zu erhalten.
n = 40
Prüfplan = 1; Kollektiv = 1; Krankheit = keine; Therapie = 0; Messung = 1; Definition = 1

465. Silverstone JT, Solomon T: The long-term management of obesity in general practice. *Br J Clin Pract* 19:395–398, 1965.
Eine Einjahresstudie zur Gewichtsabnahme, die eine Doppelblindstudie mit Diäthylpropion (einem Appetitzügler) und eine intensive Überwachung durch Sprechstundentermine mit dem Allgemeinpraktiker einschloß.
n = 32
Prüfplan = 4; Kollektiv = 0 + 1; Krankheit = 3 + 1; Therapie = 3; Messung = 4 + 1; Definition = 1

466. Sivin I: Two years of experience with the copper T(TCU 200): A study in four developing countries, pp 249–282, in Hefnawi F, Segal SJ (eds): *Analysis of Intrauterine Contraception,* Proceedings of Third International Conference on Intrauterine Contraception. Amsterdam, North Holland, 1975.
Ein umfangreicher Bericht über fortgesetztes Tragen von Intrauterinpessaren und das Ausmaß der Beendigung in vier Ländern.
n = 4.700 Cooper T, 2.750 Lippenspiralen
Prüfplan = 2; Kollektiv = 3 + 1; Krankheit = keine; Therapie = 1; Messung = 1 + 1; Definition = 1

467. Slaikeu KA, Tulkin SR, Speer, DC: Process and outcome in the evaluation of telephone counseling referrals. *J Consult Clin Psychol* 43:700–707, 1975.
Versuch, die Genauigkeit und Motivation als Vorhersagemöglichkeit für die Einhaltung von Sprechstundenterminen aufgrund von Überweisungen durch einen Telefonseelsorge- und -suiziddienst zu bewerten.
n = 89
Prüfplan = 2 + 1; Kollektiv = 0 + 1; Krankheit = 0; Therapie = 1; Messung = 2; Definition = 2

468. Sloan CL, Tobias DL, Stapell CH, Ho MT, Beagle WS: A weight control program for students using diet and behavior therapy. *J Am Diet Assoc* 68:466–468, 1976.

Übergewichtige Studentinnen nahmen an einem Behandlungsprogramm teil, das eine Diät- und Verhaltenstherapie in bezug auf die Eßgewohnheiten einschloß.
n = 15
Prüfplan = 2; Kollektiv = 0; Krankheit = keine; Therapie = 1; Messung = 4; Definition = 2

469. Slocumb JC, Odoroff CL, Kunitz SJ: The use-effectiveness of two contraceptive methods in a Navejo population: The problem of program dropouts. *Am J Obstet Gynecol* 122:717–726, 1975.
Studie über das Ausmaß der Anwendung von Antibabypille oder Intrauterinpessar zur Kontrazeption bei der Bevölkerung eines Navajoreservates mit einer Beschreibung und einem Vergleich verschiedener versicherungsmathematischer Methoden für die Handhabung der Ausscheidenden.
n = 834
Prüfplan = 2 + 1; Kollektiv = 3 + 1; Krankheit = keine; Therapie = 1; Messung = 2 + 2;
Definition = 2

470. Soutter B, Kennedy M: Patient compliance assessment in drug trials: Usage and methods. *Aust NZ J Med* 4:360–364, 1974 (see also comment, *Aust NZ J Med* 5:72, 1975).
Beurteilung des Ausmaßes mit dem in publizierten Arzneimittel-Untersuchungen über den Gebrauch von Methoden zur Erfassung und Sicherstellung der Compliance bei der Ausführung von Wirksamkeitsstudien berichtet wird. Der Artikel enthält auch einen ausgezeichneten kurzgefaßten Überblick über Methoden zur Messung der Compliance.
n = 324
Prüfplan = 1; Kollektiv = 0 + 1; Krankheit = 2; Therapie = 2; Messung = 1;
Definition = 2

471. Spaeth GL: Visual loss in a glaucoma clinic I. Sociological considerations. *Invest Ophthalmol* 9:73–82, 1970.
Patienten einer Glaukomklinik wurden befragt, um die Beziehung zwischen dem Klinikpatienten und seiner Erkrankung zu untersuchen, wobei der Compliance-Faktor im Zusammenhang mit Medikamenteneinnahme eingeschlossen war.
n = 69 Teilnehmer, 25 unzulängliche Teilnehmer
Prüfplan = 2; Kollektiv = 1 + 1; Krankheit = 1; Therapie = 1; Messung = 1;
Definition = 2

472. Stadt ZM, Blum H, Kent G, Fletcher E, Keyes G, Frost L: Direct mail dental motivation of parents of three year old children. *Am J Public Health* 53:572–57, 1963.
Bericht über den Einfluß, der aus der Versendung von zahnärztlichen Geburtstagskarten durch das regionale Gesundheitsamt an Familien mit Kindern im Vorschulalter resultiert.
n = 2.662
Prüfplan = 3; Kollektiv = 2 + 1; Krankheit = keine; Therapie = 0; Messung = 1;
Definition = 0

473. Stamler R, Stamler J, Civinelli J, Pritchard D, Gosch F, Ticho S, Restivo B, Fine D: Adherence and blood-pressure response to hypertension treatment. *Lancet* 2:1227–1230, 1975.
Deskriptive Studie, die Zahlenangaben über das vorzeitige Ausscheiden aus der ersten Phase eines Hypertoniefahndungs- und -betreuungsprogramms eines Gesundheitszentrums enthält.
n = 116
Prüfplan = 1; Kollektiv = 0 + 1; Krankheit = 2; Therapie = 2; Messung = 2 + 1;
Definition = 1

474. Starfield B, Sharp E: Ambulatory pediatric care: The role of the nurse. *Med Care* 6:507–515, 1968.
Randomisierte klinische Untersuchung über die Rolle der Krankenschwester in bezug auf die Verbesserung der Compliance bei einem Übungsprogramm von bettnässenden Kindern von Familien, die an einem öffentlichen Krankenhaus betreut wurden.
n = 231 Kinder aus 146 Familien
Prüfplan = 4; Kollektiv = 1; Krankheit = 3; Therapie = 2; Messung = 2 + 1; Definition = 2

475. Starfield B, Sharp ES, Mellits ED: Effective care in the ambulatory setting: The nurse's contribution. *J Pediatr* 79:504–507, 1971.
Randomisierte klinische Studie über die Rolle der Krankenschwester bei der Verbesserung der Compliance bei bettnässenden Kindern durch ein Übungsprogramm im Vergleich mit Familien, denen keine spezielle Aufmerksamkeit gewidmet wurde.
n = 70 Studien, 73 Kontrollfamilien
Prüfplan = 4; Kollektiv = 0; Krankheit = 1; Therapie = 1; Messung = 1; Definition = 1

476. Starnbach HK, Kaplan A: Profile of an excellent orthodontic patient. *Angle Orthod* 45:141–145, 1975.
Der Autor identifiziert einige demographische Variablen, die evtl. die Vorhersage einer erfolgreichen Behandlung erlauben, indem er retrospektiv zahnärztlich behandelte Patienten als ausgezeichnet, mittel oder schlecht einstuft und den Eltern der betroffenen Kinder einen Fragebogen zusendet.
n = 362
Prüfplan = 1; Kollektiv = 0; Krankheit = keine; Therapie = 0; Messung = 1 + 1; Definition = 1

477. Steckel SB, Swain MA: Contacting with patients to improve compliance. *J Am Hosp Assoc* 51:81–84, 1977.
Hypertoniker wurden randomisiert einer von drei Gruppen zugeordnet, um den Einfluß der Patientenerziehung und schriftlicher Abmachungen auf die Compliance zu untersuchen.
n = 115
Prüfplan = 4; Kollektiv = 0 + 1; Krankheit = 1; Therapie = 1; Messung = 3 + 1; Definition = 1

478. Steger H, Chisholm S: Predicting adjustment of heart patients with the cardiac adjustment scale. *J Clin Psychol* 33:735–739, 1977.
Die sog. „Herzanpassungsskala" wurde auf ihre Anwendbarkeit zur Voraussage des Behandlungserfolges im Rahmen eines Rehabilitationsprogramms überprüft.
n = 74
Prüfplan = 1 + 1; Kollektiv = 0 + 1; Krankheit = 1; Therapie = 1; Messung = 3; Definition = 2

479. Stern MP, Farquhar JW, Maccoby N, Russel S: Results of a two-year health education dampaign on dietary behavior: The Stanford three community study. *Circulation* 54:826–833, 1976.
Kontrollierte Studie in drei kalifornischen Gemeinden über den Einfluß der Information durch Massenmedien und der persönlichen Beratung von Risikopatienten auf das diätetische Verhalten und die Serumlipide.
n = 1.204
Prüfplan = 3 + 1; Kollektiv = 2; Krankheit = keine; Therapie = 1; Messung = 1; Definition = 2

480. Stine OC, Chuaqui C, Jimenez C, Oppel WC: Broken appointments at a comprehensive clinic for children. *Med Care* 6:332–339, 1968.
Typische Eigenschaften der Familien von in einer allgemeinen Kinderklinik behandelten Neger-Patienten wurden mit der Einhaltung der Sprechstundentermine verglichen.
n=203
Prüfplan=2; Kollektiv=1; Krankheit=0; Therapie=1; Messung=2+1; Definition=2

481. Stone DB: A study of the incidence and causes of poor control in patients with diabetes mellitus. *Am J Med Sci* 241:436–442, 1961.
Die meisten ambulanten Diabetiker, die schlecht eingestellt waren, wurden wegen mangelhafter Kenntnisse als „non-compliant" eingestuft; im Anschluß an eine Belehrungsphase wurden die Compliance und die Einstellung erneut beurteilt.
n=160
Prüfplan=1; Kollektiv=0+1; Krankheit=2; Therapie=1; Messung=1; Definition=1

482. Stone WN, Green BL, Gleser GC, Whitman RM, Forster BB: Impact of psychosocial factors on the conduct of combined drug and psychotherapy research. *Br J Psychiatr* 127:432–439, 1975.
In einer krisisorientierten Klinik für Psychotherapie wurde der Einfluß des Verhaltens der Therapeuten, Patienten und Wissenschaftler auf die Durchführung und das Ergebnis einer kombinierten Arzneimittel- und psychotherapeutischen Untersuchung analysiert.
n=77
Prüfplan=3; Kollektiv=1; Krankheit=0; Therapie=1; Messung=0; Definition=0

483. Stott H: Drug acceptability and chemoprophylaxis in under-developed countries. WHO-UNICEF assisted tuberculosis project Nairobi Kenya. *Bull U Int Tuberc* 29:285–292, 1959.
Eine Tablettenkontrolle wurde zu Hause bei Patienten mit Verdacht auf Tuberkulose durchgeführt, die randomisiert einer Isoniazid-Therapie zugeteilt worden waren.
n=98
Prüfplan=4; Kollektiv=0; Krankheit=1; Therapie=1; Messung=2; Definition=1

484. Straker M, Davanloo H, Moll A: Psychiatric clinic dropouts. *Laval Medical* 38:71–77, 1967.
Studie über die Ausscheiderrate an einer psychiatrischen Modellklinik für ambulante Patienten, an der kurzzeitige psychotherapeutische Behandlung angeboten wurde.
n=440
Prüfplan=3+1; Kollektiv=0+1; Krankheit=1; Therapie=1; Messung=3; Definition=1

485. Stuart RB: Behavioral control of overeating. *Behav Res Ther* 5:357–365, 1967.
Eine verhaltensbezogene Behandlung des übermäßigen Essens, bei der operante und reaktionsbezogene Konditionierungstechniken angewendet wurden.
n=8
Prüfplan=3; Kollektiv=0; Krankheit=2; Therapie=2; Messung=4; Definition=2

486. Stunkard A, McLaren-Hume M: The results of treatment for obesity. *Arch Intern Med* 103:79–85, 1959.

Literaturübersicht über den Behandlungserfolg bei Fettsucht und Bericht über eine Reihe von Studien, die vom Autor selbst durchgeführt wurden.
n = 100
Prüfplan = 2; Kollektiv = 0 + 1; Krankheit = 1 + 1; Therapie = 1 + 1; Messung = 4; Definition = 2

487. Suchman EA: Preventive health behavior: A model for research on community health campaigns. *J Health Soc Behav* 8:197–209, 1967.
Ein „epidemiologisches Modell" für die Annahme präventiver gesundheitlicher Maßnahmen wurde bei puertorikanischen Zuckerrohrarbeitern entwickelt und getestet, die an einer öffentlichen Gesundheitskampagne teilnahmen, um sie zum Gebrauch von Sicherheitshandschuhen zu bewegen.
n = 115
Prüfplan = 1; Kollektiv = 3; Krankheit = keine; Therapie = 1; Messung = 2 + 1; Definition = 2

488. Sudak HS, Sawyer JB, Spring GK, Coakwell CM: High referral success rates in a crisis center. *Hosp Community Psychiatr* 28:530–532, 1977.
Bericht über Daten aus einer Notfallklinik, die eine aktive Überweisungsmethode benutzte, wobei ein Mitarbeiter mit den Patienten telefonisch Sprechstundentermine vereinbarte und dann kontrollierte, ob die Verabredungen auch eingehalten wurden.
n = 1.921
Prüfplan = 1 + 1; Kollektiv = 0 + 1; Krankheit = 0; Therapie = 1; Messung = 3; Definition = 1

489 Sullivan J, Suyono H, Bahrawi W, Hartoadi A: Contraceptive use-effectiveness in Mojokerto Regency, Indonesia: A comparison of regular program and special drive acceptors. *Stud Fam Plann* 7:188–196, 1976.
Studie über Rekrutierungsmethoden bei Familienplanungsprojekten in der Gesamtbevölkerung.
n = 2.421
Prüfplan = 3 + 1; Kollektiv = 3; Krankheit = keine; Therapie = 1; Messung = 1 + 1; Definition = 1

490. Svarstad BL: Physician-patient communication and patient conformity with medical advice, pp 220–235, in Mechanic D (ed): *The Growth of Bureaucratic Medicine*. New York, Wiley, 1974.
Übersicht über Determinanten der Compliance und Studie über den Einfluß des Arztes, seine Erwartungen und Motivationen auf seine Patienten zu übertragen.
n = 131
Prüfplan = 2; Kollektiv = 0; Krankheit = 0; Therapie = 0; Messung = 2 + 1; Definition = 0

491. Tagliacozzo DM, Ima K: Knowledge of illness as a predictor of patient behavior. *J Chron Dis* 22:765–775, 1970.
Chronisch kranke Neger-Patienten einer Ambulanz wurden nach ihren demographischen Besonderheiten, Vorstellungen, klinischen Daten und Kenntnissen über ihre Erkrankung und möglichen Komplikationen beurteilt. Die Ergebnisse wurden mit der jeweiligen Mitarbeit verglichen.
n = 159
Prüfplan = 1; Kollektiv = 1; Krankheit = 1 + 1; Therapie = 0; Messung = 2; Definition = 2

492. Tagliacozzo DM, Ima K, Lashof JC: Influencing the chronically ill: The role of prescriptions in premature separations of outpatient care. *Med Care* 11:21–29, 1973.

Studie über die Wirkung von Diätverordnungen und Umfang der Medikation auf die fortgesetzte Teilnahme in einer Abteilung für Allgemeinmedizin für ambulante Patienten.
n = 195
Prüfplan = 1; Kollektiv = 1; Krankheit = 1 + 1; Therapie = 1; Messung = 2;
Definition = 2

493. Tagliacozzo DM, Luskin DB, Lashof JC, Ima K: Nurse intervention and patient behavior. *Am J Public Health* 64:596–603, 1974.
Experimentelle Bewertung des Einflusses eines umfangreichen Instruktionsprogramms in Form von Vorträgen, das Patienten mit chronischen Erkrankungen durch Schwestern vermittelt wurde, auf die Compliance.
n = 192
Prüfplan = 4 + 1; Kollektiv = 1 + 1; Krankheit = 1 + 1; Therapie = 0; Messung = 2 + 2;
Definition = 0

494. Tapp JT, Slaikeu KA, Tulkin SR: Toward an evaluation of telephone counseling; process and technical variables influencing „shows" and „no shows" for a clinical referral. *Am J Community Psychol* 2:357–364, 1975.
Bericht über die Beziehung zwischen Prozeßvariablen, technischer Effektivität, der Motivation des Anrufes und des Befolgens oder Nichtbefolgens bei Überweisungen, die per Telefon von Beratern vorgenommen wurden, bei Krisen- und Selbstmordberatungsstellen.
n = 20, 20
Prüfplan = 2; Kollektiv = 0; Krankheit = 0; Therapie = 1; Messung = 2;
Definition = 2

495. Tash RH, O'Shea RM, Cohen LK: Testing a preventive-symptomatic theory of dental health behavior. *Am J Public Health* 59:514–521, 1969.
Ergebnisse eines Fragebogens über Verhalten zur Gesunderhaltung der Zähne, die an einem bevölkerungsrepräsentativen Erwachsenenkollektiv erhalten wurde, wurden nach Korrelaten in Bezug auf Zahnarztbesuche zur präventiven und symptomatischen Behandlung untersucht.
n = 1.862
Prüfplan = 1; Kollektiv = 2; Krankheit = keine; Therapie = 0; Messung = 1;
Definition = 2

496. Taubman AH, King J, Weisbuch J, Little F, French D: Noncompliance in initial prescription filling. *Apothecary* 87:14–46, 1975.
Ein verbessertes System der Archivierung von Daten und eine engere Apotheker-Patienten-Beziehung wurden dazu genutzt, um die Compliance bei der ersten Medikamentenabgabe auf Rezept zu erhöhen.
n = 1.251
Prüfplan = 1 + 1; Kollektiv = 0; Krankheit = 0; Therapie = 0; Messung = 2;
Definition = 2

497. Thawrani YP, Mukherji B, Taluja RK, Kaul KK: A study of patient compliance in urban out-patient pediatric practice. *Indian Pediatr* 12:679–683, 1975.
Die Eltern von 500 Kindern wurden befragt, um herauszufinden, ob die Anordnungen befolgt werden und welche Gründe für ein abweichendes Verhalten vorliegen.
n = 500
Prüfplan = 1; Kollektiv = 0; Krankheit = 0; Therapie = 0; Messung = 1;
Definition = 2

498. Treusch JV, Krusen FH: Physical therapy applied at home for arthritis: A follo-

wup study, with a supplementary summary of the sedimentation rate of erythrocytes in 229 cases of arthritis. *Arch Intern Med* 72:231–238, 1943.
Es wurde ein Fragebogen verschickt, um herauszufinden, ob eine Physiotherapie ein bis zwei Jahre nach der Einleitung noch fortgesetzt wurde; die Gründe für einen vorzeitigen Abbruch werden analysiert.
n = 218
Prüfplan = 1; Kollektiv = 2; Krankheit = 1; Therapie = 1; Messung = 1;
Definition = 1

499. Tuomilehto J, Rajala A, Puska P: A study on the drop-outs of the hypertension register of the North Karelia project. *Community Health* 7:149–152, 1976.
Ausmaß der Kooperation bei einem öffentlichen Hypertonie-Projekt der WHO, das dazu angelegt war, die Compliance zu fördern.
n = 229
Prüfplan = 2; Kollektiv = 2; Krankheit = 1; Therapie = 2; Messung = 2;
Definition = 2

500. Tyroler H, Johnson A, Fulton J: Patterns of preventive health behavior in populations. *J Health Hum Behav* 6:128–140, 1965.
Bericht über zwei Studien, in denen (1) die Bereitschaft zur Polio-Impfung und (2) das Ausmaß der Zahnpflege zur Kariesprophylaxe in Familien untersucht wurde.
A. n = 333
Prüfplan = 2; Kollektiv = 0 + 1; Krankheit = keine; Therapie = 1; Messung = 3;
Definition = 1
B. n = 128 Familien
Prüfplan = 2; Kollektiv = 0 + 1; Krankheit = keine; Therapie = 1; Messung = 3;
Definition = 1

501. Uehling D, Hussey J, Weinstein A, Wank R, Bach F: Cessation of immunosuppression after renal transplantation. *Surgery* 79:278–282, 1976.
Fallbericht über offensichtliche und zugegebene Non-Compliance und deren Auswirkungen bei Patienten nach Nierentransplantation.
n = 5
Prüfplan = 1; Kollektiv = 0 + 1; Krankheit = 1; Therapie = 1; Messung = 1;
Definition = 1

502. Uhlenhuth EH, Park LC, Lipman RS, Rickels K, Fisher S, Mock J: Dosage deviation and drug effects in drug trials. *J Nerv Ment Dis* 141:95–99, 1965.
Analyse über Änderungen im Ergebnis von zwei Arzneimittelstudien mit anxiolytischen Substanzen bei neurotischen Patienten, wobei die Patienten mit Compliance mit allen Patienten verglichen wurden, die in die Studien aufgenommen worden waren.
n = 164, 190
Prüfplan = 4; Kollektiv = 0; Krankheit = 1; Therapie = 1; Messung = 2 + 1;
Definition = 2

503. Vannecelli M, Pfav B, Ryback R: Data attrition in follow-up studies of alcoholics. *J Stud Alcohol* 37:1325–1330, 1976.
Die Beurteilung der Compliance durch die behandelnden Ärzte wurden in bezug auf die Beantworter oder Nichtbeantworter eines Nachsorge-Fragebogens bei einem Behandlungsprogramm für Alkoholiker verglichen.
n = 60
Prüfplan = 2; Kollektiv = 0 + 1; Krankheit = 0; Therapie = 1; Messung = 1 + 1;
Definition = 1

504. Vertinsky PA, Yang Chung-Fang, Macleod PJM, Hardwick DF: A study of com-

pliance factors in voluntary health behaviour. *Int J Health Educ* 19:3–15, 1976.
Faktoren, die für die Teilnahme an einem Screening-Programm für die Tay-Sachs-Erkrankung mitbestimmend sind, wurden aufgrund eines per Post verschickten Fragebogens ermittelt.
n = 392 (15% per Post gesandter Fragebogen)
Prüfplan = 1; Kollektiv = 1; Krankheit = 1; Therapie = keine; Messung = 2; Definition = 2

505. Vincent P: Factors influencing patient noncompliance: A theoretical approach. *Nurs Res* 20:509–516, 1971.
Ambulante Glaukom-Patienten wurden nach ihrem Verhalten, demographischen Faktoren, ihrem Wissen über das Glaukom und dessen Therapie befragt und die Ergebnisse mit der berichteten Compliance verglichen.
n = 62
Prüfplan = 1; Kollektiv = 1 + 1; Krankheit = 1; Therapie = 1; Messung = 1; Definition = 2

506. Walfish S, Tapp J, Tulkin S, Slaikeu K, Russel M: The prediction of „shows“ and „no-shows“ to a crisis center. *Am J Community Psychol* 3:367–370, 1975.
Determinanten, die die Einhaltung von Sprechstundenterminen beeinflussen, die als Ergebnis von Überweisungen eines Telefonbetreuungsdienstes zustande kamen, werden mitgeteilt.
n = 70
Prüfplan = 2; Kollektiv = 0; Krankheit = keine; Therapie = 0; Messung = 2; Definition = 1

507. Wallace HM, Losty MA, Oliver-Smith F, Azzaretti L, Rich H: Study of follow-up of children recommended for rheumatic fever prophylaxis. *Am J Public Health* 46:1563–1570, 1956
Die Therapeuten, die die Erstversorgung von Kindern durchführten, die wegen einer rheumatischen Fieberprophylaxe überwiesen worden waren, wurden darum gebeten, den augenblicklichen Betreuungszustand der Kinder anzugeben.
n = 664
Prüfplan = 1; Kollektiv = 0 + 1; Krankheit = 1; Therapie = 1; Messung = 1; Definition = 1

508. Wallston BS, Wallston KA, Kaplan GD, Maides SA: Development and validation of the health locus of contro (HLC) scale. *J Consult Clin Psychol* 44:580–583, 1976.
In einer Studie wurde eine Beziehung zwischen dem Stellenwert, den der Gesundheit auf der Kontrollskala eingeräumt wird, und dem Bemühen um Gesundheitsinformation gefunden. In einer anderen Studie wurde die entsprechende Beziehung zur Zufriedenheit mit zwei Programmen zur Gewichtsabnahme, die im Ausmaß der Eigeninitiative differierten, gefunden.
A. n = 44 weibliche Collegstudenten
Prüfplan = 1; Kollektiv = 0; Krankheit = keine; Therapie = 1; Messung = 3; Definition = 2
B. n = 34 übergewichtige Frauen
Prüfplan = 4; Kollektiv = 0; Krankheit = 2; Therapie = 0; Messung = 4 + 1; Definition = 2

509. Wandless I, Davie J: Can drug compliance in the elderly be improved? *Br Med J* 1:359–361, 1977.
Bei älteren Patienten wurden drei Belehrungsrichtlinien für die Selbsteinnahme verglichen, um festzustellen, ob sich die Einnahmezuverlässigkeit während der Selbstmedikation im Krankenhaus verbesserte.
n = 46

Prüfplan = 4; Kollektiv = 0 + 1; Krankheit = 0; Therapie = 1; Messung = 2; Definition = 2

510. Waters WH, Gould NV, Lunn JE; Undispensed prescriptions in a mining general practice. *Br Med J* 1:1062–1063, 1976.
Die Art der Erkrankung, Alter und Geschlecht des Patienten korrelieren nachweislich alle mit dem Umfang der Verschreibungen, die vorgelegt werden.
n = 1.611 Verordnungen
Prüfplan = 1; Kollektiv = 0 + 1; Krankheit = 1; Therapie = 0; Messung = 3 + 1; Definition = 2

511. Watkins JD, Williams TF, Martin DA, Hogan MD, Anderson E: A study of diabetic patients at home. *Am J Public Health* 57:452–459, 1967.
Studie bei ambulanten Diabetikern zu Hause über den Umfang der Zuverlässigkeit, das Wissen über die Behandlung und die Compliance bei der Therapie.
n = 60
Prüfplan = 1; Kollektiv = 2; Krankheit = 1; Therapie = 1; Messung = 3 + 1; Definition = 2

512. Watts TE: The regularity of attendance of male tuberculosis patients diagnosed at Mulago hospital between January and July in 1968 and in 1970. *Tubercle* 53:174–181, 1972.
Studie über die Versagerquote bei Männern, die ambulant eine tuberkulostatische Therapie erhalten, vor und nach der Einführung spezieller Protokollmaßnahmen und dem Einsatz zweier Gesundheitsassistenten, die die Aufgabe haben, die Versager zu ermitteln und der Therapie wieder zuzuführen.
n = Variabel
Prüfplan = 3; Kollektiv = 0 + 1; Krankheit = 1; Therapie = 1; Messung = 3; Definition = 1

513. Weintraub M, Au WY, Lasagna L: Compliance as a determinant of serum digoxin concentration. *JAMA* 224:481–485, 1973.
Ambulante Patienten, denen Digoxin verschrieben worden war, wurden über ihre Compliance befragt; die Ergebnisse wurden mit den Serumdigoxinspiegeln und mit sozialen und klinischen Eigentümlichkeiten der Patienten verglichen.
n = 72
Prüfplan = 1; Kollektiv = 2; Krankheit = 1; Therapie = 1; Messung = 1; Definition = 2

514. Werner W: „Technical failures" in lithium prophylaxis, pp 329–334, in Ban TA, Lehmann HE (eds): *Psychopharmacology, Sexual Disorders and Drug Abuse*. Amsterdam, North Holland, 1972.
Manisch depressive Patienten wurden nach regelmäßiger Einnahme von Lithium befragt und zahlreiche Faktoren wurden analysiert, um Faktoren für die Beibehaltung der Therapie herauszufinden.
n = 120
Prüfplan = 1; Kollektiv = 0 + 1; Krankheit = 1; Therapie = 1; Messung = 1; Definition = 1

515. Wescott WB, Starcke EN, Shannon IL: Chemical protection against postirradiation dental caries. *Oral Surg Oral Medicine Oral Pathology* 40:709–719, 1975.
Patienten mit hohem Risiko für Zahnkaries wurden trainiert und motiviert, eine strikte Mundhygiene einzuhalten. Die Compliance gab den Ausschlag für den Behandlungserfolg.
n = 24
Prüfplan = 2; Kollektiv = 0 + 1; Krankheit = 2; Therapie = 2; Messung = 1; Definition = 0

516. West D, Graham S, Swanson M, Wilkinson G: Five year follow-up of a smoking withdrawal clinic population. *Am J Public Health* 67:536–544, 1977.
Daten einer fünfjährigen Verlaufskontrolle wurden im Hinblick darauf untersucht, um die Beziehungen zwischen dem Rauchverhalten und den Klinikprotokollen einerseits und unter ausgewählten sozialen und psychologischen Faktoren andererseits zu bestimmen.
n = 559
Prüfplan = 2; Kollektiv = 0 + 1; Krankheit = NA; Therapie = 1; Messung = 1; Definition = 1

517. White MK, Alpert JJ, Kosa J: Hard-to-reach families in a comprehensive care program. *JAMA* 201:123–128, 1967.
Studie über das Angebot umfassender pädiatrischer Versorgung für Gruppen von leicht und schwer zu erreichenden Familien unter gleichzeitiger Analyse der typischen Eigenschaften und Reaktionen der verschiedenen Gruppen.
n = variabel
Prüfplan = 2; Kollektiv = 1 + 1; Krankheit = NA; Therapie = 0; Messung = 2; Definition = 1

518. Whyte R: Psychiatric new-patient clinic non-attenders. *Br J Psychiatr* 127:160–162, 1975.
Von 59 unzuverlässigen Patienten wurden 22 angesprochen und mit 22 Teilnehmern verglichen, um die Faktoren herauszufinden, die die Compliance im Zusammenhang mit Arztüberweisungen beeinflussen.
n = 22 Teilnehmer, 22 Nichtteilnehmer
Prüfplan = 2 + 1; Kollektiv = 2 + 1; Krankheit = 1; Therapie = 0; Messung = 2; Definition = 2

519. Wikler L, Stoycheff J: Parental compliance with post discharge recommendations for retarded children. *Hosp Community Psychiatr* 25:595–598 , 1974.
Eltern wurden befragt, um das Ausmaß zu bestimmen, mit dem sie die Pflegeempfehlungen für ihr geistig zurückgebliebenes Kind im Anschluß an stationären Aufenthalt befolgen.
n = 80
Prüfplan = 1; Kollektiv = 1 + 1; Krankheit = 1; Therapie = 1; Messung = 1; Definition = 1

520. Wilber JA, Barrow JG: Hypertension–a community problem. *Am J Med* 52:653–663, 1972.
Kontrolle von Hypertonie auf Gemeindeebene. Es wird über Qualität der Behandlung von neu entdeckten Hypertonien berichtet.
n = 6.012
Prüfplan = 2; Kollektiv = 3; Krankheit = keine; Therapie = 0; Messung = 1 + 1; Definition = 2

521. ____: Reducing elevated blood pressure: Experience found in a community. *Minn Med* 52:1303–1305, 1969.
Ausgewählte Personen, die aufgrund eines öffentlichen Screening-Programms als hyperton erkannt worden waren, wurden gebeten, an einem speziellen häuslichen Betreuungsdienst teilzunehmen, der Besuche durch eine öffentliche Schwester in regelmäßigen Zeitabständen einschloß. Nach 2 und 4 Jahren wurden bei jenen, die die Dienstleistung akzeptierten, und jenen, die dies nicht taten, der Umfang der Compliance und die Blutdruckwerte verglichen.
n = 220
Prüfplan = 3; Kollektiv = 0; Krankheit = 2; Therapie = 1; Messung = 3 + 1; Definition = 2

522. Wilhelmsen L, Ljungberg S, Wedel H, Werko L: A comparison between participants and non-participants in a primary preventive trial. *J Chron Dis* 29:331–339, 1976.
Teilnehmer und Nichtteilnehmer an einer Studie zur Erstprävention der koronaren Herzkrankheit wurden im Hinblick auf Mortalität, Autopsiebefund, Morbidität und Zuverlässigkeit verglichen.
n = 9.968
Prüfplan = 2; Kollektiv = 2 + 1; Krankheit = 3; Therapie = 1; Messung = 2; Definition = 2

523. Willcox DR, Gillan R, Hare EH: Do psychiatric out-patients take their drugs? *Br Med J* 2:790–792, 1965.
Bei ambulanten psychiatrischen Patienten, die Imipramin und/oder Chlorpromazin erhielten, wurde die Compliance kontrolliert; die Ergebnisse wurden mit demographischen Faktoren und klinischen Daten verglichen.
n = 125
Prüfplan = 1; Kollektiv = 1; Krankheit = 1; Therapie = 1; Messung = 3 + 1; Definition = 2

524, Williams A, Duncan B: A commercial weight-reducing organization: A critical analysis. *Med J Aust* 1:781–785, 1976.
„Außenseiter"-Analyse der Ergebnisser der „Weight Watchers International" in Australien.
n = 5.558
Prüfplan = 1; Kollektiv = 2; Krankheit = 2; Therapie = 1; Messung = 4 + 1; Definition = 2

525. Williams TF, Anderson E, Watkins JD, Coyle V: Dietary errors made at home by patients with diabetes. *J Am Diet Assoc* 51:19–25, 1967.
Bericht über zwei Studien zur Befolgung von Diäten bei ambulanten erwachsenen Diabetikern zu Hause mit (1) einer 24stündigen Anrufmethode und (2) 7tägigen Berichten über Nahrungsaufnahme.
n = 60, 17
Prüfplan = 1; Kollektiv = 0 + 1; Krankheit = 1; Therapie = 1; Messung = 1; Definition = 2

526. Williams W, Lee J: Methadone maintenance: A comparison of methadone treatment subjects and methadone treatment dropouts. *Int J Addict* 10:599–608, 1975.
Bei einem Programm zur Beibehaltung einer Methadon-Therapie wurden die demographischen und psychosozialen Faktoren zwischen den Behandelten und den aus der Therapie Ausgeschiedenen verglichen.
n = 119
Prüfplan = 2 + 1; Kollektiv = 1 + 1; Krankheit = 2; Therapie = 1; Messung = 3; Definition = 2

527. Willis FN, Dunsmore NM: Work orientation, health attitudes, and compliance with therapeutic advice. *Nurs Res* 16:22–25, 1967.
Patienten wurden nach überstandenem Infarkt im Hinblick auf das Bemühen um Arbeit kontrolliert und in ihrer Kooperation mit dem Krankenhaus und den medizinischen Anordnungen nach der Krankenhausentlassung beobachtet.
n = 28
Prüfplan = 2; Kollektiv = 0; Krankheit = 1; Therapie = 0 + 1; Messung = 3 + 1; Definition = 1

528. Wilson JD, Enoch MD: Estimation of drug rejection by schizophrenic in-patients, with analysis of clinical factors. *Br J Psychiatr* 113:209–211, 1967.
Stationär behandelte schizophrene Patienten, die dreimal täglich Chlorpromazin-

Tabletten erhielten, wurden auf ihre Compliance durch einmalige Urintests untersucht und anschließend auf Chlorpromazin in Tropfenform umgestellt und nach 576 Tagen erneut überprüft.
n = 50
Prüfplan = 3; Kollektiv = 0; Krankheit = 1; Therapie = 1 + 1; Messung = 3 + 1; Definition = 1

529. Winkelman NW: A clinical and socio-cultural study of 200 psychiatric patients started on chlorpromazine 10½ years ago. *Am J Psychiatr* 120:861–869, 1964.
Es wurde festgestellt, daß die Compliance bei Patienten aus höheren sozioökonomischen Schichten am besten ist, wo die Einstellung zur Erkrankung und Therapie positiver ist.
n = 200
Prüfplan = 2 + 1; Kollektiv = 1 + 1; Krankheit = 2; Therapie = 1; Messung = 0; Definition = 1

530. Winokur MZ, Czaczkes JW, De-Nour AK: Intelligence and adjustment to chronic hemodialysis. *J Psychosom Res* 17:29–34, 1973.
Psychologische Faktoren und Intelligenz wurden vor dem Beginn eines chronischen Dialyse-Programms erfaßt und mit der Befolgung der Diät und dem Ausmaß der Berufstätigkeit sechs Monate nach Therapiebeginn verglichen.
n = 38
Prüfplan = 1; Kollektiv = 2; Krankheit = 1; Therapie = 1; Messung = 4 + 1; Definition = 1

531. Witters L, Herbert P, Shulmann R, Krauss R, Levy R: Therapeutic failure in familial type II hyperlipoproteinemia. *Metabolism* 25:1017–1026, 1976.
Studie über die Senkung des Plasmacholesterinspiegels, wobei diejenigen, die auf ein Behandlungsprogramm ansprachen, mit denjenigen verglichen wurden, die nicht ansprachen.
n = 16
Prüfplan = 2; Kollektiv = 0; Krankheit = 2; Therapie = 1; Messung = 4 + 2; Definition = 2

532. Wolf S, Carr A, Davis D, Davidson S, Dale E, Forsythe A, Goldenberg E, Hanson R, Lulejian G, Nelson M, Treitman P, Weinstein A: The value of phenobarbitol in the child who has had a single febrile seizure: A controlled prospective study. *Pediatrics* 59:378–385, 1977.
Die Compliance wird als eines der Hauptprobleme bei der kontinuierlichen Phenobarbitaleinnahme zur Prophylaxe des Wiederauftretens febriler Krämpfe herausgestellt.
n = 355
Prüfplan = 3 + 1; Kollektiv = 0 + 1; Krankheit = 3; Therapie = 1; Messung = 4; Definition = 1

533. Woodwark GM, Gauthier MR: Hospital education program following myocardial infarction. *Can Med Assoc J* 106:666–667, 1972.
Bericht über den Gebrauch und den Nutzen eines Patientenerziehungs-Programms bei Patienten, die einen Infarkt überlebten.
n = 19 Studien, 19 Kontrollen.
Prüfplan = 3; Kollektiv = 0; Krankheit = 1; Therapie = 1; Messung = 1; Definition = 0

534. Woody G, O'Hare K, Mintz J, Obrien C: Rapid intake: A method for increasing retention rate of heroin addicts seeking methadone treatment. *Compr Psychiatr* 16:165–169, 1975.
Experimentartige Beurteilung des Wertes, der von einer Verkürzung der Ein-

nahmeprozedur ausgeht, um die Anzahl der vorzeitigen Ausscheider in einer Klinik zur Behandlung Süchtiger herabzusetzen.
n = 42, 43
Prüfplan = 3; Kollektiv = 1 + 1; Krankheit = 1; Therapie = 1; Messung = 0; Definition = 1

535. Wynn-Williams N, Arris M: On omitting PAS. *Tubercle* 39:138–142, 1958.
Bei ambulanten Patienten, die wegen einer Tuberkulose der Atemwege behandelt wurden, wurden Urinproben auf PAS untersucht und die Wichtigkeit einer konsequenten Behandlung betont.
n = 153
Prüfplan = 2; Kollektiv = 0 + 1; Krankheit = 1; Therapie = 1; Messung = 3 + 1; Definition = 2

536. Zaki MH, Edelstein S, Josephson RA, Weisberg SR: Regularity of drug administration among hospitalized and ambulatory tuberculous patients. *Am Rev Resp Dis* 97:136–139, 1968.
Zueinander passende Paare stationärer und ambulanter tuberkulöser Patienten wurden untersucht, um die Compliance und typische Eigenschaften der Patienten zu beurteilen.
n = 132 Ehepaare
Prüfplan = 2; Kollektiv = 2; Krankheit = 1; Therapie = 1; Messung = 3 + 1; Definition = 2

537. Zielinski JJ: Epileptics not in treatment, *Epilepsia* 15:203–210, 1974.
Studie, in der die Behandlungsformen bei schon längerfristig diagnostizierten Epileptikern mit denjenigen, die bei einer Felduntersuchung gefunden wurden, verglichen wurden.
n = 410
Prüfplan = 2; Kollektiv = 2 + 1; Krankheit = 2; Therapie = 1; Messung = 1; Definition = 1

Besondere Artikel über Meßmethoden

538. Belles QC, Littleman ML: A sensitive filter paper spot test for the detection of isoniazid (INH) metabolites in urine. *Med J Aust* 2:588–590, 1962.
Beschreibung eines einfachen Tests für den Nachweis von INH im Urin.

539. Biron P, Boyer L, Brouillet J, Boyer A, Senecal L, Moisan R: Dietary compliance in obesity: Ketonuria versus weight loss. *Soc Occup Med* 5:70, 1977.
Empirische Studie der Verwendung von Ketostix zur Überprüfung der Beibehaltung einer kalorien- und kohlenhydratarmen Diät durch Patienten mit Fettsucht.

540. Bradshaw P, Ley P, Kincey J, Bradshaw J: Recall of medical advice: Comprehensibility and specificity. *Br J Soc Clin Psychol* 14:55–62, 1975.
In drei Studien wird die Wirkung der Lesbarkeit medizinischer Ratschläge auf anschließendes Erinnern untersucht.

541. Chaves AD: A simple paper strip urine test for para-aminosalicylic acid. *Am Rev Resp Dis* 80:585–586, 1959.
Eine Erprobung der Anwendung von Phenistix zur Entdeckung von PAS im Urin.

542. _____: Results of the PAS urine test (phenistix); study done in May and June, 1959. *Am Rev Resp Dis* 81:111–112, 1960.
Vergleich von Urintest und Interview zur Klassifizierung der Einnahmezuverlässigkeit bei PAS.

543. Curry SH, Davis JM, Janowsky DS, Marshall JH: Factors affecting chlorpromazine plasma levels in psychiatric patients. *Arch Gen Psychiatr* 22:209–215, 1970.
Beschreibung einer gaschromatographischen quantitativen Bestimmung von Chlorpromazin in Plasma, Urin, Faeces zwecks Bestimmung der Beziehungen zwischen Plasmakonzentrationen und den verschiedenen Anwednungsarten.

544. Dawson KP, Jamieson A: Value of blood phenytoin estimation in management of childhood epilepsy. *Arch Dis Child* 46:386–388, 1971.
Beschreibung einer modifizierten Dill-Technik für die Messung von Phenytoin-Blutkonzentrationen.

545. Deuschle K, Jordahl C, Hobby G: Clinical usefulness of riboflavin-tagged isoniazid for self-medication in tuberculous patients. *Am Rev Resp Dis* 82:1–10, 1960.
Die Erprobung von Riboflavin zur Compliance-Messung sowohl allein als auch in Kombination mit INH bei stationären Patienten.

546. Eadie MJ: Plasma level monitoring of anticonvulsants. *Clin Pharmacokinet* 1:52–66, 1976.
Diskussion von Theorie und Praxis der Plasmaspiegelkontrollen verschiedener Antikonvulsiva.

547. Evans R, Rozelle R, Lasater T, Dembroski T, Allen B: New measure of effects of persuasive communications: A chemical indicator of toothbrushing behavior. *Psychol Rep* 23:731–736, 1968.
Eine präliminäre Untersuchung der Anwendung einer Nachweissubstanz (Erythrosin) zwecks Entdeckung bakterieller Zahnbeläge.

548. Feldman RG, Pippenger CE: The relation of anticonvulsant drug levels to complete seizure control. *J Clin Pharmacol* 29:51–59, 1976.
Beschreibende Studie, die ergibt, daß Serumphenytoinspiegel keine enge Beziehung zur Anfallskontrolle haben.

549. Fitzloff J, Eshelman F: Quantitative urine analysis for measuring compliance. *Am J Hosp Pharm* 33:990–992, 1976.
Vergleich der Ergebnisse von UV-Spektrophotometrie und Gaschromatographie zur Entdeckung des Hauptmetaboliten von Tolbutamid im Urin.

550. Forrest FM, Forrest IS, Mason AS: Review of rapid urine tests for phenothiazine and related drugs. *Am J Psychiatr* 118:300–307, 1971.
Übersicht über Urintests zum Nachweis von Phenothiazinen und verwandten Substanzen.

551. Gold S, Griffiths PD, Huntsman RG: Phenothiazines in urine, *BR J Psychiatr* 108:88–94, 1962.
Vergleich der Ergebnisse von verschiedenen Urintests zum Nachweis von Phenothiazin und Imipramin bei stationären psychiatrischen Patienten.

552 Goldstein A, Brown BW: Urine testing schedules in methadone maintenance treatment of heroin addiction. *JAMA* 214:311–315, 1970.
Diskussion, die die Anwendung randomisierter Zeitpläne für Urinuntersuchungen vorschlägt, zwecks Überprüfung der Abstinenz von Heroinsüchtigen.

553. Haerer AF, Grace JB: Studies of anticonvulsant levels in epileptics. *Acta Neurol Scand* 45:18–31, 1969.
Versuche einer Korrelation verschiedener erkannter Nebenwirkungen von Diphenylhydantoin mit gemessenen Serumspiegeln. Inforamtionen über Compliance per se liegen nicht vor.

554. Hobby GL, Deuschle KW: The use of riboflavin as an indicator of isoniazid ingestion in self-medicated patients. *Am Rev Resp Dis* 80:415–423, 1959.

Vollständige Beschreibung der Anwendungsmethode von Riboflavin als einem Urin-„Marker“ für Medikamenteneinnahme.

555. Jusko W, Levy G, Yaffe S: Effect of age on intestinal absorption of riboflavin in humans. *J Pharm Sci* 59:487–490, 1970.
Nützliche Veröffentlichung für solche, die an der Verwendung von Riboflavin als Compliance-Test interessiert sind.

556. Khalil S, Salama R: A new colormetric method for the determination of methyldopa. *J Pharm Pharmac* 26:972–974, 1974.
Biochemische Einzelheiten einer Schnellmethode zur quantitaven Messung von Methyldopa in vitro.

557. Krebs R: Using attendance as a means of evaluating community mental health programs. *Community Ment Health J* 7:72–77, 1971.
Bericht über die Wirksamkeit, die Anwesenheit als eine Meßmethode zu verwenden, um ein Gemeindeprogramm für seelische Gesundheit bezüglich Erfolg oder Mißerfolg zu beurteilen.

558. Lewis LA, Brown HB, Page IH. Ten years dietary treatment of primary hyperlipidemia. *Geriatrics* 25:64–81, 1970.
Als Nebenthema werden Compliance-Überwachungsmethoden in Zusammenhang mit Diätstudien in diesem Bericht über Behandlung von Hyperlipidämien diskutiert.

559. Likes K, Eshelman F: Pharmacokinetic calculations in determining compliance (letter). *Am J Hosp Pharm* 33:20–21, 1976.
Beschreibung der Anwendung einer pharmakokinetischen Theorie zwecks Vorhersage von Serumsubstanzkonzentrationen, welche mit gemessenen Serumkonzentrationen verglichen werden, um Compliance zu bestimmen.

560. Luchins D, Ananth J: Therapeutic implications of tricyclic antidepressant plasma levels. *J Nev Ment Dis* 162:430–436, 1976.
Obwohl sich dieser Artikel nicht mit Compliance beschäftigt, unterstreicht er die Schwierigkeit, Beziehungen zwischen Substanzkonzentrationen in Körperflüssigkeiten und der Erreichung therapeutischer Ziele herzustellen.

561. Lund L, Alvan G: Phenytoin dosage nomogram. *Lancet* 2:1305–1306, 1975.
Der Leserbrief empfiehlt Serumphenytoinspiegel zur Überwachung von Epilepsie-Therapie und zeigt, daß die Substanzkinetik individuell beurteilt werden muß und ein Nanogramm sich nicht eignet.

562. Madden P, Goodman S, Guthrie H: Validity of the 24-hr recall. *J Am Diet Assoc* 68:143–147, 1976.
Zurückhaltende direkte Beobachtungen wurden benutzt, um die Zuverlässigkeit der Erinnerung an 24-Std.-Nahrungsaufnahme bei älteren Personen zu Hause zu prüfen.

563. Mayer TC: Drug defaulting in general practice (letter). *Br Med J* 1:705, 1969.
Die Verschreibung in Vielfachem von sieben erleichtert die Feststellung, ob Medikamente in korrekter Dosierung genommen worden sind.

564. Melchoic JC: The clinical use of serum determinations of phenytoin and phenobarbital in children. *Dev Med Child Neurol* 7:387–391, 1965.
Beschreibung der Messung von Phenytoin- und Phenobarbital-Serumkonzentrationen und Dosis-Konzentrations-Korrelationen bei Kindern mit Epilepsie.

565. Middleton EJ, Davies JM, Morrison AB: Relationship between rate of dissolution, disintegration time, and physiological availability of riboflavin in sugar-coted tablets. *J Pharm Sci* 53:1378–1380, 1964.

Beschreibung eines Tests und der Ergebnisse von in vitro-Lösung und der Zersetzung von Riboflavin im Vergleich zu seiner Bioverfügbarkeit.

566. Mitchison DA, Allen BW, Miller AB: Detection of rifampicin in urine by a simple microbiological assay. *Tubercle* 51:300–304, 1970.
Technik für die Entdeckung von Rifampicin im Urin durch mikrobiologischen Test wird beschrieben.

567. Moulding T, Knight SJ, Colson JB: Vertical pill-calendar dispenser and medication monitor for improving the self-aministration of drugs. *Tubercle* 48:32–37, 1967.
Beschreibung eines Pillenkalenders/Einnahmenotierung.

568. Moulding T: Proposal for a time-recording pill dispenser as a method for studying and supervising the self-administration of drugs. *Am Rev Resp Dis* 85:754–757, 1962.
Beschreibung einer runden Variation des senkrechten Tablettenspenders von Moulding.

569. ____: The medication monitor for studying the self-administration of oral contraceptives. *Am J Obstet Gynecol* 110:1143–1144, 1971.
Beschreibung der Methoden, die für die Verwendung einer speziellen Einrichtung zur Überwachung von Medikamenteneinnahme anwendbar sind, um Compliance-Probleme bei Frauen unter oralen Kontrazeptiva zu lösen.

570. Oakes M, Human RP, Meers PD: Serum-levels of four antibiotics administered orally to patients in general practice. *Lancet* 1:222–224, 1973.
Meßmethoden von vier Antibiotika im Serum bei 50 ambulanten Patienten mit Verdacht auf bakterielle Infektionen werden beschrieben. Beziehungen zur Compliance-Kontrolle werden diskutiert.

571. Paulson SM, Krause S, Iber F: Development and evaluation of a compliance test for patients taking disulfiram. *Johns Hopkins Med J* 141:119–125, 1977.
Entwicklung eines Atemtests zur Entdeckung von Kohlenstoffdisulfid, einem Metaboliten von Disulfiram, welches für die Behandlung des Alkoholismus verwendet wird.

572. Plaa GL, Hine CH: Hydantoin and barbiturate blood levels observed in epileptics. *Arch Int Pharmacodyn* 128:375–382, 1960
Beschreibung der biochemischen Messung von Diphenylhydantoin, n-Methylethylphenylhydantoin (Mesantoin) und Barbituraten im Blut.

573. Pollack B: The validity of the Forrest reagent test for the detection of chlorpromazine or other phenothiazines in the urine. *Am J Psychiatr* 115:77–78, 1958.
Untersuchung der Spezifität und Sensivität des Urintests mit Forrest-Reagens zum Nachweis von Phenothiazinen im Urin.

574. Roberts RW: Comparative study of urine tests for the detection of isoniazid. *Am Resp Dis* 80:904–908, 1959.
Zwei Methoden für die Urinuntersuchung auf Anwesenheit von Isoniazid werden bei ambulanten und stationären Patienten zu verschiedenen Zeiten nach der Einnahme erprobt.

575. Rosenberg A: Fall in carbon-monoxide blood levels after stopping smoking (letter), *Lancet* 1:593, 1972.
Kurzer Bericht über Carboxyhämoglobin-Spiegel bei Rauchern und über die Zeit, die nach Aufgeben benötigt wird, bis die Werte auf Null abgesunken sind.

576. Ryan WL, Carver MJ, Haller J: Phenolsulfonphthalein as an index of drug ingestion. *Am J Pharm* 134:168–171, 1962.

Die Beschreibung der Verwendung von Phenolsulfonphtalein (Phenol rot, PSP) als Urinmarker für Medikamenteneinnahme.

577. Schork MA, Remington RD: The determination of sample size in treatment-control comparisons for chronic disease studies in which dropout or non-adherence is a problem. *J Chron Dis* 20:223–239, 1967.
Eine Beschreibung und Begründung für eine Methode, die Zahl der Versuchspersonen in Behandlungs-Kontrollstudien zu bestimmen.

578. Sheiner L, Rosenberg B, Marathe V, Peck C: Differences in serum digoxin concentrations between outpatients and inpatients: An effect of compliance? *Clin Pharmacol Ther* 15:239–246, 1974.
Bericht über die Messung von ambulanten Patienten bezüglich Einnahmezuverlässigkeit bei Digoxin-Therapie, begründet auf pharmakodynamischer Interpretation der Serumdigoxin-Konzentrationen.

579. Silberstein R, Blackman S: A method to evaluate whether patients take prescribed medication. *Clin Pediatr* 5:239–240, 1966.
Sehr kurzer Beitrag zur Anwendung von Riboflavin-Tabletten zwecks Bestimmung der Einnahmezuverlässigkeit.

580. Simpson J: Simple tests for the detection of urinary PAS. *Tubercle* 37:333–340, 1956.
Zwei Direktbestimmungen zur Ermittlung von Para-Aminosalizylsäure im Urin werden sehr klar beschrieben.

581. Stark JE, Ellard G, Gammon P, Fox W: The use of isoniazid as a marker to monitor the self-administration of medicaments. *Br J Clin Pharm* 2:355–358, 1975.
Die Eignung von Isoniazid für die Compliance-Überwachung wurde bei einer Gruppe männlicher freiwilliger Studenten geprüft.

582. Stensurd PA, Palmer H. Serum phenytoin determinations in epileptics. *Epilepsia* 5:364–370, 1964.
Biochemische und klinische Korrelation von Serumphenytoin-Konzentrationen.

Allgemeine Abhandlungen, Kommentare und Leitartikel

583. A position in support of a national health program. Position paper adopted by the board of trustees, Society for Public Health Education, 4 November 1973.
Spricht sich für die breite Anwendung von Gesundheitserziehungs-Programmen unter Einbeziehung ihrer Relevanz für Compliance aus.

584. Aberg H: Patient compliance. *Acta Med Scand* (Suppl) 606:25–31, 1977.
Eine Übersicht über einen Teil der Literatur, die sich mit Compliance bei antihypertensiver Therapie beschäftigt, plus Vorschläge zur Verbesserung der Compliance.

585. Arthur H, Dawson D: The role of intake procedures and community education in reducing no-show rates. *Hosp Community Psychiatry* 28:511–512, 1977.
Ein kurzer Bericht über Einhalten von Sprechstundenterminen in einer Gemeinde-Psychiatrie-Ambulanz.

586. Atkinson A, Skegg J: Anti-smoking publicity and the demand for tobacco in the UK, *Manch Sch Soc Stud* 44:265–282, 1973.
Eine erneute Bewertung von Daten, die die Wirkung von Publizität und Steuern auf den Tabakverbrauch in England beschreibt.

587. Atkinson L, Gibson I, Andrews J: The difficulties of old people taking drugs. *Age Aging* 6:144–150, 1977.

Übersicht über Probleme, die dazu führen, daß ältere Patienten Arzneimitteleinnahme nicht beibehalten.

588. Auger T, Wright E, Simpson R: Posters as smoking deterrents. *J Appl Psychol* 56:169–171, 1972.
Kurze Übersicht über zwei Studien bezüglich der Wirkung von Nichtraucher-Postern auf den Zigarettenverbrauch in der Öffentlichkeit.

589. Ayd FJ: Single daily dose of antidepressants (editorial). *JAMA* 230:263–264, 1974.
Kommentar zu Compliance-Aspekten wie Senkung der Häufigkeit von Tabletteneinnahmen bei depressiven Patienten und Ergebnisse einer Fragebogen-Aktion über Verschreibungsgewohnheiten von Psychiatern.

590. Azarnoff DL, Abrams WB, Cuttner J, Hewitt WL, Hailman HF: Panel 3: Phase III investigations. *Clin Pharmacol Ther* 18:650–652, 1975.
Empfehlungen eines Expertengremiums zu Phase-III-Studien neuer Arzneimittel einschließlich der Erfordernisse, die Patienten-Compliance zu überwachen und zu sichern.

591. Baekeland F, Lundwall L: Dropping out of treatment: A critical review. *Psychol Bull* 82:738–783, 1975.
Ausführliche Übersicht über Ausscheiden von Patienten aus Programmen, die sich mit Sucht, Alkoholismus, psychiatrischen Störungen und einigen Beschwerdebildern beschäftigt.

592. Ball WL: Improving patient compliance with therapeutic regimens: Hamilton symposium examines the problems and solutions. *Can Med Assoc J* 111:268–282, 1974.
Allgemeine Übersicht über die Determinanten der Compliance und über vorgeschlagene Interventionen.

593. Baretz RM, Stephenson GR: Unrealistic patient. *NY State J Med* 76:54–57, 1976.
Behandelt Probleme psychiatrischer Patienten, die sich infolge Ablehnung und Depression weigern, die Therapie zu befolgen; mit Vorschlägen, wie diese Probleme angepackt werden können.

594. Barmes D: Gaining acceptance of preventive measures. *NZ Soc Periodont Bull* 42:3–12, 1976.
Kommentar zur Notwendigkeit, öffentliche Zusammenarbeit zu gewinnen, und zwar bezüglich verschiedener Aspekte der Prävention von Zahnerkrankungen.

595. Barnes ST, Jenkins CD: Changing personal and social behaviour: Experiences of health workers in a tribal society. *Soc Sci Med* 6:1–15, 1972.
Eine epidemiologische Analyse des Widerstandes gegenüber einer Antimalaria-Kampagne in einem unterentwickelten Land wird diskutiert und Lösungen werden angeboten.

596. Barofsky I (ed): *Medication Compliance: A Behavioral Management Aproach.* Thorofare, NJ, Slack, 1977.
Dieses Buch enthält 19 Artikel über Einnahmezuverlässigkeit mit Schwerpunkt Behandlung der Hypertonie.

597. Barofsky I: Behavioral therapeutics and the management of therapeutic regimens, pp 100–109, in Sackett DL, Haynes RB (eds): *Compliance with Therapeutic Regimens,* Baltimore, Johns Hopkins University Press, 1976.
Diskussion der Anwendung von Verhaltensänderungstechniken bei der Handhabung von Patienten-Compliance gegenüber Therapieplänen.

598. ———: *Compliance, Adherence and the Therapeutic Alliance,* Proceedings of the

First International Congress on Patient Counselling. Amsterdam, Excerpta Medica Foundation 1976.
Eine Übersicht über einige der Patienten-Therapie-Interaktionen, welche die Compliance beeinflussen und die Entwicklung der medizinischen Selbstversorgung.

599. _____:Introduction, pp xv-xvii, in Barovsky I (ed): *Medication Compliance: A Behavioral Mangement Approach,* Thorofare, NJ, Slack, 1977.
Einleitende Feststellung zum Ziele und der Berechtigung des Buches.

600. _____: Sociological and psychological aspects of medication compliance, pp 29–44, in Barofsky I (ed): *Medication Compliance: A Behavioral Management Approch.* Thorofare, NJ, Slack, 1977.
Übersicht über einige der soziopsychologischen Faktoren, die die Compliance bezüglich Therapieplänen beeinflussen.

601. _____: Summary, pp 215–221, in Barofsky I (ed): *Medication Compliance: A Behavioral Management Approach,* Thorofare, NJ, Slack, 1977.
Zusammenfassung des Bandes von Barofsky über Einnahmezuverlässigkeit.

602. Bebbington PE: The efficacy of Alcoholics Anonymous: The elusiveness of hard data. *Br J Psychiatr* 128:572–580, 1976.
Übersicht über Studien der Wirksamkeit von Aktivitäten der Anonymen Alkoholiker auf Compliance bezüglich Alkoholabstinenz.

603. Becker M (ed): The health belief model and personal health behavior. *Health Educ Monogr* 2:324–473, 1974.
Eine Monographie, die den Ursprung und die Charakteristika des „Health Belief Model" und ihre Beziehungen zur Prävention von Krankheiten und des Rollenverhaltens Kranker erörtert.

604. Becker MH, Green LW: A family approach to compliance with medical treatment–a selective review of the literature. *Int J Health Educ* 18:1–11, 1975.
Diese Publikation soll den Wert des Studiums von Patienten-Familie-Interaktionen darstellen, um Determinanten der Compliance und Maßnahmen zu ihrer Verbesserung zu identifizieren.

605. Becker MH: Sociobehavioral determinants of compliance, pp 40–50, in Sackett DL, Haynes RB (eds): *Compliance with Therapeutic Regimens,* Baltimore, Johns Hopkins University Press, 1976.
Übersicht über soziale Verhaltensfaktoren verknüpft mit Patienten-Compliance und eine eingehende Beschreibung des „Health Belief Model".

606. Berkanovic E: Behavioral science and prevention. *Prev Med* 5:92–105, 1976.
Prüfung des „Health Belief Model" plus sozialen „Netzwerks", welches das Verhalten des einzelnen beeinflußt und durch welches Verhaltensänderungstechniken wirken müssen.

607. Birch D: Control: Cigarettes and calories. *Can Nurse* 71:33–35, 1975.
Beschreibung einer Maßnahme zwecks Vermeidung von Gewichtszunahme nach Aufhören mit dem Rauchen.

608. Biron P, Carignan R: Chromoconfusion, a new type of pill-pill „interaction", *Can Med Assoc J* 110:1346–1347, 1974.
Kommentar über die Verwirrung, die durch Ähnlichkeit von Tablettengröße, -form und -farbe entsteht, wenn Patienten bei ihrer Therapie mehr als eine Tablette erhalten.

609. Biron P: Dosage, compliance and bioavailability in perspective. *Can Med Assoc J* 115:102–103,1976.
Eine sorgfältige Übersicht der relativen Wichtigkeit von Compliance, Dosis und

Bioverfügbarkeit als Determinanten der tatsächlichen Plasmakonzentrationen der verschriebenen Arzneimittel.

610. Blackwell B: Chemical coping. Self-control and compliance in hypertension, pp 57–67, in Barofsky I (ed); *Medication Compliance: A Behavioral Management Approach*. Thorofare, NJ, Slack, 1977.
Diskussion der relativen Verdienste psychologischer und medikamentöser Therapie bei der Behandlung der Hypertension.

611. ____: Drug deviation in psychiatric patients, pp 17–31, in Ayd FJ (ed): *The Future of Pharmacotherapy in New Drug Delivery Systems*. Baltimore, International Drug Therapy Newsletter 1973.
Übersicht über Compliance bei psychiatrischen Patienten mit besonderer Berücksichtigung der Messung und der Determinanten; zusätzliche Kommentare über Ausmaß und mögliche Interventionen.

612. ____: Patient compliance. *N Engl J Med* 289:249–253, 1973.
Allgemeine Übersicht über die Determinanten der Compliance und Vorschläge zur Intervention.

613. ____: Treatment adherence. *Br J Psychiatr* 129:513–531, 1976.
Eine allgemeine Übersicht über Ausmaß, Determinanten und Maßnahmen zur Verbesserung der Compliance mit besonderer Betonung allgemeinmedizinischer und psychiatrischer Störungen.

614. ____Treatment adherence in hypertension. *Am J Pharm* 148:75–85, 1976.
Vollständige Übersicht und Kommentare zu Compliance und Strategien zur Verbesserung der Compliance bei hohem Blutdruck und anderen chronischen Krankheiten.

615. ____: The drug defaulter. *Clin Pharmacol Ther* 13:841–848, 1972.
Übersicht über Meßmethoden, Ausmaß und Verknüpfungen bei Non-Compliance.

616. Boyd J, Covington T, Stanaszek W, Coussons R: Drug defaulting part l: Determinants of compliance. *Am J Hosp Pharm* 31:362–367, 1974.
Übersicht über Faktoren, die Einnahmeunzuverlässigkeit beeinflussen, und einige Vorschläge für Maßnahmen, die Apotheker zwecks Verbesserung der Compliance anwenden können.

617. Bryan CK: Patient information vs patient education. *Drug Intell Clin Pharm* 10:314–318, 1976.
Kommentar über die Wichtigkeit der Patientenerziehung bezüglich der Notwendigkeit, sich compliant gegenüber medizinischem Rat zu verhalten anstatt ihm nur Information darzubieten.

618. Buskirk ER: Obesity: A brief overview with emphasis on exercise. *Fed Proc* 33:1948–1951, 1974.
Übersicht über die Prävention und Behandlung der Fettsucht.

619. Canada AT: The pharmacist and drug compliance, pp 129–134, in Sackett DL, Haynes RB (eds): *Compliance with Therapeutic Regimens*, Baltimore, Johns Hopkins University Press, 1976.
Eine Übersicht über die Beteiligung des Apothekers bei der Messung und Unterstützung der Patienten-Compliance bezüglich Medikation.

620. Caplan R, Robinson E, French J, Caldwell J, Shinn M: *Adhering to Medical Regimens: Pilot Experiments in Patient Education and Social Support*. Ann Arbor, Institute for Social Research, 1976.
Band, der Kapitel mit Diskussionen über Modelle, Methoden und Vorhersage der Einhaltung von Therapieplänen enthält.

621. Chambers DW: Behavior management techniques for pediatric dentists: An embarrassment of riches. *J Dent Child* 44:30–34, 1977.
Eine Übersicht über Verhaltensänderungsmethoden, die von Zahnärzten bei der Behandlung von Kindern angewendet werden.

622. Charney E: Compliance and prescribance. *Am J Dis Child* 129:1009–1010, 1975.
Ausgezeichneter Artikel, welcher sich mit Non-Compliance aus der Sicht schlechter Substanzwirksamkeit und Verschreibung beschäftigt.

623. ____: Patient-doctor communication: Implications for the clinician. *Pediatr Clin North Am* 19:263–279, 1972.
Allgemeiner Übersichtsartikel.

624. Clark JR: Oral hygiene in the orthodontic practice: Motivation, responsibilities, and concepts. *Am J Orthod* 69:72–82, 1976.
Ein Artikel, der die Wichtigkeit von Mundhygiene behandelt und außerdem einige Methoden darstellt, die die Gewohnheiten der Zahnpflege begünstigen.

625. Compliance, pp 41–46, in Weiss SM (ed): Proceedings of the National Heart and Lung Institute Working Conference on Health Behavior. Bethesda, NIH, 1975.
Empfehlungen zur Forschung mit Schwerpunkt auf dem „Health Belief Model".

626. Recommendations of research focusing on the health belief model. Crawford JJ, Pell J: The Rand Report: A brief critique. *Addict Behav* 2:141–146, 1977.
Eine kritische Übersicht über eine Publikation der Rand Corporation über Alkoholismus und seine Behandlung einschließlich der Indentifikation verschiedener methodologischer Probleme, von denen eins die hohe Ausfallquote von Personen bei Kontrollinterviews betraf.

627. Cristol AH: Techniques to reduce drop outs in a psychiatric clinic. *Penn Psychol Q* 3:32–35, 1963.
Ein kurzer Kommentar zur Aufrechterhaltung der traditionellen Arzt-Patienten-Beziehung bei der Psychoanalyse mit dem Ziel der Fortsetzung von Therapie.

628. Crooks J, Shepherd A, Stevenson I: Drugs and the elderly, the nature of the problem. *Health Bull* 33:222–226, 1975.
Eine kurze Abhandlung über Einnahmeunzuverlässigkeit bei älteren Personen und einige Vorschläge zur Verbesserung.

629. Darrow WW: Approaches to the problem of venereal disease prevention. *Prev Med* 5:165–175, 1976.
Eine Übersicht über Methoden und Ergebnisse bei der Prävention von Geschlechtskrankheiten.

630. Davidoff F: Compliance with antihypertensive therapy: The last link in the chain. *Conn Med* 40:378–383, 1976.
Übersicht über complianceverbessernde Programme bei der Hypertonie und dem Diabetes.

631. Davis MS: Documenting the need, pp 13–26, in *Proceedings of the Second Invitational Conference on Health Education in the Hospital,* Chicago, American Hospital Association, 1969.
Stellungnahmen zur Anwendung von Patientenerziehung zur Verbesserung der Compliance.

632. Davis P: Compliance structures and the delivery of health care: The case of dentistry. *Soc Sci Med* 10:329–337, 1976.
Eine theoretische Diskussion von Ergebnissen der Zahngesundheit und zahnärztlichen Versorgung in Neuseeland. Das Konzept paßt in das Gerüst eines Compliance-Modells.

633. Dembroski TM: Clarification of the relationship between the development and modification of life-style and chronic disease: Is it possible? pp 108–121, in Weiss SM (ed): *Proceedings of the National Heart and Lung Institute Working Conference on Health Behavior.* Bethesda, NIH, 1975.
Literaturübersicht, die sich mit der Prävention chronischer Krankheiten beschäftigt und mit der Kontrolle von Lebensstil und Gesundheitsverhalten.

634. Demone H: Experiments in referral to alcoholism clinics. *Q J Stud Alcohol* 24:495–502, 1963.
Übersicht über vier Studien zur Verbesserung der Behandlung verknüpft mit Problem-Alkoholikern.

635. Dengler HJ, Lasagna L: Report of a workshop on fixed-ratio drug combinations. *Eur J Clin Pharmacol* 8(2): 149–154, 1975.
Bericht über verschiedene Pro und Kontra zu fixen Arzneimittelkombinationen einschließlich Bequemlichkeit, Compliance, Kosten, Wirksamkeit und Sicherheit.

636. Dollery CT: Pharmacological basis for combination therapy of hypertension. *Annu Rev Pharmacol Toxicol* 17:311–323, 1977.
Diskussion über den Gebrauch von Substanzkombinationen bei der Behandlung von Hypertonie mit einem Anhang über Compliance-Probleme, die bei Mehrfachmedikation auftreten.

637. Dooley BJ: The effect of compulsory seat belt wearing on the mortality and pattern of injury to car occupants. Proceedings Reports, *J Bone Joint Surg* 57b:252, 1975.
Auszug aus einem Bericht über die Wirksamkeit der Gesetzgebung zum Sicherheitsgurt in Victoria/Australien.

638. Dunbar JM, Stunkard AJ: Adherence to diet and drug regimen, pp 391–423 in Levy R, Rifkind B; Dennis B, Ernst N (eds): *Nutrition, Lipids, and Coronary Heart Disease.* New York, Raven Press, 1979.
Umfassende und sorgfältige Übersicht über Compliance-Literatur mit spezieller Behandlung von Diätproblemen.

639. Editorial: Keep on taking the tablets. *Lancet* 2: 195–196, 1970.
Kommentar über die Eignung verfügbarer biochemischer Methoden der Einnahmezuverlässigkeitskontrolle.

640. Editorial: Cheek-pouches. *Lancet* 1:888, 1972.
Kommentar über Methoden der Compliancekontrolle.

641. Editorial: Acceptance of measles vaccine. *Lancet* 2:387–388, 1977.
Kurzer Kommentar über Ausmaß von Masern-Impfungen in den USA und in England.

642. Editorial: Keep on taking the tablets. *Br Med J* 1:793, 1977.
Kurzer Kommentar über Nichtbeibehalten von Arzneiverordnungen.

643. Editorial: The need for patient education. *Am J Public Health* 61:1277–1279, 1971.
Kommentar über die Empfehlungen des Komitees „Educational Tasks“ bei chronischen Krankheiten.

644. Editorial: Successes, failures and prospects of the anti-smoking programme. *Med J Aust* 2:815–816, 1975.
Kommentare über die Wirksamkeit eines Programms gegen das Rauchen in Australien.

645. Edsall JR, Awe R, Bunyan S, Hackney R, Iseman N, Reagan W: Treatment of tuberculosis in alcoholic patients. *Am Rev Resp Dis* 116:559–561, 1977.
Richtlinien zur Unterstützung der Aufrechterhaltung der Tuberkulose-Therapie bei Alkoholikern.

646. Effects of treatment on morbidity in hypertension. III) Influence of age, diastolic pressure and prior cardiovascular disease; further analysis of side effects. Veterans Administration Cooperative Study Group on Antihypertensive Agents. *Circulation* 45:991–1004, 1972.
Diskussion der Endpunkte der Veterans Administration Hypertonie-Studien einschließlich einer Beschreibung der Nebenwirkungen bei Versuchspersonen und Kontrollen und den Therapie-Änderungen, die dadurch nötig wurden.

647. Effects of treatment on morbidity in hypertension: Results in patients with diastolic blood pressure averaging 115 trough 129 mm Hg. Veterans Administration Cooperative Study Group on Antihypertensive Agents. *JAMA* 202:1028–1034, 1967.
Ergebnisse der Veterans Administration Studien über die Wirksamkeit von Antihypertonika, mit einer Beschreibung der Compliance-Screening-Maßnahmen vor der Randomisierung.

648. Emrick CD: A review of psychologically oriented treatment of alcoholism: I) The use and interrelationships of outcome criteria and drinking behavior following treatment. *Q J Stud Alcohol* 35:523–549, 1974.
Eine Zusammenfassung der Ergebnisse von 271 Studien, welches die Resultate nach psychologisch orientierter Behandlung auswertet.

649. _____: A review of psychologically oriented treatment of alcohilism: II) The relative effectiveness of different treatment approaches and the effectiveness of treatment versus no treatment. *J Stud Alcohol* 36:88–108, 1975.
Übersicht über 384 Studien. Ausmaß der Alkoholabstinenz, verwendet als ein Endergebnis zur Messung des Unterschiedes zwischen behandelten und unbehandelten Patienten.

650. Ensor PG, Rosenberg SG: Principles of learning, patient education and hypertension, pp 167–179, in Barofsky I (ed): *Medication Compliance: A Behavioral Management Approach*. Thorofare, NJ, Slack, 1977.
Übersicht über Patientenerziehung in Beziehung zur Compliance bezüglich Antihypertonika.

651. Epstein LH, McCoy JF: Issues in smoking control. *Addict Behav* 1:65–72, 1975.
Eine Übersicht über die Wirksamkeit derzeitiger Interventionsmaßnahmen in Beziehung zur Verminderung von Rauchen und die Aufrechterhaltung der Wirkungen.

652. Evans R, Kirk R, Walker P, Rosenbluth S, McDonald J: Medication maintenance of mentally ill patients by a pharmacist in a community setting. *Am J Hosp Pharm* 33:835–838, 1976.
Studie über die Eignung eines niedergelassenen Apothekers bezüglich Unterstützung bei der Versorung von ambulanten Patienten mit psychiatrischen Störungen durch Kontrolle von Compliance, Nebenwirkungen, Substanz-Wechselwirkungen und durch Einleitung kleiner Veränderungen in der Behandlung entsprechend dem Geisteszustand des Patienten.

653. Evans RI: Smoking in children: Developing a social psychological strategy of deterrance. *Prev Med* 5:122–127, 1976.
Beschreibung einer untersuchten Technik, um Kinder daran zu hindern, mit dem Rauchen anzufangen.

654. Faigel HC: Getting patients to follow advice: The art of communication. *Clin Pediatr* 11:666–667, 1972.
Eine kurze Übersicht über drei Studien der Arzt-Patienten-Kommunikation und Vorschläge zur Verbesserung der Zusammenarbeit.

655. Feinstein AR: Biostatistical problems in compliance bias. *Clin Pharmacol Ther* 16:846–857, 1974.
Übersicht über Aspekte der Compliance, welche biostatistische Daten und deren Interpretation beeinflussen können.

656. ——: „Compliance bias" and the interpretation of therapeutic trials, pp 152–166, in Sackett DL, Hayness RB (eds): *Compliance with Therapeutic Regimens*. Baltimore, Johns Hopkins University Press, 1976.
Diskussion von sechs Aspekten der Compliance, welche biostatistische Daten und Interpretationen beeinflussen können.

657. Ferguson T: The non-compliant patient. *J Tenn Med Assoc* 70:248–251, 1977.
Eine kurze Übersicht über einige Faktoren, die Compliance bezüglich Antihypertonika beeinflussen. Zusätzlich ein Bericht über eine Fallstudie eines einnahmeunzuverlässigen Patienten.

658. Fink DL: Tailoring the consensual regimen, pp 110–118, in Sackett DL, Haynes RB (eds): *Compliance with Therapeutic Regimens*. Baltimore, Johns Hopkins University Press, 1976.
Beschreibt eine Form von Therapie, wie sie sowohl für den behandelnden Arzt als auch für die Patienten annehmbar ist.

659. Fink JL: On pharmacist's role in patient behavior. *Am J Public Health* 67:269–270, 1977.
Ein kurzer Brief mit Kommentaren über den Einfluß des Apothekers auf das Patientenverhalten.

660. Finnerty FA: The DC general hospital experience, pp 211–214, in Barofsky I (ed): *Medication Compliance: A Behavioral Management Approach,* Thorofare, NJ, Slack, 1977.
Ein Artikel, der Änderung im Gesundheitsversorgungssystem empfiehlt, um das Beibehalten der Therapie durch die Patienten zu verbessern.

661. Fitzgerald JD: The influence of the medication on compliance with therapeutic regimens, pp 119–128, in Sackett DL, Haynes RB (eds): *Compliance with Therapeutic Regimens*. Baltimore, Johns Hopkins University Press, 1976.
Die Prüfung einiger Aspekte der Beziehungen zwischen Medikamenteigenschaften und Compliance.

662. Foldvary LA, Lane JC: The effectiveness of compulsory wearing of seatbelts in casualty reduction. *Accid Anal Prev* 6:59–81, 1974.
Ein beschreibender Bericht der Wirksamkeit von Sicherheitsgurtgebrauch zur Abnahme von Unfallverletzungen vor und nach Gesetz über Gurtzwang in Victoria, Australien.

663. Fox EM. Drug compliance in the elderly. *Br Med J* 1:578, 1977.
Dieser kurze Brief kommentiert die Wirksamkeit der Anwendung verschiedener Tabletten und Kombinationspräparate zwecks Verbesserung der Einnahmezuverlässigkeit bei älteren Patienten.

664. Fox W: Self-administration of medicaments; a review of published work and a study of the problems. *Bull Union Against Tuber* 32:307–331, 1962.
Übersicht über Compliance-Messungen, über einige ausgewählte Aspekte von Compliance-Problemen und einige Methoden zur Compliance-Verbesserung.

665. ——: The problem of self-administration of drugs: With particular reference to pulmonary tuberculosis. *Tubercle* 39:269–274, 1958.
Übersicht plus anekdotischer Beitrag der Compliance-Kontrolle und Compliance-Determinanten in einem Tuberkulose-Kontrollzentrum.

666. Fredrickson D: Helping smokers quit: The physician's role (editorial interview). *Ca* 26:236–241, 1976.
Ratschläge bezüglich formeller und nicht formeller Methoden, die Ärzte anwenden oder verschreiben können, um Patienten zu helfen, das Rauchen aufzugeben.

667. Gagnon MA: Subjective phenomena in drug trials. *Int J Clin Pharmacol* 15:155–160, 1977.
Eine Diskussion der Problemarten, die durch subjektive Elemente bei Arzneimittelprüfungen auftreten.

668. Garfield SL: A note on the confounding of personality and social class characteristics in research on premature termination. *J Consult Clin Psychol* 45:483–485, 1977.
Eine kurze kritische Bewertung einer früheren Publikation bezogen auf den dort gemachten Forschungsvorschlag auf dem Gebiet der frühen Beendigung von Psychotherapie.

669. Gavrin JB, Tursky E, Albam B, Feinstein AR: Rheumatic fever in children and adolescents, II) Maintenance and preservation of the population. *Ann Intern Med* 60(5): 18:30, 1964.
Résumé über Maßnahmen, die benutzt wurden, um Compliance bei Kindern aufrechtzuerhalten, die in einem Spezial-Behandlungszentrum prophylaktische Medikamente gegen rheumatisches Fieber erhielten.

670. Gillum RF, Barsky AJ: Diagnosis and management of patient noncompliance. *JAMA* 228:1563–1567, 1974.
Eine Übersicht der derzeitigen Kenntnis und über das derzeit herrschende Verständnis bezüglich Empfehlungen an Ärzte zur Voraussage und Verringerung von Non-Compliance.

671. Gold S: Plaque-control motivation in orthodontic practice. *Am J Orthod* 68:8–14, 1975.
Der Artikel beschreibt die Verwendung von Patienten-Vereinbarungen und psychotherapeutischer Techniken bei Orthodontie.

672. Goldsmith CH: The effect of differing compliance distributions on the planning and statistical analysis of therapeutic trials, pp 137–151, in Sackett DL, Hayness RB (eds): *Compliance with Therapeutic Regimens*. Baltimore, Johns Hopkins University Press, 1976.
Vorschlag einer einheitlichen Compliance-Messung und eine Studie der Wirkungen auf verschiedene Compliance-Verteilungen auf die Ergebnisse klinischer Prüfungen.

673. Gordis L: Methodologic issues in the measurement of patient compliance, pp 51–66, in Sackett DL, Haynes RB (eds): *Compliance with Therapeutic Regimens*. Baltimore, Johns Hopkins University Press, 1976.
Diskussion der Schwierigkeiten bei der Messung des Verhaltens von unzuverlässigen Patienten und Lösungen.

674. Gordon J: Evaluation of communications media in two health projects in Baltimore. *Public Health Rep* 82:651–655, 1967.
Beschreibung der relativen Wirkung verschiedener Formen der Massenmedien und persönlicher Botschaften bei der Beeinflussung von Personen, pränatale und diabetische Screening-Möglichkeiten zu benutzen.

675. Gori G: Artificial tobacco substitutes. *JAMA* 234:489–490, 1975.
Kommentar über den derzeitigen Stand der Entwicklung und den möglichen Nutzen eines künstlichen Tabakersatzes.

676. ____: Smoking and cancer: Research in etiology and prevention at the National Cancer Institute: *Cancer* 30:1340–1343, 1972.
Allgemeine Darlegung der Methoden des National Cancer Institutes zur Verminderung des Zigarettenrauchens oder Änderung seiner schädlichen Wirkungen.

677. Gorlich GM: Package inserts and noncompliance with doctors' orders (letter). *Pediatrics* 51:312, 1973.
Brief, der beschreibt, daß Patienten sich nicht compliant verhalten, wenn Ärzte Arzneimittelpackungen an Patienten geben, deren Packungsbeilagen für den Arzt vorgesehen sind und Nebenwirkungen detailliert aufführen.

678. Green LW, Levine DM, Deeds S: Clinical trials of health education for hypertensive outpatients–design and baseline data. *Prev Med* 4:417–425, 1975.
Theoretische Erörterung von Basisdaten für Experimente bei der Gesundheitserziehung zwecks Verbesserung der Patienten-Compliance.

679. Green LW: Evaluation and measurement: Some dilemmas for health education. *Am J Public Health* 67:155–161, 1977.
Verschiedene Probleme werden zusammen mit Vorschlägen für ihre Lösung dargestellt, die sich aus der Natur der Gesundheitserziehung ergeben.

680. ____: Site- and symptom-related factors in secondary prevention of cancer, pp 45–61, in Cullen JW, Fox BH, Isom RN (eds): *Cancer: The Behavioral Dimensions*. New York, Raven Press, 1976.
Dieses Kapitel diskutiert einige der Faktoren, die an der verspäteten Inanspruchnahme ärztlicher Versorgung bei Krebs beteiligt sind.

681. ____: The potentital of health education includes cost effectiveness. *Hospitals* 50:57–61, 1976.
Kommentar über den möglichen Nutzen, der sich mit formalen Gesundheitserziehungsprogrammen erzielen läßt.

682. Grissom RL: Patient self-care in hypertension: A physician's perspective, pp 105–113, in Barofsky I (ed): *Medication Compliance: A Behavioral Management Approach*. Thorofare, NJ, Slack, 1977.
Diskussion der Patientenselbstversorgung bei der Hypertonie-Behandlung.

683. Gwinup G, Poucher R: A controlled study of thyroid analogs in the therapy of obesity. *Am J Med Sci* 254:416–420, 1967.
Vergleich von T4, T3 und Placebo bei der Gewichtsabnahme. Es handelt sich nicht um eine Compliance-Studie per se, aber diese Studie erläutert einen möglichen Weg, um Compliance-Probleme zu vermeiden.

684. Hackney RL: Treating tuberculosis in the poor black alcoholic male. *Am Rev Resp Dis* 112:150–151, 1975.
Kommentar, der die Notwendigkeit längerer (4–8 Wochen) anfänglicher stationärer Behandlung bei Tuberkulose bei armen, der Neger-Rasse angehörenden männlichen Alkoholikern empfiehlt.

685. Haddon W: Perspective on a current public health controversy. *Am J Public Health* 65:1342–1344, 1975.
Informativer Kommentar über aktive und passive Hindernisse gegenüber Automobilsicherheit und das gesetzliche Ringen, das damit verbunden ist.

686. ____: Strategy in preventive medicine: Passive vs active approaches to reducing human wastage. *J Trauma* 14:353–354, 1974.
Artikel über die Unterschiede zwischen aktiver und passiver Zugänge zu gesundheitsbezogenen Aktivitäten und ihre relative Stärke, Zusammenarbeit zu erreichen.

687. Hall B: Mutual withdrawal: The non-participant in a therapeutic community. *Perspect Psychiatr Care* 14:75–77, 93, 1976.
Sorgfältiger Kommentar über aktive und passive Teilnahme bei Psychotherapie.

688. Halperin M, Rogot E, Gurian J, Ederer F: Sample sizes for medical trials with special reference to long-term therapy. *J Chron Dis* 21:13–24, 1968.
Theoretische Betrachtungen über Gruppengröße bei Langzeitstudien, wobei Therapieabbrüche, Ausfälle und Nichtbeibehalten der Therapie einkalkuliert sind; Tabellen eingeschlossen.

689. Hannay D: Self-medication–developing a concept in future hospital pharmacy service. A report submitted to the pharmacy residency committee, Victoria Hospital, London, Ontario, Canada, 1973.
Übersicht über zwei Programme für stationäre Behandlung der Medikamentenselbstanwendung und ein Protokoll, um die Wirkung solcher Programme auf die anschließende Compliance ambulanter Patienten einschätzen zu können.

690. Hauser R: Rapid smoking as a technique of behavior modification: Caution in selection of subjects. *J Consult Clin Psychol* 42:625–626, 1974.
Kommentar über die möglichen Risiken des raschen Rauchens als eine Maßnahme gegen das Rauchen und eine Empfehlung zur Vorsicht.

691. Hayes-Bautista D: Modifying the treatment: Patient compliance, patient control and medical care. *Soc Sci Med* 10:233–238, 1976.
Theoretische Darstellung von Wegen zu einnahmeunzuverlässigem Verhalten aus der vom Patienten selbst berichteten Perspektive, unter besonderer Berücksichtigung der Patienten-Arzt-Interaktion.

692. Haynes R, Sackett D, Gibson E, Taylor D, Roberts R, Johnson A: Manipulation of the therapeutic regimen to improve patient compliance: Conceptions and misconceptions. *Clin Pharmacol Ther* 22:125–130, 1977.
Analyse von Faktoren, die auf die Art, Häufigkeit, Dauer, Bedeutung, Kosten und Nebenwirkungen der Behandlung bezogen sind und ihr Einfluß auf die Compliance.

693. Haynes RB, Sackett DL: Appendix.: An Annotated Bibliography, pp 193–279, in Sackett DL, Haynes RB (eds): *Compliance with Therapeutic Regimens,* Baltimore, Johns Hopkins University Press, 1976.
Eine Bibliographie über Compliance-Untersuchungsberichte mit Kommentierungen, Beurteilung des wissenschaftlichen Wertes und einem ausführlichen Themenregister.

694. Haynes RB: A critical review of the „determinants" of patient compliance with therapeutic regimens, pp 26–39, in Sackett DL, Haynes RB (eds): *Compliance with Therapeutic Regimens.* Baltimore, Johns Hopkins University Press, 1976.
Methodologische Beschreibung und Übersicht über die Reichweite der Determinanten der Patienten-Compliance.

695. ——: Strategies for improving compliance: A methodologic analysis and review, pp 69–82, in Sackett DL, Haynes RB (eds): *Compliance with Therapeutic Regimens.* Baltimore, Johns Hopkins University Press, 1976.
Übersicht über Maßnahmen zur Verbesserung von Patienten-Compliance und Beurteilung ihrer Wirksamkeit.

696. Hecht A: Self-medication, inaccuracy, and what can be done. *Nurs Outlook* 18:30–31, 1970.
Kurzanalyse der praktischen Aspekte der Patienten-Non-Compliance aus der Sicht der Krankenschwester.

697. Henderson J, Enelow A: The coronary risk factor problem: A behavioral perspective. *Prev Med* 5:128–148, 1976.
Theoretische Betrachtung und Übersicht über Verhaltensaspekte, um Zusammenarbeit bezüglich präventiver Gesundheitsmaßnahmen zu erreichen.

698. Hewitt A: Significance of the „defaulter“ in the assessment of efficiency of treatment in gonorrhea. *Br J Vener Dis* 45:40–41, 1969.
Kurzer Kommentar, in welchem dringend der Einschluß von „Ausfällen“ bei der Analyse von Studien über Geschlechtskrankheiten empfohlen wird.

699. Hieb E, Wang R: Compliance: The patient's role in drug therapy. *Wis Med J* 73:s152–s154, 1974.
Allgemeine Empfehlung über Compliance, im journalistischen Stil geschrieben.

700. Hill M, Blane H: Evaluation of psychotherapy with alcoholics: A critical review. *Q J Stud Alcohol* 28:76–104, 1967.
Methodologisch orientierte Forschungsanalyse über die Anwendung von Psychotherapie bei der Behandlung des Alkoholismus.

701. Hingson RW: The physician's problems in identifying potentially noncompliant patients, pp 117–132, in Barofsky I (ed): *Medication Compliance: A Behavioral Management Approach*. Thorofare, NJ, Slack, 1977.
Die Wichtigkeit verläßlicher Vorhersagefaktoren für die Patienten-Non-Compliance zu finden, wird unterstrichen.

702. Hochbaum G: Fear ist not enough. *Am Lung Assoc Bulletin:* 13–16, June 1975.
Einige praktikable und inpraktikable Vorschläge zur Motivation von Rauchern, das Rauchen aufzugeben.

703. Hogue C: Compliance in health care: Selected conceptual and methodologic issues. Paper presented at Regional Research Development Project Workshop, Chapel Hill, NC, September 1976.
Eine kurze Übersicht über die Theorie und Praxis der Compliance-Handhabung und Compliance-Forschung.

704. Hunt W, Bespalec D: An evaluation of current methods of modifying smoking behavior. *J Clin Psychol* 30:431–438, 1974.
Methodologische Übersicht über den relativen Erfolg verschiedener Formen der Therapie gegen das Rauchen.

705. Hunt W, Matarazzo J: Three years later: Recent developments in the experimental modification of smoking behavior. *J Abnorm Psychol* 81:107–114, 1973.
Eine Übersicht über (fehlende) Wirksamkeit von Interventionen gegen Rauchen, Alkoholismus, Drogensucht, zusammen mit konstruktiven Anmerkungen für die Zukunft.

706. Hussar D: Patient noncompliance. *J Am Pharm Assoc NS* 15:183–190, 201, 1975.
Sorgfältige Übersicht zum Problem der Einnahmeunzuverlässigkeit mit spezieller Behandlung der Situation der Aspekte in der Apotheke.

707. Inui T: Compliance with medical regimens: A problem in perspective. Unpublished article.
Übersicht über Compliance-Probleme und Kommentare.

708. Jeffrey D: Some methodological issues in research on obesity. *Psychol Rep* 35:623–626, 1974.
Ruf nach größerer wissenschaftlicher Strenge bei Studien über Fettsucht mit spezifischer konstruktiver Kritik an verschiedenen methodologischen Unzulänglichkeiten.

709. Jeffrey DB: Treatment outcome issues in obesity research, pp 20–29, in Williams

B (ed): *Obesity: Behavioral Approaches to Dietary Management*. New York, Brunner-Mazel, 1976.
Dieses Kapitel diskutiert eine Zahl von Behandlungsergebnissen einschließlich Compliance, die für die Wirksamkeit von Forschung bei Fettsucht relevant sind.

710 Jellett LB: Patient compliance and drug therapy. *Aust J Pharm* 56:433–436, 1975.
Übersicht über Faktoren, die die Patienten-Compliance beeinflussen, und über Methoden zur Messung der Compliance.

711. Jenkins CD: Cultural differences in concepts of disease and how this affects health behavior. Paper presented at compliance symposium, Mass College Pharmacy, Boston, February 1974.
Diskussion verschiedener Modelle des Gesundheitsverhaltens und ihre Bedeutung für die Vorhersage und die Beeinflussung von Non-Compliance.

712. ———: Cultural differences in concepts of disease and how these affect health behavior, pp 9–18, in Barofsky I (ed): *Medication Compliance: A Behavioral Management Approach*. Thorofare, NJ, Slack, 1977.
Diskussion des Health Belief, in verschiedenen Kulturen und ethnischen Gruppen.

713. Johnson R: The ethical aspects of government intervention into individual behavior. Staff paper, Long Range Health Planning Branch, Ministry of Health, Ottawa, Canada, May 1976.
Philosophische Erörterung der ethischen Einflüsse von öffentlichen und ärztlichen Versuchen, ungesunde Lebensstile zu ändern.

714. Joubert P. Failure of therapeutic compliance–facts, fantasies and fallacies. *S Afr Med J* 52:254–255, 1977.
Kurzer Kommentar über die Notwendigkeit, sich mit Non-Compliance zu beschäftigen, um erfolgreich zu behandeln.

715. Joyce CR, Caple G, Mason M, Reynolds E, Mathews JA: Quantitative study of doctor-patient communication. *Q J Med* 38:183–194, 1969.
Studie über Information und Anweisungen, welche von Ärzten an Patienten gegeben werden, und die Informationsmenge, die der Patient behält.

716. Kaplan NM. Achieving patient cooperation in the treatment of hypertension. *Hosp Formulary* 11:68–72, 1976.
Diskussion der Probleme, welche mit der Therapie der Hypertonie verknüpft sind, unter besonderer Berücksichtigung der Bedeutung, daß der Patient wirksame Medikamente fortgesetzt einnimmt.

717. Kasachkoff AR: Group treatment and management of the hypertensive patient, pp 181–188, in Barofsky I (ed): *Medication Compliance: A Behavioral Management Approach*. Thorofare, NJ, Slack, 1977.
Beschreibung von Psycho-Erziehungsgruppen, die Patienten sowohl Unterstützung als auch Informationen vermitteln können.

718. Kasl SV, Cobb S: Health behavior, illness behavior and sick role behavior. *Arch Environ Health* 12:246–266, 1966.
Übersicht über wissenschaftliche Literatur bis 1964, die sich mit Gesundheitsverhalten, Krankheitsverhalten und dem Kranksein-Verhalten beschäftigt.

719. Keutzer C, Lichtenstein E, Mees H: Modification of smoking behavior: A review. *Psychol Bull* 70:520–533, 1968.
Analytische Übersicht von Verhaltensänderungstechniken verglichen mit anderen Methoden, das Zigarettenrauchen zu vermindern.

720. Kirscht JP: Communication between patients and physicians. *Ann Intern Med* 86:499–501, 1977.

Artikel, der die Bedeutung der Arzt-Patienten-Wechselwirkungen diskutiert.

721. Komaroff A: The practitioner and the compliant patient. *Am J Public Health* 66:833–835, 1976.
Artikel, der eine kurze, aber informative Übersicht über Compliance-Determinanten und Compliance-Handhabung gibt.

722. Kratschmar A: An ergonomic patient instruction system for orthodontic appliances. *Quintessence International* 5:45–47, 1975.
Beschreibung gedruckter Informationen für Kinder, die Gebißbehandlungen benötigen, angepaßt an das Verständnis eines 8- bis 9-jährigen Kindes.

723. Kroll HW: Bibliography on behavioral approaches to modification of smoking: January 1964 through December 1973. *Psychol Rep* 35:435–440, 1974.
126 Referenzen über Verhaltensstrategien zur Veränderung des Rauchens sind aufgeführt.

724. Laney F: Blood pressure and weight control programs. *Occup Health Nurs* 22:11–12, 1974.
Informative Hinweise und Ratschläge, um Beschäftigte zu unterstützen, normalgewichtig und normotensiv zu werden.

725. Lasagna L: Fault and defautl (editorial). *N Engl J Med* 289:267–268, 1973.
Leitfaden zu Blackwells vielseitige Übersicht (N Eng J Med 289:249–253, 1973).

726. Lasky JJ: The problem of sample attrition in controlled treatment trials. *J Nerv Ment Dis* 135:332–337, 1962.
Allgemeine Diskussion der Wirkung von Ausfällen auf Studienergebnisse mit spezifischen Beispielen und mit einigen Vorschlägen, dieses Problem zu vermeiden oder zu handhaben.

727. Law SA: The patient's right to refuse treatment. *Hosp Med Staff* 5:1–7, 1976.
Eine Übersicht über einige gesetzliche Aspekte, wenn ein Patient eine Behandlung verweigert.

728. Leventhal H: Fear communications in the acceptance of preventive health practice. *Bull NY acad Med* 41:1144–1168, 1965.
Diskussion mehrerer Studien, die die Eignung von Informationen behandelt, welche Furcht auslösen, um so gesunde Verhaltensänderung herbeizuführen.

729. ____: Fear appeals and persuasions: The differentiation of a motivational construct. *Am J Public Health* 61:1208–1224, 1971.
Übersicht und Diskussion der psychologischen Wirkungen verschiedener Arten von Gesundheitsbotschaften und der daraus entstehenden Wirkungen auf Motivation und Verhalten.

730. Levy RL, Carter RD: Compliance with practitioner instigations. *Soc Work* 21:188–193, 1976.
Übersicht über Methoden, Compliance zu begünstigen, mit Schwerpunkt auf Verhaltensinstruktionen von Sozialarbeitern.

731. Lewis CE, Michnich M: Contracts as a means of improving patient compliance, pp 69–75, in Barofsky I (ed): *Medication Compliance: A Behavioral Management Approach*. Thorofare, NJ, Slack, 1977.
Empfehlung für die Anwendung von Verträgen zur Erhöhung der Patienten-Compliance.

732. Ley P: Patient compliance–a psychologist's viewpoint. *Prescriber's J* 17:15–20, 1977.
Praktische Hinweise zur Arzt-Patienten-Wechselwirkung und Compliance.

733. ____: Towards better doctor-patient communications, pp 75–98, in Bennett AE

(ed): *Communications between Doctors and Patients.* London, Oxford University Press, 1976.
Umfassende Übersicht über die Beziehungen zwischen ärztlichen Kommunikationen und Erinnerungsvermögen, Befriedigung und Compliance der Patienten.

734. Liberman P, Swartz AJ. Prescription dispensing to the problem patient. *Am J Hosp Pharm* 29:163–166, 1972.
Diskussion der möglichen Rolle von Apothekern zur Verbesserung der Compliance gegenüber Medikamenten, mit einem Fallbericht als Beispiel.

735. ——: A guide to help patients keep track of their drugs. *Am J Hosp Pharm* 29:507–509, 1972.
Zwei Typen von Medikamentenkalendern zur Erleichterung der Compliance werden beschrieben. Über eine Prüfung dieser Kalender wurde nicht berichtet.

736. Lichtenstein E, Danaher B. Modification of smoking behavior: A critical analysis of theory, research, and practice. *Prog Behav Mod* 3:79–132, 1976.
Ausführliche Übersicht über Verhaltensänderungsstrategien (aversive und Selbsthandhabungstechniken) zwecks Aufgabe des Rauchens.

737. MacGregor FC: Uncooperative patients: Some cultural interpretations. *Am J Nurs* 67:88–91, 1967.
Anekdotischer Bericht über einige vermutete kulturelle Determinanten der Non-Compliance.

738. MacHann W: A community hypertension-control program: Follow-up and patient compliance. *Bull NY Acad Med* 52:665–670, 1976.
Beschreibung des modus operandi einer öffentlichen Gesundheitsaktion für die Entdeckung und das Erreichen optimaler Behandlung der Hypertension mit besonderem Schwerpunkt auf Maßnahmen zur Beibehaltung der Therapie.

739. Mahoney A: Patient education: A nurse's perspective, pp 195–201, in Barofsky I (ed): *Medication Compliance: A Behavioral Management Approach.* Thorofare, NJ, Slack, 1977.
Die Rolle der Krankenschwester bei der Erhöhung der Einnahmezuverlässigkeit.

740. Marston M: Nursing management of compliance with medication regimens, pp 139–164, in Barofsky I (ed): *Medication Compliance: A Behavioral Management Approach.* Thorofare, NJ, Slack, 1977.
Die Rolle der Krankenschwester bei der Aufrechterhaltung und Verbesserung der Einnahmezuverlässigkeit.

741. Marston MV: Compliance with medical regimens: A review of the literature. *Nurs Res* 19:312–323, 1970.
Umfassende Übersicht über Ausmaß, Messung und Determinanten der Compliance.

742. Mason M: Some problems posed by out-patient trials with antirheumatic agents, pp 287–292, in Wagenhauser FJ (ed): *Chronic Forms of Polyarthritis.* Bern, Hans Huber, 1976.
Übersicht über experimentelle Arbeit, in der die Determinanten der Zusammenarbeit ambulanter Patienten bezüglich medikamentöser Therapie der Arthritis untersucht werden.

743. Mattar ME, Yaffe S: Compliance of pediatric patients with therapeutic regimens. *Postgrad Med* 56:181–188, 1974.
Auf praktische Aspekte der Handhabung von Non-Compliance bei pädiatrischen Patienten hinweisende Übersicht.

744. Matthews D, Hingson R: Improving patient compliance: A guide for physicians. *Med Clin North Am* 61:879–889, 1977.

Eine Übersicht über Faktoren, die Compliance beeinflussen, und Interventionen, die sich zur Verbesserung der Compliance als nützlich erwiesen haben.

745. Matthews D: The noncompliant patient. *Primary Care* 2:289–294, 1975.
Allgemeine Diskussion über Non-Compliance mit praktischen Vorschlägen zu ihrer Verhütung und Handhabung.

746. May SJ, Kuller LH: Methodological approaches in the evaluation of alcoholism treatment: A critical review. *Prev Med* 4:464–481, 1975.
Scharfe Kritik an Alkoholismus-Programmen und ihrer Bewertung.

747. Mazzullo J: Editorial: The nonpharmacologic basis of therapeutics. *Clin Pharmacol Ther* 13:157–158, 1972.
Anekdotischer Bericht über Gründe der Verwendung verschiedener unterscheidbarer Tablettengrößen, -formen und -farben bei der Verordnung, um Einnahmefehler zu vermindern.

748. Mazzullo JM, Lasagna L: Take thou ... but is your patient really tking what you prescribed? *Drug Ther* 2:11–15, 1972.
Vorgeschlagene Methoden zur Verbesserung der Einnahmezuverlässigkeit werden diskutiert.

749. Mazzullo JV, Lasagna L, Grinar PF: Variations in interpretation of prescription instructions: The need for improved prescribing habits. *JAMA* 227:929–931, 1974.
Stationäre Patienten werden aufgefordert, die Instruktionen auf der Packungsbeilage zehn häufig verschriebener Präparate zu interpretieren.Compliance wurde nicht untersucht, obwohl die Schlußfolgerungen waren, daß eine Quelle für Non-Compliance die Falschinterpretation von Verschreibungsanweisungen ist.

750. McAlister A, Farquhar J, Thoresen C, Maccoby N: Behavioral science applied to cardiovascular health: Progress and research needs in the modification of risk-taking habits in adult populations. *Health Educ Monogr* 4:45–74, 1976.
Ein Kompendium über verhaltensorientierte Strategien zur Änderung gesundheitsschädlicher Lebensgewohnheiten.

751. McKenney JM: The pharmacist's role in patient counselling. Paper presented to First International Congress on Patient Counselling. Amsterdam, Excerpta Medica Foundation, 1976.
Eine Übersicht über einige der Faktoren, die die Beibehaltung der Einnahme von Antihypertonika beeinflussen.

752. McLeod DC: Contribution of clinical pharmacists to patient care. *Am J Hosp Pharm* 33:904–911, 1976.
Eine Literaturübersicht betreffend die Rolle des Apothekers bei der Gesundheitsversorgung.

753. Mecham vs McLeary, malpractice decisions you should know about. Patient's contributing negligence. *Med Times* 104: 55–56, 1976
Eine auf einen Behandlungsfehler gestützte Klage, bei der es um das „Mitverschulden" eines Patienten ging, der Sprechstundentermine weder vereinbarte, noch vereinbarte Termine einhielt.

754. Meenan RF: Improving the public‘s health-some further reflections. *N Engl J Med* 294: 45–47, 1976.
Sorgfältige Erörterung einiger ethischer Ansätze bei der Herstellung von Compliance gegenüber Änderungen der Lebensweise.

755. Merrett RA, Clarke W: Auxiliary medication instructions: One way of improving compliance. *Can Med Assoc J* 117: 735, 1977.
Ein Brief, der einen Kurzbericht über die Anwendung von Instruktionsblättern für die Medikamentenverschreibung ambulanter Patienten enthält.

756. Mikeal RL, Sharpe T: Patient compliance, pp 177–194, in Wertheimer A, Smith M (eds): *Pharmacy Practice: Social and Behavioral Aspects*. Baltimore, University Park Press, 1974.
Eine umfangreiche Übersicht über die Literatur zur Patienten-Einnahmezuverlässigkeit, einschließlich Diskussionen der Probleme in Zusammenhang mit Methodologie, Determinanten und zukünftiger Forschung.

757. Morbidity and mortality in mild essential hypertension. United States Public Health Service Hospitals Cooperative Study Group. *Circ Res* 30, Suppl 2: 110–124, 1972.
Vorläufige Ergebnisse einer multizentrischen Hypertonie-Studie werden mitgeteilt. Zusätzlich erfolgt eine Beschreibung des anfänglichen Screenings, um Non-Compliers aus der Studie auszuschließen, sowie eine Analyse der nachfolgenden Compliance.

758. Morris L, Gagliardi V: The patient package insert as drug education, pp 95–103, in Barofsky I (ed): *Medication Compliance; A Behavioral Management Approach*. Thorofare, NJ, Slack, 1977.
Empfiehlt ausreichende Präparate-Information für den Patienten.

759. Moser M, Wood D: Management of hypertension–the problem of physician adherence. *JAMA* 235:2297–2298, 1976.
Ein Kommentar über das Fehlen ärztlicher Motivation und Enthusiasmus bei der Behandlung der Hypertonie.

760. Moser M: Hypertension: A major controllable public health problem– industry can help. *Occup Health Nurs* 25: 19–26, 1977.
Epidemiologische Daten und andere Faktoren, die mit Hypertonie zusammenhängen, werden berichtet. Auch die Rolle von Industrieunternehmen bezüglich der Unterstützung von Hypertonikern, bessere Therapieresultate zu erreichen, wird diskutiert.

761. ____: Long-term management of hypertension. *NY State J Med* 77: 76–80, 1977.
Gründe für Einnahmeunzuverlässigkeit bei Hypertonie-Programmen und Verbesserungsvorschläge werden arzt- und patientenorientiert präsentiert.

762. Moulding T: The realized and unrealized benefits from chemotherapy for tuberculosis. *Public Health Rep* 82: 753–758, 1967.
Übersicht über die Entdeckung, Zusammenhänge und Handhabung der Non-Compliance bei Tuberkulösen.

763. Myers SA: Diabetes management by the patient and a nurse practitioner. *Nurs Clin North Am* 12: 415–426, 1977.
Diskussion der Probleme in bezug auf Compliance bei Diabetes-Behandlungsprogrammen.

764. Neeman RL, Neemann M: Complexities of smoking education. *J Sch Health* 45:17–23, 1975.
Übersicht über die Wirksamkeit öffentlicher Gesundheitserziehungsprogramme zur Verhinderung des Rauchens.

765. Neufeld VR; Patient education: A critique, pp 83–92, in Sackett DL, Haynes RB (eds); *Compliance with Therapeutic Regimens*, Baltimore, Johns Hopkins University Press, 1976.
Übersicht und Analyse der Angemessenheit von Erziehungsprinzipien und -praxis, die sich in Berichten über Anstrengungen zur Verbesserung der Patienten-Compliance mittels Erziehung finden.

766. Nies AS: Adverse reactions and interactions limiting the use of antihypertensive drugs. *Am J Med* 58; 495–503, 1975.

Übersicht über Nebenwirkungen häufiger Antihypertensiva, welche Patienten-Compliance beeinflussen können.

767. Patient's contributing negligence in malpractice decisions you should know about. *Med Times* 104; 55–56, 1976.
Schlechte Compliance und malpractice: das Gesetz hält den Patienten für verantwortlich, wenn er sich nicht compliant verhält.

768. Pearson RM, Welsby PD: How not to do it: Prescribing. *Hosp Update* June; 331–337, 1977.
Ratschläge für Ärzte zur Verbesserung von Einnahmezuverlässigkeit durch Notizen über die verschriebenen Arzneimittel und durch Überprüfung der Patienten-Compliance.

769. Peck C: Current legislative issues concerning the right to refuse versus the right to choose hospitalization and treatment. *Psychiatry* 38: 303–317, 1975.
Erörterung der derzeitigen amerikanischen Gesetzgebung und rechtlicher Kontroversen, die die Rechte der Patienten betreffen, psychiatrische Behandlung abzulehnen oder zu suchen.

770. Peto J: Price and consumption of cigarettes: A case for intervention? *Br J Prev Soc Med* 28: 241–245, 1974.
Statistische Analyse und theoretische Erörterung der Wirkung von Preis, Einkommen und Antirauchen-Publizität auf den Zigarettenverbrauch in England.

771. Pfeiffer FG: Analysis of the pharmacist's role in improving therapeutic compliance in ambulatory hypertensive outpatients. Master's thesis, University of Oklahoma, 1975.
Einführendes Kapitel über die Rolle des Krankenhaus-Apothekers bei der Unterstützung vermehrter Beibehaltung einer Medikation.

772. Podell R: *Physician's Guide to Compliance in Hypertension*. Summit, NJ, Merck and Company, 1975.
Praktisches Arbeitshandbuch für den Praktiker, der etwas über Compliance wissen und in ihrer Handhabung erfahren werden möchte.

773. Podell RM, Gary LR: Hypertension and compliance: Implications for the primary physician. *N Engl J Med* 294:1120–1121, 1976.
Übersicht und Kommentar über Compliance-Probleme und ihre Handhabung bei der Hypertonie mit spezieller Beachtung der Notwendigkeit für Forschung im Bereich der Erstversorgung.

774. ____: Compliance: A problem in medical management. *Am Fam Physician* 13; 74–80, 1976.
Allgemeine Übersichtsarbeit.

775. Polowich C, Elliott MR; The juvenile diabetic: In or out of control? *Can Nurse* 73: 24–27, 1977.
Diskussion der Probleme von Non-Compliance bei Diäteinschränkungen bei jugendlichen Diabetikern.

776. Pomerleau O. Bass F, Crown V: Role of behavior modification in preventive medicine. *N Engl J Med* 292:1277–1282, 1975.
Übersicht über Verhaltensänderungsmaßnahmen zur Verbesserung der Compliance.

777. Porter AM: The problem of self-administration of drugs. Unpublished doctoral thesis, University of London, 1967.
Diese Dissertation beschreibt ausführlich die veröffentlichten Ergebnisse, die die Einnahmezuverlässigkeit bei verschiedenen Gruppen ambulanter Privatpatienten

betreffen, und enthält auch eine umfangreiche Literaturübersicht über Compliance.

778. Porter RM: Patient assessment. *Bull Int Union Tuberc* 49: 313; 315, 1974.
Kurzer Artikel über Tuberkulose-Behandlung in West-Australien mit Betonung der Verwendung objektiver Meßmethoden, speziell Urintests, um Compliance zu überprüfen.

779. Pothier PD: Patient compliance in therapy. *Drug Intell Clin Pharm* 10:318–320, 1976.
Eine mittels Computer zusammengestellte Bibliographie über Patienten-Compliance von Januar 1973 bis Juli 1975.

780. Potter R, Moots B: Reinsertion rates: A critique, in Hefnawi F, Segal SJ (eds): *Analysis of Intrauterine Contraception: Procedings of Third International Conference on Intrauterine Contraception, Cairo, Egypt.* Amsterdam, North Holland, 1974.
Eine kritische Analyse des Ausmaßes der Beibehaltung von Intrauterinpessaren und der Wiedereinsetzquoten.

781. A critical analysis of IUD continuation and reinsertion rates. *Proceedings of the Nutritional-Behavioral Research Conference.* Bethesda Md, 1975.
Konferenzbericht, welcher eine Übersicht über ein laufendes Projekt zur Compliance mit diätetischer Interventionstherapie enthält, welche das „Health Belief Model" von M.H. Becker verwendet. Außerdem findet sich eine Zusammenfassung über einen ›Workshop‹ und Diskussion zum gleichen Thema.

782. Reichert P: Patients who won't take their medicine. *Consultant:* 116–117, Jan. 1976.
Beschreibung einer praktischen Methode für Patienten, ihre eigene Compliance mit Hilfe eines Medikamentenkalenders zu überwachen.

783. Reichman LB: Monitoring preventive therapy patients for liver disease as well as compliance. *Chest* 68: 178–180, 1975.
Beschreibung eines standardisierten Überwachungsprotokolls zur Frühentdekkung von Patienten, bei denen toxische Erscheinungen von Isoniazid auftreten, verwendet zur Prophylaxe der Tuberkulose, oder welche die Behandlung abbrechen.

784. Report of the task group on hypertension, pp 89–91, in Weiss SM (ed): *Proceedings of the National Heart and Lung Institute Working Conference on Health Behavior.* Bethesda, NIH, 1975.
Forschungsempfehlungen für Behandlungsmaßnahmen bei Hypertonie und Methoden zur Bestimmung und Verbesserung der Compliance.

785. Richards ND: Methods and effectiveness of health education: The past, present and future of social scientific involvement. *Soc Sci Med* 9: 141–156, 1975.
Sorgfältige Erörterung der Definition, des Ausmaßes, der Stärken und der Schwächen von Gesundheitserziehung und von Versuchen, sie zu bewerten.

786. Roccella ET: Potential for reducing health care costs by public and patient education. *Public Health Rep* 91: 223–224, 1976.
Übersicht über die Wirkung von Patientenerziehung auf die Wirksamkeit der ärztlicherseits empfohlenen Maßnahmen.

787. Rosenberg CM, Raynes AE: Dropouts from treatment. *Can Psychiatr Assoc J* 18:229–233, 1973.
Übersicht über die Charakteristika von Ausfällen bei allgemeinen psychiatrischen Patienten, Heroinsüchtigen und Alkoholikern.

788. Rosenberg SG: A case for patient education. *Hosp Formulary Management* 6:1–4, 1971.
Übersicht über die Arbeit des Autors und anderer in bezug auf die Wirksamkeit von Patientenerziehungsmethoden zwecks Verbesserung der Compliance und Therapieergebnisse.

789. ——: Patient education–an educator's view, pp 93–99, in Sackett DL, Haynes RB (eds): *Compliance with Therapeutic Regimens*. Baltimore, Johns Hopkins University Press, 1976.
Das Kapitel beschäftigt sich mit der Patientenerziehung und unterstreicht den Gedanken, daß erzieherische Anstrengungen ein Teil der gesamten Gesundheitsversorgung sein sollten.

790. Rosenfield AG: The IUD in family planning programs: Programmatic issues, in Hefnawi F, Segal SJ (eds): *Analysis of Intrauterine Contraception*, Proceedings of the Third International Conference on Intrauterine Contraception, Cairo, Egypt, Amsterdam, North Holland, 1974.
Übersicht über einige Faktoren, die die Anwendung von intrauterinen Pessaren und deren Beibehaltung bei Familienplanungsprogrammen beeinflussen.

791. Rosenstock IM: Patients' compliance with health regimens. *JAMA* 234:402–403, 1975.
Zusammenfassender Artikel über das „Health Belief Model" und dessen Anwendung bei einem Tay-Sachs-Screening-Programm.

792. ——: Why people use health services. *Milbank Mem Fund Q* 44:94–124, 1966.
Übersicht über Studien von Relevanz zum „Health Belief Model" zwecks präventiven Gesundheitsverhaltens.

793. Rosser WW: Does the family physician have a role in convincing people to stop smoking? Unpublished, University of Ottawa, 1977.
Eine Darstellung verschiedener Maßnahmen zur Unterstützung der Patienten bei der Verminderung oder dem Aufhören des Rauchens.

794. Sackett DL, Haynes RB (eds): *Compliance with Therapeutic Regimens*. Johns Hopkins University Press, Baltimore, 1976.
Dieses Buch enthält die Vorträge der Plenarsitzung vom ersten Workshop/Symposion über Compliance an der McMaster Universität im Mai 1974 und einen Anhang mit Compliance-Bibliographie.

795. Sackett DL: Introduction, pp 1–6, in Sackett DL, Haynes RB (eds): *Compliance with Therapeutic Regimens*. Baltimore, Johns Hopkins University Press, 1976.
Das Kapitel führt in die Compliance-Terminologie ein und veröffentlicht häufig wiederkehrende Ergebnisse der Compliance-Forschung und Compliance-Praxis.

796. ——: Priorities and methods for future research, pp 169–189, in Sackett DL, Haynes RB (eds): *Compliance with Therapeutic Regimens*. Baltimore, Johns Hopkins University Press, 1976.
Das Kapitel enthält die Prioritäten für zukünftige Forschng über Compliance und eine Diskussion der Bedeutung methodologischer Ansätze.

797. ——: The magnitude of compliance and noncompliance, pp 9–25, in Sackett DL, Haynes RB (eds): *Compliance with Therapeutic Regimens*. Baltimore, Johns Hopkins University Press, 1976.
Zusammenfassung repräsentativer Studien, welche das Ausmaß der Non-Compliance darstellen.

798. Salkind MR: Assessment of drugs in general practice. *Br J Clin Pharm* 3:69–72, 1976.

Kommentar über die Unterschiede in der Einnahmezuverlässigkeit und dem Einhalten von Terminen zwischen Klinik und Allgemeinpraxis.

799. Sarll DW: Patient co-operation in orthodontic treatment. *Br Dent J* 136:117–118, 1974.
Es wird beschrieben, wie eine zufriedenstellende Zusammenarbeit bei Gebißbehandlung erreicht werden kann.

800. Sather M, Weber C, George J, Beilmann A, Rasplica I, Sweeney T: Educating patients on a spinal cord injury unit for self-medication. *Hosp Pharm* 11:14–21, 1976.
Kommentar über die Bedeutung der Erziehung stationärer Patienten bezüglich ihrer medikamentösen Therapie mit dem Ziel einer verbesserten Compliance nach Entlassung.

801. Schmidt DD: Patient compliance: The effect of the doctor as the therapeutic agent. *J Fam Pract* 4:853–856, 1977.
Eine Übersicht über die Compliance-Literatur mit 12 konkreten Vorschlägen zur Verbesserung der Patienten-Compliance.

802. Schoenberger JA, Stamler J, Shekelle RB, Shekelle S: Current status of hypertension control in an industrial population. *JAMA* 222:559–562, 1972.
Ergebnisse bei Hypertonie-Screening von 22.929 Personen in 76 Unternehmen mit Beschreibungen demographischer Charakteristika und dem Stand der Behandlung (keine direkte Messung der individuellen Compliance per se).

803. Seeman M: Patients who abandon psychotherapy. *Arch Gen Psychiatry* 30:486–491, 1974.
Einteilung von Patienten unter Psychotherapie bezüglich ihrer Beziehung zu den Eltern wird als eine Methode zur Entdeckung und zur Verhütung von „Ausfällen" vorgeschlagen.

804. Sharpe TR, Mikeal RL: Patient compliance with prescription medication regimens. *J Am Pharm Assoc* 15:191–192, 197, 1975.
Eine Übersicht über Einnahmezuverlässigkeit, welche Talcott Parsons „Krankenrolle" als Basis verwendet.

805. _____: Understanding your patient: Why your patient doesn't take his medicine. *Bull Bureau Pharm Services* 9:1–4, 1973.
Eine Studie, in der eine Gruppe, die Medikamente in der üblichen Form erhält, mit einer solchen verglichen wird, die zusätzliche schriftliche Instruktionen bekommt.

806. Sharpe TR: Identifying the noncompliant patient. *Apothecary* March/April: 8–10, 45–47, 1976.
Übersicht und Kommentar, die die Notwendigkeit und Methoden der Identifizierung von Non-Compliance unterstreichen, wenn sie auftritt, und ihrer Vorhersage, bevor sie auftritt.

807. _____: The pharmacist's potential role as a factor in increasing compliance, pp 133–138, in Barofsky I (ed): *Medication Compliance: A Behavioral Management Approach*. Thorofare, NJ, Slack, 1977.
Kommentar über den möglichen Beitrag des niedergelassenen Apothekers zur Erzielung erhöhter Einnahmezuverlässigkeit bei Hypertonikern.

808. Shewchuk LA: Problems of high-risk populations and high-risk non-responders: Smoking behavior, pp 93–99, in Cullen JW, Fox BH, Isom RN (eds:) *Cancer: The Behavioral Dimensions*. New York, Raven Press, 1976.
Eine Aufforderung zur Standardisierung von Datensammlung und Ergebnisberichten der Studien über Rauchgewohnheiten.

809. ———: Special report: Smoking cessation programs of the American Health Foundation. *Prev Med* 5:454–474, 1976.
13 spezifische Methoden zum Einstellen des Rauchens sind für verschiedene Stufen der Raucherintervention vorgesehen. Zukünftige Pläne werden dargestellt.

810. Shorr GI, Nutting PA: A population-based assessment of the continuity of ambulatory care. *Med Care* 15:455–464, 1977.
Beschreibung einer Maßnahme zwecks konstruktiver Bewertung des Gesundheitsversorgungssystems.

811. Simonds SK: Focusing on the issues. Paper presented at the Second Invitational Conference on Health Education in the Hospital, Chicago, 1969.
Kommentar über den gegenwärtigen Stand der Patientenerziehung und über Prioritäten in ihrer Wirksamkeit und Verwendung in der Zukunft.

812. Sinaiko AR, Mirkin BL: Therapeutic agents for pediatric hypertension. *Pediatr Ann* 6:401–409, 1977.
Non-Compliance wird als ein Haupthindernis für wirksame medikamentöse Therapie bei hypertonen Kindern dargestellt.

813. Smith DL: Patient compliance with medication regimens. *Drug Intell Clin Pharm* 10:386–393, 1976.
Übersicht und Kommentar über die Literatur, die sich mit Einnahmezuverlässigkeit beschäftigt.

814. Smith SE: Patients do not always take their drugs. *Nurs Times* 72:72–73, 1976.
Allgemeiner Artikel über Non-Compliance.

815. Smoking: Successes and failures. Editional. *Lancet* 2:759–760, 1971.
Konferenzbericht der Empfehlungen für die Aktion gegen das Rauchen des British Royal College of Physicians, der Weltgesundheitsorganisation und der 2. Weltkonferenz über Rauchen gibt.

816. Sobel R, Ingalls A: Resistance to treatment: Explorations of the patient‘s sick role. *Am J Psychother* 18:562–573, 1964.
Ein Fragebogen wurde bei 588 Ärzten und Patienten verwendet, um die Interpretation der „Krankenrolle“ zu untersuchen und außerdem die Parameter zu definieren, die die Krankenrolle psychiatrischer, chirurgischer und internistischer Patienten beeinflussen.

817. Spiegel AD: Programmed instructional materials for patient education. *J Med Educ* 42:958–962, 1967.
Feldstudie eines programmierten Lernpaketes für Diabetiker. Compliance und Ergebnisse außer Kenntnisse wurden nicht bewertet.

818. Stern S, Moore S, Gross S: A reply to Garfield. *J Consult Clin Psychol* 45:486–488, 1977.
Notizen über die verwirrenden Einflüsse von Persönlichkeit und der Charakteristika sozialer Klassen bei der Untersuchung vorzeitiger Therapiebeendigung.

819. Stewart RB, Cluff LE: A review of medication errors and compliance in ambulant patients. *Clin Pharmacol Ther* 13:463–468, 1972.
Übersicht über Publikationen, die sich mit den Determinanten von Einnahmefehlern und Compliance bei ambulanten Patienten beschäftigen.

820. Stimson G: Obeying doctors‘ orders: A view from the other side. *Soc Sci Med* 8:97–104, 1974.
Ein Soziologe stellt Compliance aus der Patientensicht dar.

821. *Strategies for Patient Education,* Chairman‘s Report on the Second Invitational Conference on Patient Education in Hospitals. Chicago, 1969.

Handbuch mit politischem Schwerpunkt, das Maßnahmen für die Anwendung von Patientenerziehungsprogrammen darlegt.

822. Stunkard A: Studies on TOPS: A self-help group for obesity, pp 387–391, in Bray G (ed): *Obesity in Perspective*. Bethesda, DHEW Publication NIH 75–708, 1976.
Eine Zusammenfassung von drei Studien über das Programm örtlich gegliederter Selbsthilfegruppen zur Bekämpfung des Übergewichts.

823. Stunkard AJ, Mahoney MJ: Behavioral treatment of the eating disorders, pp 45–73, in Leitenberg H (ed): *Handbook of Behavior Modification*. Englewood Cliffs, NJ, Prentice-hall, 1976.
Ausführliche Übersicht über Verhaltensmaßnahmen gegenüber zuviel und zuwenig Essen.

824. Stunkard AJ: Presidential address– 1974: From explanation to aciton in psychosomatic medicine: The case of obesity. *Psychosom Med* 37:195–236, 1975.
Eine interessante historische Perspektive der Entwicklung erfolgreicher verhaltensorientierter Programme zur Behandlung der Fettsucht mit einer umfangreichen Übersicht über die ensprechende Literatur.

825. Svarstad BL: Physician-patient communication and patient conformity with medical advice, pp 220–238, in Mechanic D (ed): *The Growth of Bureaucratic Medicine*. New York, Wiley, 1976.
Eine Übersicht über einige der Faktoren, die Patienten-Compliance beeinflussen und über Strategien, die die Ärzte zur Verbesserung der Compliance benutzen können.

826. Swezey R, Swezey A: Educational theory as a basis for patient education. *J Chron Dis* 29:417–422, 1976.
Kurze Übersicht über Erziehungsprinzipien aus der Verhaltensperspektive.

827. Tempero KF: Biological variability and drug response variability as factors influencing patient compliance: Implications for drug testing and evaluation, pp 45–52, in Barofsky I (ed): *Medication Compliance: A Behavioral Management Approach*, Thorofare, NJ, Slack, 1977.
Eine Bewertung einiger pharmazeutischer Faktoren, die die Einnahmezuverlässigkeit beeinflussen.

828. Thornburg H, Thornburg E: How to motivate patients to care. *Dental Survey* :36–39, Feb 1975.
Beschreibung erzieherischer und psychologischer Prinzipien, welche zur Verbesserung der Zahnhygiene verwendet werden können.

829. Thorner N: Nurses violate their patients' rights. *J Psychiatr Nurs* 14:7–12, 1976.
Bericht über Vorstellungen und Verletzungen von Patientenrechten, Medikamente zu verweigern, aus der Sicht von Krankenschwestern.

830. Tilson E: Organization for long-term management of hypertension: The trade union as a compliance mechanism in the treatment of hypertension. *Bull NY Acad Med* 52:714–717, 1976.
Beschreibung der Rolle der United Storeworkers Union zur Unterstützung und Organisierung der Teilnahme ihrer Mitglieder bei einem Hypertonie-Programm, welches erfolgreich am Arbeitsplatz durchgeführt wurde.

831. Trinca GW, Dooley BJ: The effects of mandatory seat belt wearing on the mortality and pattern of injury of car occupants involved in motor vehicle crashes in Victoria. *Med J Aust* 1:675–678, 1975.
Es wird über Compliance berichtet, aber nicht zentral, in einer Studie über die Wirksamkeit der gesetzlichen Vorschrift zur Benutzung des Sicherheitsgurtes in bezug auf die Verminderung von Verletzungen bei Autounfällen.

832. Tso Y: Drug dosing for pediatric patients. *Nurse Pract* 2:35–37, 1977.
Beschreibung einer Methode zur Schätzung der pädiatrischen Medikation mit einer kurzen Notiz über die psychosozialen Faktoren, die die Compliance beeinflussen.

833. Vaisrub S: You can lead a horse to water—. Editorial. *JAMA* 234:80–81, 1975.
Kommentar über das Versagen von Erziehungsprogrammen zur Verbesserung der Compliance bei Hypertonie und Projekten zur Prävention der koronaren Herzkrankheit.

834. Vanputten T: Why do patients with manic-depressive illness stop their lithium. *Comp Psychiatr* 16:179–183, 1975.
Sechs Fallstudien von manisch Depressiven, die aufgehört hatten, Lithium einzunehmen.

835. Vernon SM, Pratt LL: Motivation in hearing aid acceptance. *Laryngoscope* 87:1413–1417, 1977.
Die Verwendung eines Interviews plus drei Persönlichkeitstests wird als Mittel vorgeschlagen, die Akzeptanz einer Hörhilfe voraussagen zu können.

836. Waller PF, Barry PZ: *Seat belts: A Comparison of Observed and Reported Use.* Chapel Hill, NC, University of North Carolina Highway Safety Research Center, 1969.
Kurzfassung einer Studie über die Verwendung von Sicherheitsgurten bei kurzen und langen Fahrten.

837. Ward G: How the pharmacist can help in long-term maintenance of antihypertensive therapy. *J Am Pharm Assoc* 17:301–302, 1977.
Darstellung der verschiedenen Möglichkeiten, wie der Apotheker die Einnahmezuverlässigkeit bei Antihypertonika verbessern kann.

838. Wari K, Wigley SC: Defaulter and abscondee: A Melanesian miscellany. *Bull Int Union Tuberc* 49:51–60, 1974.
Deskriptiver Bericht über Nichtbefolgung bei Tuberkulose-Behandlungsprogrammen in Neu-Guinea.

839. Warner K: The effects of the anti-smoking ampaign on cigarette consumption. *Am J Public Health* 67:645–650, 1977.
Eine Analyse der Zahlen des Zigarettenkonsums von 1947 bis 1970 mit Angaben der Wirkungen verschiedener Ereignisse auf die Antirauch-Kampagne.

840. Weber C, Sather M: Discharge medication counseling-how to enhance patient compliance with prescribed medication regimens. *Hosp Top* 54:39–42, 1976.
Kurze Übersicht über einige Faktoren, die die Einnahmezuverlässigkeit beeinflussen, und eine Beschreibung eines Programms, das zwecks Verbesserung der Compliance durch Apotheker-Patienten-Beratung vorgesehen ist.

841. Weinstein M, Stason W: *Hypertension: A Policy Perspective.* Cambridge, Mass, Harvard University Press, 1976.
Kosten/Wirksamkeit- und Kosten/Nutzen-Analysen der Hypertoniebehandlung, einschließlich Betrachtungen über die Compliance.

842. Weintraub M: Promoting patient compliance. *NY State J Med* 75:2263–2266, 1975.
Kommentar zur Rolle von Angehörigen des Gesundheitswesens, der Regierung und der Pharmaindustrie zur Verbesserung der Compliance.

843. ———: The role of industrial nurses in improving patients‘ adherence to therapeutic plans. *Occup Health Nurs* 23:16–17, 1975.
Artikel über die mögliche Beteiligung von Krankenschwestern in Unternehmen

zur Verbesserung der Compliance bei Patienten, die in solchen Unternehmen arbeiten.

844. West KM: Diet therapy of diabetes: An analysis of failure. *Ann Intern Med* 79:425–434, 1973.
Das Ausmaß der Non-Compliance gegenüber Diabetesdiät und die möglichen Ursachen des Versagens, die Diät beizubehalten, werden herausgestellt.

845. Whelan EM: Compliance with contraceptive regimens. *Stud Fam Plann* 5:349–355, 1974.
Umfassender Bericht über die Determinanten der Compliance bei Kontrazeptiva.

846. Whiston WB: Some economic issues in medication compliance, pp 21–27, in Barofsky I (ed): *Medication Compliance: A Behavioral Management Approach,* Thorofare, NJ, Slack, 1977.
Übersicht über die Verknüpfung von Kosten und Compliance.

847. Wilber JA, Millward D, Baldwin A, Capron B, Silverman D, Levy LM, Wolbert T, McCombs NJ: Atlanta community high blood pressure program methods of community hypertension screening. *Circ Res* 30 (suppl 11): 101–109, 1972.
Diskussion verschiedener Methoden von Hypertonie-Screening auf Kommunalebene, dargestellt an der Erfahrung in Atlanta, Georgia. Es wird das Ausmaß der erreichten Zusammenarbeit und der Behandlungsstand der Hypertoniker dargestellt.

848. Wilson JT: Compliance with instructions in the evaluation of therapeutic efficacy. *Clin Pediatr* 12:333–340, 1973.
Übersicht über die Einflüsse von Compliance auf das Erreichen einer wirksamen Behandlung.

849. _____: Noncompliance contributing to apparent drug failure in status epilepticus. *Pediatrics* 53:938–940, 1974.
Fallstudie des Versagens von Personal, korrekte Medikamentendosis einem 7jährigen epileptischen Mädchen zu verabreichen.

850. Yurchak P: One physician‘s approach to the teaching of patients, pp 203–208, in Barofsky I (ed): *Medication Compliance: A Behavioral Management Approach.* Thorofare, NJ, Slack, 1977.
Kurzer Kommentar über Patientenerziehung.

851. Zifferblatt SM, Curry PJ: Patient self-management of hypertension medication, pp 77–93, in Barofsky I (ed): *Medication Compliance: A Behavioral Management Approach.* Thorofare, NJ, Slack, 1977.
Diskussion über Selbstkontrolle und die Aufrechterhaltung der Motivation zur Einnahmezuverlässigkeit.

852. Zifferblatt SM: Increasing patient compliance through the applied analysis of behavior. *Prev Med* 4:173–182, 1975.
Theoretische Erörterung von Verhaltensänderungstechniken, die bei Compliance-Problemen angewendet werden.

853. Zola IK: Taking your medication-problem for doctor or patient, pp 3–8, in Barofsky I (ed): *Medication Compliance: A Behavioral Management Approach.* Thorofare, NJ, Slack, 1977.
Allgemeine Diskussion von Problemen zwischen Patient und Arzt bezüglich Einnahmezuverlässigkeit.

Tabellarische Zusammenstellung von Faktoren, die in Beziehung zur Compliance untersucht worden sind.

Tabelle 1: Krankheitsbezogene Aspekte

Gegenstand	Beziehung zur Compliance		
	Positiv	Negativ	Keine
Diagnose	Beziehung nachgewiesen: 7*, 15, 27, 29*, 92, 113*, 126, 204*, 260*, 270, 351*, 359, 368, 369, 424*, 444*, 497, 510, 528, 529		15, 63, 95, 126, 135, 178, 187, 188, 192*, 222*, 223, 258, 272, 302, 306, 312, 377, 454
Schweregrad	240*, 342, 368 497	57, 65, 66, 141, 269, 280	56, 91, 95, 128, 135, 192*, 204*, 222*, 258, 272, 327, 362, 377, 393, 403, 408, 414, 437*, 447, 459
Symptome		19, 260*, 277, 315	95, 233*, 321
Umfang der Funktionseinschränkung	138, 235, 240*,	19, 471	53*, 258
Dauer	385*	369	7*, 17*, 56, 121, 192*, 258, 269, 272, 342, 359, 368, 376, 393, 441
Frühere Erkrankungen	33	359	95, 127, 235, 327, 368, 486, 487 235
Zeitspanne seit der letzten Attacke	29*, 200, 377	315	223, 235, 330, 408, 536
Frühere stationäre Behandlungen		414	327, 377, 428
Dauer des stationären Aufenthaltes	315		135
Prognose	29*	192*, 323*	340, 341
Klinische Besserung	Beziehung nachgewiesen: 56, 328		258, 414
Begleitkrankheiten	204*, 537		
Frühere Entdeckung			

* Compliance ausschließlich im Zusammenhang mit Sprechstundenterminen.

Tabelle 2: Aspekte im Zusammenhang mit Überweisungen und Arztsprechstunden

Merkmale	Beziehung zur Compliance		
	Positiv	Negativ	Keine
Überweisungen:			
Zeitspanne zwischen Reihenuntersuchung und Überweisung		169*, 194*, 243	
Grund der Überweisung	Beziehung nachgewiesen:	240*, 259*, 497	17*, 368, 417*
Art der Überweisung Beziehung nachgewiesen:	259*, 520		
Spezifität der Überweisung	243*		
Sprechstundentermine:			
Wartezeit	7*, 186, 417*		
Planungsmethode	Beziehung nachgewiesen:	434*	
Tageszeit des Arzttermins		243*	184*, 243*, 341, 375*, 453*
Zeit zwischen den Terminen		260*	184*, 375*, 453*
Wochentag des Arzttermins	Beziehung nachgewiesen:	453*	184*, 260*
Entfernung von der Klinik	224*	369	53*, 167, 240*, 243*, 260*, 327, 350*, 368, 512
Notwendigkeit der Arbeitsunterbrechung	Beziehung nachgewiesen:	463*	260*
Wetter	17*		220
Mobile Einrichtungen	450		
Spezielle Klinik	Beziehung nachgewiesen:	167, 345	
Zuweisung zu einem speziellen Therapeuten	7*		
Patientenbelastung des Therapeuten			260*
Art des Arztbesuches	Beziehung nachgewiesen:	224*	502*

* Compliance ausschließlich im Zusammenhang mit Sprechstundenterminen.

Tabelle 3: Aspekte der Therapie

Merkmale	Beziehung zur Compliance		
	Positiv	Negativ	Keine
Art der Behandlung:			
Für die gleiche Erkrankung	Beziehung nachgewiesen: 23, 97, 112, 150, 162, 170, 205, 263, 265, 266, 272, 285, 298, 326, 381, 388, 405, 407, 415, 424*, 427, 435, 477, 523		53*, 95, 124, 158, 188, 192*, 223, 246, 310, 315, 336, 345, 355, 414, 435, 448, 516
Für verschiedene Krankheiten	Beziehung nachgewiesen: 66, 103, 236, 258, 397		395
Therapiedauer	134	42, 55, 95, 192*, 202, 245, 246, 265, 348, 433, 436, 489, 524*	127, 133, 137, 155, 188, 322, 328, 405, 441
Zahl der Arzneimittel/Behandlungen	113*, 362	65, 91, 102, 127, 174, 236, 258, 376, 395	236, 322, 329
Häufigkeit der Einnahme		65	312, 336, 395, 403
Dosierung	192*, 377		405, 441
Nebenwirkungen		56, 302, 377, 425, 513, 535	188, 192*, 321, 523
Kosten	105, 507	7*, 65, 126, 236	312, 330
Krankenversicherung	7*		
Sicherheitsarzneimittelbehältnisse		300	
Apothekenabgabe			377
Frühere Therapie	315	163	115, 121, 192*, 362
Nebenbehandlung	53*		

* Compliance ausschließlich im Zusammenhang mit Sprechstundenterminen.

Tabelle 4: Faktoren, die die Arzt-Patientenbeziehung betreffen

Eigenschaft	Beziehung zur Compliance		
	Positiv	Negativ	Keine
Arzt-Patienten-Interaktionen	134, 176		129, 155
Kommunikationsprobleme		168	132, 186, 256, 257
Zeitdauer des Zusammenseins mit dem Therap.	322	176	

Tabelle 4: (Fortsetzung)

Gegenstand	Beziehung zur Compliance		
	Positiv	Negativ	Keine
Akzeptierung des Therap. durch den Patienten	132		176
„Spannungsabbau" während des Besuches	132		
Schlechte Verhaltensanpassung des Patienten		131	
Pat. such nach Vorschlägen für ein Tätigwerden	132		
Zufriedenheit des Pat. – allgemein	7*, 32, 33, 135, 291, 295, 311, 322		
Bewertung des Therapeuten durch den Patienten	260*		287
Einstellung des Pat. zum Therap./ärztl. Versorgung	Zusammenhang nachgewiesen 11*		108, 128, 129, 200, 247, 248, 439
Einstellung des Pat. gegenüber dem Krankenhaus			423
Glaube des Pat. an die Diagnose	32		
Beurteilung der Fähigkeit des Therap. durch den Pat.	32*,377		
Erwartungen des Pat. werden erfüllt	81*, 155, 174, 283, 295, 448		
Eindruck des Pat. von den Erwartungen des Ther.	490		
Pat. empfindet Therap. als freundlich	174, 295, 497		127
Pat. empfindet Therap. als geschäftsmäßig		186	
Pat. hat das Gefühl, daß Therapeut interessiert ist	377		
Zahl der erhaltenen Anordnungen	490		291
Bitte um Medikation wegen psychologischer Probleme		207*, 232*	
Widerstand gegenüber der Therapie (Kinder)		100, 340	12

* Complianceangabe nur im Zusammenhang mit den Sprechstundenterminen.

Tabelle 4: (Fortsetzung)

Gegenstand	Beziehung zur Compliance		
	Positiv	Negativ	Keine
Widerstand gegenüber der Therapie (Erwachsene)		19, 138	
Absicht des Pat., die Ther. durchzuführen	128		
Grad der Überwachung	117*, 223, 266, 479, 512*, 536		
Vorhersage der Compliance durch den Therapeuten	55, 133, 368, 428, 439		95, 122, 137, 364, 370, 371
Vorhersage der Compliance durch den Interviewer	133, 503		95
Vorhersage der Prognose durch den Therapeuten	459		
Einstellung des Therap. zur Wirksamkeit der Therapie			266, 362
Spezieller Arzt	Zusammenhang nachgewiesen: 89, 143*		95, 209, 275, 314
Privatarzt gegenüber Amtsarzt		520	7*, 95, 426, 513
Allgemeinpraktiker gegenüber Psychiater bei psych. Patienten			394
Praxisinhaber gegenüber -vertreter	32, 33, 35, 95, 220*		12, 95, 209, 312
Unvermögen des Therap. beim Pat. auf Resonanz zu stoßen		132	
Einstellung des Therap. gegenüber dem Pat.	Zusammenhang nachgewiesen: 459		315, 330
Eindruck des Therap. von der Einstellung des Pat.			138
Einfühlungsvermögen des Therapeuten	439		494*
Therap. zeigt positive Aufmerksamkeit			494*
Aufrichtigkeit des Therap.			494*
Freundlichkeit des Therap.	176		490

* Complianceangabe nur im Zusammenhang mit den Sprechstundenterminen.

Tabelle 4: (Fortsetzung)

Gegenstand	Beziehung zur Compliance		
	Positiv	Negativ	Keine
Abkapselung des Therap.			494*
Konkretheitsgrad der Empfehlungen	494*		467*, 506*
Entwicklung eines detaillierten Planes			494*
Erkennung spezifischer Probleme		494*	
Umfang an Erklärungen durch den Therap.	498		
Therap. kümmert sich um die Ursachen	490		
Besprechung der Diagnose durch den Therap.	497		176
Kooperation des Pat. mit dem Ärzteteam	328		
Alter des Arztes	260*		
Anwendung von Autorität durch den Arzt	490		

* Complianceangabe nur im Zusammenhang mit den Sprechstundenterminen.

Tabelle 5: Eigenschaften der Patienten: allgemein

Eigenschaft	Beziehung zur Compliance		
	Positiv	Negativ	Keine
Wahrnehmung der Patienten gemäß dem „Health Belief Model" von:			
Die Krankheit ist ernster Natur	32, 34, 37, 56, 95, 174, 215*, 287*, 376, 495*	36*, 278*	91, 104, 287*, 323*, 340, 341, 413
Spezifische pers. Anfälligkeit	32, 33, 34, 36*, 37, 144, 215*, 278*, 287*, 487, 516	495*	247, 413
Allgemeine Anfälligkeit für Erkrankungen	32,33, 37, 504*		34
Wirksamkeit der Therapie	32, 33, 138, 186, 215*, 287, 377, 487		34, 200, 232, 287*, 291, 302, 413, 495*

* Complianceangabe nur im Zusammenhang mit den Sprechstundenterminen.

Tabelle 5: (Fortsetzung)

Eigenschaft	Beziehung zur Compliance		
	Positiv	Negativ	Keine
Schmerzhafte Therapie		287*, 413	186
Therapie ist unangenehm, schwierig			395
Einstellung gegenüber der Erkrankung			91, 329
Positiv oder sich der Krankheit gewachsen fühlen	328, 525		12, 127, 128, 423
Übernatürliche Ursache		135, 287*	108, 128, 261
Allgemeine Besorgnis	32*, 33, 34, 37		168, 278*
Kenntnisse der Krankheit und Therapie	5, 58, 63, 100, 104, 144, 302, 311, 335, 428, 439, 471, 479, 491*, 495*, 504*, 511, 516		11*, 34, 42, 54, 55, 56, 91, 138, 149, 200, 331, 340, 341, 349, 395, 403, 428, 449, 487, 505, 513, 535
Vorangeganges Bewußtwerden des Problems	100, 104, 222*		
Intelligenz	326, 445, 446		14, 168, 223, 324, 523, 530
Anzeichen eines organischen Hirnschadens			281
Methode zum Behalten der Medikation	142, 179, 345		326, 376
Zahl der Orte, wo Arzneimittel aufbewahrt werden			376
Ausgesetztsein gegenüber den Medien	487, 504*		
Zeitspanne des Wohnens am Ort	143*, 144		408
Zahl der Jahre, seit Registrierung in der Klinik			275
Telefon zu Hause	461*, 517*		220*
Compliance im Zusammenhang mit anderen Behandlungsaspekten	55, 129, 142, 153, 245, 302, 339, 411, 428, 443, 503		34, 89, 115
Frühere Compliance	240*, 269, 287*, 357	307	247, 375*

* Compliance ausschließlich im Zusammenhang mit Sprechstundenterminen.

Tabelle 5: (Fortsetzung)

Gegenstand	Beziehung zur Compliance		
	Positiv	Negativ	Keine
Befolgung der Sprechstundentermine	61, 198, 366, 428		34, 126, 129, 443
Umfang der Impfungen	7*	220*	
Einstellung des Pat. gegenüber der Therapie			91
Eigenes Auto			350*
Empfänglich für Hypnose	400		
Kontakt mit der Klinik nach Entlassung	519		

* Compliance ausschließlich im Zusammenhang mit Sprechstundenterminen.

Tabelle 6: Eigenschaften der Patienten: soziodemographische Faktoren

Eigenschaft	Beziehung zur Compliance		
	Positiv	Negativ	Keine
Alter	1*, 15, 17*, 37, 54, 63, 113*, 126, 184*, 194*, 200, 206*, 224*, 240*, 260*, 302, 306, 346, 373, 433, 446, 447, 455, 487, 489, 495*, 504*, 510, 516	11*, 36*, 104, 115, 141, 146*, 152, 204*, 224*, 278*, 294*, 357,412, 457	12, 32, 33, 46, 53*, 55, 56, 58, 61, 65, 66, 74*, 78, 81*, 91, 95, 102, 108, 121, 127, 128, 131, 135, 138, 142, 152, 167, 174, 188, 192*, 197, 209, 215*, 220*, 222*, 223, 229, 247, 252, 258, 269, 272, 275*, 305, 327, 329, 330, 331, 340, 341, 342, 350*, 359, 368, 369, 374*, 375*, 376, 377, 383*, 395, 405, 408, 411, 414, 431, 432, 445, 448, 453*, 471, 483, 503, 513, 523, 526, 536

* Compliance ausschließlich im Zusammenhang mit Sprechstundenterminen.

Tabelle 6: (Fortsetzung)

Gegenstand	Beziehung zur Compliance		
	Positiv	Negativ	Keine
Geschlecht	Beziehung gefunden: 1*, 14, 31, 55, 56, 78, 146*, 200, 243*, 260*, 280, 284, 288, 294*, 306, 329, 368, 369, 408, 476, 479, 486, 495*, 504*, 505, 510, 516, 535		3*, 12, 27, 37, 46, 53*, 58, 63, 65, 66, 74*,81*, 91, 95, 108, 113*, 121, 126,128, 131, 135, 137, 138, 141, 142, 177*, 184*, 188, 192*, 194*, 209, 215*, 223, 240*, 252, 258, 272, 290, 302, 310, 323*, 327, 330, 342, 364, 374*, 376, 395, 405, 412, 417*, 431, 432, 433, 447, 448, 453*, 455, 471, 483, 494*, 503
Erziehung	3*, 5, 29, 36*, 65, 66, 100, 108, 121, 152, 224*, 278*, 287*, 340, 350*, 416, 439, 445, 455, 457, 480*, 495*, 504*, 517*	19, 55, 349	11*, 12, 32, 33, 37, 46, 56, 58, 61, 63, 91, 92, 95, 113*, 127, 128, 129, 131, 138, 144, 174, 194*, 200, 207*, 215, 229, 235, 247, 252, 258, 269, 287*, 302, 329, 330, 331, 341, 342, 362, 364, 368, 369, 376, 383*, 395, 471, 503, 505, 526
Sozioökonomischer Status	5, 7*, 17*, 208, 222*, 224*, 233*, 243*, 260*, 269, 278*, 416, 464, 476, 500, 529	143*	14, 55, 63, 142, 144, 152, 174, 200, 206*, 207*, 223, 243, 247, 258, 302, 314, 357, 377, 395, 405, 412, 448, 450
Beschäftigungsverhältnis	3*, 5, 30, 61, 91, 272, 287*, 329,	450	11*, 46, 92, 121, 128, 131, 135,

* Compliance ausschließlich im Zusammenhang mit Sprechstundenterminen.

Tabelle 6: (Fortsetzung)

Gegenstand	Beziehung zur Compliance		
	Positiv	Negativ	Keine
Beschäftigungsverhältnis	380, 408, 445, 476, 510, 526		138, 167, 192*, 194*, 207*, 229, 235, 240*, 280, 287*, 330, 342, 359, 376, 503
Einkommen	65, 66, 108, 322, 364, 487	321*, 368	3*, 37, 46, 91, 92, 135, 138, 144, 167, 168, 194*, 207*, 229, 238, 287*, 350, 364, 369, 471, 495*
Familienstand	Beziehung gefunden: 3*, 11*, 29*, 37, 61, 66, 121, 141, 240*, 269, 280, 340, 408, 455, 457, 487, 504*, 505		32, 33, 46, 58, 65, 115, 128, 131,135, 138, 167, 192*, 206*, 258, 267, 294*, 302, 330, 341, 368, 369, 376, 405, 445, 503,526
Rasse (weiß im Vergleich zu anderen)	7*, 17*, 108, 144, 275*, 374*, 431, 495*, 517	288, 457	37, 46, 58, 63, 113*, 121, 128, 141, 220*, 222*, 229, 244, 247, 252, 260*, 294*, 305, 327, 364, 408, 412, 433, 453*, 471, 526
Ethnischer Hintergrund	Beziehung gefunden: 11*, 476		3*, 135, 167, 174, 194*, 229, 240*, 376, 536
Religion	Beziehung gefunden: 143*, 146*, 224*		14, 128, 131, 135, 192*, 445
Stadt gegenüber Land	495*	480*	64*, 229

* Compliance ausschließlich im Zusammenhang mit Sprechstundenterminen.

Tabelle 7: Eigenschaften der Patienten: Psychosoziale Faktoren

Eigenschaft	Beziehung zur Compliance		
	Positiv	Negativ	Keine
Einfluß der Familie	5, 14, 50, 64*, 112, 138, 234, 280, 377, 384, 394, 399, 428, 516, 523		91, 129, 155, 258, 368, 526
Einfluß von Freunden	50, 208*, 394, 428	11*	127, 129, 155, 526
Intaktheit der Familie	7*, 135, 144, 263, 327, 423, 480*, 517*		14, 200, 414
Familiengröße		7*, 36*, 104, 200, 224*, 260*, 278*, 409, 457	37, 152, 323*
Familie zeigt keinen Ehrgeiz		104, 144	
Häusliche Zufriedenheit vor der Behandlung			261
Andere Erkrankungen in der Familie		19, 327	95
Intrafamiliäre Identität	399		
Zwischenmenschliche Beziehungen	373, 526		
„Gute" soziale Umgebung	408		247
Soziale Isolation	487	19, 377, 455	376, 395, 405
Soziale Teilnahme/ Integration	390, 504*, 526		233*, 261, 448
Elterliche Akzeptanz			192*
Gleichberechtigung	405		
Fürsorgesituation			121, 306
Frühere Verurteilung wegen Straftat		518	121, 526
Alkoholismus		270, 408, 522*	
Früherer Alkoholabusus		11*, 153, 263	121, 526
Gleichzeitiger Drogenmißbrauch	121	14, 270	526
Funktionsfähigkeit vor der Behandlung	530		
Zufriedenheit mit der Arbeit vor der Behandlung			261

* Compliance ausschließlich im Zusammenhang mit Sprechstundenterminen.

Tabelle 7: (Fortsetzung)

Gegenstand	Beziehung zur Compliance		
	Positiv	Negativ	Keine
Lösung von Konflikt-situationen			428
Taditionsbewußtsein der Familie		11*	
Tabakgenuß/Rauchen		11*	
Ausübung von Sport			11*

* Compliance ausschließlich im Zusammenhang mit Sprechstundenterminen.

Tabelle 8: Eigenschaften der Patienten: Psychologische Faktoren

Eigenschaft	Beziehung zur Compliance		
	Positiv	Negativ	Keine
Selbsteinschätzung der Befähigung zur Compliance	49, 384		
Abhängigkeit	320	153, 261, 409	128
Eigenes Einkommen		281	
Sekundäres Einkommen		261	
Kontrollort (aktiv gegenüber passiv)	232, 247	383*	55, 135
Zukunftsorientiertheit	135, 487		200
Hemmungen		128	
Angst/Nervosität		135, 287*, 487	153, 206*
Personalität (MMPI etc.)	84*, 305, 445	254	81*, 92, 211*, 274, 296, 305, 448, 486
Stabile Persönlichkeitsstruktur	27, 270, 516		
Unzuverlässiger Typ		19, 192*	
Ästhetische Bedenken (Zähne)			
in Bezug auf das Kind	287*		
selbst			287*
Beurteilung der Krankheit als Symptom		261	
Eigene Vorstellungen	54	71	233*
Geringes Selbstbewußtsein		464	261, 423

* Compliance ausschließlich im Zusammenhang mit Sprechstundenterminen.

Tabelle 8: (Fortsetzung)

Gegenstand	Beziehung zur Compliance		
	Positiv	Negativ	Keine
Andere wegen der Probleme verantwortlich machen		207*	
Grund für die Überweisung			
persönliche Krise		207*	
nicht tolerierbare emotionale Krise		207*	
unspezifisches Unbehagen		207*	
Verhaltensstörung		122	281
Ignorierung, krank zu sein, eine Krankheit zu haben			281, 403
Einverständnis mit der Diagnose	377		
Stark tätigkeitsorientiert		527	127
Geringe Toleranzbreite für Frustationen		122, 281	
Gefühl der Einsamkeit		261	
Gefühl des Fremdseins			200, 206*
Motivation	19, 138, 467*, 506*		
Körperliche Einschätzung vor der Behandlung			152, 192*
Unreife		21	
Vermeidung von Verantwortung		21	
Impulsivität		21	
Neurotisches Verhalten		78, 217	
Extrovertiertheit	362		78, 217
Verantwortungsvoll, kooperativ, dankbar	128		
Autoritär, anmaßend, fordernd		128	
Artikuliert, intelligent, formell	128		
Impulsiv, frech, besorgt		269	
Eingeengt, behütet, isoliert		269	
Fordernde, kalte, rauhe Mutter		269	
Einverständnis mit der Krankheitsrolle	153		11*

* Compliance ausschließlich im Zusammenhang mit Sprechstundenterminen.

Tabelle 8: (Fortsetzung)

Gegenstand	Beziehung zur Compliance		
	Positiv	Negativ	Keine
Betonung der sexuellen Identität	Beziehung nachgewiesen: 14		
Depressiv	133	133	

* Compliance ausschließlich im Zusammenhang mit Sprechstundenterminen.

Tabelle 9: Aspekte der Arzt-Patientenbeziehung und der Familie des Patienten in der Pädiatrie

Eigenschaft	Zusammenhang mit der Compliance		
	Positiv	Negativ	Keine
Beschreibung der Persönlichkeit der Mutter	Beziehung nachgewiesen: 95		
Ausmaß des gesellschaftl. Umfanges	176, 295		
Beim Arzt verbrachte Zeitspanne	497		
Mutter fühlt sich in ihrer Sorge unverstanden		144	
Pat. wird zur Klinik begleitet	200		
„Mach' immer, was Dir der Arzt sagt"	32, 33, 247		
Nachuntersuchungstermine nur wenn notwendig	32		
Stellung des Arztes/Alter	497		
Stellung des Kindes innerhalb der Familie	224*, 497		95, 269
Mutter berufstätig		7*, 12	
Soziale Aktivität des Vaters			480*
Einstellung der Mutter zum täglichen Verhalten ihres Kindes	480*		
Arztbesuch bei Symptomen ohne Aufschub	32		247
Verwendung spez. Nahrung, um die kindl. Gesundheit zu erhalten	32		

* Compliance ausschließlich im Zusammenhang mit Sprechstundenterminen.

Tabelle 9: (Fortsetzung)

Eigenschaft	Zusammenhang mit der Compliance		
	Positiv	Negativ	Keine
Familie besitzt Fieberthermometer	32*		
Die Krankheit des Kindes beeinflußt die soziale Rolle der Mutter		32	
Ansicht der Mutter über ihre eigene Gesundheit	32*		
Hohe Erwartungen in die kindliche Zukunft	32		
Ängstl. besorgt, eine gute Mutter zu sein	32		
Außer Mutter sind noch andere Erwachsene zu Hause	32*		
Mutter meint „ich bewältige den Tag“	32, 37		
Zahl der Personen, die das Kind therapieren			340
Kind ist eigensinnig	152		
Mutter wünscht, Problem zu verstehen	152		
Ansicht der Mutter über Ursache des Problems			152
Schuljahr	50		
Kindl. Angst	451		
Umfang der elterlichen Erlaubnis			451
Elterliches Begreifen der Therapie	497		
Erfüllung der elterlichen Erwartungen	497		
Zufriedenheit der Eltern	497		
Beide Eltern betreuen das Kind	497		
Kind erhält regelmäßig Vitamine			33

* Compliance ausschließlich im Zusammenhang mit Sprechstundenterminen.

Tabelle 10: Gründe, die Patienten für ihre Non-Compliance aufführen

Gründe	Zitate
Unzufriedenheit mit der Therapie	1*, 82, 100, 125, 220*, 240*, 274, 277, 288, 302, 420, 423, 424*, 487
Besserung der Krankheit, gesund	12, 82, 124, 220*, 224*, 236, 274, 302, 323, 329, 385*, 420, 424*, 425, 499, 513
Vergeßlichkeit	7*, 17*, 124, 220*, 224*, 288, 291, 302,316, 329, 424*, 513
Nebenwirkungen	23, 56, 82, 124, 192*, 236, 240*, 274, 288, 291, 302, 323, 425, 489, 499, 513, 532
Wartezeit beim Arzt	17*, 168*, 224*
Finanzielle Not	7*, 82, 125, 291, 385*, 513
Krankheit, Invalidität	220*, 240*, 424*
Unzureichende Aufklärung	82, 302, 351*
Durcheinander bei den Medikamenten	125, 288, 291, 302, 513
Terminfehler der Klinik	7*, 146*
Unklarheit über den Arzttermin	17*, 220*
Verlieren der Terminbenachrichtigung	224*
Schwierigkeit, einen Arzttermin zu bekommen	499
Schlechtes Arzt-Patientenverhältnis	168*, 291
Pat. fühlt sich schlechter und nicht besser	124, 192*, 288, 316, 425, 499
Gleichgültigkeit	7*, 123, 288, 424*
Mangel an Willenskraft	291
Niemals gewillt gewesen wiederzukommen	7*
Auf Reisen	1*, 17*, 123, 125, 240*
Kein Babysitter	7*, 64*, 424*
Keine Transportmöglichkeit	1*, 7*, 123, 125, 224*, 313, 351*, 424*
Wetter	123, 276*, 351*
Zur Zeit der Tabletteneinnahme geschlafen	420
Beschäftigung	1*, 64*, 192*, 291, 450, 499
Annahme, daß Extradosis notwendig	302
Mangel an familiärer Unterstützung	125, 192*
Kind warf Tabletten fort	124
Gegensinniger Rat von Freunden	288, 291
Ein anderer Arzt unterbrach die Behandlung	124, 385*

* Compliance ausschließlich im Zusammenhang mit Sprechstundenterminen.

Tabelle 10: (Fortsetzung)

Gründe	Zitate
Gleichzeitig Krankheitsfall in der Familie	7*, 17*, 220*
Zu viele Arzneimittel gleichzeitig	192*, 513
Abneigung gegenüber Arzneimitteln	92, 192*
Wechsel zu einem anderen Arzt	1, 220*, 224*
Überladen mit Hausarbeit	64*, 224*
Beschäftigt mit Problemen/Tests	224*, 450
Verspätete Hilfesuche bei Brustkrebs	195

* Compliance ausschließlich im Zusammenhang mit Sprechstundenterminen.

Tabelle 11: Objektive Methoden zur Messung der Compliance

Behandlung/gemessenes Pharmakon	Methode der Messung	Zitate
Orale Medikation		
	Tablettenzählung	12, 42, 63, 75, 90, 95, 96, 97, 101, 102, 107, 136, 142, 160, 162, 174, 179, 185, 228, 229, 249, 253, 262, 277, 300, 302, 304, 310, 312, 315, 322, 329, 336, 339, 340, 341, 348, 349, 370, 371, 382, 392, 395, 419, 426, 441, 442, 443, 449, 460, 483, 490, 509, 563, 616, 738, 757
	Aufzeichnungen des Apothekers	6, 40, 144, 178, 217, 265, 330, 348, 403, 443, 496, 510, 734
	Erinnerung an Einnahmen	364, 365, 366, 419, 567, 568, 569
	Direkte Beobachtung	16, 22
Penicillin	Bioassay (Urin)	32, 33, 42, 95, 106, 124, 198, 199, 200, 202, 209, 304, 354
Rifampicin	Bioassay (Urin)	566
Nitrofurantoin	Bioassay (Urin)	124
Nalidixinsäure	Bioassay (Urin)	124
Cephalexin	Bioassay (Urin)	124
Gentamycin	Bioassay (Urin)	124
Chloramphenicol	Bioassay (Urin)	124
Sulfamethoxazol	Bioassay (Urin)	124
Isoniazid	Bioassay (Urin)	45, 46, 114, 229, 330, 345, 410, 512, 536, 538, 574, 581, 664

Tabelle 11: (Fortsetzung)

Behandlung/gemessenes Pharmakon	Methode der Messung	Zitate
Paraaminosalizylsäure (PAS)	Biochemisch (Urin)	6, 45, 46, 137, 186, 203, 272, 330, 398, 410, 535, 536, 541, 542, 580, 664
Atropin	Biochemisch (Urin)	443
Eisen	Biochemisch (Stuhl)	57
Phenothiazine	Biochemisch (Urin)	22, 223, 266, 344, 377, 378, 423, 528, 550, 551, 573
	Gaschromatographie	543
	Papierchromatographie	523
	Kolorimetrie	523
Imipramin	Biochemisch (Urin)	22, 344, 550
Amitryptilin		22
Diphenylhydantoin	Biochemisch (Serum)	59, 189, 297, 427, 544, 553, 561, 564, 582
	Gaschromatographie	22, 59, 548
	Biochemisch (Urin)	297
Mesantoin	Biochemisch (Serum)	427
Phenobarbitol	Biochemisch (Serum)	22, 427, 532, 548, 564
Benzodiazepin	Kolorimetrie (Urin)	22
Ethosuximid	Biochemisch (Serum)	462
Primidon	Chromatographie (Urin)	22
Heroin	Bioassay (Urin)	552
Athanol	Enzymatisch (Blut)	196
Disulfiram	Atemluft	571
Nikotin	Gaschromatographie	447
Carboxyhaemoglobin	Biochemisch (Blut)	267, 447, 575
Kohlenmonoxid	Atemluft	298
Digoxin	Biochemisch (Serum)	93, 189, 213, 513, 578
Thiazide	Biochemisch (Urin)	319
Propranolol	Biochemisch (Serum)	68
Alpha-Methyldopa	Biochemisch (Urin)	319, 556, 630
Chlortalidon	Chromatographie	147
Theophyllin	Gaschromatographie	145
Paracetamol	Biochemisch (Urin)	22, 339
Mefenaminsäure	Fluoreszenz (Urin)	339

Tabelle 11: (Fortsetzung)

Behandlung/gemessenes Pharmakon	Methode der Messung	Zitate
Flufenaminsäure	Fluoreszenz (Urin)	339
Phenylbutazon	Biochemisch (Urin)	339
Tolbutamid	Spektrometrisch (Urin)	549
	Chromatographie	549
Chloralderivate	Biochemisch (Urin)	22
Diät	Biochemisch:	479
	Lipide (Serum)	73, 171, 205, 361, 558
	Ketone (Urin)	539
	Endpunkte (Gewicht)	37, 38, 40, 55, 112, 116, 133, 182, 191, 196, 203, 205, 216, 225, 281, 292, 307, 325, 399, 422, 465, 468, 477, 481, 508, 524
	Gewebsbiopsie	356, 361
	Darmbiopsie	20
	Diabeteskontrolle	481
	Serumantikörper	20
	Kalium (Serum)	55, 133, 281, 328
	Phosphor (Serum)	133
	Natrium (Urin)	438
	Direkte Beobachtung	89, 112, 511, 562
Zahnpflege	Farbpaste	149, 547
	Direkte Bestimmung	26, 446, 500
Postinfarktaktivität	Direkte Beobachtung	527
Körperliche Aktivität	Pedometer	196
Rehabilitation nach Apoplexie	Direkte Beobachtung	135
Diabetesselbstbetreuung	Direkte Beobachtung	333, 511
Sicherheitsgurtbenutzung	Direkte Beobachtung	430, 431, 432, 433
Psychotherpaie	Tonbandaufzeichnung	242
Marker/Tracersubstanzen	Riboflavin	46, 366, 405, 543, 545, 550, 554, 555, 565, 579
	Bromid	442
	Phenolrot	277, 576
	Radioisotope	443
	Chinin	187, 188

Tabelle 11: (Fortsetzung)

Behandlung/gemessenes Pharmakon	Methode der Messung	Zitate
	Biochemisch (Urin)	22, 162, 339
	Biochemisch (Serum)	162, 285
	Thrombozytentest	162
	Biochemisch (Urin)	316

Tabelle 12: Maßnahmen zur Verbesserung der Compliance

Maßnahmen	Zitate
Information/Belehrung:	
Patient/Gesundheitserziehung	5, 26, 27, 30, 31, 51, 55, 61, 79, 86, 91, 96, 100, 101, 104, 118, 123, 136, 148, 149, 150, 156, 165, 166, 170, 181, 193, 203, 210, 212, 214, 215, 216, 219, 229, 242, 248, 259, 262, 264, 267, 278, 288, 289, 303, 304, 310, 317, 326, 329, 331, 341, 348, 350, 357, 372, 397, 401, 407, 413, 415, 419, 430, 435, 438, 449, 471, 477, 479, 481, 493, 515, 516, 585, 586, 609, 616, 617, 624, 628, 632, 650, 651, 653, 660, 678, 679, 680,681, 721, 722, 738, 739, 751, 755, 758, 760, 761, 764, 765, 768, 783, 789, 793, 800, 825, 826, 833, 837, 839, 840, 850
Schriftliche Instruktionen	91, 101, 106, 136, 170, 203, 204, 304, 310, 312, 314, 329, 341, 342, 397, 440, 460, 509, 540, 722, 745, 751, 755, 758, 805, 840
Spezielle Beratung	24, 27, 30, 47, 55, 79, 97, 106, 115, 133, 139, 182, 205, 210, 219, 241, 242, 245, 267, 288, 307, 326, 329, 342, 351, 357, 372, 388, 400, 404, 406, 407, 419, 448, 468, 471, 477, 479, 484, 524, 610, 616, 717, 745, 787
Erhöhung der Kommunikation	176, 311, 654, 720, 721, 761, 774, 801, 825
Auslösung von Angst	37, 150, 435
Gesundheitskampagnen in den Massenmedien	5, 51, 181, 278, 294, 429, 430, 479, 487, 586, 588, 651, 674, 770, 839
Fortbildung für Ärzte	123, 264, 421, 609, 652, 734

Tabelle 12: (Fortsetzung)

Maßnahmen	Zitate
Erinnerer an die Compliance/Hinweise:	
Telefonische Erinnerung an Sprechstundentermin	8, 24, 114, 134, 167, 168, 169, 184, 204, 259, 290, 308, 359, 453, 461
Sprechstundenerinnerung per Post	109, 167, 184, 204, 259, 323, 352, 359, 375, 391, 424, 453, 461, 472
Arzneimitteleinnahmekalender	136, 179, 326, 341, 456, 509, 735, 782, 800, 840
Erinnerungshilfen für die Einnahme	364, 567, 568, 569, 581, 751
Tablettenbehälter mit Wecker	16, 525
Abstimmung der Einnahme auf die tägliche Routine	228, 456, 734, 748, 852
Sitzgurt mit Anlasserblockade	433
Verminderung von Hindernissen für die Compliance:	
Alternative Behandlungsmethoden	23, 106, 159, 255, 273, 381, 387, 433, 436, 447, 463, 465, 469, 484, 489, 528, 651, 683, 692
Senkung der Behandlungskosten	57, 105, 262, 473, 680, 692, 738, 770
Herabsetzung der Wartezeit	168, 351, 434, 534, 660
Alternative Überweisungsmethoden	94, 169, 172, 488, 489, 520, 585
Öffentliche Krankheitsregister der Gemeinde	499
Arzneimittelbehandlung (Fettsucht)	465, 683
Arzneimittelbehandlung (Rauchen)	80, 447, 516
Arzneimittelbehandlung (Alkoholismus)	60, 115, 571, 787
Dezentralisierte Kliniken	117, 167, 203, 255, 259, 387, 680
Universelle gegenüber Spezialbehandlung	166, 168, 202
Im voraus bezahlte Behandlung	380
Lösung von Problemen	61, 118, 166
Krankenhausentlassungen	118
Zeitl. Änderung der klinischen Sprechstunden	117
Behandlung am Arbeitsplatz	4, 51, 449, 473, 724, 830, 843
Passive im Vergleich zur aktiven Behandlung	23, 252, 685, 686
Erreichung familiärer Unterstützung	60, 91, 112, 234, 328, 384
Erfüllung von Abhängigkeitsbedürfnis	94
Soziale Unterstützung	86, 91, 115, 182, 245, 602
Telefonische Hilfe	47, 112, 263
Reduktion der Behandlungsvielfalt	23, 381, 396, 589, 663, 692, 768

Tabelle 12: (Fortsetzung)

Maßnahmen	Zitate
Herabsetzung undurchsichtiger klinischer Verhältnisse	10, 24, 660
Tabletten mit einheitlichem Aussehen	456, 608, 663, 747, 748
Einheitliches Maßsystem für Flüssigkeiten	253
Maßnahmen zur Änderung des Verhaltens:	
Allgemein und Kombiniert	5, 28, 38, 44, 47, 48, 49, 51, 98, 116, 216, 225, 228, 280, 292, 299, 307, 353, 468, 479, 485, 524, 597, 653, 697, 736, 750, 822, 823, 852
Kontrolle der Compliance	24, 83, 114, 145, 182, 189, 213, 324, 452, 462, 512, 653, 669
Gesetzlicher Zwang	60, 118, 181, 237, 255, 387, 437, 662, 831
Selbstkontrolle/Biofeedback	38, 88, 150, 196, 228, 283, 292, 298, 458, 485, 508
Finanzielle Unterstützung	67, 116, 216, 228, 292, 299, 586
Druck durch die Gruppe gleichartig Betroffener	119, 182, 401, 508, 524, 602
Rollenspiel	334
Selbstermunterung	38, 388
Mündliche/schriftliche Verpflichtung	67, 85, 98, 225, 309, 418, 477, 731
Drohung vor der Einstellung der Therapie	24
Erwartungen erzeugen	283
Aversive Konditionierung	28,119, 298, 448, 452
Verstärkte Überwachung:	
Allgemein	60, 79, 83, 94, 114, 117, 123, 134, 145, 166, 173, 189, 201,213, 214, 228, 245, 262, 273, 299, 317, 324, 325, 387, 391, 465, 512, 515, 531, 628, 738
Hausbesuche und Nachkontrolle	8, 79, 91, 117, 118, 165, 166, 201, 203, 240, 241, 255, 259, 285, 328, 359, 387, 438, 473, 512, 517, 521
Fortsetzung der ärztlichen Versorgung	35, 94, 113, 115, 117, 168, 201, 203, 263, 387, 484, 810
Spezialkliniken	10, 189, 201, 202, 262
Stationäre Behandlung	203, 325
Kleinere Therapiegruppen	47
Arzt oder Krankenhausverordnungen	142

Tabelle 12: (Fortsetzung)

Maßnahmen	Zitate
Maßnahmen des Apothekers	
Beratung	40, 101, 107, 136, 178, 210, 312, 314, 322, 326, 329, 331, 341, 348, 377, 419, 460, 496, 509, 616, 706, 734, 751, 755, 807, 840
Spezielle Verschreibungsetiketten	312, 314, 460, 616, 748, 751
Spezielle Arzneimittelpackungen	147, 314, 326, 419
Selbstbehandlung im Krankenhaus	377, 689, 800
Interventionen der Krankenschwester	77, 123, 165, 166, 229, 285, 474, 475, 493, 696,739, 740, 763, 843
Stationspsychologe	135

Tabelle 13: Klinische Perpsektiven von Compliance-Studien

Erkrankung	Zitate
Medizin:	
Allgemeinmedizin	10, 63, 65, 69, 96, 98, 101, 103, 107, 128, 131, 132, 138, 142, 173, 184, 224, 236, 260, 270, 275, 276, 288, 291, 311, 322, 329, 347, 349, 350, 351, 358, 370, 371, 395, 397, 405, 421, 424, 440, 453, 491, 492, 493, 509, 540, 598, 617, 625, 642, 660, 715, 745, 756, 840
Hypertonie	1, 4, 41, 68, 82, 86, 87, 88, 123, 147, 156, 168, 169, 172, 179, 183, 228, 230, 262, 264, 301, 319, 336, 348, 403, 419, 422, 449, 473, 477, 493, 499, 520, 521, 556, 584, 596, 610, 614, 630, 636, 646, 647, 650, 657, 682, 707, 716, 717, 724, 751, 757, 759, 760, 761, 771, 772, 773, 784, 803, 807, 812, 833, 837, 841, 848, 851
Herz	11, 41, 54, 93, 97, 109, 125, 127, 129, 156, 213, 256, 258, 293, 356, 361, 381, 479, 513, 522, 578, 697, 750, 833
Myokardinfarkt	54, 74, 171, 272, 407, 527, 533
Herzinsuffizienz	335, 438
Rehabilitation (allgemein)	51, 84, 135, 320, 420, 509
Rehabilitation (Schlaganfall)	162, 261, 407, 478

Tabelle 13: (Fortsetzung)

Erkrankung	Zitate
Lipide	52, 73, 97,156, 205, 479, 531, 558, 781
Diabetes mellitus	61, 148, 153, 154, 214, 256, 257, 258, 333, 481, 493, 511,525, 549, 630, 763, 775, 844
Infektionen (Erwachsene)	312, 314, 405, 460, 805
Tuberkulose	6, 45, 46, 83, 114, 117, 118, 137, 141, 203, 229, 255, 265, 330, 345, 364, 365, 365, 366, 374, 385, 387, 398, 402, 408, 410, 483, 512, 535, 536, 538, 541, 542, 545, 566, 574, 580, 645, 664, 665, 684, 762, 778, 783, 838
Geschlechtskrankheiten	284, 359, 629, 698
Lepra	197, 240, 316
Nierenversagen/Hämodialyse	55, 58, 122, 133, 281, 328, 399, 501, 530
Krebs	9, 104, 167, 195, 212, 259, 429, 680
Arthritis	91, 140, 186, 277, 285, 339, 362, 382, 384, 393, 498, 742
Peptisches Ulkus	89, 90, 441, 442, 443
Leberzirrhose	196
Zöliakie	20
Glaukom	53, 56, 193, 194, 505
Geriatrika	66, 179, 326, 558, 587, 628, 663
Epilepsie	537, 546, 548
Pädiatrie:	
Allgemeine Pädiatrie	7, 8, 17, 35, 75,112, 165, 166, 174, 176, 177, 201, 220, 222, 227, 295, 308, 313, 352, 375, 461, 480, 497, 517, 621, 654, 832
Infektionskrankheiten (allgemein)	12, 42, 95, 124, 136, 166, 268, 312, 341
Akute Otitis media	32, 33, 34, 340
Streptokokkenpharyngitis	106, 209, 253, 304, 360
Rheumatisches Fieber (Prophylaxe)	144, 157, 158, 159, 160, 198, 199, 200, 202, 235, 289, 323, 327, 412, 507, 669
Impfungen	25, 100, 208, 247, 396, 413, 500, 641
Epilepsie	59, 189, 297, 324, 462, 544, 553, 561, 564, 849
Enuresis nocturma	474, 475

Tabelle 13: (Fortsetzung)

Erkrankung	Zitate
Asthma	110, 145, 444
Zystische Fibrose	354
Fieberkrämpfe	532
Entwicklung im Vorschulalter	177
Vorosorgeaktion „gesundes Kind“	77, 201, 313
Psychiatrie:	
Allgemeine Psychiatrie	3, 15, 22, 29, 81, 92, 113, 126, 133, 146, 151, 155, 163, 206, 207, 223, 231, 232, 242, 243, 250, 251, 266, 270, 290, 306, 344, 355, 363, 367, 368, 369, 372, 373, 378, 390, 406, 417, 423, 439, 445, 454, 484, 488, 518, 523, 557, 585, 591, 593, 611, 627, 652, 668, 687, 769, 787, 803, 818
Schizophrenie	105, 126, 245, 246, 273, 338, 377, 394, 528, 529
Angstneurose	252, 286, 310, 315, 425, 427, 502
Depression	134, 187, 188, 192, 274, 310, 372, 392, 405, 589, 726
Halbwüchsige und Kinder	152, 241, 459
Krisenunterbrechung	206, 467, 494
Anorexia nervosa	823
Frauenheilkunde und Gynäkologie:	
Kontrazeption	21, 23, 64, 436, 457, 463, 466, 469, 489, 780, 790, 845
Pränatale Vorsorge	57, 317, 318, 405
Postuale Nachsorge	248
Ophthalmologie:	
Glaukom	56, 193, 194, 471, 505
Amblyopie	332
Zahnheilkunde	26, 149, 195, 287, 380, 416, 446, 451, 464, 472, 476, 495, 500, 515, 547, 594, 621, 624, 632, 722, 799, 828
Probleme des Lebensstils:	
Allgemein	754
Rauchen	27, 28, 44, 47, 48, 49, 50, 76, 78, 79, 80, 119, 139, 150, 156, 212, 218,

Tabelle 13: (Fortsetzung)

Erkrankung	Zitate
Rauchen	219, 226, 267, 280, 283, 298, 299, 303, 334, 342, 343, 388, 400, 401, 404, 415, 435, 447, 448, 452, 469, 516, 575, 586, 588, 607, 644, 651, 653, 666, 675, 676, 690, 702, 704, 705, 719, 723, 736, 745, 764, 770, 793, 808, 809, 815, 839
Übergewicht	27, 37, 38, 40, 76, 116, 156, 182, 191, 216, 225, 292, 307, 325, 422, 465, 468, 465, 486, 508, 524, 539, 540, 607, 618, 638, 708, 709, 724, 781, 822, 823, 824
Alkoholismus	2, 18, 19, 27, 51, 60, 61, 67, 76, 94, 114, 115, 211, 212, 233, 244, 254, 263, 270, 279, 296, 383, 391, 409, 414, 428, 437, 458, 503, 571, 591, 602, 626, 634, 645, 648, 649, 684, 700, 705, 746, 787
Arzneimittelsucht	14, 27, 71, 72, 76, 111, 121, 305, 526, 534, 591, 705, 787
Autosicherheitsgurte	5, 30, 181, 237, 357, 430, 431, 432, 433, 637, 662, 685, 686, 831, 836
Gesundheit und Fitness	234, 353, 386, 522
Screeninguntersuchungen:	
Periodische Gesundheitskontrollen	215, 450
Multiphasisch	204, 284, 680
Genetisch	31, 36, 278, 504, 791
Sehschärfe, Glaukom	193, 194, 222, 505
Sprache und Gehör	24, 222
Klinische Untersuchungsmethoden	18, 470, 590, 667, 688
Wirtschaftlichkeitsaspekte der Compliance	238, 680, 761, 841, 846
Rechtliche Aspekte der Compliance	727, 767, 769, 829
Ethik der Intervention	713, 754, 820
Klinische Pharmakologie	63, 97, 178, 210, 326, 349, 496, 616, 619, 659, 667, 710, 730, 751, 752, 800, 827, 837
Kindersichere Arzneimittelverpackungen	346
Sozialarbeit	730
Compliance aus der Sicht des Patienten	820

ANHANG II:

Zusätzliche Literatur zu den Kapiteln

Zusätzliche Literatur – Kapitel 1 (Literaturstellen 1–853, aufgeführt in Anhang I)

854. Illich I: *Medical Nemesis*. London, Calder and Boyars, 1975.

855. Sackett DL: Patients and therapies: Getting the two together. *N Engl J Med* 298:278–279, 1978

Zusätzliche Literatur – Kapitel 2 (Literaturstellen 1–853, aufgeführt in Anhang I)

856. Sackett DL, Haynes RB, Gibson ES, Tylor DW, Roberts RS, Johnson AL, Hakkett BC, Turford C, Mossey J: Randomized trials of complianceimproving strategies in hypertension, pp 1–19, in Lasagne L (ed): *Patient Compliance*. Mount Kisco, NY, Futura, 1976.

Zusätzliche Literatur – Kapitel 3 (Literaturstellen 1–853, aufgeführt in Anhang I)

857. Brodie BB, Weiner M, Burns JJ, Simson G, Yale EK: The physiological disposition of ethyl biscoumacetate (tromexan) in man and a method for its estimation in biological material. *J Pharm Exp Ther* 106:453–463, 1952.

858. Chasseaud LF, Taylor T: Bioavailability of drugs from formulations after oral administration. *Annu Rev Pharmacol* 14:35–46, 1974.

859. Gordis L, Desi L, Schmerler HR: Treatment of acute sore throats: A comparison of pediatricians and general physicians. *Pediatrics* 57:422–424, 1976.

860. Lindenbaum J, Mellow MH, Blackstone MO, Butler BP: Variation in biologic availability of digoxin from four preparations. *N Engl J Med* 285:1344–1346, 1971.

861. Markowitz M: Eradication of rheumatic fever: An unfilled hope. *Circulation* 41:1077–1084, 1970.

862. Markowitz M, Gordis L: A mail-in technique for detecting penicillin in urine: Application to the study of maintenance of prophylaxis in rheumatic fever patients. *Pediatrics* 41:151–153, 1968.

863. Vessell ES: Factors causing interindividual variations of drug concentrations in blood. *Clin Pharmacol Ther* 16:135–148, 1974.

Zusätzliche Literatur – Kapitel 5 (Literaturstellen 1–853, aufgeführt in Anhang I)

864. Griffith W: Educating your patients about medications. Presentation at the Duke Forum for Primary Care: Compliance in Therapy, Doctors and Patients, Durham NC, 2 April, 1977.

865. Hulka BS, Kupper LL, Cassel JC, Thompson SJ: A method for measuring physicians' awareness of patients' concerns. *HSMHA Health Reports* 86:741, 1971.

866. Hulka BS, Kupper LL, Cassel JC, Babineau RA: Practice characteristics and quality of primary medical care: The doctor-patient relationship. *Med Care* 13:808–820, 1975.

867. Hulka BS, Kupper LL, Daly M, Cassel JC, Schoen F: Correlates of satisfaction and dissatisfaction with medical care: A community perspective. *Med Care* 13:648–658, 1975.

868. Hulka BS, Zyzanski SJ, Cassel JC, Thompson SJ: Scale for the measurement of attitudes toward physicians and primary medical care. *Med Care* 8:429–435, 1970.

869. ____: Satisfaction with medical care in a low income population. *J Chron Dis* 24:661–673, 1971.

870. Korsch BM, Gozzi EK, Francis V: Gaps in doctor-patient communication I. Doctor-patient interaction and patient satisfaction. *Pediatrics* 42:855–871, 1968.

871. Kupper LL, Hulka BS, Cassel JC: Statistical considerations based on an instrument for measuring advisor perceptions. *Br J Math and Stat Psychol* 26:177, 1973.

872. Zyzanski SJ, Hulka BS, Cassel JC: Scale for the measurement of ›satisfaction‹ with medical care: Modifications in content, format and scoring. *Med Care* 12:611–620, 1974.

Zusätzliche Literatur –
Kapitel 6, Teil I (Literaturstellen 1–853, aufgeführt in Anhang I)

873. Aho WR: Relationship of wives' preventive health orientation to their beliefs about heart disease in husbands. *Public Health Rep* 92:65–71, 1977.

874. Becker MH, Rosenstock IM: Social-psychological research on determinants of preventive health behavior, pp 25–35, in *The Behavioral Sciences and Preventive Medicine: Opportunities and Dilemmas,* Washington, DHEW publication (NIH) 76–878, 1977.

875. Becker MH, Maiman LA: Sociobehavioral determinants of compliance with health and medical care recommendations. *Med Care* 13:10–24, 1975.

876. Campbell DA: A study of the preventive health behavior of a group of men with increased risk for the development of coronary heart disease. Doctoral dissertation, Ohio State University, Columbus, 1971.

877. D'Onofrio CA: Motivational and promotional factors associated with acceptance of a contraceptive method in the postpartum period. Doctoral dissertation, University of California, Berkeley, 1973.

878. Hochbaum GM: Public participation in medical screening programs: A sociopsychological study. Washington, PHS publication 572, 1958.

879. Kirscht JP: Research related to the modification of health beliefs. *Health Educ Monogr* 2:455–469, 1974.

880. Maiman LA, Becker MH: The health belief model: Origins and correlates in psychological theory. *Health Educ Monogr* 2:336–353, 1974.

881. Rosenstock IM: Historical origins of the health belief model. *Health Educ Monogr* 2:328–335, 1974.

882. Simonds SK: Emerging challenges in health education. *Int J Health Educ* 19 (suppl): 1–19, 1976.

Zusätzliche Literatur – Kapitel 6, Teil II

883. Aday L, Eichhorn RC: The utilization of health services: Indices and correlates-a research bibliography, Washington, DHEW publication (HSM) 73–3003, 1972.

884. Berkowitz L, Cottingham D: The interes value and relevance of feararousing communications. *J Abnorm Soc Psychol* 60:37–43, 1960.

885. Bruch H, Psychological aspects of reducing. *Psychosom Med 14:337–346, 1952.*

886. Freeman HE, Lambert C Jr: Preventive dental behavior of urban mothers. J Health Hum Behav 6:141–147, 1965.

887. Friedman J: Weight problems and psychological factors. *J Couns Psychol* 23:524–527, 1959.

888. Gill DJ: The role of personality and environmental factors in obesity. *J Am Diet Assoc* 22:398–400, 1946.

889. Hammar SL, Campbell MM, Campbell VA, Moores NL, Sareen C, Gareis FJ, Lucas B: An interdisciplinary study of adolescent obesity. *J Pediatr* 80:373–383, 1972.

890. Janis I: Vigilance and decision making in personal crises, pp 139–175, in Coelho G, Hamburg D, Adams RJ (eds): *Coping and Adaptation,* New York, Basic Books, 1974.

891. Kegeles SS: A field experiment attempt to change beliefs and behavior of women in an urban ghetto. *J Health and Soc Behav* 10:115–124, 1969.

892. Kerlinger FN: *Foundations of Behavioral Research.* New York, Holt, Rinehart and Winston, 1973.

893. Kriesberg L, Treiman BR: Preventive utilization of dentists' services among teenagers. *J Am Coll Dent* 29:28–45, 1962.

894. Leventhal H: Findings and theory in the study of fear communications, pp 119–186, in Berkowitz L (ed): *Advances in Experimental Social Psychology,* vol 5, New York, Academic Press, 1970.

895. _____: Changing attitudes and habits to reduce risk factors in chronic disease. *Am J Cardiol* 31:571–581, 1973.

896. Litman TJ: The family as a basic unit in health and medical care: A social-behavioral overview. *Soc Sci Med* 8:495–519, 1974.

897. Maddox GL, Anderson CF, Bogdonoff MD: Overweight as a problem of medical management in a public outpatient clinic. *Am J Med Sci* 252:394–403, 1966.

898. Mayer J: Obesity during childhood, pp 73–80, in Winick M (ed): *Childhood Obesity.* New York, Wiley, 1975.

899. McGuire W: The nature of attitudes an attitude change, pp 136–314, in Lindzey G, Aronson E (eds): *The Handbook of Social Psychology.* Reading, Mass, Addison-Wesley, 1968.

900. Mechanic D: The influence of mothers on their children's health attitudes and behavior. *Pediatrics* 33:444–453, 1964.

901. Mendelsohn H: Some reasons why information campaigns succeed. *Public Opinion Q* 37:50–61, 1973.

902. Rimm IJ, Rimm AA: Association between juvenile onset obesity and severe adult obesity in 73,532 women. *Am J Public Health* 66:479–481, 1976.

903. Rogers RW: A protection motivation theory of fear appeals and attitude change. *J Psychol* 91:93–114, 1975.

904. Seaton DA, Rose K: Defaulters from a weight reduction clinic. *J Chron Dis* 18:1007–1111, 1965.

905. Stunkard A, Levine H, Fox S: The management of obesity: Patient selfhelp and medical treatment. *Arch Intern Med* 125:1067–1072, 1970.

906. Zborowski M: Cultural components in responses to pain. *J Soc Issues* 8:16–30, 1952.

Zusätzliche Literatur – Kapitel 7 (Literaturstellen 1–853, aufgeführt in Anhang I)

907. Korsch B, Gozzi EK, Francis V: Gaps in the doctor-patient relationship. *Pediatrics* 42:855–869, 1969.

Zusätzliche Literatur – Kapitel 8 (Literaturstellen 1–853, aufgeführt in Anhang I)

908. Haynes RB, Sackett DL, Taylor DW, Gibson ES, Johnson AL: Inceased absenteeism from work after detection and labeling of hypertensive patients. *N Eng J Med* 299:741–744, 1978.

Zusätzliche Literatur – Kapitel 9 (Literaturstellen 1–853, aufgeführt in Anhang I)

909. Ayd FJ Jr (ed): Once-a-day neuroleptic and tricyclic antidepressant therapy. *Int Drug Ther Newsletter* 7:33–40, 1972.

910. ——: Once-a-day drug therapy. *Int Drug Ther Newsletter* 8:1–4, 1973.

911. Blackwell B: Antidepressant drugs, pp 10–16, in Dukes NMG (ed): *Meyler's Side Effects of Drugs,* Vol 9. Amsterdam, Exerpta Medica, 1976.

912. Blackwell B: Rational drug use in the management of anxiety. *Ration Drug Ther* 9:1, 1975.

913. Caldwell JR: Drug regimens for long-term therapy of hypertension. *Geriatrics* 31:115–119, 1976.

914. David NA, Welborn S, Pierce Hl: Comparison of multiple and combination tablet drug therapy in hypertension. *Curr Ther Res* 18:741–754, 1975.

915. DiMascio A: Innovative drug administration regimens and the economics of mental health care, pp 118–130, in Ayd JR (ed): *Rationale Psychopharmacotherapy and the Right to Treatment.* Baltimore, Ayd Medical Communications Ltd., 1974.

916. Materson BJ, Oster JR, Michael UF, Perez-Stable EC: Antihypertensive effectiveness of oxprenolol administered twice daily. *Clin Pharmacol Ther* 19:325–332, 1976.

917. Mendels J, Schless A: A controlled comparison of doxepin h.s and doxepin q.i.d. *J Clin Pharmacol* 15:534–539, 1975.

918. Stetler CJ: Unpublished material submitted by Pharmaceutical Manufacturers Association to Department of Health, Education and Welfare, 1971.

919. Winstead D, Blackwell B, Eilers MK, Anderson A: Psychotropic drug use in five city hospitals. *Dis Nerv System* 37:504–509, 1976.

920. Wright CJ, Hook RH, Blackwell B: Metabolic and clinical observations on metiapine in humans, pp 445–455, in Forrest IS, Carr CJ, Usdine E (eds): *The Phenothiazines and Structurally Related Drugs*. New York, Raven Press, 1974.

921. Wright JM, McLeod PJ, McCullougy W: Antihypertensive efficacy of a single bedtime dose of methyldopa. *Clin Pharmacol Ther* 20:773–737, 1976.

Zusätzliche Literatur – Kapitel 10 (Literaturstellen 1–853, aufgeführt in Anhang I)

922. Abramson EE: A review of behavioral approaches to weight control. *Behav Res Ther* 11:547–555, 1973.

923. Aiken L, Aiken JL: A systematic approach to the evaluation of interpersonal relationships. *Am J Nurs* 73:863–867, 1973.

924. Alpert JJ: Slave patients and free physicians. *N Engl J Med* 284:667–668, 1971.

925. Andersen R: A behavioral model of families' use of health services. University of Chicago Center for Health Administration Studies Research Series 25, 1968.

926. Anthony WA: Human relations training and rehabilitation counseling: Further implications. *Rehabil Coun Bull* 17:171–175, 1974.

927. Antonovsky A, Hartman H: Delay in the detection of cancer: A review of the literature. *Health Educ Monogr* 2:98–128, 1974.

928. Atwater JB: Adapting the veneral disease clinic to today's problem. *Am J Public Health* 64:433–437, 1974.

929. Baric L: Recognition of the „at-risk" role: A means to influence health behavior. *Int J Health Educ* 12:24–34, 1969.

930. Bauman HE: What does the consumer know about nutrition? *JAMA* 225:61–62, 1973.

931. Becker MH, Maiman LA: Sociobehavioral determinants of compliance with health and medical care recommendations. *Med Care* 13:10–24, 1975.

932. Berkanovic E, Reeder L: Ethnic, economic and social psychological factors in the source of medical care. *Soc Prob* 21:246–259, 1973.

933. Bernstein L, Headlee R, Jackson B: Changes in acceptance of others resulting from a course in the physician-patient relationship. *Br J Med Educ* 4:65–66, 1970.

934. Bossé R, Rose CL: Age and interpersonal factors in smoking cessation. *J Health Soc Behav* 14:381–387, 1973.

935. Boyle CM: Differences between patient's and doctor's interpretation of some common medical terms. *Br Med J* 2:286–289, 1970.

936. Burt R: Differential impact of social integration on participation in the diffusion of innovations. *Soc Sci Res* 2:1–20, 1973.

937. Canfield RE: The physician as a teacher of patients. *J Med Educ* 48:79–87, 1973.

938. Carrera MA, Rosenburg G: Inservice education in human sexuality for social work practitioners. *Clin Soc Work J* 1:261–267, 1973.

939. Cauffman JG, Lloyd JS, Lyon ML: Health information and referral services within Los Angeles County. *Am J Public Health* 63:872–877, 1973.

940. Crawford TJ: Theories of attitude change and „beyond family planning" debate: The case for the persuasion approach in population policy. *J Soc Issues* 30:211–234, 1974.

941. Danaher BG: Theoretical foundations and clinical applications of the Premack Principle: Review and critique. *Behav Ther* 5:307–324, 1974.

942. Deeds S: *A Guidebook for Family Planning Education.* Rockville MD, DHEW publication (HSA) 74–16002, 1973.

943. Dodge JS: What patients should be told: Patients' and nurses' beliefs. *Am J Nurs* 72:1852–1854, 1972.

944. D'Onofrio CN: Aides-pain or panacea? *Public Health Rep* 85:788–801, 1970.

945. Eaton D: NIE attacks the reading and language skills problem, in *Research Developments.* Reprinted by the National Institute of Education from *Am Educ,* May 1974.

946. Fass MF, Green LW, Deeds S: The effect of family education on patient adherence to antihypertensive regimens. Paper presented at the National High Blood Pressure Control Conference, Washington, April 1977.

947. Feldman JJ: *The Dissemination of Health Information: A Case Study in Adult Learning.* Chicago, Aldine, 1966.

948. Finalyson A: Social networks as coping resources: Lay help and consultation patterns used by women in husband's post-infarction career. *Soc Sci Med* 10:97–103, 1976.

949. Fleckenstein L, Joubert P, Lawrence R, Pastner B, Mazzullo JM, Lasagna L: Oral contracpetive patient information: A questionnaire study of attitudes, knowledge and preferred information sources. *JAMA* 235:1331–1336, 1976.

950. Fox LA: Written reinforcement of auxiliary directions for prescription medications. *Am J Hosp Pharm* 26:334–341, 1969.

951. Garner JL, Mulcahy MJ: MIC project: Another kind of dietetics outreach program. *Hospitals* 47:96–97, 1973.

952. Green LW, Lewis C: The placebo effect in self-care. Presented at the Association for the Advancement of Health Education, Seattle, April 1977.

953. Green LW, Faden RR: The potential effects of patient package inserts on patients and drug consumers. *Drug Info J* 11 (supplement): 645–705, 1977.

954. Green LW: Should health education abandon attitude change strategies? Some perspectives from recent research. *Health Educ Monogr 1* (30): 25–48, 1970.

955. ____: Toward cost-benefit evaluations of health education: some concepts, methods and examples. *Health Educ Monogr 2* (suppl 1): 34–64, 1974.

956. ____: Theory and research vs practice (editiorial). *Health Educ Monogr* 3:352–358, 1975.

957. ____: Diffusion and adoption innovations related to cardiovascular risk behavior in the public, po 84–108, Enelow A, Henderson JB (eds): *Applying Behavioral Science to Cardiovascular Risk.* New York, American Herat Association, 1975.

958. ____: Change-process models in health education. *Public Health Rev* 5:5–33, 1976.

959. ____: Methods available to evaluate the health education components of preventive health programs, pp 162–171, in John E Fogarty International Center for Advanced Study in Health Science, *Preventive Medicine USA.* New York, Prodist, 1976.

960. Green LW and Brooks-Bertram P: Peer review and quality control in health education. *Health Values* 3:197B, in press.

961. Green LW, Figà-Talamanca I: Suggested designs for evaluation of patient education programs. *Health Educ Monogr* 2:54–71, 1974.

962. Green LW, Fisher AA, Amin R, Shafiullah A: Paths to the adaption of family planning: A time-lagged correlation analysis of the Dacca experiment in Bangladesh. *Int J Health Educ* 18:85–96, 1975.

963. Green LW, Green PF: Intervening in social systems to make smoking education more effective, pp 393–401, in Steinfeld J, Griffiths W, Ball K, Taylor RM (eds): *Proceedings of the Third World Conference on Smoking and Health.* Washington, DHEW Publication (NIH) 77–1413, 1977.

964. Green LW, Kalmer H: *Selecting an Evaluation Design for a Patient Education Program: Options for the Practitioner without Research Funds,* Proceedings, Maryland Workshop on Patient Education. Baltimore, Md Dept of Health and Mental Hygiene, 1976.

965. Green LW, Roberts BJ: The research literature on why women delay in seeking medical care for breast symptoms. *Health Educ Monogr* 2:129–177, 1974.

966. Green LW, Werlin SH, Schauffler H, Avery CH: Research and demonstration issues in self-care: Measuring the decline of mediocentrism. *Health Educ Monogr* 5:161–189, 1977.

967. Hall SM, Hall RG: Outcome and methodological considerations in behavioral treatment of obesity. *Behav Ther* 5:352–364, 1974.

968. Harris L and Associates: *The Public and High Blood Pressure: A Survey Conducted for the National Heart and Lung Institute.* Bethesda, Md, DHEW publication (NIH) 74–356, 1973.

969. Hazell JW, Hodges FB, Cunningham GC: Intermediate benefit analysis – Spencer's dilemma and school health services. *Am J Public Health* 62:560–565, 1972.

970. Heagarty MC, Robertson LS: Slave doctors and free doctors-a participant observer study of the physician-patient relation in a low-income comprehensive care program. *N Engl J Med* 284:636–641, 1971.

971. Hingson R: Obtaining optimal attendance at mass immunization programs. *Health Serv Rep* 89:53–64, 1974.

972. Hoff W: The importance of training for effective performance. *Public Health Rep* 85:760–766, 1970.

973. Jacobs D, Charles E, Jacobs T, Weinstein H, Mann D: Preparation for treatment of the disadvantaged patient: Effects on disposition and outcome. *Am J Orthopsychiatry* 42:666–674, 1972.

974. Jordan HA, Levitz LS: Behavior modification in a self-help group. *J Am Diet Assoc* 62:27–29, 1973.

975. Joubert P, Lasagna L: Patient package inserts I: Nature, notions and needs. *Clin Pharmacol Ther* 18:507–513, 1975.

976. ____: Patient package inserts II: Toward a rational patient package insert. *Clin Pharmacol Ther* 18:663–669, 1975.

977. Kalba K: Communicable medicine: Cable television and health services. *Socio-Econ Plann Sci* 7:611–632, 1973.

978. Kalmer H: Member-professional agreement related to use of a prepaid adult ambulatory care setting. Paper presented at American Public Health Association, Chicago, November 1975.

979. Kar SB: Community interventions in health and family planning programms: A conceptual framework. *Int J Health Educ* 20 (suppl): 1–15, 1977.

980. ____: Consistency between fertility attitudes and behavior: A conceptual model. Paper presented at the American Psychological Assoc, Washington, 1976.

981. Kasl SV: The health belief model and behavior related to chronic illness. *Health Educ Monogr* 2:433–454, 1974.

982. Kazdin AE: *Behavior Modification in Applied Settings*. Homewood, III, Dorsey Press, 1975.

983. Kerri JN: Anthropological studies of voluntary associations and voluntary action: A review. *J Vol Action Res* 3:10–25, 1974.

984. Kupst MJ, Dresser K, Schulman JL, Paul MH: Evaluation of methods to improve communications in the physician-patient relationship. *Am J Orthopsychiatr* 45:420–429, 1975.

985. Levin LS, Katz AH, Holst E: *Self-care: Lay Initiatives in Health*. New York, Prodist, 1976.

986. Levin LS. Forces and issues in the revival of interest in self-care: Impetus for redirection in health. *Health Educ Monogr* 5:115–120, 1977.

987. Levine DM, Bonito AJ: Impact of clinical training on attidues of medical students: Self-perpetuating barrier to change in the system? *Br J Med Educ* 8:13–16, 1974.

988. Levoy RP: Do questions from your patients bug you? *Dental Economics* 67:95–100, 1977.

989. Ley P: Communication in the clinical setting. *Br J Orthod* 1:173–177, 1974.

990. ____: The measurement of comprehensibility. *J Inst Health Educ* 11:17–20, 1973.

991. Ley P, Pradshaw PW, Eaves D, Walker CM: A method for increasing patients' recall of information presented by doctors. *Psychol Med* 3:217–220, 1973.

992. Ley P, Spelman MS: *Communicating with the Patient*. London, Staples Press, 1967.

993. Ley P: Primacy, rated importance, and the recall of medical statements. *J Health Soc Behav* 13:311–317, 1972.

994. ____: The use of techniques and findings from social and experimental psychology to improve doctor-patient communications, pp 14–35, in *Health Education and Primary Care: Conference Report*. Leeds, Department of Community Medicine and Leeds Polytechnic, 1975.

995. Lin N: *The Study of Human Communication*. Indianapolis, Bobbs-Merrill, 1973.

996. Lin N, Burt RS: Role of differential information channels in the process of innovation diffusion. Albany, International Center for Social Research, State University of New York, Monograph 001, 1973.

997. Lin N, Hingson R: Diffusion of family planning innovations: Theoretical and practical issues. *Stud Fam Plann* 5:189–194, 1974.

998. Linde TF, Patterson CH: Influence of orthopedic disability on conformity behavior. *J Abnorm Soc Psychol* 68:115–118, 1964.

999. Mackie M: Lay perception of heart disease in an Alberta community. *Can J Public Health* 64:444–454, 1973.

1000. Mahoney MJ: *Cognition and Behavior Modification*. Boston, Ballinger, 1974.

1001. Mahoney MJ, Thoresen CE: *Self-control: Power to the Person*. Monterey, Calif, Brooks-Cole Publishing, 1974.

1002. Marketing Economics Division: *Impact of the Expanded Food and Nutrition*

Education Program on Low-Income Families: An In-depth Analysis. Washington, US Department of Agriculture, Economic Research Service, Reprort 220, 1972.

1003. McAlister A: Helping people quit smoking: Current progress, pp 147–165, in Enelow A, Henderson JB (eds): *Applying Behavioral Sciences to Cardiovascular Risk,* New York, American Heart Association, 1975.

1004. Meichenbaum D: Toward a cognitive theory of self control, pp 223–255, in Schwartz G, Shapiro D (eds): *Consciousness and Sslf-regulation: Advances in Research.* New York, Plenum, 1976.

1005. Meichenbaum D, Cameron R: The clinical potential of modifying what clients say to themselves, pp 263–290, in Mahoney MJ, Thoresen CE (eds): *Self-control: Power to the Person.* Monterey, Calif, Brooks-Cole, 1974.

1006. Meichenbaum D, Turk D: The cognitive-behavioral management of anxiety, anger and pain, pp 1–34 in Davidson PO (ed): *The Behavioral Management of Anxiety, Depression and Pain.* New York, Brunner-Mazel, 1976.

1007. Mico PR, Ross HS: *Health Education and Behavioral Science.* Oakland, Third Party Associates, 1975.

1008. Minkler M: The use of incentives in family planning programmes: A study of competing theories regarding their influence on attitude change. *Int J Health Educ* 19 (suppl): 1–12, 1976.

1009. Mitchell JH: Compliance with medical regimens: An annotated bibliography. *Health Educ Monogr* 2:75–87, 1974.

1010. National Clearinghouse for Smoking and Health: *Adult Use of Tobacco, 1970.* Atlanta, Center for Disease Control, DHEW publication (HSM) 73–8727, 1973.

1011. Neumann AK, Neumann CG, Ifekwunigwe AE: Evaluation of small-scale nutrition programs. *Am J Clin Nutr* 26:445–452, 1973.

1012. Nichaman M, Collins G: Nutrition programs in state health agencies. *Nutr Rev* 32:65–69, 1974.

1013. Pyrczak F, Roth DH: The readability of directions on non-prescription drugs. *J Am Pharm Assoc* 16:242–243, 267, 1976.

1014. Rogers EM: *Communication Strategies in Family Planning.* New York, Free Press, 1973.

1015. Rogers EM, Shoemaker FF: *Communication of Innovations.* New York, Free Press, 1971.

1016. Ross J: Influence of experts and peers upon Negro mothers of low socioeconomic status. *J Soc Psychol* 89:79–84, 1973.

1017. Roter D: Patient participation in the patient-provider interaction: The effects of patient question-asking on the qualitv of interaction, satisfaction and compliance. Doctoral dissertation, Johns Hopkins University School of Hygiene and Public Health, Baltimore, 1977.

1018. Schwartz JL, Dubitzsky M: Expressed willingness of smokers to try ten smoking withdrawal methods. *Public Health Rep* 82:855–861, 1967.

1019. Simons HW, Bertowitz NN, Moyer RJ: Similarity, credibility, and attitude change: A review and a theory. *Psychol Bull* 73:1–16, 1970.

1020. Smith FA, Trivax G, Zuehlke DA et al: Health information during a week of television. *N Engl J Med* 286:516–620, 1972.

1021. Stahl S, Lawrie T, Neill P, Kelley C: Motivational interventions in community hypertension screening. *Am J Public Health* 67:345–352, 1977.

1022. Stamler J: *High Blood Pressure in the U.S. – An Overview of the Problem and the Challenge*. Proceedings of the National Conference on High Blood Pressure Education. Rockville, National Heart and Lung Institute, DHEW Publication (NIH) 73–486, 1973.

1023. Steele J, McBroom WH: Conceptual and empirical dimensions of health behavior. *J Health Soc Behav* 13:382–392, 1972.

1024. Stunkard AJ: The success of TOPS, a self-help group. *Postgrad Med* 51:143–147, 1972.

1025. Ubell E: Health behavior change: A political model. *Prev Med* 1:209–221, 1972.

1026. Udry R Clark LT, Chase CL, Levy M: Can media advertising increase contraceptive use? *Fam Plann Perspect* 4:37–44, 1972.

1027. Wang VL, Ephross PH, Green LW: The point of diminishing returns in nutrition education through home visits by aides: An evaluation of EFNEP. *Health Educ Monogr* 3:70–88, 1975.

1028. Weiss RL, Swearingen RV: *Chairside Psychology in Patient Education: A Self-instruction Course*. San Francisco, Dental Health Center, 1973.

1029. Williams AF, Wechsler H: Interrelationship of preventive actions in health and other areas. *Health Serv Rep* 87:969–976, 1972.

1030. Williamson JW, Aronovitch SE, Simonson L, Ramirez C, Kelly D: Health accounting: An outcome-based system of quality assurance: Illustrative application to hypertension. *Bull NY Acad Med* 51:727–738, 1975.

1031. Wolle JM: Multidisciplinary teams develop programming for patient education. *Health Serv Rep* 89:8–12, 1974.

1032. World Health Organization: Training and preparation of teachers for schools of medicine and allied health sciences. Geneva technical report series 521, 1973.

1033. Young MAC: Review of research and studies related to health education communication: Methods and materials. *Health Educ Monogr* 1:63–70, 1967.

1034. Zifferblatt SM, Wilbur CS: Dietary counseling: Some realistic expectations and guidelines. *J Am Diet Assoc* 70:591–595, 1977.

1035. Zimmermann RR, Munro N: Changing Head Start mothers' food attitudes and practices. *Nutr Edlcc* 4:66–68, 1972.

1036. Zola IK: Pathways to the doctor – from person to patient. *Soc Sci Med* 7:677–689, 1973.

Zusätzliche Literatur – Kapitel 11 (Literaturstellen 1–853, aufgeführt in Anhang I)

1037. Alderman MH: Organization for long-term management of hypertension. *Bull NY Acad Med* 52:697–717, 1976.

1038. ——: Three years of work-site based hypertensive treatment. Paper presented at the National Conference on High Blood Pressure Control, Washington, 1977.

1039. Bandura A: *Social Learning Theory*. Englewood Cliffs, Prentice-Hall, 1977.

1040. Barlow D: Self-report measures. Paper presented at the High Blood Pressure Education Research Program meeting, New Orleans, 1976.

1041. Bellak AS, Rozensky R, Schwartz JA: A comparison of two forms of self-monitoring in a behavioral weight reduction program. *Behav Ther* 5:523–530, 1974.

1042. Bigelow G, Strickler D, Leisbon I, Griffiths R: Maintaining disulfiram ingestion among outpatient alcoholics: A security-deposit contingency contracting procedure. *Behav Res Ther* 14:378–381, 1976.

1043. Brigg EH, Mudd EH: An exploration of methods to reduce broken first appointments. *Fam Coord* 17:41–46, 1968.

1044. Brosens IA, Robertson WB, Van Assche FA: Assessment of incremental dosage regimen of combined oestrogen-progestogen oral contraceptive. *Br Med J* 4:643–645, 1974.

1045. Brownell KD, Heckerman CL, Westlake RJ, Hayes SC, Monti R: Couples training and spouse cooperativeness in the behavioral treatment of obesity. Presented at the Eleventh Annual Convention of the Association for the Advancement of Behavior Therapy, Atlanta, 1977.

1046. Dinoff M, Rickard NC, Colwick J: Weight reduction through successive contracts. *Am J Orthopsychiatr* 42:110–113, 1972.

1047. Dunbar JM: Adherence to medication regimen: An intervention study with poor adherers. Unpublished dissertation, Stanford University, 1977.

1048. Fass MF, Green LW, Deeds SG: The effect of family education on patient adherence to antihypertensive regimens. Presented at the National Conference on High Blood Pressure Control, Washington, 1977.

1049. Hallburg JC: Teaching patients self-care. *Nurs Clin North Am* 5:223–231, 1970.

1050. Hladek WB, White SJ: Evaluation of written reinforcements used in counseling cardiovascular patients. *Am J Hosp Pharm* 33:1277–1280, 1976.

1051. Jeffery RW, Wing RR, Stunkard AJ: Behavioral treatment of obesity: The state of the art – 1976. *Behav Ther* 9:189–199, 1978.

1052. Johnson SM, White G: Self-observation as an agent of behavioral change. *Behav Ther* 2:488–497, 1971.

1053. Kanfer FH: Self-monitoring: Methodological limitations and clinical applications. *J Consult Clin Psychol* 35:148–152. 1970.

1054. Kanfer FH: Cox LE, Gruner JM, Karoly P: Contracts, demand characteristics and self-control. *J Pers Soc Psychol* 30:605–619, 1974.

1055. Kanfer FH, Phillips JS: *Learning Foundations of Behavior Therapy*. New York, Wiley, 1970.

1056. Mahoney MJ: Self-reward and self-monitoring techniques for weight control. *Behav Ther* 5:48–57, 1974.

1057. Mahoney MJ, Moura NGM, Wade TC: The relative efficacy of self-rewards, self-punishment, and self-monitoring techniques for weight loss. *J Consult Clin Psychol* 40:404–407, 1973.

1058. Mahoney MJ, Thoresen CE: *Self-control: Power to the Person*. Monterey, Calif, Brooks-Cole, 1974.

1059. Maletzky BM: Behavior recording as treatment: A brief note. *Behav Ther* 5:107–111, 1974.

1060. Mann RA: The behavior-therapeutic use of contingency contracting to control an adult-behavior Problem: Weight control *J Appl Behav Anal* 5:99–109, 1972.

1061. Marshall GD, Agra WS, Rotchstein N: The use of medication dispensers in improving adherence. Unpublished manuscript, Stanford University Laboratory for the Study of Behavioral Medicine, 1976.

1062. Marston AR: Imitation, self-reinforcement, and reinforcement of another person. *J Pers Soc Psychol* 2:255–261, 1965.

1063. Nelson RO, Lipinski DP, Black JL: The relative reacitivity of external observations and self-monitoring. *Behav Ther* 7:314–321, 1976.

1064. Rimanczyk RG: Self-monitoring in the treatment of obesity: Parameters of reactivity. *Behav Ther* 5:531–540, 1974.

1065. Seybold ME, Drachman DB: Gradually increasing doses of prednisone in myasthenia gravis. *N Engl J Med* 290:81–84, 1974.

1066. Shmarak KL: Reduce your broken appointment rate: How one children and youth project reduced its broken appointment rate. *Am J Public Health* 61:2400–2404, 1971.

1067. Thoresen CE, Mahoney MJ: *Behavioral Self-Control.* New York, Holt, Rinehart and Winston, 1974.

1068. Turner AJ, Vernon JC: Prompts to increase attendance in a community mental-health center. *J Appl Behav Anal* 9:141–145, 1976.

Zusätzliche Literatur – Kapitel 12 (Literaturstellen 1–853, aufgeführt in Anhang I)

1069. Adler J, Kuehn AA: How advertising works in market experiments, pp 63–70, in Hale WS (ed): *Proceedings of the Fifteenth Annual Conference of the Advertising Research Foundation.* New York, Advertising Research Foundation, 1969.

1070. Brown N, Gatty R: Designing experiments with TV advertising laboratories, pp 120–129, *Proceedings of the Businees and Economic Statistics Section.* Washington, American Statistical Association, 1969.

1071. Bruskin RH: *Seat Belt Usage Remains at Low Level Despite $ 51 Million Ad Effort.* New Brunswick, NJ, R.H. Bruskin Associates, 1969.

1072. Council FM: *Seat Belts: A Follow-up Study of Their Use under Normal Driving Conditions.* Chapel Hill, University of North Carolina Highway Safety Research Center, 1969.

1073. Fleischer GA: *An Experiment in the Use of Broadcast Media in Highway Safety: Systematic Analysis of the Effect of Mass Media Communications in Highway Safety.* Los Angeles, Department of Industrial and Systems Engineering, University of Southern California, 1972.

1074. Galton L: New and better ways to take medication, pp. 14–15, in *Parade Magazine, Washington Post,* supplement, May 29, 1977.

1075. Haddon W Jr, Goddard JL: *An Analysis of Highway Safety Strategies: Passenger Car Design and Highway Safety.* New York, Association for the Aid of Crippled Children and Consumers Union of the US, 1962.

1076. Haddon W Jr: A logical framework for categorizing highway safety phenomena and activity. *J Trauma* 12:193–207, 1972.

1077. Haskins JB: Effects of safety communication campaigns: A review of the research evidence, *J Safety Res* 611:58–66, 1969.

1078. _____: Evaluative research on the effects of mass communication safety campaigns: A methodological critique. *J Safety Res* 2:86–96, 1970.

1079. Howard B: The Advertising Council: Selling lies … *Ramparts* 10:5, 1975.

1080. Kelley AB: Passive vs active = life vs death. Presented at the Automotive Engineering Congress, Detroit, Mich. 1975.

1081. Klein D, Waller JA: *Causation, Culpability and Deterrence in Highway Crashes.* Washinghton, US Government Printing Office, 1970.

1082. Levine DN, Campbell BJ: *Effectiveness of Lap Seat Belts and the Energy Absorbing Steering System in the Reduction of Injuries.* Chapel Hill, University of North Carolina Highway Safety Research Center, 1971.

Zusätzliche Literatur – Kapitel 13 (Literaturstellen 1–853, aufgeführt in Anhang I)

1083. Andrews DA: Aversive Treatment Procedures in the Modification of Smoking. Unpublished doctoral dissertation. Queen's University, 1970.

1084. Azrin NH, Powell J: Behavioral engineering: The reduction of smoking behavior by a conditioning apparatus and procedure. *J Appl Behav Anal* 1:193–200, 1968.

1085. Bandura A: *Principles of Behavior Modification.* New York, Holt, Rinehart and Winston, 1969.

1086. Berecz J: Modification of smoking behavior trough self-administered punishment of imagined behaviour: A new approach to aversion therapy. *J Consult Clin Psychol* 38:244–250, 1972.

1087. ____: Reduction of cigarette smoking through self-administered aversion conditioning: A new treatment model with implications for public health. *Soc Sci Md* 6:57–66, 1972.

1088. ____: Treatment of smoking with cognitive conditioning therapy: A self-administered aversion technique. *Behav Ther* 7:341–348, 1976.

1089. ____: Punishment, placebos, psychophysiology and polemics in aversion therapy: A reply to Danaher and Lichtenstein. *Behav Ther* 4:117–122, 1974.

1090. ____: Smoking, stuttering, sex and pizza: Is there commonality? Presented at the annual meeting of the Association for the Advancement of Behavior Therapy, Chicago, 1974.

1091. Bernstein D: Modification of smoking behavior: An evaluative review. *Psychol Bull* 71:418–440, 1969.

1092. ____: The modification of smoking behavior: Some suggestions for programmed „symptom substitution." Presented to the annual meeting of the Association for the Advancement of Behavior Therapy, Chicago, 1974.

1093. Bernstein D, McAlister A: The modification of smoking behavior: Progress and problems. *Addict Behav* 1:89–102, 1976.

1094. Best JA, Bloch M, Owen LE: The effects of written instructions on compliance and outcome in a self-managed smoking cessation program. Manuscript, University of British Columbia, 1977.

1095. Best JA, Hakstian R: A situation-specific model for smoking behavior. *Addict Behav,* in press.

1096. Best JA, Steffy RA: Smoking modification tailored to subject characteristics. *Behav Ther* 2:177–191, 1971.

1097. ____: Smoking modification procedures for internal and external locus of control clients. *Can J Behav Sci* 7:155–165, 1975.

1098. Bloch M, Best JA: Cognitive versus behavioral strategies in the maintenance of smoking cessation. Manuscript, University of British Columbia, 1977.

1099. Bornstein PH, Carmody TP, Relinger H, Zohn CJ, Devine DA, Bugge ID: Reduction of smoking behavior: A multivariable treatment package and the programming of response maintenance. *Psychol Rec* 27:733–741, 1977.

1100. Bowers KS: Situationism in psychology: An analysis and critique. *Psychol Rev* 80:307–336, 1973.

1101. Bozzetti LP: Group psychotherapy with addicted smokers. *Psychother Psychosom* 20:172–175, 1972.

1102. Brantmark B, Ohlin P, Westling H: Nicotine-containing chewing gum as an anti-smoking aid. *Psychopharmacol* 31:191–200, 1973.

1103. Brengelmann JC, Sedlmayr E: Experiments in the reduction of smoking behavior and health. Presented to the Third World Conference on Smoking, New York, 1975.

1104. Cautela JR: Treatment of smoking by covert sensitization. *Psychol Rep* 26:415–420, 1970.

1105. Chapman RF, Smith JW, Layden TA: Elimination of cigarette smoking by punishment and self-management training. *Behav Res Ther* 9:255–264, 1971.

1106. Claiborn WL, Lewis P, Humble S. Stimulus satiation and smoking: A revisit. *J Clin Psychol* 28:416–419, 1972.

1107. Conway JB: Self-management and aversive conditioning in the control of smoking. Presented at the annual meeting of the Canadian Psychological Association, Windsor, Ontario, 1974.

1108. Crasilneck HB, Hall JA: The use of hypnosis in controlling cigarette smoking. *South Med J* 61:999–1002, 1968.

1109. Danaher BG: Coverant control of cigarette smoking, pp. 117–137, in Krumboltz JD, Thoresen CE (eds): *Counseling Methods*. New York, Holt, Rinehart and Winston, 1976.

1110. Danaher BG, Lichtenstein E: An experimental analysis of coverant control: Cueing and consequation. Presented at the annual meeting of the Western Psychological Association, San Francisco, 1974.

1111. Danaher BG, Lichtenstein E, Sullivan JM: Comparative effects of rapid and normal smoking on heart rate and carboxyhemoglobin. *J Consult Clin Psvchol* 44:556–563, 1976.

1112. Davidson PO: Therapeutic compliance. *Can Psychol Rev* 17:247–259, 1976.

1113. Davison GC, Rosen RC: Lobeline and reduction of cigarette smoking. *Psychol Rep* 31:443–456, 1972.

1114. Dawley HH Jr: Minimizing the risks in rapid smoking treatment. *J Behav Ther Exper Psychiatry* 6:174, 1975.

1115. Dawley HH Jr., Ellithorpe DB, Tretola R: Aversive Smoking: carboxyhemoglobin levels before and after rapid smoking. *J Behav Ther Exper Psychiatry* 7:13–15, 1976.

1116. Dawley HH Jr, Sardenga PB: Aversive cigarette smoking as a smoking cessation procedure. *J Clin Psychol* 33:234–239, 1978.

1117. Delahunt J, Curran JP: Effectiveness of negative practice and selfcontrol techniques in the reduction of smoking behavior. *J Consult Clin Psychol* 44:1002–1007, 1976.

1118. Delarue NC: A study in smoking withdrawal. *Can J Public Health* 64 (Smoking and Health Supplement): S5–S19, 1973.

1119. Devine DA, Fernald PS: Outcome effects of receiving a preferred randomly assigned or non preferred therapy. *J Consult Clin Psychol* 41:104–107, 1973.

1120. Dunn WL Jr: *Smoking Behavior: Motive and Incentives.* Washington, Winston and Sons, 1973.

1121. Edwards G: Double blind trial of lobeline in an anti-smoking clinic. *Med Offic* 111:158–160, 1964.

1122. Eisinger RA: Psychosocial predictors of smoking recidivism. *J Health Soc Behav* 12:355–362, 1971.

1123. Elliott R, Tighe T: Breaking the cigarette habit: Effects of a technique involving loss of money. *Psychol Rec* 18:503–513, 1968.

1124. Eysenck HG: Personality and the maintenance of the smoking habit, pp. 113–146, in Dunn WL Jr (ed): *Smoking Behavior: Motives and Incentives,* Washington, Winston and Sons, 1973.

1125. Ferraro DP: Self-control of smoking: The amotivational syndrome. *J Abnorm Psychol* 81:152–157, 1973.

1126. Flaxman J: Smoking cessation: Gradual vs abrupt quitting, timing, and self-control. Presented at the annual meeting of the Association for the Advancement of Behavior Therapy, Chicago, 1974.

1127. Ford S, Ederer F: Breaking the cigarette habit. *JAMA* 194:139–142, 1965.

1128. Frederiksen LW, Peterson GL: Short and long-term effects of three methods of smoking cessation. Presented to the annual meeting of the South Eastern Psychological Association, New Orleans, 1973.

1129. ——: Modification of smoking by stimulus saturation. Presented to the annual meeting of the South Eastern Psychological Association, Hollywood, Fla, 1974.

1130. ——: Controlled smoking: An alternative to abstinence. Presented at the annual meeting of the South Eastern Psychological Association, New Orleans, 1976.

1131. ——: Controlled smoking: The case for a new treatment goal. Presented to the annual meeting of the Association for the Advancement of Behavior Therapy, New York, 1976.

1132. Frederiksen LW, Peterson GL, Murphy WD: Controlled smoking: Development and maintenance. *Addict Behav* 1:193–196, 1976.

1133. Gerson P, Lanyon RI: Modification of smoking behavior with an aversion-desensitization procedure. *J Consult Clin Psychol* 38:399–402, 1972.

1134. Glad WR, Adesso VJ: The relative effects of socially induced tension and behavioral contagion for smoking behavior. *J Abnorm Psychol* 85:119–121, 1976.

1135. Glad WR, Tyre TE, Adesso VJ: A multidimensional model of cigarette smoking. *Am J Clin Hypn* 19:82–90, 1976.

1136. Goldfriend MR, Trier CS: Effectiveness of relaxation as an active coping skill. *J Abnorm Psychol* 83:348–355, 1974.

1137. Gordon SP, Katz RC: A comparison of three maintenance procedures following treatment by rapid smoking. Presented to the annual meeting of the Western Psychological Association, Seattle, 1977.

1138. Guilford JS: Group treatment versus individual initiative in the cessation of smoking. *J Appl Psychol* 56:162–167, 1972.

1139. Gutmann M, Marston A: Problems of S's motivation in a behavioral program for reduction of cigarette smoking. *Psychol Rep* 20:1107–1114, 1967.

1140. Hall RG, Sachs DPL, Hall SM: Medical risk of rapid smoking. Presented to the annual meeting of the Western Psychological Association, Seattle, 1977.

1141. Harris DE, Lichtenstein E: Contribution of nonspecific social variables to a successful behavioral treatment of smoking. Presented at the annual meeting of the Western Psychological Association, San Francisco, 1971.

1142. Harris MG, Rothberg C: A self-control approach to reducing smoking. *Psychol Rep* 31:165–166, 1972.

1143. Hildebrandt DE, Feldman SE: The impact of commitment and change tactics training on smoking. Presented to the annual meeting of the Association for the Advancement of Behavior Therapy, San Francisco, 1975.

1144. Hunt WA, Barnett LW, Branch LG: Relapse rates in addiction programs. *J Clin Psychol* 27:455–456, 1971.

1145. Hunt WA, Matarazzo JD: Habit mechanisms in smoking, pp. 65–90, in Hunt WA, Matarazzo JD (eds): *Learning Mechanisms in Smoking*. Chicago, Aldine, 1970.

1146. Hunt WA, Matarazzo JD, Weiss SM: Habit and the maintenance of behavior: Implications for compliance behavior in medical regimens. Unpublished manuscript, 1976.

1147. Ikard FF, Green DE, Horn D: A scale to differentiate between types of smoking as related to the management of effect. *Int J Addict* 4:649–659, 1969.

1148. Jacobs WA, Spilken AZ, Norman MM, Wohlberg GW, Knapp PH: Interaction of personality and treatment conditions associated with success in a smoking control program. *Psychosom Med* 33:545–556, 1971.

1149. Janis IL, Hoffman D: Facilitating effects of daily contact between partners who make a decision to cut down on smoking. *J Pers Soc Psychol* 17:25–35, 1970.

1150. Janis IL, Mann L: Effectiveness of emotional role-playing in modifying smoking habits and attitudes. *J Exper Res Per* 1:84–90, 1965.

1151. Jenks R, Schwartz JL, Dubitsky M: Effect of the counselor's approach to changing smoking behavior. *J Counsel Psychol* 16:215–222, 1969.

1152. Johnston JM: Punishment of human behavior. *Am Psychol* 27:1033–1054, 1972.

1153. Kanfer FH, Karoly P: Self-control: A behavioristic excursion into the lion's den. *Behav Ther* 3:398–416, 1972.

1154. Kantorowitz DA, Walters J: Positive versus negative self-monitoring in the self-control of smoking. Presented to the annual meeting of the Western Psychological Association, Seattle, 1977.

1155. Kazdin AE: Self-monitoring and behavior change, pp. 218–246, in Mahoney MJ, Thoreson CE (eds): *Self-control: Power to the Person*. Monterey, Calif, Brooks-Cole, 1974.

1156. Keutzer CS, Lichtenstein E, Mees HL: Modification of smoking behavior: A review. *Psychol Bull* 70:520–533, 1968.

1157. Kline MV: The use of extended group hypnotherapy sessions in controlling cigarette habituation. *Int J Clin Exp Hypn* 18:270–282, 1970.

1158. Koenig KP, Masters J: Experimental treatment of habitual smoking. *Behav Res Ther* 3:235–243, 1965.

1159. Kopel SA: The effects of self-control, booster sessions, and cognitive factors on the maintenance of smoking reduction. *Dis Abst Internat* 35:4182B–4183B, 1975.

1160. Lalonde M: *A New Perspective on the Health of Canadians: A Working Document*. Ottawa, National Health and Welfare, 1974.

1161. Lando HA: Self-pacing in eliminating chronic smoking: Serendipity revisited? *Behav Ther* 7:634–640, 1976.

1162. Lando HA, Davison GC: Cognitive dissonance as a modifier of chronic smoking behavior: A serendipitous finding. *J Consult Clin Psychol* 43:750, 1975.

1163. Lawson DM, May RB: Three procedures for the extiniction of smoking behavior. *Psychol Rec* 20:151–157, 1970.

1164. Levenberg SB, Wagner MK: Smoking cessation: Long-term irrelevance of mode of treatment. *J Behav Ther Exper Psychiatry* 7:93–95, 1976.

1165. Leventhal H: Experimental studies of anti-smoking communications, pp. 95–121, in Borgatta EF, Evans RR (eds): *Smoking, Health and Behavior*. Chicago, Aldine, 1968.

1166. Levine BA: Effectiveness of contingent and non-contingent electric shock in reducing cigarette smoking. *Psychol Rep* 34:223–226, 1974.

1167. Levinson BL, Shapiro D, Schwartz GE, Tursky B: Smoking elimination by gradual reduction. *Behav Ther* 2:477–487, 1971.

1168. Lewittes DJ, Israel AC: Responsibility contracting for the maintenance of reduced smoking: A technique innovation. *Behav Ther* 6:696–698, 1975.

1169. Lichtenstein E, Antonuccio DO, Rainwater G: Unkicking the habit: The resumption of cigarette smoking. Presented to the annual meeting of the Western Psychological Association, Seattle, 1977.

1170. Lichtenstein E, Glasgow RE: Rapid smoking: Side effects and safeguards. *J Consult Clin Psychol* 45:815–821, 1977.

1171. Lichtenstein E, Harris DE, Birchler GR, Wahl JM, Schmahl DP: A comparison of rapid smoking, warm, smoky air, and attention-placebo in the modification of smoking behavior. *J Consult Clin Psychol* 40:92–98, 1973.

1172. Lichtenstein E, Keutzer CS: Modification of smoking behavior: A later look, in Rubin RD, Fensterheim H, Lazarus AA, Franks CM (eds): *Advances in Behavior Therapy*. New York, Academic Press, 1971.

1173. Lichtenstein E, Keutzer CS, Himes KH: Emotional role-playing and changes in smoking attitudes and behavior. *Psychol Rep* 25:379–387, 1969.

1174. Logan FA: The smoking habit, in Hunt WA (ed): *Learning Mechanisms in Smoking*. Chicago, Aldine, 1970.

1175. ____: Self-control as habit, drive and incentive. *J Abnorm Psychol* 81: 127–136, 1973.

1176. McAlister A: Helping people quit smoking: Current progress, in Enelow A, Henderson J (eds): *Applying Behavioral Science to Cardiovascular Disease*. New York, American Heart Association, 1975.

1177. McCallum RN: The modification of smoking behavior: A comparison of treatment techniques. Presented to the annual meeting of the Southwestern Psychological Association, San Antonio, 1971.

1178. McFall RM, Hammen CL: Motivation, structure and self-monitoring: Role of nonspecific factors in smoking reduction. *J Consult Clin Psychol* 37:80–86, 1971.

1179. McGrath MJ, Hall SM: Self-management treatment of smoking behavior. *Addict Behav* 1:287–292, 1976.

1180. McKennell AC: Smoking motivation factors. *Br J Soc Clin Psychol* 9:8–22, 1970.

1181. McKennell AC: *A Comparison of Two Smoking Typologies*. London, Tobacco Research Council, 1973.

1182. Mahoney MJ: *Cognition and Behavior Modification*. Cambridge, Mass, Ballinger, 1974.

1183. Marrone RL, Merksamer MA, Salzberg PM: A short-duration group treatment of smoking behavior by stimulus saturation. *Behav Res Ther* 8:347–352, 1970.

1184. Marston AR, McFall RM: A comparison of behavior modification approaches to smoking reduction. *J Consult Clin Psycho* 36:153–162, 1971.

1185. Mausner B: Some comments on the failure of behavior therapy as a technique for modifying cigarette smoking. *J Consult Clin Psycho* 36:167–170, 1971.

1186. Mausner B, Platt ES: *Smoking: A Behavioral Analysis*. Toronto, Pergamon, 1971.

1187. Meichenbaum D: Self-instructional methods, pp. 357–391, in Kanfer F, Goldstein A (eds): *Helping People Change*. New York, Pergamon, 1975.

1188. ——: Towards a cognitive theory of self-control, pp. 223–255, in Schwartz G, Shapiro D (eds): *Consciousness and Self-regulation: Advances in Research*. New York, Plenum, 1976.

1189. Merry J, Preston G: The effect of buffered lobeline sulphate on cigarette smoking. *Practitioner* 190:629–631, 1963.

1190. Mischel W: *Personality and Assessment*. New York, Wiley, 1968.

1191. Morrow JE, Sachs LB, Gmeinder S, Burgess H: Elimination of cigarette smoking behavior by stimulus satiation, self-control techniques, and group therapy. Paper presented at the meeting of the Western Psychological Association, Anaheim, Calif, 1973.

1192. National Interagency Council on Smoking and Health. *Guidelines for Research on the Effectiveness of Smoking Cessation Programs: A Committee Report*. Chicago, American Dental Association, 1974.

1193. Nehemkis AM, Lichtenstein E: Conjoint social reinforcement in the treatment of smoking. Presented at the meeting of the Western Psychological Association, San Francisco, April 1971.

1194. Nolan JD: Self-control procedures in the modification of smoking behavior. *J Consult Clin Psychol* 32:92–93, 1968.

1195. Norton GR, Barske B: The role of aversion in the rapid-smoking treatment procedure. *Addict Behav* 2:21–25, 1977.

1196. Nuland W, Field PB: Smoking and hypnosis: A systematic clinical approach. *Int J Clin Exper Hypn* 18:290–306, 1970.

1197. Ober DC: Modification of smoking behavior. *J Consult Clin Psychol* 32:543–549, 1968.

1198. Ochsner A, Damrau F: Control of cigarette habit by psychological aversive conditioning: Clinical evaluation in 53 smokers. *J Am Geriatr Soc* 18:365–369, 1970.

1199. Pechacek TF: Specialized treatments for highly anxious smokers. Presented to the annual meeting of the Association for the Advancement of Behavior Therapy, New York, 1976.

1200. Pederson LL, Scrimgeour WG, Lefcoe NM: Comparison of hypnosis plus counseling, counseling alone, and hypnosis alone in a community service smoking withdrawal program. *J Consult Clin Psychol* 43:920, 1975.

1201. Platt ES, Krassen E, Mausner B: Individual variation in behavior change following role playing. *Psychol Rep* 24:155–170, 1969.

1202. Pomerleau OF, Ciccone P: Preliminary results of a treatment program for smoking cessation using multiple behavior modification techniques. Presented at the annual meeting of the Association for the Advancement of Behavior Therapy, Chicago, 1974.

1203. Powell J, Azrin N: The effects of shock as a punisher for cigarette smoking. *J Appl Behav Anal* 1:63–71, 1968.

1204. Pyke S, Agnew NMcK, Kopperud J: Modification of an overlearned maladaptive response through a relearning program: A pilot study on smoking. *Behav Res Ther* 4:197–203, 1966.

1205. Pyszka RH, Ruggels WL, Janowicz LM: *Health Behavior Change: Smoking Cessation.* Stanford, Stanford Research Institute, Institute Research and Development Report, December 1973.

1206. Rapp GW, Dusza BT, Blanchet L: Absorption and utility of lobeline as a smoking deterrent. *Am J Med Sci* 237:287–292, 1959.

1207. Relinger H, Bornstein PH, Bugge ID, Carmody TP, Zohn CJ: Utilization of adverse rapid smoking in groups: Efficacy of treatment and maintenance procedures. *J Consult Clin Psychol* 45:245–249, 1977.

1208. Resnick JH: Effects of stimulus satiation on the overlearned maladaptive response of cigarette smoking. *J Consult Clin Psychol* 32:500–505, 1968.

1209. ——: The control of smoking behavior by stimulus satiation. *Behav Res Ther* 6:113–114, 1968.

1210. Roberts AH: Self-control procedures in modification of smoking behavior: Replication. *Psychol Rep* 24:675–676, 1969.

1211. Rogers RW, Thistlethwaite DL: Effects of fear arousal and reassurance on attitude change. *J Pers Soc Psychol* 15:227–233, 1970.

1212. Rosen GM, Lichtenstein E: A workers' incentive program for the reduction of cigarette smoking. *J Consult Clin Psychol* 45:957, 1977.

1213. Rozensky RH: The effect of temporal location of self-monitoring behavior on reducing cigarette consumption. *J Behav Ther Exper Psychiatry* 5:301–303, 1974.

1214. Russell MAH: Effect of electric aversion on cigarette smoking. *Br Med J* 1:82–86, 1970.

1215. Russell MAH, Peto J, Patel UA: The classification of smoking by factorial structure of motives. *J Rl Statist Soc* (series A) 137:313–346, 1974.

1216. Sachs LB, Bean H, Morrow JE: Comparison of smoking treatments. *Behav Ther* 1:465–472, 1970.

1217. St Pierre R, Lawrence PS: Reducing smoking using positive self-management *J Sch Health* 45:7–9, 1975.

1218. Schlegel RP, Kunetsky M: Immediate and delayed effects of the five-day plan to stop smoking including factors affecting recidivism. *Prev Med* 6:454–461, 1977.

1219. Schmahl DP, Lichtenstein E, Harris DE: Successful treatment of habitual smokers with warm, smoky air and rapid smoking. *J Consult Clin Psychol* 38:105–111, 1972.

1220. Schwartz JL: A critical review and evaluation of smoking control methods. *Public Health Rep* 84:483–506, 1969.

1221. Schwartz JL, Dubitsky M. The results of helping people fight cigarettes. *Calif Health* 24:78–83, 1967.

1222. Severson HH, Hynd GW: A comparison of the effectiveness of rapid smoking, modeling and covert sensitization in smoking cessation. Presented to the annual meeting of the Western Psychological Association, Seattle, 1977.

1223. Shapiro D, Tursky B, Schwartz GE, Shnidman SR: Smoking on cue: A behavioral approach to smoking reduction. *J Health Soc Behav* 12:108–113, 1971.

1224. Shewchuk LA, Dubren R, Burton D, Forman M, Clark RR, Jaffin AR: Preliminary observations on an intervention program for heavy smokers. *Int J Addict* 12:323–337, 1977.

1225. Sipich JF, Russell RK, Tobias LL: A comparison of covert sensitization and „nonspecific" treatment in the modification of smoking behavior. *J Behav Ther Exper Psychiatr* 5:201–203, 1974.

1226. Spiegel H: A single-treatment method to stop smoking using auxillary self-hypnosis. *Int J Clin Exper Hypn* 18:235–250, 1970.

1227. Steffy RA, Meichenbaum D, Best JA: Aversive and cognitive factors in the modification of smoking behavior. *Behav Res Ther* 8:115–125, 1970.

1228. Streltzer NE, Koch GV: Influence of emotional role-playing on smoking habits and attitudes. *Psychol Rep* 22:817–820, 1968.

1229. Suedfeld P: Sensory deprivation used in the reduction of cigarette smoking: Attitude change experiments in an applied context. *J Appl Soc Psychol* 3:30–38, 1973.

1230. Suedfeld P, Best JA: Satiation and sensory deprivation combined in smoking therapy: Some case studies and unexpected side-effects. *Int J Addict* 12:337–359, 1977.

1231. Suedfeld P, Ikard FF: Attitude manipulation in restricted environments: IV. Psychologically addicted smokers treated in sensory deprivation. *Br J Addict* 68:170–176, 1973.

1232. Suedfeld P, Ikard FF: Use of sensory deprivation in facilitating the reduction of cigarette smoking. *J Consult Clin Psychol* 42:888–895, 1974.

1233. Suedfeld P, Landon PB, Pargament R, Epstein YM: An experimental attack on smoking: Attitude manipulation in restricted environments, III. *Int J Addict* 7:721–733, 1972.

1234. Sushinsky LW: Expectation of future treatment, stimulus satiation, and smoking. *J Consult Clin Psychol* 39:343, 1972.

1235. Sutherland A, A mit Z, Golden M, Roseberger Z: Comparison of three behavioral techniques in the modification of smoking behavior. *J Consult Clin Psychol* 43:443–447, 1975.

1236. Tighe T, Elliot RA: A technique for controlling behavior in natural life settings. *J Appl Behav Anal* 1:263–266, 1968.

1237. Tomkins SS: Psychological model for smoking behavior. *Am J Public Health* 56:17–20, 1966.

1238. Tomkins SS: A modified model of smoking behavior, in Borgatta EF, Evans RR (eds): *Smoking, Health and Behavior.* Chicago, Aldine, 1968.

1239. Thompson DS, Wilson TR: Discontinuance of cigarette smoking: „Natural" and with „therapy". *JAMA* 196:1048–1052, 1966.

1240. United States Public Health Service: *Adult Use of Tobacco:* 1975. Washington, US Department of Health, Education and Welfare, 1976.

1241. Upper D, Meredith L: A stimulus control approach to the modification of smoking. *Proceedings of the Seventeenth American Psychological Association Convention* 5:739–740, 1970.

1242. Von Dedenroth TEA: The use of hypnosis in 1000 cases of „tobaccomaniacs." *Am J Clin Hypn* 8:194–197, 1968.

1243. Wagner MK, Bragg RA: Comparing behavior modification approaches to habit decrement–smoking. *J Consult Clin Psychol* 34:258–263, 1970.

1244. Watkins HH: Hypnosis and smoking: A five-session approach. *Int J Clin Exper Hypn* 24:381–390, 1976.

1245. Weinrobe PA, Lichtenstein E: The use of urges as termination criterion in a rapid smoking program for habitual smokers. Presented at the annual meeting of the Western Psychological Association, Sacramento, 1975.

1246. Weir JM, Dubitsky M, Schwartz JL: Counselor style and group effectiveness in a smoking withdrawal study. *J Psychother* 23:106–118, 1969.

1247. Whitman TL: Modification of chronic smoking behavior: A comparison of three approaches. *Behav Res Ther* 7:257– 263, 1969.

1248. ____: Aversive control of smoking behavior in a group context. *Behav Res Ther* 10:97–104, 1972.

1249. Winett RA: Parameters of deposit contracts in the modification of smoking. *Psychol Rec* 23:49–60, 1973.

1250. Wisocki PA, Rooney EJ: A comparison of thought-stopping and covert sensitization techniques in the treatment of smoking. Presented to the annual meetings of the Association for the Advancement of Behavior Therapy, Washington, 1971.

Zusätzliche Literatur – Kapitel 14 (Literaturstellen 1–853, aufgeführt in Anhang I)

1251. Addiction Research Foundation Information Center, Toronto, Canada: Statistics on alcohol and other drug use in Canada and Ontario, data available in 1976. Information Review, revised, October 1976.

1252. Azrin NH: Improvements in the community reinforcement approach to alcoholism. *Behav Res Ther* 14:339–348, 1976.

1253. Baekeland F, Lundwall L, Kissin B: Methods for the treatment of chronic alcoholism: A critical appraisal, pp 247–327, in Gibbins RJ, Israel Y, Kalant H, Popham RE, Schmidt W, Smart R (eds): *Recent Advances in Alcohol and Drug Problems*. New York, Wiley, 1975.

1254. Baekeland F, Lundwall K: Engaging the alcoholic in treatment and keeping him there, pp 161–195, in Kissin AB, Begleiter H, (eds): *The Biology of Alcoholism, Vol 5, Treatment and Rehabilitation of the Chronic Alcoholic*. New York, Plenum, 1976.

1255. Bigelow G, Cohen M, Leibson I, Faillace LA: Abstinence or moderation? Choice by alcoholics. *Behav Res Ther* 10:209– 214, 1972.

1256. Bigelow G, Griffiths R, Liebson I: Experimental human drug self-administration: Methodology and application to the study of sedative abuse. *Pharmacol Rev* 27:523–531, 1976.

1257. Brunn K, Edwards G, Lumio M, Makala K, Pan L, Popham R: Alcohol control polities in public health perspective, Helsinki. *The Finnish Foundation for Alcohol Studies* 25:1–106, 1975.

1258. Cobby J, Mayersohn M, Selliah S: The rapid reduction of disulfiram in blood and plasma. *Pharmacol Exp Ther* 202:724–731, 1977.

1259. Cohen M, Liebson IA, Faillace LA, Speers W: Alcoholism: Controlled drinking and incentive for abstinence. *Psychol Rep* 28:575–580, 1971.

1260. Cutler SJ, Ederer F: Maximum utilization of the life table method in analyzing survival. *J Chron Dis* 8:699–712, 1958.

1261. De Leon G, Rosenthal M, Bordney K: Therapeutic community for drug addicts; long-term measurement of emotional changes. *Psychol Rep* 29:595–600, 1971.

1262. De Leon G, Skodol A, Rosenthal MS: Phoenix House: Changes in psychopathological signs of resident drug addicts. *Arch Gen Psychiatr* 28:131–135, 1973.

1263. De Lint J, Schmidt W: Control laws and price manipulation as preventive strategies. *Addiction Research Foundation* Substudy 705, 1975.

1264. Gerrein JR, Rosenberg CM, Manohar V: Disulfiram maintenance in out-patient treatment of alcoholism. *Arch Gen Psychiatr* 28:298–802, 1973.

1265. Glaser FB: Splittings: Attrition from a drug-free therapeutic community. *Am J drug Alcohol Abuse* 1:329–348, 1974.

1266. ____: The treatment of drug abuse in the rural south: Application of the Core-Shell treatment system model. *South Med J* 67:580–586, 1974.

1267. ____: Testimony given February 5, 1976 before the Subcommittee on Alcoholism and Narcotics of the Committee on Labor and Public Health, US Senate, 1976.

1268. Goldstein A: Heroin addiction and the role of methadone in its treatment. *Arch Gen Psychiatr* 26:291–297, 1972.

1269. Griffiths R, Bigelow G, Liebson I: Suppression of ethanol self-administration by contingent time-out from social interactions. *Behav Res Ther* 12:327–334, 1974.

1270. Israelstam SM: Some statistics concerning consumption of alcoholic beverages and deaths by liver cirrhosis, for Ontario and Canada 1945–1974, with international comparisons. *Addiction Research Foundation* Substudy 846, 1977.

1271. Isselbacher KJ: Metabolic and hepatic effects of alcohol. *N Engl J Med* 297:612–616, 1977.

1272. Larkin EJ: Voluntary termination of out-patient treatment by alcoholics. Unpublished doctoral dissertation, York University, Toronto, 1972.

1273. ____: *The Treatment of Alcoholism: Theory, Practice and Evaluation.* Toronto, Addiction Research Foundation Program Report 1, 1974.

1274. Liebson I, Bigelow G, Flamer R: Alcoholism among methadone patients: A specific treatment method. *Am J Psychiatr* 130:483–485, 1973.

1275. Malcolm MT, Madden JS: The use of disulfiram implantation in alcoholism. *Br J Psychiatr* 123:41–55, 1973.

1276. Miller PM: the use of behavioral contracting in the treatment of alcoholism: A case report. *Behav Ther* 3:593–596, 1972.

1277. Miller PM, Hersen M: Quantitative changes in alcohol consumption as a function of electrical aversive conditioning. *J Clin Psychol* 28:590–593, 1972.

1278. Miller PM, Hersen M, Eisler R, Elkin TE: A retrospective analysis of alcohol consumption on laboratory tasks as related to therapeutic out-come. *Behav Res Ther* 12:73–76, 1974.

1279. Mottin JL: Drug-induced attenuation of alcohol consumption. A review and evaluation of claimed, potential or current therapies. *Q J Stud Alcohol* 34:444–472, 1973.

1280. Nathan PE, Briddell DW: Behavioral assessment and treatment of alcoholism, pp 301–349, in Kissin B, Begleiter H (eds): *The Biology of Alcoholism, Vol 5, Treatment and Rehabilitation of the Chronic Alcoholic*. New York, Plenum, 1976.

1281. Pattison EM: Rehabilitation of the chronic alcoholic, pp 587–658, in Kissin B, Begleiter H (eds): *The Biology of Alcoholism, Vol 3, Clinical Pathology*. New York, Plenum, 1974.

1282. Popham RE, Schmidt W: The effectiveness of legal measures in the prevention of alcohol problems. *Addiction Research Foundation*, Substudy 664, 1975.

1283. Rankin JG, Orrego-Matte H, Deschenes J, Medline A, Findlay J: Diagnostic problems in alcoholic liver disease, in Seixas F (ed): *Currents in Alcoholism*. In Press, 1978.

1284. Sellers EM, Kalant H: Pharmacotherapy of acute and chronic alcoholism and the alcohol withdrawal syndrome, *Psychopharmacologia*, 3rd edition. In press, 1978.

1285. Shaw S, Stimmel B, Lieber CS: Plasma alpha amino-n-butyric acid to leucine ratio: An empirical biochemical marker of alcoholism. *Science* 194:1057–1058, 1976.

1286. Shaw S, Lue SL, Lieber CS: Diagnosis of alcoholism by a two step biochemical test, in Seixas F (ed): *Currents in Alcoholism*. In press, 1978.

1287. Silberfeld M, Glaser FB: Unpublished observations.

1288. Sobell MB, Sobell LC: The need for realism, relevance and operational assumptions in the study of substance dependence, pp 133–167, in Cappell H, Le Blance AE (eds): *Biological and Behavioral Approaches to Drug Dependence*. Toronto,Addiction Research Foundation, 1975.

1289. Vander Voort R, Phillips M, Becker C: A method for quantifying alcohol consumption, in Seixas F (ed): *Currents in Alcoholism*. In press, 1978.

1290. Wren JC, Line NS, Cooper TB, Varga E, Canal O: Evaluation of lithium therapy in chronic alcoholism. *Clin Med* 81:33–36, 1974.

Zusätzliche Literatur –
Kapitel 15 (Literaturstellen 1–853, aufgeführt in Anhang I)

1291. Argyris C: *Integrating the Individual and the Organization*. New York, Wiley, 1964.

1292. Bessman AN: Comparison of medical care in nurse clinician and physician clinics in medical school affiliated hospitals. *J Chron Dis* 27:115–125, 1974.

1294. Brill NI: *Teamwork: Working Together in the Human Services*. Philadelphia, Lippincott, 1976.

1293. Bloch, D: Evaluation of nursing care in terms of process and outcome. *Nurs Res* 24:256–263, 1975.

1295. Cassel JC: Psychological processes and „stress:“ Theoretical formulation. *Int J Health Services* 4:471–482, 1974.

1296. Caplan G: *Support Systems and Community Mental Health*. New York, Behavioral Publications, 1974.

1297. Charney E, Kitzman H: The child-health nurse (pediatric nurse practitioner) in private practice. A controlled trial. *N Engl J Med* 285:1353–1358, 1971.

1298. Combs AW, Avila DL, Purkey WW: *Helping Relationships: Basic Concepts for the Helping Professions*. Boston, Allyn and Bacon, 1971.

1299. Davies J: Impact of the system on the patient-practitioner relationship, pp 137–144, in Cullen JW, Fox BH, Isom RN (eds): *Cancer: The Behavioral Dimension*. New York, Raven Press, 1976.

1300. Davis F: *Passage through Crisis*. Indianapolis, Bobbs-Merrill, 1963.

1301. Egan G: *The Skilled Helper: A Model for Systematic Helping and Interpersonal Relating*. Monterey, Calif, Brooks Cole, 1975.

1302. Finlayson A, McEwan J: *Coronary Heart Disease and Patterns of Living*. New York, Prodist, 1977.

1303. Flynn BC: The effectiveness of nurse clinicians' service delivery. *Am J Public Health* 64:604–611, 1974.

1304. Ford LC, Silver HK: The expanded role of the nurse in child care. *Nurs Outlook* 15:43–45, 1967.

1305. German PS, Chwalow AJ: Conflicts in ethical problems of patient education. Strategies for hypertension control explore contractual approach. *Int J Health Educ* 19:105–111, 1976.

1306. Gerson EM, Strauss AL: Time for living: Problems in chronic illness care. *Social Policy* 6:12–18, 1975.

1307. Goffman E: *Asylums*. Chicago, Aldine, 1961.

1308. Green LW: Toward cost-benefit evaluations of health education: Some concepts, methods and examples. *Health Educ Monogr* 2:34–65, 1974.

1309. Hall, JE: Nursing as process, pp 173–191, in Hall JE, Weaver BR (eds): *Distributive Nursing Practice: A Systems Approach to Community Health*. Philadelphia, Lippincott, 1977.

1310. Hogue CC: Support systems: A model for research and practice. Presented at Gerontological Society Meetings, New York, October 1976.

1311. ____: Support systems for health promotion, pp 65–80, in Hall JE, Weaver BR (eds): *Distributive Nursing Practice: A Systems Approach to Community Health*. Philadelphia, Lippincott, 1977.

1312. ____: Professional teamwork: Implementation of a good idea. Presented at the Duke University Center for the Study of Aging and Human Development Conference, Asheville, NC, May 1977.

1313. Horowitz JJ: *Team Practice and the Specialist*. Springfield, Ill, Thomas, 1970.

1314. Hyman MD: Social isolation and performance in rehabilitation. *J Chron Dis* 25:85–97, 1972.

1315. Jeanes JR, Grant JR: Children‘s retention of dental hygiene instruction. *Nurs Res* 25:452–454, 1976.

1316. Johnson DE: One conceptual model of nursing. Presented at Vanderbilt University, Nashville, Tenn, April 1968.

1317. Katz S, Halstead L, Wierenga M: A medical perspective of team care, pp 213–252, in Sherwood S (ed): *Long-Term Care*. New York, Spectrum, 1975.

1318. Keith RA: The need for a new model in rehabilation. *J Chron Dis* 21:281–286, 1968.

1319. King I: *Toward a Theory for Nursing*. New York, Wiley, 1971.

1320. Leininger M: An open health care system model. *Nurs Outlook* 21:171–175, 1973.

1321. Levine E: What do we know about nurse practitioners? *Am J Nurs* 77:1799–1803, 1977.

1322. Lewis CE, Cheyovich TK: Who is a nurse practitioner? Processes of care and patients' and physicians' perceptions. *Med Care* 14:365–371.

1323. Lewis CE, Resnick BA: Nurse clinics and progressive ambulatory patient care. *N Engl J Med* 277:1236–1241, 1967.

1324. Lewis CE, Resnick BA, Schmidt G, Waxmann D: Activities, events and autcomes in ambulatory patient care. *N Engl J Med* 280:645–649, 1969.

1325. Lewis CE, Lorimer A, Lindeman C, Palmer B, Lewis MA: An evaluation of the impact of nurse practitioners. *J Sch Health* 44:331–335,1974.

1326. Litman EJ: The family as a basic unit in health and medical care: A social-behavioral overview. *Soc Sci Med* 8: 495–519, 1974.

1327. Morgan B: The health action model: Correlates of compliance in preventive health behavior. Presented at the second Eastern Conference on Nursing Research, April 1976.

1328. Orem DE: *Nursing Concepts of Practice*. New York, McGraw Hill, 1971, p 13.

1329. Powers MJ, Ford LC: The best kept secret: Consumer power and nursing's potential, pp 48–63, in Lasagna L (ed): *Patient Compliance*. Mount Kisco, NY, Futura, 1970.

1330. Rogers ME: *An Introduction to Theoretical Bases of Nursing*. Philadelphia, FA Davis, 1970.

1331. Roth J: *Timetables*. Indianapolis, Bobbs-Merrill, 1963.

1332. Sheridan A, Smith RA: Student-family contracts. *Nurs Outlook* 23:114–117, 1975.

1333. Sills GM: Research in the field of psychiatric nursing, 1952–1977. *Nurs Res* 26:201–207, 1977.

1334. Silver HK, Ford L, Stearly S: A program to increase health care for children: The pediatric nurse practitioner program. *Pediatrics* 39:756–760, 1967.

1335. Skipper JK: The role of the hospital nurse: Is it instrumental or expressive? pp 40–48, in Skipper JK, Leonard RC (eds): *Social Interaction and Patient Care*. Philadelphia, Lippincott, 1965.

1336. Smith BC: Compliance of epileptics with anticonvulsant medication. Unpublished report, Durham, NC, April 1977.

1337. Springer B: Health belief model to explain compliant/noncompliant smoking. Unpublished report, Durham, NC, April 1977.

1338. Stillman MJ: Women's health beliefs about breast cancer and breast selfexamination. *Nurs Res* 26:121–127, 1977.

1339. Strauss AL: *Chronic Illness and the Quality of Life*. Saint Louis, Mosby, 1975.

1340. Triplett JL: Characteristics and perceptions of low-income women and use of preventive health services. *Nurs Res* 19:140–146, 1970.

1341. Twaddle AC: The concept of health status. *Soc Sci Med* 8:29–38, 1974.

1342. US Health Resources Administration. *Longitudinal Study of Nurse Practitioners, Phase I.* Washington, DHEW 76–43, US Government Printing Office, 1976.

1343. Williams TF, Martin D, Hogan M, Watkins JD, Ellis EV: The clinical picture of diabetic control studied in four settings. *Am J Public Health* 57:441–451, 1967.

1344. Although we have no empirical evidence, we speculate that people who describe themselves in ways that suggest they are lifelong isolates might benefit from carefully structured professional supervision with simple techniques such as those suggested by A. Hecht (696).

1345. The author acknowledges the thoughtful advice of Mary-Vesta Marston, PhD, in the planning of this chapter.

Zusätzliche Literatur – Kapitel 16 (Literaturstellen 1–853, aufgeführt in Anhang I)

1346. Ascione FJ, Ravin RL: Physicians' attitudes regarding patients' knowledge of prescribed medications. *J Am Pharm Assoc* NS 15:386–390, 1975.

1347. Avery C, Green LW, Kreider S: Reducing emergency visits of asthmatics: An experiment in patient education. Pittsburgh, Pa, Testimony, President's Committee on Health Education, 1972.

1348. Becker MH: The health belief model and sick role behavior. *Health Educ Monogr* 2:409–419, 1974.

1349. Becker MH, Maiman LA: Sociobehavioral determinants of compliance with health and medical care recommendations. *Med Care* 13:10–24, 1975.

1350. Clark GM, Troop RC: One-tablet combination drug therapy in the treatment of hypertension. *J Chron Dis* 25:57–64, 1972.

1351. Davis MS, von der Lippe RP: Discharge from hospital against medical advice: A study of reciprocity in the doctor-patient relationship. *Soc Sci Med* 1:336–342, 1968.

1352. Eisey RD, Goldstein EO: Compliance of chronic asthmatics with oral administration of theophylline as measured by serum and salivary levels. *Pediatrics* 57:513–517, 1976.

1353. Fleckenstein L, Joubert P, Lawrence R, Pastsner B, Mazzullo J, Lasagna L: Oral contraceptive patient information. *JAMA* 235:1331–1336, 1976.

1354. Fleckenstein L: Attitudes toward the patient package insert-a survey of physicians and pharmacists. *Drug Info J* 11:23–29, 1977.

1355. Fox LA: Written reinforcements of auxiliary directions for prescription medications. *Am J Hosp Pharm* 26:334–341, 1969.

1356. Griffith HW: *Instructions for Patients.* Philadelphia, WB Saunders, 1975.

1357. Gurwich EL,Swanson LN: Clinical pharmacy practice in an outpatient clinic. *J Am Pharm Assoc* NS 15:392–399, 1975.

1358. Hladik WB, White SJ: Evaluation of written reinforcement used in counselling cardiovascular patients. *Am J Hosp Pharm* 33:1277–1280, 1976.

1359. Joubert P, Lasagna L: Patient package inserts I. Nature, notions and needs. *Clin Pharmacol Ther* 18:507–513, 1975.

1360. _____: Patient package inserts II. Toward a rational patient package insert. *Clin Pharmacol Ther* 18:663–669, 1975.

1361. Ley P, Spelman MS: Communication in an outpatient setting. *Br J Soc Clin Psychol* 4:114–116, 1965.

1362. Liberman P: A guide to help patients keep track of their drugs. *Am J Hosp Pharm* 29:507–509, 1972.

1363. Liberman P, Swartz AJ: Prescription dispensing to the problem patient. *Am J Hosp Pharm* 29:163–166, 1972.

1364. Morris RW, Burkhart VP, Lamy PP: Technical and theoretical aspects of patient counselling using audiovisual aids. *Drug Intell Clin Pharm* 9:485–488, 1975.

1365. Powell JR, Cali TJ, Linkewich JA: Inadequately written prescriptions. *JAMA* 226:999–1000, 1973.

1366. Sapovsky A: Relationship between doctor-patient compatability, mutual perception and outcome or treatment. *J Abnorm Psychol* 70:70–76, 1965.

1367. Smith DL: *Medication Guide for Patient Counselling.* Philadelphia, Pa, Lea and Febiger, 1977.

1368. Smith DL, Hill DS, Page EA, Pylatuk K: A patient information system in an outpatient clinic. *Can J Hosp Pharm* 27:165–169, 1974.

1369. Soflin D, Young WW, Clayton BD: Development and evaluation of an individualized patient education program about digoxin. *Am J Hosp Pharm* 34:367–371, 1977.

1370. Solomon DK, Baumgartner RP, Glascock LM, Glascock S, Briscoe M, Billups N: Use of medication profiles to detect potential therapeutic problems in ambulatory patients. *Am J Hosp Pharm* 31:348–354, 1974.

1371. Stewart, RB: A study outpatients' use of medication. *Hosp Pharm* 7:108–117, 1972.

1372. Waitzkin H, Stoeckle JD: The communication of information about illness. *Adv Psychosom Med* 8:180–215, 1972.

1373. Welk PC, Burkhart VP, Lamp PP: A comparison study of methods to educate patients. *Hosp Pharm* 10:240–248, 1975.

1374. Wickware DS: What practitioners think about PPIs. *Pat Care* 11:50–57, 1977.

1375. Statement on Pharmacist-conducted Patient Counselling. Approved by the ASHP Board of Directors at its meeting of November 1975 and by the ASHP House of Delegates on 7 April 1976.

1376. Department of Health, Education and Welfare, Food and Drug Administration: Labelling of prescription drugs for patients. *Fed Reg* 40:52–75, 1975.

Zusätzliche Literatur –
Kapitel 17 (Literaturstellen 1–853, aufgeführt in Anhang I)

1377. Charlebois AJ: Evaluation of an Industrial Rehabilitation Program. MSc thesis, Program in Design, Measurement and Evaluation, McMaster University, 1976.

1378. Gibson ES: Problems with compliance, physician and patient. Paper presented at Cleveland Clinic, February 1976.

1379. Gibson ES, Haynes RB, Martin RH: Vascular diseases in employed males. *J Occup Med* 17:425–429, 1975.

1380. Greer CD, Cole SG: Organizational structure in hospital and community based clinics. *Am J Public Health* 65:714–719, 1975.

1381. Harris L and Associates: *The Public and High Blood Pressure: A Survey*. Bethesda, DHEW publication 74–356, 1973.

1382. Haynes RB, Sacket DL, Taylor DW, Gibson ES, Johnson AL: Increased absenteeism from work after detection and labeling of hypertensive patients. *N Eng J Med* 299:741–744, 1978.

1383. Kirscht JP, Becker MH, Eveland JP: Psychological and social factors as predictors of medical behavior. *Med Care* 14:422–431, 1976.

1384. Monk M: Personal communication.

1385. Mossey J: Psychosocial consequences of blood pressure intervention. *Am J Epid* 104:319, 1976.

1386. Piore N, Lewis D, Seeliger J: *The Statistical Profile of Hospital Out-Patient Services in the United States: Present Scope and Potential Role*. New York Association for the Aid of Crippled Children, 1971.

1387. Sackett DL, Haynes RB, Gibson ES, Taylor DW, Roberts RS, Johnson AL: Clinical determinants of the decision to treat primary hypertension. *Clin Research* 24:648, 1977.

1388. Stason WB, Weinstein MC: Allocation of resources to manage hypertension. *N Engl J Med* 296:732–739, 1977.

1389. Taylor DW, Sackett DL, Haynes RB, Gibson ES, Roberts RS, Johnson AL: Increased absenteeism among working men following in the labelling and treatment of their hypertension. Presented to the American Federation of Clinical Research, Washington, May 1977.

1390. Ontario Council of Health Task Force on Hypertension. Final Report. Sackett DL (Chairman). Toronto, Canada, 1978.

1391. *Screening for Disease*. A series from *Lancet*. London. Lancet, 1974.

Zusätzliche Literatur – Kapitel 18 (Literaturstellen 1–853, aufgeführt in Anhang I)

1392. Sackett DL, Haynes RB, Gibson ES, Johnson A. The problem of compliance with antihypertensive therapy. *Practical Cardiology* 2:35–39, 1976.

1393. Sackett DL. How can we improve patient compliance? In Lasagna L (ed): *Controversies in Therapeutics*. Philadelphia, WB Saunders, in press.

Zusätzliche Literatur – Kapitel 19 (Literaturstellen 1–853, aufgeführt in Anhang I)

1394. Armitage P: *Statistical Methods in Medical Research*. New York, Wiley, 1971.

1395. Cox DR: *Planning of Experiments*. New York, Wiley, 1958.

1396. Davies OL (ed): *The Design and Analysis of Industrial Experiments*. 2nd edition. New York, Hafner, 1963.

1397. Feinstein AR: Prognostic stratification series. *Clin Pharmacol Ther* 13:285–297, 442–457, 609–624, 755–768, 1972.

Zusätzliche Literatur – Kapitel 20 (Literaturstellen 1–853, aufgeführt in Anhang I)

1398. Chalmers TC: Quoted in *Internal Medicine News* p 4, 11 Oct. 1973.

1399. Feinstein AR: Clinical biostatistics: X. Sources of ›transition bias‹ in cohort statistics. *Clin Pharmacol Ther* 12:704–721, 1971.

1400. ____: Clinical biostatistics: XI. Sources of ›chronology bias‹ in cohort statistics. *Clin Pharmacol Ther* 12:864–879, 1971.

1401. Freis ED: Organization of a long-term multiclinic therapeutic trial in hypertension, pp 345–354, in Gross F (ed), with the assistance of Naegeli SR, Kirkwood AH: *Antihypertensive Therapy. Principles and Practice, An International Symposium*. New York, Springer-Verlag, 1966.

1402. Kaebler CT: Quoted in *Medical News. JAMA* 227:1243–1244, 1974.

1403. Lorenz KZ: The fashinable fallacy of dispensing with description. *Naturwissenschaften* 60:1–9, 1973.

1404. University Group Diabetes Program: A study of the effects of hypoglycemic agents on vascular complications in patients with adult-onset diabetes. Part I: Design, methods, and baseline characteristics. Part II: Mortality results. *Diabetes* 19 (suppl 2): 747–830, 1970.

1405. Veterans Administration Cooperative Study Group on Antihypertensive Agents: Effects of treatment on morbidity in hypertension. II. Results in patients with diastolic blood pressure averaging 90 through 114 mm Hg. *JAMA* 213:1143–1152, 1970.

Zusätzliche Literatur – Kapitel 21 (Literaturstellen 1–853, aufgeführt in Anhang I)

1406. Armitage P: The construciton of comparable groups, pp 14–18, in Armitage, P: *Controlled Clinical Trials*. Oxford, Blackwell, 1960.

1407. Feinstein AR: Clinical biostatistics: X. Sources of ›transition bias‹ in cohort statistics. *Clin Pharmacol Ther* 12:704–721, 1971.

1408. ____: Clinical biostatistics: XI. Sources of ›chronology bias‹ in cohort statistics. *Clin Pharmacol Ther* 12:864–879, 1971.

1409. ____: Clinical Judgment. Huntington, NY, Krieger, 1974.

1410. ____: *Clinical Biostatistics*. Saint Louis, Mosby, 1977.

1411. Hill AB: *Principles of Medical Statistics*, 9th ed. London, Lancet, 1971, pp 254–257.

1412. ____: *Principles of Medical Statistics*, 9th ed. London, Lancet, 1971.

1413. Mainland D: *Elementary Medical Statistics*. Philadelphia, WB Saunders, 1964.

1414. Medawar PB: *Induction and Intuiton in Scientific Thought*. Philadelphia, American Philosophical Society, 1969, p 59.

1415. Murphey EA: *The Logic of Medicine*. Baltimore, Johns Hopkins University Press, 1976.

1416. Sackett DL: Cigarttes, alcohol, hospitals and atherogenesis. *Am Heart J* 78:423–424, 1969.

1417. ____: Data requirements of users of hospital discharge abstracts for epidemiologic research. *Med Care* 8:205–208, 1970.

1418. ———: Design, measurement and analysis in clinical trials, pp 219–225, in Hirsh J (ed): *Plateletts, Drugs and Thrombosis*. Basel, S Krager, 1975.

1419. ———: Periodic examination of patients at risk, pp 437–456, in Schottenfeld D (ed). *Cancer Epidemiology and Prevention*. Springfield, Illinois, Thomas, 11975.

1420. ———: Possible risk factors in the development of venous thrombosis. *Milbank Mem Fund Quart* 50, Part 2:105–120, 1972.

1421. Sackett DL, Haynes RB, Gibson ES, Taylor DW, Roberts RS, Johnson AL, Hackett BC, Turford C, Mossey J: Randomized trials of compliance-improving strategies in hypertension, pp 1–19, in Lasagna L (ed): *Patient Compliance*. Mount Kisco, NY, Futura, 1976.

1422. Sackett DL, Chambers LW, Macpherson AS, Goldsmith CH, McAuley RG: The development and application of indexes of health. I. General methods and a summary of results. *Am J Public Health* 67:423–428, 1977.

Autoren

Marshall H. Becker, Ph.D., M.P.H., Professor, Department of Health Behavior and Health Education, School of Public Health, The University of Michigan, Ann Arbor, Michigan

J. Allan Best, Ph.D., Associate Professor, Department of Health Studies, University of Waterloo, Waterloo, Ontario

Barry Blackwell, M.D., Professor and Chairman, Department of Psychiatry, School of Medicine, Wright State University, Dayton, Ohio

Maurice Bloch, M.A., Graduate Student, Department of Psychology, University of British Columbia, Vancouver, British Columbia

Howard D. Cappell, Ph.D., Associate Professor, Department of Psychology, Lecturer, Department of Pharmacology, University of Toronto, and Head of Psychology, Addiction Research Foundation, Toronto, Ontario

Robert H. Drachman, M.D., Associate Professor, Department of Pediatrics, School of Medicine, The Johns Hopkins University, Baltimore, Maryland

Jacqueline M. Dunbar, R.N., Ph.D., Assistant Professor, Department of Family Practice, College of Medicine, University of Iowa, Iowa City, Iowa

Alvan R. Feinstein, M.D., Professor of Medicine and Epidemiology, Yale University School of Medicine, New Haven, Connecticut, and Chief, Clinical Biostatistics and Cooperative Studies Program Support Center, Veterans Administration Hospital, West Haven, Connecticut

Edward S. Gibson, M.D., Director of Occupational and Environmental Health, Dominion Foundries and Steel Ltd., and Associate Member, Department of Clinical Epidemiology and Biostatistics, Faculty of Health Sciences, McMaster University, Hamilton, Ontario

Charles H. Goldsmith, Ph.D., Associate Professor, Department of Clinical Epidemiology and Biostatistics, Faculty of Health Sciences, McMaster University, Hamilton, Ontario

Leon Gordis, M.D., Dr. P.H., Professor and Chairman, Department of Epidemiology, School of Hygiene and Public Health, The Johns Hopkins University, Baltimore, Maryland

Lawrence W. Green, Dr. P.H., Professor and Head, Division of Health Education, Department of Health Services Administration, School of Hygiene and Public Health, The Johns Hopkins University, Baltimore, Maryland

Don P. Haefner, Ph.D., Professor, Department of Health Behavior and Health Education, School of Public Health, The University of Michigan, Ann Arbor, Michigan

R. Brian Haynes, M.D., Ph.D., Assistant Professor, Department of Clinical Epidemiology and Biostatistics and Department of Medicine, Faculty of Health Sciences, McMaster University, Hamilton, Ontario

Carol C. Hogue, R.N., Ph.D., Associate Professor, School of Nursing, Duke University, Durham, North Carolina

Mel F. Hovell, Ph.D., Research Associate, Laboratory for the Study of Behavioral Medicine, Stanford University School of Medicine, Palo Alto, California

Barbara S. Hulka, M.D., M.P.H., Professor, Department of Epidemiology, School of Public Health, The University of North Carolina, Chapel Hill, North Carolina

Albert R. Jonsen, Ph.D., Professor, Health Policy Program, School of Medicine, University of California, San Francisco, California

A. Benjamin Kelley, Senior Vice President, Insurance Institute for Highway Safety, Washington, D.C.

John P. Kirscht, Ph.D., Professor, Department of Health Behavior and Health Education, School of Public Health, The University of Michigan, Ann Arbor, Michigan

James M. McKenney, Pharm.D., Assistant Professor of Pharmacy and Director, Ambulatory Clinical Services, School of Pharmacy, Medical College of Virginia, Virginia Commonwealth University, Richmond, Virginia

Lois A. Maiman, Ph.D., Assistant Professor, Department of Social and Administrative Pharmacy, College of Pharmacy, University of Minnesota, Minneapolis, Minnesota

Gary D. Marshall, Ph.D., Research Associate, Laboratory, for the Study of Behavioral Medicine, Stanford University School of Medicine, Palo Alto, California

Lawrence W. Green, Dr. P.H., Professor and Head, Division of Health Education, Department of Health Services Administration, School of Hygiene and Public Health, The Johns Hopkins University, Baltimore, Maryland

Don P. Haefner, Ph.D., Professor, Department of Health Behavior and Health Education, School of Public Health, The University of Michigan, Ann Arbor, Michigan

R. Brian Haynes, M.D., Ph.D., Assistant Professor, Department of Clinical Epidemiology and Biostatistics and Department of Medicine, Faculty of Health Sciences, McMaster University, Hamilton, Ontario

Carol C. Hogue, R.N., Ph.D., Associate Professor, School of Nursing, Duke University, Durham, North Carolina

Mel F. Hovell, Ph.D., Research Associate, Laboratory for the Study of Behavioral Medicine, Stanford University School of Medicine, Palo Alto, California

Barbara S. Hulka, M.D., M.P.H., Professor, Department of Epidemiology, School of Public Health, The University of North Carolina, Chapel Hill, North Carolina

Albert R. Jonsen, Ph.D., Professor, Health Policy Program, School of Medicine, University of California, San Francisco, California

A. Benjamin Kelley, Senior Vice President, Insurance Institute for Highway Safety, Washington, D.C.

John P. Kirscht, Ph.D., Professor, Department of Health Behavior and Health Education, School of Public Health, The University of Michigan, Ann Arbor, Michigan

James M. McKenney, Pharm.D., Assistant Professor of Pharmacy and Director, Ambulatory Clinical Services, School of Pharmacy, Medical College of Virginia, Virginia Commonwealth University, Richmond, Virginia

Lois A. Maiman, Ph.D., Assistant Professor, Department of Social and Administrative Pharmacy, College of Pharmacy, University of Minnesota, Minneapolis, Minnesota

Gary D. Marshall, Ph.D., Research Associate, Laboratory for the Study of Behavioral Medicine, Stanford University School of Medicine, Palo Alto, California

Joan A. Marshman, Ph.D., Associate Professor, Faculty of Pharmacy, University of Toronto, and Head of Pharmaceutical Sciences, Addiction Research Foundation, Toronto, Ontario

David L. Sackett, M.D., M.Sc., Professor, Department of Clinical Epidemiology and Biostatistics and Department of Medicine, Health Sciences Centre, McMaster University, Hamilton, Ontario

Edward M. Sellers, M.D., Ph.D., Associate Professor, Department of Medicine and Division of Clinical Pharmacology, Faculty of Medicine, University of Toronto, and Director, Clinical Institute, Addiction Research Foundation, Toronto, Ontario

John C. Snow, B.A., Research Assistant, Department of Clinical Epidemiology and Biostatistics, Faculty of Health Sciences, McMaster University, Hamilton, Ontario

D. Wayne Taylor, M.A., Lecturer, Department of Clinical Epidemiology and Biostatistics, Faculty of Health Sciences, McMaster University, Hamilton, Ontario

REGISTER